Die Behandlung der Haut- und Geschlechtskrankheiten in der Sprechstunde

Von

Professor Dr. Philipp Keller

Chefarzt der Städt. Hautklinik
Bad Aachen

Dritte, verbesserte Auflage

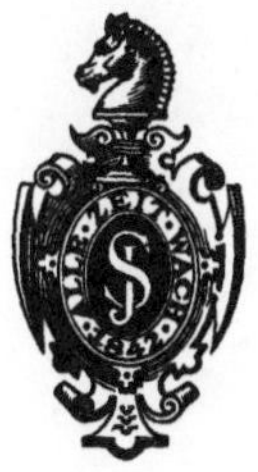

Springer-Verlag

Berlin · Göttingen · Heidelberg

1952

ISBN-13: 978-3-642-49007-1   e-ISBN-13: 978-3-642-92571-9
DOI: 10.1007/978-3-642-92571-9

Inhaltsverzeichnis.

Einleitung.

Es ist keine Frage, daß die Mehrzahl aller Hautkranken zuerst den praktischen Arzt aufsucht, dort behandelt und auch meist geheilt wird. Dazu bedarf es manchmal also nur einer allgemein gehaltenen Diagnose und einer vorwiegend symptomatischen Therapie, die allerdings Fingerspitzengefühl voraussetzt. Zu dem Facharzt gelangen die chronischen Fälle und die Patienten mit besonderer Hautempfindlichkeit; viele vom Allgemeinpraktiker bevorzugte Methoden und Medikamente erscheinen ihm um so gefährlicher, je mehr Hautreizungen er durch sie gesehen hat; die damit geheilten Fälle sieht er freilich nicht. In den Kliniken sammeln sich die Kranken, bei denen die Ausdehnung des Leidens oder Befallenseins von Händen und Füßen Gehfähigkeit und häusliche Selbstpflege unmöglich machen. In der Therapie kann die Klinik großzügiger sein, weil sie sich weniger für die Kostenfrage interessiert, während der Facharzt mit dem Regelbetrag auszukommen hat (Regelbetrag der RVO-Kassen 1951 DM 4,75 im Vierteljahr). Allerdings muß er dann auf manche von dort empfohlenen Mittel verzichten. Eine besondere Schwierigkeit ergibt sich für die Therapie daraus, daß sie ohne Berufsstörung, oft trotz schädlicher Einflüsse und in Anpassung an die soziale Lage des Patienten durchgeführt werden soll. Salben, die stark riechen oder die Wäsche beschmutzen, sind unanwendbar. Injektionen werden oft mißtrauisch abgelehnt. Dennoch darf gerade die Hauttherapie nicht in einen Nihilismus verfallen, denn unter einer indifferenten Salbenbehandlung heilen nur wenige Hautkrankheiten tatsächlich ab. Der unbedingte Wille zur Heilung muß führend sein, man sei also nicht nur vorsichtig, sondern auch angriffsbereit. Es ist bedauerlich, daß noch zu wenig Regelbehandlungen erprobt sind, die für eine bestimmte Erkrankung mit einem Mindestmaß an Kosten und Belästigung des Patienten einen möglichst hohen Prozentsatz an Erfolgen erreichen. Im Rahmen einer Regelbehandlung ist für Individualisierung noch genügend Raum.

Obwohl man mit einigen modernen Mitteln allenthalben etwas erreichen kann, wenn man ihre Anwendung beherrscht (z. B. mit Röntgenstrahlen, mit Penicillin), ist damit manche alte Behandlungsweise, auch wenn sie primitiv begründet ist, nicht überholt; besondere Lagen erfordern eine gewisse Reichhaltigkeit der Behandlungsformen. Man sollte alles verwenden und behalten, was gut ist; allerdings auch überflüssige Verfahren und unnötige Varianten abstoßen, selbst auf die Gefahr hin, für unwissend zu gelten.

Was die Salbenbehandlung betrifft, so haben wir nicht den Eindruck, als ob ihre Möglichkeiten erschöpft sind; vielleicht stehen wir vor einer neuen experimentellen Periode ihrer Erforschung und Verbesserung. Die bisher von der Industrie fertig gelieferten Salben lehnen wir nicht ab, sie zeichnen sich oft durch gute Zubereitung aus, aber sie enthalten meist zu vielerlei, damit sie überall mit Vorteil anwendbar sein sollen; das macht sie für den Einzelfall (z. B. bei Idiosynkrasien) oft ungeeignet. Wir rezeptieren lieber, aber erwarten auch, daß alle Apotheken einheitlich arbeiten und einwandfreie Salben liefern.

Zur Anordnung, Darstellung und Auswahl dieses Buches, das für den Praktiker bestimmt ist, den Allgemeinarzt und den angehenden Facharzt, ist zu sagen,
daß sie ausschließlich den praktischen Bedürfnissen des Alltags entsprechen sollen.
Zur Übersichtlichkeit gehört eine gewisse Beschränkung des Stoffs, die nur subjektiv sein kann; Wiederholungen dagegen entsprechen didaktischen Gründen.
Da zu einer richtigen und endgültigen Therapie häufig, wenn auch nicht immer,
eine richtige Diagnose gehört, sind überall, wo sich Gelegenheit bietet, differentialdiagnostische Hinweise gegeben; es war aber nicht die Aufgabe, ein Lehrbuch der
Hautkrankheiten, deren es viele vortreffliche gibt, zu ersetzen, sondern bei
angeregtem Interesse den Leser zu ihnen hinzuführen und auf sie begierig zu
machen.

Dieses Buch ist meinen Lehrern,

Prof. G. A. ROST, Berlin, und Dr. FRITZ PAULUS, Aachen,

zugeeignet.

I. Symptomatische Behandlung der Hautkrankheiten.

Auch wenn wir imstande sind, bei einer Hauterkrankung eine genaue Diagnose zu stellen, ist in vielen Fällen unsere Behandlung rein symptomatisch; wir richten unser therapeutisches Verhalten auf das entzündliche Stadium, das Nässen, das Jucken, die Schuppung usw. ein, wobei bei aller Verschiedenheit der Erkrankungen gemeinsame Richtlinien zu beachten sind. Derart gelingt es uns bisweilen, selbst eine Krankheit zu heilen, deren Diagnose unklar geblieben ist.

1. Akut entzündliche Hauterkrankungen.

Die altbekannten klinischen Symptome der Rötung, Schwellung, Hitze und Mißempfindung (Brennen, Schmerzen oder Jucken) kennzeichnen für unsere Zwecke zur Genüge die frisch entzündete Haut. Dabei ist die Rötung als Zeichen einer vermehrten Blutzufuhr fast stets vorhanden; die Schwellung kann fehlen, aber auch enorme Grade erreichen bei besonders disponierten Personen oder an bestimmten Körperstellen mit lockerem Bindegewebe (der Augengegend, dem Genitale) oder höherem Gewebswasserdruck (den Fußknöcheln); die Hitze steht nicht immer in Übereinstimmung mit der Rötung, da diese von der Blutfülle der Capillaren, die Hitze von der Durchströmung tieferer Gefäßnetze abhängt, und die Mißempfindungen entsprechen desgleichen nicht den anderen Symptomen — für manche Erkrankungen charakteristisch, fehlen sie bei anderen und werden vor allem entsprechend einer vorübergehenden oder dauernden nervösen Verstimmung vom Kranken ganz verschieden bewertet.

Was kann bei diesen einfachen Veränderungen (ohne Nässen, ohne Blasenbildungen) eine äußere Behandlung erreichen? Sie kann Kühlung bringen, sie kann die geschwollene Haut entspannen, die subjektiven Beschwerden lindern und darf dabei gleichzeitig die Vorbedingungen für eine möglichst ungestörte Abheilung nicht außer acht lassen.

Dazu stehen uns als besonders *zweckmäßige Mittel* zur Verfügung: *Puder, Trockenpasten* und *Fettpasten*; sie alle entziehen der Oberhaut Feuchtigkeit und erleichtern auch teilweise deren Verdunstung; gleichzeitig schützen sie mehr oder weniger die Haut vor weiteren äußeren Reizen. Puder ist für ausgedehnte Stellen am reinlichsten, aber er haftet schlecht, außer bei Bettruhe; Trockenpasten sind reizlos und halten auch ohne Verband; ihre Nachteile liegen jedoch in einer zu starken Austrocknung der Oberhaut. Fettpasten entspannen die Haut und trocknen sie gleichzeitig aus, aber sie bedürfen meistens eines Verbandes, um nicht zu verschmieren, und haben den Nachteil, daß sie gelegentlich bei frischen Hautentzündungen schlechter vertragen werden und dann die Abheilung verzögern.

Außer dieser Regelbehandlung können feuchte und kühlende Umschläge — deren hauptsächliches Indikationsgebiet die nässenden Erkrankungen sind — an beschränkten Stellen, z. B. der Augengegend, den Händen, dem Genitale vorübergehend gute Dienste tun. Salben sind dagegen als wärmestauend nicht geeignet; sog. Kühlsalben — nicht jede wasserhaltige Salbe hat eine Kühlwirkung, die wirklichen Kühlsalben (z. B. Macremal, Ungt. leniens) zeichnen sich durch ihre labile, zum Zerfall neigende Zusammensetzung aus — haben vor allem eine subjektive Wirkung.

Durch geeignete Kombination der genannten Mittel im Laufe der Behandlung lassen sich jedoch die Vorteile vereinigen und die Nachteile vermindern; dabei gilt es insbesondere der Reizbarkeit des jeweiligen Entzündungsstadiums Rechnung zu tragen.

Was die Puder betrifft, so verschreibe man grundsätzlich völlig reizlose Wundpuder, z. B. Fissanwundpuder, Desitin- oder Niveakinderpuder. Vor den formalinhaltigen Körper- und Schweißpudern ist ausdrücklich zu warnen, ebenso vor desinfizierenden Pudern, die Sulfonamide enthalten wie z. B. etwa MP-Puder. Bei der Anwendung ist mit Puder nicht zu sparen, bei Bettruhe streue man ihn reichlich ins Nachthemd, das durch gürtelartig angelegte Binden unterteilt wird, um eine Verlagerung des Puders zu vermeiden (Puderbett). An umschriebenen Stellen kann man unter Watteverbänden größere Pudermengen anbringen. Ohne Verband haftet Puder besser nach leichtem Einfetten der Haut (mit Öl oder Fissanpaste); aber hier besteht wieder die Gefahr einer Reizung durch Fette, über die noch oft zu sprechen sein wird.

Besser als Puder haften die *Trockenpasten* (oder die weniger konsistenten *Schüttelmixturen*), die aus Zinkoxyd, Talk, Glycerin und Wasser bestehen. Bei sorgfältigem Anreiben durch den Apotheker sind die Trockenpasten dickbreiig, brauchen vom Patienten nur umgerührt, aber nicht durch Schütteln aufgeschwemmt zu werden — was oft mißlingt —, werden zweckmäßig in Porzellankruken (nie jedoch in Pappdosen) verabfolgt und können, wenn sie mit der Zeit eintrocknen, durch ein paar Tropfen Wasser wieder gebrauchsfertig gemacht werden. Man trägt sie hauchdünn auf, mehrmals am Tag, ohne alte Reste zu entfernen, und sie kühlen besser als jede Kühlsalbe; in einigen Fällen brennen sie zwar in den ersten Minuten, was ihre Anwendung jedoch nicht stört. In anderen tritt ein Brennen erst nach einigen Stunden ein mit der völligen Austrocknung, das läßt sich durch neues Aufstreichen gelegentlich mildern. Schüttelmixturen sind lediglich weniger konsistent als Trockenpasten, enthalten also verhältnismäßig mehr Flüssigkeit, sie werden in weithalsigen Flaschen geliefert und tüchtig umgeschüttelt, bevor sie mit einem Pinsel dünn aufgestrichen werden.

Bei einer derartigen einfachen Behandlung, einige Tage durchgeführt, kann manche akute Hautentzündung (z. B. die häufige akute Dermatitis) rasch abheilen oder wenigstens sich bedeutend bessern; auch enorme Schwellungen schwinden rasch — von selbst, da man diesen flüssigen Pudern Tiefenwirkung kaum zusprechen wird. Zusätze sind meist entbehrlich und erhöhen das Risiko der Unverträglichkeit. Gebräuchlich sind Targesin- oder Chinosollösung, Bleiwasser, Dermatol; gewarnt sei — bei akuter Entzündung — vor Schwefel. Lästig ist an unbedeckten Körperstellen die weiße maskenartige Verfärbung; hier setzt man Tumenol-Ammonium zu (aber nicht mehr als 1%, da sonst eine schmierige Entmischung eintritt) oder Dermatol nebst Bolus rubra. Wenn Zinkoxyd in der Trockenpaste nicht vertragen wird (was selten ist), so ersetze man es durch Amylum Tritici oder Titanoxyd. Will man das Abfärben eingetrockneter Pasten (an den Kleidern) vermeiden, so setze man ihnen Tragant, Gelatine oder Mucilago Tylose zu. Möchte man sie auch bei Arbeiten im Wasser gebrauchen, so muß man ihnen flüssiges Paraffin beifügen (s. S. 93). Fertigpräparate: Fissantrockenpaste, Fissanschüttel, Esiderm, Esiderm cum Tumenol.

Die Nachteile der Trockenpaste bestehen in einer zu starken Hautaustrocknung, die früher oder später auftritt und stören kann. An den Gelenkbeugen kann die Haut spröde werden und einreißen, in der Bartgegend werden die Haare hart und empfindlich. Badet man die Trockenpaste alle 2—3 Tage mit warmem Wasser vorsichtig ab — ohne Seife, mit einem Wattebausch ohne starkes Reiben — und hält man die aufgetragene Schicht dünn, so bleiben diese Beschwerden noch am längsten aus, andernfalls fette man die Haut vorher mit Olivenöl oder Mandelöl ein, bevor man die Trockenpaste aufträgt.

Erweist sich dieses vorsichtigere Vorgehen nicht mehr als notwendig, so geht man zu einer *Fettpaste* über (Fissanpaste, Desitinpaste, Zinkpaste), die man ebenfalls noch überpudert oder die man — nachts — mit der Trockenpaste abwechseln läßt.

Die Fettpasten enthalten neben Puder schmierbare Salben oder flüssige Öle; der Puderzusatz (meist Zinkoxyd) soll so erheblich sein, daß auf der Haut bei Körperwärme eine nichtzerfließliche Deckschicht bestehenbleibt, wie sie zur Austrocknung nötig ist. Je nach der Konsistenz der verwandten Salbe ist dieser Pudergehalt verschieden, z.B. 30—40% Zinkvaselin, 20% Zinklenienssalbe, 10% Zinkschweineschmalz (fertige Präparate: Desitinpaste; die etwas weiche Fissanpaste wird durch Nachstreuen von Puder konsistenter gemacht). Besondere Kühlpasten werden mit Magnesiumcarbonat statt Zinkoxyd bereitet und enthalten größere Mengen Flüssigkeit. Alle diese Pasten werden meist auf — weichem altem — Leinen dick aufgestrichen und mit Verband befestigt, sind also hauptsächlich an umschriebenen Stellen zu verwenden. An größeren Körperstellen können sie mit geringerer Wirkung dünn eingerieben und überpudert werden. Die mit pflanzlichen Ölen bereiteten Pasten (30—50% Zinköl; „weiche Zinkpaste": Zinc. oxydat., Calc. carb., Ol. Lini, Aq. Calcar. zu gleichen Teilen) können ebenfalls zu Verbänden dienen; dann werden Mullagen reichlich mit ihnen durchtränkt und aufgelegt. Vor allem aber sind sie zur ausgedehnten Verwendung ohne Verband geeignet; sie werden mehrmals am Tage immer wieder auf die alte Schicht dünn eingerieben und bilden nach Eindringen des Öls in die Haut eine gleichmäßige, weiche, gut austrocknende Schutzdecke (fertige Präparate: Fissanöl, Mollositin).

Vor den Trockenpasten haben die Fettpasten gewisse Vorteile, bei ihnen fehlt ein anfängliches Brennen, sie trocknen nicht nur aus, sondern erweichen auch gleichzeitig die Oberhaut, so daß sie auch an Stellen mit dickerer Hornschicht von vornherein geeigneter sind (z. B. Finger, Hände, Füße); dasselbe gilt, wenn mit Abheilung einer Entzündung die Hornschicht dicker, dichter und wasserundurchlässiger wird. Ihre Nachteile bestehen nur darin, daß man das Risiko eingeht, bei dem Patienten auf eine Überempfindlichkeit zu stoßen, nämlich wenn fetthaltige Salben nicht oder nicht völlig vertragen werden; diese Fettüberempfindlichkeit kann vorübergehend sein, d. h. sich auf die Tage der stärksten Entzündung beschränken. Oft zeigt sich das durch ein nicht aufhörendes Jucken und eine am Rande fortschreitende Entzündung; dabei ist der Patient von den subjektiven Wirkungen der einfettenden Paste oft befriedigter als z. B. von einer Trockenpaste, die ihn spannt und belästigt, aber eher heilt.

Was die Fettempfindlichkeit betrifft, so kann man nach der praktischen Erfahrung die Möglichkeit eines Mißerfolges einschränken, wenn man berücksichtigt, daß Überempfindlichkeiten am häufigsten gegen Vaseline (chemisch kein Fett, sondern ein Paraffinkohlenwasserstoff), weniger gegen tierische Fette (Schweineschmalz) oder Wachse (Wollfett, Lanette, Ungt. leniens), noch seltener gegen pflanzliche Öle bestehen, und daß manchmal mit steigender Puderkonzentration die Reizwirkung einer derartigen Zinksalbe nachläßt; hier sind es also wohl ungünstige physikalische Momente (Wärmestauung), die die entzündete Haut nicht verträgt und die sich mit Vermehrung der Pastenkonsistenz verlieren. Haben wir es dagegen mit einer idiosynkrasischen Überempfindlichkeit gegen einzelne Salbengrundlagen zu tun, so müssen wir diese in der Paste auswechseln — also z. B. statt Vaselin eine Wollfett-Olivenöl-Mischung nehmen oder Lanette. Absolut feste Regeln der Verträglichkeit gibt es jedoch nicht; treten Schwierigkeiten auf, so muß man sich aufs Probieren verlassen, wobei man zweckmäßig an verschiedenen kleinen Stellen verschiedenes versucht.

Mit den genannten einfachen Mitteln — achtsam und sorgfältig angewandt — sind wir nun imstande, die meisten akuten Hautentzündungen zur Beruhigung oder Abheilung zu bringen, wenn wir nur mit Geduld die nötige Zeit aufwenden. Eine wichtige Frage ist also, *wann* wir von einer richtigen Behandlung einen Erfolg erwarten dürfen. Natürlich sind wir bestrebt, die Leiden unseres Patienten rasch zu beheben, aber sein völliges Wohlbehagen ist nicht immer sofort zu erreichen und auch nicht immer der einzig maßgebende Gesichtspunkt. Um die nötige therapeutische Sicherheit dem Patienten gegenüber zu erlangen, muß man sich also durch differentialdiagnostische Erwägungen weiterhin einigermaßen Klarheit über die Art der vorliegenden Hautentzündung verschaffen, um zu wissen, was man an Beschwerden dem — oft ungeduldigen — Patienten zumuten muß und wann man ihm ehestens eine Wirkung der Behandlung verheißen kann.

Über die *häufigsten akuten Hautentzündungen der Praxis* geben dabei folgende Überlegungen Aufschluß:

Ist eine frische entzündliche Hauterkrankung flüchtig, so daß der Patient sie dem Arzt meist nicht einmal vorzuweisen vermag, wiederholt sie sich an derselben Stelle oder an einer anderen, juckt sie stark, so darf eine *Nesselsucht* vermutet werden; diese wird durch die hier geschilderte Behandlung zwar subjektiv gebessert, aber selten geheilt; ihre Dauer ist verschieden, meist flaut sie langsam ab. Rückfälle kommen vor, und die endgültige Behandlung muß den Ursachen entsprechen (s. S. 263). Mit einer Fettüberempfindlichkeit hat man bei einer Urticaria gewöhnlich nicht zu rechnen.

Ist die Entzündung beständig, so kann der Hautprozeß einmal scharf begrenzt sein, langsam und geschlossen fortschreiten, aus einem zusammenhängenden heißen Herd bestehen, meist auch mit Fieber einhergehen, dann handelt es sich um ein *Erysipel* (s. S. 206); auch hier verläuft der Entzündungsprozeß wie bei der Nesselsucht vorwiegend in der Unterhaut, und es besteht eine geringe Hautempfindlichkeit; deshalb werden nicht nur Fettpasten und Kühlsalben, sondern sogar Höhensonnen- oder Röntgenbestrahlungen vertragen (kausal Sulfonamide, Penicillin). Für gewöhnlich kommt das akute Erysipel im Gesicht, an der Nase, den Wangen, aber auch an den Extremitäten in der Nähe von Wunden vor und heilt meist in 3—5—7 Tagen. Rückfällige Erysipele im Gesicht, meist von infizierten Schrunden der Nasenlöcher ausgehend, verlaufen oft sehr geringfügig, auch ohne Fieber, hinterlassen aber gelegentlich dauernde Schwellungen der Augenlider oder Lippen. Chronische, persistente, erysipelähnliche Zustände schreiten, ebenfalls in scharf begrenzten Herden, langsam über mehrere Wochen hin fort, — für gewöhnlich ohne Fieber, z. B. der Schweinerotlauf, an den Fingern bei Fleischern, Köchinnen, Jägern, Fischern, oder das Erythema chronicum migrans, bläulichrote nichtschuppende, langsam wachsende Flecke meist an den unteren Extremitäten, bei Jägern oder nach Spaziergängen im Walde, wohl für gewöhnlich nach dem Biß kranker Zecken.

Ist die Entzündung beständig, mit zerrissenen Rändern, mit einzelnen versprengten Herden — als Vorläufer (oft nur an den Haarbälgen) — oder mit gesunden Stellen im erkrankten Gebiet, unter Umständen mit springendem Fortschreiten über eine oder mehrere Körpergegenden, vor allem ohne Fieber, bei größerer Ausdehnung wohl mit subjektiven Fieberschauern, so besteht meist eine *Dermatitis* (auch sog. akutes Ekzem). Hier handelt es sich um eine Hautabwehrreaktion gegen äußere Reize, die entweder für jede Person bei genügender Intensität schädlich sind (Ultraviolettlicht, Hitze, Giftgas u. a. = toxische Dermatitis, s. S. 254) oder die eine individuelle Überempfindlichkeit voraussetzen (Primeln, Waschmittel, Terpentin, Quecksilber u. a. = idiosynkrasische Dermatitis s. S. 211). Der Hautreaktion vermag man dabei nicht immer anzusehen, wodurch sie hervorgerufen wird. Bei eigentümlich scharfer Begrenzung der Entzündung darf man freilich an physikalische Reize denken (z. B. Sonnenlicht); im Gegensatz zum Erysipel wandert jedoch diese Begrenzung nicht.

Eine solche Dermatitis — praktisch von allen akut entzündlichen Erkrankungen die häufigste — hat nun ihren charakteristischen Ablauf, den auch eine äußerliche Behandlung nicht plötzlich unterbrechen kann. Nach der Einwirkung der äußeren Schädigung dauert es nämlich meist immer noch 2—3 Tage, in denen sich die Entzündung zu einem Höhepunkt steigert, um erst dann der Abheilung entgegenzugehen. Selbst mit einer weiteren Ausdehnung in den ersten Tagen kann man auch bei einer richtigen Behandlung noch rechnen, denn man muß sich und dem Patienten klarmachen, daß bereits eingetretene Schädigungen der Haut zu einer Reaktion führen müssen; im übrigen kommt dieser Gedankengang der Auffassung des Patienten entgegen, daß unterdrückte Hautkrankheiten gefährlich sind, wenn auch der Arzt jedenfalls der weiteren Ausdehnung einer Dermatitis besorgt entgegensieht, weil er nie weiß, wo sie haltmacht.

Bei einer solchen akuten Dermatitis — bei der die Epidermis mitbeteiligt ist — ist nun eine Fettüberempfindlichkeit am ehesten anzutreffen und dementsprechend am vorsichtigsten zu verfahren. Ist hier die Erkrankung länger als 3—5 Tage progredient, so ist mit der Fortdauer einer Schädigung zu rechnen, die sowohl außer- wie innerhalb unserer Behandlung liegen kann. Sind wir der Reizlosigkeit der von uns angeordneten Behandlung sicher (wie z. B. bei Trockenpasten), so wissen wir eher, wo wir fortdauernde Reize zu suchen haben. Sie freilich aus dem Patienten herauszufragen, ist oft unendlich schwer. (Er kann sich nämlich zusätzlich mit besonderen Mitteln behandeln, sich waschen, mit Bohnerwachs umgehen oder sich bloß dessen oder anderen Dämpfen z. B. durch heißes Wasser aussetzen, Blumen pflegen, ungeeignete Woll- oder farbige Kleider tragen, sich beruflich nicht in acht nehmen können oder wollen und tausend andere Dinge tun, die er als „nichts“, d. h. nichts Besonderes empfindet und dem Arzt deshalb verschweigt. Was dabei alles in Frage kommt, s. S. 212 bei der Ekzembehandlung.)

Treten bei einer Dermatitis durch Trockenpasten Erscheinungen von zu starker Austrocknung auf, die den Patienten belästigen, so sind äußerstenfalls feuchte Umschläge mit Borwasser, Targesinlösung, Kamillentee, Eichenrindenabkochungen für einige Stunden täglich erlaubt, wobei aber die gesunde Haut der Umgebung durch Trocken- oder Fettpasten geschützt werden soll; feuchte Umschläge haben nämlich den Nachteil, an Rändern, wo sie leichter austrocknen und dadurch Konzentrationsänderungen erfahren, ihrerseits Reizungen hervorzurufen. Erst wenn die Dermatitis ausgetrocknet ist, also nach 4—5 Tagen, ist vorsichtiges Einölen oder Einfetten (Fissanpaste) mit gleichzeitigem Pudern gestattet. In späteren Stadien wird dann Fissanpaste allein oder Kalodermagelee (eine fettlose Glycerinsalbe) zunächst noch abwechselnd mit Trockenpaste verordnet.

Weiter kommen — häufig verkannt — unter dem Bilde frischer Hautentzündungen Anfälle von *Erythema exsudativum* (s. S. 290) vor, die meist im Frühjahr eigentümlich symmetrisch an Handrücken (gelegentlich auch in den Handflächen), Unterarmen und im Gesicht und Nacken (auch im Mund) unter Brennen auftreten. Meist für eine toxische Dermatitis gehalten, sind sie oft erst zu diagnostizieren, wenn man einzelne größere Papeln auffinden kann mit einem zentralen Blutpunkt oder solche mit dunklerer Mitte und hellerem Rand (Kokarden). Sie heilen unter Trockenpasten rasch ab (kausal beeinflußbar durch Cylotropin oder ein Salicylpräparat), sind aber häufig rückfällig.

In manchen Fällen endlich kann sich eine akute Hautentzündung mit der Zeit durch Auftreten neuer charakteristischer Hautveränderungen oder Einnehmen einer typischen Lokalisation zu den verschiedensten Hautkrankheiten differenzieren, die — sobald man sie erkannt hat — besondere Behandlungsmaßnahmen benötigen. Hier kam es aber zunächst einmal darauf an, darzustellen, welche Behandlungsmethoden *grundsätzlich* für frisch endzündliche Hauterkrankungen ihren Symptomen nach geeignet sind, womit oft allein schon die Heilung erreicht, oft allerdings nur ohne Schaden Zeit gewonnen wird zu weiteren therapeutischen Entschlüssen.

2. Nässende Hauterkrankungen.

Das Nässen ist ein besonders ausgeprägtes Symptom einer akuten Hautentzündung, das häufig nur auf ihrem Höhepunkt besteht; hier tritt ein eiweißreiches Exsudat aus der geschwollenen Haut aus, entweder so reichlich, daß es förmlich herunterfließt, oder sparsamer, daß es zu einer Kruste gerinnt oder in der Wäsche und in den Verbänden erstarrt und diese mit der Haut verklebt. Unter diesen Krusten, die dem Patienten durch die Spannung unangenehm sind, kommt es leicht zu Infektionen und damit zu flachen oder tiefen Geschwüren; bei Druck dringt an den Rändern der Borken Eiter hervor. An den Gelenkbeugen reißen Krusten leicht ein und schmerzen dann erheblich. Umgekehrt bilden sich an „intertriginösen" Stellen, d. h. in Hautfalten, keine Krusten, dafür ist das Nässen hier sowohl durch die Reibung, durch die Erwärmung wie durch die Zersetzung des Sekretes besonders stark.

Obwohl ein nässender Prozeß oft mit einer tiefreichenden Hautschwellung einhergeht, sind es doch meist nur die krankhaften Veränderungen der Oberhaut, die das Nässen bedingen; die pathologischen Lücken der Epidermis, die das Exsudat durchtreten lassen, sind in der Regel durch Zerfall entstanden (nicht etwa durch Druck von innen), also aus Bläschen, die oft nur kurz bestanden haben. Gelegentlich sind die Blasen aber auch größer geworden, und die nässende Stelle wird noch von den Rändern der geplatzten Blasendecke umsäumt.

Unter Nässen verläuft zunächst die bereits genannte *akute Dermatitis*, also die durch eine äußere Schädigung hervorgerufene Hautreaktion, sofern sie eine gewisse Intensität erreicht. Hier haben sich auf einer geröteten, heißen und geschwollenen Haut allenthalben oder an einzelnen Stellen zahllose dicht beieinanderstehende Bläschen entwickelt, die rasch geplatzt sind und Exsudat austreten lassen. Ist die einmalige schädliche Einwirkung beendet, so halten diese akuten Erscheinungen immer noch etwa 2—3 Tage an, bis — selbst bei einwandfreier Behandlung — eine Wendung zur Heilung erfolgt. Mit dieser charakteristischen Verlaufsdauer muß man also rechnen; abzukürzen ist sie nicht.

Bleibt dagegen das Nässen länger bestehen, so sind in therapeutischer Hinsicht zwei Möglichkeiten in Betracht zu ziehen. Entweder handelt es sich um die zweite typisch nässende Hauterkrankung, um eine Infektion oder eine Superinfektion mit Eiterkokken; denn besonders die durch Streptokokken bedingten *Pyodermien* nässen intensiv und lange. Sie treten klinisch scharf umrissen als die bekannten krustösen Pyodermien im Gesicht besonders bei Kindern auf (sog. Impetigo contagiosa), kommen aber auch flächenhaft als uncharakteristische Hautentzündungen vor. Oder aber es liegt dennoch eine nichtinfektiöse Dermatitis vor, bei der die ursprünglichen *schädlichen Reizungen fortdauern* oder neue, etwa sogar durch die Behandlung selbst, hinzugekommen sind. Häufig ist es auch nur die Reibung, z. B. bei unzweckmäßiger Reinigung eines Hautherdes durch den Patienten, die immer wieder das Nässen unterhält. Deshalb nässen auch kaum erkennbare Erosionen am Fußrücken oder an den Zehen unverhältnismäßig stark, hier ist oft der ganze Strumpf von Exsudat durchtränkt. Das Scheuern durch das Schuhwerk beim Gehen, aber auch schon der erhöhte Gewebslymphdruck beim aufrechten Stand mögen hierfür verantwortlich sein. Auch das Abreiben eines salbenbeschmierten Hautherdes mit Benzin oder ein energisches Einpinseln mit Höllensteinlösung durch den Arzt ist bereits von sofortigem Nässen gefolgt.

Bei anderen exsudativen Hauterkrankungen bleibt das Nässen dagegen gering, z. B. bei geplatzten Bläschen von Herpes simplex und von Zoster. Auch chronische Ekzeme nässen schwach, desgleichen follikuläre Pyodermien in der Bartgegend der Männer, wie sie durch Rasieren verbreitet werden, oder ebensolche Haarbalgentzündungen auf dem behaarten Kopf; sie bedecken sich nur mit kleinen umschriebenen Krusten.

Bei Greisen, die sich wegen eines Alterspruritus scheuern, ist das Nässen gering; heftig dagegen ist es bei klimakterischen oder nervösen Frauen, die an Scheuerekzem leiden. Auch pastöse Kinder zeigen oft einen profus nässenden Milchschorf im Gesicht, auch ohne eine Infektion mit Streptokokken. Abgesehen von den einzelnen Erkrankungen ist also die Neigung zum Nässen noch konstitutionell bedingt.

Nicht immer liegt dem, was der Patient als Nässen beklagt, ein Exsudat zugrunde. Bei After-, Hoden- und Vulvajucken kommt es zu nächtlichen Krisen mit starkem Nässen; hier handelt es sich jedoch um *Schweißausbrüche*. Man kann gelegentlich auch an den Fußknöcheln in der Umgebung eines Unterschenkelgeschwürs oder eines Ekzemherdes solche reflektorischen Schweißausbrüche verfolgen; hier dringen die feinen Schweißtröpfchen aus der unverletzten Haut hervor, sie verkrusten natürlich nicht. Auch an den Achselhöhlen kommt es oft vor den Augen des Arztes zu Schweißausbrüchen, die sich mit dem Sekret eines Ekzems mischen; ist die Epidermis für diese Schweißflut ungenügend durchlässig, wie z. B. nach Gerbung mit Jodtinktur, so sieht man auch flüchtige Bläschen entstehen und wieder vergehen; eine saure Reaktion des Bläscheninhaltes gegen Lackmuspapier zeigt, daß es sich tatsächlich um Schweiß handelt.

Unser *therapeutisches Vorgehen* bei einer nässenden Hauterkrankung richtet sich nach der Intensität des Nässens und nach seiner vermutlichen Entstehung, ob es auf Reizung oder auf Infektion beruht. Ist das *Nässen erheblich*, so ist die Beseitigung des Exsudates ohne Krustenbildung und der damit verbundenen Infektionsgefahr und möglichst die Abdichtung der Epidermislücken unser Ziel. Die fortlaufende Absaugung des Exsudates gelingt am leichtesten durch feuchte Umschläge, also Auflegen von mit Flüssigkeit getränkten, ausgewrungenen Mullkompressen (10—16 Lagen). Diese feuchten Verbände müssen verdunsten können, um kühlend zu wirken und die Entzündungserscheinungen zu dämpfen; man läßt also die Luft zutreten und vermeidet den Abschluß durch wasserdichten Stoff — den man dagegen als Unterlage zur Schonung des Bettzeuges verwenden kann. Da unter der Bettdecke die Verdunstung behindert ist, wirken Umschläge hier oft erhitzend und schädlich z. B. an den Oberschenkeln, der Leistengegend, an den Geschlechtsteilen und am After. Hier kann die notwendige Kühlung durch häufiges Wechseln der kalten Umschläge (auch Zugabe von Eisstückchen zur Flüssigkeit) erreicht werden. Die auf anderer Verbandtechnik beruhenden Dunstumschläge, die mehr in die Tiefe wirken und einen gewissen Grad der Entzündung unterhalten sollen, kommen bei abscedierenden oder ulcerösen Hauterscheinungen in Betracht.

Zusätze zur Kühlflüssigkeit sollen eine desinfizierende Wirkung gegen Bakterien oder Pilze und eine adstringierende Wirkung zur Schließung der Epithellücken haben. Die beliebten Kamillenteeumschläge genügen hierzu oft nicht; besser sind Abkochungen von Eichenrinde. Heublumenaufguß reizt häufig, worin wir im Gegensatz zu den Naturheilkundigen — zum mindesten hier — keinen Vorteil sehen; physiologischer erscheint es uns, die in einer Abwehrreaktion befindliche Haut nicht mit weiteren Reizen zu belasten. Ungefährlich und oft ausreichend sind Umschläge mit Borwasser (3%). Am besten wirken Höllensteinlösungen (0,05—0,1%), zu denen man sich freilich wegen der entstehenden Silberflecken ungern entschließt. Ausgezeichnet sind 0,5% Tannin- oder 0,2% Targesinumschläge, deren Flecke leichter zu beseitigen sind. Die beliebte essigsaure Tonerde (1%) und Resorcinlösungen (0,5—1%) werden manchmal wegen bestehender Idiosynkrasie nicht vertragen; bei Kleinkindern soll Resorcin wegen Resorptionsgefahr (Todesfälle) überhaupt vermieden werden. Dasselbe gilt von Salicyllösungen (0,1—0,2%), die freilich im allgemeinen ungefährlicher sind.

Beim Wechseln der Umschläge — wobei bei starken Schmerzen die unterste Mullage liegenbleiben kann — müssen die alten Lösungen durch Auswaschen des Mulls im fließenden Wasser entfernt werden, sonst reichern sich durch die Verdunstung die Zusätze an und schaden durch Überkonzentration. Bei Höllensteinlösungen sollte man, wenigstens beim letzten Auswaschen, destilliertes Wasser nehmen, um nicht das wirksame dissoziierte Silber durch das Chlor des Leitungswassers auszufällen. Sind ausgetrocknete Umschläge an der Haut angeklebt, so entfernt man sie im warmen Wasserbad oder durch Aufträufeln von Wasserstoffsuperoxyd.

Liegt jedoch der Verdacht einer Infektion vor, so empfehlen sich neben Höllenstein- oder Targesinlösungen vor allen Dingen verdünnte Dalibourlösung (s. S. 129). Beliebt aber gefährlich ist eine 0,05% Rivanollösung.

Die Nachteile der feuchten Umschläge liegen nämlich darin, daß einzelne Zusätze (Resorcin, essigsaure Tonerde, häufig auch Rivanol) ausgedehnte spezifische Reizungen hervorrufen können, wenn eine Idiosynkrasie gegen sie vorliegt; unspezifische umschriebene Reizungen (gelegentlich nur auf die Haarbälge beschränkte leichte Entzündungen) am Rande feuchter Umschläge werden häufiger beobachtet, hier ist die Haut je nach der Empfindlichkeit durch Fett- oder Trockenpasten zu schützen. Gelegentlich können sogar, wenn die Umschläge eine zu geringe antiseptische oder kühlende Wirkung haben, durch sie Infektionen auf die Nachbarschaft übertragen werden. Unangenehm ist weiter ihr häufiger Wechsel — nachts unter Störung des notwendigen Schlafes — und ihre oft schwierige Anbringung, so daß Bettruhe unvermeidlich ist. Man wird deshalb gerne bald von den feuchten Umschlägen abkommen oder sie wenigstens nur zeitweise anwenden (zweimal eine Stunde am Tag), was auch in Kombination mit den meisten folgenden Behandlungsweisen möglich ist.

Hierzu, d. h. wenn das *Nässen nicht mehr profus* ist, stehen zunächst Pasten zur Verfügung, die durch den der Fettgrundlage zugesetzten Puder bis zu einem gewissen Grade das Exsudat aufsaugen; sie müssen aber dick auf Leinwand aufgestrichen und aufgelegt werden, reine Salben sind weniger geeignet. Um eine leichte Ätzwirkung und damit Abdichtung der Epithelerosionen zu erzielen, ist Zusatz von Lenigallol (1—2%) ausgezeichnet. Besteht Infektionsneigung, so wählt man Pasten mit Xeroform (5—10%), Dermatol (5—10%) oder Rivanol (0,5%). Verbandwechsel 1—2mal am Tag, schonende und zurückhaltende Reinigung mit Öl (Olivenöl, Vasenolöl, Fissankinderöl).

Leider werden derartige Pasten nicht immer vertragen, nämlich dann, wenn es sich bei dem Patienten um eine Salbenempfindlichkeit handelt, die vorübergehend, oder dauernd sein kann. Diese Unverträglichkeit äußert sich darin, daß das Nässen nicht nachläßt, das Jucken bestehen bleibt oder schlimmer wird und. der nässende Prozeß an den Rändern fortschreitet. Dabei kann sogar das Zentrum vorübergehend abheilen, und zwar in charakteristischer Weise so lange, bis sich die offenen Stellen wieder mit Epidermis bedeckt haben, dann beginnt die Bläschenbildung und das Nässen von neuem. Diese Erscheinungen weisen darauf hin, daß die Überempfindlichkeit eine krankhafte Reaktion des Epithels ist; wo dieses fehlt, kann deshalb eine Salbe heilend wirken, wo aber die Epidermis noch besteht oder sich neu bildet, tritt ihre schädliche Wirkung zutage. Auf diese paradoxen Wirkungen einer Salbe wird auch bei der Geschwürsbehandlung einzugehen sein, da ihre Kenntnis und ihr jeweiliges Erkennen von großer Bedeutung ist.

Werden Salbenpasten nicht vertragen, so versucht man zunächst Zinköle, also Mischungen von Puder mit pflanzlichen Fetten (Olivenöl, Süßmandelöl). Zusätze: 1—2% Lenigallol, bei Infektionsverdacht 5% Dermatol oder Xeroform oder seltener 5—10% Schwefel. Ausgezeichnet wirkt das bekannte Brandliniment, das aus gleichen Teilen Leinöl und Kalkwasser besteht, und die aus ihm entwickelte weiche Zinkpaste, mit Zinkoxyd und Calciumcarbonat zu gleichen Teilen (Zinc. oxydat., Calc. carb., Ol. Lini, Aq. Calcar. ana). Bei starkem Nässen können zunächst diese Ölpasten als Umschläge verwandt werden (reichlich durchtränkte Mull- oder Leinenlagen), später, da hierbei das Nässen oft schlagartig schwinden kann, trägt man sie lediglich mehrfach täglich ohne Verband immer wieder von neuem auf, bis sich eine Deckschicht gebildet hat.

Schließlich soll man in besonders unbeeinflußbaren Fällen auch nicht versäumen, völlig salben- und ölfrei zu behandeln, nämlich mit Puder (besonders mit den milderen, vegetabilen Pudern, z. B. Amylum Tritici) oder Trockenpasten, die eigentlich der ursprünglichen Indikation, keine Krusten zu bilden, nicht genügen. Man ist dann allerdings gezwungen, die entstandenen Krusten und dadurch hervorgerufene sekundäre Eiterungen und Verhaltungen durch Bäder (am besten warme Bäder mit Zusätzen von Kaliumpermanganat oder Chinosol) oder durch Umschläge mit Targesinlösung, 1 oder 2mal am Tage, wieder zu beseitigen. Das Verfahren ist umständlich, aber da sich das Nässen oft rasch mindert, lohnt sich die Mühe für einige Tage.

Grundsätzlich wird man also bei stark nässenden Prozessen zunächst Umschläge, bei schwächer nässenden oder umschriebenen Prozessen sofort aus Bequemlichkeitsgründen Pasten verwenden, die freilich an behaarten Stellen (Kopf, Bartgegend, Genitalgegend) schlecht anwendbar sind; hier sind feuchte Umschläge oder Puder bzw. Trockenpasten in Kombination mit Bädern praktischer. Die Pasten müssen dick auf weichem altem Leinen aufgestrichen sein — nicht etwa auf Mull, der sie wie ein Docht aufsaugt — und durch feste Verbände, evtl. mit Watte oder Zellstoffauflagen, auch tatsächlich fest an die erkrankte Haut gedrückt werden, so daß sie keine Taschen bilden; besonders wichtig für die Hohlhand und die Gelenkbeugen.

Werden Pasten nicht vertragen, was sich durch die Fortdauer des Nässens, am Rande durch Fortschreiten der Entzündung, unter Umständen auch durch fortgesetztes Jucken kundtut, so ist Zinköl zu versuchen, und wenn auch dieses versagt, feuchte Umschläge allein oder eine Trockenbehandlung abwechselnd mit Umschlägen oder Bädern. Kehrt man von Zeit zu Zeit versuchsweise zu Pasten zurück, so erkennt man an auftretenden Verschlimmerungen, ob die Salbenempfindlichkeit dauernd und dem Individuum eigentümlich ist oder ob sie nur vorübergehend war. Von einer sicher festgestellten individuellen Salbenempfindlichkeit ist der Patient für zukünftige Erkrankungen zu unterrichten; das erspart ihm oft viel Fehlbehandlungen.

Die Behandlung des Nässens erfordert also häufig ein vorsichtig wechselndes Vorgehen: Infektion und Reizungen innerhalb und außerhalb unserer Maßnahmen sind für seine Fortdauer zu beachten und in ihrer Bedeutung gegeneinander abzuwägen. Diese schwierige Aufgabe läßt sich häufig dadurch erleichtern, daß bei der Ausdehnung der meisten Hautkrankheiten nebeneinander verschiedene Behandlungsweisen probiert werden können, ohne daß man sich freilich damit vor dem Patienten als unsicher zeigen darf; merkwürdigerweise schmeichelt es ihm oft, daß er eine besonders empfindliche Haut haben soll, bei der man nur tastend vorgehen darf.

Von allgemeinen Mitteln, nässende Hautkrankheiten zum Stillstand zu bringen, ist Kalk besonders in intravenösen Injektionen noch am zuverlässigsten, außerdem daneben reine Milch- oder Obstkost; schließlich reichliches Abführen. Diese Behandlungsweisen werden bei den juckenden Hautkrankheiten näher erörtert.

Hartnäckige, über Wochen und Monate hin nässende umschriebene Stellen mindern Umfangs können durch Ätzungen mit Höllenstein (5—10%) bis zur Graufärbung der erodierten Stellen oder ebenso mit Resorcineisessig oder Resorcinspiritus (30%) zum Stillstand gebracht werden. Dabei hütet man sich vor unnötigen mechanischen Reizungen; man rollt die angefeuchteten Wattestäbchen ohne Druck nur über die nässende Stelle hin und her. Die entstandenen Ätzwunden heilen unter Pasten dann in wenigen Tagen ab.

In anderen Fällen, z. B. bei nässenden Brustwarzen, bei Scheuerekzem, ist gelegentlich das Betupfen mit reinem Steinkohlenteer (Pix Lithanthracis, Carboneol) oder mit Psorigallol (Teerpyrogallolpräparat) wirkungsvoll.

Universell nässende Erkrankungen verlangen oft mehrstündige Dauerbäder, die nur in dazu eingerichteten Krankenhäusern möglich sind.

3. Blasenbildende und pustulöse Hauterkrankungen.

Nässende Hautkrankheiten entstehen häufig aus bläschenbildenden (vesikulösen) oder blasenbildenden (bullösen) Hauterkrankungen. Bläschen oder Blasen sind ja nichts anderes als in oder unter der Epidermis gelegene freie Flüssigkeitsansammlungen, die sich vorläufig noch nicht nach außen entleeren konnten. Sie stehen unter Druck und sind prall, dann schmerzen sie häufig, oder sie sind schlaff, dann verspürt der Patient sie kaum; je nach ihrem mehr oder minder tiefen Sitz und der Festigkeit ihrer Decke kommen sie früher oder später oder gar nicht zum Durchbruch.

Nicht alles, was wie ein Bläschen oder wie eine Blase aussieht, verdient diesen Namen mit Recht. Patienten sprechen oft von Blasen, wo sich lediglich Quaddeln, die in einigen Stunden zu vergehen pflegen, gebildet haben, also Wasseransammlungen im Unterhautbindegewebe, die wieder rasch resorbiert werden. Langsam, über Monate wachsende Cysten bezeichnet man ebenfalls nicht als Blasen, selbst wenn sie in präformierten Hohlräumen einen flüssigen Inhalt haben (Schleimcysten im Mund, Lymphcysten). Milien haben einen milchig durchschimmernden Inhalt aus Hornmasse, der aber fest ist und beim Anstechen nicht ausläuft. Auch beginnende Papeln von Molluscum contagiosum können als Bläschen erscheinen; der epithelial gewucherte Inhalt schimmert hier wie eine helle Flüssigkeit durch, wie übrigens auch gelegentlich bei einem beginnenden Hautkrebs. Ebenso kann man frische Papeln von Lichen planus mit Bläschen verwechseln; sie haben auf rotem Untergrund oft eine charakteristische weißlich schimmernde Kuppe, die auf einer Verdickung der Körnerzellenschicht der Epidermis beruht; beim Einstich mit der Nadel fehlt ein flüssiger Inhalt. Soorpapeln in der Umgebung einer intertriginösen Hautentzündung (unter den Brüsten, in den Leisten, in der Gesäßspalte) sehen ebenfalls wie trübe Bläschen aus; tatsächlich handelt es sich aber um gequollenes Epithel, das man abschaben kann, so daß eine solide Papel übrigbleibt.

Diese Unterscheidungen hätten keinen Wert, wenn der Nachweis einer Blase nicht in gewissen Fällen differentialdiagnostisch von Bedeutung wäre. Pralle kleine oder größere Blasen, gelegentlich in Gruppen auf normaler Haut, deuten auf Krankheiten der Pemphigusgruppe hin (Pemphigus, Dermatitis herpetiformis s. S. 338). Da hier keineswegs jederzeit Blasen vorkommen, ist mit ihrer Feststellung ein diagnostischer und therapeutisch wichtiger Hinweis auf diese Erkrankungen gegeben, die oft längere Zeit nur uncharakteristische juckende und zerkratzte Hautstellen darbieten. Blasen im Verlauf einer toxischen Dermatitis sind für manche äußere Schadstoffe charakteristisch, z. B. für Senfgas (Lost), also für ein allgemeines Hautgift, für Jodoform, das eine individuelle Überempfindlichkeit voraussetzt und für gewisse Pflanzenreizstoffe (z. B. in der Pastinake), die die Haut für die ultravioletten Sonnenstrahlen empfindlich machen (bei dieser Wiesengrasdermatitis treten nach einem Sonnenbad auf einer blumigen Wiese bullöse Hautveränderungen in streifenförmiger Anordnung auf). Auflegen von reinem Benzin oder Benzol (z. B. zu einer funktionellen Hautprobe) ruft ebenfalls eine starke Blase hervor. Das chronische Ekzem zeigt dagegen keine Blasen, wohl aber kleinste Bläschen.

Blasen sind schließlich durch regionäre Besonderheiten bedingt; so können z. B. bei einem universellen Strophulus, der kindlichen Nesselsucht, die Erscheinungen an den Beinen zu prallen Blasen umgewandelt sein, während anderweitig nur flache Papeln mit kleinen zentralen Bläschen oder Krüstchen vorkommen.

Der Inhalt auch einer klaren Blase enthält meist einige Leukocyten. Zahlreiche Eosinophile sprechen für eine Dermatitis herpetiformis. Mit steigender Zahl der Leukocyten verwandelt sich die Blase in eine Pustel, was manchmal, aber nicht immer das Zeichen einer Infektion ist. Infektiöse Pusteln sitzen häufig an den Haarfollikeln, zahlreich und disseminiert oder vereinzelt; entweder als selbständige Krankeit (Staphylodermie) oder in Begleitung anderer Hautkrankheiten (Ekzem, Acne, Krätze). Vereinzelte, flache, d. h. die Hautebene nicht überragende Pusteln in geröteten verdickten und wachsenden Herden sind auf Trichophytie verdächtig.

Blasen, z. B. die bekannten Blasen nach Verbrennung, bieten besondere *therapeutische Aufgaben*. Öffnet man sie nicht, so schrumpfen sie nur langsam (nicht durch Resorption, sondern durch Verdunstung), Salben oder Umschläge bleiben auf sie ohne sonderliche Wirkung; trägt man sie ab, so ist der freiliegende Blasenboden oft sehr schmerzhaft. Bekanntlich öffnet man sie deshalb an der Seite, möglichst an einer abhängigen Stelle durch einen keilförmigen Einschnitt, drückt die Flüssigkeit aus und preßt die Blasendecke flach auf den Grund auf; die Neuepithelisierung findet in ihrem Schutze statt.

Unbedingt geöffnet müssen infizierte Blasen werden, die durch einen eitrigen Inhalt verdächtig sind. An dünnerer Haut platzen diese von selbst, aber an den Handflächen, den Fingerspitzen, den Fußsohlen und Fußrändern finden wir eitrige Blasen unter horniger Decke, die auch durch Salben oder desinfizierende Bäder in ihrem Fortschreiten nicht beeinflußt werden, bis wir sie geöffnet haben. Offenbar vermag kein Desinfektionsmittel die nur einige Millimeter dicke Hornschicht zu durchdringen. Meist genügt es, diese Blasen durch mehrere kleine Einschnitte zu öffnen (man zerschnipselt die Decke) und den Medikamenten zugänglich zu machen; ein Freilegen des Blasenbodens in seiner ganzen Ausdehnung ist schmerzhaft und nicht nötig.

Wohl nötig ist jedoch ein Abtragen der Blasendecken bis zum Rande bei rasch fortschreitenden Blasen, wie z. B. Streptodermien, die im Gesicht, aber auch an den Händen und Fingern vorkommen. Oft ist die Blase hier schlaff, flach und oberflächlich und in der Mitte schon geplatzt, aber das Fortschreiten vollzieht sich so rasch, daß die Blasendecke am Rande ½—1 cm breit von Flüssigkeit unterwühlt der Epidermis noch grau aufliegt. Das Nässen ist überaus reichlich und — makroskopisch wenigstens — nicht eitrig. Wie wenig unsere stärksten desinfizierenden Salben (Rivanol, Quecksilber) Tiefenwirkung haben, sieht man daraus, daß selbst durch diese hauchdünnen, zerreißlichen Blasendecken eine Wirkung auf den fortschreitenden Prozeß ausbleibt. Dagegen genügt es, die Decke bis zum Rand zu entfernen und den Grund mit Höllenstein- oder Dalibourlösung zu pinseln (von innen nach außen, um bis in die äußerste Ritze zu gelangen), und der Prozeß steht.

Nicht alle Bläschen oder Blasen sind öffnungsbedürftig. Geringfügige Bläschen beim Herpes simplex und beim Zoster schrumpfen meist von selbst. Die Bläschen unter den Fußsohlen bei Epidermophytie trocknen desgleichen zu charakteristischen gelblichbraunen Punkten ein. Die eigentümlichen kokardenartigen Bildungen flacher Blasen beim Erythema exsudativum brauchen ebenfalls nie geöffnet zu werden. Überhaupt muß man bedenken, daß geöffnete Blasen nässen und dann unter Umständen komplizierte Pastenverbände verlangen, um nicht mit Kleidern oder Verbandstoffen zu verkleben. Bei den genannten Erkrankungen (Herpes, Zoster, Erythema exsudativum wie auch universelleren, kleinblasigen Formen von Dermatitis herpetiformis) öffne man demnach nicht und warte ein Eintrocknen ab. Durch Trockenpasten und Puder kann man sogar das Eintrocknen begünstigen. Die Strophulusblasen an den Beinen von Kindern punktiert man mit einer Rekordspritze; meist füllen sie sich nicht wieder.

Auch kleinere Pusteln, z. B. in der Nachbarschaft von Furunkeln oder von intertriginösen Pyodermien der Achselhöhlen, deren infektiöse Natur durch Abtropfen gekennzeichnet ist, d. h. durch Auftreten neuer Hauterscheinungen an Stellen, wo offenbar infektiöses Material herabgefallen ist, brauchen nicht immer geöffnet zu werden; sie trocknen am besten unter desinfizierenden Trockenpasten (mit Schwefel, Kalomel) aus.

4. Juckende Hauterkrankungen.

Nicht alle Hautkrankheiten jucken, z. B. fehlt das Jucken bei Pityriasis versicolor, Vitiligo, Hautgeschwülsten. Alle syphilitischen Hautausschläge jucken nicht, was sogar differentialdiagnostische Bedeutung hat.

Andere Hauterkrankungen aber jucken und sie haben daher, bei verschiedenster Ätiologie, ihre gemeinsame volkstümliche Bezeichnung (Krätze, Bäckerkrätze, Maurerkrätze, Gewürzkrämerkrätze u. dgl.). Auch die Krätze des Homöopathen HAHNEMANN ist nicht allein unsere Krätze, sondern auch unser chronisch konstitutionelles Ekzem.

Wird die Haut von Milben oder Insekten befallen, so entstehen fast immer stark juckende Hauterscheinungen, sei es, daß die Parasiten sich auf der menschlichen Haut anzusiedeln vermögen (Krätzemilben, Läuse), sei es, daß sie nur vorübergehend von Haustieren (Räudemilben) oder von Pflanzen (Erntemilben) den Menschen befallen. Hier veranlaßt weniger der Stich als die entzündliche Reaktion, die individuell verschieden stark ist, das Jucken; die Parasiten sind bei Ausbruch der Krankheit oft schon von der Haut verschwunden. Bei jeder juckenden unklaren Allgemeinerkrankung soll man zunächst an Krätze denken, die charakteristische Lokalisation der Hauterscheinungen aufsuchen, und auch nur bei Verdacht lieber einmal zu oft als zu wenig als Krätze behandeln; damit verschwindet manches lange bestehende Jucken.

Interessant ist das Jucken im Beginn mancher Erkrankung: z. B. jucken oberflächliche Pyodermien, solange sie sich zu Bläschen entwickeln; ist die Blase größer und wie hier üblich schlaffer oder ist sie geplatzt, so juckt sie nicht mehr. Es scheint also die plötzliche oder rasche Druckzunahme im Gewebe — durch die sich ansammelnde Flüssigkeit — zu sein, die das Jucken veranlaßt. So juckt auch die Nesselsucht, bei der wir die flüchtige Gewebsdruckzunahme im Ödem der Quaddeln erkennen können. Beginnende Furunkel merkt man bekanntlich zunächst am Jucken, ältere schmerzen. Während ihres frischen Ausbruches juckt auch die beginnende Psoriasis — und sie ist in diesem Stadium besonders vorsichtig zu behandeln —, die ältere stationäre (inveterierte) Psoriasis juckt meistens nicht. Auch die plötzlichen Juckanfälle (Juckkrisen) bei vielen Erkrankungen, oft zu regelmäßigen Tages- oder Nachtzeiten, lassen sich als plötzliche Druckschwankungen im Gewebe ansprechen. Für das Jucken der Haut über Krampfadern nach dem Auskleiden gilt das gleiche. (Das zu bestimmten Stunden sich verstärkende Jucken bei Oxyuren oder Krätze mag durch die Lebensgewohnheiten der Erreger bedingt sein.) Dem Druck im Gewebe einen Ausgleich durch Zerstörung der Epidermis zu schaffen, ist demnach als Sinn des Kratzens einleuchtend. Wunden jucken bekanntlich erst dann, wenn sie sich wieder mit Epithel überdecken; auch der Laie weiß, daß das Jucken einer Wunde Heilung bedeutet.

Aber auch Scheuern kann das Jucken mildern. Beim Patienten, der sich scheuert, findet man keine Kratzspuren an der Haut, aber blendend polierte Fingernägel. Offenbar wirkt eine intensive Hyperämie ebenfalls juckstillend, wie wir z. B. auch aus der juckstillenden Wirkung heißer Bäder oder heißer Kompressen sehen.

Allerdings ist für die Heftigkeit des Juckens auch ein subjektives Moment, die nervöse Gesamtlage des Patienten maßgebend. Lange Dauer der Erkrankung, Schlaflosigkeit, geschäftliche oder sonstige Aufregung oder Ärger verstärken das Jucken ins Unerträgliche; Ablenkungen, unter Umständen sogar durch lebenswichtigere Anforderungen, lassen es vergessen. Mangelnde Verdauung, Überladung des Magens, Bier- und Nicotingenuß verschlimmern für gewöhnlich, desgleichen Menses und klimakterische Wallungen. Auch bei Menschen mit völlig gesunder Haut kann bei ängstlich darauf gerichteter Aufmerksamkeit (Zwangsneurose) unablässiges Jucken verspürt werden, das schließlich immer mehr entnervt. Wird von Flöhen gesprochen, so verspürt fast jeder, daß es ihn irgendwo juckt; das Jucken ist eben ein „Organgefühl“ der Haut, das man für gewöhnlich nicht beachtet.

Bisweilen wird aber auch Jucken beobachtet, bei dem weder objektiv noch im subjektiven Verhalten des Patienten eine Erklärung für das Jucken gefunden werden kann (Altersjucken).

Kratzeffekte sind auch nicht immer durch Jucken bedingt, sondern beruhen manchmal nur auf der nervösen Ungeduld der Patienten; so wird bei Acne oder Rosacea oft jedes auftretende Knötchen zerkratzt und dadurch verschlimmert. Auch die von Rentenneurotikern zur Zeit der Untersuchungstermine produzierten Kratzeffekte sind natürlich besonders zu bewerten.

Faßt man die juckenden Hautkrankheiten zusammen, so findet man als *dauernd* juckende: die Krätze (mit charakteristischen Verschlimmerungen in der Bettwärme) und andere Erkrankungen durch Milben und Insekten (Läuse, Räude); die Nesselsucht und die Prurigo (mehrere klinische Formen); das Ekzem (in verschiedenen Abarten) und die akute Dermatitis; die Fußmykosen; der Lichen ruber planus; die Mycosis fungoides und die lymphatischen Veränderungen der Haut.

Im *Krankheitsbeginn* jucken häufig die Pyodermien — die vesiculösen und die follikulären (Furunkel) — und die sich entwickelnde Psoriasis. Bei manchen Kranken juckt die Pityriasis rosea, gelegentlich sogar sehr stark; bei anderen juckt sie kaum oder gar nicht. Bei Angaben über Jucken muß man sich klar sein, daß gelegentlich Patienten damit dem Arzt ihre Erkrankung nur wichtig machen wollen. Manchmal nennen die Kranken auch Jucken, was bei näherem Eingehen ein Brennen ist (bei Erythema exsudativum und bei der Dermatitis herpetiformis) oder ein neuralgisches Ziehen und Reißen (beim Herpes simplex und beim Zoster).

Das Jucken ist für den Patienten meist die quälendste und deshalb wichtigste Krankheitsbeschwerde. Seine *beste und endgültige Behandlung ist die Behandlung des Grundleidens selbst*; das trifft nicht nur für die Krätze zu, wo es selbstverständlich ist, sondern auch aus weiter zu besprechenden Gründen für alle andern juckenden Hauterkrankungen. Leider läßt diese definitive Heilung oft lange auf sich warten oder das Jucken überdauert sogar noch die objektiven Krankheitserscheinungen. Andererseits kann das dauernde Kratzen die Abheilung, z. B. eines Vulvaekzems, stören. Unter diesen Umständen machen wir uns gelegentlich daran, das Jucken als *Symptom* zu behandeln, wobei wir jedoch uns in der Beseitigung der Grundkrankheit nicht aufhalten oder gar stören lassen dürfen; erfahrungsgemäß wird dieses Endziel häufig übersehen oder vergessen und man gerät auf der Suche nach momentan juckstillenden Behandlungsmaßnahmen — natürlich unter dem Druck des ungeduldigen Patienten — häufig in ein planloses Irren.

Lokal juckstillende Mittel sind das Menthol, dessen nervenbeeinflussende Wirkung wir auch normalerweise an der Kälteempfindung verspüren; das Phenol (Carbolsäure), auch im juckstillenden Teer wirksam, und sein Derivat, das Thymol; der Campher (im Calmitol und Sulfanthren) und die Anästhetica: Anästhesin, Cycloform, Panthesin, Percain (siehe S. 119). Von Laien wird, durch die Reklame veranlaßt, häufig DDD benutzt, das Wintergrünöl, Thymol und Campher enthält. Alle diese Mittel wirken mehr oder weniger, kürzer oder länger juckstillend, weil sie die sensiblen Nerven lähmen — das Jucken ist eine Abart eines schwachen Schmerzes —, aber sie sind nur mit größter Vorsicht und Beschränkung anzuwenden, da sie akute Hautentzündungen häufig verschlimmern wie auch bei chronischen Prozessen schaden, weil viele Patienten gegen sie eine Überempfindlichkeit besitzen oder im Verlauf der Behandlung erlangen.

Anwendbar sind die juckstillenden Mittel am ehesten bei Jucken auf nicht oder wenig entzündlich veränderter Haut oder besser gesagt Oberhaut, also wo kein Nässen oder keine Neigung dazu besteht, d. i. bei Altersjucken, Urticaria und Prurigo. Bei Urticaria ist Menthol (als Spiritus oder mit längerer Wirkung als Trockenpaste) meist ausreichend; eine Steigerung der Konzentration über 1% ist unnötig und bedingt keine längere Dauerwirkung, besser wird die Anwendung häufiger wiederholt. Bei Altersjucken (Pruritus senilis) und Prurigo empfiehlt sich Calmitol und Phenol.

Sehr verbreitet ist die Anwendung juckstillender Mittel bei dem besonders lästigen Vulva- oder Analpruritus; aber hier beginnen schon die Gefahren. Zunächst darf vor der Rezeptur eine Untersuchung dieser oft peinlich verborgen gehaltenen Stellen nicht fehlen, sonst wird ein Fluor, ein Soor, eine intertriginöse Pyodermie mit Furunkeln, ein Ekzem, sonst werden Oxyuren, Hämorrhoiden oder gelegentlich eine Lues übersehen, die einer besonderen ätiologischen Behandlung bedürfen, womit erst das Jucken schwindet. Fehlt das alles, so ist der vorsichtige Gebrauch etwa von Calmitol oder Phenol erlaubt.

Fast ganz abwegig ist aber die Anwendung dieser Mittel bei akuten Hautentzündungen oder bei frischen und ausgedehnten Ekzemen. Patienten mit derartigen Hautentzündungen (akuten Dermatitiden) oder Ekzemen zeigen durch diese Erkrankungen, daß sie zu Überempfindlichkeitsreaktionen (Allergie) veranlagt sind, und die juckstillenden Mittel, vor allem die vorhergenannten Anästhetica (Anästhesin, Calmitol u. a.), rufen häufig solche Überempfindlichkeiten hervor (Sensibilisierung). Der klinische Ablauf gestaltet sich dann meist so, daß sofort oder gelegentlich sogar nach einer kurz dauernden Besserung eine durch das juckstillende Mittel hervorgerufene Dermatitis auftritt, die meist für das ursprüngliche Leiden gehalten wird, so daß die schädliche Behandlung fortgesetzt oder sogar noch verstärkt wird; das juckstillende Mittel selbst betäubt dann nur für kurze Zeit und hilft schließlich auch subjektiv nichts mehr.

Lediglich bei chronischen Ekzemen und der manchmal stark juckenden Pityriasis rosea — die für gewöhnlich zu den reizbaren Hauterkrankungen zählt— ist der Zusatz von Menthol (½—1%) zu den verwandten Salben oder Trockenpasten erlaubt und günstig; Menthol reizt nur selten.

Bei juckenden Hauterkrankungen, wo sich die Anwendung von juckstillenden Mitteln verbietet, können wir durch die gleichzeitige und entschiedene *Anwendung innerer und äußerer Mittel* dem Patienten trotzdem und oft schlagartig Linderung verschaffen. Innerlich wird Calcium (Calcium chloratum oder gluconicum) oder Brom (Ekzebrol, Bromcalciumcalorose) als Injektion reichlich und häufig verabfolgt; ängstigen den Patienten Spritzen, so vermeide man die dadurch bedingte schädliche Aufregung und wähle die allerdings viel weniger wirksamen oralen Mittel: Kalk (Kalzan, Calcipot), Bellergal, Brom (Lubrokal, Sedobrol, Calcibronat), Antipyrin, auch Baldrian (Baldrian-Dispert, Hovaletten). Außerdem soll durch reichliche Schlafmittel die Nachtruhe erzwungen werden (Chloralhydrat, Pernocton per os, Veronal-Phenacetin, evtl. Scophedal). Hirnstammittel (Luminal) sollen hierbei juckstillender sein als solche, die auf die Hirnrinde wirken (Paraldehyd, Brompräparate). Bei Verdacht auf Überempfindlichkeit gegen Schlafmittel vermeide man solche, die ihrerseits toxische und juckende Ausschläge erzeugen können (Veramon, s. S. 158); auch barbitursäurehaltige Schlafmittel können bei manchen Personen universelles Jucken hervorrufen, dann wähle man harnstoffhaltige (Adalin) oder Chloralhydrat. Schließlich ist eine reine oder gemilderte Milchdiät (s. S. 181) für einige Tage anzuraten.

Da bei manchen allergischen Erkrankungen (Urticaria, Serumexanthem, Arzneiüberempfindlichkeit) das Jucken durch die Bildung histaminartiger Stoffe bedingt ist, wendet man hierbei die sog. Antihistamine (s. S. 156) an, Tabletten oder Injektionen, oft mit gutem Erfolg, übrigens auch bei ätiologisch unklarem Jucken.

Selbst wenn hierdurch sofort Besserung eintritt, muß man den Patienten darüber unterrichten, daß besonders in den Nachtstunden weiterhin noch Juckkrisen auftreten können. Einige Kranke helfen sich dabei mit kalten Waschungen oder Umschlägen, meist aber hat Hitze (heiße Schwämme gegen die Haut gedrückt, warmer Fön) bessere Erfolge; allgemein wirken heiße Kleiebäder mit Essigzusatz. Bei Juckkrisen nützen gelegentlich innerlich ein Nitroglycerinpräparat oder Erythroltetranitrat (beides MBK Compretten), besonders auch Eukliman, das Nitroglycerin, Barbitursäure, Salbei und Hyoscyamin enthält.

Arzt und Patient müssen sich also klar sein, daß das Jucken bei einer Hauterkrankung nicht plötzlich verschwinden kann; dennoch darf diese Überzeugung kein Freibrief sein, sich über die Fortdauer eines unverminderten Juckens keine weiteren Gedanken zu machen. Bleibt der objektive und subjektive Befund unverändert, so ist bei einem Ekzem oder einer Dermatitis häufig eine Fortdauer der die Grundkrankheit veranlassenden oder auslösenden Schädlichkeiten schuld. Diese Schädlichkeiten aufzusuchen, ist eine der wichtigsten, oft mühevollsten, aber auch lohnendsten Aufgaben der Ekzemtherapie (s. S. 212); hier sei nur nochmals auf Reizungen, die auf einer unnötigen oder zu starken Reinigung der erkrankten Stellen beruhen, und auf die Schadstoffe hingewiesen, die in der Behandlung selbst liegen können. Immer denke man daran, daß man nur bei den mildesten Mitteln (feuchten Umschlägen, Trockenpasten, Schüttelmixturen) keine Befürchtungen zu haben braucht, eine vorhandene *Salbenempfindlichkeit* (s. S. 36) zu reizen; Borwasser und Wundpuder sind letzten Endes die harmlosesten Behandlungsmaßnahmen, auf die man nötigenfalls zurückgehen muß; bereits Olivenöl kann schon in einzelnen Fällen schädlich sein. Immer wieder erlebt man Überraschungen, wie ein lang dauerndes Jucken bei Absetzen jeder Salbe schwindet bzw. therapeutisch beeinflußbar wird; oft ist auch bei einer juckstillenden Salbe, z. B. Calmitolsalbe, nicht das Calmitol, sondern die Salbe der Schadstoff, der die Entzündung weiter unterhält. Es kommt dann zu ganz entgegengesetzten Wirkungen einer solchen Salbe: momentan Juckstillung durch das Calmitol, aber nach und nach sich immer heftiger entwickelndes Jucken entsprechend der sich verstärkenden Hautentzündung (durch die Salbengrundlage); gibt man in diesen Fällen, die zu erkennen entscheidend ist, das Calmitol in flüssiger Form (Calmitol liquidum) und zusätzlich keine Salbe, sondern einen Puder oder eine Trockenpaste, so ist schlagartig die Wendung zur Heilung erzielt.

Schließlich ist die Röntgenbehandlung — im richtigen Zeitpunkt eingesetzt — ein wesentliches und wertvolles Mittel zur Juckstillung. Es muß aber betont werden, daß sie nicht imstande ist, eine schädliche Behandlung zu kompensieren, d. h. sie darf nur zusammen mit einer zweckmäßigen sonstigen Therapie angewandt werden. Denn sonst treten ihre Nachteile in Erscheinung, insofern Röntgenbestrahlungen nur in beschränktem Umfange angewandt werden dürfen; sie können nicht beliebig wiederholt werden, und ihr unbestreitbarer Nutzen wird vertan, wenn man sich nicht vor ihrer Anwendung bewußt ist, daß alle schädigenden Momente beseitigt sind (z. B. die richtige Lokalbehandlung feststeht, äußere Noxen beseitigt sind usw.). Handelt es sich freilich um Erkrankungen sehr alter Personen (Altersjucken), so wird man — in vernünftigen Grenzen — mit der Röntgenbehandlung freigebiger sein können, wo sich Spätschädigungen vermutlich doch nicht mehr auszubilden die Zeit haben; dasselbe trifft für infauste juckende Prozesse zu, wie Mycosis fungoides oder lymphatische Veränderungen der Haut, wo es häufig nur darauf ankommt, für eine beschränkte Zeit eine Besserung zu erreichen.

Bei ausgedehnten juckenden Prozessen ist oft auch eine Röntgenbestrahlung des Rückenmarks (Sympathicusbestrahlung, s. S. 141) von günstiger, bisher noch nicht genügend zu erklärender Wirkung. Ultraviolettbestrahlungen können bei Altersjucken, bei dem eigentümlichen nervösen Jucken, wie es nach Krätze gelegentlich lange Zeit zurückbleibt (postscabiöser Pruritus oder postscabiöse Dermatitis), bei juckenden seborrhoischen Ekzemen und bei Lichen planus gelegentlich von Vorteil sein; häufig aber wird bei akuten Hautentzündungen oder bei Ekzemen mit Ultraviolettlicht viel Schaden angerichtet.

Wollen sich umschriebene juckende Restherde nach einer Krankheit lange Zeit nicht zurückbilden, so können sie, wenn offen mit Höllensteinätzungen, wenn geschlossen mit Psorigallolbetupfungen oder Kohlensäureschneegefrierungen beseitigt werden.

5. Abscedierende und geschwürige Hauterkrankungen.

Geschwüre (Ulcerationen) sind Substanzverluste der Haut, die bis in die Cutis reichen; ihre Abheilung geht im Gegensatz zu einfachen Epitheldefekten (Erosionen) mit dauernden Narben einher. Sie entstehen entweder durch Nekrosen nach äußeren schädlichen Einwirkungen (Infektion, Ätzmittel, Röntgenverbrennung) oder von innen als plötzliche Ernährungsstörungen (Gangrän) oder schließlich durch den Zerfall eines entzündlichen Herdes der Unterhaut, der zunächst unter einer intakten Oberhaut entsteht, die erst später durchbrochen wird. Geschieht das unter Verflüssigung oder Bildung von Eiter, so handelt es sich um einen Absceß.

Therapeutisch ist bei all diesen Vorgängen unser Ziel, die Ausbreitung der Entzündung oder des Zerfalls möglichst zu beschränken, die Abstoßung des Abgestorbenen zu beschleunigen und den Wiederaufbau des gesunden Gewebes zu fördern.

Haben wir einen *beginnenden* Absceß vor uns, einen entzündlichen Knoten in der Tiefe der Haut, wie z. B. einen beginnenden Furunkel, so versuchen wir die Reifung zu beschleunigen, dabei kann der Knoten wieder aufgesogen werden oder er verflüssigt sich und bricht durch. Hierzu bedienen wir uns der Wärme, am einfachsten in Form von Dunstumschlägen, also durch feuchte Kompressen, deren Verdunstung durch wasserdichten Stoff gehemmt wird; durch Stauung der bei der Hautentzündung vermehrten Wärme wird die Gewebstemperatur um einige Grad erhöht. Weitere Wärme kann durch Leinsamensäckchen, Kataplasmen (s. S. 148), Heizkissen, Sollux- oder Infrarotbestrahlung, Kurzwellen zugeführt werden, am besten nicht dauernd, sondern periodisch 1—2mal am Tage für $\frac{1}{4}$—$\frac{1}{2}$ Stunde. An den Extremitäten sind auch heiße Bäder zweckmäßig, mehrmal täglich 10 Minuten, unter Umständen mit Zusatz von Schmierseife oder Sagrotan. Zum Anfeuchten der Kompressen wählt man gerne essigsaure Tonerde zusammen mit Alkohol (Liq. Alumin. acetic. 25, Spiritus ad 100, vor Gebrauch mit gleichen Teilen Wasser verdünnen). Reiner Alkohol allein härtet zu sehr die Oberhaut, essigsaure Tonerde allein maceriert zu stark. Durch Einfetten der Haut, z. B. mit Zinkpaste, vor allem in der Umgebung des vermutlichen Durchbruchs, kann man ebenfalls einer Maceration und der damit verbundenen Infektionsgefahr vorbeugen. Die feuchten Umschläge müssen genügend ausgedehnt sein, den ganzen Herd mit Umgebung umfassen.

Statt feuchter Umschläge sind aber auch Salbenverbände angenehm, am besten mit zähen wasserundurchlässigen und deshalb wärmestauenden Salben, z. B. Ungt. diachylon, die dick auf Leinen gestrichen werden; sie haben den Vorteil, nicht über Nacht auszutrocknen.

Rasch wirksam sind Ölwattekompressen, die auch die Erweichung der Oberhaut fördern; mehrmals täglich wird ein größerer Wattebausch in heißgemachtes Öl (Vorsicht vor Verbrennung!) getaucht, aufgelegt und mit einem dicken Tuch (Taschentuch) überdeckt; besonders angenehm bei Nasenfurunkeln, bei Gerstenkörnern am Lidrand.

Läßt die Reifung auf sich warten, so sind Röntgenbestrahlungen, die durch eine Zerstörung der Leukocyten unspezifische Reizstoffe frei machen, ein gutes Mittel, die Reifung zu beschleunigen; allerdings ist die Dosis vorsichtig dem Grad der Entzündung anzupassen (150—250 r; die kleineren Dosen bei stärkerer Entzündung). Vor dem oft verwendeten Ultraviolettlicht, das zu oberflächlich angreift, die Epidermis verdickt und gerbt, nehme man besser in diesem Stadium Abstand.

Die vom Patienten, manchmal auch vom Arzt beliebte Anwendung von Zugpflastern oder Zugsalben ist Geschmacksache; sie enthalten Harze, Campher,

Resorcin und setzen zu der infektiösen noch eine toxische häufig unberechenbare Entzündung. Oft wird durch sie auch nur die Epidermis blasig abgehoben, dadurch freilich der Widerstand dem durchbrechenden Absceß gegenüber verringert; aber da ihre Tiefenwirkung gering ist, findet man den Absceß meist wenig beeinflußt und noch hart und mit einzelnen unverflüssigten Nekrosen mit der oberflächlich entstandenen Blase verbunden, die sich dann durch Sekundärinfektion eitrig trübt. Oft wird durch die unnötig vermehrte Eiterung nur die Verschleppung in die Umgebung und die Infektionsgefahr gefördert. Will man Zugpflaster unbedingt verwenden, so beschränke man sich deshalb auf die umschriebene Stelle, wo der Durchbruch des Abscesses zu erwarten ist. Schließlich bestehen aber gegen die ziehenden Mittel nicht selten Idiosynkrasien, und eine ausgedehnte Dermatitis ist die unnötige Komplikation eines einfachen Furunkels.

Im übrigen ist einfaches Heftpflaster, direkt, d. h. ohne Mullzwischenlage, auf die Haut geklebt, oft ein ausreichender Ersatz für Zugpflaster; es entsteht eine die Hautfeuchtigkeit nicht durchlassende, erweichende Decke, die zudem gegen äußere Reizungen, z. B. durch scheuernde Kleider u. dgl. schützt. Allerdings muß man darauf achten, daß manche Personen gegen Heftpflaster überempfindlich sind.

Eine ungefährliche lokale Reiztherapie ist dagegen die Behandlung mit Eigenblut, am einfachsten durch Anwendung der Bierschen Saugglocke, die aber genügend groß sein muß, um den gesamten entzündlichen Knoten in sich aufzunehmen; 1—2mal täglich, mit langsam gesteigertem Unterdruck angewandt bis zur leichten Schmerzhaftigkeit, führt sie durch venöse Hyperämie und auch capillare Blutungen zu einer Blutanreicherung, die sowohl schmerzstillend wie reifend wirkt. Ist der Absceß erweicht, entfernt die Saugbehandlung gleichzeitig auf das schonendste Eiter und nekrotische Pfröpfe.

Auch allgemein wirkende Maßnahmen können die Reifung von Abscessen beschleunigen; von Injektionen aber haben einen deutlich sichtbaren Erfolg nur solche, die den Kranken tüchtig mitnehmen und Temperaturen hervorrufen, z. B. unspezifische leistungssteigernde Injektionen von abgekochter Milch (4—6 ccm) und ferner von Staphygen (ein Staphylokokkentoxin); Olobintin (1—1,5 ccm), Omnadin, Eigenblut (5—10 ccm) sind, wenigstens was die Beschleunigung einer Abscedierung betrifft, nicht so zuverlässig. Bei allen diesen Mitteln muß man aber bedenken, ob man dem Allgemeinzustand des Kranken eine heftige oder eine mildere weitere Anstrengung zumuten darf; nötigenfalls muß man — was auch eine Kunst ist — Geduld haben, eine Reifung abzuwarten.

Ist der *Absceß* noch nicht durchgebrochen, aber *völlig reif*, d. h. die Fluktuation bis zum Rande des Infiltrats deutlich, zeigt auch das eigentümliche plötzliche Nachlassen der lokalen Schmerzen und des allgemeinen Intoxikationsgefühls an, daß die Reifung vollendet ist, so mache man eine Stichincision von etwa 4—8 mm Breite, parallel zur Spannungsrichtung der Haut in Chloräthylvereisung (man gefriert geduldig mehrmals die Haut und läßt sie wieder auftauen; sofort nach dem dritten Auftauen ist die Anästhesie meist vollkommen. Die nach der Gefrierung reichliche Blutung stille man zunächst durch einen Kompressionsverband, ehe man den definitiven Salbenverband anlegt). Punktionen mit der Nadel oder mit dem Galvanokauter schließen sich wieder zu früh, wenn die Eiterung einige Tage anhält, und müssen dann zur Angst des Patienten wiederholt werden; Kreuzschnitte geben häßliche Narben.

Im allgemeinen gelten diese Behandlungsgrundsätze für die häufigsten akuten Abscesse, die meist durch Staphylokokken bedingt sind, also die Furunkel und die Abscesse der großen Schweißdrüsen unter den Achseln, am After und an den

Schamlippen. Nicht alle Abscesse pflegen übrigens zum Durchbruch zu kommen, z. B. im Gesicht (Stirn, Wangen) enden sie gelegentlich als in der Haut steckenbleibende Knoten, die sich von allein, allerdings sehr langsam zurückbilden; hier beschleunigt, sobald sie nicht mehr schmerzhaft sind, eine Punktion mit der Nadel oder einer spitzen Pinzette, durch Entleerung eines kleinen Tropfen Eiters die Rückbildung.

Manche Abscesse, die zunächst wie Furunkel aussehen, heilen dagegen auch nach einer Stichincision nicht ab. Es handelt sich dabei um schlaffwandige Abscesse, die sich immer wieder mit krümeligem Eiter füllen, meist auf dem Rücken, am Nacken, am Hals als blaurote schwappende Verhärtungen (Acne conglobata) oder im Nacken, mit der Zeit auch den Hinterkopf hinaufziehend, fast ausnahmslos bei Männern (Perifolliculitis suffodiens et abscedens). Hier tritt erst eine Heilung ein — da die Eiterung in tiefliegenden Höhlen, manchmal innerhalb epithelisierter Hohlräume erfolgt —, wenn die ganze Außenwand des Abscesses bis an die Ränder abgetragen wird (am besten mit der Diathermieschlinge); nach den Seiten sich erstreckende Buchten sind sorgfältig zu sondieren und freizulegen.

Der Ablauf eines einzelnen akuten Abscesses dauert für gewöhnlich 1—2 Wochen, abgesehen von der endgültigen Abheilung, die durch unzweckmäßige Behandlung und vor allem durch Auftreten neuer Herde verzögert werden kann — die von der Oberfläche aus (beim Furunkel) oder direkt in der Tiefe (beim Schweißdrüsenabsceß) sich entwickeln. Hiergegen wie auch bei einer unaufhaltsamen *Progredienz* eines einzelnen Herdes ist die *lokale Ruhigstellung das wirksamste Mittel* und ein notwendiges Gebot, gegen das oft verstoßen wird. Bei Furunkeln im Gesicht darf auch nicht gesprochen oder gekaut, bei Abscessen der Achselhöhle muß der Arm stillgehalten und in der Schlinge getragen werden, bei solchen am Körper oder Gesäß ist manchmal Bettruhe nötig (jedenfalls nicht radfahren). Geht die Verschleppung des infektiösen Materials in der Tiefe auf dem Lymphweg vor sich, so ist Ruhe das Wichtigste; geht sie von außen vor sich, so kann nur ein sorgfältig abschließender Salbenverband (mit Xeroform-, Dermatolpaste, Ungt. cinereum) die Verschmierung des Eiters verhüten. Das beliebte Bekleben mit meist noch zu kleinen Stücken Traumaplast u. dgl. schadet dagegen für gewöhnlich nur; der Verband darf nicht rutschen, nicht scheuern, nicht drücken (genügend große Salbenlappen, dazu noch die gesunde Haut mit Paste direkt einschmieren, um die besonders gefährdeten Haarbälge zu verstopfen, Watteauflagen gegen Druck, Heftpflasterstreifen zur lokalen Fixierung, Verbände zur definitiven Befestigung). Die Schuld an verschmierten sekundären Abscessen (Furunkulose) ist zumeist lediglich eine schlechte Verbandtechnik. Erst wenn Ruhe und richtiger Verband gewährleistet sind, hat eine Behandlung mit unspezifischen Reizkörpern oder eine Vaccinetherapie (z. B. mit Staphyloyatren oder Staphygen) Aussicht auf Erfolg; allein ist sie aber unfähig, eine Verbreitung durch Schmierinfektion zu verhüten; hier zeigt sich die Wichtigkeit der Lokalbehandlung.

Chronische Abscedierungen kennzeichnen sich durch langsame und ungenügende Einschmelzung der verhärteten Erkrankungsherde. Hier kommen meist chronische Infektionen mit Tuberkulose, Syphilis und anderen Erregern in Betracht. Am häufigsten sind noch an der unteren Hälfte der Unterschenkel bei Frauen die blau-braunroten platten Infiltrate der indurativen Tuberkulose, die nur gelegentlich erweichen; seltener sind die Gummen der tertiären Lues (am Mundwinkel, am knöchernen Nasengerüst). Charakteristisch durch ihren Sitz in der Leistengegend ist die inguinale Lymphogranulomatose, sind in der Wangengegend die harten wulstartigen Infiltrate der Aktinomykose und an den Halsseiten die schlaffen fistelnden Säcke des tuberkulösen Scrophuloderms. Alle diese Abscesse können erweichen, sie durchbrechen an *einer* (Tbc., Lues) oder an *mehreren* Stellen (Aktinomykose, Lymphogranulomatose) die Haut und sezernieren eine fadenziehende (Lues) oder krümelige (Aktinomykose) oder eitrige Flüssigkeit, die zu Krusten eintrocknet.

Eine Lokalbehandlung mit feuchten und warmen Umschlägen pflegt diese chronischen Abscesse nicht abzukürzen, im Gegenteil. Hat man nicht gerade eine Lues vor sich, so sind wiederholte Röntgenbestrahlungen in mittlerer Dosis (300 r) fast immer wirksam; wo dagegen auch nur der leiseste Verdacht einer Lues besteht (z. B. einseitiges Fortschreiten bei sonstiger Abheilung, dadurch nieren- oder halbmondförmige Knoten oder Ulcerationen) oder überall, wo eine sichere gegenteilige Diagnose nicht feststeht, mache man eine Probehandlung mit Jodkali oder Spirocid. Auf die Wassermannsche Reaktion verlasse man sich nie, sie ist in diesem Stadium der Lues ebenso häufig positiv wie negativ. Schon oft ist der gute Instinkt des Arztes, eine Hautaffektion als eine tertiäre Lues zu verdächtigen, durch den negativen Blutbefund wieder abgehalten worden, sich zu einer für den Patienten heilsamen Kur zu entschließen. Soziale Stellung, moralische Haltung, Lebensalter und Lebensweise des Patienten sollen dabei ebenfalls keinen Einfluß auf die Diagnose haben, die der Arzt seinerseits — zeitweise oder dauernd — meist ruhig für sich behalten darf.

Auch bei anderen chronischen abscedierenden Prozessen stehen uns einige besondere, wenn auch nicht so zuverlässige Mittel zur Verfügung: bei Aktinomykose Jodkali, Supronal, Penicillin; bei Tuberkulose eine Tuberkulinkur, Vigantol, Conteben; bei inguinaler Lymphogranulomatose Sulfonamide, Aureomycin und Antimonpräparate; die lokale Röntgentherapie ist jedoch immer ein vorzügliches Heilmittel.

Während wir bei noch geschlossenen Abscessen eine Einwirkung durch Medikamente von außen kaum erwarten dürfen, erweitern sich unsere therapeutischen Möglichkeiten, sobald die Abscedierung vollzogen und es zu einem Geschwür gekommen ist. Dabei gilt es, wie auch bei jedem von außen entstandenen *Geschwür*, die schädliche Entstehungsursache zu beenden, die Abgrenzung zum Gesunden zu beschleunigen und die Wiederherstellung zu befördern.

Ist die äußere Entstehungsursache eines Geschwüres chemischer oder physikalischer Art, so sollte es eigentlich leicht sein, sie zu beheben. Tatsächlich stößt man hier oft auf Widerstände besonderer Art. So trifft man z. B. bei Arbeitern, die beruflich mit Chromsäure oder mit Kalk (Maurer, Pliesterer) zu tun haben, häufig an den Händen charakteristische lang dauernde trockene Ulcerationen, die von einem Wall verdickter Haut umgeben wie Vogelaugen aussehen; diese Arbeiter zu geeigneten Schutzmaßnahmen zu veranlassen, ist oft sehr schwer. Andere chemisch hervorgerufene Geschwüre werden zu Täuschungszwecken unterhalten, die manchmal plump und bewußt profitsüchtig, manchmal aber auch seelisch sehr undurchsichtig sind, verdrängt, verträumt, eingespielt und fast bereits wieder ohne Absicht. Diese Artefakte, meist durch Salzsäure oder Hitze (Wärmeflaschen, Heizkrüge) hervorgerufen, sind sehr hartnäckige, 4—6 Wochen dauernde Geschwüre eigentümlicher Form und Begrenzung, natürlich nicht fortschreitend, oft kaum schmerzhaft und auffallend reaktionslos — übrigens auch psychisch für den Patienten von erstaunlicher Gleichgültigkeit. Angewandte Säuren oder Laugen kann man in den ersten Tagen nach Anfeuchten durch Lackmuspapier nachweisen. Mit der Aufdeckung der Herkunft der Geschwüre beginnt dann die Aufgabe des Arztes, sie zu verhindern, was bei unsicher probierenden Simulanten gelegentlich noch durch einen verblümten Hinweis auf die Entlarvung gelingt; zu offenes oder mit Strafe verbundenes

Überführen hat jedoch häufig keinen Zweck, wenn man auch natürlich eine weitere Schädigung fremder Interessen unterbindet.

Meist spielen unter den äußeren Entstehungsursachen der Geschwüre Infektionen eine vorwiegende Rolle, wobei freilich auch noch andere, z. B. regionäre Momente mitsprechen; nicht ohne Grund sitzt die Mehrzahl aller Geschwüre an den unteren Extremitäten. Bei dem durch Streptokokken verursachten Ecthyma (flache schmerzhafte Geschwüre in blauroter Umgebung, meist mit geschichteten blutigeitrigen Krusten bedeckt) spielt häufig noch eine äußere dauernde Durchnässung eine Rolle (Bergleute), bei der Mehrzahl der Unterschenkelgeschwüre ist aber die schlechte Blutzirkulation (Krampfadern) von Bedeutung. Die zerfallenen Geschwüre sind manchmal völlig sauber, manchmal eitrig oder auch grünlich belegt (bei Pyocyaneusinfektion).

Von desinfizierenden Salben sind am wirksamsten Rivanolpasten (Zinc. oxydat. 10/Sol. Rivanol 0,3—0,5%/Eucerin anhydr. ana ad 100); ätzen oder schmerzen sie, setzt man die Konzentration herab; gut sind ferner die graue Quecksilbersalbe und die sog. Schwarzsalbe (mit Arg. nitr. und Balsam. peruv.). Hervorragend und reizlos ist Pyoktaninsalbe (Zinc. oxydat. 10/Sol. Pyoktanin 0,5%/ Eucerin anhydr. ana ad 100). Die beliebten Lebertransalben (Unguentolan, Desitinolan u. a.), die subjektiv sehr gut vertragen werden, sind gelegentlich bei alten Geschwüren mit einer eingesessenen hartnäckigen Bakterienflora zu wenig antiseptisch; auch ihnen setzt man zweckmäßig Rivanol zu (Rivanol 0,2—0,5/ Zinc. oxydat. 10/Unguentolan ad 100) oder man schickt ihnen alle paar Tage eine Pinselung mit 1% Pyoktaninlösung voraus. Dasselbe gilt für die ausgezeichnete Dextromonsalbe (Traubenzuckersalbe), die hauptsächlich für die Belebung der Granulationen einer Wunde in Frage kommt. Häufig ist auch ein Wechsel dieser Salben mit Rivanolsalbe günstig (je 3 Tage lang). Von Sulfonamiden in Salben bewährt sich 10% Albucid in Eucerin c. aq. oder 20% Eleudron in Unguentolan.

Diphtherisch grüngelblich belegte Wunden, eigentümlich oberflächlich und trocken in fast reaktionsloser normaler Haut (selten; meist echte Diphtherie), z. B. in den Hautfalten unter den Brüsten, werden bisweilen auch nicht durch derartige Salben beeinflußt; am besten verwandelt man sie dann durch energische Höllensteinätzungen (10%) in Ätznekrosen, die ihrerseits in einigen Tagen abheilen.

Das Sekret von Ulcerationen hat, abgesehen davon, daß es die Infektion verbreiten kann, gelegentlich gewebsverdauende (autolytische) Wirkungen. Deshalb ist ein Schutz der umgebenden Haut (am besten durch mehrfach aufgetragenes Dermatolzinköl) und häufiger Verbandwechsel des Geschwürs selbst (2mal am Tag) nötig.

Die bei Geschwüren beliebten feuchten Umschläge haben oft eine gute desinfizierende und besonders schmerzstillende Wirkung (Zusätze: Dalibourlösung, Targesin, Chinosol, essigsaure Tonerde). Da sie jedoch die Infektion verschleppen und die noch gesunde Haut macerieren können, schütze man diese durch Einfetten mit Zinksalbe. Manchmal ist aus technischen Gründen die Anwendung der feuchten Umschläge nur während der Nachtruhe möglich.

Gelegentlich ist man zur Behandlung infizierter Geschwüre auf Puder angewiesen, die bei Salbenempfindlichkeit oder bei Schmerzhaftigkeit aller anderen Maßnahmen allein anwendbar sind. Als solche Puder stehen einmal Sulfonamide zur Verfügung, z. B. Marfanil-Prontalbin (M. P.) Puder; auch pulverisiertes Albucid oder Eleudron sind geeignet. Wirksam sind ferner harnstoffhaltige Puder (Provocin, Cutren), da man die Erfahrung gemacht hat, daß Fliegenmaden in Wunden, so unästhetisch sie aussehen, diese vorzüglich reinigen können, letzten Endes eine Folge ihrer Exkrete bzw. des daraus entstehenden Harnstoffes. Aber alle diese Puder haben den Nachteil, die Granulationsbildung zu hemmen; deshalb ist ein Wechsel (etwa jeden 3. Tag) mit feuchten Umschlägen oder mit Salben (z. B. Schwarzsalbe) ratsam.

Zur *Schmerzstillung* sind überaus häufig, meist zu häufig, Salben mit Anaesthetica beliebt (Anästheformsalben, Nupercainalsalbe usw.). Sie lindern tatsächlich den Schmerz, aber hemmen auch oft die Abheilung, da sie den Wundboden ätzen. Glaubt man sie nicht entbehren zu können, legt man sie besser nur kurz für ½ Stunde auf (bis 2mal am Tag). Bei stark infizierten Geschwüren müssen sie mit desinfizierenden Salben kombiniert werden. Bei Verdacht einer Überempfindlichkeit (Auftreten einer Dermatitis am Wundrand) sind sie unbedingt abzusetzen; die Schmerzen werden dann zentral gestillt mit Veramon, Dolantin, Optalidon, Ditoninsuppositorien, evtl. auch Eukodal oder Dilaudid.

Zur *Granulationsanregung* haben sich die A- und D-vitaminhaltigen Lebertransalben bewährt, besonders dank der in ihnen befindlichen ungesättigten Fettsäuren, die auch in der Multivalsalbe vorhanden sind; ähnlich wirksam ist die Granugenpaste und die traubenzuckerhaltige Dextromonsalbe. In besonders hartnäckigen Fällen können Verbände mit follikelhormonhaltigen Salben, jede Woche für 2—3 Tage eingeschoben, die Blutzirkulation günstig anregen (Menformonsalbe), ebenso wirksam sind die synthetischen Oestrostilbene (Cyren-, Oestromonsalbe). Ein systematischer Wechsel aller genannten Salben ist vorteilhaft. Bei Salbenempfindlichkeit werden die zur Injektion bestimmten Öle dieser Präparate in die Wunde eingegossen.

Eine besondere Methode ist die sog. feuchte Kammer, die in einer Bedeckung des Geschwürs mit undurchlässigem Billrothbatist besteht unter Abdeckung der Wundränder (mit Zinkpaste); Vorbedingung ist nur, daß die Infektion in etwa beseitigt ist. Diese Kammer bleibt jeweils 3—4 Tage, die Granulationen wuchern im eigenen Eiter stark nach. Manchmal ist dies Verfahren das einzige, das schmerzlos vom Patienten ertragen wird.

Liegen besonders ungünstige Geschwüre vor — auf sklerotisch veränderten Unterschenkeln, in Röntgenschädigungen u. dgl., also in gefäßverarmtem Bindegewebe, so kommen physikalische Reizmittel in Betracht, wie Wärmestrahlen (Solluxlampe, Infrarotstrahler) und weiter auch Ultraviolettlicht, besonders das langwellige Ultraviolettlicht der Kohlenbogenlampe, das dem kurzwelligen Licht der künstlichen Höhensonne hier überlegen ist. Bisweilen sieht man noch Erfolge mit schwachen Radiumemanationssalben (s. S. 146), die einmal wöchentlich 1 bis 2 Tage appliziert werden, insgesamt bis zu 6—10mal.

Auch elektrische Einleitungen von Histamin beleben die Neubildung der Capillaren; histaminhaltige Salben (Imadyl oder Forapin c. Histamin) werden auf die Wundumgebung gebracht und vom positiven Pol eines Anschlußapparates aus durchströmt; mit Kochsalzlösung getränktes Fließpapier, das die Salbe bedeckt, schafft die elektrische Verbindung.

Bei den Geschwüren der unteren Extremitäten ist bisweilen der durch die aufrechte Haltung vermehrte Gewebswasserdruck die letzte Ursache für das Ausbleiben einer Abheilung, das Bein „leckt" und das Geschwür trägt dauernd aus. Jedenfalls heilen, wenn dauernde Bettruhe nicht anwendbar ist, erstaunlich viele Unterschenkelgeschwüre erst ab, wenn durch ein Stück Schwammgummi von 2—3 cm Dicke, fest in den Verband eingewickelt, auf das Geschwür und die nähere Umgebung eine besondere Kompression ausgeübt wird. Dieses altbekannte Verfahren hilft nicht nur bei Stauungsgeschwüren, sondern auch bei tuberkulösen, bei luischen, die sonst trotz spezifischer Behandlung resistent bleiben können. Bei Krampfadern wird darüber noch die ganze Extremität mindestens bis zum Knie regelrecht mit einer elastischen Binde eingebunden.

Geschwüre an den Extremitätenenden können auch durch allgemeine Maßnahmen besser durchblutet und damit zur Heilung veranlaßt werden; hierzu haben sich Sexualhormonpräparate bewährt (Progynon, Testoviron als Injektion), Cholin oder histaminähnliche Präparate (Acetylcholin, Doryl, Priscol) oder Vitamin E.

Schließlich noch ein Wort zur Diätetik der Geschwüre. Während bei schmerzhaften, akut entzündlichen Ulcerationen wie bei jeder Entzündung eine Umstellung der Kost auf sog. alkalische Kost für einige Tage günstig ist (Milchdiät), heilen stark sezernierende Geschwüre mit schlaffen Granulationen besser durch Umstellung auf sog. saure Diät ab (wenig Getränke, wenig Gemüse oder Obst, dafür Brot, Fleisch, Fett, s. S. 183).

Im allgemeinen epithelisiert die Wunde von selbst, wenn sie sich gereinigt und mit Granulationen gefüllt hat; bei zu lang angewandten feuchten Umschlägen können die Granulationen auch den Wundrand überwuchern, was zunächst keineswegs unerwünscht ist, weil die Narbe sich später doch retrahiert. Hat man Grund, die *Wundepithelisierung* zu fördern, so sind jetzt jedenfalls austrocknende Maßnahmen am Platz, wie z. B. Zusatz von Puder (Dermatol, Terra silicea) zu den Salben, so daß sie pastös werden, oder sogar Ersatz der Salben durch Trockenpasten, Zinköle oder Puder (z. B. Dermatol, pulverisierte Prontosiltabletten). Sog. wildes Fleisch, glasige Wucherungen im Wundbett (häufig am Nagelfalz) ist meist ein Zeichen einer noch bestehenden Infektion und verschwindet durch Ätzung mit 10% Höllensteinlösung oder mit Trichloressigsäure, manchmal sogar bereits lediglich durch die Austrocknung mit einer desinfizierenden Paste oder Puder.

Zur Epithelisierung ist weiter die Anwendung von Pellidol- und Scharlachrotsalben (Epithensalbe) verbreitet; nicht selten rufen sie jedoch Überempfindlichkeitsreaktionen hervor, wenn sie auf den Wundrand oder das neugebildete Epithel gelangen. Überhaupt schützt man die Epidermis zweckmäßig in dem Grade, wie das Geschwür zuheilt, durch Zinköl. Manche Reste von Geschwüren epithelisieren erst auf Sulfanthren, wie überhaupt der Zusatz von Teer (Sulfanthren, Psorigallol) durch seine austrocknende Wirkung die Epithelisierung fördert. Rhagadiforme Ulcera, d. h. Geschwüre in Hautrissen oder Hautrinnen, heilen oft besonders schwer. Derartige Stellen liegen hinter den Ohren, in der vorderen Ritze der Nasenlöcher, zwischen engen oder unter verbogenen Zehen; hier muß durch geeignete Einlagen (Watteröllchen) die Geschwürsfläche auseinandergehalten und einer dauernden Salbeneinwirkung zugänglich gemacht werden. Geschwüre auf dem Grunde von Hautrissen an verhornten Fußhacken heilen erst, wenn die schlitzförmigen Risse durch Abtragen der seitlichen Hornränder mit der Schere in stumpfkeilige Hautlücken verwandelt sind; für die Ritze sind Balsame geeignet (Perubalsam, Tct. balsamica, s. S. 101).

Nach der Abheilung von Abscessen, besonders solchen mit mehrfachen Durchbrüchen (Karbunkel, Talgdrüsenabscesse), bleiben durch unregelmäßige Schrumpfung gelegentlich warzige Epithelknöpfchen zurück, die eine Zeitlang schmerzhaft sein können, oder auch Epithelbrücken, unter denen der sich absondernde Hautschmer verhalten wird, was wieder Entzündungen hervorruft. Diese Epithelwucherungen bringt man durch Ätzen mit Trichloressigsäure zum Verschwinden.

6. Chronisch entzündliche Hauterkrankungen.

Zwischen den verschiedenen chronischen Hautkrankheiten besteht anscheinend kein Zusammenhang, weder ein kausaler noch ein therapeutischer. Trotzdem ist es Tatsache, daß bei allen chronischen Hauterkrankungen eine Reihe bestimmter symptomatischer Heilmittel immer wieder zur Verwendung kommt, die sich unter gemeinsamen Gesichtspunkten betrachten lassen.

Zunächst allerdings muß man sich — auch in therapeutischer Hinsicht — klar werden, was man bei einer Hauterkrankung chronisch nennen will. Wenn ein Patient an einem Furunkel leidet, der bei fahrlässiger Behandlung verschmiert wird und neue Furunkel zeitigt, so ist das eine verschleppte, aber keine chronische Furunkulose, auch nicht wenn sie wochenlang anhält; wohl aber ist sie chronisch, wenn sich dauernd bei dem Patienten an den verschiedensten Körperteilen jede harmlose Haarbalgentzündung unvermeidbar zum Furunkel umwandelt, was auch durch eine gut durchgeführte übliche Behandlung nicht zum Stillstand gebracht werden kann (oft bei Diabetes, aber auch lediglich bei vermehrtem Blutzucker). Es ist klar, daß es keine chronische Krankheit ist, wenn sich der Patient immer von neuem ansteckt, z. B. mit einer Krätze, mit Räude, mit Läusen, mit Erntemilben. Hier handelt es sich vielmehr um immer wieder erneute akute Anfälle. Schon schwieriger ist die Beurteilung, ob eine Fußpilzflechte (Epidermophytie) chronisch ist, ob es sich bei ihren einzelnen Anfällen immer wieder um neue Reinfektionen, z. B. in Badeanstalten handelt oder ob Exacerbationen einer chronischen Infektion vorliegen, die nach stärkerer Durchfeuchtung der Fußhaut auftreten; sicher chronisch ist aber die individuelle Anfälligkeit: Personen mit engestehenden, verkrümmten Zehen oder solche mit schwitzigen Füßen oder mit Neigung zu Schweißausbrüchen erkranken eher an Epidermophytie.

Damit sind wir zu der eigentlichen Grundlage der Chronizität gelangt: die *Disposition zur Erkrankung*, die ein Teil der Konstitution (Diathese) ausmachen kann und die manchmal erblich ist. Sie therapeutisch zu verändern, ist wahrscheinlich ein unerfüllbares Ideal; aber sie unter Bedingungen zu setzen, daß sie nicht in Erscheinung tritt, ist bisweilen durchaus möglich. Abgesehen von der äußeren Prophylaxe ist hier auch von der Ernährungslehre (z. B. kochsalzfreie Ernährung) und von der wissenschaftlich betriebenen Naturheilkunde (Bäder, Lichtbestrahlungen, Abhärtung) noch mancher Fortschritt zu erwarten. Die symptomatische Behandlung behält daneben aber ihre Berechtigung bei, weil sie imstande ist, die Symptome oder auch Komplikationen (z. B. Pyodermien) zu beseitigen, die bereits gar nichts mehr mit der ursprünglichen Erkrankung zu tun haben.

Soll man denn überhaupt die Symptome chronischer Erkrankungen beseitigen, schlagen sie nicht nach innen, wo sie andere Krankheiten bedingen (Metastasenlehre), oder sind sie nicht Ableitungen auf die Haut (Fontanellen), bei deren Versiegen andere verhaltene Erkrankungen ausbrechen? Man hat Beweise dafür, daß das Bestehen einer Hauterkrankung auf den Stoffwechsel, auf die Blutzusammensetzung, auf die Immunitätslage Einfluß hat, ob einen günstigen oder ungünstigen, ist bereits die Frage. Daß zwischen Asthma und chronisch allergischem Ekzem Beziehungen bestehen, insofern sie auf demselben Boden erwachsen, ist bekannt; aber es ist selten, daß das Asthma mit dem Verschwinden des Ekzems zunimmt, in den meisten Fällen verlaufen beide Krankheitserscheinungen ihrer Stärke nach parallel. Bei anderen Hauterkrankungen sind Wechselwirkungen zu inneren Krankheiten überhaupt nicht bekannt (die Ansichten HAHNEMANNS, daß zahlreiche innere Erkrankungen auf einer zurückgeschlagenen „Krätze" beruhen, besteht sicher nicht zu Recht; unter Krätze ist dabei nicht unsere Krätze zu verstehen, sondern hauptsächlich das chronisch konstitutionelle Ekzem).

Den Laien interessiert dagegen meist die Frage, wo geht die Hauterscheinung hin, wenn sie verschwindet, wo bleibt das Nässen, wenn es zum Stillstand gebracht wird; der Arzt kann den Patienten beruhigen, daß diese Stoffe genau wie ein Nahrungsmittel verdaut werden und mit dem Urin leicht zur Ausscheidung kommen.

Die Auffassung der Hautkrankheiten als Ausscheidungsreaktionen innerer Krankheitsprodukte („scharfe Säfte") ist sicher aus Spekulation und nicht aus Beobachtung entstanden; vielleicht darf man auch spekulativ dieser Vorstellung entgegenhalten, daß die gesunde Haut mit derartigen Ausscheidungen fertig wird, und daß lediglich die untüchtige Haut an ihnen erkrankt. Unsere symptomatische Behandlung ist aber sicher in vielen Fällen so zu verstehen, daß sie die Haut reizt und ihr einen neuen Antrieb gibt, selbständig mit der Erkrankung fertig zu werden, also — wenn man so will — mit der Ausscheidungsarbeit zu Ende zu kommen. Jedenfalls sollte dem Fatalismus des Kranken, eine Hautkrankheit besitzen zu müssen, entgegengearbeitet werden; ist es ihm ein Trost, lasse man ihn zufrieden.

Die Disposition zu einer Hauterkrankung, die als die Grundlage der Chronizität anzusehen ist, ist nun keineswegs eine konstante Größe. Sie wechselt vielmehr mit den Jahreszeiten (Herbst und Frühjahr sind für viele Erkrankungen der Beginn einer Verschlimmerung); sie wechselt mit dem Lebensalter (im Klimakterium steigt die Empfindlichkeit gegen banale Reize, wie Kleiderdruck, Seife, Salben); sie wechselt mit den Menses, vor deren Beginn viele Hauterkrankungen, aber auch einfache Hautreaktionen auf äußere Reize, z. B. Ultraviolettlicht, sich verstärken. Infolge dieser wechselnden Disposition sind zahlreiche chronische Hautkrankheiten *rezidivierend*, d. h. treten nur zeitweise auf und wechseln mit erscheinungsfreien Zeiten ab. Dasselbe ist natürlich der Fall, wenn die eine Hauterkrankung auslösenden Reize periodisch wiederkehren, z. B. bei Lichterkrankungen das Frühjahr, bei Frostschäden eine feuchte und kalte Witterung, oder bei bestimmten toxischen Dermatitiden, die regelmäßig alle paar Wochen im Anschluß an eine große Wäsche auftreten, die gebrauchten Waschmittel.

Therapeutisch ergeben sich bei diesen rezidivierenden Hauterkrankungen gewisse Besonderheiten: bei der Behandlung ist der einzelne Schub jeweils immer in gleicher Weise anzugehen, entsprechend den akuten Symptomen. Der Patient freilich ist von einer Behandlung enttäuscht, die er schon vorher gehabt hat, bei der es doch wieder zu Rückfällen kommt, und pflegt deshalb jedesmal auf einen Wechsel zu drängen. Richtig vielmehr ist es, die Behandlung des Anfalles, die — wenn bewährt — immer gleich sein darf, von der Prophylaxe der Rückfälle deutlich zu unterscheiden; diese sollte freilich auch niemals vergessen werden; leider sind wir nicht immer in beiden Behandlungszielen gleich erfolgreich.

Außer den chronisch rezidivierenden Hauterkrankungen gibt es noch die chronisch *persistenten*, welche dauernd bestehen, in gleichmäßiger Stärke oder mit gelegentlichen Verbesserungen oder Verschlimmerungen. Ein Teil dieser chronisch andauernden Erkrankungen sind chronisch infektiöse Prozesse, wie tertiäre Lues, Lupus, Erythematodes, Aktinomykose u. a., die oft durch ein spezifisch allergisches Infiltrat ausgezeichnet sind (histologisch häufig Riesenzellen). Abgesehen von der Lues, bei der wir den Erreger selbst vernichten können, ist die Behandlung dieser Hautkrankheiten häufig gegeben durch eine spezifische oder unspezifische *Umstimmung*. Hierbei wenden wir lokale entzündungssteigernde Mittel an (Ultraviolettlicht, Kohlensäureschnee u. a.), auch lokale und spezifische Reizmittel (Tuberkulinsalben); allgemein geben wir ebenfalls leistungssteigernde Reizmittel, wie Eigenblut, Olobintin, Wismut, Gold u. a. Tatsächlich regen wir den chronischen Hautprozeß zu einer stärkeren Aktivität an, bei der er abheilt; übrigens auch manche nicht erkannte tertiäre Lues spricht auf eine derartige unspezifische Behandlung an. Das Geheimnis dieser Therapie besteht vor allem darin, die Reize richtig abzustufen; außerdem braucht man meistens zu dieser Behandlung viel Zeit und Geduld.

Auch bei der Behandlung der chronischen nichtinfektiösen Hautentzündung (Psoriasis, chronisches Ekzem) ist derselbe therapeutische Leitgedanke zu erkennen: die Umstimmung durch akute Reizung. Bei diesen chronischen Erkrankungen können wir für die Annahme der naturheilkundigen Praxis, daß die Hautkrankheiten besser herauszutreiben als zu verhalten sind, noch am ehesten in der Erfahrung Belege finden; allerdings ist immer wieder jede Reiztherapie eine Dosierungsfrage; die Reaktionen dürfen niemals zu unbeherrschbaren ausarten.

Das Hauptmittel, das die dermatologische Praxis bei dieser Reiztherapie kennt, ist das Chrysarobin (in der Naturheilkunde sind noch andere Hautreizmittel: Senföl, Canthariden, Crotonöl u. a. im Gebrauch). Das Chrysarobin ist bei fast allen chronischen entzündlichen Hauterkrankungen, sei es, daß sie mit einer Verdickung der Oberhaut, mit einer Einlagerung von Infiltratzellen, mit Bildung von Schuppen oder kleinen Bläschen einhergehen, von Vorteil. Sein Nachteil ist nur die unvergängliche Verfärbung der Wäsche, die aber erst beim Waschen mit unseren üblichen Verfahren eintritt (s. S. 110), so daß es nur unter Verbänden angewandt werden kann, wenn man nicht einige Stücke Leib- und Bettwäsche opfern will. Als Pflaster, als Lösung schmiert es ebenfalls weniger.

Seine Anwendungsweise ist zweierlei; bei der ersten ist die Reizabsicht deutlich. Hierbei wird es in starker Konzentration (5—10% in Salbe) aufgelegt für 12—48 Stunden (individuell und je nach der Lokalisation ist die Reizbarkeit verschieden). Ziel ist jedenfalls, eine kräftige Entzündung hervorzurufen, die dann in 5—8 Tagen unter Zinkpaste abheilt; erst dann nötigenfalls Wiederholung. Anwendung bei umschriebenen chronischen Herden von Ekzem, seborrhoischem Ekzem, Psoriasis, Lichen planus.

Naturgemäß ist diese Anwendung auf umschriebene Stellen beschränkt. Üblicher ist deshalb die zweite Anwendungsweise mit schwachen, sich steigernden Reizen, die eben sichtbare Reaktionen hervorrufen. Man beginnt dann je nach der Lokalisation mit Konzentrationen von 0,3—1% in Salben, läßt täglich 1 bis 2mal einreiben, hört aber auf, sobald entzündliche Erscheinungen auftreten. Im Sinne der Reiztherapie ist es, daß die normale Haut empfindlicher zu sein pflegt als die kranke, ebenso, daß die Reizmittel dauernd gesteigert werden müssen, um wirksam zu bleiben, wie das in der dermatologischen Praxis schon seit langem erfahrungsgemäß geschieht. Dabei ist auch hier die Dosierungsfrage das Geheimnis des Erfolges; man steigere langsam, komme mit den geringsten Reizen aus, lasse der Haut zwischendurch Zeit sich zu erholen und setze auch nach der Abheilung die Behandlung noch eine Weile fort, um den Erfolg zu festigen.

Ähnlich wie das Chrysarobin wirkt der Teer, dessen Nachteile jedoch im Geruch und ebenfalls in der Verfärbung liegen. Für die Praxis zwar stehen uns Teerpräparate zur Verfügung, die mehr oder minder farb- und geruchlos sind (Pixal forte, Pittagon, Cadogel, Anthrasol, Liquor Carbonis detergens), allerdings sind diese weniger wirksam als die ungereinigten Teere (Tumenol-Ammon., Carboneol, Liantral, Pix Juniperi = Wacholderteer, Pix Lithanthracis = Steinkohlenteer). Im Sinne der Reiztherapie wird man trotzdem mit den schwächeren Mitteln beginnen und auch manchmal auskommen können, zumal eine Verstärkung durch Kombination mit Salicylsäure, Resorcin und Quecksilberpräcipitat möglich ist. Für besonders hartnäckige Stellen muß man aber auch zu den dunklen Teeren greifen (besonders Carboneol ist empfehlenswert).

Von physikalischen Verfahren zeigt das ultraviolette Licht mit den genannten Mitteln große Ähnlichkeit; die Chrysarobinreaktion der Haut hat mit der Lichtentzündung die Latenzzeit, die Gewöhnung, auch den histologischen Ablauf gemein; Teer hat die Eigentümlichkeit, ausgesprochen gegen Licht zu sensibilisieren und hinterläßt — wie das Licht — der Haut eine erhöhte Widerstandsfähigkeit gegen manche Reizstoffe. Tatsächlich ist auch das ultraviolette Licht geeignet, manche chronischen Hauterkrankungen (Psoriasis, Lichen planus) zu beseitigen, andere (chronisches Ekzem) beträchtlich zu bessern. Allerdings zeigt sich dabei auch gerade bei der Psoriasis, daß zu starke Reize wieder provozieren können und daß gerade starke Lichtreaktionen von neuen Schüben Psoriasis gefolgt sind; bei reizbarer Psoriasis ist das sogar schon nach schwachen Lichtdosen die Regel.

Ähnliche Beobachtungen liegen auch bei Röntgenbestrahlungen vor, nämlich daß — wenigstens bei der Psoriasis — von einer geringen Dosis (100 r) an Röntgenstrahlen mit steigender Dosis immer rascher wirken, bis von einem bestimmten Grenzwert an (etwa 600 r) auf einmal der vorübergehenden Abheilung besonders starke Rückfälle lokal folgen können; das deutet darauf hin, daß auch bei den Röntgenstrahlen Reizwirkungen beteiligt sind. Freilich sind die Röntgenstrahlen bei chronischen Hautleiden vor allem durch den Abbau der entzündlichen Zelleinlagerungen und Hautverdickungen wertvoll. Ihre Anwendung ist deshalb fast bei allen chronischen Hauterkrankungen gerechtfertigt, allerdings scheint es, als ob sie im Gegensatz zu Chrysarobin, Teer und Lichtbehandlung lediglich die Symptome zu beseitigen vermögen, aber keine fortdauernde prophylaktische Wirkung haben. Immerhin ist das viel wert, besonders da die Röntgenstrahlen durch ihre saubere Anwendung hervorstechen; ihrer Gefahr, sie zu oft anzuwenden und dann dauernde Röntgenschäden hervorzurufen, muß man sich freilich bewußt sein (s. S. 137).

Allgemeine innere Maßnahmen bei chronischen Hautkrankheiten bestehen ebenfalls in einer Umstimmungstherapie: Injektionen von Eigenblut, von Olobintin, von Pyrifer u. dgl. können eine Erkrankung erst therapeutisch beeinflußbar machen; die äußere lokale Behandlung ist aber unerläßlich. Auch Sonnen- oder Ultraviolettlichtbestrahlungen der *gesunden* Haut spielen derart eine Rolle.

Eine besondere Bedeutung — auch in vorbeugender, d. h. Rückfälle verhütender Hinsicht — scheint dem Arsen zuzukommen; bei Psoriasis, Lichen planus, Dermatitis herpetiformis und anderen Krankheiten kann Arsen in größeren Dosen Hauterscheinungen beseitigen und dauernd fernhalten; bei chronisch allergischem Ekzem, bei Scheuerekzem, bei bestimmten Formen von Acne sind längere Kuren mit schwächeren Dosen geeigneter; bei den chronischen Hauterscheinungen der Mycosis fungoides, der malignen Lymphogranulomatose, der lymphatischen Leukämie helfen nur hohe Dosen, am besten in Form von Injektionen (s. S. 336). Interessant ist es, daß Arsen bei hautgesunden Personen Ausschläge hervorrufen kann, die mit jenen völlig übereinstimmen, die es zu heilen imstande ist (Lichen planus).

7. Schuppende und schwielige Hauterkrankungen.

Auch die gesunde Haut schuppt. Bei ihrem Wachstum, das von innen nach außen geht wie bei einer Baumrinde, verhornt die Epidermis; die verkittete Hornschicht dient als Schutz gegen Austrocknung, gegen äußere Reize, z. B. Ultraviolettlicht; schließlich bricht sie ein und schilfert, durch den Nachwuchs abgeschoben, ab, nicht zuletzt unter dem Einfluß unserer fettlösenden Waschmittel. Ist deren Wirkung zu stark und häufig, so wird die Hornschicht uneben und es bilden sich Risse, Schlupfwinkel für Bakterien, Verhaltungsstellen für Schadstoffe und Ausgangsherde für manche rückfällige Erkrankung. Anderseits kommt es aber auch bei vernachlässigter Entfernung oft zu störenden Schuppenmengen; nicht jede Schuppenanhäufung, z. B. auf dem behaarten Kopf, ist krankhaft.

Bei Hautkrankheiten findet sich die Schuppung häufig vermehrt, was unserer Vorstellung, daß bei einer Entzündung der lokale Stoffwechsel beschleunigt ist, entspricht, aber keineswegs schuppen alle Hautkrankheiten, z. B. schuppt die juckende Urticaria nicht und ebensowenig die nicht juckende makulöse Lues. Bei diesen Erkrankungen handelt es sich um Prozesse der Cutis, nicht der Epidermis.

Die Formen, in denen wir Schuppung antreffen, sind mannigfach, z. B. schuppt die Haut zu Abschluß einer akuten Dermatitis stark ab; sie wirft bei der Abschwellung oft ganze Schichten einer überdehnten Epidermis mit Erregern und Krankheitsprodukten ab in dünneren oder dickeren fetzenartigen und ausgetrockneten Schuppen. Diese lamellöse Schuppung kann an der dickeren Hornhaut der Hände und Füße zu pergamentartigen Abgüssen führen. Einfetten vermindert die subjektiven Beschwerden. (Therapeutisch wird eine solche totale Abschuppung zur Beseitigung von Hautunreinigkeiten als Schälkur durch Resorcin, Ultraviolettlicht, Kohlensäureschnee herbeigeführt.)

Bisweilen ist es aber für eine Hautkrankheit charakteristisch, daß die Abschuppung *gleichzeitig neben frisch entzündlichen* Vorgängen auftritt, z. B. bei den schnellwachsenden ovalen Herden der Pityriasis rosea, deren vergilbte Mitte schon spröde, aufgeblättert oder durch Kratzen aufzurauhen ist, während der Rand noch schuppenfrei, weich und lediglich gerötet gefunden wird. Die hierbei beobachteten Schuppen sind kleienförmig (pityriasiform) und kommen auch bei anderen Krankheiten vor, denen sie oft den Namen geben (z. B. der Pityriasis capitis, der Pityriasis alba im Gesicht von Kindern). Durch Einfetten sind diese Schuppen leicht zu verdecken, was aber kein besonderes therapeutisches Bedürfnis ist. Die Grundkrankheit verlangt oft ein besonderes Vorgehen, so gehört z. B. die Pityriasis rosea zu den reizbaren Hautkrankheiten; während ihrer Ausbreitung (die ersten 3—4 Wochen) ist sie möglichst schonend anzugehen (mit Trockenpasten oder indifferenten Fettpasten), falls man unnötige Verschlimmerungen vermeiden will. Die Schuppung wird hierbei vernachlässigt, bis erst einmal die Entzündung völlig abgeklungen ist.

Bei einer Anzahl von Hauterkrankungen, besonders chronischen, finden wir Schuppenbildung und entzündliche Hautveränderungen *gleichzeitig* und gleichsam *übereinander*. Dabei sind die Schuppen oft klinisch vorherrschend, wie bei der Schuppenflechte (Psoriasis). Die typisch psoriatische Schuppe ist geschichtet, silbrig weiß, besonders deutlich bei Kratzversuchen, wo sie sich verhält wie ein aufgesplitterter erstarrter Paraffintropfen einer Kerze auf dem Nachttisch (Kerzenfleckzeichen). Gelegentlich ist sie mehr oder minder fettig, was besonders bei den seborrhoischen psoriasiformen Ekzemen auffällt, die wegen ihrer Lokalisation (Beugeseiten, Achselhöhlen, Inguinalgegend) von der Psoriasis mit den klassischen Prädilektionsstellen an den Streckseiten (Ellbogen, Knie) abgegrenzt werden. Die periodische Entfernung dieser Schuppen durch Salicylsalben, Seifen und Bäder 1—2mal die Woche ist die Vorbedingung zur Behandlung des Grundleidens, welche übrigens auch erst mit Aufhören jeder Abschuppung ihr Ende finden darf, um einen Rückfall möglichst zu verhüten.

Bei anderen Hauterkrankungen scheint die veränderte oder vermehrte Schuppung überhaupt die einzige Krankheitserscheinung zu sein. So z. B. bei der Pityriasis versicolor, deren gelblichbraune Schuppen freilich zunächst als Flecken imponieren, bis man sie mit dem Fingernagel aufrauht; dann rollen sie sich wie Hobelspäne auf. Sommers können diese Flecken in der sonnengebräunten Haut des Oberkörpers auch weiß erscheinen (Pityriasis versicolor decolorata), weil sie an der Pigmentierung nicht teilnehmen. Ist man sich bei großer Ausdehnung unklar, welche Hautstellen krank sind, die weißen in brauner oder die braunen in weißer Haut, so richtet man sich danach, daß wachsende kranke Herde konvex begrenzt sind; im übrigen findet man in den Schuppen mikroskopisch die Sporenhaufen des Microsporon furfur. Überhaupt sind alle Herde, die langsam wachsen und lediglich aus Schuppen zu bestehen scheinen, stets auf Pilzinfektionen verdächtig; deutlich doppeltkonturierte stark lichtbrechende Fäden oder Sporen, einzeln oder in Ketten, die nach Erwärmung in 20% Kalilauge in den Schuppen sichtbar werden, weisen auf eine oberflächliche Trichophytie hin. Die Therapie dieser Pilzerkrankungen besteht in Pinselungen mit 3% Jodtinktur oder mit 4% Salicylspiritus oder 0,5% Sublimatspiritus, 4—5 Tage lang — alles weniger Desinfektions- als Schälmittel; eine auftretende Hautreizung muß dann unter Zinkpaste vor einer Wiederholung völlig abheilen.

Die behaarte Kopfhaut ist weiterhin der Sitz zahlreicher schuppender Hauterkrankungen, die mit entzündlichen Hauterscheinungen einhergehen (umschrieben wie die nichtjuckende Psoriasis oder flächenhaft wie das mäßig juckende seborrhoische Ekzem oder stark juckend wie die Neurodermie im Nacken von Frauen). Manchmal verlaufen sie mit Haarausfall wie die Pilzerkrankungen der Kinder, während die Alopecia areata nicht schuppt. Am verbreitetsten aber sind die Schuppungen, die ohne weitere klinischen Veränderungen beobachtet werden wie die außerordentlich verbreitete seborrhoische Pityriasis capitis, die beim geschlechtsreifen Menschen, Mann wie Frau, den Haarausfall einleitet. Ihre Behandlung mit salicyl-, resorcin- oder schwefelhaltigen Salben oder Spiritus muß dauernd sein, um Erfolg zu haben. Bei Kindern ist eine auffallend weiße und starke, plötzlich einsetzende Schuppung auf dem Kopf (Pityriasis amiantacea) oft ein Zeichen einer oberflächlichen Streptodermie; sie geht unter Präcipitatsalbe und Zephirolbädern in einigen Wochen vorbei.

Auch universelle Erkrankungen können gelegentlich anscheinend nur in einer vermehrten Schuppenbildung bestehen; hierzu gehört die bekannte Fischschuppenhaut (Ichthyosis), deren leichte Grade häufig sind und die bedeutungsvoll ist, weil sie meist ihre Träger als allergische Ekzematiker kennzeichnet. Die Ichthyosis läßt sich meist nur symptomatisch behandeln (mit Bädern und Salicylglycerinsalben). Universelle Abschuppungen, jedoch auf entzündlicher Grundlage, kommen bei den sog. Erythrodermien vor, ausgedehnten, die ganze Körperdecke betreffenden Veränderungen, wie sie im Verlauf mancher Erkrankungen (meist Psoriasis, seborrhoisches Ekzem, Exantheme nach Salvarsan, Gold u. dgl.) entstehen können. Die Unmenge der täglichen Abschuppung ist hierbei erstaunlich. Hier ist die Beseitigung der Schuppen etwa mit Salicylsalben zunächst nicht das wesentliche, sondern die Behandlung der Grunderkrankung durch eine milde und schonende Austrocknung (mit Zinköl), die geduldig lange Zeit durchgeführt werden muß.

Ähnlich liegen die Verhältnisse bei dem sog. „lamellösen Ekzem" der Unterschenkel. Hier treten langsam fortschreitend Herde auf von blätterteigartigen Schuppen, die auf einer roten, feuchten, aber glänzenden und epithelbedeckten Haut sitzen; die Abschuppung ist ebenfalls auffallend reichlich. Diese Prozesse, die wahrscheinlich epidermidale Pyodermien sind, heilen erst unter spezifischer Behandlung (1% Pyoktaninlösung, dazu Zinköl evtl. mit Zusatz von Xeroform, Schwefel u. a.). Feuchte Umschläge oder Salben verschlimmern diese Prozesse meistens. Die Schuppen selbst müssen mechanisch entfernt werden, z. B. durch Abschneiden mit der Schere.

Bisher haben die Schuppenbildungen also eine sehr verschiedene Beachtung erfahren; man hat sie unter bestimmten Umständen unberücksichtigt gelassen (Pityriasis rosea), man hat sie beseitigt, sei es als primären Krankheitsvorgang (Pilzerkrankungen), sei es als lästiges Symptom (Ichthyosis) oder als ein Hindernis für die Behandlung des Grundleidens, einer Infektion (Unterschenkelekzem) oder einer chronisch entzündlich veränderten Haut verschiedener Herkunft (Psoriasis, seborrhoisches Ekzem u. a.).

Die *Behandlung* der Schuppenbildung besteht in den einfachsten Fällen, in denen die Schuppen durch ihre Austrocknung stören, in Einfetten mit Salben. Hierzu ist aber weniger das übliche Vaselin geeignet, das so gut wie gar nicht in die Hornschicht eindringt, als bestimmte Salben, die durch Gehalt an sog. Emulgatoren Wasser zu binden imstande sind (Eucerin = Niveacreme, Resorbin, Lanolin u. a.). Zusatz von Glycerin oder Chlorkalziumlösung zu diesen Salben verbessert noch die Fähigkeit, die Haut geschmeidig zu machen. Auch Öle (Mandelöl, Olivenöl) und Seifenschaum (Glycerin-, Lanolinseifen), vor allem nach einem warmen Bad in die Haut eingerieben, wirken in demselben Sinne. Um spröde Hände zu erweichen, ist Seifenschaum mit ein paar Tropfen Glycerin vielleicht das beste Mittel. Werden die genannten Salben an Stellen gebraucht, wo sie nicht abfetten sollen (z. B. den Händen während des Tages), so müssen die Stellen nach Einsalben mit dem Handtuch abgetrocknet werden; neuere Salben, wie Lanettewachssalbe (s. S. 95), Acidermsalbe, Carvaseptpaste u. a., lassen sich, ohne abzufetten, völlig in die Haut verreiben. Fettfreie Glycerinsalben (Kalodermagelee, Glycifest) haben gleiche Vorteile; ein gutes kosmetisches Mittel ist die Tagescreme Mouson fettfrei.

Während man mit diesen Mitteln die Trockenheit der Schuppen behebt, indem man sie mit Fett und Wasser versieht, *beseitigt* man Schuppen, d. h. bringt sie zur Abstoßung durch intensivere Mittel. Hier stehen uns besonders Laugen in Form von Sodabädern oder Schmierseifenbädern zur Verfügung. Seifen (Schmierseifen) werden auch gelegentlich den Salben (10—20%) zugesetzt.

Typische *Schälmittel* sind die Salicylsäure und das Resorcin, die in bestimmten Konzentrationen durch eine Ätzwirkung innerhalb der Epidermis eine Abstoßung der äußeren Schichten einschließlich der Schuppen bewirken. Um die nötigen Konzentrationen zu erreichen, muß man nur bei der Salicylsäure die Löslichkeitsbedingungen in Salben berücksichtigen, sie evtl. durch Zusatz von Ricinusöl steigern (s. S. 119). Auch die Salbengrundlagen beeinflussen die Schälwirkung des Salicyls: 1% Salicyl in Eucerin c. aq. hat dieselbe Wirkung wie 5% Salicyl in Vaseline oder Lanolin und 15% in Adeps suillus oder Zinkpaste. Salicylsäure und Resorcin werden auch in geringeren Konzentrationen den üblichen Salben (zu Teer, Quecksilber, Schwefel) zugesetzt, wenn man gleichzeitig die Schuppenbildung beeinflussen will.

Oberflächlichere, aber energische Schälwirkung, z. B. zum Abschub der Hornschicht, in der sich Parasiten befinden, erreicht man durch mehrmaliges Einpinseln mit alkoholischen Lösungen von Salicylsäure, Resorcin; auch von Sublimat oder Jod. Ein mildes Schälmittel ist konzentrierte Boraxlösung. Die subjektiven Beschwerden der Schälung können durch Einfetten wieder vermindert werden.

Schälkuren, die auch tiefer reichen sollen, werden mit starken Resorcinsalben (30—40%) durchgeführt, auch mit Ultraviolettlichtbestrahlung oder Kohlensäureschnee; bei genügender Dosis kann sich bei diesen physikalischen Verfahren die Epidermis sogar in Blasen abheben.

Immer aber ist jede Schälwirkung nur imstande, vorhandene Schuppen zu beseitigen; besteht die ursprüngliche Erkrankung selbst weiter, so werden natürlich bald wieder neue Schuppen gebildet. Gleichzeitig soll also diese ursprüngliche Erkrankung mitbehandelt werden, entweder wie eine reizbare Erkrankung (Erythrodermie) mit den mildesten Mitteln oder wie eine chronische Hauterkrankung mit schwachen oder starken Reizmitteln (Psoriasis, s. S. 28 Behandlung chronisch entzündlicher Hauterkrankungen).

Klinisch auffällige Schuppung findet man aber nicht nur bei entzündlich gesteigertem Stoffwechsel, sondern gelegentlich auch auf welker atrophischer Haut, wie auf Lupus- oder Krebsnarben oder auf Röntgenschädigungen. Hier scheint die Schuppenbildung nicht vermehrt, sondern die gebildete Schuppe löst sich schlechter von der Haut. Hier sind Lebertransalben (Unguentolan, das geruchlose Scottin) angezeigt, die, dauernd verwendet, bedeutende Besserungen erzielen. Bei der ähnlichen Pityriasis senilis sitzen die schmutziggelben Schuppen häufig an der welken altersatrophischen Haut, z. B. den Unterschenkeln. Alle diese Schuppen zeichnen sich dadurch aus, daß sie sich schwer von der Haut lösen, mit der sie im Zentrum verwachsen sind, während sich ihre Ränder aufbiegen.

Festhaftende Schuppen sind auch für den Erythematodes neben seiner eigentümlichen schmetterlingsartigen Anordnung im Gesicht charakteristisch. Hier sind die Schuppen in den Follikelmündungen geradezu verankert; die Haftzähne sind an der Unterseite der abgerissenen Schuppe sichtbar, ähnlich wie bei einer Egge. Auch nach der Abheilung des Erythematodes kann die Schuppung (aber ohne Haftzähne) noch längere Zeit zurückbleiben und verlangt dann besondere Hautpflege (durch Einfetten mit Niveacreme, Resorbin).

Mit Schwielen — also sich nicht abstoßenden Schuppen, sondern verbleibenden Hornverdickungen — einhergehende Hauterkrankungen finden sich vor allem an den Händen und Füßen, meist an den Handflächen oder Fußsohlen. Jeder Druck von außen (durch Ringe, Schuhwerk) oder von innen (Warzen) ruft auf die Dauer Schwielen hervor, deren Bildung sich auch nach Beendigung des Druckes, z. B. nach Entfernung einer Warze, noch wochenlang fortsetzt. Dornartig in die Haut eingelassene Schwielen sind die bekannten Hühneraugen, sie bilden sich besonders über umschriebenen Knochenvorsprüngen. Während Hühneraugen durch entzündliche Prozesse (auch der Knochenhaut) stark schmerzen können, jucken Schwielen bisweilen heftig, hauptsächlich nachts bei Druckentlastung.

An den Händen sind vor allem die schwieligen Ekzeme interessant, an deren eigentümlicher Lokalisation man oft die unter chronischem Druck erfolgende Einwirkung lackierter Gegenstände oder solcher aus Kunstharz ablesen kann (lackierte Bürostempel, Billardstöcke, Autolenkräder, kunstharzene Füllfederhalter, Walzenräder von Schreibmaschinen, Einstellknöpfe von Radioapparaten, Telephonhörer, Fahrradhandgriffe). Diese Schwielen, die durch ihr Einreißen den Patienten besonders quälen, machen vor allem das Grundleiden therapeutisch schlecht zugänglich. Ihre Entfernung bedarf oft regelrechter Hühneraugenpflaster (10—20% Salicylpflaster). Im übrigen werden alle Schwielen am leichtesten durch Abhobeln mit einem Rasierapparat (nicht der Klinge allein) nach einem erweichenden warmen Bad beseitigt; für oberflächlichere Schwielen genügt Bimsstein. Die erweichende Wirkung durch feuchte Umschläge (besonders mit Clorinalösung), durch den eigenen Schweiß in nachts getragenen Gummihandschuhen, durch zähe Salben (Ungt. diachylon) läßt rasch wieder nach.

Natürlich bilden sich diese Schwielen ohne Behandlung des Grundleidens leicht wieder; außer Röntgenbestrahlungen, für die eine Schwiele kein Hindernis bildet, sind Verbände mit Quecksilber- oder Teersalben hier geeignet. Beschäftigungen, bei denen sich ein chronischer Druck von Handwerkszeug nicht vermeiden läßt, bedingen jedoch oft wiederholte Rückfälle.

Warzige (also nicht glatte) dauernde Hornverdickungen findet man bei einigen chronischen Hautkrankheiten, z. B. bei Röntgenschäden, aber auch in Altershaut (sog. senile Keratosen, s. S. 352), man beseitigt sie durch Elektrokoagulation; reichen sie tiefer wie bei Erythematodes, bei verrucöser Tuberkulose, bei Lichen ruber, so weichen sie erst einer energischen Gefrierung mit Kohlensäureschnee.

Hornvermehrungen unter der Platte der Finger- und Fußnägel (subunguale Hyperkeratosen) sind durch ihre therapeutische Unzugänglichkeit gekennzeichnet. Hier liegt ein besonderes Indikationsgebiet der Röntgenstrahlen, aber auch die harmloseren Strahlenwirkungen der Radiumemanation bzw. des Thorium X sind anwendbar (s. S. 146). Zwischen diesen Bestrahlungen werden Salicylöle zur Erweichung der Schuppung und Teeröle (Sulfanthrenolivenöl) gegen die Grundkrankheit verwandt. Die Verhornungen mechanisch zu beseitigen, z. B. durch Herauskratzen mit spitzen Scheren oder Nagelreinigern, zu dem sich manche nervöse Patienten geneigt fühlen, führt meist zu häßlichen Nagelablösungen (Onycholysis).

8. Reizbare und nicht reizbare Hauterkrankungen.

Den jeweiligen Grad der Reizbarkeit einer Hauterkrankung rasch und richtig zu beurteilen, ist eine Gabe der durch Erfahrung geschulten ärztlichen Intuition; hierbei gilt es ohne Zeitverlust das wirksame Mittel in hinreichender, aber nicht schädigender Konzentration zu bestimmen, immer in Hinsicht auf die Reizbarkeit der Hauterkrankung.

Wir kennen *reizlose Hautkrankheiten*, wie z. B. die Nesselsucht, die Gürtelrose, das Erysipel, die meisten Haarkrankheiten, Pilzinfektionen, syphilitische und tuberkulöse Erkrankungen u. a., die jedenfalls nicht empfindlicher sind als die gesunde Haut. Haben wir nicht gerade einen Patienten mit einer Idiosynkrasie — darüber wird noch zu reden sein — vor uns, so sind wir in der Wahl unserer Mittel nicht beschränkt.

Anderseits gibt es *reizbare Hauterkrankungen*, die grundsätzlich nur mit milden Verfahren anzugehen sind, wenn wir nicht eine Verschlimmerung oder eine gegenüber dem natürlichen Ablauf verzögerte Heilung gewärtigen wollen. Hierzu rechnet z. B. die Pityriasis rosea und die akute Dermatitis. Beide Krankheiten heilen bei Schonungstherapie im wesentlichen von selbst; natürlich brauchen nicht immer eingreifende Methoden zu schaden, aber durchschnittlich genommen erhöhen sie das Risiko ohne entsprechenden Nutzen.

Wir kennen ferner *Stadien* im Verlauf von Hautkrankheiten, in denen sie reizbar sind und in denen wir durch eine vorzeitige Anwendung von Mitteln, die in einem späteren reizlosen Stadium geboten sind, geradezu neue spezifische Hautblüten hervorrufen (sog. „isomorpher Reizeffekt"). Behalten wir dagegen unsere beruhigenden Mittel auch im späteren reizlosen Stadium bei, so erreichen wir keine eigentliche Abheilung. Derartige verschieden reizbare Stadien kennen wir z. B. bei der Psoriasis, dem Lichen ruber, der Dermatitis herpetiformis.

Viele Hauterkrankungen werden weiterhin *während ihres Verlaufes zeitweilig* reizbarer, z. B. periodisch vor den Menses. Das gilt fast allgemein für die verschiedensten Leiden (bei Acne, Ekzem, seborrhoischem Ekzem, Prurigo u. a.), ja auch für einfache Höhensonnenreaktionen, so daß hieraus nicht etwa Schlüsse auf die hormonale Ätiologie einer Hauterkrankung gezogen werden können. Ebenso finden wir Verschlimmerungen während der Gravidität (gelegentlich allerdings auch Besserungen), während des Klimakteriums (z. B. bei Neurodermie, Kleiderempfindlichkeit, Gesichtsausschlägen), wir kennen jahreszeitliche Dispositionsschwankungen (Herbst- und Frühjahrsausbrüche bei Psoriasis, Saisoneinflüsse bei allergischem Ekzem, Frühjahrsgipfel beim Erythema exsudativum), vielleicht in Abhängigkeit von der Natur der Erkrankung, vom Vitamingehalt der Nahrung oder von rhythmischen Lebensvorgängen, deren Wesen uns noch verborgen ist. Auch krankhafte Allgemeinstörungen (Obstipation, Schlaflosigkeit, nervöse Erregung) können eine Hauterkrankung reizbar machen und trotz gleichbleibender Behandlung Verschlimmerungen bedingen (z. B. Aufregung bei nervösen Scheuerekzemen, Zahnschmerzen bei Kopfausschlägen).

Schließlich aber kennen wir *Personen,* die bestimmte Mittel nicht vertragen. Hier ist nicht die Erkrankung reizbar, sondern die Haut insgesamt überempfindlich. Es besteht dann eine Idiosynkrasie (z. B. gegen Formalin, Quecksilber, Schwefel, Anästhesin, Resorcin, manchmal auch gegen eine bestimmte oder gegen alle Salbengrundlagen). Dabei kann dann paradoxerweise die Erkrankung selbst unter dem Mittel heilen, z. B. eine Pyodermie unter Quecksilbersalbe, dafür aber eine Überempfindlichkeitshautentzündung auftreten, wenn das Individuum gegen Quecksilber überempfindlich ist. Sind solche Idiosynkrasien nicht angeboren, sondern werden sie im Laufe des Lebens erworben, so spricht man von Allergien; manche Personen, die schon konstitutionell durch besondere Kennzeichen auffallen — z. B. durch eine Ichthyosis —, haben eine besondere Veranlagung dazu allergisch zu werden.

Versuchen wir anderseits die *Medikamente* nach ihrem Verhalten bei reizbaren Erkrankungen oder Personen einzuteilen, so können wir zunächst solche unterscheiden, die in *jeder* Konzentration ungefährlich sind, und andere, die von einer bestimmten Konzentration an reizen. Ob Dermatol, Xeroform, Bismutum subnitricum, Tannin, Zinkoxyd, Titanoxyd 10, 50 oder 100% angewandt werden, sie sind völlig indifferent; man sieht von ihnen keinerlei Schädigungen, auch wenn die therapeutisch wirksame Mindestkonzentration überschritten wird; sie überzudosieren ist höchstens eine unnötige Verteuerung (z. B. bei den nicht billigen Wismutpräparaten). Andere Mittel, wie z. B. Chrysarobin oder Höllenstein, haben ihre Grenzkonzentrationen, von denen an sie ausnahmslos schädigend wirken. Offene, nässende oder geschwürige Stellen werden durch Höllensteinlösungen über etwa 5% verätzt, Chrysarobin bedingt über 2—3% in Salben nach einigen Tagen eine Hautentzündung. Diese Grenzkonzentrationen sind zwar individuell verschieden, auch je nach der Lokalisation, nach der Dicke der Hornschicht, ja bei Chrysarobin durch Gewöhnung noch veränderlich; *grundsätzlich* — trotz allen individuellen Schwankungen — werden diese Mittel jedoch fast allgemein vertragen, wenn nur die bestimmte Grenzkonzentration berücksichtigt wird: die therapeutische Dosis ist jedoch von der toxischen abgrenzbar.

Was aber gerade die Behandlung von Hautkrankheiten so schwierig macht, ist die Tatsache, daß wir — mehr als in einem anderen therapeutischen Sondergebiet — auf Heilmittel angewiesen sind, die gerade bei unseren Hautkranken erfahrungsgemäß eine Überempfindlichkeit hervorrufen können. Wahrscheinlich liegt das im Wesen unserer Hautkrankheiten, besonders der verbreitetsten Krankheit: des Ekzems, das ja schon durch sein Dasein beweist, daß der Kranke eine zu Überempfindlichkeiten bereite Haut besitzt. Darüber hinaus zeigen statistische Untersuchungen, daß die Neigung zu Hautüberempfindlichkeiten auch bei Personen mit nicht offensichtlich erkrankter Haut erschreckend weit verbreitet ist.

Im Gegensatz zu den Mitteln, die lediglich von einer bekannten Konzentration an schaden, sind bei diesen Überempfindlichkeiten selbst *Spuren* gefährlich. Quecksilber wird — wenn keine Überempfindlichkeit vorliegt — für gewöhnlich fast in jeder Konzentration vertragen, ebenso Jodoform, Perubalsam, Anästhesin u. a., gehören also für viele Menschen zu den völlig indifferenten Mitteln; Schwefel pflegt erst in einer gewissen Konzentration zu reizen, ebenso Salicylsäure, Resorcin, Formalin; gegen Teer läßt sich eine Gewöhnung erzielen. Schlagartig aber werden die Verhältnisse anders, wenn die Haut gegen diese Medikamente überempfindlich ist, dann sind bereits Spuren schädlich, es entsteht eine akute idiosynkrasische Dermatitis, die auch nicht mehr der ursprünglich differenten

Wirkung des Medikaments entspricht, sondern im wesentlichen gleichförmig (mit Anschwellung, Bläschenbildung, Nässen), also uncharakteristisch verläuft.

Am peinlichsten ist es, daß auch gegen unsere Salbengrundlagen Unverträglichkeiten bestehen können. Oft ist es gar nicht das Quecksilber in einer Präcipitatsalbe, das eine Dermatitis hervorruft, sondern das Vaselin, und selbst das Verschreiben einer einfachen Zinksalbe ist — ohne Übertreibung — kein risikoloses Unterfangen. Wie oft heilt eine jahrelang bestehende Hautentzündung auf feuchte Umschläge, die konsequent einige Tage durchgeführt werden, oder auf ein wenig Puder; sie war durch milde und anscheinend völlig unschädliche Salben unterhalten worden. Da über diesen Punkt der *Salbenempfindlichkeit* nicht nur bei den meisten Patienten kein Verständnis zu erwecken ist, sondern auch bei vielen Ärzten Unklarheit besteht, muß immer wieder auf sie eingegangen werden.

Als Salbengrundlage wird meist Vaseline verwandt, weil sie haltbar ist und sich mit allen Medikamenten verträgt; wenn sie — was immer der Fall sein soll — rein ist und nicht nach Petroleum riecht, ist sie auch meist unschädlich. Aber bestimmte Personen und bestimmte Krankheiten (bzw. bestimmte Stadien bestimmter Krankheiten) vertragen keine Vaseline oder sonst ein Paraffinpräparat, wie z. B. Eucerin (Niveacreme). Es kommt hier scheinbar nicht einmal so sehr darauf an, daß diese *Kohlenwasserstoffe* mit dem Hautfett keinerlei chemische oder physikochemische Verwandtschaft haben, denn auch besser resorbierbare Salbengrundlagen, wie Wollfett (ein Wachs) oder Schweineschmalz (ein Fett), werden nicht immer vertragen. Gelegentlich reizen selbst pflanzliche Öle (Olivenöl, Mandelöl).

Da hier keine Gesetzmäßigkeit zu walten scheint, ist grundsätzlich jeder — verdächtige — Fall nur durch tastende Versuche zu klären; dabei sind Irrtümer möglich. Glücklicherweise ist die Haut ausgedehnt, und man kann durch eine Probebehandlung an verschiedenen kleinen Stellen ausfindig machen, welche Salbengrundlage geeignet ist; jede Salbe, die — alsbald oder erst nach einigen Tagen — juckt (bzw. das Jucken vermehrt), unter der sich die Haut rötet, anschwillt, vielleicht zu nässen beginnt, ist ungeeignet (wenn auch der Patient oft befriedigt ist, daß dabei die Krankheit richtig herauskommt). Im allgemeinen werden bestimmte Salbengemische, die u. a. Wachs, Walrat und Mandelöl enthalten, wie Resorbin und Unguentum leniens besser vertragen als Vaseline; aber es kann auch gelegentlich einmal das Gegenteil der Fall sein. Manchmal werden schlecht verträgliche Salben durch Zusatz von Puder verträglicher gemacht; in Pastenform verschaffen sie der entzündeten Haut mehr Kühlung; aber auch das ist nicht immer die Regel. Häufig ist nur pflanzliches Öl anwendbar oder eine glycerinhaltige fettfreie Salbe (z. B. Kalodermagelee) oder Schweineschmalz (ohne Benzoesäure). Es ist immer wieder überraschend, wie mit der Wahl der richtigen Salbengrundlage sich das Krankheitsbild schlagartig ändern kann; es ist geradezu bestürzend, wie hierdurch oft schneller ein Wandel geschafft wird als mit den modernsten Heilmethoden (Röntgenbestrahlung, Aufdeckung schädlicher Nahrungsmittelallergene). Das ist aber auch ein Trost für den Praktiker, daß ihm in seinem Bereich noch Heilmöglichkeiten zur Verfügung stehen, die seinen Spürsinn betätigen, ohne großen Apparat, ohne lange klinische Beobachtung, ohne zeitraubende Laboratoriumsmethoden.

Haben wir die geeignete Salbengrundlage für den Patienten gefunden (ist jede unverträglich, so müssen wir auf feuchte Umschläge, Puder bzw. Trockenpasten ausweichen), so wirkt jetzt das zugesetzte Medikament (Quecksilber, Schwefel u. a.) mit der ihm eigenen Fähigkeit. Natürlich ist es möglich, daß auch gegen das Medikament eine weitere Überempfindlichkeit besteht; eigentümlicherweise ist das aber seltener der Fall, als man glaubt. Auch finden sich die Idiosynkrasien gegen Medikamente (Quecksilber, Jodoform usw.) meist bei einem anderen Personenkreis als die Idiosynkrasien gegen Salben.

Kehren wir nach diesen allgemeinen Ausführungen zu der Besprechung einzelner reizbarer Krankheiten zurück, so ist es zunächst die *Pityriasis rosea* — die am Körper als medaillonartige schuppende Flecken auftritt, oft im Anschluß an einen vereinzelten Primärherd —, die am besten unter reizloser Behandlung abheilt (Trockenpaste, nach Abblassen milde Zinkpaste). Durch eine energischere Behandlung (etwa mit Schwefelsalben, Schmierseife oder Höhensonnenbestrahlungen) kann man den Heilverlauf von 4—6 Wochen auch nicht weiter abkürzen, in vielen Fällen dagegen nur verzögern; selbst Bäder sind schädlich. Hier handelt es sich also um eine Krankheit, die man am besten sich selbst überläßt; das gelegentlich heftige Jucken kann durch schwache Zusätze von Menthol zu indifferenten Trockenpasten oder durch intravenöse Injektionen von Kalk gemildert werden.

Pflegt die Pityriasis rosea in einem einzigen akuten Schub restlos abzulaufen, so liegen die Verhältnisse bei der *Psoriasis*, dem *Lichen ruber*, der *Dermatitis herpetiformis* so, daß dem akuten Ausbreitungsstadium noch ein chronisch-stationäres folgt. Hier ist das verschieden lang dauernde *Ausbreitungsstadium* reizbar. Solange z. B. bei Psoriasis noch ein Aufschießen neuer Blüten beobachtet wird, z. B. provozierbar an Kratzstriemen (sog. KÖBNERsches Reizphänomen), solange etwa noch Jucken herrscht, sind starke Medikamente (äußerlich Chrysarobin, Quecksilber, Schwefel), ist innerlich Arsen, sind Ultraviolettlicht- oder Röntgenstrahlen oder medizinische Bäder in der Regel gefährlich, dagegen nur indifferente Salben oder Pasten (Fissanpaste, Zinköle) erlaubt oder auch nur Puder; innerlich vermögen Kalk oder Schwefel oral oder Eigenblutinjektionen oder intravenöse Injektionen von Calcium und Natriumthiosulfat die Reizbarkeit zu beheben. Bei Lichen ruber planus, vor allem aber bei beginnender Dermatitis herpetiformis bzw. Pemphigus, kann bereits die Vornahme einer Injektion schaden; abgesehen davon, daß der Patient sie mit Vorliebe für fortschreitende Verschlimmerungen verantwortlich macht, die der Natur der Krankheit nach oft unvermeidlich sind. Bei Lichen planus sind dann Bellergal (Belladonna und Gynergen), das das gesamte vegetative System beruhigt, und gelegentlich Sympathicusröntgenbestrahlungen geboten, bei Dermatitis herpetiformis außerdem innerlich Chinin; in beiden Fällen kochsalzfreie Kost.

Ist allerdings bei den genannten Krankheiten die Neigung zum Fortschreiten erloschen, schießen neue Herde nicht mehr auf, läßt das Jucken nach (bei der Psoriasis), verwandelt sich die Rötung der Hauterscheinungen in ein livides oder schiefergraues Blau (bei Lichen ruber planus), in ein stumpfes Braun (bei der Psoriasis), so sind eingreifendere, auch vorübergehend reizende Maßnahmen (stärkere Salben, Ultraviolettlicht, Röntgenstrahlen, Bäder) erlaubt und nötig, um schließlich eine Heilung herbeizuführen. Innerlich wirkt jetzt auch Arsen günstig. Die Behandlung des reizbaren Ausbruchstadiums und des reizlosen Dauerstadiums ist also gerade entgegengesetzt: dort Schonung zur Einschränkung des Ausbruchs, hier sogar Reizungen zur Aktivierung und Einschmelzung der Herde; wer diese je nach den Stadien verschiedene Behandlungsnotwendigkeiten kennt, versteht auch unschwer, weshalb in der Literatur die einzelnen Behandlungsverfahren gerade dieser Erkrankungen so ungleichmäßig bewertet werden; es kommt eben vor allem auf den Augenblick ihres Einsatzes an.

Während bei den bisher erwähnten Krankheiten bzw. Stadien meist keine Idiosynkrasie gegen bestimmte Medikamente oder Salben vorliegt, sondern nur eine allgemein erhöhte Reizbarkeit, die sich nicht im Ausbruch uncharakteristischer Entzündungen, sondern der charakteristischen Hautblüten äußert und die uns zwingt, die für diese Erkrankungen übliche Therapie vorerst aufzuschieben, liegen bei einer akuten Dermatitis andere Verhältnisse zur Berücksichtigung vor.

Bei der *akuten Dermatitis* haben wir eine Hautreaktion auf eine äußere Schädigung vor uns, die wahrscheinlich etwa 4—12 Stunden vor den *ersten*, nicht den stärksten Erscheinungen eingewirkt hat und deren Feststellung bei genügender Aufmerksamkeit des Patienten und Geduld des Arztes auch häufig gelingt. Die Rötung, die Schwellung, das Nässen, das Brennen oder Jucken sind uncharakteristische Erscheinungen, sie besagen über die Art der Schädlichkeit nichts. Vielleicht war die schädliche Substanz für alle Menschen schädlich, vielleicht setzte sie eine individuelle Überempfindlichkeit voraus, gleichviel: in den ersten Tagen, die zum Gipfel der Reaktion führen (d. h. die Entzündung steigert sich immer mehr bis zu einem Höhepunkt etwa 2—3 Tage nach der Schädigung), pflegt eine Dermatitis salbenempfindlich zu sein, so daß feuchte Umschläge, Puder oder Trockenpasten die Heilung besser fördern als Salben oder Pasten, selbst wenn diese subjektiv dem Patienten mehr behagen. Ebenso besteht während einer Dermatitis häufig eine Neigung der Haut, gegen bestimmte Medikamente (z. B. Quecksilber u. a.) überempfindlich zu werden, sich zu „sensibilisieren", d. h. im Verlauf einiger Tage eine zunächst nicht vorhandene Überempfindlichkeit gegen einen bestimmten Stoff zu erlangen, die dann unter Umständen erst nach langer Zeit wieder schwindet. Meist sind nun auch solche Medikamente für die Behandlung einer Dermatitis unnötig, jedenfalls sei man aus demselben Grund bei der Anwendung von essigsaurer Tonerde, Resorcin, Anästhesin, Perubalsam, kurz aller Substanzen, die als mögliche „Allergene" bekannt sind, zurückhaltend.

Hat man sich etwa in der Wahl eines Mittels vergriffen (oder sind aus der Umgebung des Kranken die verantwortlichen Schadstoffe nicht entfernt), so pflegt eine Dermatitis fortzuschreiten, auf andere Körperstellen überzuspringen, z. B. auf die Gelenkbeugen, auf den Hals, auf die Handbeugen und die Umgebung der Augen. Manchmal mögen auch schwer feststellbare „innere" Anlässe die Ausbreitung fördern; aber mit diesen darf man sich erst entschuldigen, wenn man die möglichen äußeren Einflüsse wirklich beherrscht.

Eine weitere Schwierigkeit der Behandlung einer solchen fortschreitenden Dermatitis ist nun, daß sie gelegentlich mit der Infektion durch Kokken kombiniert ist (am Fuß auch mit Pilzen der Epidermophytie, die mikroskopisch in den Blasendecken leicht aufzufinden sind), und daß diese Infektionen eine eingreifendere Behandlung verlangen, als man sie einer einfachen Dermatitis zumuten möchte. In diesem Falle, wo es fraglich ist, ob das Fortschreiten einer Dermatitis auf einer Infektion beruht, bevorzugen wir solche bactericiden Mittel, die erfahrungsgemäß auch von einer empfindlichen Haut vertragen werden, also Dermatol in Puder oder Trockenpaste, Betupfungen mit 1% Pyoktanin, Höllenstein, Targesin, Dalibourlösung in geeigneten schwachen Konzentrationen zu feuchten Verbänden (s. S. 129), bei Epidermophytien 3% Jodtinkturbetupfungen oder Vioformpasten, evtl. zeitweise abwechselnd mit indifferenter Puderbehandlung.

Auch bei *chronischen Ekzemen* erleben wir gelegentlich Verschlimmerungen durch akute Steigerungen der Reizbarkeit; hier können wir zweierlei Arten unterscheiden. Einmal handelt es sich um Generalisationen, die in äußerst charakteristischer klinischer Form plötzlich, beinahe explosionsartig auftreten. Vielleicht haben wir gar keine besonders gefährlichen Medikamente verwandt, vielleicht haben sich sogar die ursprünglichen Herde gebessert, mit einemmal treten an den Unterarmen, besonders aber den Händen, dorsal und volar, ebenso an den Füßen Bläschen und Blasen auf, die sich rasch ausbreiten, z. B. auf den Handrücken zu Herden von Bläschengruppen, gelegentlich sogar mit zentraler Nabelung; die

Anordnung gleicht an manchen Stellen der eines Erythema exsudativum. In der Hohlhand sind die Blasen besonders groß und prall („Cheiropompholyx"), der Bläscheninhalt riecht eigentümlich und widerlich fade; Schwellungen der Ellbeugen- und der Achsellymphdrüsen kommen vor, auch ohne daß Vereiterung oder sonst ein Zeichen einer Infektion der Blasen erkennbar wäre. Am Körper finden sich dabei oft münzengroße rote, nicht nässende Herde, die wenn sie nach einigen Tagen eintrocknen, einer Psoriasis oder Pityriasis rosea gleichen. Schließlich kann auch noch die Kinngegend, und zwar nässend, befallen sein. Blasen, die die Hände dicht bedecken, psoriasiforme Herde am Körper und meist ein ursprünglicher Herd (ein Ekzem, ein Unterschenkelgeschwür), der irgendeiner — eben wohl reizenden — Behandlung (z. B. mit Rivanolumschlägen, Penicillin- oder Sulfonamidsalben oder dgl.) unterworfen war, bilden eine charakteristische klinische Trias.

Diese nicht seltene Generalisation, die wegen ihrer gleichmäßigen Verteilung über alle 4 Extremitäten den Eindruck einer Streuung des Allergens auf dem Blutweg macht, wird wohl meist als „dyshidrotisches Ekzem" bezeichnet, aus der Ansicht heraus, daß der Ausgangspunkt dieser Herde die Schweißdrüsen sind. Aber weder durch die Reaktion der Blasenflüssigkeit (Schweiß ist sauer) noch durch die histologische Untersuchung ist die Berechtigung dieser Annahme bewiesen. Vielmehr sind diese *„eruptiv-exsudativen Ekzemgeneralisationen"*, die ähnlich wie das Erythema exsudativum auf allergische Reaktionen zurückzuführen sind, streng von den dyshidrotischen Reaktionen zu trennen, bei denen an den seitlichen Fingerkanten Bläschen auftreten, deren Inhalt (wenigstens im Beginn der Bildung) tatsächlich sauer ist. Diese „Dyshidrosis" beruht dagegen auf einer Übererregbarkeit des vegetativen Nervensystems.

Daß Schweißretentionen heftig juckende bläschenförmige Ausschläge an den Fingern machen können, wissen wir aus Beobachtungen bei der seltenen „vegetativen FEERschen Neurose", einer mit heftigen Schweißen einhergehenden infektiös-toxischen Erkrankung der Kinder. Hier sind die Schweißdrüsenausführungsgänge durch Epidermisquellung verlegt; die Schweißdurchtränkung bewirkt sowohl zunächst die Quellung der Oberhaut als auch damit die Verlegung der Schweißporen und dadurch die Retention des Schweißes in den Ausführungsgängen, vielleicht mit folgendem Durchbruch ins Gewebe. Ebenso kann eine Schweißretention durch Gerbung der Oberhaut (z. B. durch Jodtinktur, Alkohol, Kölnisch Wasser) bedingt sein; da die Oberhaut wasserundurchlässiger geworden ist, ist sie dabei oft auffallend trocken, aber der verhaltene Schweiß äußert sich durch Schwellung der Hände und Finger — die Ringe werden plötzlich zu eng — und schließlich durch Bildung von Bläschen. Alle diese Schweißbläschen haben — wenigstens zunächst — einen sauren Inhalt, sie wechseln manchmal ihren Füllungszustand unter den Augen des Arztes, auf eine psychische oder schmerzliche Erregung hin; im allgemeinen bleiben sie verhältnismäßig klein. Bewahren wir die Bezeichnung *Dyshidrosis* nur für diese Störungen der Schweißabsonderung und die Bezeichnung dyshidrotisches Ekzem nur für chronisch-entzündliche Folgezustände solcher Schweißretentionen, so finden wir derartige Erscheinungen außerordentlich häufig bei bestimmten vegetativ leicht übererregbaren Personen im Anschluß an schweißtreibende Maßnahmen, z. B. nach Trinken von heißem Tee und Aspiringaben (bei Vorbeugung einer Grippe), nach Dampfbädern, nach anstrengenden Märschen, an Sommertagen, gelegentlich aber auch bereits nach reichlichem Biergenuß. Auch nach heißen Fußbädern treten derartige Erscheinungen von Dyshidrosis an den Händen auf, was schon darauf hinweist, daß die vier Endglieder der Extremitäten, Füße und Hände, in einem physiologischen Zusammenhang stehen und sich gegenseitig beeinflussen; immer wenn an *einem*

Fuß oder an *einer* Hand eine irgendwie bedingte, auch infektiöse Hauterkrankung besteht, ist der nervöse, besonders die Schweißdrüsen betreffende vegetative Zustand *aller* Extremitätenendglieder übersteigert und reagiert bei Erreichung der Auslösungsschwelle als dyshidrotische Begleiterkrankung mit. In Anbetracht der disponierenden Rolle der Schweißdurchtränkung für Pilzinfektionen findet sich bei diesen dyshidrotisch nervösen Ausbrüchen meist auch eine Epidermophytie, die dann oft als der einzig mögliche Anlaß einer Dyshidrosis angesehen wird (man bezeichnet sie sogar als Epidermophytide, s. S. 68); tatsächlich spielen aber auch Pyodermien, entzündliche Schweißfüße dieselbe Rolle, weshalb das vorliegende Problem von einem allgemeinen Standpunkt aus betrachtet werden muß.

Das klinische Bild der Dyshidrosis an den Händen, die dem Arzt vom Patienten meist allein gezeigt werden, ist das kleiner Bläschen oder Papelchen an den Seitenkanten der Finger, die unter Jucken plötzlich — oft alle zugleich — befallen werden. Gelegentlich ist auch die Hohlhand zwischen Daumen und Kleinfingerballen in einem zur Handwurzel zugespitzten Dreieck betroffen. Einzelne dieser Herde können gelegentlich chronisch werden, sich infizieren und vereitern. Kommt es zur Abschuppung, so entstehen hier fortschreitende kreisförmige Aufsplitterungen der Oberhaut (Dyshidrosis lamellosa); in leichten Fällen sieht man diese Erscheinungen allein.

Wie bereits bemerkt, hat der Patient sehr häufig, aber keineswegs immer dann auch Herde an den Füßen; entweder interdigital zwischen dem 4. und 5. Zeh nässende Stellen mit schmerzhaften Einrissen oder Bläschen unterhalb der Fußsohle; der Pilznachweis bestätigt die Diagnose einer Epidermophytie. Gleichzeitig können aber an den Fußrändern Bläschen austreten, die jedoch keine Pilze enthalten, sondern lokale Erscheinungen von Dyshidrosis darstellen, die denen an den Händen entsprechen, wo auch nie Pilze vorhanden sind.

Bei allen diesen die Hände und Füße betreffenden Generalisationen — sei es die großblasige, wahrscheinlich hämatogene, eruptiv-exsudative, sei es die nervösvegetativ übertragene kleinbläschenförmige Dyshidrosis — ist nun ein Alarmzustand eingetreten, ein Reizzustand der Haut, der äußerster Beachtung und Berücksichtigung bedarf. In diesen meist 5—10 Tage dauernden Zuständen ist auch die Behandlung der primären Herde (Ekzeme, Epidermophytien, Fußpyodermien) möglichst indifferent zu halten, alle möglicherweise reizenden Stoffe: Rivanol, Quecksilber, Jod, Formalin (z. B. in Pudern) sind fortzulassen, selbst wenn die lokalen Herde unter ihnen abheilen. Besonders *heiße* Fußbäder sind provozierend und nur lauwarme erlaubt. Man verwendet Zinköle und indifferente Puder.

Die bullösen Erscheinungen an den Händen und Füßen heilen am besten unter Bädern oder feuchten Umschlägen mit Lösungen von Eichenrinde, Targesin oder Dalibourlösung; nachts Wundpuder. Wichtig ist, daß alle Blasen durch Einschnitte geöffnet werden; nach Eintrocknen indifferente Kühlpasten. Die Prognose ist bei richtiger Behandlung verhältnismäßig gut, Abheilung in etwa 8 bis 10 Tagen.

Handelt es sich dagegen bei einer Dyshidrosis lediglich um Knötchen oder kleinste Bläschen, so reicht Einpudern oder geringes Einfetten mit Fissanpaste und reichliches Aufpudern aus. Jedes Waschen der Hände ist gefährlich. Durch Bellergal, Atropin, starkes Abführen oder Kalkinjektionen kann man den erhöhten vegetativen Reizzustand vermindern, auch AT 10, das den Kalkgehalt des Blutes steigert, zeigt sich wirksam; bei der bekannten schädlichen Wirkung des Nicotins auf das vegetative System ist Rauchen zu unterlassen. Die Kost soll milde, knapp und einförmig sein; nach Alkohol, besonders Bier, nach sauren Speisen (Essig) sieht man — und zwar bei demselben Patienten mit einer gewissen Regelmäßigkeit — Verschlimmerungen; ebenso wirken Überladungen des Magens oder akute Obstipation schädlich. Hierbei handelt es sich nicht um spezifische Nahrungsallergien, sondern um unspezifische Beziehungen zwischen Magen-Darm und vegetativem System. Prognostisch ist die Dyshidrosis hartnäckiger und neigt leichter zu Rückfällen.

Der Personenkreis, der zu Hautüberempfindlichkeiten, auch gegen Medikamente neigt, ist von vornherein nicht immer erkennbar. Immerhin stechen *einige Konstitutionstypen* hervor, die *besonders anfällig* zu sein scheinen. Die hauptsächliche Patientengruppe ist gekennzeichnet durch eine trockene, fettarme Haut, die manchmal zu Überverhornung am ehesten an den Follikeln (Lichen pilaris) oder der ganzen Epidermis (Ichthyosis) neigt. Häufig sind die betreffenden Individuen hager, asthenisch, oft neigen sie zu Asthma, Heufieber oder schleimigen Durchfällen; manchmal finden sich diese Leiden auch bei Familienangehörigen. Aus der Geschichte seiner Leiden hebt der Patient bisweilen als bemerkenswert hervor, daß ein Wechsel der Umgebung, ein Ferienaufenthalt schlagartig seinen Zustand bessern kann. Während der Patient darin meist einen Beweis einer notwendigen inneren Umstellung erblicken will, schließt der Arzt daraus nur, daß es dem Leidenden gelungen ist, für eine kurze Erholung sich seiner irgendwie schädlichen Umgebung (Haushalt, Beschäftigung, Arbeitsplatz, Liebhabereien, Art des Waschwassers) zu entziehen; bei einem dauernden Aufenthaltswechsel stellen sich erfahrungsgemäß in der neuen Umgebung die früheren Erscheinungen wieder ein, ein Zeichen, daß der Kranke seiner angeborenen Neigung, gegen bestimmte Stoffe (Allergene) *jeder* Umgebung — aber erst nach einer gewissen Zeit — überempfindlich zu werden, nicht entrinnen kann.

Gerade diese Patienten sind nun häufig gegen Salben empfindlich, die sie ihrer trockenen Haut wegen schlecht entbehren können. Fetten sie ihre Haut ein, so haben sie zunächst das gewünschte Gefühl der Geschmeidigkeit; aber das Jucken, die Rötung, die Schwellung, das Nässen der Haut „geht durch die Salbe nicht fort"; im Gegenteil, es wird meist durch die Salbe unterhalten. Pudert man hingegen oder verwendet man eine Trockenpaste oder auch Zinköl, so bessert sich oft das objektive Bild, aber dem Patienten wird die Hautspannung unerträglich. Aus diesem Dilemma führt meist nur der Weg, daß eine Salbengrundlage gefunden wird, die eben noch vertragen wird; das gelingt, wenn die Empfindlichkeit sich nicht auf alle, sondern nur auf einige Salbengrundlagen erstreckt. Zunächst verabfolgt man dem Patienten mehrere Salbengrundlagen ohne Zusätze, (Vaseline, Wollfett mit Olivenöl, Schweineschmalz, Lanettewachs, Ungt. leniens, Kalodermagelee) und läßt sie an verschiedenen Körperstellen probieren; man kann sie auch selbst in der Sprechstunde aufstreichen und oft den Erfolg gleich beobachten. Nach allen Salbengrundlagen, die reizen, rötet sich die Haut, sie beginnt zu jucken, oft leicht zu nässen, manchmal schon binnen weniger Minuten. Die Erscheinungen sind leicht, oft nur geringfügig; auch bei längerem Gebrauch stellen sich weniger die bekannten Erscheinungen einer akuten Dermatitis ein (also Bläschenbildung, Brennen), sondern — für diese Patienten charakteristisch — die Beschwerden verschlimmern sich, ohne in ein entschieden akutes Stadium überzugehen; es bleibt alles schleichend und unbestimmt, aber auf die Dauer lästig und entnervend.

Ist die geeignete Salbengrundlage gefunden und hat sie sich auch über einige Tage hinaus als geeignet erwiesen — manche dieser Patienten vertragen alles für einige Tage, um dann auch gegen die neue Salbe allergisch zu werden —, so ist dem Patienten geholfen, sowohl die Erweichung der Haut ist erreicht als auch das Jucken beseitigt. Einzelne Patienten vertragen nur Öl, andere nur Schmalz oder Ungt. leniens, einige aber auch nur Vaseline oder Eucerin; wird gar nichts vertragen, so helfen gegen das Jucken Betupfungen mit Teerlösung (Ekzefug, Carboneol, Aq. Lithanthracis urata). Gelegentlich ist auch eine Schaukeltherapie noch möglich: für gewöhnlich Puder oder Trockenpaste, alle paar Tage jedoch eine Salbe, die, kurz angewandt, noch eben erträglich ist. (Im übrigen wende man nachts nie neue unerprobte Mittel an, hier ist — bei Versagen — der Patient meist hilflos und verlassen.)

Bisweilen bessert sich auch, wenn die Empfindlichkeit beschwichtigt und geschont ist, nach einiger Zeit die Idiosynkrasie, die sich ebenso plötzlich (durch Allgemeinerkrankungen, Infektionen, Nervosität, zu bestimmten Jahreszeiten) wieder verschlechtern kann. Sie scheint dann nur zeitweise vorhanden zu sein, aber wahrscheinlich ist sie doch dauernd und schwankt nur in ihrer Intensität, wobei sie gelegentlich unter die Erscheinungsschwelle sinkt.

Die Hauterkrankungen, die der genannte Patientenkreis bietet, sind meist chronisch trockene Ekzeme in den Ellbeugen, den Kniekehlen, oberhalb des Schlüsselbeins, um den Mund, an der Stirn, ferner an den Händen, und zwar dort an der Rückseite zwischen dem ersten und zweiten Mittelhandknochen (der „Tabatiere" des Tabakschnupfers) oder auch an den Dorsalseiten aller Zwischenfingerfalten (Schwimmhäute). Diese chronisch konstitutionellen Ekzeme sind, weil sie meist noch von den exsudativen Ekzemen der Kinder herrühren, als *spätexsudative Ekzeme* (Rost) aus der Gruppe der Ekzeme hervorgehoben (s. S. 226).

Manchmal aber ist das klinische Bild auch das eines „*Scheuerekzems*": an den Unterarmen, an den Unterschenkeln finden sich einzelstehende kleinste aufgescheuerte Stellen, seltener auch größere Herde, die aus einzelnen nässenden Punkten zusammengesetzt sind; besonders charakteristisch ist die Lokalisation am Hals, wo der Kragenknopf, und an den Fußrücken, wo der Schuh scheuert (s. S. 233). Für beide Krankheitsbilder ist die Berücksichtigung der Salbenempfindlichkeit häufig die erste Bedingung zur therapeutischen Beeinflussung; hat man erst herausgefunden, ob man mit Ungt. leniens oder nur mit Zinköl oder nur mit Trockenpaste oder feuchten Umschlägen vorgehen darf, so vermag man jetzt auch die geeigneten Medikamente anzuwenden, z. B. bei spätexsudativem Ekzem Quecksilberpräcipitat, Schwefel, Dermatol, Xeroform; bei Scheuerekzem Kalomel, Teer, Ichthyol, Lenigallol, um rasch Erfolg zu haben, Erfolge, die allerdings nicht immer anhalten. Berücksichtigt man die Salbenempfindlichkeit (wo sie vorhanden ist, was ja nicht immer der Fall zu sein braucht) jedoch nicht, so ist das Leiden überhaupt nicht zu beherrschen. Merkwürdigerweise vertragen die genannten Patienten andere Medikamente als Salben, die auch Allergene werden können, wie Quecksilber, Schwefel, Harze (in Pflastern) recht gut.

Ein weiterer Typ, der nun beinahe gerade das Gegenteil darstellt, aber auch zu Hautüberempfindlichkeiten neigt, ist der des pastösen *Seborrhoikers* mit dünner, glänzender, wie gespannte Seide aussehender Haut, die von Fett bedeckt ist. Sehen wir davon ab, daß manche spätexsudative Ekzeme mit seborrhoischen verwechselt werden (besonders wenn in beiden Fällen der behaarte Kopf befallen ist; Differentialdiagnose, s. S. 47), wodurch die bekannte Überempfindlichkeit der einen Krankheit auch der anderen zugeschrieben wird, so verträgt doch mancher Seborrhoiker mit typischen Erscheinungen (s. S. 224) oft keine fettigen Salben, öfter verträgt er aber keine sonstigen Medikamente, wie Quecksilber, Schwefel, Heftpflaster, Zugpflaster u. dgl. Die Reaktionserscheinungen, die er auf das eine oder andere, keineswegs auf alle diese Mittel zeigt, sind meist stürmischer: Schwellungen, die im Gesicht ein Erysipel vortäuschen können, Bläschenbildungen, Nässen.

Auch die Rosacea vieler Personen gehört zu diesem Typ, besonders wenn sie sich nicht in tiefen knotigen Formen äußert, sondern in kleinen oberflächlichen Papeln. Auch die Acne hat eine reizbare und eine weniger reizbare Form: meist ist bei der reizbaren die Haut glatt, zart, straff, bei der reizloseren die Haut welk, grobporig, weich und faltig. Verlangt die reizlose Form ein energisches Vorgehen, so ist die reizbare nur unter milder Behandlung zu heilen.

Im *Klimakterium* ist der Patient sich bewußt, eine empfindlichere Haut zu haben. Das stimmt, wie alle Ansichten des Patienten, bisweilen, aber niemals grundsätzlich: oft ist es *ein* Mittel, das er nicht verträgt, selten sind es alle; oft — wegen Salbenempfindlichkeit — sind es deshalb alle, weil stets dieselbe Salbengrundlage, die schädlich ist, verwandt wird. Im Klimakterium kennen wir zwei Orte, an denen die Haut überempfindlich zu sein pflegt: einmal Gesicht und vorderer Halsausschnitt, einmal die Unterarme und Hände, besonders die Streckseiten. Beide Lokalisationen fallen durch ihre Schwellung, ihre purpurne Röte, ihr Brennen auf; zum Nässen kommt es selten. Auch diese Prozesse vertragen erfahrungsgemäß kein Fett, sondern bessern sich — trotz ihrer Trockenheit — auf Trockenpasten oder Fissanöl konsequent über lange Zeit angewandt; Röntgenbestrahlungen können den Ablauf verkürzen. Wo Fette nicht vertragen werden, werden übrigens auch fetthaltige Seifen nicht vertragen; statt dessen verordnet man zum Waschen die fett- und alkalifreien Waschmittel Präcutan oder Satina.

Schließlich ist es auffällig, wie oft an Unterschenkeln Salben schaden, z. B. bei Neurodermien, bei follikulären Ekzemen, bei den lamellös-schuppenden Ekzemen. Auch hier sind es die austrocknenden Zinköle oder Trockenpasten, geduldig angewandt, die schließlich zur Heilung führen; medikamentöse Zusätze: Schwefel bei follikulären Prozessen, Teer oder Psorigallol (ein Teer-Pyrogallol-Präparat) bei trockenen Neurodermien.

Wie entdeckt man nun im allgemeinen, ob eine Überempfindlichkeit vorliegt? Grundsätzlich sollen unsere angewandten Salben niemals *längere Zeit* brennen oder jucken oder sonstwie verschlimmern. Bei vertrauenswürdigen Patienten kann man sich nach ihren Angaben hierüber richten, aber wir kennen ja auch Patienten, die sich die besondere Aufmerksamkeit des Arztes immer erst durch Klagen sichern wollen; am besten frage man nie, *bevor* man den objektiven Zustand in Augenschein genommen hat, um nicht von einem Patienten, der sich durch Klagen bereits festgelegt hat, über die Wirkung einer Salbe eine gehemmte Auskunft zu erhalten; auf die wirklich zutreffende Auskunft des Patienten ist man nämlich doch angewiesen, besonders wenn das objektive Bild keinen deutlichen Hinweis gibt.

Eine Überempfindlichkeit macht sich bemerkbar durch neues Auftreten von Bläschen, die auch in einiger Entfernung vom ersten Herd auftreten, oft an Prädilektionsstellen: an den Gelenkbeugen, am Hals, an den Augen. Wie schon bemerkt, heilt oft die ursprüngliche Krankheit ab, z. B. die Pyodermie, aber dafür entsteht eine akute Dermatitis, sei es schlagartig sofort, sei es langsamer nach 3—4 Tagen. Man darf dabei — was besonders bei dem langsamen Entstehen der Fall ist — nicht den neuen Prozeß mit dem alten verwechseln und die bisherige Therapie nur noch stärker fortsetzen. Das ist auch oft bei der Bekämpfung von Vulva- oder Analekzemen der Fall, die man mit juckstillenden Salben (Anästhesin, Calmitol) bekämpft, erfolgreich bekämpft, insofern das Jucken beseitigt wird, für die man aber eine Dermatitis mit Brennen und weiterer Ausbreitung eintauscht. Hier wird fast regelmäßig der Fehler gemacht, die eingetretene Überempfindlichkeit für die alte Erkrankung anzusehen.

Wichtig ist auch, daß eine Überempfindlichkeit sich oft erst bemerkbar macht, wenn eine nässende Stelle sich epithelisiert. Da die Epidermis der Sitz der Überempfindlichkeit ist, kann eine Salbe auf die epithelentblößte Stelle heilend wirken, bis sie sich wieder überhäutet, ebenso kann ein Ulcus auf eine Salbe zuheilen, die erst schadet, wenn das Geschwür wieder epithelisiert ist. Deshalb darf z. B. Pellidolsalbe an Unterschenkelgeschwüren auch nicht auf die umgebende Epidermis gebracht werden (Abdecken mit Zinkpaste), dasselbe gilt oft auch für Salben mit Perubalsam.

Wenn man überlegt, wie oft wir durch unsere Medikamente schaden, möchte man sich am liebsten nur einer völlig indifferenten Therapie ergeben. Das hat aber den Nachteil, daß man mit einer derartigen Behandlung häufig nicht vorwärtskommt. Bisweilen heilt zwar eine lang dauernde Dermatitis, ein Ekzem, ein Jucken unter indifferenter lokaler Behandlung ab; das kann rasch geschehen, wenn die Erkrankung lediglich in einer Überempfindlichkeit gegen die bisherige Therapie bestand (z. B. Salbenempfindlichkeit; oder bei Gebrauch einer der beliebten industriellen Salbenkompositionen mit oft über 10—15 Bestandteilen; die Salben nach „Pfarrer Heumann" erschrecken oft durch ihren hochkonzentrierten Gehalt an differenten Substanzen), das kann aber auch außerordentlich lange dauern, man lese nur die Krankenbeschreibungen aus den Lehrbüchern um 1830 nach, wo lediglich mit Tee oder Mineralsäuren über Monate hin behandelt werden mußte. Dazu haben wir heute keine Zeit mehr und manchmal ist es nötig, einen trägen Heilverlauf anzustacheln, aber auch rechtzeitig wieder einzuhalten. Auch bei Infektionen müssen wir entschieden vorgehen. Stets aber beobachte man dauernd den Heilverlauf, mache sich über die Herkunft jeder Veränderung eine Vorstellung („aus nichts kommt nichts") und suche die Gründe meist zuerst in tatsächlichen äußeren Einwirkungen, die man durch genauestes Ausfragen des Patienten erfährt, anstatt in nicht näher faßbaren inneren Vorgängen, mit denen man seine Unkenntnis nur zu entschuldigen sucht.

II. Behandlung der Hautkrankheiten entsprechend ihrer Lokalisation.

Bei einer topographischen Besprechung der praktisch wichtigsten Hauterkrankungen in Hinsicht auf die Therapie wurde von dem Gesichtspunkt ausgegangen, daß es hauptsächlich die regionäre Verteilung ist, die dem Arzt — auch dem geübten — den ersten Anhaltspunkt für eine Diagnose gibt oder wenigstens den Kreis der möglichen Diagnosen beschränkt. Einmal nämlich kommen an bestimmten Stellen gewisse Hautkrankheiten immer wieder vor (die Sprechstunde des praktischen Arztes ist nicht mit Raritäten übersät, die gerade der interessierte Anfänger zu häufig zu diagnostizieren geneigt ist), dann aber auch sind bestimmte Lokalisationen *Prädilektionsstellen*, also Stellen, die so typisch oder so regelmäßig befallen zu sein pflegen, daß man sie zur Bestätigung einer Diagnose besonders in Augenschein zu nehmen pflegt. Schließlich hat auch die anwendbare Therapie ihre regionären Besonderheiten. In den folgenden Abschnitten werden für gewöhnlich jedoch nur Hinweise gegeben, die unter den einzelnen Krankheitsgruppen (s. S. 194) nötigenfalls ausgeführt sind.

Gesicht.

Im *Gesicht* sind, ohne durch besondere Anordnung gekennzeichnet zu sein, die *Pyodermien* mit die häufigsten Hautleiden, teils als selbständige Erkrankungen, teils als Superinfektionen anderer Hautkrankheiten. Sie treten hauptsächlich als

Krusten in Erscheinung, die sich aus rasch wachsenden, nur im Anfang etwas juckenden Bläschen gebildet haben und die dick und geschichtet mitten in der normalen Haut liegen; diese hochgradig infektiösen krustösen Pyodermien (früher Impetigo contagiosa genannt) kommen häufig bei Klein- und Schulkindern vor, aber übertragen sich auch nicht selten auf Erwachsene. Männer, die sich rasieren müssen, sind besonders übel daran, weil sie die Infektion dauernd verschleppen, wenn auch die tieferen Haarbälge meist frei bleiben.

Immer wiederkehrende Rückfälle sind bedingt durch Restherde in den Mundwinkeln, in den vorderen Ritzen der Nasenlöcher, unter den Ohrläppchen, in den Ohrringlöchern, in der Rinne des Ohrtragus; diesen Schlupfwinkeln der Streptokokken ist mit Höllensteinpinselungen nachzugehen. Von hier aus kommt es auch zu rezidivierenden Erysipelen, wie z. B. an der Nase, die aber manchmal nur kleinere Bezirke, wie die halbe Spitze oder einen Flügel, umfassen. (Rückfällige Erysipele des ganzen Gesichts, dazu noch ohne Fieber, sind dagegen oft nichts anderes als rezidivierende Dermatitiden, deren scheinbare Rückfälligkeit auf äußere periodische Schädigungen, z. B. Waschtage, zurückzuführen sind.)

Außer den dickeren geschichteten Krusten gibt es aber auch flache und kleinere, etwa linsengroße Krustenbildungen, weniger bei Kindern als bei Erwachsenen; vielleicht sind hier Staphylokokken die Erreger, die Therapie ist dieselbe. (Umschriebene krustöse Prozesse an den Lippen, auch auf den Wangen, die rasch auftreten, aber sich nicht ausbreiten, sind häufig die geplatzten Bläschen eines Herpes simplex.)

Im allgemeinen befallen die Staphylokokken mehr die Haarbälge — was der Laie von einer gewissen Ausdehnung an als „Bartflechte" bezeichnet, ein Ausdruck, vor dem die Patienten leicht erschrecken. Tatsächlich sind die einfachsten Grade dieser Erkrankung häufig. Manchmal erkranken nur einzelne Haare oberflächlich und werden besonders an der Seite des Halses beim Rasieren immer wieder aufgerissen (Rasierdermatitis). Manchmal sind ganze Flächen mit dichten Pusteln übersät. Besonders hartnäckig sind die follikulären Pyodermien, wenn sie allein die Oberlippe befallen, meist durch chronischen infektiösen Schnupfen unterhalten. Einzelne Haarbalgerkrankungen — auf den Wangen — können im Laufe der Jahre weiterkriechen und zu haarlosen Narben führen wie bei einem Lupus. (Die durch Pilze bedingten Haarbalgentzündungen des Bartes — hauptsächlich bei Personen, die mit Rindvieh zu tun haben — sind dagegen umschriebene tief reichende und makronenartig vorspringende Knoten, aus deren Haarbälgen dicker Eiter quillt.)

Die Behandlung der Pyodermien besteht in Zephirolbädern und desinfizierenden Salben (mit Rivanol, Quecksilber, Schwefel, Albucid, Xeroform, Dermatol). Wasser und Seife sind erlaubt, aber ein Reiben mit Schwamm oder Handtuch ist zu unterlassen, um kein infektiöses Material zu verschmieren.

Sind die *Haarbälge befallen*, was sich bereits durch eine fühlbare Verdickung der Haut kundtut, so ist eine Epilation oft nicht zu umgehen. Für die antiseptische Wirkung unserer Salben liegen diese Haarbalgentzündungen bereits zu tief. Weil die Haarstoppeln die Salben überdies abdrängen, müssen die Haare regelmäßig gekürzt werden, da Rasieren schädlich ist, am besten mit der Maschine. Feuchte, vor allem heiße Umschläge (z. B. mit Dalibourlösung oder Clorina) wirken oft besser als Salben. Die Epilation kann mit der Pinzette besorgt werden, auch der Patient soll möglichst jedes Haar, dessen Umgebung gerötet ist, selbst entfernen. Nach warmen Umschlägen und vor allem nach Bestrahlung mit der Solluxlampe sind derartige Epilationen weniger schmerzhaft. Ist die befallene Stelle zu ausgedehnt, so epiliert man mit Röntgenstrahlen; aber dabei gehen die Haare erst in 12—14 Tagen aus, und unangenehme Reizungen durch die Bestrahlung sind, wenn die nötige Dosis auf einmal gegeben wird, möglich (s. S. 140).

Bei tiefer Trichophytie sind die Haare dagegen meist so gelockert, daß die manuelle Epilation bei genügender Geschicklichkeit sofort gelingt. Bei monatelangen Haarbalgentzündungen, besonders an der Oberlippe, pflegen nach einer Röntgenepilation mit den Haaren auch die Haarbalgentzündungen wiederzukommen (Reinfektion durch Nasensekret).

Neben den reinen Pyodermien sind zusätzliche Infektionen durch Kokken im Gesicht häufig, z. B. bei dem Ekzem exsudativer Säuglinge (Milchschorf der Wangen, Gneis auf dem Kopf), bei den knotig eitrigen Formen der Acne; selbst ein Lupus, zumal ein offener, kann sekundärinfiziert sein und bessert sich dann bereits auf desinfizierende Salben (mit Quecksilber, Rivanol).

Vom therapeutischen Gesichtspunkt sind auch viele der sog. *seborrhoischen Hauterkrankungen* wie oberflächliche Pyodermien zu behandeln. Die Acne necrotica, die sich von der Haargrenze aus seitlich über die Schläfen oder auch die Stirn entlang zieht, als rötliche Hautpapeln mit charakteristisch in Hautgrübchen eingelassenen Krusten und Narben wie nach Pocken, heilt rasch auf Schwefel, der auch bei den follikulären Pyodermien (Rasierdermatitis) wirksam ist. Aber während eine wirklich geheilte Pyodermie erledigt ist, pflegt die Acne necrotica wie andere seborrhoische Erkrankungen zu rezidivieren, zumindest ein Zeichen für eine besondere Disposition zu banalen Infektionen; sie bedarf also einer milden Dauerbehandlung.

Zu den seborrhoischen Affektionen gehört weiterhin die Acne, die während der Pubertät die häufigste Hauterkrankung des Gesichts ist (entzündete Mitesser, Fettüberzug der Haut); die knotige Acne an den Kinnpartien oder in der Mitte der Wangen, meist bei Frauen, dauert jedoch auch weiterhin an. Im Klimakterium ist die Rosacea, die sich klinisch durchaus von der Acne unterscheidet, mit ihren violettroten, selten vereiternden Papeln um Kinn und Nase die deprimierende Erkrankung der Erwachsenen; ihre Behandlung erfordert immer Berücksichtigung des Magen-Darm-Zustandes (meist Salzsäuremangel) und der besonderen Reizbarkeit der Haut. Während gewisse Formen der Acne — bei grobporiger, etwas schlaffer Haut — Seife, Wasser und Salben gut vertragen, ist das bei Acnepatienten mit seidiger, glatter, gespannter Haut (entzündliche Acne) weniger der Fall und erst recht nicht bei der Rosacea, die meist Seife, Wasser und häufig auch Fette nicht verträgt.

Der Seborrhoiker reagiert überhaupt auf äußere Reize leicht mit uncharakteristischen Hautentzündungen, über die manchmal nur als Brennen und Jucken geklagt wird, und bei denen objektiv nichts als eine rauhere, trockene, vielleicht auch schuppende Haut mehr zu fühlen als zu sehen ist. Die in Frage kommenden Reize sind oft unbestimmter Art (rauhe Luft, Kleider, Pelze, Seife oder auch mehreres zusammen). Bei Frauen sind entsprechend den Mantelkrägen häufig die seitlichen Kinnpartien befallen. Diese Erscheinungen treten mit Vorliebe im Winter oder Frühjahr auf (echte Saisoneinflüsse? oder infolge der dickeren und rauheren Kleider, die dann getragen werden?) und bessern sich manchmal auf kleine Mengen Ultraviolettlicht oder Röntgenstrahlen.

Zu der Diagnose seborrhoisches Ekzem ist man erst berechtigt, wenn gewisse Prädilektionsstellen (Nasolabialfalten — gelegentlich unter dem Schnurrbart versteckt —, Glabella, Lidränder), also Stellen mit Anhäufungen von Talgdrüsen, vorwiegend betroffen sind; auch die seborrhoische Schuppenbildung des Kopfes gehört zur Charakteristik des Seborrhoikers. Jede trockene Hautentzündung im Gesicht als seborrhoisch zu bezeichnen, ist natürlich nichtssagend. Die gute Beeinflußbarkeit durch Schwefel, Quecksilber, überhaupt durch antiparasitäre Maßnahmen rückt diese seborrhoischen Ekzeme in die Nachbarschaft der chronischen oberflächlichen Infektionen, eine alte Ansicht, die allerdings experimentell nicht leicht belegt werden kann. Zweifellos ist aber auch zur Entstehung dieser Erkrankungen ein konstitutioneller seborrhoischer Zustand Vorbedingung, der seinerseits von den Hormonen der Keimdrüsen beeinflußt wird; deshalb erscheinen die seborrhoischen Erkrankungen auch während der Pubertät und im Klimakterium und fehlen in der Kindheit, außer bei Säuglingen, die mit der Muttermilch große Mengen Sexualhormon aufnehmen können. Therapeutisch verlangen die seborrhoischen Affektionen also eine Berücksichtigung der besonderen Reizbarkeit der Haut, der vorhandenen oft chronischen Infektion und der seborrhoischen Disposition.

Für *akute schädliche Reize von außen*, die das ganze Gesicht betreffen, ist charakteristisch, daß als besonders empfindlich die Augenpartien erkranken und anschwellen (z. B. bei Überempfindlichkeit gegen Primeln, Waschmittel, Küchendämpfe, Bohnerwachs, Terpentin u. dgl., aber auch gegen Augentropfen). Die schädlichen Stoffe können auch durch die Finger, die selbst nicht zu erkranken brauchen, an die Augen gebracht werden (z. B. Rheumatismuseinreibemittel). Diese Anschwellungen der Augen verstärken sich meistens, wenn der Patient liegt, also über Nacht; über Tag, wenn der Patient steht, sackt das Gewebswasser entsprechend der Schwere von allein nach unten und die Schwellungen verlieren sich (gerade im Gegensatz zu den Schwellungen bei Hautentzündungen am Unterschenkel). Bei der Behandlung einer solchen Dermatitis werden Salben, auch Öle häufig nicht vertragen, man muß mit Trockenpasten, Pudern und feuchten Umschlägen auszukommen versuchen und gleichzeitig alle äußeren Reize (Seife!) ausschließen, was oft nicht leicht ist. Sind die schädlichen Einwirkungen geringer Art, aber andauernd (Kleider, Wolle, auch bei beruflichem Kontakt), so kommt es zu chronischen Verdickungen, besonders im inneren Winkel der oberen Augenlider, die schwer heilen (erst auf Röntgenbestrahlungen, Calciuminjektionen).

Bandförmige akute oder rezidivierende Entzündungen fingerbreit quer über die Stirn sind charakteristisch für Unverträglichkeit gegen Schweißleder in den Hüten (meist bei Männern).

Ist dagegen die ganze Stirnhaut chronisch verdickt, zerkratzt, so denke man an ein *konstitutionelles Ekzem* (spätexsudatives Ekzem); hier ist oft auch die Mundumgebung verdickt, rissig, spröde und die Gesichtshaut fällt durch ihre fahle Blässe auf. Oft ist dabei auch die Kopfhaut schuppig und juckend, ähnlich wie beim seborrhoischen Ekzem, mit dem das spätexsudative dieser Lokalisation häufig zusammengeworfen wird. Aber der Typus des Patienten ist meist ein ganz anderer: der Seborrhoiker ist pyknisch, vollblütig, das Gesicht glänzt vor Fett, er neigt zu einer Glatze, hat breite fleischige Hände; der konstitutionelle Allergiker ist hager, fahl, hat eine trockene Haut (gelegentlich sogar eine Ichthyosis), dichtes drahtiges Haar und zeichnet sich durch schmale Hände aus. Die Behandlung dieses konstitutionellen Ekzems (das ROST wegen seiner häufigen Herkunft von dem exsudativen Ekzem der Säuglinge und Kleinkinder als spätexsudatives aus der Gruppe der Ekzeme heraushebt) ist außerordentlich schwierig; es muß die Salbenempfindlichkeit des Patienten berücksichtigt werden, die Überempfindlichkeit gegen Eiweiß (in der Nahrung, in der Kleidung), die übersteigerte Erregbarkeit des vegetativen Systems, die seelische Bedrückung des Kranken, dabei ist die Heilung ungewiß und die Rückschläge sind häufig, kurz: dieselben therapeutischen Probleme begegnen dem Arzt, die ihm von der Behandlung des Asthma bekannt sind, mit dem diese Art Ekzem verwandt und auch häufig kombiniert ist. Auch Infektionen spielen hier eine Rolle, im Anschluß an das dauernde Kratzen treten kleine Furunkel auf, die aber selten stark vereitern, sondern als harte Pfröpfe in einer wenig reaktionsbereiten Haut liegen.

Eine eigentümliche *schmetterlingsförmige Verteilung* im Gesicht nehmen einige Hautkrankheiten ein, nämlich auf beiden Jochbogen die flügelartigen Ausläufer, auf dem Nasenrücken der Schmetterlingsleib.

Handelt es sich hierbei um einen chronischen stationären Prozeß, so liegt meist ein Erythematodes vor (früher auch Lupus erythematosus genannt, aber weil nur ausnahmsweise tuberkulös, nicht mehr mit dem Namen Lupus zu belasten). Der Erythematodes ist durch festhaftende Hornschuppen (die Haftzähnchen sieht man auf der Unterseite der losgerissenen Schuppe), durch lokale Druckschmerzhaftigkeit und durch Ausgang in Narben gekennzeichnet. Solange er aber noch akut ist, ist seine Diagnose oft schwierig, da auch andere Prozesse die geschilderte Verteilung bevorzugen, nämlich besonders im Frühjahr und nach Sonnenbestrahlung das Erythema exsudativum (düsterrote, etwas polsterartig vorspringende Flecke, die aber in einigen Tagen vorübergehen oder die Stelle wechseln; dabei sind oft die anderen Prädilektionsstellen, beide Hände und Unterarme, mitbefallen), ferner die Rosacea, die aber an der Vereiterung einzelner Papeln erkennbar ist, und schließlich auch die Psoriasis, die jedoch leicht ablösbare und dickere Schuppen trägt (s. hier die anderen Prädilektionsstellen: Ellbogen, Knie, behaarter Kopf).

Auf den Jochbögen, aber auch an den Schläfen und den Wangen bemerken Frauen gelegentlich rauhe oder samtige Hautveränderungen, die aus kleinsten lichenoiden Hautpapeln bestehen und meistens heftig jucken. Die Erscheinungen verstärken sich nach Sonnenbestrahlungen und pigmentieren, oft netzförmig, nach monatelangem Bestand. Diese Melanodermitis toxica ist fast regelmäßig auf den Gebrauch einer individuell schlecht vertragenen und gegen Licht sensibilisierenden Salbe zurückzuführen (Hormoncreme, Niveacreme). Therapie: abwarten, statt der gebrauchten Salbe Kalodermagelee, Lanettewachssalbe.

Muttermäler und mancherlei gutartige *Tumoren*, die der Patient Warzen zu nennen beliebt, sind im Gesicht häufig und bilden sich oft im Laufe der Jahre; Muttermäler brauchen keineswegs bei der Geburt schon — in erkennbarer Größe — vorhanden zu sein (Naevi tardi). Pigmentnaevi kommen bei dunkelhaarigen Personen oft um das 20. Jahr zahlreich an Gesicht, Hals, Brust, auch an den Unterarmen heraus, oft nach Belichtungen oder Röntgenbestrahlungen. Von Gefäßmälern entwickeln sich ebenfalls im Laufe der Jahre die Spinnenmäler (Naevi aranei), die wie ein Baum in der Haut stehen, auf den man von oben herunterschaut: der zentrale, in die Tiefe gehende Stamm und die oberflächlichen, sich seitlich erstreckenden Äste.

Häufig sind auch kleinste Wucherungen, die ihrer plötzlichen Ausbreitung und Verteilung nach den Gedanken an eine Infektion aufkommen lassen, indem sie von einer zentralen Stelle aus verschmiert erscheinen. Das sind einmal die flachen Warzen (häufig bei jungen Frauen), flache, glatte, gelbliche, oft juckende Papeln an Kinn, Wangen und Stirn, und das Molluscum contagiosum, das sowohl bei Kindern wie Erwachsenen vorkommt, und zunächst wie ein Bläschen aussieht, später aber wie ein Knötchen, aus dessen Mitte eine grauschwarze warzige Hornmasse ragt, die sich ausdrücken läßt. Hiermit ist auch bereits die Behandlung vollzogen; bei den flachen Warzen wirkt häufig die Suggestivtherapie, bei den Naevi und Tumoren ist Ausbrennen mit dem Galvanokauter oder besser Elektrokoagulation nötig. Das gelingt für gewöhnlich ohne Anästhesie, sehr ängstliche Patienten läßt man Chlorylen einatmen (etwa 20 Tropfen auf einem Wattebausch, der vor Mund und Nase gehalten wird); Chlorylen, ein Mittel gegen Trigeminusneuralgie, betäubt elektiv die sensiblen Nerven im mittleren Gesicht.

Ernster sind derartige Geschwülstchen zu nehmen, wenn sie hart sind, sich langsam im Laufe der Jahre vergrößern und schließlich zu bluten beginnen. Auch bei Patienten unter 50 Jahren sind sie dann als Carcinome verdächtig. Sie sitzen mit Vorliebe am Nasenaugenwinkel, an den Schläfen, neben der Nase; da sie erst nach mehreren Jahren zu oberflächlichen Geschwüren, die zentral abheilen können, führen, ist meist Gelegenheit, sie rechtzeitig zu entfernen. Solange sie klein sind, gelingt das am raschesten mit Elektrokoagulation, bei größeren Stellen treten von Erfahrenen ausgeführte Röntgen- und Radiumbestrahlungen hinzu.

Am *Mund*, an der Lippe und in den Winkeln, kommt es am häufigsten zu Anfällen von Herpes simplex, Bläschengruppen, die 4—6 Tage dauern, dabei sind die zuständigen Unterkieferdrüsen leicht und empfindlich geschwollen. Der Herpes kann nur gelegentlich auftreten oder häufig rezidivieren. Bisweilen greift er auch auf die Wangen über. Er trocknet am besten durch Puder oder Pasten ein. Die Behandlung des oft sehr quälenden rückfälligen Herpes erfordert viel Umstände und ist unsicher (Wiederholung der Pockenimpfung).

Sind die Mundwinkel eingerissen, so liegt eine Faulecke vor, manchmal durch Streptokokken (dann Höllensteinlösungen, Rivanolsalben), manchmal durch Soorpilze bedingt (bei älteren Leuten, dann verdünnte Jodtinktur); manchmal heilen erst Röntgenstrahlen oder Injektionen von Vitamin B (Lactoflavin). Auch durch beim Schlaf herausfließenden Speichel können die Mundwinkel entzündet sein, oft übergreifend auf das Kinn. Bei Überempfindlichkeit gegen salolhaltige Mundwässer (Odol) und gegen vulkanisierte Prothesen treten ebenfalls Reizungen der Mundumgebung auf. Auf das spätexsudative Ekzem in der Nachbarschaft des Mundes ist schon hingewiesen.

Im Mund, auf der Innenseite der Lippen, an der Zunge, an den Wangen sind Aphthen die häufigsten geklagten Leiden; die Angst mancher Patienten mit nicht ganz reinem Gewissen, es handele sich um Syphilis, läßt sich leicht widerlegen, da syphilitische Schleimhauterkrankungen niemals schmerzhaft sind. Gruppierte aphthenähnliche schmerzhafte Erosionen sind meist Anfälle von Erythema exsudativum (entweder reine Schleimhautfälle oder kombiniert mit Hauterscheinungen s. Unterarme und Hände). Hierbei helfen C-Vitamininjektionen, außerdem wie bei allen schmerzhaften Mundprozessen Targophagintabletten (Targesin und ein Anaestheticum) oder Rivanolpastillen, ebenso die schmerzstillenden und desinfizierenden Spülungen mit Subcutinlösungen oder unverdünntem 3% Wasserstoffsuperoxyd; Pinselungen mit Höllenstein oder mit Chromsäure quälen den Patienten nur und helfen ihm wenig, solche mit Phenol anästhesieren wenigstens.

Schmerzlose glänzende Flecken auf der Wangenschleimhaut in der Höhe der Kauflächen der Zahnreihen sind meist Leukoplakien, das sind narbig verdickte Schleimhautstellen (Behandlung: Elektrokoagulation, Salvarsan, Vitamin A); sind sie netzförmig oder geädert, liegt ein Lichen ruber vor (gelegentlich als isolierter Schleimhautlichen oder kombiniert mit Lichen am Genitale, nämlich an Glans und Scrotum oder mit universellem Hautlichen; charakteristische einzelne Herde an den Beugeseiten der Unterarme).

Schmerzlose weißliche Flecke auf der Zunge sind oft solche der Lingua geographica (Exfoliatio areata linguae, ein Zeichen exsudativer Diathese); sie wechseln täglich Form und Aussehen und bessern sich auf Kalk. Die grotesk verlängerten Papillen der Zungenmitte, die graue oder schwarze „Haarzunge", werden am besten mit dem scharfen Löffel von Zeit zu Zeit abgekratzt, bis sie eines Tages von allein wieder verschwinden. Wucherungen am Zahnfleisch oder harten Gaumen, die leicht bluten, können Schleimhautlupus sein; Ulcerationen, besonders solche des weichen Gaumens und des Rachens, sind stets verdächtig auf tertiäre Lues und erfordern eine schnelle entschlossene Probebehandlung (mit Spirocid oder Jodkali), da sie rasch irreparable Ausmaße annehmen können. Bei schmerzhafter Zunge mit graurötlichen Streifen denke man an eine beginnende perniziöse Anämie (MÖLLER-HUNTERsche Glossitis, die gelegentlich sogar für einige Wochen den Blutveränderungen vorausgehen kann).

Alle oberflächlichen Erosionen oder umschriebenen Knotenbildungen der *Lippe*, die mit starken Verhärtungen einhergehen und bei denen eine schmerzlose einseitige Drüsenschwellung am Unterkieferwinkel von oft bedeutender Größe den Blick geradezu auf sich zieht, sind als syphilitische Primäraffekte verdächtig; sie werden meist für einen Herpes simplex gehalten oder für einen Furunkel oder für eine Trichophytie; wenn sie aber mehr als 1—2 Wochen ohne abzuheilen oder zu eitern verharren, sollte man nicht länger säumen und auf Spirochäten nachsehen. Knoten, die sich monate- bis jahrelang halten, oft auf einer weißlich verfärbten leukoplakischen Unterlippe, sind wahrscheinlich Carcinome.

Auch die Nase ist oft der charakteristische Sitz bestimmter Hauterkrankungen. Am häufigsten sind schmerzhafte Rötungen und Anschwellungen umschriebener Stellen an der Spitze oder den Nasenflügeln, die einige Tage dauern, oft in kurzen Abständen sich wiederholen. Hier handelt es sich um Haarbalgentzündungen und kleine Furunkel der Nasenhaare (Vibrissen), sie entleeren — man sieht sozusagen auf ihre Rückseite — ihren Eiter nach innen. Oft können Rückfälle nur durch Röntgenbestrahlungen und Vaccine (Staphygen) aufgehalten werden; dazu tritt Behandlung der Naseneingänge (von innen Haare kürzen, Rivanol in Ungt. leniens). Sind derartige Rötungen nicht schmerzhaft, ist die Schwellung gering, aber dauernd über Wochen und Monate, so denke man an einen beginnenden Lupus der Nasenspitze, bei dem man unter Glasspateldruck das charakteristische lupöse Infiltrat findet. (Vorsicht vor Verwechselungen mit den ebenfalls durchschimmernden Talgdrüsenerweiterungen, die aber im allgemeinen nur grießkorngroß werden.)

Entzündliche Veränderungen an der äußeren Nase, und zwar meist der unteren Hälfte, sind häufig Rosacea, kleine blaurote Papeln, die gelegentlich vereitern; meistens trifft man sie bei Männern mit chronischer Gastritis an, mit Verschlimmerungen nach Alkoholgenuß, aber auch nach sonstigen Diätfehlern, oft mißhandelt durch fruchtlose Versuche, die Eiterstellen auszudrücken. Das bekannte, oft groteske Formen annehmende Rhinophym mit seinen Knoten- und Lappenbildungen ist selten geworden. Eine die ganze Nase befallende mehr braunrote juckende Entzündung mit Papeln und Bläschen, die im Frühjahr auftritt und den Sommer über anhält, ist eine Lichterkrankung (Sommerprurigo); sie heilt auf Röntgenbehandlungen und unter Lichtschutz. Im Winter zeigt sich bei manchen Personen Frost an der Nase, kalte, blaugraue Verfärbungen; wie alle derartigen Erscheinungen von Perniosis (sonstige Lokalisationen an den unteren Schienbeinkanten, an der Außenseite der Oberarme, an den Fingerrücken) sind sie meist heftiger bei feuchtkaltem Übergangswetter im Frühjahr und Herbst als bei trockenem Frost im Winter, eine Feststellung, die die Patienten gegen die Diagnose Frostschäden einzuwenden pflegen; hormonale Störungen (Sexualhormone) spielen dabei ja auch eine wesentliche Rolle. Nach längerem Bestand werden übrigens die Verfärbungen durch Telangiektasien beständig (dann Kohlensäureschneegefrierungen oder Kromayerlampe). Bei Kindern können auf einer derartig frostig verfärbten Nase noch kleine Papeln sitzen und Schweißtröpfchen austreten (Granulosis rubra nasi); hier helfen bisweilen Röntgenbestrahlungen.

Eine rote Nase läßt sich durch Betupfungen mit Benzin für einige Stunden blasser machen.

Knotige, geschwürige und narbenbildende Prozesse an der Nase sind in der Gegend der Spitze — im Knorpelgebiet — häufig Lupus (die „abgegriffene"

Nase bei jahrelangem Lupus) und am Nasenansatz — im Gebiet des Knochens — tertiäre Lues; aber die Lues hält sich nicht immer an diese Regel. Dann erinnere man sich daran, daß das lupöse Gewebe weich und mit der Sonde einzudrücken ist, das luische aber hart. Die letzten Zweifel beseitigt eine antisyphilitische Probebehandlung, auf die eine Lues in einiger Zeit völlig abheilt.

Daß die akute Dermatitis des Gesichts auf äußere Schädigungen (Primeln, Persil und andere Waschmittel) hauptsächlich und gelegentlich allein die *Augengegend* befällt, ist schon vermerkt; die Schwellung pflegt die Patienten am meisten zu beunruhigen, obwohl sie harmlos ist und auf Borwasserumschläge zurückgeht. Andere Schwellungen sind auf die bekannten Gerstenkörner zurückzuführen, kleine Furunkel der Wimpern; sie heilen unter warmen Ölumschlägen — rascher, wenn man die befallenen Wimpern mit der Pinzette epiliert. Ein dauernder krustig schuppiger Belag der Lidrandkanten ist ein wichtiges Symptom für ein seborrhoisches Ekzem (dagegen Tyrosolvin s. S. 176); meist sind auch die Pubes, die Vulva, gelegentlich die Achselhöhlen, die Bartgegend mitbefallen.

In der Gegend der Augen sind Geschwulstbildungen häufig; an den Unterlidern älterer Personen findet man oft die flachen, bräunlich-gelblichen Papeln gewucherter Schweißdrüsen (Hidradenome). Das Xanthelasma an den inneren Lidwinkeln ist weißlich bis strohgelb; es läßt sich mit Trichloressigsäure entfernen, oft allerdings nur für kurze Zeit.

Enorme und hartnäckig festsitzende Comedonen in der Augenumgebung finden sich bei Trägern von Brillen aus Kunstharz (Salicylsalbe, Salicylpflaster, Elektrokaustik der Follikelöffnungen).

Unsere *therapeutischen Maßnahmen im Gesicht* haben aus Gründen der besonderen Empfindlichkeit, der Zurschaugetragenheit und der Kosmetik einige Gesichtspunkte zu beachten. So ist Chrysarobin wegen der Empfindlichkeit der Augenbindehäute im Gesicht nicht anwendbar; auch der Schwefel führt, wenn er in die Augen gelangt, zu Reizungen; auf ihn und auf die ebenso reizenden bleichenden Peroxyde (Perhydrol, Natronsuperoxydseife) ist aber gelegentlich nicht zu verzichten.

Verfärbende Mittel lassen sich im Gesicht schlecht verwenden, gar nicht bei Patienten, die ihrem Beruf nachgehen, aber auch nicht bei solchen, die den Arzt in der Sprechstunde aufsuchen müssen; das veranlaßt nur Reinigungsmaßnahmen, die schädlich wirken. Hierzu gehören Jodtinktur, Permanganatbäder, Rivanollösungen, Pinselungen mit Höllenstein, es sei denn, daß man diesen mit Kochsalzlösung vor eingetretener Belichtung neutralisiert und an der Schwärzung hindert. Auch dunkle Teere sind ungeeignet. Man beachte, daß Teere, auch wenn sie abgewaschen sind, gegen Sonnenlicht sensibilisieren und so Entzündungen veranlassen.

Häufig muß man sich also auf eine Nachtbehandlung beschränken und tagsüber nur mit Einsalbungen begnügen, die zur Verdeckung eines Fettglanzes noch fleischfarben überpudert werden (mit Ichthyolpuder). Tagespasten setze man möglichst etwas Rot (Bolus rubra) und etwas Gelb (Dermatol) zu, um sie unauffällig zu machen. Sie sollen auch nur dünn aufgetragen werden. Mattan, Cremor, von kosmetischen Präparaten Duswald Velourcreme (in verschiedenen Farben) können als Deckmittel für gerötete Haut dienen.

Verbände sind tagsüber schlecht anzuwenden, die Schnellverbände (Hansaplast) und Heftpflaster sind nicht immer ungefährlich (bei Pyodermien), weil die Haftstellen beim Abreißen oft neue Infektionspforten eröffnen. Bei den Streptodermien der Kinder wählt man deshalb dicke Pasten, die von selbst haften und die man mit Watteflocken bekleben kann. Von den beliebten schwarzen Augenklappen und Ohrenbinden mache man nur Gebrauch, wenn sie durch Einlagen saubergehalten werden und nicht als bakteriologische Schmutzfänger dienen. Manche Wunden, z. B. auch nach kleinen operativen Eingriffen, wie bei Carcinomen, heilen unter einer in freier Luft entstehenden Kruste am besten und bequemsten; die Angst der Patienten, daß etwas in die Wunde hineingelangt oder die Kälte schadet, ist meist unbegründet.

Bei vielen Prozessen im Gesicht stören — wie schon erwähnt — die üblichen Reinigungsmaßnahmen die Abheilung. Bei Dermatitiden, Ekzemen und seborrhoischen Affektionen (entzündliche Acne, Rosacea) schadet Wasser und Seife; man versuche dann Abtupfen mit Milkudermwaschung, Boraxlösung, Magermilch, Regenwasser, Olivenöl oder auch verdünntem Spiritus; man wählt durch Versuch das Verfahren aus, wonach die Haut sich nicht rötet oder brennt. Bei Pyodermien soll das Gesicht häufiger gebadet werden (mit Seife oder Zephirol). Krusten werden mit Seife eingeschäumt (Wattebausch) und gelöst, evtl. nach vorangegangener Durchweichung mit Ungt. leniens. Beim Abtrocknen ist darauf zu achten, daß infektiöses Sekret nicht verschmiert wird (abtupfen, nicht reiben).

Das Rasieren, oft wenigstens alle paar Tage notwendig, um überhaupt mit Salbe an die erkrankte Haut heranzukommen, schadet einmal durch die verwandte Seife — dann werden gelegentlich Rasiercreme Satina mild für empfindliche Haut oder Rasiercreme Imhausen i 499 noch vertragen; oder man läßt abends rasieren und sofort durch Pasten die Reizung abfangen. Äußerstenfalls empfiehlt sich die trockene Rasur mit elektrischen Maschinen. Bei der Rasur ist auch die Möglichkeit einer Verschmierung von Eiter auf benachbarte eröffnete Hautstellen zu beachten. Deshalb bevorzuge man dünne Rasierklingen, die zwar nicht so glatt ausrasieren, aber leichter über entzündete vorspringende Haarfollikel hinweggleiten. Nach dem Rasieren — vor allem, wenn es abends geschieht — versuche man durch desinfizierende Bäder (Zephirol) und Pasten (Rivanol) einen eingetretenen Schaden einzuschränken.

Kosmetische Gründe lassen uns bestimmte physikalische Verfahren besonders vorsichtig anwenden. Es ist klar, daß Röntgenbestrahlungen an allen Körperstellen so ausgeführt werden müssen, daß Spätschädigungen nicht auftreten; das gilt besonders für das Gesicht, wo schon die geringsten Dauerschäden auffallen, z. B. auftretende Gefäßerweiterungen, die irgendwo anders nicht stören würden. Aber auch vorübergehende Nachteile, wie sie durch scharfe Begrenzung der Bestrahlungsfelder entstehen können, müssen durch geeignete Technik vermieden werden; gerade bei dunkelhaarigen Personen bilden sich sonst scharf begrenzte Pigmentierungen. Die Grenzen müssen also ausgeglichen werden, was bei Röntgenstrahlen durch wechselnde Abdeckung, bei Radium oder Kohlensäureschnee durch Verwischen der Ränder erreicht wird. Bei der Alopecia areata der Kinnwinkel muß man deshalb auch auf die sonst üblichen starken Ultraviolettlichtbestrahlungen verzichten, man kann nur geringe Dosen geben und lagert diese Reaktionen außerdem noch in eine schwächere Allgemeinbestrahlung des Gesichts ein. Auch bei notwendigen Epilationen in der Bartgegend beschränke man sich nicht auf zu kleine begrenzte Flächen. Epiliert man den ganzen Bart, so decke man so ab, wie es der Haarschnitt erfordert, und lasse nicht Reste des Bartes an den Wangen stehen.

Ohren.

An den *Ohren* finden wir oft eine ganze Ohrmuschel geschwollen und nässend; häufig liegt dabei ein Mittelohrkatarrh vor oder eine Perforation, während der Behandlung dieses Ohrleidens ist dann die Erkrankung des äußeren Ohres aufgetreten. Hier handelt es sich oft um eine Überempfindlichkeit der Haut, meist gegen Salben, also um eine akute Dermatitis, die zudem noch durch die Kokken des

Ohrsekrets infiziert zu sein pflegt. Diese häufige Kombination erfordert zur Behandlung lokale antiseptische Maßnahmen unter Vermeidung von Salben (also Höllenstein-, Targesin- oder Dalibourumschläge, Dermatolpuder oder Trockenpasten). Natürlich darf auch der mitbehandelnde Ohrenarzt keine Salben verordnen.

In den *Ohrgängen* finden sich häufig die Schuppenbildungen des seborrhoischen Ekzems oder der Psoriasis (Behandlung mit Quecksilberpräcipitat). An Salbengrundlagen verwende man solche, die sich möglichst in die Haut völlig verreiben lassen (z. B. Macremal). Die Abschließbarkeit des Gehörganges macht die flüchtige Radonsalbe (mit Radiumemanation angereicherte Salbe) zur Strahlenbehandlung chronischer Fälle besonders wirksam, während Röntgenstrahlen schlecht anwendbar sind.

An den *Ohrrändern* sitzen einige charakteristische Prozesse, z. B. nicht selten am oberen Rand des Helix kleine, harte Knötchen, die so schmerzhaft sind, daß oft das Daraufliegen unmöglich wird, und die geschwürig und mit einer Kruste bedeckt sein können, die Chondrodermatitis nodularis helicis (Therapie: Excision, Elektrokoagulation). Am ganzen hinteren Rand finden sich oft Atrophien, Verlötungen der Haut mit dem Knorpel, meist von dem Patienten als Erfrierung angesehen; manchmal handelt es sich jedoch um Erythematodes, und zwar um jene Form, die im Winter unter Kälte sich verschlimmert. Seltener sind die Atrophien auf Hydroa vacciniforme zurückzuführen, eine chronische Lichterkrankung, die auf Überempfindlichkeit gegen das Ultraviolettlicht der Sonne beruht und bei der hämorrhagische, nablig eingezogene Blasen aufzutreten pflegen.

Am *Ohrläppchen* finden sich häufig lang dauernde krustöse Pyodermien, nicht selten durch das Tragen von Ohrringen gefördert, die aber gerade als Heilmittel gegen exsudative Hautleiden beliebt sind. Chronische Verdickungen der Ohrläppchen sind manchmal Lupus (gelbrote Infiltrate), manchmal bei violettblauem Infiltrat sog. BOECKsche Krankheit, d. h. Granulome infektiöser, noch unklarer Ätiologie, die auf Arsen und Röntgenstrahlen heilen (gleichzeitig oft Spina ventosa der Fingerknochen).

Hinter dem Ohr begegnet man den weißen, gelegentlich vereiternden Knoten von Talgretentionscysten, die aufgeschlitzt und ausgedrückt werden, aber sich wieder bilden und sich auch vermehren. Bei Frauen und Mädchen findet man hinter den Ohren häufig juckende und reichlich schuppende, mitunter feucht werdende Stellen: sie seien hier als psoriasiforme seborrhoische Ekzeme geführt. Sie heilen oft rasch auf Quecksilberpasten, kommen aber leicht wieder. Als Reststellen bleiben nässende Spalten zurück, direkt an der Ansatzstelle der Ohrmuschel, Fissuren, wie wir sie auch sonst an intertriginösen Stellen, wo Haut spitzwinklig zusammenstößt, kennen und die auf chronische Infektion mit Streptokokken verdächtig sind; die Heilung ist mühsam (1—2% Höllensteinlösung, 1% Jodtinktur täglich; Balsame: Perubalsam, Tinctura balsamica).

Ähnlich hinter den Ohren gelegene stark juckende Herde, die aber stets trocken bleiben, kleinere festhaftende Schuppen zeigen, auch die Rinne hinter der Ohrmuschel frei zu lassen pflegen, sind chronische Neurodermien; sie treten fast nur bei Frauen auf (wichtigste Lokalisation: am Hinterkopf oberhalb des Haaransatzes). Therapie: Salicylquecksilberteersalben, Röntgenbestrahlungen; Behandlung mit Follikelhormon. Sehr hartnäckig.

Behaarter Kopf.

Die Hauptsorgen bei allen Erkrankungen des Kopfes gelten einem dauernden und irreparablen Haarausfall, und zweifellos ist diese Befürchtung auch berechtigt, weil die Mehrzahl unserer Patienten an dem außerordentlich verbreiteten *seborrhoischen Haarausfall* leidet.

Da unsere Therapie hier im wesentlichen nur den Haarausfall aufhalten kann und möglichst frühzeitig einsetzen soll, müssen wir zunächst wissen, was normalerweise an Haar ausfallen darf und was bereits als krankhaft angesehen werden muß. Bis sich das Haar sichtbar gelichtet hat, dürfen wir jedenfalls mit der Behandlung nicht warten. Gehen wir davon aus, daß das Haar etwa 1 cm im Monat wächst und Haare von 60—70 cm Länge nach der Pubertät als gut ausreichend angesehen werden können, so wachsen diese Haare demnach 5—6 Jahre lang, um dann zu wechseln (zu wechseln, denn sie werden von der neu auskeimenden Haarpapille wieder ersetzt). Hat ein erwachsener Mensch durchschnittlich 40 000 Haare (Blonde mehr, Rothaarige weniger), so wechseln diese also im Laufe von 5—6 Jahren, das sind etwa 7000 im Jahr und 20 am Tag. Sind die Haare kürzer oder länger angelegt als die angenommenen 60—70 cm, was individuell verschieden ist, so fallen natürlich mehr oder weniger aus. Mit zunehmendem Alter sinkt auch physiologischerweise die Lebensdauer der Haare und sie werden kürzer. Im allgemeinen gilt jedoch ein Haarausfall bis 40 Haare am Tag noch als normal beim Erwachsenen; vor der Pubertät ist der Haarausfall dagegen unerheblich. Allerdings sollen es hauptsächlich auch ausgewachsene Haare sein, die ausfallen; der Anteil an unausgewachsenen darf nicht zu groß sein. Um das festzustellen, läßt man den Patienten an drei aufeinanderfolgenden Tagen alle ausgekämmten Haare sammeln und sie in längere und kürzere als 15 cm sondern; zur Zählung bindet er sie zweckmäßig an einem Ende zusammen. Als krankhaft gilt es, wenn die kürzeren mehr als 25% betragen; sind die Haare geschnitten, so sollen unbeschnittene Spitzenhaare, kürzer als 10 cm, nicht mehr als 20% vorhanden sein. Aus der „Wurzel" der ausgefallenen Haare kann man jedoch nicht erkennen, welche vorzeitig ausgefallen sind; die eigentliche Wurzel des Haares ist die Papille, die nicht mit dem Haar ausfällt, sondern stets in der Haut steckenbleibt, dort wieder auswächst, allerdings auch verkümmern kann.

Nachdem wir so durch Abgrenzung des krankhaften Haarverlustes in die meist aufgeregten Vorstellungen unseres Patienten etwas Klarheit gebracht haben, wird ihm weiter verständlich sein, daß es unserer Therapie nicht möglich ist, *unter* den normalen Ausfall zu gelangen, daß er also hierin nicht einen Mißerfolg sieht und die notwendige Behandlung einstellt. Auch über den möglichen Beginn eines Erfolges muß er sich klar sein: wir wissen, daß ein durch Röntgenbestrahlung oder Thalliumvergiftung (Rattengift) abgetötetes Haar erst nach etwa 14 Tagen ausfällt, solange braucht es also mindestens, um sich aus dem Haarbalg zu lösen; in den ersten 14 Tagen einer an und für sich richtigen Therapie fallen deshalb weiterhin noch die bereits abgestorbenen Haare aus. Ja, bisweilen scheint der Haarausfall zuerst zuzunehmen, besonders wenn wir Waschungen verordnen, die wegen des dabei auftretenden Haarverlustes von den Patienten gern gemieden werden; aber auch hier lockert und entfernt man nur auf einmal bereits abgestorbene Haare, die sonst nach und nach in den nächsten Tagen zum Ausfall kommen. Auf eine Lokalbehandlung können wir jedoch nicht verzichten, denn gegen die innere Ursache des seborrhoischen Haarausfalles, die in hormonalen Funktionen der Keimdrüsen zu suchen ist (Eunuchen leiden nie an Glatzenbildung), sind wir ziemlich machtlos; es ist also eine lokale Dauerbehandlung des Haarausfalls nötig, solange diese hormonale Keimdrüsentätigkeit anhält — die natürlich nicht dasselbe ist wie der sexuelle Verkehr. Der Patient ist darauf aufmerksam zu machen, daß zu seiner sonstigen täglichen Körperpflege eine regelmäßige „Haarhygiene" treten muß, die der Arzt freilich in dem Rahmen des Möglichen und Erträglichen einzurichten hat. Wird eine solche Behandlung jedoch eingestellt, so pflegt in etwa 6 Wochen der Haarausfall wieder einzutreten.

Diese Bemerkungen gelten im wesentlichen für den physiologisch vorzeitigen, den seborrhoischen Haarausfall, der eine Erkrankung der meisten Erwachsenen ist und von einer Schuppenbildung geringeren oder stärkeren Grades eingeleitet zu sein pflegt; diese fettigen Schinnen liegen bereits leicht erkennbar auf dem Rockkragen (Pityriasis seborrhoica). Manchmal, hauptsächlich bei Frauen, auch unabhängig von den Menses, ist das Haar stark fettig, bereits schon 3—4 Tage nach dem Waschen (Seborrhoea oleosa). Der Haarausfall schreitet besonders bei familiär Disponierten rasch fort, bei Männern bis zur Glatze, bei Frauen bis zur starken Haarlichtung. Auffällig ist oft bei unseren Kranken die starke Körperbehaarung; hiernach scheint es, als ob das ganze Leiden in einer überaus schnellen und überstürzten Haarproduktion bestände (entsprechend der Hyperfunktion des Talgdrüsenapparates), wobei sich die naturgemäß begrenzte Reproduktionsfähigkeit der Haarbildung vorzeitig erschöpft.

Die Behandlung des Haarausfalls besteht im wesentlichen in einer Beseitigung der Schuppen bzw. des Fetts durch alkoholische Haarwässer, die Salicyl, Resorcin, Sublimat, Schwefel, Teer u. a. enthalten, dabei darf man sich aber nicht nur auf Einreibungen beschränken, durch die sich eine Kruste von Fett, Schuppen und eingetrockneten Medikamenten auf dem Kopf ansammelt, sondern man muß wenigstens von Zeit zu Zeit mit ihnen den Kopf waschen, damit der krankhafte Belag von dem Haarboden auch entfernt wird. Zur Vermeidung einer zu starken Austrocknung durch diese Waschungen muß nötigenfalls wieder Öl zugeführt werden.

Freilich ist nicht jeder diffuse Haarausfall seborrhoisch. Der sog. *toxische Haarausfall*, der 2—2½ Monate nach schweren fieberhaften Krankheiten (Typhus, Scharlach, Grippe) auftritt, hat im allgemeinen eine bessere Prognose; nachdem er etwa 6 Wochen gedauert hat, beginnt das Haarwachstum von neuem. Tritt er nach Entbindungen auf, so kann es sich auch um einen wiederkehrenden seborrhoischen Haarausfall handeln, der während der Gravidität zu sistieren pflegt. Charakteristisch ist der syphilitische Haarsausfall, der zu den Sekundärerscheinungen der Lues gehört (Wassermannsche Reaktion positiv!); er sitzt seitlich und am Hinterkopf, er lichtet die Haare fleckförmig, führt aber nicht wie die Alopecia areata zu einem völligen umschriebenen Haarverlust. Ebenso wie beim Haarausfall nach lokalen Entzündungen der Kopfhaut in der Umgebung von Furunkeln, bei akutem seborrhoischem Ekzem, nach Erysipel ist hier die Prognose bei Behandlung oder Abklingen des Grundleidens gut.

Der umschriebene völlige Haarausfall ist jedoch meist das charakteristische Symptom einer *Alopecia areata*. Während wir bei der Seborrhoe den Haarausfall einschränken können, in der Anregung des Neuwachstums aber von dem Erschöpfungsgrad der Papillen abhängig sind, sind wir bei der Alopecia areata gegen den Ausfall der Haare machtlos, die auch schon mehr oder weniger lange vorher abgestorben sein mögen. Hier sind aber die Aussichten auf die Wiederherstellung meist gut, wenn auch eine Voraussage über den weiteren Verlauf unmöglich ist, weil neue Herde sich völlig unberechenbar entwickeln. Nichtsdestoweniger darf die Therapie (Ultraviolettlicht, lokale Reizmittel) nicht vernachlässigt werden, da sonst die Herde unnötig lange kahl bleiben. Differentialdiagnostisch ist zu beachten, daß in seltenen Fällen ein fleckförmiger Haarausfall nicht wie bei der Alopecia areata rasch verläuft, sondern sehr langsam, daß keine verschieden große runde oder ovale Flecken entstehen, sondern höchstens groschengroße, die durch dazwischenstehende einzelne Haare getrennt sind; überzieht sich derart im Laufe der Jahre Hinterkopf oder Scheitel, so liegt eine sog. Pseudopelade (Pelade = Alopecia areata), eine *Alopecia atrophicans*, vor, deren Haarausfall endgültig, weil narbig ist. Andere narbige haarlose Einzelherde kommen bei Erythematodes, bei der meist strichförmigen säbelhiebartigen Sklerodermie des behaarten Kopfes und nach abgelaufenem Favus vor.

Dem kreisförmigen Haarausfall ähnliche Flecke machen *Pilzerkrankungen* des Kopfes, aber bei genauem Zusehen erkennt man, daß die Haare nicht ausgefallen sind, sondern abgebrochen, oft allerdings mit gebildeten Schuppen verbacken (die Herde der Alopecia areata sind schuppenfrei). Obwohl diese Pilzerkrankungen (Mikrosporie, Trichophytie) sehr ansteckend sind, befallen sie nie die Kopfhaut von Erwachsenen; bei Kindern aber sind diese Infektionen hartnäckig und leicht übertragbar; die Pilze, mikroskopisch nachweisbar, durchsetzen Schuppen und Haare, mit denen sie meist erst durch völlige Epilation (Röntgenstrahlen) entfernt werden können. Dann heilen sie wie eine Trichophytie der unbehaarten Haut leicht unter pilztötenden Mitteln ab, vorausgesetzt, daß auch wirklich alle infizierten Haare entfernt sind (im Ultraviolettlicht einer künstlichen Höhensonne, deren sichtbares Licht durch sog. Woodglas abgefiltert ist, kann man erkrankte Haare an ihrer Fluorescenz erkennen). Nur der Favus, der in einigen Gegenden Deutschlands vorkommt, kann auch das Kopfhaar des Erwachsenen befallen oder bleibt, in der Kindheit erworben, gelegentlich auch noch beim Erwachsenen bestehen; er macht dicke Schuppenkrusten, die mit Psoriasis verwechselt werden können, aber die nach Mäusen riechen und sich strohgelb verfärben, wenn man sie mit Alkohol betupft. Der Haarausfall nach Favus ist endgültig, weil narbig und ähnelt der erwähnten Pseudopelade; nach Mikrosporie oder Trichophytie tritt jedoch kein dauernder Haarausfall ein, selbst wenn die Herde knotig werden (Kerion Celsi); bleibt dennoch ein Haarausfall zurück, so muß man sich fragen, ob nicht die Epilationsbestrahlung zu stark oder technisch unvollkommen gewesen ist.

Unter den *Kopfhauterkrankungen*, die *ohne Haarausfall* verlaufen, ist die Schuppenflechte die häufigste; hier fühlt man einzelne Knoten im Haar, die sich bei genauerem Hinsehen als trockene festhaftende Schuppenkegel erweisen, die die eingebetteten Haare pinselartig zusammenfassen (sonstige Lokalisation: Streckseite der Extremitäten). Das seborrhoische Ekzem, dessen geringster Grad die bereits erwähnte Pityriasis seborrhoica ist, zeigt losere Schuppen, ein diffuses Befallensein des Kopfes, gelegentlich auch Jucken. Aber schon hier sei erwähnt, daß es Krankheitsbilder gibt, die man sowohl als leichte Fälle von Psoriasis wie als schwere von seborrhoischem Ekzem auffassen kann, nicht als ob die Krankheiten ineinander übergingen, aber gelegentlich läßt sich — wenigstens zeitweise — eine genaue Diagnose nicht stellen, besonders wenn die typischen Prädilektionsstellen beider Krankheiten frei sind. Die Therapie ist übrigens auf der Kopfhaut die gleiche (Salben mit Salicyl, Quecksilber, Resorcin, Teer; Cignolinbenzol). Die dritte wichtigste schuppende Kopfhauterkrankung kommt fast nur bei Frauen vor: sie zieht sich von der Nackengrube den Hinterkopf hinauf oder auch seitlich an der Haargrenze entlang; sie schuppt pityriasiform (wie das seborrhoische Ekzem), ist oft stark infiltriert und scharf begrenzt (wie die Psoriasis), aber sie juckt regelmäßig weitaus stärker als eine dieser beiden Erkrankungen. Für gewöhnlich ist sie trocken, wenn auch mit kleinen zerkratzten Krusten bedeckt, selten gerät sie durch ungeeignete Behandlung in flächenhaftes Nässen. Diese Erkrankung wird mit verschiedenen Namen bezeichnet, als Psoriasis, seborrhoisches Ekzem, als Ekzem, auch als Neurodermie, welcher Bezeichnung wir uns anschließen. Hier wie so oft zeigt sich, daß gerade häufige und wichtige Erkrankungsformen keine einheitliche Zuteilung erfahren, was natürlich manchmal Nachlässigkeit, manchmal aber auch unzureichende Definitionsmöglichkeit bedeutet. Mit anderen sicheren psoriatischen oder seborrhoischen Symptomen kommt diese Erkrankung jedenfalls nicht vor; die Juckkrisen und das nervöse überreizte Gesamtbild der Patienten (Ursache ? Folge ?) verweisen sie zu den Neurodermien, die als trocken schuppende Herde bei Frauen auch an der Vulva und an den Pubes, bei Männern am Damm und schließlich allgemein auch in der Sacralgegend vorkommen. Nackengrube und Sacralgegend sind übrigens beides Endstellen der fetalen Schlußlinie der Leibesoberfläche (des Medullarrohres), wo auch sonst Keimversprengungen und Hemmungsmißbildungen, wie Muttermäler, vorkommen. Wie bei allen Neurodermien spielen aber dauernde äußere Reize, hier am Nacken Hutränder, Gummischnüre, Haarnadeln, Haarknoten eine auslösende Rolle (vielleicht liegt hierin die Erklärung, weshalb meist Frauen befallen sind). Die Lokaltherapie ist übrigens von der einer Psoriasis oder einem seborrhoischen Ekzem nicht wesentlich verschieden (Salicyl, Quecksilber, Resorcin, Cignolin, einzeln oder kombiniert in Salben, Radonsalben, Grenzstrahlen), die Allgemeintherapie ist aber eine besondere (manchmal Erfolge mit Follikelhormon).

Nässende Erkrankungen der Kopfhaut sind meist Pyodermien, die entweder herdförmig die Haare verkrusten oder an einzelnen Haarbälgen pustulös sitzen; meist sind dabei die Nackendrüsen geschwollen, oft bereits einige Stunden vor dem Ausbruch. Sie heilen mit Zephirolbädern, mit Präcipitatsalbe, unter Sulfonamidstößen. Gelegentlich scheinen diese Pyodermien auch als trockene Formen vorzukommen, und zwar als plötzlich auftretende unscharf begrenzte Schuppungen, die silbrig oder asbestartig weiß sind, oft die Haare umscheidet haben (Pityriasis amiantacea), ihre Behandlung ist gleich.

Während diese Erkrankungen meist bei Kindern vorkommen, ist die nässende follikuläre Form des seborrhoischen Ekzems eine häufige Erkrankung der Erwachsenen. Frauen wie Männer haben oft neben einer seborrhoischen Schuppung oder auch ohne sie juckende Stellen auf dem Kopf, bei denen man kleine Krusten oder Erosionen an den Haarbälgen bemerkt (Therapie: Schwefel- oder Quecksilbersalben; Erfolge nur bei Dauerbehandlung). Wahrscheinlich haben diese seborrhoischen Ekzeme Beziehungen zu den Pyodermien; gelegentlich findet man unter ihnen auch Furunkel, deren Pfröpfe oft außerordentlich lange, ohne sich abzustoßen, in der wenig entzündeten Haut sitzen. In ihrer Umgebung kommen auch Erysipele als heiße, schmerzhafte Anschwellungen der Kopfhaut vor.

Daß man bei juckender Kopfhaut auch diskret an den aufgehobenen Haaren hinten und seitlich nach den Nissen von Kopfläusen sucht (die im Gegensatz zu den lockeren Kopfschuppen sich am Haar nicht verschieben lassen), ist selbstverständlich; nach den Läusen selbst sucht man oft vergeblich, einige wenige können ein erhebliches Jucken verursachen (Cuprex, DDT Präparate).

Zu den *besonderen therapeutischen Erfordernissen am behaarten Kopf* gehört es, daß man von Salben in den Haaren kein Vaselin verwendet, das, weil es nicht verseift, durch Waschen schlecht zu entfernen ist, natürlich auch keine Pasten; sondern man bevorzugt als Salbengrundlagen Ungt. leniens, Adeps lanae mit Olivenöl, Lanettewachssalbe, Lygal (Desitin-Werke) oder Adeps suillus benzoatus. Von Medikamenten ist Pyrogallol nur bei dunklem Haar erlaubt, Chrysarobin bzw. Cignolin nur mit Vorsicht wegen der Nähe der Augen (Conjunctivitis) und einer häßlichen Gelbfärbung, von Teeren verwende man die farblosen Präparate; Schwefel läßt das Haar stumpf und grau werden, ebenso wie auch Waschen durch Fettentzug das Haar heller und glanzlos macht. Das läßt sich aber durch Durchkämmen mit ein paar Tropfen Klettenwurzelöl beheben.

Überhaupt kann durch Art und Häufigkeit des Waschens oder durch Gebrauch von Haarwässern das Haar geschädigt werden. Normales Haar soll mit möglichst milder Seife gewaschen werden (HEINES überfettete Kinderseife) oder besser noch mit den neuen alkalifreien Haarwaschmitteln (z. B. Smyx — Olivinwerke, Wiesbaden; Schauma — Schwarzkopf, Satina, Medizinal-Präcutan), etwa alle 3 bis 4 Wochen. Für besonders reizbare Haut wird auch eine Abkochung von Panama-spänen empfohlen, evtl. mit Zusatz von Borax; Blonde bevorzugen Kamillentee. Gelegentlich mögen auch Waschungen mit Eigelb (2 Eigelb geschlagen in 500 ccm Wasser) erforderlich sein.

Ist das Haar sehr fett, unter Umständen auch infolge von Salben, so muß man zu Spiritus saponato-kalinus greifen (3mal 1 Eßlöffel Seifenspiritus abwechselnd mit gleichen Mengen warmen Wassers im Haar verreiben; nach 10 Minuten ab-spülen) oder zu einer Lösung von Natriumbicarbonat (1—2%) oder Borax (4%). Ebenso entfetten Spiritusäther (Hoffmannstropfen: Äther 25, Spirit. ad 100), Benzin oder das weniger feuergefährliche Aceton, womit man nur die Kopfhaut und die untersten Teile der Haare bearbeiten läßt (Abreiben mit angefeuchtetem Leinen oder Zahnbürste). Diesen fettlösenden Flüssigkeiten können natürlich noch Medikamente zugesetzt werden, z. B. Resorcin (0,5% Resorcinspiritus) oder Schwefel (in Sulfupront A = alkoholisch) oder auch mehrere kombiniert (Teer, Schwefel, Salicyl, Chinin, Menthol, Thymol) wie im Alpecin. Je nach ihrer An-wendungsweise, ob reichlicher und mit Abreibungen angewandt oder in geringeren Mengen nur eingerieben, dienen diese Haarwässer zur Säuberung des Haarbodens und gleichzeitig zur Behandlung der vorhandenen Seborrhoe.

In gleicher Weise kann das Haar durch Puder entfettet werden, der abends eingerieben und morgens ausgebürstet wird; man bevorzugt Schwefelpuder (Sulfoderm oder Schwefelfissanpuder).

Ist das Haar zu trocken, so daß die Haarspitzen spleißen (Trichoptilosis), oder der Haarschaft knötchenförmig aufsplittert und reißt (Trichorrhexis nodosa), so ist das Waschen einzuschränken und das Haar einzufetten (Klettenwurzelöl oder Acid. tannic. 3, Spiritus 5, Ol. Amygdal. ad 50). Haarwässern ist dann Ricinusöl zuzusetzen (0,5—1%).

Von den zahlreichen angepriesenen Haarwässern ist das zu erwarten, was die Substanzen leisten können, die in ihnen vorhanden sind: Spiritus, Salicyl, Resor-cin, Schwefel, Teer, Chinin u. a.; Geheimmittel gibt es nicht, aber ein Wechsel regt neue Hoffnungen an und hebt die Behandlungsfreudigkeit. Alpecin, Schwefel-Diasporal-Tinktur (Klopfer) haben sich bewährt. Ebenso die Rezepte der Deut-schen Rezeptformeln (DRF): Spir. crinal. I (mit Salicyl, Campherspiritus), III (mit Chloralhydrat), IV (mit Menthol, Salicyl, Resorcin). Gegen einige Sub-stanzen (Chinin, Formalin, Resorcin) können Idiosynkrasien bestehen, dann kommt es zu toxischen Dermatitiden der Kopfhaut, aber auch der Ohren, der Halsseiten, des Nackens. Manche Stoffe können allgemein schädlich sein; mit ihnen sei man vorsichtig (Pilocarpin) oder man vermeide sie überhaupt (Cantha-ridentinktur wegen Nephritisgefahr).

Bei akuten Infektionen der Kopfhaut sind warme Zephirolwaschungen (1 Tee-löffel auf 1 l), bei chronischen ist Sublimatspiritus (0,1—0,2%) auch zu Rei-nigungszwecken geeignet.

Von physikalischen Heilverfahren fördert Ultraviolettlicht am energischsten den Haarwuchs. Dabei muß aber mit genügender Dosis die Kopfhaut bestrahlt werden, das Haar muß gescheitelt sein und der Haarboden frei von Schuppen. Eine Höhensonne genügt meistens nur, wenn der Haarausfall ziemlich fortgeschritten ist (bei einem vorzeitigen seborrhoischen Haarausfall also zu spät, bei einer Alopecia areata noch nicht zu spät für unsere Therapie), sonst sind Kompressions-bestrahlungen mit der Kromayerlampe wirksamer. Auch Hochfrequenzfunken-behandlung (Arsonvalisation) mit kammförmigen Elektroden wird empfohlen.

Die Röntgenbestrahlung zur Epilation pilzkranker Haare ist allgemein an-erkannt; die Ausführung muß derart sein, daß alle Haare restlos ausgehen, aber auch restlos und an allen Stellen wiederkommen. Das ist stets bei geeigneter Technik möglich. Die Röntgenbehandlung juckender Hautkrankheiten auf dem behaarten Kopf ohne Haarausfall ist desgleichen möglich; man muß nur Grenzstrahlen oder weiche Strahlen sehr geringer Tiefenwirkung anwenden (0,3 mm Aluminium-Halbwertschicht) und sich auf eine bestimmte Dosis beschränken. Radiumemanationssalben oder Thorium-X-Salben oder Spiritus (über Nacht anzuwenden, unter Gummibadekappe) sind genau so geeignet.

Verbände am behaarten Kopf sind nötig bei Pilzerkrankungen der Kinder; vor dem Haarausfall zur Verhütung einer Übertragung auf andere Kinder der Familie, nach dem Haarausfall zur Fixierung von Salben. Auch zum Lösen von Schuppen (mit Salicylöl) sind Verbände praktisch. In all diesen Fällen wählt man gerne steife Verbände aus Stärkegazebinden, die man, angefeuchtet, nach Art der bekannten Mitra Hippocratis anlegt und die man trocken als Kappe abnehmen und wieder aufsetzen kann.

Hals.

Am *Hals* findet man meistens Hauterkrankungen als Einwirkungen scheuernder Kleidungsstücke: seitlich am Unterkiefer entlang und nach unten bei Frauen entsprechend den Schals, den Pelzen, den Mantelkragen, vorn beim Mann entsprechend dem Kragenknöpfchen. Diese stark juckenden Erscheinungen, oft nur in Rötungen bestehend, gelegentlich aber auch in urticariellen Anschwellungen, selten in nässenden Stellen, gehören in die Gruppe der Ekzeme, und zwar insbesondere zu den sog. „Scheuerekzemen"; oft sind noch andere Hautstellen befallen (Fußrücken, Hüftgegend), die Patienten sind äußerst reizbar und nervös (sehr häufig besteht Salbenempfindlichkeit, also Behandlung mit Trockenpaste; am Hals sind weiche reizlose Seidenhalstücher zu tragen oder Leinenblusen). Am unteren Hals, oft auch auf die Schlüsselbeingegend übergreifend, sitzen die stark juckenden, meist trockenen, wenig geröteten Herde des spätexsudativen Ekzems.

Im Frühjahr findet man an der rechten Halsseite manchmal einen oder mehrere Herde, die progredient sind, schuppen oder auch am Rand einzelne Bläschen tragen; die mikroskopische Untersuchung der Schuppen deckt eine Pilzerkrankung auf. Beim Striegeln und Bürsten erkrankten Viehs fällt nämlich dem Bauer oder Stallknecht infiziertes Material in seinen rechten Rockkragen; ist er Linkshänder, trifft man die Herde links.

Schließlich können sich, meistens bei Frauen von etwa 25—40 Jahren, gestielte weiche Hautwärzchen seitlich am Hals entwickeln; diese oft zahlreichen filiformen Naevi werden mit Trichloressigsäure oder mit Elektrokoagulation entfernt; häufig wachsen an anderen Stellen neue nach.

Am *Nacken* sind einfache Furunkel und Haarbalgentzündungen bekanntlich häufig. Gelegentlich sind die Haarbalgentzündungen zu Herden vereinigt, über Jahre hinaus hartnäckig und eigentümlich keloidartig verhärtet (Folliculitis sclerotisans nuchae); die Haare, die büschelförmig zusammenstehen können, lassen sich nur schwer ausreißen (Röntgentherapie). Ein andermal bilden sich dagegen aus den Haarbalgentzündungen chronische schwappende Abscesse, teils in der Tiefe, teils oberflächlich, die ein serös eitriges Exkret entleeren (Perifolliculitis suffodiens et abscedens); sie heilen nicht auf Punktion oder Eröffnung, sondern erst auf breite Abtragung der äußeren Wand, außerdem bedarf eine gleichzeitig bestehende Acne der Behandlung (lokal Schwefel, allgemein Vaccine, Sulfonamide, Arsen). Beide Prozesse, der sklerosierende wie der abscedierende, können sich nach und nach den Hinterkopf hinaufziehen und zu Haarverlust führen; sie kommen nur bei Männern vor.

Bei Frauen greift auf den Nacken die bereits beschriebene Neurodermie von den Haaren aus über, ebenso wie man auch oft hier ein flaches Blutgefäßmal (Naevus UNNA) findet, das meist unbeachtet bleibt, bis es, einmal beim Haarschneiden gereizt, stärker hervortritt und dann Beunruhigung veranlaßt.

Gelegentlich fällt als Nebenbefund dem Arzt eine scheckige Verfärbung des Nackens auf. Es handelt sich um eine schmutzige Pigmentierung mit ausgesparten helleren Flecken. Hier ist der Verdacht einer sekundären Lues gerechtfertigt; während eines unbemerkt gebliebenen syphilitischen Exanthems ist es zu einer Sonnenbräunung gekommen, wobei aber die erkrankten Hautstellen frei blieben; unserer Kleidung entsprechend kommt dieses syphilitische Leukoderm meist bei Frauen vor, ein oft lange andauerndes diagnostisches Zeichen (Wassermannsche Reaktion positiv). Ausnahmsweise kann auch einmal eine Psoriasis zusammen mit Sonnenbestrahlungen ein Leukoderm bedingen.

Im Frühjahr rasch auftretende brennende, dunkelrote Nackenausschläge sind häufig Erythema exsudativum (weitere Prädilektionsstellen: Handrücken). Sie werden meist als Ekzeme verkannt.

Rumpf.

Über den ganzen *Rumpf* unregelmäßig verstreut findet man verschiedenartige Hautausschläge, am häufigsten die ovalen Herde der Pityriasis rosea, die kleinfleckige Psoriasis, den Schweißfriesel (Miliaria rubra); mit Bevorzugung der oberen Hälfte die milchkaffeefarbigen Flecke der Pityriasis versicolor (mikroskopisch Pilzsporenhaufen und kurze gekrümmte Fäden); mit Bevorzugung des Bauches die Roseolen der makulösen Lues II. Die Nesselsucht mit ihren flüchtigen roten Flecken oder Quaddeln kann sich an allen Stellen zeigen.

Im dreieckigen *Halsausschnitt* der Frauen treten — häufig im Klimakterium — trockene juckende Ekzeme auf, die vielleicht durch das Scheuern der Kleiderränder bedingt sind (oft im Herbst). Therapie wie bei allen Scheuerekzemen: Trockenpaste, Abtupfungen mit Teerpräparaten, Vorsicht vor Salben. Gelegentlich begegnet man solchen Ausschlägen aber auch jedes Frühjahr, und sie dauern unter Umständen längere Zeit; hier bestehen Beziehungen zum Erythema exsudativum, gleichzeitig können Handrücken und Nacken befallen sein (Therapie: Röntgenstrahlen, Lichtschutz; innerlich Nicobion, Cylotropin).

Die vordere und hintere *Schweißrinne* (die Mittelfurche an Brust und Rücken) sind der Ort seborrhoischer Erkrankungen, die entweder nur follikulär, d. h. an den Haarbälgen als Knötchen und auch als kleine Pusteln sitzen oder die sich in feinen gelbroten blumenblattähnlichen Formen ausdehnen. Diese seborrhoischen Ekzeme kommen fast nur bei Männern vor und heilen rasch auf Schwefeltrockenpaste, rezidivieren jedoch nach Absetzen der Behandlung leicht. Sind diese seborrhoischen Stellen mit eigentümlich schmutzigbraunen, festhaftenden Schuppen besetzt, denke man an die seltene DARIERsche Krankheit.

Unter *Hängebrüsten* findet man häufig intertriginöse Prozesse, d. h. durch Verhinderung der Hautverdunstung macerierte Krankheitsherde verschiedenster Herkunft, wie Psoriasis oder seborrhoisches Ekzem; die Haut ist dann hellrot, seidig verdünnt oder nässend, mit besonders schmerzhaften Rissen in den innersten Falten. Manchmal setzt sich der Prozeß auch auf die Umgebung fort; einzelne verstreute kleinste Eiterbläschen inmitten geröteter Hautflecken deuten dann auf eine Infektion mit Kokken hin, größere Papeln, die mit einer abkratzbaren matschigen Schuppe bedeckt sind, lassen vermuten, daß Sproßpilze (Soor) die Haut befallen haben (mikroskopisch Pilzfäden und Sporen). Gegen das Nässen geht man mit Höllensteinpinselungen, gegen eine Infektion mit Jod- oder Anthrarobintinktur oder Pyoktaninlösung vor, die macerierte Haut trocknet man mit

Schwefel- oder Kalomeltrockenpaste aus, gegen die innersten Rhagaden benutzt man Balsame (z. B. Perubalsam, Tct. balsamica). Nach der Abheilung neigen diese Kontaktstellen noch lange zu Schweißausbrüchen (dabei Resorcinpercutol, Teersulfodermpuder).

An den *Brustwarzen* kommt es häufig bei Wöchnerinnen zu nässenden Veränderungen; oft liegt eine Überempfindlichkeitsdermatitis vor und es sind gegen schmerzhafte Fissuren Anästhesinsalben verwandt worden (dagegen Trockenpaste); oft handelt es sich aber auch um Pyodermien (Therapie: Höllensteinpinselungen, Rivanol- oder Teerpasten). Bei Frauen sind die Brustwarzen in charakteristischer Weise bei Krätze befallen; findet man bei einer unklaren universell juckenden Hautkrankheit hier blaurote Knötchen, oft mit einer strichförmigen Borke bedeckt, so ist damit die Diagnose gesichert (beim Mann sitzen derartige charakteristische Papeln am Penis).

Von Behandlungsverfahren ist eine Röntgenbestrahlung der unentwickelten weiblichen Brust vor dem Erwachsenenalter mit besonderer Vorsicht zu handhaben, um eine Wachstumshemmung zu vermeiden.

Am *Nabel* werden seborrhoische Ekzeme beobachtet, die in besonders tiefreichenden Buchten und Falten intertriginös nässen (zunächst Höllensteinpinselungen, dann Anthrarobinspiritus, daneben Schwefelpuder. Watteeinlagen!).

Der *Rücken* ist häufig von Acne befallen; Pusteln und Comedonen, die sehr dick werden können, beherrschen das Bild. Gelegentlich sind zahlreiche bläulichrote Hautabscesse vorhanden (Bekämpfung der meist vorhandenen Magen-Darmstörungen, Schwefel, Ultraviolettlicht, Arsenkuren).

Zwischen den Schulterblättern und auf den Schultern finden sich, fast nur bei Frauen, die Erscheinungen der Prurigo, meist sieht man nur vereinzelte zerkratzte braunrote Papeln; weitere befallene Stellen sind die Außenseite der Unterarme und die Vorderseite der Unterschenkel (sehr hartnäckig, Kalkinjektionen, Progynon, Arsen, Röntgenbestrahlungen). Bei Krätze pflegt der Rücken frei zu bleiben; natürlich darf das nicht dazu führen, ihn von der Behandlung auszunehmen.

In den *Achselhöhlen* beobachtet man am häufigsten ein seborrhoisches Ekzem, das in den Haaren sitzt und aus mehr oder minder feuchten und begrenzten rosa Flecken besteht, oft juckend (Schwefel, Jodtinktur, Anthrarobin). Seine Beziehung zu den Pyodermien geht einmal daraus hervor, daß man gelegentlich einzelne abgetropfte Infektionsherde dabei findet, kleinere gerötete Stellen mit zentraler Pustel an den abhängigen Partien des Brustkorbs unter der befallenen Achselhöhle. Außerdem kann es dabei zu Infektionen der großen Schweißdrüsen der Achselhöhlen kommen, zunächst zu Knoten und schließlich zu Abscedierungen (Achselhöhlenabscesse). Hierbei sind die sog. apokrinen Schweißdrüsen betroffen, die sich dann gegenseitig subcutan infizieren können, besonders wenn durch übermäßige Armbewegungen infektiöses Material in die Lymphbahnen massiert wird (heiße essigsaure Tonerdeumschläge, Ruhigstellung des Armes, Vaccine, unter Umständen wiederholte Röntgenbestrahlungen). Die Haare sind möglichst bald zu kürzen, später zur Nachbehandlung regelmäßig zu rasieren.

Eigentliche Schwellungen der Lymphdrüsen kommen akut und schmerzhaft bei Panaritien oder superinfizierten Ekzemen vor, chronisch und schmerzlos bei Lues; bei maligner Lymphogranulomatose (HODGKIN) und bei lymphatischer Leukämie bilden sie stark angeschwollene Pakete.

Während beim seborrhoischen Ekzem die behaarte Mitte der Achselhöhle befallen ist, findet man andererseits gelegentlich die eigentliche Achselhöhlenhaut frei, und erst vom Rande der Achselhöhle an, wo die Oberarmhaut anliegt, eine sich auf Arm und Brust erstreckende Entzündung; hier pflegt es sich um ein

Schweißekzem der Haut zu handeln, das um so hartnäckiger ist, als sich die sehr starken Achselschweiße nur schlecht und langsam beeinflussen lassen. Schweißblätter, gegen deren Gummi eine Überempfindlichkeit bestehen kann, müssen entfernt werden, farbige Kleider sind zu untersagen, ebenso der oft nicht vertragene Formalinpuder (statt dessen Trockenpaste, Schwefelpuder; gegen den Schweiß — mit Vorsicht — Odorono, Antihydral, Resorcinpercutol; weiter Röntgenbestrahlungen, evtl. Follikelhormon, innerlich Calcium, Lubrokal, Perklimol). Gegen den Geruch der schwitzenden Achselhöhle ist — wenn vertragen — Formalinpuder oder 0,1% Sublimatspiritus vortrefflich.

Eine seltene, aber leicht erkennbare Erkrankung sitzt in den Achselhöhlen von Frauen, gleichzeitig manchmal auch an den Brustwarzen und an den Pubes, die Fox-FORDYCEsche Krankheit; dabei sind die Haaraustrittsöffnungen spitzkegelig verdickt, reibeisenartig rauh und stark juckend (die schwierige Therapie besteht in Oestromonsalben oder Zerstörung jedes einzelnen Knötchens mit dem Kauter, allgemein Kalk, Eigenblut, Vitamin E in hohen Dosen). Die vorderen Ränder der Achselfalten sind bei Krätze besonders befallen (strichartige Hautpapeln = Krätzegänge).

Arme.

An den *Oberarmen* auf der Außenseite findet man bei Frauen die blauroten glatten polsterartigen und kalten Schwellungen der Perniosis (Kälteschäden bei hormonalbedingter Gefäßschwäche; sonstige Stellen: untere Schienbeinkante u. a.). Häufig ist auch der sog. Lichen pilaris, kleine, die Haarfollikel verstopfende Hornkegelchen; er heilt, wenn auch nur vorübergehend, auf Schwefelsalben.

Die *Ellbogen* sind die charakteristischen Vorzugsstellen der Psoriasis, mit oft auffälligen, oft nur geringen Herden, die erst nach Kratzen hervortreten; schon kleine hautfarbene, aber begrenzte Flecken, die auf Ankratzen stärker und silbrig schuppen, lassen die Diagnose vermuten. Flache plattenartige Knoten an den Ellbogen gehören meist, wenn rasch aufgetreten und entzündlich, zu einem Erythema exsudativum, wenn chronisch und gelblich, zu den Xanthomen (Hauterscheinungen bei Fettstoffwechselstörungen, manchmal gleichzeitig Diabetes).

Die *Ellbeugen* (ebenso wie die Kniekehlen) zählen zu den empfindlichsten Hautstellen, die bei Hautentzündungen auf äußere Ursachen hin (akute Dermatitis) erkranken oder miterkranken. Wirken schädliche Substanzen (Waschmittel, Dämpfe, Kleider, Ärmelfutter, Wolle) auf die Unterarme ein, so erkrankt am ehesten die Ellbeugengrube mit leichten zarten Rötungen und Jucken. Ist an den Armen oder Händen anderweitig eine zunächst begrenzte Hautentzündung (Ekzem oder Dermatitis) vorhanden, und es tritt dabei eine Verschlimmerung ein, so werden meist die Ellbeugen mitbeteiligt.

Über diese Entstehung entfernter Herde können wir uns unter Berücksichtigung experimenteller Befunde verschiedene Vorstellungen machen. Einmal ist es möglich, daß äußere Schadstoffe, auch z. B. aus unzweckmäßigen Salben, dampfförmig durch die Kleiderärmel die Ellbeugen erreichen; dabei müssen wir bedenken, daß nicht nur Stoffe, die wir riechen können (wie Celluloselack oder Terpentin), an empfindlichen Hautstellen Reizungen verursachen können, sondern daß — da das menschliche Geruchsvermögen sehr minderwertig ist — auch für uns geruchlose Lösungen Dämpfe abgeben, die sehr wohl bei Empfindlichen Hautwirkungen verursachen mögen; Hunde riechen — wie Dressurversuche zeigen — z. B. auch für uns geruchlose Chininlösungen oder verdünnte Schwefelsäure. Das sekundäre Befallensein der Ellbeugen ist dann durch aufsteigende Dämpfe bedingt (dazu genügen minimale Mengen), die von den ursprünglichen oder später hinzugekommenen schädlichen Substanzen herrühren, die an den primären Herden, etwa der Hand, einwirken und vielleicht sogar dort, z. B. in Hautschrunden, noch besonders adsorbiert sind. Unter Umständen kann sogar der primäre Schaden an der durch die dickere Oberhaut geschützten Hand geringer sein als der sekundäre an der zarteren und empfindlicheren Ellbeuge.

Es kann sich aber auch um nervöse Überleitungen handeln, da wir wissen, daß bei dem Vorhandensein einer einzigen kranken Stelle an einer Extremität die ganze Extremität und manchmal auch noch die gegenüberliegende um das Vielfache nervös übererregbar wird (durch zeitlich genau gemessene elektrische Reizversuche nachgewiesen), so daß jetzt auch banale Reize (Kleiderdruck, Waschen) an besonders empfindlichen Stellen schädlich werden können. Solche sekundären Miterkrankungen in den Ellbeugen heilen manchmal bei Heilung des Primärherdes von selbst ab; für gewöhnlich müssen wir sie indifferent mitbehandeln (meist mit Trockenpasten).

Es ist verständlich, daß gerade bei Kranken mit spätexsudativem Ekzem, also bei den konstitutionell höchstgradig Hautüberempfindlichen, die Ellbeugen meist als erste und letzte Zeichen eines Anfalls mitbeteiligt sind; leichte Rötungen hier, ebenso in der Kniekehle, übrigens auch in der sog. Tabatiere (die Haut am Handrücken zwischen den Mittelhandknochen des Daumens und Zeigefingers, von wo der Tabakschnupfer seine Prise aufzieht), ferner an den Falten zwischen Kinn und Hals geben dem kundigen Arzt Hinweise auf das Vorliegen einer solchen konstitutionellen Überempfindlichkeit.

Auf die Haut der *Unterarme* wirken bereits die verschiedenen Arten der Beschäftigung ein; für die Praxis bedeutet das ein Vorwiegen der Ekzeme. Aus den klinischen Formen der außerordentlich verschiedenartig aussehenden Ekzeme lassen sich gelegentlich Aufschlüsse entnehmen sowohl über die Entstehung, damit über eine mögliche Vorbeugung, wie auch in Hinsicht auf die zu wählende Therapie.

Gelegentlich findet man stark nässende Ekzemherde (Herde, also begrenzte, groschen- bis handtellergroße Stellen, kein diffuses Nässen wie bei einer Dermatitis). Diese Herde sind stark geschwollen und erhaben, nässen aus etwa erbsengroßen, also verhältnismäßig großen Erosionen und jucken stark; sie treten bei Hausfrauen oder Arbeitern, die mit Laugen zu tun haben (Bohröl, Soda, Salmiak), auf und deuten auf eine dauernde Mißhandlung der Haut durch Alkalien und Wasser hin; da diese Formen oft salbenempfindlich sind, heilen sie — was paradox erscheint—auf feuchte Umschläge, denen adstringierende und desinfizierende Substanzen zugesetzt sein können (Höllenstein, Targesin, Dalibourlösung; später 5—10% Tumenolzinköl oder Pinselung mit 10% Ichthyollösung und darüber Trockenpaste).

Andere herdförmige Ekzeme sind dagegen trocken oder leicht zerkratzt, flach, sie ähneln einer oberflächlichen wenig schuppenden Psoriasis, hier besteht der Verdacht auf Wollempfindlichkeit (schwache Quecksilbersalben).

Bisweilen sind weiterhin neben einzelnen Herden die benachbarten Haarfollikel mitbefallen; sie sind gerötet, eitrig oder auch mit einer Kruste bedeckt; bei solchen Formen denke man immer an zusätzliche Infektionen, therapeutisch sind hier Anwendungen von Schwefel empfehlenswert, gelegentlich auch andere Desinfizienzien, wie Quecksilber, Rivanol, Xeroform. Auch die Ekzeme der Bäcker (trockene zerkratzte Stellen, dazwischen Pusteln) sind meist infiziert und heilen eher bei Zusatz der genannten antiseptischen Substanzen. Bei Ekzematikern, die mit Schmieröl arbeiten, sind die Follikel stark verhornt (wie „Mitesser"), häufig entstehen auch Furunkel.

Pastöse Frauen im Klimakterium haben oft an den Handrücken und an den Unterarmen flächenhafte, düsterrote und infiltrierte Ekzeme, die, obwohl völlig trocken, am besten auf Teertrockenpaste oder Fissanöl (jedenfalls keine Salben!) abheilen; man sorge gleichzeitig für alkalifreie, hautschonende Waschmittel.

Von der Ellbogengegend auf die Streckseiten der Unterarme übergehend, sitzen oft jahrelang bestehende und psoriasisähnliche, aber stark juckende Herde; hier handelt es sich um Scheuerekzeme (Neurodermien), das Scheuern wird gelegentlich durch den Arbeitsvorgang bedingt (Röntgenbestrahlung, Quecksilbersalben).

An derselben Stelle, entlang der Ulnarkante, findet man die in Süddeutschland häufige Akrodermatitis atrophicans, eine im ersten Stadium violettrote schlaffe Schwellung, die nachher in eine Hautverdünnung mit durchschimmernden Venen übergeht; gleiche Erscheinungen auf dem Handrücken. Meist bei Frauen, oft — wenigstens zunächst — einseitig.

Von anderen Erkrankungen findet sich akut das Erythema exsudativum multiforme an den Unterarmen, dorsal oder volar: als kleine düsterrote Knötchen, als in der Hautebene liegende Flecken oder Bläschen, die sich zu Kokarden vergrößern können, die Farben sind hell- bis düsterrot, bei praller Füllung auch milchigweiß, das Aussehen ist also sehr verschiedenartig (multiform). Das symmetrische Befallensein beider Unterarme, dazu oft das des Nackens, der Ohrränder, der Jochbögen, der Ellbogen und der Hände, dazu das rasche Aufschießen und das Brennen lenken auf die richtige Diagnose, die aber häufig auf Ekzem gestellt wird (meist rückfällig im Frühjahr). War eine Hautstelle bei Beginn der Erkrankung besonders gereizt, zerkratzt oder aufgescheuert, so können sich die Hauterscheinungen hier häufen („isomorpher Reizeffekt"); das sieht dann gelegentlich so aus, als hätte die Erkrankung an diesen Stellen begonnen und verdanke einem äußeren Anlaß ihre Entstehung.

Chronisch rezidivierend, über Monate und Jahre mit periodischen Verschlimmerungen, sitzen an den Unterarmen von Frauen die zerkratzten hautfarbenen bis braunroten Papeln der Prurigo (hormonale Störungen; andere Lokalisation: Schulterblätter).

An der Volarseite der Unterarme, nahe am Handgelenk, findet man die typischen Stellen für die Knötchen des Lichen planus; hat man ein juckendes, gleichförmiges, aus trockenen glänzenden Knötchen bestehendes Exanthem des Körpers vor sich, so sucht man diese Unterarmgegend auf und findet hier entweder einzelne oder gruppierte flache, deutlich vieleckige, gelbrote Knötchen, die das seitlich auffallende Licht eigentümlich widerspiegeln; manchmal sind sie zentral mit weißen Punkten oder Strichen besetzt (WICKHAMsche Streifen), manchmal so stark, daß man sich täuschen läßt und Bläschen vor sich zu haben meint; ein Einstich mit der Nadel zeigt aber, daß die Knötchen keine Flüssigkeit enthalten.

Hände.

Die *Hände* sind von Hauterkrankungen mit am häufigsten betroffen: mechanische, chemische Schädigungen, Infektionen greifen hier leicht an, dazu treten aber noch besondere physiologische Eigentümlichkeiten, wobei die häufig überreizte Schweißdrüsentätigkeit eine Hauptrolle spielt, kompliziert noch durch die regionär verdickte Hornschicht der Hohlhand.

Auf den *Handrücken* sitzen zunächst einmal die Herde des Gewerbeekzems, nicht selten von den Interdigitalfalten (Schwimmhäuten) ausgehend, über den Fingerknöcheln häufig eingerissen. Breiten sie sich langsam aus, bilden sich am Rande neue Bläschen, die klar oder leicht eitrig sein können, heilt daneben die Mitte ab, so denke man an eine bakterielle Komplikation („mikrobielle Ekzeme"); wir lassen es außer acht, ob es die Kokkentoxine sind, die das Ekzem bedingen oder unterhalten, oder ob es sich lediglich um eine zusätzliche Infektion handelt, jedenfalls wirken hierbei geringe Zusätze von Rivanol oder Quecksilberpräcipitat zu den verwandten antiekzematösen Salben günstig ein. Mikroskopische Untersuchungen der randständigen Schuppen oder Bläschendecken in therapeutisch schwer beeinflußbaren Fällen müssen zeigen, ob nicht auch einmal eine Trichophytie vorliegt.

Neben den mikrobiellen Ekzemen kommt es aber auch an den Händen nicht selten zu echten Pyodermien, die oft als Ekzeme angesprochen werden. Hier bilden sich rasch fortschreitende Herde aus flachen Blasen (Ekzeme haben kleine Bläschen), die Haut ist stark gerötet und geschwollen schmerzhaft; der Blaseninhalt ist wässerig oder dünneitrig, die Blasendecke läßt sich zusammenhängend über größere Flächen abziehen, der Blasengrund ist polsterartig geschwollen, leicht belegt und blutet mit beginnender Heilung. Lymphangitische Streifen am Oberarm oder eine schmerzhafte Lymphdrüsenschwellung der Achselhöhle sind nicht selten, an der Hohlhand sind die Blasen wegen der eigentümlichen anatomischen Struktur der Haut oft mehrkammerig. Ihre Abgrenzung vom Ekzem ist therapeutisch bedeutungsvoll, da hier erst die Eröffnung der Blasen und nach und nach auch die Abtragung der Blasendecke bis an den äußersten Rand zum Ziele führt (daneben feuchte Umschläge, z.B. mit Höllenstein-, Dalibourlösung; oder Salben mit Rivanol, Xeroform oder „Schwarzsalbe“; Bäder mit Zephirol, Chinosol oder Kaliumpermanganat).

Von anderen Erkrankungen befällt sonst chronisch die Psoriasis die Handrücken (gelbrötliche Flecken mit mehr oder minder starken Schuppen) und akut das Erythema exsudativum.

Außerdem sind gewöhnliche Warzen häufig. Handelt es sich um einzelne Warzen auf blaurotem Grund, die langsam über Jahre wachsen, so ist dagegen der Verdacht auf eine verruköse Tuberkulose gerechtfertigt (bei Melkern, Fleischern, Tierärzten). Im Alter kommen auch, besonders bei Leuten, die viel dem Sonnenlicht ausgesetzt waren, hier senile Keratome vor, schwärzliche, festhaftende Hornmassen, die, wenn sie zerfallen oder sich in ihrem Untergrund verdicken, der Umwandlung in einen Hautkrebs verdächtig sind; die ganze Haut ist dabei verdünnt und mit Pigmentflecken übersät (Seemanns- und Landmannshaut).

Flache, glatte, elfenbeinfarbene und ebenso harte Knoten, oft in bogenförmiger Anordnung, sehr chronisch, sind ein Granuloma anulare; meist bei Kindern (am besten Kohlensäureschnee).

In der *Hohlhand* finden wir mehrere bläschenführende Prozesse, die alle unter der Bezeichnung „Ekzem“ laufen, sicher meistens zu Unrecht (wichtig, weil von therapeutischer Bedeutung). Zunächst gibt es hier wie am Handrücken auch in der Hohlhand chronische Pyodermien, d. h. rein durch Eiterkokken verursachte Erkrankungen, die auf die dahin eingestellte Behandlung rasch heilen. Diese Pyodermien zeichnen sich durch ihre große Schmerzhaftigkeit aus, durch ihren Sitz in der Mitte der Hohlhand, durch ihr rasches Fortschreiten, durch die Eigenart ihrer Bläschenbildung: vorzüglich am Rande des Herdes sitzt ein Kranz von Bläschen, die oft von einer gemeinsamen Blasendecke überzogen sind; es handelt sich also eigentlich um eine mehrkammerige Blase, die man auf einmal mit der Schere eröffnen kann. Der Inhalt der Blasen ist dünneitrig, es besteht eine starke Schwellung und Schmerzhaftigkeit des Blasengrundes, genau wie bei den Prozessen am Handrücken; sie werden auch wie diese behandelt.

Mehr im Winkel zwischen Kleinfinger- und Daumenballen liegt dagegen eine andere Art Ekzem, das mit Bläschen beginnt, die tief in der Haut liegen, aber noch deutlich erkennbar sind. Wegen ihrer Ähnlichkeit mit Bläschenausschlägen an der Fußsohle hält man sie bisweilen für pilzbedingt, aber Pilze werden in der Hohlhand so gut wie nie, weder mikroskopisch noch kulturell gefunden, während ihre Feststellung an den Füßen außerordentlich leicht ist; ein mangelnder Befund liegt also keineswegs an der Schwierigkeit des Nachweises, sondern Pilze sind hier tatsächlich nicht vorhanden. Diese Ekzeme stehen hingegen in Beziehung zu den „dyshidrotischen" Ekzemen der Fingerkanten (s. dort); wie diese treten sie bei vegetativ übererregbaren Personen auf und beantworten vegetativ-nervöse Reize, die Schweißausbrüche provozieren, mit Verschlimmerungen.

Oft verbleiben sie allerdings auch in einem chronischen Zustand: man bemerkt dann nur eine harte, trocken rissige Stelle, in der sich von Zeit zu Zeit Bläschen zeigen (Behandlung mit Röntgenstrahlen). Gelegentlich sind die Bläschen etwas eitrig, dann ist ihr Fortbestand vermutlich auf eingewanderte Kokken zurückzuführen; diese „mikrobiellen" Ekzeme reagieren auf Quecksilber- oder Albucidsalben.

Seltener gehen von dieser Stelle Herde über die ganze Hand aus, auf die Daumen- und die Kleinfingerballen kriechend, auf die Fingerkuppen überspringend: Herde, die aus eitrigen Bläschen zusammengesetzt sind und deren Behandlung sehr hartnäckig sein kann. (Gegen die oft unaufhaltsame Progredienz Kalkinjektionen, auch AT 10, ein den Kalkstoffwechsel beeinflussendes, dem Vitamin D nahestehendes Präparat.)

Bisweilen dauert die Bildung derartiger Bläschen über Jahre, zeitweise mit Verschlimmerungen, z. B. vor den Menses; neben frischen Bläschen sieht man sie auch eingetrocknet als braune Punkte. Bleibt die Therapie trotz Salben (mit 5 % Chrysarobin), Röntgenbestrahlungen ergebnislos, so kommt man oft zum Ziel, wenn man hier an Streuungen aus chronischen Eiterherden (besonders den Tonsillen) denkt; die „Fokalsanierung", die sonst bei Hauterkrankungen meist im Stich läßt, hat bei diesen chronischen Bläschenbildungen der Hohlhände manchmal überzeugende Erfolge.

Großblasige Ausschläge in der Hohlhand bezeichnete man früher als Cheiropompholyx; sie werden bei den eruptiv-exsudativen Generalisationen eines Ekzems beobachtet (s. S. 39).

Gewerbeekzeme befallen meist den ganzen Daumenballen als trockene, schrundige Herde, aus deren Einrissen es gelegentlich zum Bluten kommt.

Trockene Ekzeme werden an der Hohlhand in zwei verschiedenen Formen gesehen: zunächst in umschriebenen, unscharf begrenzten Herden das trocken-schwielige „tylotische" Ekzem und ferner über die ganze Hand verbreitet, mehr oberflächlich das trocken-spröde Ekzem.

Das tylotische Ekzem ist sehr charakteristisch; hier bilden sich trockene Stellen verdickter Haut, durch die aus der Tiefe im Beginn noch eine gelbliche Rötung durchschimmert; mit der Zeit aber entstehen daraus dicke Schwielen, die in den Handlinien tief und schmerzhaft einreißen; das Leiden wird häufiger bei Männern beobachtet, nicht selten mit chronischem Ekzem an anderen Stellen (Ellbogen, Kreuzbein).

Betrachtet man die Anordnung der Herde genauer, so findet man sie in Streifen quer über die Hand oder die Finger angeordnet oder auch in Flecken gruppiert. Von Fällen mit besonders eigentümlicher und ausgeprägter Verteilung ausgehend, kommt man zu der Auffassung, daß hierbei ein längerer Gebrauch eines lackierten Gegenstandes (aus Holz, aus Leder) die schädliche Ursache darstellt, gelegentlich auch Kunstharz (phenol- und formalinhaltig) oder Leim. So findet man sie nach Fahren eines neuen Autos (lackiertes Lenkrad) oder entsprechend den Druckkanten einer Tasche (Damentasche oder Büromappe) oder einer Hundeleine. Oft ist der lackierte Bürostempel für einen Herd in der Hand verantwortlich oder ein Spazierstock. In anderen Fällen entspricht die Lokalisation dem Halten eines Telephonhörers oder eines Füllfederhalters. Zunächst erinnert sich der Patient natürlich nicht, was bei ihm von diesen Dingen in Betracht kommt; aber meist beteiligt er sich gern an der Ursachenforschung, und es kommen dann interessante Hinweise heraus, z. B. für die Fingerenden ein Brillengestell aus Kunstharz, das dauernd aus Nervosität abgenommen und zum Spielen verwandt wird, oder für die Spitzen der drei ersten Finger beider Hände das Drehen an den Knöpfen eines Radios, oder für eine eigentümliche Verteilung in beiden Händen der Gebrauch eines Billardstockes. Gelegentlich mag Leim, dem zur Verhütung einer Zersetzung Formalin zugesetzt ist, eine Rolle spielen. Jedesmal ist aber auch der Druck wichtig, mit dem der schädliche Gegenstand angefaßt wird. Noch unerklärbar ist die Tatsache, daß mit der Zeit auch andere Stellen erkranken, auch am Handrücken, wo die ursprüngliche Schädigung offensichtlich nicht eingewirkt hat.

Diese tylotischen Ekzeme, die äußerst hartnäckig sind und bei mangelnder Vorbeugung oft rückfällig werden, bessern sich auf Röntgenbestrahlungen, die aber auch nur in begrenzter Zahl Anwendung finden können, auf Salbendauerverbände, z. B. mit 10% Quecksilberpräcipitat, auf Teerbäder und saure Salben (Acidermsalbe stark); die Behandlung ist auch noch nach der Heilung längere Zeit fortzusetzen. Vorbeugende Maßnahmen bestehen in der Umwicklung der lackierten Gegenstände mit Wildleder oder Schwammgummi.

Die trocken-spröden Ekzeme sind für Hausfrauen und Hausangestellte charakteristisch, aber auch für andere Personen, die berufsmäßig viel in kaltem Wasser oder in Soda- bzw. Imilösungen arbeiten (Büfettier, Kellner). Hier ist die Haut der ganzen Hohlhand verdickt, rauh und trocken, von zahlreichen Furchen durchsetzt, die meist schwärzlich verfärbt sind. Behandlung: überfettete Seifen, Glycerinsalben.

Alle Verbände in der Hohlhand müssen übrigens durch besondere Einlagen (Watte, Zellstoff) so an die Haut gepreßt werden, daß sie auch wirken können; meist sieht man Verbände, die gerade in der Hohlhand einen toten Raum lassen.

Völlige Verschwielung der Hohlhände (Palmarkeratosen) sind oft erblich; dann sind auch die Fußsohlen befallen. Bei manchen Berufen kommt es zu erworbenen typischen Berufsschwielen (Abhobeln mit dem Rasierapparat nach erweichenden warmen Boraxbädern).

Manche Leute leiden an einem periodischen, einige Stunden dauernden Brennen und Anschwellen der Hohlhände und Finger; Ringe werden dabei plötzlich zu eng; oft sind auch gleichzeitig die Fußsohlen beteiligt. Vermutlich handelt es sich hierbei um urticarielle Erscheinungen (oft nach bestimmten, z. B. bitteren Biersorten, nach stark gewürzten Suppen) oder um einen Anfall von Hyperhidrosis. Dabei kann die Haut selbst völlig trocken bleiben, wahrscheinlich weil die Schweißporen durch Hornbildung verlegt sind, aber der gestaute Schweiß äußert sich in der Schwellung und Spannung der Haut. Schlimmer sind die offenkundig feuchten Schweißhände.

Schweißhände sind ein Leiden, das die Kranken sehr bedrückt, teils wegen gesellschaftlicher Unannehmlichkeiten, teils wegen ernsthafter Berufsbehinderung, z. B. bei Personen, die Zeug aus rostfähigem Eisen herzustellen haben (Nadler). Die auf das Leiden sich richtenden Befürchtungen verstärken die Erscheinungen nur. Lokal sind Formalinpuder von rascher, wiederholte Röntgenbestrahlungen von langsamer, aber dauernder Wirkung; gleichzeitig muß die Nervosität des Patienten behandelt werden, Atropin, Lubrokal sind hierzu geeignet. Da der Handschweiß unbehindert verdunsten kann, zersetzt er sich jedoch nie wie der Fußschweiß unter üblem Geruch.

An den *Zwischenfingerfalten*, den Schwimmhäuten, finden wir sowohl Infektionen wie Ekzeme. Die Ekzeme befallen meist gleichzeitig mehrere, die In-

fektionen einige wenige Stellen. Bei Frauen, die viel waschen, sitzt eine Sproß-
pilzinfektion, die Erosio interdigitalis blastomycetica, fast typisch zwischen dem
3. und 4. Finger als eine nässende geschwollene Stelle, die sich seitlich auf die
Grundphalangen beider Finger hinaufzieht (Therapie: Pinselungen mit Höllenstein, Brillantgrün, Anthrarobintinktur; Cignolinsalbe; evtl. Röntgen). Pustulöse und auf die Handrücken oder die Handflächen weiterkriechende Prozesse
sind meist Pyodermien und heilen auf exakte Verbände mit Quecksilberpräcipi-
tat- oder Rivanolsalben.

Da die dorsalen Schwimmhäute sehr empfindlich sind, reagieren sie leicht
mit Rötungen oder kleinen Papelbildungen auf äußere Reize. Bei exsudativen
Kindern können sie dauernd oder wenigstens lange Zeit befallen sein (Verschlimmerungen nach Spielen in feuchtem Sand, nach Blumenpflücken).

Seitlich, die *Fingerkanten* entlang, an der Grenze zwischen Volar- und Dorsal-
fläche, schießen die Bläschen des dyshidrotischen Ekzems auf, bei dünner Haut
oft zart und oberflächlich, bei schwieliger oder ausgetrockneter Haut tiefer und
umfangreicher.

Über die Entstehung einer Dyshidrosis (ein dyshidrotisches Ekzem ist ein
sich daraus entwickelnder Dauerzustand) gibt es mehrere voneinander abweichende Auffassungen. Jedenfalls ist zweierlei auffallend: einmal handelt es
sich bei Kranken mit einer Dyshidrosis um leicht zu Schweißausbrüchen neigende
vegetativ übererregbare Personen, und der äußere Anlaß zu einem Anfall ist auch
oft eine schweißtreibende Maßnahme (z. B. Biergenuß nach einem erhitzenden
Marsch, Heilschwitzen mit Aspirin und Alkohol zur Behandlung einer Grippe,
heiße Getränke u. dgl.). Weiter findet man bei einer Dyshidrosis der Hände oft
eine schon länger bestehende Hauterkrankung der Füße. Weil diese Fußerkran-
kungen meist durch Pilze bedingt sind (Epidermophytie zwischen den Zehen,
hauptsächlich zwischen dem 4. und 5. Zeh), hat man die Dyshidrosis der Hände
auch als eine Streuung von Pilztrümmern auf dem Blutwege angesehen bei
gleichzeitiger allgemeiner Hautüberempfindlichkeit (sog. Epidermophytide).
Aber es sind keineswegs immer Epidermophytien, sondern auch Pyodermien
der Füße, bei denen eine Dyshidrosis auftritt, ja manchmal ist sie deutlich die
Folge einer unzweckmäßigen Behandlung, vor allem mit heißen Fußbädern.
Unsere Auffassung über die Entstehung der Dyshidrosis muß also allgemeiner
gehalten sein.

Unseres Erachtens ist eine Dyshidrosis ein Alarmsignal, das uns über einen
erhöhten vegetativen Reizzustand der Haut unterrichtet, der sich hauptsächlich
deshalb an den Händen und Füßen äußert, weil diese bezüglich des Schwitzens,
vielleicht aus entwicklungsgeschichtlichen Gründen — manche Tiere schwitzen
nur an den Pfoten —, eine physiologische Sonderstellung der übrigen Haut gegenüber einnehmen; elektrische Untersuchungen der Schweißdrüsentätigkeit haben
gezeigt, daß nur hier die Schweißdrüsen dauernd in wechselnder Bereitschaft
sind, auf Reize körperlicher und seelischer Art (Schreck) stark und unmittelbar
zu reagieren, in Abhängigkeit von nervösen Einflüssen, die durch Atropin auszuschalten sind. Manche Menschen sind nun dauernd in einer solchen vegetativen
Übererregbarkeit, manche geraten in sie unter dem Einfluß der Menses, der Un-
ausgeschlafenheit, von Schmerzen, von Überarbeitung; Nicotin und Biergenuß
schaden in einigen Fällen offensichtlich. Dazu kommt nun noch, daß ein irgendwie entstandener Hautprozeß an *einer* Hand oder an *einem* Fuß (Epidermophytie, Pyodermie, Dermatitis) die nervöse Erregbarkeit sämtlicher Hände und
Füße — sympathisch — so weit steigern kann, daß durch banale oder auch ohne
erkennbare Reize eine dyshidrotische Hautentzündung ausbricht; da sich in
feuchten Füßen leicht Pilze ansiedeln, sind Epidermophytien bei derartigen vege-

tativ Stigmatisierten allerdings häufig zu finden, aber keineswegs regelmäßig vorhanden.

Therapeutisch haben wir jedenfalls hieraus die Folgerung zu ziehen, daß wir bei Ausbruch einer Dyshidrosis an den Fingern auch den begünstigenden Herd an den Füßen suchen und ihn behandeln. Tritt anderseits während einer Fuß- oder Handbehandlung eine Dyshidrosis auf (was übrigens auch an den Füßen geschehen kann), so zwingt uns das, die Behandlung vorsichtiger durchzuführen, vor allem sind heiße oder dazu noch reizende Fußbäder (Zinnkraut) gefährlich und nur lauwarme und reizlose (mit Kaliumpermanganat- oder Zephirollösung) erlaubt, die aber nur bei Pyodermien tatsächlich nötig sind.

Aber die Dyshidrosis braucht keineswegs immer durch einen derartigen Fokus bedingt zu sein, und so ist häufig noch eine das vegetative System beruhigende Allgemeinbehandlung angezeigt (Bellergal, Kalk oral). Kalkinjektionen müssen immer danach bewertet werden, ob sie nicht einem ängstlichen Patienten einen momentanen Schock versetzen oder ihn in eine ängstliche Abwehrstellung bringen, die seinen Erregungszustand verstärkt. Unter schmerzerzeugenden Spritzen (Trichophytin, Terpentinöl) sieht man oft geradezu neue Bläschen entstehen. Leichte Schlafmittel (Lubrokal, Bromural, Sedobrol) sind empfehlenswert. Starke Abführmittel entziehen dem Gewebe Wasser und wirken oft wie eine Kalkinjektion. Vor und während der Menses ist besonders vorsichtig zu verfahren. Wo es schadet, ist Rauchen und Biergenuß zu verbieten.

Lokal ist die Dyshidrosis in den einfachsten Fällen durch Abhalten aller Reize zu behandeln, also zunächst durch Waschverbot. Häufig genügt Fissanöl und Pudern oder auch Aufstreichen einer Trockenpaste (Esiderm c. Tumenol).

Sind mehr oder minder große pralle Bläschen aufgetreten, so zeigen sie gelegentlich zunächst noch einen gegen Lackmuspapier sauren Blaseninhalt (Schweiß), der aber bald fadenziehend und alkalisch wird; jetzt sind Verbände mit Xeroformsalben oder Teerpasten (Tumenol-Ammon, Carboneol) erforderlich, um die Bläschen zum Eintrocknen zu bringen. Zur Nachbehandlung sind erweichende Salben (Ormicetcreme oder tagsüber die nicht abfettende Lanettewachs- oder Acidermsalbe oder Kalodermagelee) geeignet. Eine Pustelbildung gehört nicht zum Bild der Dyshidrosis, aber sie tritt manchmal an dem einen oder anderen Finger als Zeichen einer Infektion auf; hier wird den Salben Quecksilberpräcipitat, Resorcin oder Rivanol zugefügt.

Gegen zurückbleibende Hautverdickungen, chronische Bläschenbildung und starkes Jucken (dyshidrotisches Ekzem) sind Röntgenbestrahlungen geeignet, die aber im Anfang eines Ausbruchs unnötig und oft auch zwecklos sind. Vor Ultraviolettlichtbestrahlungen ist zu warnen, die überdies die Epidermis verdicken, so daß sie noch weniger den Schweiß hindurchtreten läßt, sondern ihn staut und damit Neuausbrüche der Dyshidrosis begünstigt. Daß man bei pustulösen juckenden Hautentzündungen an den Fingerkanten auch an Krätze denken muß, sei erwähnt; das Aufsuchen der typisch befallenen Stellen an den Achselfalten, vor allem aber an den Brustwarzen bei Frauen, an den Geschlechtsteilen beim Mann, sichert die Diagnose, die man hier wie oft versäumt, wenn man sich bloß mit der Besichtigung der vom Patienten für wichtig angesehenen und allein vorgewiesenen Hautpartien bescheidet.

An einzelnen Fingern finden sich die bekannten Panaritien, teils oberflächlich, oft um eine eingerissene und schmerzhafte Ecke des Nagelfalzes herum, teils in der Tiefe (heiße Seifen- oder Zephirolbäder, Rivanolsalben für die oberflächlichen, graue Quecksilbersalbe für die tiefen Formen). Ein sich wochenlang hinziehendes, langsam fortkriechendes Panaritium mit Schwellungen der lokalen Gelenke ist meist ein Rotlauf (Erysipeloid, vorzüglich bei Köchinnen, Fischern,

Metzgern), der auf Sulfonamide anzusprechen pflegt. Ein nicht fortschreitendes hartnäckiges Panaritium kann ein extragenitaler syphilitischer Primäraffekt sein (schmerzlose Drüsenschwellungen an der Innenseite des Oberarms oberhalb des Ellbogens und in der Achselhöhle).

Gefäßstörungen an einzelnen Fingern sind nicht selten. Meist handelt es sich um Frostschäden (Perniosis), blaurote kalte Finger mit zinnoberroten Flecken oder auch flachen Blasen auf der Rückseite als akute Verschlimmerung (häufig im Frühjahr); gegen diese akuten Verschlimmerungen sind Mittel geeignet, die sich auch beim Erythema exsudativum bewähren (z. B. Cylotropininjektionen). Bisweilen kommt es aber auch zu Gefäßkrämpfen; die blauroten Finger, die aber dann meist zarter und nicht geschwollen sind wie bei der Perniosis, werden stundenweise livide grau oder weiß (RAYNAUD). Bei Frauen ist an hormonale Störungen der Ovarien zu denken, bei Männern an übermäßiges Zigarettenrauchen. Schon eine Zigarette, inhaliert geraucht, kann durch Gefäßkrampf die Temperatur der Fingerspitzen um mehrere Grad heruntersetzen (aufhebbar durch hohe Progynongaben).

Um die Fingernägel herum findet man chronische Nagelwallentzündungen (Paronychien), verhärtete blaurote schmerzhafte Schwellungen mit Eiterungen unter dem Falz heraus, oft bei Konditoren, Waschfrauen; meist handelt es sich um Infektionen, nicht selten mit Soorpilzen (Oxycyanatbäder, Brillantgrün, Tct. balsamica, Röntgenbestrahlungen). Auch Ekzeme sind häufig: Bläschen, Schrunden, die manchmal die Restherde ausgebreiteter Ekzeme sind. Bestimmte Berufe (Photographen, Zahnärzte, Tabakarbeiterinnen) werden durch die Eigenart ihrer Arbeit besonders betroffen; bei diesen Gewerbeekzemen sind auch die Fingerkuppen eigentümlich pergamentartig verhärtet. Weiterhin kommen Ekzeme hier häufiger bei Kindern vor und sprechen dann auf Quecksilbersalben günstig an; gleichzeitig sind meist die Nägel ergriffen (mikrobielle Ekzeme? beginnende Psoriasis?). Periunguale Warzen sind besonders hartnäckig und heilen oft erst auf restlose Entfernung mit Elektrokoagulation.

An den *Nägeln* findet man Tüpfelungen, kleine grübchenförmige Einsenkungen bei Psoriasis und bei manchen Formen von Ekzem, besonders den eben erwähnten der Kinder. Für das Ekzem der Finger sind jedoch grobe Querfurchen charakteristisch; bei fieberhaften Allgemeinstörungen treten solche Furchen auch auf als Zeichen einer vorübergegangenen Ernährungsstörung (BEAUsche Linien), ähnlich den Haarverdünnungen oder dem Haarausfall nach Allgemeinerkrankungen. Weiße Flecken oder Linien (Leukonychien) sind meist auf lokale Schädigungen der Nageloberfläche bei der Nagelpflege zurückzuführen, gelegentlich aber auch Zeichen einer periodischen Allgemeinstörung; aus ihrem Vorrücken kann man die Geschwindigkeit des Nagelwachstums berechnen (rund 3 mm im Monat). Abgeplattete, schüsselförmig ausgehöhlte, meist verdünnte Nägel (Koilonychie) weisen häufig (besonders bei Frauen) auf eine sog. essentielle hypochrome Anämie hin (Blutbild! Daneben oft Schluckbeschwerden, Anacidität, Cheilitis. Therapie: Eisen, Leber, Arsen).

Durch Hornwucherungen unter der Nagelplatte aufgeworfene Nägel (subunguale Hyperkeratose) sind bisweilen, aber nicht immer Psoriasis und dann durch lokale Röntgenbestrahlungen zu beeinflussen. Der Nagel ist dabei oft verdickt, verhärtet, verkrümmt, verwachsen (Onychogryphosis). Bisweilen ist der Nagel auch vom Nagelbett nur abgelöst (Onycholysis) und der Nagel erscheint dann in ausgedehntem Umfang weiß wie normalerweise sonst nur der freie Nagelrand; auffällig ist hierbei meist die peinliche Sauberkeit unter dem Nagel, woraus zu schließen ist, daß es sich häufig nur um Artefakte handelt, von nervösen Personen durch übertriebene Nagelpflege hervorgerufen; die weißen Flecke können von der Unterseite des Nagels aus durch verdünnte Carbolfuchsinlösung gefärbt und so verdeckt werden. Einrisse vom freien Nagelrand aus nennt man Onychorrhexis (häufig bei Arbeit mit fettlösenden Mitteln, z. B. Benzin u. a.).

Bei weichen Verdickungen und gelblichen Verfärbungen der Nägel, mehrerer oder aller, ist an die seltene Trichophytie zu denken; die Pilze sind mikroskopisch in abgeschabten Hornspänen nach Aufhellung mit Kalilauge nachzuweisen (Behandlung langwierig über Jahre.

Die Therapie aller Nagelerkrankungen ist noch mäßig entwickelt und auch wenig erfolgreich. In manchen Fällen von Ekzem und Psoriasis wirken Röntgenbestrahlungen lokal am besten. Häufig ist auch eine orale Arsenbehandlung vorteilhaft. Verdickte Nägel müssen durch Abfeilen mit Schmirgel- oder Sandpapier oder bei größerem Umfang mit zahnärztlichen Fräsen korrigiert werden. Sonst ist man auf Versuche mit Schwefel- oder Teerölen oder auf entsprechende Pflaster (Salicyl-, Quecksilberguttaplast) angewiesen.

Unterleib.

In der *Leistengegend* sitzen mehrere charakteristische Erkrankungen, häufig Infektionen, deren lange Dauer und Rückfälligkeit durch den zersetzlichen Schweiß und die feuchte Wärme dieser Stellen bedingt ist. Bei pastösen Säuglingen und dickleibigen Erwachsenen mit Hängebauch findet man eine Intertrigo, die direkt von der Leistenfurche selbst ihren Ausgang nimmt, sich nach oben und unten ausbreitet, entweder feucht und nässend ist oder trocken, von einer seidig dünnen Epidermis überzogen, meist düsterrot; in der innersten Hautfalte sitzt oft eine tiefe, schmerzhafte Rhagade. Die Grundlage einer solchen Intertrigo kann ein Herd eines seborrhoischen Ekzems oder einer Psoriasis sein, deren Schuppen durch die Maceration feucht geworden und zerfallen sind — dann sind noch weitere Körperstellen von der Grundkrankheit betroffen — oder es handelt sich um eine rein lokale Infektion mit Kokken oder Sproßpilzen (Pyodermien kennzeichnen sich durch versprengte Herde in der Umgebung, die in geröteten Flecken kleine Pusteln zeigen; Soor dadurch, daß mit grauverdicktem abstreifbarem Epithel bedeckte blaurote Papeln in der Umgebung sitzen). Gelegentlich mag auch einmal eine Intertrigo lediglich auf die physikalischen oder chemischen Reize durch zersetzte Hautsekrete zurückzuführen sein.

Während die Intertrigo Männer wie Frauen befällt, sind Erythrasma und Epidermophytien Erkrankungen der Männer. Beide Affektionen sitzen jedoch nur unterhalb der Leistenbeuge und erstrecken sich auch auf die Innenseite der Oberschenkel entweder als ein einzelner zusammenhängender brauner bis rötlicher, leichtschuppender Herd, häufig einseitig (Erythrasma), oder als mehrere rötliche Flecken mit besonders stark vortretenden Rändern (Epidermophytie). Die Pilze der Epidermophytie, die man an den Herdrändern aufsucht, sind wie Trichophytonpilze in erwärmter 20% Kalilauge leicht nachweisbar (sie haben ihren Namen, weil sie nur in der Epidermis wuchern, aber nicht die Haare befallen), während die Pilze des Erythrasma (das Mikrosporon minutissimum) erst nach besonderer Spezialfärbung erkennbar sind; der Befund von Pilzfäden im üblichen Kalilaugenpräparat spricht also immer für Epidermophytie. Das Erythrasma findet sich gelegentlich auch in den Achselhöhlen; die Epidermophytie ist meist noch zwischen den Fußzehen lokalisiert.

Die Behandlung der Hauterkrankungen dieser Gegend hat gewisse Züge gemeinsam; es gilt den Wirkungen des zersetzten Schweißes wie der Infektion entgegenzutreten. Nässende Stellen werden zunächst ausgetrocknet, z. B. durch dicke Pasten (1—3% Lenigallolzinkpaste), die auf Leinenlappen ausgestrichen und zwischen die sich berührenden Hautfalten hineingeschoben werden; sowohl die Wundflächen am Bauch wie am Oberschenkel müssen von der Paste völlig bedeckt sein. Bei stärkerem Nässen wird die Einlage häufiger gewechselt; Ruhe ist zunächst unumgänglich, aber nicht unter erhitzenden Bettdecken; eigentliche Verbände sind meist unnötig und oft auch unpraktisch. Nur bei Salbenempfindlichkeit sind feuchte Umschläge, z. B. mit Resorcin 0,2—0,5% vorzuziehen, die aber in dieser Gegend leichter zu Erhitzungen führen. Immer ist darauf zu achten, daß sich die erkrankten Hautfalten nicht direkt berühren; weiche Salben, Puder oder Trockenpasten vermischen sich mit den Hautsekreten meist zu schmierigen oder krümeligen Massen. Von den nichtnässenden Rändern aus kann man durch Pinselungen mit schwachen Anthrarobinlösungen den Herd zu verkleinern suchen; diese kurzen und rasch ausgeführten Pinselungen dürfen auch von allen Seiten einige Millimeter in den nässenden Herd hineinreichen, für den ganzen Herd sind sie zunächst zu schmerzhaft.

Sobald das Nässen sich vermindert hat, geht man zu den weit kühlenderen Trockenpasten über, denen man Lenigallol (1—2%), Kalomel (5—10%), Schwefel (5—10%) oder Chrysarobin (0,3—1%) zusetzt. Die Anthrarobinpinselungen werden täglich einmal immer tiefer in den Herd hineingeführt. Die Zwischenlagen (aus Leinen, Watte) sind nicht zu vergessen. Die zentrale Rhagade kann mit einem dünnen Watteröllchen und einer Perubalsam enthaltenden Paste für sich besonders versorgt werden.

Sind die Hautstellen trocken, so können sie in der gleichen Weise weiterbehandelt werden, bis die Haut ihre normale Farbe erreicht. Bei Psoriasis oder seborrhoischem Ekzem helfen jetzt zusätzliche Röntgenbestrahlungen. An Stelle der stark färbenden Anthrarobinlösung kann die schwächer gefärbte Jodtinktur (3%) oder die farblose Besamattinktur gebraucht werden. Leichtes Einfetten mit Salbe (mit Schwefel 5% oder Chrysarobin 0,3—1% steigend) und darüber Puder geben der ausgetrockneten Haut nach und nach ihre natürliche Weichheit zurück. Die Behandlung muß auf lange Sicht eingerichtet sein und mit Geduld durchgeführt werden.

Warme lokale Bäder mit Kaliumpermanganat, schonend ausgeführt und nur 2—3mal die Woche, entfernen Schweiß- und Puderreste.

Bei den von vornherein trockenen Pilzerkrankungen ist verdünnte Jodtinktur (3%) üblich, dazu ein Schwefelpuder. Beim Erythrasma, das rasch verschwindet, muß, um Rückfällen vorzubeugen, die Behandlung in verringertem Maße lange fortgesetzt werden. Bei der Epidermophytie sind neuauftretende, durch die Kleidung verschleppte Herde mit Geduld anzugreifen.

Lymphdrüsenentzündungen in der Leistengegend kommen häufig vor; schmerzhafte beim Herpes am Genitale oder bei Furunkeln oder Abscessen in der Analgegend, schmerzlose beim syphilitischen Primäraffekt dieser beiden Stellen. Beim weichen Schanker kommt es gelegentlich zu akuten Abscessen der stark geschwollenen und erweichten Lymphdrüsen. Langwierige Abscedierungen mit vielfachen Durchbruchstellen aus einer mit der braunrot verfärbten Haut verbackenen und verhärteten Drüse sind auf inguinale Lymphogranulomatose verdächtig, d. s. „klimatische Bubonen", die von den Tropen auch in unsere Hafen- und Großstädte eingeschleppt sind. Bei Eiterungen an den Füßen oder Zehen sind meist die Lymphdrüsen unter dem Leistenband an der Innenseite des Oberschenkels schmerzempfindlich.

Bei Jucken in den Haaren der *Pubes* suche man nach Filzläusen; man sieht die in der Haut festgekrallten Phthiri als grauschwarze Flecken, die sich mit einer Pinzette abheben lassen und dann zappeln; ihre Behandlung (mit Cuprex, DDT-Puder) ist leicht, aber von Rückfällen gefolgt, wenn nicht alle Tiere vernichtet werden; sie haben sich oft schon bis zu den Achselhöhlen und auf die Haare des

Bauches und der Oberschenkel ausgebreitet. Jucken kann aber auch durch Folliculitiden hervorgerufen sein; chronische Haarbalginfektionen durch Staphylokokken, kleinste Pusteln um die Haaröffnungen bis zu schmerzhaft verdickten Furunkeln, wechseln zeitlich oder nebeneinander ab, oft ist die ganze behaarte Region eine einzige verhärtete Platte, die mit Schuppen bedeckt ist (gleichzeitig Haarbalginfektionen anderer Gebiete: Blepharitis, Bartfolliculitis; oft auch sonstige Erscheinungen dieser Form des seborrhoischen Ekzems). Lokale Zephirolbäder, Schwefel als Puder, Trockenpaste oder, wenn vertragen, als Salbe, Impfungen mit Staphylokokkenvaccine, Röntgenbestrahlungen können hier Erfolge, manchmal jedoch nur vorübergehender Art, erzielen.

Am *Penis*ansatz, meist im Winkel an der Übergangsstelle vom Bauch zur Vorderseite des Penis, gelegentlich aber auch auf der Hodenseite, sitzen oft nässende Stellen, die stark jucken und Streptodermien zu sein scheinen; sie heilen auf lokale Höllensteinpinselungen und Dermatol- oder Kalomelpuder ab; nötigenfalls Röntgenbestrahlungen.

Am Penisschaft werden dem Arzt meist die gruppierten Bläschen des genitalen Herpes vorgewiesen; da sie oft einige Tage nach Geschlechtsverkehr erscheinen, werden sie von den Patienten als venerische Erkrankung befürchtet. Aber die kurze Inkubationszeit, die weiche Basis, die Tatsache, daß sie bei dem Patienten bereits öfter aufgetreten sind, sprechen gegen diese Befürchtung; oft sind allerdings die Leistendrüsen leicht schmerzhaft geschwollen, aber für gewöhnlich nicht der dorsale Lymphstrang fühlbar verdickt (auf der Oberseite des Penis in der Mitte zum Bauch verlaufend), wie das bei einem Primäraffekt die Regel zu sein pflegt. Nichtsdestoweniger sollte man bei einem derartigen Herpes auf Syphilisspirochäten nachsehen oder etwa 5—8 Wochen nach der fraglichen Infektion die Wassermannsche Untersuchung anstellen. Erfahrungsgemäß wird das jedoch oft unterlassen, besonders weil es bei dem häufig rückfälligen Herpes zu dauernden komplizierten Untersuchungen und einer fortwährenden psychischen Belastung des Patienten führen würde. In Zeiten aber, wo die Syphilis gehäuft auftritt, oder wo im Einzelfall die Möglichkeit einer (außerehelichen) Infektion bestehen kann, soll man lieber einmal zuviel als zu wenig daran denken, daß ein Primäraffekt unter den unscheinbarsten und uncharakteristischsten Formen auftreten kann. Der einzelne Herpesanfall kann übrigens verhältnismäßig lange ($1\frac{1}{2}$ bis 2 Wochen) dauern, auch bei richtiger Behandlung (Dermatol- oder Kalomelpuder).

Am Penisschaft findet man sonst die runden oder strichförmigen weichen blauroten Papeln der Krätze (dabei allgemeines Jucken, hauptsächlich nach dem Schlafengehen) und die lokalen juckenden Herde des Lichen planus (blaurote, trockene, glatte Flecken mit grauweißen netzförmigen Zeichnungen am Rande oder mitten im Herd).

Auf der inneren Vorhaut sitzen häufig die gestielten zottigen Feigwarzen, im Beginn lediglich als helle glänzende Punkte oder graue gekörnte Papeln erscheinend (Behandlung mit pulverisierten Summitates Sabinae, Resorcin, Alaun, mit Formalin, evtl. mit Elektrokoagulation; hartnäckig und rezidivierend). Herpesanfälle sieht man hier meist als gruppierte erodierte Stellen, da die Bläschen rasch platzen.

In der Kranzfurche und auf der Eichel entstehen bisweilen juckende gerötete Flecken, die auch nässen können (Balanitis); das Epithel am Rand dieser Stellen ist häufig verdickt und deshalb grau, so daß Bilder von bogenförmig scharf begrenzten Efflorescenzen entstehen können. Der Geruch des dabei vorhandenen dünneitrigen Sekretes ist durchdringend und widerlich. Bei dieser Balanitis erosiva circinata handelt es sich um chronische Infektionen mit den gröberen

Refringensspirochäten; durch Kalomelpulver werden zwar rasch Heilungen erzielt, aber erst durch Weiterbehandlung werden auch Rückfälle vermieden.

In der Kranzfurche sitzt auch der syphilitische Primäraffekt; dabei ist zunächst hier die Haut lediglich knorpelig verhärtet (die Verhärtung fühlt sich an wie etwa der Knorpel im oberen Augenlid), schließlich zerfällt die Stelle zentral, aber oberflächlich; ein dünnes klares Serum bedeckt sie. Weiche Schanker, die übrigens meist nur in Zeiten von Epidemien aufzutreten pflegen, zerfallen dagegen mehr in die Tiefe, haben einen eitrigen Belag, oft unterminierte Ränder, die auch eitriggelb infiltriert sein können und sind spontan sehr schmerzhaft. Da ihr Sekret infektiös ist, sind meist zahlreiche Stellen befallen, vornehmlich an der äußeren Umschlagfalte der Vorhaut, aus deren Öffnung der reichliche Eiter hervortropft. Der Primäraffekt ist dagegen für gewöhnlich in der Einzahl vorhanden oder hat es durch direkten Kontakt auf dem gegenüberliegenden Vorhautblatt lediglich zum Abklatschschanker gebracht. Hier ist natürlich eine Dunkelfelduntersuchung auf Spirochäten unumgänglich; Vorbehandlung mit Puder oder feuchten Umschlägen (oral Sulfonamide sind dagegen erlaubt) kann allerdings die typischen feinspiraligen Spirochäten von der Oberfläche verjagen (deshalb Untersuchung *vor* jeglicher Behandlung oder — wenn schon erfolgt — an mehreren Tagen nach Kochsalzumschlägen; Wassermannsche Reaktion ist erst 5 bis 8 Wochen nach der Infektion positiv. Vor bakteriologisch oder serologisch gesicherter Diagnose ist wegen der Bedeutung der Syphilis für die Psyche und für die rechtlichen Verpflichtungen des Patienten keine antisyphilitische Behandlung einzuleiten).

Aus der Harnröhrenmündung kommen die serösen oder eitrigen Sekrete der Schleimhautkatarrhe, die nach dem mikroskopischen Befund Tripper oder banale Urethritiden sind, deshalb aber doch gelegentlich sehr hartnäckig und beunruhigend, oft auch sicher infektiös. Jucken vorn in der Harnröhre kommt oft von einer isolierten Entzündung der Fossa navicularis, manchmal auch mit einer intertriginösen Fissur der unteren Harnröhrenöffnung verbunden (lokale Betupfung mit 1% Höllensteinlösung oder 5% Targesin). Von Ängstlichen wird dem Arzt das fadenziehende grauweiße Sekret der Schleimhautdrüsen oft als krankhafter Ausfluß vorgewiesen; es handelt sich aber dabei um eine normale Urethrorrhöe, häufig bei sexueller Überreizung.

Bei einer Verengung der Vorhautumschlagstelle ist eine Phimose vorhanden, oft angeboren, oft erst durch entzündliche Schwellungen im Vorhautsack entstanden. Dringt Eiter aus dem Vorhautsack, so fragt es sich, ob dieser Eiter von einer Balanitis oder Urethritis stammt. Hat man den Eiter ausgedrückt, evtl. durch Wattestäbchen entfernt, so ist bei einer Urethritis der gelassene Urin (bei Zweigläserprobe — s. S. 373 — der erste Urin besonders) trüb. Eine Balanitis kann leicht durch eingeführte Wattestäbchen zunächst mit Wasserstoffsuperoxyd gereinigt und dann mit Kalomelpulver behandelt werden; Erfolg oft in einem Tag. Knotige Anschwellungen, die durch die entzündete Vorhaut hindurchgefühlt werden, können Primäraffekte sein; dann ist der dorsale Lymphstrang auf dem Penisrücken ebenfalls geschwollen und auch die regionären Leistendrüsen; aber auch bei einer Balanitis erosiva, die zu tiefen Geschwürsbildungen geführt hat, ist ein ähnlicher Drüsenbefund möglich. Bei weichem Schanker innerhalb der Phimose ist meist die Umschlagfalte an zahlreichen Stellen von rißförmigen schmerzhaften Geschwüren besetzt. Bei stärkerer Anschwellung, blauroter Verfärbung und eigentümlicher Kälte der Phimose liegt die Gefahr eines phagedänischen Schankers und einer Gangränbildung vor; hilft hier Einbringen von Kalomelpulver nicht spätestens in einem Tag, so ist die Dorsalincision und Freilegung des Ulcus erforderlich. In allen anderen Fällen ist das aber nicht unbedingt nötig. Bei Ulcera mollia infiziert sich die Operationswunde fast regelmäßig; hier kommt man mit Vaccineinjektionen und Sulfonamiden ohne Spaltung aus. Bei Gonorrhöe kann man heute auf die früher nötige Lokalbehandlung zunächst verzichten und sich auf Penicillin bzw. Sulfonamide beschränken. Bei Lues versucht man die Erreger durch Drüsenpunktion zu gewinnen (s. S. 396) oder wartet evtl. auf das Positivwerden der Wassermannschen Reaktion. Eine operative Beseitigung der Phimose ist also nicht immer nötig, weder zur Diagnose noch zur Behandlung (außer bei drohender Gangränbildung bei phagedänischem Schanker); ist die Phimose so hochgradig, daß sie auch ohne lokale Erkrankung stört, so operiert man, sobald die örtliche Erkrankung völlig oder größtenteils durch unsere Behandlung beseitigt ist; geringere Grade einer Phimose bilden sich ohne Operation im Laufe der Behandlung wieder zurück.

Gelegentlich weisen junge Leute eine Phimose vor, die jedoch keine ist; sie haben nur Scheu, ihre Vorhaut zurückzuziehen, dann haben sich oft große Mengen von Smegma in der Kranzfurche festgesetzt, das entweder eingetrocknet und steinartig hart sein kann oder auch erweicht, reizt und Jucken hervorruft. Regelmäßiges Waschen beseitigt diesen Schaden leicht.

Nach jeder lokalen Behandlung aller Vorhauterkrankungen durch den Arzt oder durch den Patienten ist darauf Wert zu legen, daß stets die Vorhaut wieder nach vorn gebracht wird, andernfalls kann sich eine Paraphimose bilden, d. h. eine Einklemmung des äußeren Vorhautringes hinter der infolge der Abschnürung stark anschwellenden entzündeten Eichel. Gelingt es nicht, innerhalb der ersten Stunden die angeschwollene Eichel durch energischen Druck mit einer Mullkompresse zu verkleinern und hinter den Vorhautring zu schieben, so ist die Paraphimose durch eine genügend tief reichende Dorsalincision genau in der Mittellinie zu spalten; gleichzeitig desinfizierende Salben, etwa mit Rivanol.

Am *Scrotum* findet man Ekzeme, die meist trocken bleiben und stark jucken; die Haut ist dann verdickt. Oft ist dieses Ekzem nur weitergeleitet von Darm und After (man achte auf Oxyuren, Magenanacidität). Manchmal genügt Einfetten mit einer Salbe, die zur Juckstillung Benzoesäure (s. S. 108) enthält, und Pudern, oft aber helfen erst Röntgenbestrahlungen; hierbei müssen womöglich die Hoden durch Hinaufschieben in den Leistenkanal aus dem Strahlenbereich entfernt werden. Nach jahrelangem Bestand wird die ekzematöse Haut oft narbig verhärtet und pigmentlos.

Da am Scrotum reichlich Talgdrüsen vorhanden sind, kommt es dort gelegentlich zu Talgverhaltungen (Atherome), die von Hypochondern als besondere Krankheiten vorgewiesen werden. Allerdings werden auch eitrige Talgdrüsenentzündungen beobachtet, die erst auf lokale Kaliumpermanganatbäder und Dermatol- bzw. Kalomeltrockenpasten heilen.

Im Alter bilden sich am Scrotum häufig kleine Angiome.

Gelegentlich sieht man am Scrotum, aber auch sonst am Genitale auf der Glans sich wiederholende violettrote brennende Flecken, die auch manchmal nässen; sie kommen anscheinend in unberechenbaren Abständen immer an gleicher Stelle wieder zurück, meist handelt es sich hier — wie ein Befragen nach dem Gebrauch von Schlaf- oder Kopfwehpulver ergibt — um sog. fixe Arzneiexantheme (nach antipyrinhaltigen Medikamenten, nach Phanodorm, Veramon u. dgl.).

Am Damm finden sich bei Männern isoliert juckende Stellen; die Haut ist trocken, die Raphe höckerig und etwas verhärtet, hier helfen — besser als Puder — zähe Salben mit Salicyl- und Benzoesäure, wie sie auch zur Behandlung trockener Epidermophytien geeignet sind (sog. WHITFIELDsche Salbe, s. S. 108).

Am *Anus* ist das Jucken (Analpruritus) oder das nässende oder trockene Analekzem ein oft vorkommendes quälendes Leiden. Da man sich hier auf die Beschreibung des Patienten nie verlassen soll, um die Therapie zu bestimmen, stelle man durch Besichtigung zunächst fest, ob Hämorrhoiden vorliegen oder eine Analfissur; gelegentlich sieht man auch Oxyuren, um deren Nachweis man immer bemüht sein muß (mikroskopische Untersuchung von Cellophanklebstreifen, die man nachts perianal aufgeklebt hat und mit denen man die Eier von der Haut ablöst). Schließlich kann auch eine Proktitis oder eine Analfistel vorhanden sein. Man untersuche auch digital auf Prostatahypertrophie oder Carcinom. Nicht zuletzt erkundige man sich nach der Art des Stuhls und achte auf Zeichen von Magenanacidität (seborrhoische Erscheinungen im Gesicht; mancher Analpruritus schwindet auf Salzsäure- oder Enzynormgaben).

Wichtig ist aber auch der Hautbefund. Follikulitiden auf dem Gesäß und gelegentlich auftretende Furunkel deuten auf chronische Staphylokokkeninfektionen hin. Frisch entzündliche ausgedehnte Schwellungen lassen daran denken, daß Mittel (in Zäpfchen, Salbe oder Gleitsalbe) gebraucht worden sind, gegen die Unverträglichkeit besteht; in erster Linie ist das ein Anaestheticum, in zweiter Perubalsam, in dritter Resorcin. Überhaupt ist der Gebrauch juckstillender Mittel bei Analpruritus ein gefahrvolles Unternehmen; meist wird nur das Symptom vorübergehend gelindert, der Prozeß heilt dabei jedoch nicht ab, und oft stellen sich mit der Zeit entzündliche Reaktionen als eine hinzutretende Idiosynkrasie ein. Die Behandlung sollte deshalb, wo man die Ursache (oft sind es auch mehrere) zu erkennen und wo man es bei dem Patienten zu erreichen vermag, kausal sein.

Gegen Hämorrhoiden gebrauche man aus den genannten Gründen Suppositorien, die gefährliche Stoffe enthalten, nur mit äußerster Vorsicht; bei einer auftretenden Dermatitis oder Verschlimmerung des Juckens mache man eine Hautprobe in der Ellenbeuge mit Abschabsel des Zäpfchens oder einer kleinen Menge Salbe. Es ist deshalb auch wichtig, die Zusammensetzung unserer üblichen Hämorrhoidalzäpfchen bzw. Salben zu kennen. *Anästhetica* sind vorhanden in Anästhesin-, Anästheform-, Anucuran-, Claudemor-, Fissan-Hämorrhoidal-, Lenirenin-, Mova-, Percainal-, Unguentolan-, Scottin-Suppositorien. *Perubalsam* enthalten Anucuran-, Anusol-, Bismolan-, Claudemor-, RF Chamomill.- und Mova-Suppositorien. *Resorcin* ist ein Bestandteil von Anucuran- und Anusolzäpfchen.

Alle diese Zäpfchen und Mittel köhnen natürlich, wo sie nicht schaden, mit Vorteil gegen Hämorrhoiden gebraucht werden. Wo man aber Überempfindlichkeit befürchtet, wähle man nur Suppositorien mit Medikamenten, die erfahrungsgemäß so gut wie immer vertragen werden; z. B. Posterisansuppositorien (mit Coliantivirus), Desitinsuppositorien (mit Lebertran), Kamillosan- und Chamosuppositorien (mit Kamillen); bei Rhagaden besonders Targesinsuppositorien und die krampflösenden Ichthyol-Belladonna-Suppositorien oder Belladonna-Exclud-Zäpfchen. Gegen die Schmerzen sind Eupaco- oder Pavycosuppositorien geeignet. Der Stuhl wird gleichzeitig durch Agarol oder bei Spastikern durch Belladonna-Obstinol weich gehalten.

Gegen Oxyuren verwende man nur die zuverlässigsten Präparate (z. B. Lubisan, Badil, Atrimon, Hexaverm, Vermizym; für die schwierige Dauerbeseitigung dieser Würmer spricht schon die Vielzahl der empfohlenen Mittel.

Lokales Nässen erfordert die Behandlung mit Höllensteinpinselungen (1 bis 2%), wobei man auch zwischen vorhandene hahnenkammartige Hautwülste, Reste früherer entzündeter Hämorrhoiden, eingehen muß. Ebenso darf die vom After nach oben gehende innerste Hautfalte nicht übersehen werden.

Sitzbäder in heißer Kaliumpermanganatlösung reinigen, desinfizieren und wirken auch juckstillend. Bei plötzlichen Juckkrisen ist überhaupt ein Schwamm, der mit möglichst heißem Wasser oder Kaliumpermanganatlösung getränkt und aufgedrückt wird, am besten wirksam. Bei Furunkeln und Follikulitiden werden die stärker desinfizierenden Zephirolbäder (1 Teelöffel auf 1 l Wasser) bevorzugt.

Salben oder weiche Pasten werden in der Analfalte häufig schlechter vertragen und auch meist subjektiv unangenehmer empfunden als Puder oder Trockenpasten. Als Puder wirken günstig Schwefel (Sulfocit, Sulfoderm oder juckstillender Teersulfoderm), Xeroform (riecht gelegentlich schlecht), Dermatol, Kalomel, Tannin. Dieselben Puder können 5—10% in Trockenpasten verwandt werden. Bei Nässen ist Lenigallolzusatz (1—3%) vorzüglich. Bei akuten ausgedehnten Dermatitiden (z. B. nach nicht vertragenen Suppositorien oder Salben) Tumenoltrockenpaste.

Von einigen Patienten werden dagegen sofort Fettpasten gewünscht; hier wirkt besonders juckstillend 10% Xeroformfissanpaste in Form eines Salbenlappens. Auch bei Trockenbehandlung ist das Einschieben einer Salbe zweckmäßig: z. B. nach 3—4 Tagen für 24 oder nur 12 Stunden eine zähe Salbe (Ungt. diachylon); die Haut beginnt sonst unter der Austrocknung zu quälen. Verschlimmerungen bei diesem Vorgehen sprechen für Salbenüberempfindlichkeit.

Näßt die Haut nicht mehr, so werden Pinselungen mit ARNINGscher Tinktur alle 2—3 Tage günstig empfunden oder mit der besonders juckstillenden Tct. balsamica oder mit Ekzefug.

Sind wir mit unserer Behandlung auf dem Wege der Besserung, sind alle nachweisbaren Schädigungen beseitigt, bleibt aber doch noch das Jucken störend, so sind jetzt — nicht aber vorher, etwa aus therapeutischer Ratlosigkeit heraus — Röntgenstrahlen ein ausgezeichnetes Mittel, unter Berücksichtigung der für Bestrahlungen nötigen Vorsichtsmaßregeln. Ebenfalls wirken oft lokale Alkoholinjektionen günstig (s. S. 247).

Immerhin verlangen einige wenige unserer Patienten dennoch juckstillende Salben: am ungefährlichsten sind dann noch Phenolsalben. Weiter erlauben wir Calmitoltinktur oder -salbe, Nupercainalsalbe mit Menthol, aber nur als vorbeugende Linderungsmittel; gleichzeitig versäumen wir nicht, den Prozeß selbst zu heilen und die besonderen Ursachen zu beseitigen. Immer sind wir dabei auf der Hut vor idiosynkrasischen Reaktionen und lassen bei Verdacht die Salbe erst in der Ellbeuge ausprobieren. Je besser man jedoch die Therapie der Analhautleiden beherrscht, um so weniger braucht man auf anästhesierende und juckstillende Salben zurückzugreifen.

Bei allen juckenden Prozessen am After kommt es durch das Kratzen oft zu tiefen Infektionen: zu Haarbalgentzündungen, also Furunkeln oder, da auch perianal wie in den Achselhöhlen große apokrine Schweißdrüsen sitzen, zu Schweißdrüsenabscessen, die flachkugeliger sind als Furunkel und sich durch den fehlenden zentralen Pfropf, der dem abgestorbenen Haarbalg entspricht, auszeichnen. Kommt es immer wieder zu durchbrechenden und sich auffüllenden Abscessen an umschriebenen Stellen, so liegt eine nur chirurgisch und auch damit nicht immer zu beseitigende Analfistel vor.

Chronische blaurote Verfärbungen und Verhärtungen größerer Teile oder auch einer ganzen Gesäßbacke, oft mit lokalen Abscedierungen, sind Infektionen, sei es mit Pilzen (Sporotrichen, Hefepilzen), sei es mit Tuberkelbacillen, sei es mit Kokken; die Diagnose kann durch Kultur und Probeexcision gesichert werden; die Therapie besteht in lokalen desinfizierenden Bädern und Röntgenbestrahlungen; innerlich Jod, Eleudron, spezifische Vaccine und unspezifische Reizinjektionen; Penicillin.

Bei Frauen kommt als weiterer Anlaß zu einem Analpruritus oder Ekzem ein Vaginalfluor, der besonders bei stark klaffender Scheide im Liegen die Analhaut dauernd benetzt. Der Fluor, der von einer Infektion oder einer Altersatrophie der Schleimhaut herrührt, muß sachgemäß behandelt werden (Devegan, Spuman c. acid. salicyl. 12,5%, Ichthoestren, Vagramin; Spülungen — nur lauwarm — mit Milchsäure 0,5%), und vor allem durch Tamponeinlagen aufgefangen werden; nach Abheilung kann die Haut durch wasserabstoßende Salben vor einer weiteren Benetzung geschützt werden.

Bei Ausfluß sind bei Frauen gleichzeitig häufig auch die Innenseiten der Oberschenkel befallen, gelegentlich akut und stark entzündlich mit zeitweiser Verschlimmerung, z. B. kurz nach den Menses, gelegentlich aber auch chronisch. Infolge des Kratzens kommt es schließlich zu trockenen Hautverdickungen mit grober Felderung (Neurodermien), die nun über die kurz dauernden Reize hinaus von allein weiterjucken (Röntgenbestrahlungen, Zinköle mit Teer oder Dermatol, Teerpinselungen mit Ekzefug, Falipsoryl; Trockenbehandlung ist Salbenbehandlung vorzuziehen). Besonders hartnäckig sind diese Prozesse bei Diabetes (Infektion mit Soor? therapeutisch: Insulin, Schwefelbäder und Chrysarobinteersalben).

An der *Vulva* sitzen ebenfalls als neurodermische Ekzeme anzusehende Hautverdickungen in der Gegend der Klitoris oder im Gebiet der großen Labien. Oft ist durch das Kratzen eine Infektion mit Staphylokokken erfolgt und es kommt zu rezidivierenden Furunkeln (Vaccinebehandlung: Staphygen). Die Vulvaneurodermien werden durch Bäder mit Kaliumpermanganat, durch Noviform oder Kalomelpuder, Pinselungen mit Anthrarobin oder Falipsoryl behandelt; man zeige den Patientinnen, daß sie auch Sekretverhaltungen (Smegma) zwischen den Labien und in den Spalten an der Klitoris entfernen und ebendort Puder hineinbringen müssen; weiterhin kommen Röntgenbestrahlungen oder Thorium X in Frage; gelegentlich juckstillende Calmitol- oder Phenolsalben (1%) als Linderungs-, aber nicht als Heilmittel. Ist der Urin zu sauer, so verursacht er häufig Brennen, das man durch Alkalisierung des Urins, z. B. durch reichlich Blasentee (Spec. urologicae Stada bzw. Nattermann), Natriumbicarbonat oder Uricedin beseitigen kann. Auch hier achte man bei besonderer Hartnäckigkeit auf das Vorliegen eines Diabetes.

Bei klimakterischen Frauen ist lokale Hormonbehandlung mit Follikelhormonsalbe oder den billigeren Salben mit Oestrostilben (Oestromon, Cyren) angezeigt, gleichzeitig für die Vagina das hormonhaltige Vagramin und allgemein Hormonpräparate (Progynon C, Depotoestromon); um zu wirken, müssen die Dosen manchmal beträchtlich sein. Bei Leukoplakien, glänzenden weißlichen Verfärbungen der Schleimhaut oder grauweißer Verfärbung der großen Labien behandele man ähnlich; bei knotenförmigen Verhärtungen denke man an beginnende Carcinome, die mit Elektrokoagulation oder durch geeignete fachmännische Röntgenbestrahlung beseitigt werden können; bei Leukoplakie sind auch oberflächliche Verschorfungen mit Elektrokoagulation angezeigt.

Rezidivierende Herpesbläschen kommen bei der Frau an den großen Labien vor, manchmal mit starker Schwellung, oft aber auch in der Umgebung des Anus. Spitze Kondylome wuchern gelegentlich zu riesigen, widerwärtig riechenden Massen; mit der operativen Entfernung ist es dabei nicht immer getan; ein Fluor oder eine Vulvitis muß gleichzeitig behandelt werden (hierbei lokal besonders Kalomelpuder gegen die meist vorhandenen Refringensspirochäten).

Syphilitische Primäraffekte sitzen häufig an den großen Labien; bisweilen als eine oberflächliche Erosion, leicht benetzt, glänzend, scharf umrandet, bisweilen aber auch nur als trockene, braunrote harte und schmerzlose Schwellung einer Labie („induratives Ödem"). Ist die Labie dagegen schmerzhaft geschwollen, stark gerötet, so ist ein oder es sind mehrere Furunkel in Bildung; ist mehr der afterwärts gelegene Teil der Labie befallen, so kann es sich um einen Absceß der

Bartholinischen Drüse bei Gonorrhöe oder auch bei sonstigen Infektionen mit
Darmbakterien handeln, letzterenfalls stinkt der braungelbliche Eiter nach ope-
rativer Spaltung oder Abscedierung besonders faulig.

Weiche Schanker sitzen bei der Frau oft in der hinteren Commissur, dem
hinteren Spaltende der Vulva, oder an der Urethralmündung und sind sehr
schmerzhaft, eitrig belegt und haben unterminierte Ränder. Glattrandige nicht-
belegte Ulcerationen auf der Innenseite der kleinen Labien — häufig bei Jungfrauen — gehören zum Bild des sog. Ulcus vulvae acutum.

An den Gesäßbacken sieht man häufig Follikulitiden, kleine eitrige Haarbalgentzündungen, oder bei Leuten mit trockener Haut die hier meist plattgesessenen,
ein aufgerolltes Haar bergenden Hornkegelchen des Lichen pilaris. Bei Frauen
finden sich gleichzeitig hier die kühlen blauen Flecken der Perniosis als Dauerzustand. Chronische Ekzeme in eigenartig bogenförmiger Anordnung am unteren
Rande der Gesäßbacken beruhen manchmal auf Überempfindlichkeit gegen
lackierte oder gebohnerte Klosettsitze.

Von eruptiven Prozessen kommen akut gelegentlich Herde von Erythema
exsudativum vor, chronisch die gelbrötlichen Flecken der Xanthome.

An der Haut des Steißbeines findet man oft rautenförmig einen verdickten
schuppenden und juckenden Herd eines seborrhoischen Ekzems bzw. einer Neurodermie (die Differentialdiagnose vermag man oft erst aus anderwärts lokalisierten
Herden zu stellen; die Therapie: Röntgenbestrahlungen, Teerquecksilbersalben
ist die gleiche).

Beine.

Abgesehen von den bereits erwähnten Neurodermien, die häufig an der Innenseite der *Oberschenkel*, meist bei Frauen, auftreten, im Anschluß an Genitalaffek-
tionen, aber auch wohl durch Reiben eng anliegender Beinkleider bedingt — an
der Vorderseite kommen dazu noch die Metallschließen der Strumpfbänder —,
erkranken die Oberschenkel seltener an Hautleiden.

An den *Knien* ist die Psoriasis lokalisiert, auch in Latenzzeiten, in denen sonst
der Körper frei ist; in den Kniekehlen sitzen dagegen die trockenen, manchmal
nässenden Stellen des konstitutionellen Ekzems, sowohl bei Kindern wie Erwachsenen (exsudatives und spätexsudatives Ekzem).

Die Hauterkrankungen des *Unterschenkels* sind für gewöhnlich durch zwei
maßgebende Umstände beeinflußt: durch den infolge des aufrechten Standes erhöhten Gewebswasserdruck und die oft erschwerte Blutzirkulation.

Infolge des, gegenüber anderen Körperteilen, vermehrten hydrostatischen
Drucks tragen hier alle Geschwüre mehr aus, alle Hauterscheinungen nässen hier
stärker, urtikarielle Quaddeln (bei Strophulus, bei Mückenstichen) bilden sich
hier zu Blasen um; sind die Gefäße bei einer Hautentzündung auch in der Umgebung durchlässiger geworden, so kommt es an den Knöcheln und Fußrücken
— auch noch nach Ablauf der primären Entzündung — zu abendlichen Anschwellungen, die zwar harmlos sind, aber den Patienten immer wieder beunruhigen.

Infolge der häufig erschwerten Blutzirkulation — auch bereits vor der Bildung ausgesprochener Krampfadern — kommt es anderseits an den Unterschenkeln leichter zu Schädigungen der oberflächlichen Capillaren und der kleinsten
Gefäße (Purpura, Hämosiderosen, d. s. Einlagerungen von nichtresorbierbarem
eisenhaltigem Farbstoff), kommt es zu Embolien in den tiefen Venen mit den
verschiedenartigsten Erregern (bei Syphilis, Tuberkulose, Staphylokokken- und
Streptokokkenstreuungen) und damit zu den hier überaus häufigen Knotenbildungen evtl. nachfolgenden Geschwüren. Auch findet man hier eine heilsame

aktive Durchblutung weniger ausgeprägt als anderswo: Wunden und Ulcerationen heilen schlechter, alle im Verlauf chronischer Hautprozesse auftretende Knoten und Infiltrate sind hier schwerer als sonst zu beseitigen. Ja auch akute Reaktionen, z. B. von Höhensonnenbestrahlungen, verlaufen hier milder, die entzündlichen Begleiterscheinungen (Rötung, Hitze) bei juckenden Erkrankungen (Urticaria, Pruritus, Ekzem) sind auffallend gering, dagegen ist die Anfälligkeit und Widerstandsunfähigkeit der — wahrscheinlich chronisch unterernährten — Haut für akute Infektionen größer.

Therapeutisch ziehen wir aus diesen Verhältnissen die Folgerung, daß wir hier unsere Medikamente stärker konzentrieren müssen (z. B. Chrysarobin bei Psoriasis, Teer bei Ekzem). Ja, auch Röntgenstrahlen müssen in größerer Dosis verabfolgt werden, was auch meist vertragen wird. Andererseits ist es aber auffallend, daß gerade an den Unterschenkeln Fettsalben gelegentlich reizen, so daß Trockenpasten oder Zinköle zu bevorzugen sind; oft trägt man sie über dem eigentlichen Medikament (Teer, Ichthyol, Psorigallol) auf, das möglichst konzentriert direkt auf die Haut gepinselt wird.

Die häufigsten Zirkulationsstörungen, die man an den Unterschenkeln beobachtet, sind die Varicen, also erweiterte Venen mit Klappendefekten, die man bei Patienten unter 55 Jahren bei freier Durchlässigkeit der tieferen Venen (PERTHESscher Versuch: die mit Gummibinde gestauten oberflächlichen Hautvenen müssen sich beim Herumgehen über die tiefen Venen entleeren), bei fehlender Neigung zu Thrombosen oder Infektionen veröden kann. Aber die Mittel dazu sind entweder harmlos, jedoch nicht immer zuverlässig; oder sie sind zuverlässig, aber machen gelegentlich Nebenerscheinungen, jedenfalls erfordern sie eine geübte Technik, um nicht durch paravenöse Injektion in der ambulanten Praxis Infiltrate oder gar Nekrosen zu bedingen. Immer ist auch eine Neubildung variköser Venen zu befürchten. Bei großen Gefäßkonvoluten ist nur die elastische Binde oder der Gummistrumpf brauchbar, wenn man sich nicht zur operativen Entfernung entschließt.

Abgesehen von den durch die Krampfadern bedingten krampfartigen Schmerzen — oft sind sie aber auch auf orthopädisch behebbare statische Fußanomalien zurückzuführen — jucken Varicen besonders abends beim Hinlegen und an der einen oder anderen Stelle des Beines entwickeln sich durch das Kratzen Neurodermien, Verhärtungen der Haut, mit Vergröberung der Hautzeichnung, für die man beim sitzenden Patienten zunächst keine Erklärung findet; beim stehenden sieht man dann mitten durch den Herd die sich vorwölbende Vene verlaufen. Therapie: Röntgen, Ichthyol oder Teer, darüber Zinkschüttel oder Zinköl; Venenverödung oder Kompressionsverband.

Häufig ist aber im Gebiet der Varicen die Haut verfärbt: entweder vereinzelte ockergelbe bis braune Flecken oder einzelne braunrote pfefferkornartige Papeln oder ausgedehntere blaurote Hautverhärtungen, in denen sich von Zeit u Zeit schmerzhafte harte Stränge entwickeln (Thrombophlebitis). Diese Stauungserkrankungen der Unterschenkel sind alle, was die Verfärbung betrifft, kaum zu beheben (unresorbierbare Hämosiderineinlagerungen), aber im wesentlichen auch nur dann behandlungsbedürftig (abgesehen von den einer Progredienz vorbeugenden Kompressionsverbänden), wenn sie Beschwerden machen, also hauptsächlich bei Thrombophlebitis (feuchte Verbände, Quecksilbersalben, Röntgenbestrahlungen, Bettruhe oder Bewegung bei elastischen Kompressionsverbänden).

Im Verlauf der Venenentzündungen oder als Folge äußerer Verletzungen und Infektionen kommt es zu den varikösen Unterschenkelgeschwüren, die oft, besonders mit fortschreitender Sklerosierung der Wundumgebung, immer hartnäckiger und resistenter werden, dabei können sie wie ausgestanzt mit trockenem dunkelrotem Wundboden aussehen oder schmierig belegt, eiternd, mit nekrotischen Fetzen; bei Pyocyaneusinfektion ist das Gewebe oder der Eiter grün und von eigenartig süßlichem Geruch. Die Beseitigung der Infektion ist nicht immer leicht: mit feuchten Umschlägen (Dalibour-, Höllenstein-, Clorinalösung), mit Salben (mit Pyoktanin, Rivanol, Quecksilber, Silber: die bekannte Schwarzsalbe), mit harnstoffhaltigen Pudern oder Sulfonamidpulver.

Die Schmerzhaftigkeit der einzelnen Salben hängt oft von der gebrauchten Salbengrundlage oder der Konzentration des Mittels ab; im allgemeinen sollten schmerzhafte Salben dem Patienten nicht zugemutet werden. Anästhesinsalben andererseits sollten nur stundenweise zur Stillung von Schmerzen aufgelegt werden und sind nur dann erlaubt, wenn darauf keine Verschlimmerung des objektiven Zustandes erfolgt, wie Verätzungen des Wundbodens oder Reizungen der Wundumgebung, die übrigens stets mit Zinköl oder dicker Zinkpaste abzudecken ist. Am besten ist es, die Behandlung versuchsweise so lange zu wechseln, bis man eine schmerzlose gefunden hat und auf Anästhetika verzichten kann. Am ungefährlichsten ist noch Nupercainalsalbe (ohne Menthol).

Ist die Infektion eingeschränkt, kann eine Anregung der Granulation versucht werden, z. B. mit Salben, die ungesättigte Fettsäuren enthalten (Lebertransalben, Granugenol) oder Traubenzuckersalben (Dextromon) oder follikelhormonhaltige Salben (Menformonsalbe, Oestromonsalbe), die die Durchblutung fördern.

Zur Epithelisierung sind Pellidolsalben beliebt; Vorsicht vor Idiosynkrasien, die sich aber nur an der Epidermis äußern (Abdecken der Umgebung mit Zinkpaste, auch der Wunde, soweit sie sich epithelisiert). Ebenso wirksam sind aber in diesem Stadium möglichst austrocknende Pasten (z. B. mit Dermatol, Psorigallol oder Teer).

Bei allen diesen Maßnahmen ist aber die Beseitigung des erhöhten Gewebswasserdruckes durch lokale Kompression des Geschwürs und seiner Umgebung (mit Schwammgummi) und die allgemeine des ganzen Beines mit Idealbinden oder Zinkleimverbänden nicht zu vergessen; die Lokalkompression ist dabei die wichtigste.

Die Diagnose eines varikösen Geschwüres setzt allerdings auch immer den Nachweis von Varicen voraus oder von im Gefolge von Blutstauungen aufgetretenen Hautveränderungen. Geschwüre, die als einzelne Nierenform zeigen oder zueinander in einem Halbkreis angeordnet sind, sind auf tertiäre Lues verdächtig, besonders wenn sie in der oberen Hälfte des Unterschenkels sitzen; die Wassermannsche Reaktion ist bei diesen luischen Späterscheinungen nicht so von Bedeutung wie der Erfolg der Probebehandlung (mit Spirocid, Jod), die aber auch manchmal nur bei Berücksichtigung der lokalen Momente, z. B. bei richtigen Kompressionsverbänden oder bei Bettruhe, wirklich zum Ziel gelangt. Luische Geschwüre können natürlich auch auf Stauungsveränderungen vorkommen.

Geschwüre, die in der Wadengegend sitzen, aus blau-braunroten Knoten entstanden sind, sind auf indurative Tuberkulose verdächtig (fast nur bei Frauen: Heftpflasterverband, Röntgenbestrahlung, Arsen, Tuberkulin). Meist gehen diese Knoten jedoch ohne Geschwürsbildung durch Schrumpfung zurück, wobei die Haut wie eine Apfelsinenschale gefältet wird. Geschwüre, die mit geschichteten Krusten bedeckt sind, unter denen blutiggelber Eiter fließt, die von zackigen Wundrändern umgeben sind, in blauverfärbter Haut liegen, heißen ecthymatös; sie entstehen aus mit bläulichem Blut gefüllten Blasen und sind meist Streptokokkengeschwüre; sie sind die Krankheit von Männern, die im Feuchten zu arbeiten haben (Bergleute, aber auch Schützengrabenkrankheit; graue Quecksilbersalbe oder Rivanolsalbe, Fußbäder mit Kaliumpermanganat, innerlich Sulfonamide).

Andere scharf begrenzte, oft eckige schmerzhafte Ulcerationen entstehen aus Nekrosen, die auf arterielle Gefäßwandschädigungen zurückzuführen sind.

In der Umgebung von Wunden, Geschwüren finden wir an den Unterschenkeln häufig eine wohl meist als Ekzem bezeichnete Erkrankung, die sich hauptsächlich durch dünne Schuppung von etwa Fingernagelgröße auszeichnet; unter diesen blätterteigartigen Schuppen liegt eine nässende Haut, aber dennoch meist von spiegelnder, also epithelisierter Oberfläche; nur ist die Oberfläche äußerst dünn und gewebswasserdurchlässig. Häufig sind derartige Herde scharf begrenzt, langsam fortschreitend und stark juckend. Sind sie etwas trockener, ähneln sie einer Psoriasis. Einem eigentlichen Ekzem, das aus einzelnen Bläschen besteht und, wenn diese geplatzt sind, aus einzelnen Ekzemporen näßt, gleichen sie jedoch nicht. Bei diesen „lamellösen" Ekzemen handelt es sich wahrscheinlich um ekzemähnliche chronische Pyodermien (s. S. 197), denn sie heilen erst, wenn auch langsam, sofern man sie desinfizierend behandelt, am besten mit Pyoktaninpinselungen und Dermatolzinköl; Salben werden meist schlecht vertragen.

Immerhin trifft man auch echte Ekzeme am Unterschenkel, besonders oberhalb oder unterhalb der Fußknöchel; hier sind Teersalben, auch Röntgenbestrahlungen am Platz. Ebenfalls an den Knöcheln kommt es gelegentlich zu eigentümlichen Gefäßveränderungen: außer harmlosen kleinen Varicen zu eigentümlichen Bildungen knopfförmig erweiterter Kapillaren mit Vernarbungen und äußerst hartnäckigen schmerzhaften Geschwürsbildungen (s. S. 299).

In der Gegend der Waden, meist bei behaarten Patienten, findet man stark juckende Prozesse, die an den deutlich geröteten Haarbälgen lokalisiert sind und langsam fortschreiten. Wie alle Folliculitiden, wahrscheinlich chronische Staphylokokkeninfektionen, heilen sie — meist allerdings nur vorübergehend — auf Schwefelsalben, auch auf Antipiolsalbe, die Antivirus nach BESREDKA enthält.

Die Behaarung der Beine zeigt übrigens gelegentlich kahle Stellen, manchmal — nicht immer — ein Zeichen einer Alopecia areata, die dann auch anderswo zu finden ist.

Von stets trocken bleibenden Hauterscheinungen findet man an den Unterschenkeln die stark juckenden Herde der Neurodermie, aus harten, flachen hellroten oder normalfarbenen Papeln zusammengesetzte Herde, die hartnäckig und kaum zu beeinflussen sind (Psorigallol, Teer, Röntgen, Ätzbehandlung mit Salicylpflaster, Gefrierungen mit Kohlensäureschnee bis zur Blasenbildung, Duschemassage unter Wasser) und die Herde des Lichen ruber verrucosus, die durch ihre blau-braun-rote Farbe und ihre hornigwarzige Oberfläche auffallen (sonstige Herde am Handgelenk, Oberschenkel).

Alle diese Prozesse sind chronisch; akut treten an den Beinen die Blutungsflecken der Purpura auf, zunächst hellrote, nicht wegdrückbare Flecken mit späteren Veränderungen des Blutfarbstoffes (häufig infolge Überempfindlichkeit gegen Nahrungsmittel, oft gegen Bier). Als akute knotige Prozesse, ebenfalls mit Blutaustritten und Verfärbungen, findet man das Erythema nodosum, das bei septischen Prozessen verschiedenster Art (Streuherde in den Tonsillen, den Genitalorganen bei Frauen) auf Embolien in den tieferen Venenverzweigungen beruht; bei Kindern ist es dagegen in der Regel tuberkulöser Natur.

Auch bei den häufigen Kälteschäden (Perniosis), die für gewöhnlich die untere vordere Schienbeinkante von Frauen befallen, als violette kühle Anschwellungen, kommt es gelegentlich zu knotenförmigen Verschlimmerungen (lokal und allgemein Follikelhormontherapie, Röntgenbehandlung). Diese Frostbeulen können oberflächlich ulcerieren (Ichthyol, Pasten mit Perubalsam).

Füße.

Bei allen Hautleiden an den *Füßen* ist in erster Linie an Pilzinfektionen zu denken, und zwar an Epidermophytien: sie sitzen entweder zwischen den Zehen, meist dem 4. und 5., zunächst als umschriebene grauweiße, Hautverdickungen, die gelegentlich jucken; dann als schmerzhafte Rhagaden, schließlich als Bläschen oder intertriginöse nässende Stellen; akute Verschlimmerungen kommen nach Durchfeuchtungen zustande, also beim Schwitzen oder nach Fußbädern. Immer sind mikroskopisch ohne Schwierigkeiten Pilze nachzuweisen; die Ansteckung erfolgt in Badeanstalten, Rückfälle auch von infizierten Strümpfen und Schuhen. Abgesehen von den Stellen zwischen den Zehen kommen Erscheinungen noch vor: unter den Zehen, besonders wenn sie gekrümmt sind, hier als schmerzhafte Rhagaden, ferner unter den Fußsohlen als Bläschen, die sich auch seitlich an den Fußrändern aufwärts entwickeln können. Diese Bläschen trocknen rasch zu dunkelbraunen stumpfen Flecken ein. Auch auf dem Fußrücken, ausgehend von den Zehenzwischenräumen, können derartige wasserhelle Bläschen auftreten, die auch die Zehenrücken befallen; in der Blasendecke sind dann zahlreiche Pilzfäden.

Die Behandlung dieser Epidermophytien — die in ihrer Verbreitung besonders während des Sommers eine Volksseuche genannt werden können — ist außerordentlich schwierig, sie verlangt vom Patienten viel Verständnis und Geduld. Sind die akuten Erscheinungen beseitigt (mit Chinosolbädern, Schwefel- und Vioformpaste mit Zusatz von Tumenol-Ammon) gilt es, die chronische Infektion zu bekämpfen (s. Antimykotica S. 311), ein schwieriges Beginnen, da die letzten Schlupfwinkel zwischen den Zehen (vor allem zwischen dem 4. und 5. Zeh) schwer aufzuspüren sind, meist auch das Schuhwerk (Formalindesinfektion) und die Strümpfe, die ja beim Waschen nicht gekocht werden, befallen bleiben. Schließlich kann ein Besuch einer infizierten Badeanstalt oder einer Freibadwiese alle Bemühungen durch Neuansteckung wieder zunichte machen. Natürlich wird dann das vom Arzt während des akuten Ausbruchs verordnete Mittel als unzureichend angeschuldigt. Da die Anstalten schwer zu sanieren sind, ist Selbstprophylaxe das einzig mögliche (regelmäßiger Gebrauch eines antimykotischen Desinfektionsmittels).

Aber nicht immer sind Erscheinungen an oder zwischen den Zehen Epidermophytien; gelegentlich handelt es sich um Pyodermien, die auch kombiniert mit den Epidermophytien vorkommen können. Hierbei sind größere Eiterblasen entstanden oder oberflächliche Ulcerationen, besonders am Nagelwall, oder — sehr charakteristisch — auf den Zehenkuppen; die belegten Wunden sind stark schmerzhaft. Jetzt sind die Lymphdrüsen schmerzhaft geschwollen. Behandlung: Sulfonamidgaben; Chinosol- oder Kaliumpermanganatfußbäder, lauwarm, dazu Rivanolsalben oder Quecksilbersalben (evtl. Quecksilberüberempfindlichkeit beachten). Voraussetzung jedoch zum Erfolg ist, daß man alle Blasen regelmäßig während des Badens eröffnet (durch reichliches Einschneiden) und nach und nach die Blasendecke abträgt. Bettruhe ist zu empfehlen. Durch Herumgehen wird die Infektion trotz Verbänden verbreitet. Zuerst wird die Pyodermie, dann erst die Epidermophytie behandelt. An den Zehen werden Leinenlappen mit Salbe, besser mit herumgewickelten Zwirnfäden als mit Mullbinden, befestigt.

Weitere Blasen treten gelegentlich seitlich am Fußrand entlang auf zwischen der dickeren Sohlenhaut, die ja etwa 1 cm seitlich hinaufreicht, und der dünneren Fußrückenhaut. Diese manchmal sehr großen Blasen enthalten keine Pilze, während eine gleichzeitig bestehende Epidermophytie unter der Sohle oder zwischen den Zehen immer wieder Pilze aufweist. Diese Erscheinungen, die der Dyshidrosis an den Händen entsprechen, sind sekundäre sympathische Reaktionen; ihre vermutliche Entstehung ist bei den Handaffektionen besprochen (s. S. 68). Ihre Behandlung besteht in feuchten Umschlägen (mit Öffnen der Blasen), in austrocknenden Pasten (Dermatolpaste) oder in Trockenpasten; eine Behandlung mit pilztötenden Mitteln ist natürlich sinnlos. Innerlich sind Kalkinjektionen, Abführmittel geeignet; Alkoholgenuß, insbesondere von Bier, ist schädlich.

Schließlich kommt es mitten auf dem Spann (oft neben Herden an den Unterschenkeln) noch zu Scheuerekzemen, die bei nervösen Leuten durch den Druck der Schuhe bedingt sind (Therapie: Lenigallol oder Tumenol in Trockenpaste oder Zinköl. Vorsicht vor Salbenempfindlichkeit!).

Bisweilen sind unter den Fußsohlen hyperkeratotische Ekzeme vorhanden, nicht selten bei Leuten, die Einlagen tragen (Überempfindlichkeit gegen Leder besonderer Gerbung?). Von der Hacke aus, die dann durch tiefe schmerzhafte Rhagaden gespalten ist, zieht sich der harte, schuppende Herd mehr oder minder über die halbe Fußsohle nach vorn. Pilze sind nicht vorhanden, trotzdem wird das Leiden oft als chronische Epidermophytie behandelt. (Der Nachweis der Pilze bei einer echten Epidermophytie ist für den Geübten nicht so schwierig, daß er befürchten muß, sie zu übersehen.) Diese hyperkeratotischen Ekzeme heilen oft erst auf Röntgenbestrahlungen und Salben mit Salicyl, Quecksilber und Teer. Die Rhagaden an den Fußhacken müssen durch Abschneiden der äußeren Hornränder für Salben, die hier zweckmäßig Perubalsam enthalten, zugänglich gemacht werden.

Gelegentlich fallen die hyperkeratotischen Ekzeme durch eine besonders weiche abstreifbare Schuppung auf, flache eitrige Bläschen schimmern oft an einigen Stellen durch die Schuppung durch. Dann handelt es sich um pyodermische Prozesse der Fußsohle, die dem lamellösen Ekzem der Unterschenkel entsprechen (s. S. 82); auch hier tritt eine Besserung erst auf Zinköl mit Dermatol oder Schwefel ein; dazu Röntgenbestrahlung.

Neben den juckenden sind einige schwielige Prozesse der Fußhaut besonders schmerzhaft; vor allem können Warzen der Sohlenhaut die Patienten zur Verzweiflung bringen. Die radikalste Therapie erfolgt durch Elektrokoagulation in Lokalanästhesie, oft genügt auch eine Röntgenbestrahlung oder Suggestivbehandlung, z. B. mit Magnesia usta oral; auch genügt es häufig, eine einzige Warze zu elektrokoagulieren, und die anderen trocknen in 2—3 Wochen von selbst ein.

Schwielen werden am besten im Boraxfußbad mit dem Rasierapparat (nicht mit der einzelnen Klinge) abgehobelt. Hühneraugen werden mit dem Messer oder mit Fräsen einschließlich des zentralen Dorns entfernt; gleichzeitig muß von orthopädischer Seite versucht werden, die Haut gegen den Druck von innen wirkender Knochenvorsprünge zu entlasten. Hühneraugen, die zwischen dem 4. und 5. Zeh sitzen, können mit Epidermophytien verwechselt werden.

Eingewachsene Fußnägel sind mit untergeschobenem Leukoplast zu heben; dabei vorhandene Infektionen werden mit Rivanolsalbe behandelt.

Fußschweiß bessert sich — vorübergehend — auf formalinhaltigen Vasenolfußpuder oder auf von Zeit zu Zeit wiederholte Pinselungen mit Jodtinktur; die — übrigens grundlose — Angst des Patienten, den Fußschweiß zu unterdrücken und sich innerlich zu schaden, läßt sich leicht beheben; man beseitigt ja nur die bakterielle Zersetzung des Schweißes. Wird die Fußhaut zu spröde, so ist der bekannte Salicyltalg (aus Hammeltalg bereitet) immer noch eines der besten Mittel.

Systematisierte und universelle Erkrankungen.

Schließlich fallen einzelne Hauterkrankungen dadurch auf, daß sie, wenn auch keine vorwiegende Lokalisation an bestimmten Körperstellen, so doch eine charakteristische *systematisierte Anordnung* aufweisen; das ist vor allem die

Gürtelrose, die immer halbseitig und auf ein Hautgebiet beschränkt ist, das von den sensiblen Nerven einiger aufeinanderfolgender Rückenmarkssegmente versorgt wird; hierbei erweisen sich die Spinalganglien als der eigentliche Krankheitssitz. Treten plötzlich brennende und schmerzhafte Schwellungen der Haut auf, die nur *eine* Körperhälfte betreffen (mit geringen Überschreitungen der Mittellinie) und die sich streifenförmig gruppieren (rings um eine Körperseite, längs an den Extremitäten, im Gesicht im Verlauf eines Trigeminusgebietes), so muß man an einen Zoster denken, der als Bläschengruppe, aber auch einmal lediglich als Schwellung auftritt. Handelt es sich um Einzelherde, so kommt differentialdiagnostisch ein Herpes simplex in Frage, der oft sehr ausgedehnt sein kann, nicht nur an Mund, Nase, Genitale, sondern auch auf den Gesäßbacken, am Finger auftritt und außerdem rezidiviert, was bei Zoster so gut wie unbekannt ist. Die Hauterscheinungen des Zoster heilen bei einfacher Puder-, Trocken- oder Zinkpastenbehandlung in 8—14 Tagen ohne weiteres, wichtig ist nur ein Verband, der das Scheuern der Kleidung verhindert; weshalb hier gelegentlich besondere, auch komplizierte Behandlungsverfahren empfohlen werden, ist dem Arzt, der den natürlichen Ablauf des Zosters kennt, nicht immer klar. Lediglich bei den heftigen Neuralgien, die glücklicherweise selten einzelnen Zosterfällen folgen, ist die Therapie oft in Verlegenheit; hier sind die gewöhnlich gegebenen Gelonida antineuralgica-, Saridon-, Optalidontabletten nicht immer ausreichend, und es werden Atophanyl- oder Aneuxol-(Novocain-)injektionen, Solluxbestrahlungen der betroffenen Rückenmarksgebiete empfohlen. Nach Monaten pflegt jedoch auch die heftigste Neuralgie abzuheilen.

Langsamer sich entwickelnde systematisierte, oft in seltsamen Linien über den Körper oder die Extremitäten hinziehende, fast immer halbseitige Erscheinungen sind selten; da es sich um juckende Knötchen zu handeln pflegt, nennt man sie meist systematisierte Ekzeme, besonders wenn sie therapeutisch beeinflußbar sind und vorübergehen. Oft aber sind sie auch chronisch, fast unbeeinflußbar, außer durch Zerstörung (mit dem Messer, mit Elektrokoagulation) und gehören zu den Muttermälern, die sich erst im Lauf des Lebens, meist um die Pubertät entwickeln (Naevi tardi); systematisierte Muttermäler kleineren Umfangs, die manchmal angeboren, manchmal mit den Jahren auftreten, und als strichförmige gruppierte weiche Warzen (Talgdrüsennaevi) erscheinen z. B. im Gesicht, auf dem behaarten Kopf, sind keineswegs selten.

Andere systematisierte, anscheinend die Nerven- oder Blutgefäßverteilung begleitende strichförmige Hauterkrankungen werden dagegen bei juckenden Prozessen durch Kratzen hervorgerufen; auf den Kratzstriemen sitzen dann die Erscheinungen der infektiösen flachen Jugendwarzen, der schwärzlichen Alterswarzen, des Molluscum contagiosum, aber auch der nichtinfektiösen Psoriasis, des Lichen ruber planus, der Neurodermie. Bisweilen sind die Striemen für Reizungen durch Pflanzen (Schafgarbe, Primeln) charakteristisch, die die Haut gepeitscht haben (Wiesengrasdermatitis).

Manche Hautkrankheiten können bekanntlich *symmetrisch* angeordnet sein: z. B. Psoriasis, Xanthome, Erythema exsudativum, aber im allgemeinen ist diese Symmetrie nur unvollkommen, keineswegs entspricht jedem Herd oder Flecken auf der einen Seite ein ähnlicher auf der entgegengesetzten. Das ist jedoch häufig bei der Vitiligo der Fall, bei der sich langsam pigmentlose Stellen entwickeln — was oft erst dem Patienten als Kontrastwirkung bei stärkerer Bräunung der normalen Haut während des Sommers auffällt. Gelegentlich ist die Symmetrie dadurch beeinträchtigt, daß eine Seite nachhinkt und die weißen Flecken sich noch nicht zu gleicher Größe entwickelt haben. Beginn häufig an dem Handrücken, im Gesicht, in der Genitalgegend; von den Depigmentierungen nach zerkratzten langjährigen Ekzemen, z. B. am Hoden, am After, ist die Vitiligo zu unterscheiden. Die Therapie ist rein kosmetisch, sie besteht in Anfärben der offen getragenen weißen Stellen (am besten durch Kaliumpermanganatlösung) und in Vermeiden allzu starker Bräunung der normalen umgebenden Haut (also besonders Schutz vor Sonne); im übrigen läßt man der sonst störungsfreien Krankheit ihren Lauf, die, wenn die ganze Körperoberfläche depigmentiert ist, nicht weiter auffällt.

Die Verteilung aller Hautausschläge *über den ganzen Körper* — ohne besondere Lokalisationsneigung — kann disseminiert sein (ausgesät, wie die einzelnen Saatkörner auf dem Acker verteilt) oder diffus (ausgegossen wie Wasser, das zusammenhängende Strecken Boden bedeckt). *Disseminiert* können auf dem ganzen Körper auftreten ohne irgendwelche besondere Verteilung: die syphilitischen Erscheinungen des Sekundärstadiums als Flecken oder Papeln, die Nesselsucht als Flecken oder Quaddeln, die Recklinghausensche Erkrankung als Flecken und weiche Geschwülste, die gestielt sind oder in erschlaffter Haut sitzen u. a. m.

Diffus aber befallen den ganzen Körper hauptsächlich zwei Leiden; beide im wesentlichen durch ihre vermehrte Hautschuppung charakterisiert. Das eine Leiden, die Fischschuppenhaut (Ichthyosis), geht ohne entzündliche Erscheinungen einher; sie ist eine Hautmißbildung, die entweder bereits bei der Geburt besteht oder erst im ersten Lebensjahr auftritt; die später entstandene läßt die Gelenkbeugen frei. Diese vulgäre, erworbene Ichthyosis hat einen anderen Erbgang als die kongenitale; beide können sie sehr verschieden stark und lästig sein; wichtig ist, daß der Ichthyotiker zu konstitutionell allergischen Erkrankungen, z. B. zu Ekzemen, neigt. Glycerinsalben, Bäder können die Ichthyosis zeitweise bessern, Sonnenbestrahlungen sie lokal zum Schwinden bringen, wenn auch längstens nur für 3—4 Monate über die Behandlung hinaus.

Entzündliche, diffus über den ganzen Körper ausgedehnte Hauterkrankungen sind die Erythrodermien, ein Sammelname für eine universell gewordene Psoriasis, ein universelles seborrhoisches Ekzem, ein universelles Arzneiexanthem (z. B. nach Salvarsan). Gelegentlich handelt es sich aber auch um die — furchtbar juckenden — Hauterscheinungen einer Leukämie oder einer malignen Lymphogranulomatose (HODGKINsche Krankheit); das Blutbild und die Drüsengeschwülste (evtl. deren histologische Untersuchung) weisen auf die Diagnose hin. Lokal verlangt die Erythrodermie meist eine milde Behandlung mit Zinköl oder Kühlsalben; gegen das Jucken helfen zeitweise Röntgenbestrahlungen, mit denen um so freigebiger umgegangen werden kann, je ungünstiger die Endprognose ist (z. B. bei der lymphatischen Leukämie). Ebenso wird hierbei von Kalkinjektionen, Schlafmitteln, Bädern, auch juckstillenden Salben (Calmitol) reichlich Gebrauch gemacht werden müssen.

III. Die Heilweisen.

A. Behandlung von außen.

1. Medikamentöse Behandlung.

Vorbemerkungen.

1. Bei der Behandlung von Hautleiden kommt es nicht nur auf die Wahl des *Medikamentes* an (des Zusatzes, z. B. Quecksilber, Chrysarobin, Teer usw.), sondern auch auf die geeignete *Anwendungsform* (feuchte Umschläge, Salben, Pasten usw.). Das Medikament kann richtig sein, die Anwendung falsch, wodurch die Heilung verzögert oder unmöglich wird. Die Anwendungsform kann falsch sein, weil sie im vorliegenden Fall an und für sich nicht vertragen wird (z. B. Salbenempfindlichkeit) oder auch weil sie das zugesetzte Medikament nicht zur genügen-

den Wirkung kommen läßt (mangelnde Abgabefähigkeit, die man dann durch höhere Konzentration ausgleichen kann, z. B. Salicyl in Adeps suillus) oder weil sie es zu wenig bindet (z. B. Phenol in Wasser, wodurch dann unerwünscht starke, evtl. giftige Wirkungen des Medikamentes entstehen). Soweit etwas über die günstigste Anwendungsform eines Medikamentes zu beachten ist, ist das bei den einzelnen Medikamenten vermerkt. Soweit Anwendungsformen bei bestimmten Krankheitszuständen angezeigt oder verboten sind, ist das bei der symptomatischen Behandlung erwähnt.

2. Alle Salbenrezepte sind — mit wenigen Ausnahmen — auf 100 g angegeben, von wo aus leicht andere Mengen zu berechnen sind. Man verschreibe nicht zuviel von Salben, die ranzig werden (Ungt. leniens u. a.), aber auch nicht zu wenig, da die Wiederholung zu kleiner Mengen immer wieder Herstellungskosten beansprucht. Die Apothekerarbeitspreise betragen z. Z. bis 100 g Salbe 0,55 DM, für je weitere 100 g 0,20 DM mehr.

Für den ganzen Körper benötigt man ungefähr 100—200 g, gelegentlich auch 300 g (mit 100 g Salbe kann man den ganzen Körper etwa 4mal einreiben). Einreibungen sind sparsamer als Salbenverbände; weiche Salben (Vaseline, Ungt. leniens) sparsamer als zähe (Lanolin, Ungt. diachylon) oder Pasten. Für eine oder zwei Extremitäten braucht man etwa 100 g, für das ganze Gesicht 50 g, für Teile des Gesichtes und umschriebene Stellen sonst 30 g. Darunter zu gehen ist meist unwirtschaftlich, da der Apotheker jeden einzelnen Bestandteil mit mindestens 0,10—0,20 DM berechnen darf und die Zubereitungskosten gleichbleiben. Ist der Arzt der Verträglichkeit einer Salbe sicher — was durch kurze Erprobung aus den Beständen des Arztes vorher geklärt werden kann —, so ist es für gewöhnlich am sparsamsten, sofort eine der voraussichtlichen Dauer des Gebrauchs angepaßte Menge zu verschreiben, also etwa für 8—14 Tage.

Als Beispiel seien die Preise einer NEISSERschen Zinkwismutsalbe in verschiedenen Mengen wiedergegeben:

	Bei 200 g	100 g	50 g	30 g	20 g	10 g
Zinc. oxydat. crud.	15	10	10	10	10	10
Bism. subnitr. ana 5	80	50	25	20	20	20
Ungt. lenient.	280	158	80	48	35	23
Ungt. cerei ana ad 100	120	68	35	21	20	20
Graukruke	25	20	15	15	15	15
Apothekerarbeitspreis	75	55	55	55	55	55
	5,95	3,61	2,20	1,69	1,55	1,43 DM

Schüttelmixturen und besonders Trockenpasten sind meist ziemlich schwer; man verschreibe reichlich, für den ganzen Körper 200—300 g, für größere Teile 100 g, für kleinere Stellen mindestens 50 g; man erspart aber oft nicht viel, wenn man unter 100 g geht und dann damit rechnen muß, eine Verordnung zu wiederholen. Die Herstellungspreise für eine derartige Anreibung betragen bis 300 g einheitlich 0,55 DM.

	Bei 300 g	200 g	100 g	50 g
Tumenol-Ammon. 1	30	20	20	20
Zinc. oxyd. crud.	110	75	38	19
Talc.	15	15	13	10
Glycerin	185	124	62	31
Aq. ana ad 100	10	10	10	10
Graukruke	40	30	20	20
Apothekerarbeitspreis	55	55	55	55
	4,45	3,29	2,18	1,65 DM

Natürlich können ausnahmsweise auch andere Gesichtspunkte maßgebend sein, die für die Verordnung kleiner Mengen sprechen, z. B. in Kriegszeiten Sparsamkeit mit Glycerin, Ölen u. a., oder bei Verwendung teurer Einzelbestandteile

(z. B. Vioform, Xeroform, Targesin u. a.). Jedenfalls sollte der Arzt auch dieser wirtschaftlichen Seite seiner Verordnungsweise einige Aufmerksamkeit schenken.

Von Streupudern braucht man für kleine Stellen 5—10 g, für größere 20 g. Man vergesse nicht, daß manche gut desinfizierende oder austrocknende Puder (Vioform, Airol, Xeroform, Dermatol, Kalomel u. a.) ziemlich teuer sind, auch dann, wo die billigere Verschreibung unter ihrer ungeschützten chemischen Bezeichnung möglich ist; manchmal ist es deshalb angebracht, sie z. B. mit Talkum zu verdünnen.

3. Die lateinischen Namen der Medikamente sind nach der letzten (6.) Ausgabe des Deutschen Arzneibuches von 1926 wiedergegeben.

4. Nach Möglichkeit wurde stets in Erfahrung zu bringen versucht, ob ein angegebenes Mittel noch hergestellt wird; leider verschwinden oft ausgezeichnete Mittel vom Markt, weil sie sich anscheinend nicht rentieren. Ein Mittel wurde als noch hergestellt angesehen, wenn es in der sog. Roten Liste (Verzeichnis pharmazeutischer Spezialpräparate, 1949) oder in den für die Ärzte bestimmten Katalogen der Firmen aufgeführt war; in Zweifelsfällen wurde eine Apotheke befragt, die über den Gehekodex verfügt, oder gelegentlich die Firma selbst.

5. Unter den Mitteln sind nicht immer nur die gebräuchlichen aufgezeichnet, sondern auch gelegentlich solche, die nicht ohne weiteres in jeder Apotheke vorhanden sind, aber bestellt werden können. Das gilt besonders für die Salbenbereitung; durch eine Verbesserung der Salbengrundlagen und ihre Anpassung an physiologische und pharmakologische Bedürfnisse sind noch große therapeutische Fortschritte zu erwarten, an denen bei einiger Aufmerksamkeit auch schon jetzt jeder Praktiker teilhaben kann.

6. In den Rezepten sind, um Wiederholungen zu sparen, Medikamente, die unter bestimmten Umständen ausgelassen oder ausgetauscht werden können, in Klammern beigefügt.

7. Der Regelbetrag, der vom Hautfacharzt für RVO-Kassenpatienten in einem Quartal verschrieben werden darf, beträgt z. Z. 4,75 DM; das ist keine große Summe, selbst wenn man erwägt, daß bei gleichmäßigem Patientenzugang sie durchschnittlich nur für 1½ Monate auszureichen braucht. Da sie restlos zum Vorteil des Patienten ausgenutzt werden muß, merke man sich, daß trotz aller gebotenen Sparsamkeit das zuverlässigste Heilmittel auf die Dauer immer das billigste ist, ohne Rücksicht auf den Preis; aber das teuerste Mittel (oder gar das neueste) ist nicht immer das zuverlässigste.

a) Anwendungsformen.

Bäder erweichen Schuppen und Borken, reinigen von Sekreten und Salben oder Trockenpasten, wirken juckstillend durch Wärmezufuhr und übertragen Medikamente auf die Haut (zur Juckstillung, Desinfektion u. dgl.). Schädigungen durch Bäder sieht man durch zu häufige Anwendung bei trockener Haut (klimakterischer und seniler Haut), bei akuten oder dauernd reizbaren Hautkrankheiten. Bei Dauerbädern kann es zu Soorinfektionen kommen. Heiße Teilbäder, z. B. der Hände oder Füße, provozieren gelegentlich eine Dyshidrosis. Scheuerekzeme verschlimmern sich durch das Frottieren nach dem Bad. Vollbäder für Erwachsene 200 l, für Kinder 50—100 l, Sitzbad 25 l, Eimer 10 l. Die folgenden *Zusätze sind — wenn nicht anders vermerkt — auf 100 l berechnet.*

Reizlose, beruhigende Bäder (bei chronischem Ekzem, bei Kinderekzem, bei Nesselsucht — gleichzeitig mit Spezies diureticae —, bei reizbarer Psoriasis, Lichen planus, Ichthyosis u. dgl. zur schonenden Reinigung).

1. *Kleiebad* 500—1000 g Kleie in Leinensack mit 5 l Wasser 30—45 min kochen, Sack auspressen, Absud dem Bad zusetzen. Fertiges Präparat: TÖPFER-Hautbad; man nimmt 2 Beutel zu 25 g.

2. *Stärkebad:* 250—500 g Stärkemehl in etwa 5 l kaltem Wasser lösen lassen (z. B. über Nacht im Boden der Badewanne), Zusetzen von sehr heißem Wasser unter Umrühren, schließlich Auffüllen mit Wasser üblicher Temperatur. Evtl. noch 250 g Glycerin.

3. *Gelatinebad:* 100 g Gelatine einige Stunden in 2 l kaltem Wasser quellen lassen, erwärmen und gelöst dem Bad zusetzen.

Alkalische Bäder (bei Psoriasis, reizloser Ichthyosis; bei Seborrhöe, Schwielen als Teilbäder. Auch zur Entgiftung von Kampfgas, z. B. Lost).

1. *Schmierseife* 250—500 g. Nachher evtl. Einreiben mit Glycerin oder Ungt. molle.
2. *Kal. carb. crudum* = Pottasche 250 g oder Kalilauge 30 g.

Saure Bäder (zur Juckstillung).

Essigbad: Kleiebad wie oben, dazu 100—300 ccm Essig.

Adstringierende Bäder (bei chronisch nässendem Ekzem, bei Gewerbeekzem, bei Hyperhidrosis).

1. *Eichenrinde* 250 g in 5 l Wasser kochen, durchseihen, zusetzen.
2. *Alaun* 30 g.
3. *Ormicetten* (ameisensaure Tonerde) ½—1 Tabl. auf 1 l zu Teilbädern.

Desinfizierende Bäder (bei Pyodermien, Furunkulose, infizierten Ekzemen).

1. *Kaliumpermanganat* 5—20 g. Zu Teilbädern bis zur Rotfärbung, nicht so viel, daß Haut dunkel verfärbt wird.
2. *Zephirol, Zid* oder *Quartamon* 50—100 g. Zu Teilbädern: 1 Teelöffel = 5 g auf 1 l. Nicht gleichzeitig mit Seife.
3. *Zinksulfat* 10—20 g.
4. *Clorina Heyden* 0,5—1 g auf 1 l zu Teilbädern.

Schwefelbäder (bei seborrhoischen Affektionen, Furunkulose, Psoriasis, Dermatitis herpetiformis, Strophulus, Soor, Epidermophytien, Haarbalgentzündungen, Bäcker- und Schmierölekzemen).

1. *Schwefelleber* (Kalium sulfuratum) 100—150 g, nicht in Zinkwannen. Badezimmer gut lüften. Vernickelte Gegenstände durch Tücher schützen.
2. *Schwefelkalklösung,* Solutio Vleminckx, 100 g.
3. *Sulfmutat, Sulfnascen, Li-iL-Schwefelbad. Sulfidiumbad U, Schwefelbad „Dr. Klopfer", Thiopinol-Matzka-Schwefelbadeextrakt* in einzelnen Packungen.
4. *Furfursal-* oder *Silvapin*-Schwefelkleiebad, besonders juckstillend.
5. *Natriumthiosulfat-Salzsäure:* meist zu Teilbädern, z. B. bei Epidermophytie. Natriumthiosulfat 1—2 Eßlöffel auf 1 l Wasser, 5—10 min baden. Dann werden dem Bad 1—2 Eßlöffel verdünnte Salzsäure (Acid. hydrochlor. dilut.) zugesetzt; 5—10 min weiterbaden. Wegen des Geruchs zweckmäßig am offenen Fenster.

Teerbäder (bei Psoriasis, Ekzem).

1. *Plesiocid* 4 Eßlöffel für Vollbad.
2. *Balnacid* 100—200 g; zu Teilbädern 1—2 Teelöffel auf 1 l.
3. Einreiben der kranken Stellen mit Pix Lithanthracis oder mit Pic. Lithanthracis 50 / Spiritus 30 / Äther ad 100; darauf heißes Bad. Reinigung mit Aceton.
4. Pic. betulinae 100 / Spiritus saponato-kalin. / Aq. ana 75; schütteln und langsam dem Bad zusetzen.

Reizende Bäder (meist nur Teilbäder bei Frost und Zirkulationsstörungen).

1. *Senfmehl* 1—3 g auf 1 l.
2. *Wechselbäder:* 40 sec baden in warmem Wasser von etwa 37—39°, 20 sec in Leitungswasser von etwa 14—15°; mehrmals wechseln, enden mit kaltem Bad.
3. *Bürstenbad:* in heißem Wasser Haut energisch bürsten, nachher kalte Dusche.

Schaumbäder (juckstillend, bei Mycosis fungoides, Hauterscheinungen bei maligner Lymphogranulomatose, lymphatischer Leukämie u. dgl.).

Zu Wasser von 42° wird saponinhaltige Flüssigkeit, z. B. Li-iL-Vollschaumbad, zugesetzt. Verschäumen durch geeignete Apparatur (Sprudelrost) empfehlenswert. Dauer des Bades 30 min.

Schwitzbäder (bei Urticaria, Serumexanthem, Psoriasis, Furunkulose).

Im *Glühlichtkasten* nach KELLOG: Kopf durch kalte Tücher schützen. 20—60 min Dauer, durchschnittlich 30 min. Vor und während des Badens trinken lassen. Bei Puls über 140 in der Minute wegen Kollapsgefahr abbrechen lassen.

Als *Packung:* Einwickelung des ganzen Körpers, ohne die Arme, in ein feuchtes Laken, darüber fest eine Wolldecke. An die Füße Wärmflaschen, darüber — einschließlich der Arme — nochmals Laken und zweite Wolldecke. Trinkenlassen von 2 Tassen Spezies diaphoreticae. Dauer der Packung 1 Stunde. Nachher kühl abwaschen.

Badekuren werden heute seltener unternommen, zum Teil wohl deshalb, weil Hautkrankheiten, die für sie in Frage kommen, wie chronisches Ekzem, Psoriasis, Dermatitis herpetiformis u. a., doch nur vorübergehend gebessert werden im Gegensatz zu der veralteten Syphilis, die früher hierdurch eine klinische Heilung erfuhr, was heute durch unsere modernen Heilmittel leichter zu erreichen ist. Immerhin können Bade-, Trink- oder klimatische Kurorte gelegentlich von Wert sein, sei es, daß sie direkt auf die Haut, sei es, daß sie auf die Magendarmfunktionen oder umstimmend auf den ganzen Organismus wirken, sei es, daß sie aus bestimmten Bedingungen frei von krankheitsauslösenden Stoffen (Allergenen) sind. Es kommen in Frage:

Bei Psoriasis, chronischem psoriasiformem Ekzem, seborrhoischem Ekzem, Strophulus, Prurigo, Dermatitis herpetiformis, schwerer Körperacne, Furunkulose: *Schwefelquellen:* Aachen, Baden b. Wien, Bentheim, Eilsen, Hindelang-Oberdorf, Langensalza, Nenndorf. *Jodschwefelquelle:* Wiessee am Tegernsee.

Bei exsudativen Hauterkrankungen der Kinder (exsudatives Ekzem), Skrofulose: *Solbäder:* Dürrheim, Kösen, Kolberg, Kreuznach, Münster am Stein, Oeynhausen, Reichenhall (auch bei Ichthyosis). *Arsenquelle:* Dürkheim.

Bei exsudativen Erkrankungen der Kinder, besonders der pastösen, bei Asthma: *Seebäder:* Nordsee, oder die milderen Ostseebäder.

Bei Rosacea, chronischer Urticaria, bei chronischem Ekzem in Abhängigkeit von Magendarmstörungen oder Störungen der Gallenwege: *Bitterquellen:* Bertrich, Karlsbad, Marienbad, Mergentheim (bei Obstipation und Gallenleiden). *Erdigmuriatische Eisensäuerlinge:* Homburg v. d. H., Kissingen (bei Säuremangel).

Bei Tuberkulose der Haut: *Hochgebirgskurorte* über 1000 m: Stolzalpe bei Murau u. a.

Bei allergischen konstitutionellen Ekzemen, Asthma: *Allergenarme heilklimatische Kurorte:* Höchenschwand, Semmering u. a. *Luftkurorte:* Lech am Arlberg, Sölden, Steinach am Br., Zürs u. a.

Feuchte Umschläge dienen als *Kühlumschläge* zur Abkühlung frisch entzündeter, heißer und brennender Haut; als *Dunstumschläge*, wenn ihre Verdunstung durch wasserdichten Stoff behindert ist, bewirken sie durch milde Erwärmung die Reifung chronischer oder abscedierender Entzündungen (Furunkel, Panaritien, Trichophytie); die Erwärmung entsteht durch Stauung der Gewebstemperatur.

Immer aber sind feuchte Umschläge dort angezeigt, wo es sich bei nässenden Erkrankungen darum handelt, reizende, autolytisch wirkende oder infektiöse Sekrete fortlaufend zu beseitigen und Krusten zu verhüten. Oft sind Umschläge auch ein willkommener Ausweg, wenn andere Anwendungsformen (z. B. Salben bei Salbenempfindlichkeit) nicht vertragen werden.

Nachteile durch feuchte Umschläge sieht man durch Reizungen der gesunden Haut am Rande der Erkrankung (vorbeugend dagegen Trockenpasten oder Fettpasten) und durch Maceration der Umgebung und Verbreitung einer Infektion (besonders bei Dunstumschlägen. Vorbeugend Bestreichen der Umgebung mit desinfizierenden Pasten, z. B. Dermatolpaste; Zusatz von Desinfektionsmitteln zu

der verwandten Flüssigkeit und ausreichender Wechsel der Umschläge). Ist eine
Abscedierung und Eiterung beendet, können weitere Dunstumschläge die Epithelisierung verzögern (besser dann Pasten).

Feuchte Umschläge werden aus Mullkompressen gemacht, 10—16 Lagen.
Leicht ausgewrungen, nicht zu naß verwenden. Vor Austrocknung erneuern; im
fließenden Wasser reinigen, bevor sie erneut mit der Kühlflüssigkeit durchtränkt
werden. Vorsicht vor Verschmutzung des Medikamentes.

Dunstumschläge werden mit Guttaperchapapier oder Billroth-Batist bis über
den Rand hinaus bedeckt. Eitergetränkte Kompressen nicht erneut benutzen.

Zusätze: indifferent Borsäure 3% (man verschreibt 60 g Acid. boric. pulv. zur Selbstbereitung in 2 l Lösung).

Desinfizierend: Targesin 0,2—0,4% (4 g Targesinpulver zur Selbstbereitung in 1—2 l
Lösung: Pulver auf warmes Wasser aufschütten, ½ Stunde abwarten, bis alles gelöst ist.
Abfüllen in reine Flaschen, kalt stellen) / *Albargin* 0,2—0,4% (Tabl. zu 0,2) / *Arg. nitric.*
0,05—0,1% (Wäscheflecken!) / *Salicyl* 0,1—0,2% / *Resorcin* 0,5—1,0% (1—2 g Resorcin-
pulver verschreiben zur Selbstanfertigung) / *Salicyl* 0,1% + *Resorcin* 0,5—1% kombiniert (als Einzelpulver zur Selbstbereitung in 1 l verschreiben) / *Dalibourlösung* (s. S. 129) /
Clorina 0,2—0,5% (Tabl. zu 0,5) / *Chinosol* 0,05—0,1% (Tabl. zu 0,5 und 1,0) oder *Surfen*
0,1% (Tabl. zu 0,1). (Beides Chinolinderivate.)

Adstringierend: Eichenrindenabkochung: 1 Eßlöffel auf 1 l Wasser, kochen, durchseihen /
Tannin 0,5% (1 Teelöffel auf 1 l Wasser). 2,5—5% zur Gerbung und starken Austrocknung
gangränöser oder verbrannter Stellen, deren Resorption verhütet werden soll / *Essigsaure
Tonerde,* Liq. Aluminii acetici (1: 8 verdünnen. Zur stärkeren Desinfektionswirkung z. B.
bei eitrigen Unterschenkelgeschwüren nur 1: 3 verdünnen) / *Essigsaure Tonerde* 25, *Spiritus*
ad 100 (1: 2 verdünnen bei Furunkel, Trichophytie; Spirituszusatz soll Maceration verhüten) / *Ormicetten,* ameisensaure Tonerde (1—2 Tabl. auf 1 l) / *Bleiwasser,* Aq. Plumbi (ist
eine gebrauchsfertige 2% Lösung von Bleiessig. Nicht aufs Auge) / Adstringierend wirken
auch die desinfizierenden Mittel: Targesin, Arg. nitr., Salicyl, Resorcin.

Puder sollen Schweiß, Feuchtigkeit oder Hautfett adsorbieren; dadurch, daß
sie die Oberfläche der Haut vergrößern, befördern sie die Verdunstung und die
Wärmeabstrahlung: sie kühlen, erfrischen und hemmen entzündliche Vorgänge.
Ihre Verträglichkeit auch bei akuten Prozessen ist meist ausgezeichnet. Außerdem sind sie Träger von Medikamenten.

Die Nachteile der Puder bestehen darin, daß sie nicht immer in genügender
Schicht haften (dann Verbände oder Trockenpasten) oder daß sie bei nässenden
Prozessen mit den Sekreten verbacken und die Krustenbildung vermehren (da-
gegen Kombination mit Bädern 1—2mal täglich).

Mineralische Puder: Entfetten und decken gut.

Talc. venetum (Speckstein), feiner, glänzender, etwas fettiger Puder / Zinc. oxydatum,
stumpfer / Magnesium carbon. besonders fein, adsorbiert auch gut Flüssigkeiten / Terra
silicea (Kieselgur, aus Diatomeenschalen), stark austrocknend / Bismut. subnitricum.

Vegetabilische Puder: Besonders zum Aufnehmen von Hautfeuchtigkeit. Auch
meist zunächst gut verträglich, wenn auch Neigung zum Quellen und dann zur
Verklumpung besteht, die ihrerseits reizen kann.

Stärkemehle (Amylum Tritici, Weizenstärke / Amylum Oryzae, Reisstärke), besonders
fein, verklumpen aber leicht, deshalb an behaarter Genital- oder Axillargegend oder an
intertriginösen Stellen schlecht verwendbar. Bärlappsamen (Semen Lycopodii) verklumpt
nicht. Ebenso verklumpen Mischungen aus vegetabilischen und mineralischen Pudern nicht
(Amylum Tritici 50 / Zinc. oxydat. / Talc. ana ad 100). Hautfarbener indifferenter Puder:
Bol. rubrae / Zinc. oxydat. ana 10 / Bol. alb. / Magnes. carbon. ana 15 / Amyl. Oryzae
ad 100.

Industriell fertige Puder: indifferent (man verschreibe ausdrücklich Wund-
oder Kinderpuder, um nicht formalinhaltige Körperpuder zu erhalten):

Fissanwundpuder aus Kieselgur, Milcheiweiß und einem ausnehmend leichten Kieselsäurekolloid / Nivea-Kinderpuder mit Eucerit / Desitin-Fettpuder mit Lebertran / Vasenol-
kinderpuder, Fettpuder, Vorsicht bei Vaselinempfindlichkeit / Lenicetkinderpuder enthält
basisches Aluminiumacetat / Kaiser-Borax-Kinderpuder.

Puder mit differenten Zusätzen:

1. *Mit Formalin.* Zur Beseitigung von Schweiß und Schweißgeruch, zur Prophylaxe von Fußmykosen.

Vasenolkörperpuder und — stärker — Vasenolfußpuder / Fissanschweiß- und -fußpuder / Lenicetformalinpuder.

2. *Mit Schwefel.* Bei Acne, seborrhoischen Prozessen, intertriginösen Pyodermien und Pilzflechten; zur Entfettung des Haares bei öliger Seborrhöe.

Fissanschwefelpuder hautfarben mit 1,5% Schwefel / Ichthyolfissanpuder hautfarben mit 1,5% Schwefel und 2% Ichthyol / Vasenolschwefelpuder / Vasenolkarwendolpuder (Karwendol = Ichthyol) 5 und 10% / Sulfodermpuder hautfarben mit 1% Kolloidschwefel, auch kompakt / Sulfocitpuder.

3. *Mit Teer.* Bei juckenden intertriginösen Prozessen; Vulva- und Analekzem. Teersulfodermpuder mit 6% Steinkohlenteer / Fissan-Teerpuder.

4. *Desinfizierende Puder* (fertige Präparate oder in Rezeptur).

Kalomel, besonders bei Analpruritus und Analekzemen, 10—20% mit Talk. / Silber: Katadynsilber, bei Unterschenkelgeschwüren / Xeroform (Kassenbezeichnung: Bismut. tribromphenyl. billiger, riecht aber oft schlecht bei langer Lagerung) / Dermatol (Kassenbezeichnung Bism. subgallicum) / Vioform (pur — teuer — oder 10%) / Chinosolpuder / Acid. boricum (pur oder 30%) / Tierkohle oder Kaffeekohle (Carbo „Königsfeld“) / Dextrose (Traubenzucker), die beiden letzten Puder bei Unterschenkelgeschwüren / Albucid-Kinderpuder / Marfanil-Prontalbinpuder bei stark infizierten Wunden.

5. *Anästhesierende Puder* (Vorsicht bei oft vorhandener Überempfindlichkeit).

Anästhesin-Streupuder / Anästheform-Streupuder (jodhaltige Anästhesinverbindung)/ Menthol (1% mit Zinc. oxydat. / Talc. / Amyl. ana).

6. *Ätzende Puder* (bei Feigwarzen).

Summitates Sabinae pulv. pur oder gemischt mit Resorcin pulv. ana oder Alumen ustum pulverisatum ana.

Trockenpinselungen werden hauptsächlich bei nichtnässenden akuten Hautentzündungen, aber auch bei salbenempfindlichen chronischen Prozessen verwendet. Wirken wie Puder, abkühlend — oft mehr als jede Kühlsalbe —, entzündungshemmend, aber haften besser. Bei Neigung zu Vereiterung müssen sie Desinfektionsmittel enthalten, kleine Pusteln trocknen durch sie aus. Bei ausgedehnten nässenden Hauterkrankungen nur, wenn durch vorsichtiges tägliches Abbaden Vorsorge gegen Verkrustungen und Verhaltungen getroffen ist.

Je nach Konsistenz:

I. *Schüttelmixturen.* Flüssigkeiten mit Bodensatz. Vor Gebrauch schütteln, mit Pinsel auftragen. In Glasflasche mit breitem Hals.

II. *Trockenpasten.* Vom Apotheker sorgfältig anzureiben, es werden auch Anreibungen bezahlt! Breiige Konsistenz, mit Holzspatel auftragen. In Salbenkruken. Lassen sich bei Austrocknung mit einigen Tropfen Wasser unter Umrühren wieder verdünnen.

Beispiele für Schüttelmixturen: Zinc. oxydat. / Glycerin ana 20 / Aq. ad 100.
Zinc. oxydat. / Amyl. Tritici / Bism. subnitrici / Glycerin ana 10 / Aq. ad 100.
Zinc. oxydat. / Amyl. Tritici ana 15 / Tragacanth. 0,5 / Spiritus 5 / Aq. ad 100.
Beispiele für Trockenpasten: Zinc. oxydat. / Talc. (oder Amyl.) / Glycerin / Aq. ana ad 100.
Zinc. oxydat. / Talc. / Glycerin / Spiritus dilut. ana ad 100.

Ein Nachteil dieser üblichen Verschreibungen ist, daß sie leicht abfärben und die Kleider beschmutzen. Die Haftfähigkeit wird verbessert durch Zusatz von Tragant (in Spiritus gequollen) oder von Gelatine oder Mucilago Tylose (sog. Emulgator):

Zinc. oxydat. / Talc. ana 25 / Glycerin / Mucilag. Tylose / Aq. ana ad 100.
Zinc. oxydat. / Talc. / Glycerin ana 25 / Tragacanth. 0,5 / Spiritus 5 / Aq. ad 100.
Zinc. oxydat. / Talc. / Glycerin ana 25 / Gelatine 1 / Aq. ad 100.

Wünscht man eine Trockenpaste, die auch beim Arbeiten in Wasser bis zu einem gewissen Grade haftet, verschreibt man

Zinc. oxydat. / Talc. ana 25 / Paraffin. liquid. 5 / Glycerin 20 / Aq. ad 100.

Besteht einmal — selten — eine Überempfindlichkeit gegen Zinkoxyd, ersetzt man es durch Amyl. Tritici.

Die Wahl, ob man Schüttelmixturen oder Trockenpasten verordnen soll, richtet sich nach dem Anwendungsort. Schüttelmixturen können dünner aufgetragen werden, sind also für behaarte Gebiete vorteilhafter. Sonst bevorzugen wir Trockenpasten, da der Patient hierbei des Umschüttelns enthoben ist, womit er doch meist nicht richtig fertig wird.

Zusätze: Alle Puder werden an den festen Bestandteilen der Trockenpinselungen abgezogen, alle flüssigen Medikamente an den flüssigen Bestandteilen. Bei richtiger Schreibweise leicht; z. B. bei trockenem Zusatz:

Sulf. praecipitat. 10 / Zinc. oxydat. / Talc. ana ad 50 / Glycerin / Aq. ana ad 100.

Bei flüssigem Zusatz:

Zinc. oxydat. / Talc. ana ad 50 / Liqu. Carbon. deterg. / Glycerin / Spiritus dil. ana ad 100.

Zusätze (auf 100 g berechnet):

1. *Zur Tönung* (an sichtbaren Stellen sollten Trockenpinselungen hautgetönt sein, damit sie genügend lange liegenbleiben können und nicht dauernd vom Patienten abgewaschen werden).

Bolus rubra 0,6—1 (oft zusätzlich noch Gelb: Dermatol 3—5), Ferrum oxyd. rubrum 0,1.

2. *Zur Desinfektion:*

Trocken: Dermatol 5—10 / Xeroform 5—10 / Kalomel 5—10 / Sulf. praecipit. 3—10 (nicht zusammen mit Wismut) / Chrysarobin 0,5—1 / Anthrarobin 1—2 (beide bei Pilzinfektionen).

Flüssig: Zephirol 1—2 / Targesin 1 (Aq. wird durch Sol. Targesin 4% ersetzt) / Borsäure (Aq. wird durch Sol. acid. boric. 3% ersetzt) / Chinosol (statt Aq.: Sol. Chinosol 1%).

3. *Juckstillend:*

Menthol 1 (zu Trockenpasten mit Spiritus) / Calmitol liquid. 3—5 (zu Trockenpasten mit Spiritus) / Tumenol-Ammon. 1 (bei höherer Konzentration scheidet sich leicht schmutzendes Teerwasser ab) / Liq. Carbon. deterg. 10—15 (zu Trockenpasten mit Spiritus). / Ichthyol 1—2 (besser Pinselung mit 10% Ichthyollösung, darüber einfache Trockenpaste).

4. *Adstringierend:*

Lenigallol 1—2 / Liq. Alum. acet. 2—5 / Aq. Plumbi (an Stelle von Aq.).

5. *Kombinationen:* Mit Zinnober und Schwefelpräcipitat: Bei follikulären Pyodermien, nach Furunkeln. Bei seborrhoischem Ekzem an den Achseln, der Brust, am Genitale, auch im Gesicht. Bei flachen Warzen. Nach Scabies. Bei Fußmykosen; viel verwendbare Paste.

Hydr. sulfurat. rubr. 0,5—1 / Sulf. praecipitat. 5—10 / Zinc. oxydat. / Talc. ana ad 50 / Glycerin / Aq. ana ad 100.

Kalomel oder Dermatol oder Xeroform mit Liq. Carb. detergens: Bei Schweißekzemen, bei mikrobiellem Ekzem. Ausgedehnt anwendbare Paste. Mit Kalomel besonders am Genitale und Anus. Desinfizierend und juckstillend.

Calomel. 5—10 (oder Dermatol oder Xeroform) / Zinc. oxydat. / Talc. ana ad 50 / Liq. Carb. deterg. / Glycerin / Spirit. dil. ana ad 100.

Tumenol-Ammon. mit Zephirol: Bei spätexsudativen, zur Infektion neigenden chronischen Ekzemen.

Tumenol-Ammon. 1 / Zinc. oxydat. / Talc. ana ad 50 / Zephirol 1—2 / Glycerin / Mucilag. Tylose / Aq. ana ad 100.

Schwefelpräcipitat mit Menthol oder Calmitol: Bei Strophulus, infizierter Urticaria, Wollekzemen, Pityriasis rosea (Schwefel bei dieser nur 3%). Bei juckenden follikulären Prozessen am Unterschenkel.

Sulf. praecipitat. 3—10 / Zinc. oxydat. / Talc. ana ad 50 / Menthol 1 (oder Calmitol liqu. 5) / Glycerin / Spirit. dil. ana ad 100.

6. *Fertige Trockenpinselungen im Handel:*

Artesan-Schüttelmixtur / Fissanschüttelmixtur / Fissan-Teerschüttelmixtur / Esiderm / Esiderm c. Tumenol / Esiderm c. Sulfur / Antihydral mit Hexamethylentetramin (bei Schweißen).

Alle Trockenpinselungen werden 2—3mal am Tag dünn aufgetragen, ohne frühere Reste abzuwaschen. Alle paar Tage mit warmem Wasser (schonender noch mit Töpfer-Hautbad) abbaden, ohne Seife, aufweichen lassen und mit großem Wattebausch sanft abspülen; was nicht leicht abgeht, bleibt.

Bei stark austrocknender Haut Einölen vor Auftragen der Trockenpinselung.

Wird ausnahmsweise eine Trockenpinselung auf nässender infizierter Haut verwandt (z. B. bei Salbenempfindlichkeit), so muß man häufiger abbaden lassen, z. B. in warmer Kaliumpermanganatlösung, um gleichzeitig zu desinfizieren und Verkrustungen und Verhaltungen zu vermeiden. Auf der geschickten Ausnutzung der Trockenpinselungen beruhen die Erfolge bei akuten und auch bei manchen chronischen Hautkrankheiten.

Salben sind schmierbare Gemische, die die Haut glätten und erweichen; sie wirken als Medikamententräger, aus denen resorbiert wird. Je nach ihrer Fähigkeit, Wasser aufzunehmen, stauen sie die Körperwärme oder leiten sie ab. Sie schützen vor Luft, Befeuchtung und mechanischen Reizen, andererseits aber auch vor Austrocknung.

Die einzelnen Salbengrundlagen erfüllen diese verschiedenen Aufgaben nicht alle gleich gut; außerdem gibt es häufiger als man denkt — gerade bei akuten Hautentzündungen und bei Ekzem — Überempfindlichkeit gegen die eine oder andere Salbengrundlage, die nur durch Versuche festzustellen ist. Deshalb ist die Kenntnis und die Berücksichtigung mehrerer Salbengrundlagen wichtig.

Vaseline, Paraffinkohlenwasserstoff, sog. Mineralfett, ist ein Destillationsrückstand des Petroleum und die gebräuchlichste Salbengrundlage. Zu bevorzugen ist das Vaselinum flavum (bes. americanum), das aber nie nach Petroleum riechen darf, weil es sonst bei längerem Gebrauch ein Vaselinoderm hervorrufen kann (chronisch-düsterrote Verfärbung der Haut, schmutzige Pigmentierung, Rauhigkeit und Trockenheit, Brennen besonders nach Sonnenbestrahlung, gegen die Überempfindlichkeit auftritt. Normalerweise selten, häufig in Notzeiten bei Verwendung von Ersatzpräparaten).

Vaselinum album, gebleichte Vaseline, für Augensalben.

Pulvrige Zusätze 10% (weich) — 50% (steif).

Vaseline ist chemisch indifferent und verträgt sich mit den meisten Arzneizusätzen; deshalb besonders geeignet für Chrysarobin, Pyrogallol, Silbersalze, die zur Zersetzung neigen. Wegen seiner unbegrenzten Haltbarkeit beliebt, aber keineswegs als Salbengrundlage ideal, da es weder in die Haut eindringt, noch seine Medikamente, besonders wasserlösliche, leicht abgibt, noch Wasser von der Haut aufnimmt, dadurch die Wärme staut und bei akuten hitzigen Hautentzündungen wenig geeignet ist. Überempfindlichkeiten gegen Vaselin sind häufig; gelegentlich kommt es aber auch vor, daß gerade nur Vaselin vertragen wird. Aus Wäsche und Haaren ist es mit Wasser und Seife schlecht zu entfernen.

Die Wasseraufnahme des Vaselin wird durch Zusatz sog. Emulgatoren (Cholesterinderivate, Cetylalkohol u. a.) möglich gemacht. *Eucerin anhydricum* (Beiersdorf), eine Paraffinsalbe mit „Eucerit" (unverseifbare Cholesterinderivate), vermag bis 250% Wasser zu binden. Haftet auch an Schleimhäuten (Nasensalbe). *Eucerin c. aq.* enthält bereits 50% Wasser (kosmetische Herstellung heißt Niveacreme). Pulvrige Zusätze 10—20%. Grundlage zu Kühlsalben, z. B.

    Sol. acid. boric. 3% / Eucerin anhydr. ana ad 100.

Zur Aufnahme wasserlöslicher Medikamente:

    Zinc. oxydat. 10 / Sol. Chinosol. 1% / Eucerin anhydr. ana ad 100.
    Ebenso Sol. Targesin 1%; Sol. Rivanol. 0,3—0,5%; Sol. Pyoktanin. 0,5% u. a. m.

In den folgenden Rezeptbeispielen dienen Eucerin oder Cetylalkohol als Emulgatoren:

    Sol. acid. boric. 3% / Eucerin anhydr. ana 40 / Vaselin. flav. ad 100.
    Sol. acid. boric. 3% 30 / Alkohol. cetyl. 4 / Vaselin. flav. ad 100.

Cetosan (Fresenius, Homburg v. d. H.) ist eine Cetylalkoholvaseline mit 30% Wasser.

Adeps Lanae (anhydricus), wasserfreies Schafwollfett, ein Wachs, das von Natur reichlich Emulgatoren enthält, ist allein zu zäh und muß durch wässerige oder ölige Zusätze geschmeidiger gemacht werden. Ist mit Metallsalzen (Zink-, Quecksilber-, Silber-, Bleisalzen) nur beschränkt haltbar. Grundlage zu Kühlsalben:

    Adip. Lanae 35 / Aq. Calcar. ad 100 (oder Aq. Rosae).
    Zinc. oxydat. 10 / Glycerin 5—10 / Adip. Lanae 35 / Aq. Calcar. ad 100.

Mit Zusatz von Schweinefett, besonders gut kühlend:

    Adip. Lanae 20—25 / Adip. suill. (benzoat.) 25—40 / Aq. ad 100 (oder Aq. Calcar. oder Aq. Rosae). Je nach gewünschter Konsistenz größerer oder kleinerer Fettgehalt.

Kombinationen mit Mineralfetten und Ölen:

Lanolin = Adeps Lanae, Wasser und flüssiges Paraffin (offizinell).
Ungt. molle = Lanolin und Vaselinum flavum ana (offizinell).

Mit Vaselin:

    Sol. acid. boric. 3% 20—50 (oder Aq. Calcar.) / Adip. Lanae 15—20 / Vaselin. flav. ad 100.

Mit Öl, für Salben auf dem behaarten Kopf, gut auswaschbar:

    Adip. Lanae 65—75 / Ol. Oliv. ad 100.

Mit Öl und Wasser, cremeartig:

    Adip. Lanae / Ol. Oliv. ana 20 / Aq. ad 100.

Als Paste bei Vaselinempfindlichkeit:

    Zinc. oxydat. 10 / Sol. Chinosol. 1% 25 / Ol. oliv. 15 / Adip. Lanae ad 100.

Mit Öl und Wachs, gut haftend; zur Abhaltung von Sekreten (z. B. Urinbenetzung):

    Adip. Lanae / Cerae ana 35—40 / Ol. Oliv. ad 100.

Lanettewachssalbe aus festem Lanette N und evtl. öligem Cetiol (Deutsche Hydrierwerke) als Ungt. Lanette oder als Stadapräparat. Nicht fettend; ohne Zusatz von Paraffinöl durch Wasser leicht zu entfernen, auch für den behaarten Kopf geeignet; mit Zusatz als Schutzsalbe gegen Wasserbenetzung. Nipasol oder Aqua conservans gegen Schimmelbildung. Andere Rezepturen:

    Lanette 15—25 / Nipasol 0,2 / Aq. ad 100.
    Lanette 20 / Cetiol 15 / Aq. conservant. ad 100.
    Zusätze: Zinc. oxydat., Quecksilberpräcipitat, Schwefel, Dermatol, Sulfonamide u. dgl. 10—15%. Salicyl 1%. Rivanol 0,3—0,5%. Chinosol 1%.
    Lanette 20 / Adip. Lanae 5 / Glycerin 5 / Nipasol 0,2 / Aq. ad 100.
    Lanette 20 / Glycerin 5 / Cetiol 10 / Ag. conservant. ad 100.
    Zinc. oxydat. / Ol. Oliv. ana 10 / Lanette 20 / Cetiol 15 / Aq. conservant. ad 100.
    Lanette 24 / Cetiol 6 / Paraffin. liquid. 10 / Nipasol 0,2 / Aq. ad 100 (Wasserschutzsalbe).

Mit den genannten Salbengrundlagen pflegt man in der Regel auszukommen; bei Salbenempfindlichkeit jedoch sind Versuche angezeigt, ob weitere Salben vertragen werden.

Schweineschmalz, Adeps suillus, reizlos, oft als einzige Salbe vertragen; leicht mit Seife an behaarten Stellen zu entfernen, wird je nach der Aufbewahrung in einigen Monaten ranzig. Haltbarer, jedoch nicht so reizlos ist Adeps suillus benzoatus. Auch Cetylalkoholzusatz erhöht die Haltbarkeit und erlaubt dazu noch die Aufnahme von Wasser.

Sol. acid. boric. 3% 50 / Alkohol cetyl. 2 / Adip. suill. ad 100.

Pulvrige Zusätze (z. B. Dermatol) zu Adeps suillus 5—10%.

Bienenwachs. Cera flava und alba (gebleichtes Wachs), in Ungt. cereum. Offizinell aus gelbem Wachs und Erdnußöl.

Resorbin (Curta), Fettemulsion aus Wachs, Wollfett, Mandelöl, Wasser, etwas Gelatine, Seife und Lanolin. Gute verträgliche und leicht resorbierbare Salbengrundlage. Pulvrige Zusätze bis 10%.

Walrat, Cetaceum, aus Walratöl, das sich in Höhlen der Schädel- und Rückgratknochen von Potwalen vorfindet. Als Bestandteil von:

Ungt. leniens, Coldcream. Offizinell aus Walrat, Wachs, Mandelöl und Rosenwasser. Kühlt besonders gut wegen seiner labilen Zusammensetzung. Am behaarten Kopf bevorzugt, leicht abwaschbar. Auch als Reinigungsmittel empfindlicher Haut beliebt. Kann ranzig werden und reizt dann. Besonders geeignet für wasserlösliche Farbstoffe, wie z. B. Rivanol; pulvrige Zusätze bis 20%:

Zinc. oxydat. / Bismut. subnitr. ana 5—10 / Ungt. lenient. / Ungt. cerei ana ad 100. M. D. S.: Neissersche Zinkwismutsalbe.

Ein anderes Ungt. leniens, das nicht ranzig wird, ist
Cetacei 7 / Cerae albae / Acid. stearin. ana 12 / Paraffin. liquid. 40 / Aq. Rosae ad 100.

Pulvrige Zusätze 5—10%. Wässerige Zusätze an Stelle von Aq. Rosae, z. B. 2% Zephirollösung, milde desinfizierende Salbe:
Cetacei 7 / Cer. alb. / Acid. stearin. ana 12 / Paraffin. liquid. 40 / Zephirol 1—2 / Aq. ad 100.

Macremal (Fresenius) enthält Stearinseife, Cetylalkohol, Walrat, Wasser und ist von vorzüglicher Kühlwirkung. Pulvrige Zusätze bis 10%.

Kakaobutter, ziemlich hartes Fett, das erst bei Körpertemperatur schmilzt, hauptsächlich zu Pomaden, wird nicht leicht ranzig.
Ol. Cacao 35—65 / Ol. Amygdal. ad 100.

Zur Geruchsverbesserung Zusatz von 3—5 Tropfen Rosenöl. In der festeren Konsistenz als Lippenpomade, sonst für den behaarten Kopf. Lippenpomade für besonders empfindliche Lippenekzeme:
Vitelli ovi Nr. 1 / Ol. Amygdal. 7,5 / Ol. Cacao 30.

Lygal (Desitin-Werk), abwaschbare Salbengrundlage. Mit Salicyl und Schwefel: Lygal-Kopfsalbe.

Milcheiweiß und Kieselsäurekolloid, in Fett emulgiert, ist die Grundlage des *Ungt. Fissani.*

Fettfreie Salben werden gelegentlich bei ausgesprochener Fettempfindlichkeit noch vertragen.

Cremor (Fresenius), Stearatcreme, die sich ähnlich wie eine kosmetische Creme (Mouson, Marylan) mit Mattwirkung in die Haut verreiben läßt.

Ungt. Glycerini, offizinell aus Stärke, Wasser, Glycerin, Spiritus und Tragant (einem Pflanzenschleim). Bei spröder trockener Haut, auch nach abgelaufenen Entzündungen. Reizt bisweilen wegen seines hohen Glyceringehaltes. Bei Zusatz von Eucerin c. aq. 30—50% reizloser, allerdings dann auch nicht mehr völlig fettfrei. Pulvrige Zusätze 10—20%.

Kalodermagelee, Glycerin-Honigcreme, meist ausgezeichnet verträglich. Glycifest, ähnliches Präparat.

Die *Auswahl einer bestimmten Salbengrundlage* richtet sich, kurz zusammengefaßt, nach folgenden Gesichtspunkten:

1. Gelbe Vaseline ist vorläufig noch die gebräuchlichste Salbengrundlage und für bestimmte zersetzliche Medikamente (Pyrogallol, Chrysarobin, Silbersalze) vorzuziehen.

2. Pulverige Zusätze sind zu allen Salben ohne weiteres möglich, allerdings — entsprechend der Festigkeit der jeweiligen Salbe — nur bis zu einem bestimmten Anteil; es entstehen dann Pasten (s. S. 98). Flüssige oder auch sirupöse Zusätze (Ichthyol, Teer) werden zweckmäßig in wasseraufnehmenden Salben verordnet (Eucerin anhydricum, Adeps Lanae, Lanolin); dazu kann dann noch Vaseline treten.

3. Bei entzündlichen Prozessen ist eine wasserhaltige Salbe wegen ihrer Kühlwirkung objektiv und subjektiv besser (Eucerin c. aq., Ungt. molle, besonders gut kühlend Lanette-Wachssalbe, Ungt. leniens, Macremal). Eine Kühlsalbe ist um so wirksamer, je unstabiler ihre Zusammensetzung ist, d. h. je leichter sie zerfällt und Wasser freigibt. Da aus ihr mehr Wasser verdunstet als von der Haut, kühlt sie rascher ab und entzieht der Haut durch Leitung Wärme. Zusätze von Pulvern zu Salben kühlen desgleichen.

4. Zeitweise bei akut entzündlichen Prozessen, bei mancher Krankheit dauernd besteht eine Überempfindlichkeit gegen einzelne Salbengrundlagen; es tritt durch sie eine Dermatitis auf, die sich zu der ursprünglichen Krankheit addiert. Statt Vaseline oder Eucerin (Paraffin-Kohlenwasserstoffe) versucht man dann Schweineschmalz, Ungt. leniens oder Resorbin. Bisweilen wird auch nur das fettfreie Kalodermagelee vertragen.

5. An behaarten Stellen wird statt Vaseline wegen der schlechten Auswaschbarkeit (Verseifbarkeit) Ungt. leniens oder Lygal gewählt. Zum Einfetten des Haarbodens bei Salbenempfindlichkeit Versuch mit Ol. Cacao c. ol. amygd.

6. Wasserlösliche Medikamente (Rivanol) wirken am besten in wasserhaltigen Salben, in Ungt. leniens oder Eucerin.

7. Nichtabfettende Salben, z. B. für den Tagesgebrauch an den Händen, sind Lanettewachssalbe (s. S. 95) und die mit Protegin bereiteten saueren Acidermsalben.

8. Zur Mattierung fettiger Stellen dienen Cremor, Creme Mouson fettfrei.

9. Wasserabstoßende Salben, die die Haut vor Benetzung, z. B. durch Spülwasser, Urin, Wundsekret, schützen sollen, sind Lanettewachssalbe (mit Paraffin bereitet) und Wollfett / Wachs / Ölsalbe (s. S. 95).

Die *Beseitigung von Salben* erfolgt

1. bei wenig entzündeter Haut durch Benzin, das aber einen grauen Film hinterläßt, der durch Nachwaschen mit Spiritus beseitigt wird. Bei Benzinunverträglichkeit (manche Gewerbeekzeme) wählt man Tetrachlorkohlenstoff oder Spiritus, die aber auf der Haut etwas brennen;

2. bei stärker entzündeter Haut schonender durch Olivenöl, Ol. Arachidis oder Vasenolöl;

3. am behaarten Kopf bei verseifbaren Salben durch Boraxbäder und darauf folgend warme Seifenwaschung (evtl. Medizinal-Praecutan) oder durch Spiritus saponato-kalinus (s. S. 102). Bei nicht verseifbaren Salben Abreibungen mit Benzin oder mit Spiritusäther (Äther 25, Spiritus ad 100).

Öle, flüssige fettende Substanzen, dienen wie Salben zur Glättung der Haut, zur Erweichung von Auflagerungen, zur schonenden Reinigung, als Medikamententräger und zum Schutz gegen Anfeuchtung. Werden gelegentlich bei Überempfindlichkeit gegen Salben noch vertragen.

Pflanzliche Öle: Olivenöl, Oleum Olivarum, zur Einfettung entzündeter, reizbarer, ausgetrockneter Haut vor Auftragen von Puder oder Trockenpaste.

Als heiße Ölwatteumschläge bei Furunkeln, z. B. an der Nase oder den Lidrändern: Wattebausch wird in Öl getaucht, das im Löffel erwärmt worden ist (Vorsicht, da Öl leicht zu heiß wird), aufgelegt und mit Taschentuch überdeckt.

Ölkappe zur Lösung von Borken im Kopfhaar (mit Salicyl und Ricinusöl). Zur Einreibung bei schuppender Kopfseborrhöe, mit Zusatz von Salicyl 1%, Mitigal 20 bis 30%, Resorcin 3%, Euresol 3%.

Erdnußöl, Ol. Arachidis, wie Olivenöl, billiger, zur schonenden Entfernung von Salben / *Ricinusöl*, Ol. Ricini, wird nicht ranzig und mischt sich mit Alkohol, deshalb als Zusatz zu Haarspiritus (1—3%) bei zu trockenem Haar beliebt. Als gutes Lösungsmittel von Salicyl (1 g Salicyl löst sich in 7 g Ricinusöl) zu anderen Ölen oder Salben / *Mandelöl*, Ol. Amygdalarum, reizlos, von gutem Eindringungsvermögen, bleibt auch in Kälte flüssig / *Leinöl*, Ol. Lini, durch Sauerstoffaufnahme aus der Luft verharzendes und stark austrocknendes Öl.

Zu gleichen Teilen mit Kalkwasser (Aq. Calcar.) als hervorragendes Brandliniment zu feuchten Umschlägen bei Verbrennungen, Dermatitis, Ekzemen / *Ol. Lavandulae, Ol. Rosae* u. a., als Geruchskorrigens 0,3—0,5% zu Salben, Haarspiritus u. dgl. / *Ol. Bergamotti* außerdem noch als Pigmentbildner vor Ultraviolettlichtbestrahlungen (z. B. bei Vitiligo, s. S. 131).

Tierische Öle: Lebertran, Ol. Jecoris Aselli, Vitamin A- und D-haltig, lokal zu Einreibungen bei Lichen scrophulosorum.

Wegen seines Gehaltes an Vitamin A, aber auch an ungesättigten Fettsäuren besonders wundheilend, als Zusatz in folgenden Salben: Unguentolan / Desitinolan / Scottin-Salbe (50%: besonders geruchlos) / Fissanlebertransalbe 50% / Vasenollebertransalbe / Hälsana-Lebertransalbe (zuckerhaltig) / Desitin (pastenartig).

Zur Behandlung von infizierten Unterschenkelgeschwüren ist Zusatz von Rivanol zweckmäßig:

Rivanol 0,3—0,5 / Zinc. oxydat. 20 / Unguentolan ad 100.

Als Brandsalbe: Lebertransalbe fingerdick auflegen, darüber Verband; Ruhigstellung, bei Extremitäten evtl. durch Gipsbinden.

Bei Hautkrankheiten: Bei exsudativem Ekzem der Säuglinge (seborrhoische Form), bei trockenem Gneis, bei spätexsudativem Ekzem (bei Salbenempfindlichkeit wird gelegentlich Lebertransalbe, z. B. Desitinolan, noch vertragen), bei Röntgenveränderungen der Haut, z. B. Hyperkeratosen, bei Ichthyosis, bei Keloiden. (Multivalsalbe-Gehe enthält ungesättigte Pflanzenfettsäuren, ähnliche Indikation bei Wunden und Verbrennungen wie die Lebertransalbe.)

Bei Hämorrhoiden, Analfissuren: Desitinhämorrhoidalzäpfchen (nicht anästhesinhaltig) / Scottin- und Unguentolansuppositorien (anästhesinhaltig).

Mineralische Öle: Paraffinöl, Paraffin liquid., als Zusatz zu Trockenpasten oder Salben wasserabstoßend / *Vaselinöl,* Ol. Vaselini flav., zur Entfernung von Salben und Pasten, besonders vaselinhaltigen / *Vasenolöl,* Cholesterin- und Vitamin A- und D-haltig, zur Einfettung der Haut, z. B. bei Säuglingen gegen Benetzung; zur schonenden Reinigung von Salben / *Granugenol* Knoll, granulationsförderndes Wundöl, das ungesättigte Fette enthält. Meist als Granugenpaste für schlecht heilende Wunden (Granugenolvaginalkapseln intravaginal für Portioerosionen, z. B. bei oder nach Gonorrhöe).

Pasten (Fettpasten) sind Gemische von Salben und Puder von knetbarer Konsistenz, die nicht nur einfetten, sondern auch austrocknen sollen, da sie entsprechend ihrem Pudergehalt eine geringe Menge Flüssigkeit zu absorbieren und durchzulassen vermögen; sie haften auch ohne Verband. Sie kühlen wie die Puder, verbacken aber nicht mit dem Sekret zu Krusten; sie sind auch bei akuten Prozessen verträglicher als Salben. Bei Salbenempfindlichkeit allerdings reizen sie je nach ihrer Salbengrundlage.

Zinkpaste, Pasta Zinci (offizinell):
Zinc. oxydat. / Talc. ana 25 / Vaselin flav. ad 100.

Die früher übliche Verwendung von Amylum an Stelle von Talkum war bezüglich Verträglichkeit, Wasserdurchlässigkeit und Kühlwirkung besser; nötigenfalls rezeptieren!

Ebenso ist die Wasseraufnahme besser bei Verwendung von Eucerin oder Cetosan:
Zinc. oxydat. / Talc. ana 15 / Eucerin c. aq. ad 100.
Zinc. oxydat. / Amyli Tritici ana 20 / Cetosan ad 100.

Bei Unverträglichkeit von Zinkoxyd verwende man Titanoxyd. Wünscht man die Austrocknung zu erhöhen, ersetzt man Zinkoxyd durch Terra silicea (5—10% der Salbe). Besondere Kühlpasten werden mit Magnesium carbonicum hergestellt:
Magnes. carbon. 25 / Aq. dest. / Vaselin. flav. ana ad 100.

Bei Vaselinunverträglichkeit kann eine Zinkpaste aus anderen Salbengrundlagen aufgebaut werden:
Zinc. oxyd. 50 / Talc. 5 / Adip. Lanae 35 / Ol. Oliv. ad 100.

Andere Salbengrundlagen sind:
Resorbin, Zusatz bis 10% Zinkoxyd / Ungt. leniens bis 20% / Unguentolan bis 25% / Adeps suill. benzoat. bis 25% Zinkoxyd.

Eine weiche, in der Konsistenz angenehme Zinkpaste mit Vaseline ist nur 30%; es ist Geschmacksache, ob man niedrigere Konzentrationen noch als Paste oder als Zinksalbe bezeichnen will; natürlich hängt die pastenartige Konsistenz auch von der gewählten Salbengrundlage ab.

Zusätze: Geringfügige wie Chrysarobin (1—5%), Rivanol (1%) spielen für die Konsistenz keine Rolle. Pulver (Dermatol, Xeroform, Schwefel) müssen, wenn sie 5% übersteigen, berücksichtigt werden durch Abzug an Zinkoxyd. Bei sirupartigen (Ichthyol) oder flüssigen Zusätzen (Liq. Carb. deterg.) bindet man diese zunächst durch wassermischbare Salbengrundlagen, z. B. Eucerin anhydr. Beispiele:

(Bol. rubrae 1) / Dermatol 5 / Eucerin c. aq. / Past. Zinci ana ad 100.

(Zusatz von Bolus rubra an offen getragenen Stellen zur Angleichung an die Hautfarbe.)

Liq. Carb. deterg. 10 / Zinc. oxydat. 40 / Eucerin anhydr. / Vasel. flav. ana ad 100.

Fertige Pasten: *Fissanpaste,* weiche gut verträgliche Paste aus Milcheiweiß, Fett, Fissankolloid. *Desitin,* lebertranhaltig.

Aus Ölen und Puder entstehen die *Zinköle,* die auch bei akuten Hautentzündungen gut vertragen werden und hauptsächlich austrocknend wirken:

Zinc. oxydat. 50 / Ol. Oliv. (oder Ol. Arachid.) ad 100.

Zusätze: Fest (Dermatol, Xeroform, Albucid, Schwefel), flüssig (Mitigal):

Dermatol 5 / Zinc. oxydat. 45 / Ol. Oliv. ad 100. M. D. S.: Dermatolzinköl.
Albucid pulv. 10 / Zinc. oxydat. 40 / Ol Oliv. ad 100. M. D. S.: Albucidzinköl.
Sulf. praecip. 5 / Zinc. oxydat. 45 / Ol. Oliv ad 100. M. D. S.: Schwefelzinköl.
Mitigal 20—30 / Zinc. oxydat. 50 / Ol. Oliv. ad 100. M. D. S.: Mitigalzinköl.

Fertige Zinköle: *Fissanöl* aus Fissanpuder und Öl.

Mollositin, Zinköl mit Lebertran.

Eine weiche Zinkpaste ohne Salbengrundlagen, die wegen ihres Gehaltes an Leinöl stark eintrocknet, ist die altbewährte *Pasta Zinci mollis:*

Calc. carbon. / Zinc. oxydat. / Ol. Lini / Aq. Calcar. ana ad 100.

Zusätze: Schwefel, Chrysarobin, Menthol, Perubalsam, auch Lenigallol, wenn man eine entstehende wässerige Abscheidung abgießen läßt.

Etwas weniger eintrocknend wird diese Paste durch Zusatz von Mattan:

Zinc. oxydat. / Ol. Lini / Aq. Calcar. ana 20 / Mattan ad 100.

Als kosmetische Pasten bei Hautverfärbungen im Gesicht sei Duswald-Velourcreme (in verschiedenen Farben) genannt; zum Mattieren Mattan.

Pflaster sind fettsaure Bleisalze, zähe knetbare und klebende Massen, die auch noch Wachs, Harz und Terpentin enthalten können, in der Regel auf Stoff aufgestrichen. Sie dienen an umschriebenen Stellen zur Abdeckung, die, wenn luftundurchlässig, die Hautfeuchtigkeit und Wärme staut, dadurch die Epidermis erweicht und die Resorption und Wirkung von Medikamenten verstärkt.

Zinkoxydkautschukpflaster (an Stelle der früheren Heftpflaster), wie Leukoplast, Dukaplast, Bonnaplast, Blankoplast, Monaplast, Helfoplast u. a. sind Fixationspflaster für Verbandmaterial, dienen zur Wundabdeckung, genügen aber auch allein zur Abortivbehandlung kleiner Haarbalgentzündungen oder Furunkel (s. S. 201) oder Strophuluspapeln und zur Erweichung von Frostbeulen (s. S. 301) oder Erythema induratum (s. S. 331). Enthalten zur Erhöhung der Klebkraft mehr oder minder Dammarharz und Kolophonium.

Mißstände bei Pflasteranwendung: 1. Manche Patienten sind besonders gegen Dammarharz überempfindlich; es bilden sich unter dem Pflaster Bläschen und schließlich nässende Stellen. Zunächst wird man sich durch Wechseln der Richtung, in der man klebt, zu helfen suchen und gleichzeitig die entstandene Dermatitis (mit Trockenpasten) behandeln; gelegentlich kann man auch durch Probieren eine andere Pflastersorte herausfinden, die eben noch vertragen wird, z. B. das eigens für empfindliche Haut hergestellte poröse PoroFix (LOHMANN); oft aber verbietet sich eine weitere Anwendung von Pflastern als zu gefährlich (evtl. geht noch Mastisolverband).

7*

2. Das Ablösen der Pflaster geschieht am besten trocken oder mit einem Tupfer, der leicht mit Benzin oder Tetrachlorkohlenstoff angefeuchtet wird und von einer losgelösten Ecke aus sanft zwischen Haut und Pflaster gedrückt wird; durch Capillardiffusion dringen die Lösungsmittel unter das Pflaster, das sich nach und nach schmerzlos löst. Eine zu reichliche Verwendung von Benzin oder Tetrachlorkohlenstoff löst gelegentlich die Pflastermasse von der Unterlage und die Reinigung der verschmierten Haut wird nur erschwert.

3. Behaarte Stellen müssen vorher geschoren oder rasiert werden, da Pflaster hier bei Bewegungen zerren und beim Ablösen schmerzen; am behaarten Kopf sind Pflaster kaum brauchbar.

4. Ebenfalls wegen des Zerrens sind mehrere kleine Pflaster, evtl. dachziegelartig übereinandergelegt, besser als ein großes.

5. Pflaster macerieren oft die Haut; dagegen kann man die Pflaster mit der Schere zweckmäßig mit Löchern versehen.

6. An nässenden Stellen haften Pflaster nicht.

7. Zur Vermeidung des Schmierens müssen Pflaster kühl und trocken aufbewahrt werden.

Pflaster mit fertig eingelegten, zum Teil antiseptisch imprägnierten Mullstreifen: Hansaplast (evtl. elastisch), Traumaplast, Vulnoplast, Lomaplast, Poroplast (für empfindliche Haut) u. a. bequeme *Schnellwundverbände* müssen straff und quer zur Richtung der größten Hautbeweglichkeit angelegt werden.

Elastoplastbinden: Für Kompressionsverbände bei Krampfadern und Unterschenkelgeschwüren.

Guttaplaste (Beiersdorf): Medikamentöse Pflaster (Heilpflaster) auf impermeablem Guttaperchamull.

Besonders gebräuchlich:

Mit Salicyl: 60% (Nr. 82) bei Furunkeln, Schwielen, schwieligen Ekzemen, Hühneraugen, alten hartnäckigen Herden von Psoriasis, Neurodermie, Lichen planus;

mit Salicyl und Seife: 40 + 4% (Nr. 113), bei Schwielen, Hühneraugen;

mit Quecksilber und Carbol: 45 + 5% (Nr. 16) bei Furunkeln, Schweißdrüsenabscessen, Panaritien.

Diese Guttaplaste, deren Schutzgaze vor Gebrauch entfernt wird, kleben allein nicht genügend und müssen mit Heftpflaster oder Verband befestigt werden. Bei umschriebenen chronischen Stellen salbenempfindlicher Patienten oft gut verwendbar. Die Guttaplaste sind Rollen von 18 cm Breite, von denen Stücke in beliebiger Länge (5, 10 cm oder mehr) verordnet werden.

Ungt. diachylon HEBRA durch Zusammenschmelzen von Bleipflaster und Vaselin hergestellt, ist eine zähe Salbe und bei chronischen Ekzemen, Schwielen, Fußschweiß im Gebrauch; Zusätze: Salicyl, Nipasol, Tct. Benzoes, Phenol. Selbst als Zusatz zu anderen Salben, 30—50%, adstringierend:

Acid. salicyl. 4—5 / Ol. Ricini 20—30 / Ungt. diachylon ad 100
bei schwieligen Ekzemen, inveterierter Psoriasis.

Acid. salicyl. 3—5 / Nipasol 3 / Ungt. diachylon / Vaselin flav. ana ad 100
bei hyperkeratotischen Epidermophytien.

Phenol liquefact. 1—2 / Ungt. diachylon / Vaselin flav. ana ad 100
bei Pruritus ani.

Firnisse und Leime erstarren auf der Haut zu festen Überzügen, anämisieren durch leichte Kontraktion, dienen als mechanischer Schutz und als Träger von Medikamenten, die jedoch besser lokalisiert bleiben und nicht wie in Salben an andere Stellen verschmiert werden. Auch bei salbenempfindlichen Patienten anwendbar gleich den Trockenpinselungen — an die sie manche ihrer Indikationen verloren haben —, aber sie trocknen nicht so stark aus wie diese. Nicht verwendbar an nässenden Stellen.

Wasserlösliche Firnisse (Kohlehydratglycerinlösungen):

1. *Glycerolatum* aromaticum:
Tragacanth 3,5 / Spiritus 33 / Glycerin 50 / Eßbukett (Parfüm) 3 / Aq. dest. ad 100.
Zusätze: Menthol 1%, Ichthyol 3%.

2. *Gelanth* (fertig von Mielck, Schwanapotheke, Hamburg):

Gelatinae liquid. / Tragacanth ana 2,5 / Glycerin 5 / Nipasol-Nipagin 0,3 / Ol. Rosae gtt. 1 / Aq. ad 100. M. D. S.: Gelanth (der Gelatine muß durch mäßige Überhitzung das Erstarrungsvermögen genommen werden).

Zusätze: Salicylsäure 2—10%, Ichthyol 3—10%, Chrysarobin 1—5%, Cignolin 1%, Resorcin 1—3%, Sulf. praecip. 3—5%, Zinkoxyd 5%. Leicht abwaschbares, kaum sichtbares Deckmittel.

Auch Salbenzusatz möglich, z. B.:

Zinc. oxydat. 5—10 / Eucerin c. aq. 10—20 / Gelanth ad 100.

(Milde kühlende Salbe bei Dermatitis, besonders im Gesicht.)

Wasserunlösliche Firnisse:

1. *Kollodium*, Schießbaumwolle in Äther. Collod. elasticum mit Ricinusöl. Zusätze: 1—10% Milchsäure + 2—10% Salicyl bei Warzen. 2—5% Salicyl bei Schwielen und Hühneraugen.

2. *Traumaticin*, Guttapercha in Chloroform. Zusätze: Chrysarobin 1—10% bei umschriebener Psoriasis.

3. *Mastisol*, Harze in Äther und Benzol, zu Wundverbänden bei Heftpflasterempfindlichkeit.

In weiterem Sinne gehören hierher die *Lacke* und *Tinkturen:* medikamentöse Lösungen in Alkohol, Äther, Chloroform, Benzol, Aceton oder Gemischen, die auf der Haut verdunsten und die Medikamente als Deckbeläge zurücklassen.

ARNINGscher *Anthrarobinlack:*

Anthrarobin 3,5 / Tumenol-Ammon. 13 / Tct. Benzoes 50 / Äther ad 100

oder reizloser die *modifizierte* ARNINGsche *Tinktur* ohne Benzoe:

Anthrarobin 3,5 / Tumenol-Ammon. / Glycerin ana 7 / Spiritus 50 / Äther ad 100.

Beide Tinkturen bei Pilzerkrankungen, besonders bei Fußmykosen, bei Soor, bei intertriginösen Affektionen. Häufig kann Anthrarobin bei gleicher Wirkung und ohne überflüssige Beschmutzung in geringerer Konzentration gebraucht werden, z. B. 1% bei täglicher Pinselung:

Anthrarobin 1 / (Tumenol-Ammon. 3) / Glycerin 6 / Spiritus / Äther ana ad 100.

Tct. balsamica, dem Commandeur-Balsam nachgebildet, bei Rhagaden aller Art, aber auch bei Fußmykosen, besonders gegen das Jucken:

Balsam. peruv. 4 / (Tct. Aloes 8) / Tct. Myrrhae 16 / Tct. Benzoes 32 / Spiritus ad 100

evtl. mit Zusatz von Anthrarobin 0,5—1%.

Cignolin 0,3—0,5 / Benzol ad 100 (oder Benzol / Traumaticin ana ad 100)

bei Kopfpsoriasis, Kopfseborrhöe, 1mal täglich oder 2—3mal wöchentlich.

Leime müssen vor Gebrauch durch Erwärmen verflüssigt werden; ähneln wasserlöslichen Firnissen.

Zinkleim, Gelatina Zinci:

	weich	hart	offizinell
Zinc. oxydat.	15	15	10
Glycerin	30	30	40
Gelatin. alb.	15	20	15
Aq.	ad 100	ad 100	ad 100

im Sommer harte, im Winter weiche Zubereitung.

Fertige Zinkleime von Mielck, Schwanapotheke, Hamburg; Beiersdorf; Helfenberg. Fertige Zinkleimbinden: Ulcovarin, Varix-Binde Hartmann, Varicex-Zinkleimbinde Lohmann, Zinkleimbinde Lyssia u. a. Zinkleimverbände werden hauptsächlich bei Unterschenkelaffektionen, z. B. Krampfadern, Venenentzündungen, Ekzemen, Geschwüren angewandt.

Technik: 1. Unterschenkel hochlegen, mit der Hacke auf Stuhlkante, Fuß vom Patienten anziehen lassen.

2. Haut mit Seifenwasser, Benzin und Spiritus reinigen.

3. Haare kürzen oder rasieren.

4. Haut mit warmem Zinkleim einpinseln.

5. Fußknöchel und Kniegegend mit Wattelagen auspolstern.

6. 10—12 cm breite Mullbinden ohne Quetschfalten um den Fuß an der Innenkante aufsteigend und um den Unterschenkel mit gelindem Zug von unten nach oben wickeln; läuft die Binde nicht mehr glatt, abschneiden; nach jeder Lage mit Leim überstreichen. Insgesamt 4—5 Lagen.

7. Mit angezogenem Fuß in Hochlagerung trocknen lassen, evtl. beschleunigt durch warme Luft (Fön). Die äußerste Schicht kann vor dem völligen Trocknen wattiert werden, d. h. mit einem Bausch entfetteter Watte betupft werden oder mit Seidenpapier überklebt werden.

8. Alle 8 Tage nachsehen; bei Klemmen Ränder einschneiden. Dauer des Verbandes 2—4 Wochen.

9. Eiternde oder sezernierende Geschwüre werden von vornherein durch Fensterung des Verbandes für Salbenverbände zugänglich gemacht. Kleinere nässende Stellen werden mit Dermatol gepudert und eingebunden.

Zinkleime können auch bei akuten, nichtnässenden Dermatitiden und Hautentzündungen benutzt werden als einfacher Hautanstrich und Hautschutz; Zusätze Dermatol 2—3% und 1% Bolus rubra zur Anpassung an die Hautfarbe. Bei Neurodermie und trockenen Kinderekzemen mit Zusatz von Ichthyol 2% oder Tumenol-Ammon. 1—2%.

Seifen und Waschmittel. Seifen sind krystallwasserhaltige Alkalisalze von Fettsäuren; sie entstehen durch Kochen von Laugen mit Fetten oder Ölen; feste Kernseifen sind meist Natronseifen, dagegen Kaliseifen weiche Schmierseifen. Sie wirken zusammen mit Wasser durch ihre Schaumbildung reinigend, verseifen aber, da sich bei der Hydrolyse selbst neutraler Seifen immer etwas freies Alkali bildet, und lösen auch das Hautfett; sie bringen die Oberhaut zur Quellung und setzen durch Adsorption ihren Säuregrad herab; sie desinfizieren, sie erweichen Krusten und Schuppen und macerieren, je alkalischer sie sind, die Hornschicht und wirken auf offene Stellen ätzend. Bei akuten oder juckenden Hauterkrankungen sind Seifen — auch sog. medizinische Seifen — meist nachteilig.

Kaliseife, Sapo kalinus, gelbbraune weiche Seife zu Einreibekuren bei Tuberkulose (1 Teelöffel voll abwechselnd an verschiedenen Körperstellen), zu Schälzwecken (bei Psoriasis und Krätze, einreiben, dann baden), als Zusatz zu Salben (10—20%), um die Tiefenwirkung zu erhöhen.

Schmierseife, grün oder schwarz, Sapo kalinus venalis, Handels-Kaliseife, stärker alkalisch, zu Fußbädern, zu Bädern bei Panaritien und Furunkeln, zur Erweichung von Schwielen, zur Ätzung und Anfrischung chronisch nässender oder trockener Ekzeme.

HEBRAscher Seifenspiritus, Spiritus saponato-kalinus, Lösung von Kaliseife in parfümiertem Weingeist, zum Kopfwaschen zur Entfernung von Salben oder Schuppen (mit 3—4 Teilen warmem Wasser verdünnen oder abwechselnd Seife und Wasser aufspritzen).

Natronkernseife (aus Schmalz und Olivenöl = Sapo medicatus, medizinische Seife; aus Öl = Marseiller Seife; aus Palmöl = Palmoliveseife) und die besonders wasserfreien Feinseifen und Toiletteseifen sind bei Hydrolyse weniger alkalisch als die Kaliseifen, schaden gelegentlich aber doch, teils weil Alkalien überhaupt nicht vertragen werden, teils weil die zur Herstellung verwandten Fettsäuren (z. B. Cocosöl) die Haut in alkalischem Zustand reizen, teils wegen der Parfümzusätze.

Überfettete Seifen sind im Gebrauch immer noch alkalisch, wirken aber milder und sollen durch ihren Mehrgehalt an nichtverseiftem Fett der Haut das entzogene Fett ersetzen:

Nivea-Kinderseife Beiersdorf; Heines überfettete Kinderseife; „Baldur"Lanolinseife A. H. A. Bergmann; Kaseaseife Mielck (enthält Milcheiweiß, das bei der Hydrolyse frei werdendes Alkali binden soll, besonders gut schäumend).

In manchen Fällen werden aber Seifen als Waschmittel überhaupt nicht vertragen, besonders wenn sie mit hartem Wasser, das Calcium und Magnesium enthält, unlösliche Kalkseifen bzw. Mineralseifen bilden; Zusatz von Borax, Dulgon B (basisch) oder doppeltkohlensaurem Natron (1 Teelöffel) kann das Wasser weicher machen.

Alkalifreie hautschonende Waschmittel sind Medizinal-*Praecutan* (Stockhausen-Krefeld), chemisch Sulfonate, flüssig, sehr ausgiebig und von guter Reinigungsfähigkeit; ebenso *Satina* (Mack-Ulm), Eiweißkondensationsprodukt, flüssig, milder als Praecutan, aber weniger ausgiebig. Beide Waschmittel verhindern die Bildung von Kalkseifen, deshalb können sie auch dem Wasser bei Benutzung von Seife (z. B. dem Rasierwasser) zugesetzt werden, wodurch die Schaumentwicklung verbessert wird.

Eine mit einem Schutzstoff, der die Empfindlichkeit der Haut gegen Alkalien herabsetzt, versehene Seife ist die von Imhausen & Co.: i 499 (Phämosan).

Dulgon (Benckiser-Ludwigshafen), ein gepuffertes Gemisch von polymeren Metaphosphaten, als Zusatz zu hartem Wasser:

Dulgon N (neutral) verhütet die Bildung von hautreizenden Kalkseifen, so daß selbst Ekzematiker mit dulgonhaltigem Wasser ($^1/_4$—$^1/_2$ Teelöffel auf 5 l, bei sehr hartem Wasser unbedenklich mehr) oft noch Seife vertragen; hauptsächlich jedoch zur Vorbeugung von Ekzemen bei empfindlichen Personen, auch geeignet zur Lösung von Kalkverunreinigungen der Haut bei Arbeitern in Zementbetrieben, Glasschleifereien, Kalkbrennereien.

Dulgon S (sauer) hat gerbende Eigenschaften auf erodierte Haut. z. B. auf Brandwunden (2 Eßlöffel auf 1 l Wasser, dazu 1 Eßlöffel Kochsalz, zu Bädern, ½ Stunde täglich).

Eine milde Waschmethode für die Hände ist die *Majonnaisewaschung:* Aus einer Spritzflasche wird Öl (Oliven- oder Erdnußöl) auf die Haut gegeben und eingerieben. Dazu kommen ein paar Tropfen Eigelb, (das Eigelb hält sich in einem Eierbecher aufbewahrt einige Tage frisch, wenn es mit Öl luftdicht überschichtet ist), durch Einreiben entsteht Majonnaise. Dazu schußweise warmes Wasser, es bildet sich ein toniger Schaum, der abgespült wird. Statt Eigelb ist auch Ungt. leniens brauchbar (Bism. subnitr. / Zinc. oxydat. ana 10 / Ungt. lenient. ad 100) = Ölsalbenwaschung.

Für das Gesicht ist ein mildes Waschmittel die sog. „Milcudermwaschung" oder eine Boraxlösung:

Boracis 5 / Glycerin 15 / Aq. Rosae ad 300. M. D. S.: Wattebausch oder Flanellappen anfeuchten, vorsichtig abreiben.

Für den Dauergebrauch verschreibt man:

Boracis 10 / Glycerin 20 / Spiritus (Colon.) 30 / Aq. ad 300. M. D. S.: Täglich vor Gebrauch die nötige Menge mit gleichen Teilen Milch verdünnen; nicht haltbar. Zum Abreiben mit Flanellappen.

Manchmal wird auch Mandelkleie verwandt, meist aus dem Preßrückstand beim Bereiten von Mandelöl oder aus Weizen- bzw. Hafermehl und Mandelöl hergestellt; zum besseren Schäumen wird Borax zugesetzt. Fertiges Präparat: Aok-Mandelkleie.

Alkalifreie Waschmittel für das Haar sind außer Medizinal-Praecutan und Satina: Smyx, Schauma u. a., sonst wird das Haar mit Abkochungen von Panamaspänen (= Seifenrinde, Quillajaholz) gewaschen: Eine Handvoll Panamarinde wird mit kochendem Wasser übergossen, einige Stunden stehengelassen und durchgesiebt.

Für besondere Fälle mag Eigelb verwandt werden (2 Eigelb werden in einem halben Liter warmem Wasser verrührt).

Rasierseife ist eine milde, schwach überfettete Kernseife mit besonders haltbarem Schaum.

Für empfindliche Haut (Rasierdermatitis, Folliculitis) werden Rasiercreme Satina „Spezial S" für empfindliche Haut und Rasiercreme Imhausen i 499 (neuerdings Phämosan) empfohlen.

Medizinische Seifen: Überfettete neutrale Seifen mit medikamentösen Zusätzen sind beim Publikum sehr beliebt, haben aber über gewöhnliche Seifen hinausgehend nur geringe Wirkung; häufig sind die in ihnen enthaltenen Medikamente wenig haltbar oder kaum wirksam (z. B. Salicylsäure, Resorcin, Phenol, Kupfer-, Quecksilber-, Silbersalze, Jod), außerdem ist die einfache Waschung meist von viel zu geringer Einwirkungsdauer; das läßt sich jedoch verbessern, wenn man den Schaum nicht abspült, sondern nur trocken abwischt oder ihn ganz und gar eintrocknen läßt und erst nach 6—12 Stunden abspült. Man verschreibe nur Seifen bekannter und zuverlässiger Firmen.

Medizinische Seifen: mit *Schwefel* (bei Acne, Kopfseborrhöe, Strophulus der Kinder, Pruritus) von Beiersdorf (Nr. 1153); Marke „Baldur" von Bergmann; Aachener Quellsalzseife; Nenndorfer Schwefelseife; Schwefelseife „Blücher-Schering".

mit *Teer* (bei Psoriasis, chronischem Ekzem besonders des behaarten Kopfes, nicht bei Acne) von Beiersdorf (Nr. 1155); „Baldur" von Bergmann (10- und 2½% weiß); Fissanteerseife; Teerseife fest „Blücher-Schering". Pixavon = flüssige Pittagonkaliseife;

mit *Ichthyol* (bei Rosacea) von Bergmann;

mit *Quecksilber* (zur Desinfektion), Afridolseife-Curta (Sublimat ist in Seife wenig wirksam);

mit *Resorcin* von Bergmann 3%;

mit *Formaldehyd* (bei Schwitzen und Schweißgeruch): von Bergmann.

Kombinationen: Resorcin-Salicyl-Schwefel-Teer-Seife von Bergmann; Schwefel-Teer-Seife von Beiersdorf (Nr. 1154) bei seborrhoischem Kopfekzem.

Besondere Seifen: *Keraminseife*-Töpfer (gut bei Kopfpsoriasis) mit Nelkenöl, Zimtöl, Perubalsam, Talkum.

Herbaseife Obermeier: enthält Pflanzenextrakte, z.B. Arnica, Farnkraut.

Levurinose-Schwefelseife Blaes (bei Acne) enthält Schwefel.

Pernatrolseife Mielck, Natriumsuperoxydseife, wirkt depigmentierend, auch auf Haare bei Hypertrichosis, die mit der Zeit dünner und lichter werden. Salbenartige Seife, wird mit Wattebausch eingeschäumt und nach 2—10 Minuten wieder entfernt. Brennt in den Augen, wenn sie beim Einreiben offengehalten werden. Bei Reizung Fissanpaste zur Nachbehandlung. 1, 2½, 5, 10, 20%; mit mittlerer Konzentration beginnen, vorsichtig steigern.

Markasit-Seife mit 2% Wismutoxychlorid (Beiersdorf), depigmentierend bei Sommersprossen, Chloasma.

Marmorseife (bei Lichen pilaris, Comedonenacne): 20% von Bergmann.

Aok Seesandmandelkleie für Acne bei geringer Hautempfindlichkeit.

Verbandmittel, Trockenpasten werden direkt auf die Haut gestrichen (mit Finger oder Holzspatel), flüssigere Schüttelmixturen häufig mit dem Borstenpinsel, von denen es in den Apotheken Größe 0—4 (12—16 cm lang) gibt.

Salben werden am besten auf dichten *Verbandstoff* aufgestrichen, also auf altes, durch häufiges Waschen weich gewordenes Leinen (Bettücher, Hemden, Taschentücher) oder auf Lint (z. B. englisch Lint Duka, Qualität I und II, etwa 40 cm breit, Packungen zu ½, 1, 2, 5 m). Auch zerschnittene Cambric- oder Leinenbinden sind brauchbar. Der übliche Mull hat dagegen eine unerwünschte Dochtwirkung, die Salben ziehen in ihn hinein.

Verbandmull (kassenüblich 24fädig, 80 cm breit, in Paketen zu ½, 1, 2, 5, 10 m) dient zur Absaugung von Wundsekret, zu feuchten Umschlägen, auch zu Umschlägen mit Zinköl.

Bei Verbrennungen werden die mit Wismut imprägnierten *Brandbinden* benutzt: Brandbinde (kassenüblich) klein 1 m lang, mittel 2 m lang. Sonstige Fabrikate: Bardella, Wisbola (Lohmann).

Imprägnierte Gaze zur Trockenbehandlung von Wunden und Geschwüren gibt es mit Dermatol 5 und 10%, Jodoform 5 und 10%, Vioform 2 und 5%, Xeroform 5 und 10% u. a. (in Spezialpackungen oder am Stück 80 cm breit).

Zur Absaugung von reichlichem Sekret, zur Abpolsterung oder zu fester Kompression dienen:

Verbandwatte in Packungen von 10, 25, 50, 100, 250, 500, 1000 g, und zwar gewöhnliche als „Wundwatte" (enthält meist 30—50% Zellwolle), besonders feine als „Augenwatte" (reine Baumwollwatte) bezeichnet.

Zellstoffwatte (Verbandzellstoff) in Packungen von 25—1000 g.

Spitalwatte (Polsterwatte) in Packungen von 25—1000 g.

Zur Abdeckung bei feuchten Umschlägen, aber auch zu besonders wirksamen Dunstverbänden über Salben (z. B. Chrysarobinsalbe am Unterschenkel bei Psoriasis), zur direkten Abdeckung von Geschwüren (als feuchte Kammer) wählt man als *wasserdichten Stoff:*

Guttaperchapapier, der koagulierte und ausgewalzte Milchsaft malaiischer Palaquiumbäume, 45 cm breit;

Billroth-Batist, gefirnißtes, mit fettsaurem Blei wasserdicht gemachtes Gewebe, 80 cm breit;

Mosetig-Batist, mit Kautschuklösung imprägniertes Baumwollgewebe, etwa 90 cm breit, besonders weich und schmiegsam.

Jeweilige Länge wird nach Bedarf verordnet.

Zur Unterlage unter ausgedehnte feuchte Umschläge verwendet man Betteinlagestoffe, etwa 90 cm breit, braun und weiß.

An *Verbandbinden* benutzt man Mullbinden, kassenüblich 24fädig (24 Fäden für Kette und Schuß je qcm), 4 m lang:

> 4 cm breit für Finger, Zehen
> 6 cm breit für Hände, Füße
> 8 cm breit für Hände, Füße, Hals
> 10 cm breit für Hände, Füße, Gesicht, Extremitäten
> 12 cm breit für Extremitäten und Rumpf
> 15 cm breit für Extremitäten und Rumpf.

Am vorteilhaftesten sind Mullbinden mit Kanten, die beim Waschen nicht ausfransen und sich deshalb mehrmals verwenden lassen.

Zur Befestigung der Enden sind sog. Verbandklammern (Häkchen mit Gummizug) geeignet.

Seltener kommen die festeren Gaze (Stärke)-, Cambric-, Flanell-, Leinenbinden zur Verwendung. Stärke-Gazebinden besonders zu Kopfkappen (bei Pilzerkrankungen der Kinder, aber auch zur Öl- und Salbenbehandlung). Die angefeuchteten Stärkebinden werden in Kreis- und Längstouren vom Hinterhaupt zur Stirn in der Art des Mitra Hippocratis-Verbandes angelegt; die trocken gewordene Kopfkappe kann abgenommen und wiederholt gebraucht werden. Zu ihrem Schutz wird über dem eigentlichen Salben- oder Ölverband eine Lage Billroth-Batist gelegt.

Elastische Binden zur Krampfaderbehandlung sind die sog. Idealbinden, meist 8—10—12 cm breit. Kassenüblich 4 m lang, ohne und mit festen Kanten. Besondere Fabrikate: Idealbinden Bender; Ideal-Elasticbinden Hartmann; Elasticonbinden Hartmann, festkantig; Lohmanns elastische Dauerbinde, auch rosafarbig; Varicosangummibandage (Kermes).

Zur Dauerbehandlung der Varicen dienen *Zinkleimverbände* (s. S. 101), fertig als: Ulcovarin (Degen-Kuth), Varix (Hartmann), Varicex (Lohmann), Lyssia-zinkleimbinde u. a.

An einzelnen Körperstellen sind oft *fertige Verbandstücke* praktisch; dabei muß allerdings durch Einlagen dafür gesorgt werden, daß sie nicht als bakterio-logische Schmutzfänger dienen.

Fingerlinge aus Glanzleder, Größe 1—4, besonders groß 5—7, oder aus Wild-leder. Zum vorübergehenden Hautschutz bei besonderen Arbeiten (photographi-sches Entwickeln, Steindruck, Tabakrollen), die Tastgefühl erfordern, können weiße Untersuchungsfingerlinge aus Gummi verordnet werden.

Augenklappen und Augenbinden.

Ohrenbinden, dreieckig und rund.

Suspensorien: Größe 1—6, normal 3, bei Watteeinlagen 4—5. In verschiede-ner Ausführung:

1. Kassenübliche Zugbeutel mit Schenkelbändern, einfach und verstärkt.
2. Olympia Suspensor-Teufel (teurer) mit Penisklappe.
3. Siebert, schnallenlos und elastisch.
4. Nach Langlebert, aus Leinen, Größe verstellbar.
5. Nach Neißer, wie Langlebert, aber noch verstärkt.

Zur Befestigung kleiner Verbände dient Heftpflaster 1—5 cm breit, 1—5 m lang: Leukoplast Beiersdorf; Blankoplast Blank; Hartmannplast; Elbaplast Loh-mann; Bonnaplast Lakemeier; Dukaplast Degen-Kuth; Monoplast. Für Pflaster-empfindliche PoroFix.

Bereits mit Mulleinlage versehen sind die *Schnellverbände* (meist 4, 6, 8, ge-legentlich 10 cm breit; 10, 25, 50 cm, 1 m, 5 m lang): Hansaplast Beiersdorf; Lomaplast-Wundverband starr Lohmann; Traumaplast Blank; Vulnoplast Lake-meier; Kosmoplast Hartmann mit Wattepolster, besonders luftdurchlässig. Für empfindliche Haut PoroPlast.

Elastische Schnellverbände liegen der Haut besser an: Hansaplast elastisch; Lomaplast-Wundverband elastisch; Vulnoplast elastisch; Traumaplast elastisch.

Als *Kompressionsverband* bei varikösem Symptomenkomplex und Thrombo-phlebitis dienen die elastischen Klebebinden, ganz oder nur teilweise mit Pflastermasse bestrichen:

Elastoplast Beiersdorf (auch als Streifenstrich, Elastoplast B, luftdurch-lässig, sowie als Halbstrich, Elastoplast C; dabei kommt die Haut mit der Pflaster-masse nicht in Berührung). Lomaplast elastisch Lohmann für empfindliche Haut Doppelstrich. Idealplast Hartmann. Klebrobinden Teufel. Für Pflasterempfind-liche PorElast. Über Pflasterreizung und Pflasterentfernung s. S. 99.

Für besondere Fälle, z. B. zum Nachweis von Artefakten, sind feste Verbände nötig, z. B. mit Gipsbinden. Cellonagipsbinde Lohmann, 6—15 cm breit, nicht staubend.

b) Heilmittel zur äußeren Behandlung.

Schon die *Deckmittel* in ihren verschiedenen Anwendungsformen (feuchte Um-schläge, Puder, Trockenpasten, Salben, Pflaster u. dgl.) haben häufig allein eine ausreichende therapeutische Wirkung, zu besonderen Zwecken werden ihnen noch *Heilmittel* zugesetzt, die sich einteilen lassen in:

1. *Antiparasitäre Mittel:*

Metallsalze (*Quecksilber, Wismut, Silber, Kupfer, Zink*); *Schwefel;* Chlor, Jod, Kalium-permanganat, *Borsäure; Farbstoffe* (Rivanol, Trypaflavin, Pyoktanin); Prontosil, Sulfon-amide (s S. 170); Chinosol; *Salicylsäure, Resorcin, Phenol, Thymol; Chrysarobin, Naphthol; Balsame* (Perubalsam, Benzoesäure); *Formalin.*

2. *Adstringierende und gerbende Mittel:*
Aluminium- und Bleisalze; *Tannin,* Hamamelisextrakt; *Silbersalze* (Höllenstein); *Lenigallol* (Pyrogallolderivat); *Formalin.*

3. *Ätzende Mittel:*
Pyrogallol, Phenol, Silbersalze (Höllenstein), Chromsäure, Salpetersäure, *Resorcin,* Summitates Sabinae, *Formalin,* Trichloressigsäure, Eisessig, Milchsäure.

4. *Hornhaut- und schuppenlösende Mittel:*
Salicylsäure, Resorcin, Seife, Laugen.
Haarerweichende Mittel: *Calcium- und Bariumsulfid.*

5. *Resorbierende und infiltratbeseitigende Mittel:*
Teere und *Schieferöle* (Ichthyol), *Chrysarobin, Pyrogallol.*

6. *Wundheilende Mittel:*
Balsame (Perubalsam), *Silbersalze* (Höllenstein), *Lebertran, Granugenol* (s. S. 98), Dextrose; Pellidol, Scharlachrot.

7. *Hautreizende und haarwuchsfördernde Mittel:*
Harze, Terpentin, Pilocarpin.

8. *Schmerz- und juckstillende Mittel:*
Anästhesin und Derivate, *Benzoesäure, Menthol, Phenol, Thymol, Teer, Calmitol.*

9. *Bleichende Mittel:*
Wasserstoffsuperoxyd, Natriumsuperoxydseife (s. S. 104), *Quecksilbersalze* (Hydr. praecipitat.), *Wismutsalze* (Bism. oxychlorat.).

Die wichtigsten — kursiv gedruckten — dieser Heilmittel sind in ihrer Anwendungsweise und nach ihren Indikationen in folgendem kurz abgehandelt; in alphabetischer Anordnung, da sie häufig über mehrere therapeutische Wirkungen verfügen.

Aluminiumverbindungen. *Essigsaure Tonerde,* Aluminiumacetat, offizinell als 8% Liq. Aluminii acetici, hat in der üblichen 8fachen Verdünnung (1%) stark quellungshemmende Wirkung, reizt aber auch gelegentlich und ist deshalb bei Überempfindlichkeit der Oberhaut (Dermatitis, Ekzem) mit Vorsicht zu verwenden. Vor allem beliebt bei tiefer sitzenden Prozessen, z. B. Furunkeln, Lymphgefäßentzündungen, Panaritien, tiefer Trichophytie, Erysipeloid, vegetierender Pyodermie, in Form von feuchten Umschlägen (1%), oft warm.
Einer Maceration der Epidermis wirkt Kombination mit Alkohol entgegen:
Liq. Alumin. acetici 25 / Spiritus ad 100. M. D. S.: mit gleichen Teilen Wasser zu verdünnen.

Zu Handbädern, zur Ansäuerung der Haut, prophylaktisch bei Personen, die zu Ekzemen bei Beschäftigung mit Alkalien neigen (Walker, Maurer, Waschfrauen); nach der Arbeit 10—20 min lang warme Handbäder mit Liq. Alum. acetici, 1 Eßlöffel auf 1 l Wasser.
In Salben, besonders kühlend:
Liq. Aluminii acetici 15 / Eucerin c. aq. ad 100

oder als Paste:
Liq. Aluminii acetici 15 / Zinc. oxydat. 20 / Eucerin c. aq. ad 100
bei Alkaliekzemen, z. B. der Zementarbeiter.

Ormicetten, Tabletten mit ameisensaurer Tonerde zu Umschlägen und Handbädern, 1—2 Tabletten auf 1 l Wasser. Ormicetcreme, gut einfettende Salbe für aufgesprungene Haut.
Lenicetpuder (mit polymerisiertem Aluminiumacetat) rein oder mit Formalin oder mit Silber als gewöhnlicher Puder oder Schweißpuder oder Wundpuder.
Alsol, essigweinsaure Tonerde, als Liq. Alsoli 50%, Alsol-Streupuder, Alsol-Creme.

Alaun, Alumen und gebrannter (entwässerter) Alaun, Alumen ustum, als Ätzmittel bei spitzen Condylomen:

Alumin. pulv. / Calomel. ana

oder

Alumin. usti / Summitat. Sabinae pulv. ana.

Lacalut (Böhringer), milchsaure Tonerde, Mundpulver und Zahnreinigungs-
mittel bei Gingivitis.

Balsame und Harze werden von vielen Pflanzen natürlicher- oder krankhafter-
weise, z.B. auf Verletzungen hin, ausgeschieden.

Perubalsam, Balsam peruvianum aus in Zentralamerika wachsenden Bäumen,
nach Ansengung der Rinde gewonnen, wohlriechende braunrote dickölige Flüssigkeit, die an der Luft nicht eintrocknet. Enthält Benzoe- und Zimtsäureester.
Wirkt antiscabiös, juckstillend, bei Rhagaden epithelisierend. Nebenerscheinungen: ruft gelegentlich Idiosynkrasien (Dermatitis) hervor. Selten kommt es
zu Nierenreizungen.

Als Krätzemittel bei Säuglingen:

Balsam peruv. / Spiritus ana ad 100 (oder Ol. Oliv.). M. D. S.: 3 Tage lang 2mal täglich einreiben; 24 Stunden später Bad.

Oder

Balsam peruv. 25 / Zinc. oxydat. 10 / Eucerin anhydr. ad 100.

Ebenso zur Krätzebehandlung:

Perugen-Reißholz, künstlicher Perubalsam; 1:4 mit Spiritus verdünnen.

Als juckstillender Zusatz wird Perubalsam zu Spiritus oder Salben zugesetzt
(5%) bei intertriginösen Prozessen, bei Erkrankungen in Hautspalten, bei Ekzemen mit Rhagaden und bei rißförmigen Wunden zur Beschleunigung der Epithelisierung.

Zur Geruchsverbesserung zu Haarölen und Haarwässern (1%), besonders bei
Mitigalhaaröl (s. S. 122).

In der sog. „Lagosasalbe" für Kopfpsoriasis oder seborrhoisches Ekzem des
Kopfes, aber auch für Pyodermien in Rhagaden:

Phenol. liquefact. 1—2 / Hydrarg. praecipitat. / Balsam. peruv. ana 5—10 / Ungt.
mollis ad 100.

In der sog. „Schwarzsalbe" zur Desinfizierung und Granulationsanregung infizierter Wunden, aber auch bei oberflächlichen nässenden Pyodermien (s. S. 124).

In Keraminseife (zusammen mit Nelken- und Zimtöl), einer feinschäumenden
Seife mit guter Wirkung bei Kopfpsoriasis und zur Nachbehandlung chronischer
Handekzeme.

Benzoeharz, aus in Hinterindien wachsenden Styraxbäumen, verharzt durch
Oxydation mit Luftsauerstoff und wird hart. Enthält Benzoesäure und Benzoe-
säureester.

In Benzoetinktur, Tinctura Benzoes. Leicht antiparasitär, besonders antimykotisch; wegen seines vanilleartigen Geruchs als kosmetischer Zusatz verwandt. Trocknet auf der Haut firnisartig ein. Juckstillend. Als Zusatz zu Salben
zum Schutz vor Ranzigwerden, z. B. Adeps suillus benzoatus. Stößt gelegentlich
wie Perubalsam auf Idiosynkrasie (Dermatitis).

In ARNINGscher Tinktur (s. S. 101).

In Tct. balsamica (s. S. 101).

Benzoesäure, Acid. benzoicum, antiseptisch, antimykotisch und juckstillend.

In der sog. „WHITFIELDschen" Salbe bei trockenen schwieligen Epidermophytien:

Acid. salicyl. 3 / Acid. benzoic. 5 / Vaselin flav. ad 100.

Statt Benzoesäure werden heute zur sterilen Konservierung von Salben oder Schleimen die Oxybenzoesäureester Nipasol (Propylester) oder Nipagin (Methylester) oder Gemische beider gebraucht (0,1—0,2% Zusatz). Auch zur Therapie in Salben:

Acid. salicyl. 1 / Nipasol 3 / Ungt. diachylon / Vaselin flav. ana ad 100

bei Epidermophytien, bei Anal- und Scrotalpruritus. Wünscht man eine stärkere Schälwirkung, z. B. bei schwieligen Fußepidermophytien, Salicylsäurezusatz bis 5%.

Myrrhentinktur, Tct. Myrrhae, aus grobgepulvertem Myrrhenharz, desinfizierendes Mittel bei Zahnfleischerkrankungen; in Tct. balsamica (s. S. 101).

Absceßsalben (Ilon-Absceßsalbe, Dermichthol u. a.) enthalten meist hautreizende Coniferenharze, z. B. Kolophonium oder ähnlich wirkende Balsame, wie z. B. Terpentin. Gelegentlich besteht gegen sie Überempfindlichkeit. Zur Reifung von Furunkeln und Abscessen (s. S. 201).

Borsäure, Acidum boricum, ist ein mildes reizloses Antisepticum und Adstringens. Gefährlich nur als unverdünnter Streupuder auf große offene Flächen bei Kindern.

Als gesättigte Lösung (3—4%) auch vom Patienten leicht selbst mit abgekochtem Wasser herstellbar (2 Eßlöffel auf 1 l), bei akuten, auch nässenden Hautentzündungen zu feuchten Umschlägen; besonders bei Lidödem.

Als Puder, Acid. boric. pulv., bei chronischen Fußmykosen, vorbeugend oder zur Dauerbehandlung (pur oder 30% in Talk).

Borsalbe, offizinell 10% in weißer Vaseline verrieben, reizloser und ebenfalls wirksam 3%; bei akuten Dermatitiden besser in Adeps suillus.

Da die Borsäure bei Glycerinzusatz wirksamer und saurer ist, sind die Borglycerinsalben (Borsäure löst sich in 5 Teilen Glycerin) beliebt:

Acid. boric. 3 / Glycerin 15 / Ungt. mollis ad 100.

Fertige Salben: Byrolin (Graf & Co.), Byrosana (Remmler).

In Zinkpaste kann sich Borsäure bei Gegenwart von Wasser zu sandartigem Zinkborat umsetzen.

Borax, Natrium biboracicum, schwach alkalisches Salz, 1 Teelöffel auf eine Waschschüssel zum Weichmachen von hartem Wasser; 4—5% (maximale Löslichkeit in Wasser von Zimmertemperatur 5%) als Entfettungsmittel bei öliger Seborrhöe, zum Waschen bei Kopfpsoriasis, als Schälmittel bei Pityriasis versicolor; als stärkeres Schälmittel 10—20% in Glycerin bei Sommersprossen. Kaiserborax: besondere Handelsmarke.

Chrysarobin, ein gelbes Pulver, das aus brasilianischen und ostasiatischen Ararobabäumen gewonnen wird; nicht standardisiert, deshalb bei verschiedener Herkunft nicht immer von gleicher Wirksamkeit.

Chrysarobinsalben rufen auf der Haut eine Entzündung hervor, je nach der Körpergegend bei verschiedener Konzentration, z. B. an den am wenigsten empfindlichen Beinen etwa bei 3—5%, am Stamm bei 1—2%, an den Gelenkbeugen bei 0,5—1%, nach etwa 3—5tägiger Anwendung. Die Geschlechtsteile sind besonders empfindlich, die Augenbindehäute so sehr, daß Chrysarobin im Gesicht nicht verwandt werden soll. (Auch Vorsicht vor Übertragung durch die Hände!) Die Empfindlichkeit ist individuell verschieden und bei vorsichtiger Anwendung tritt Gewöhnung ein, d. h. es müssen immer stärkere Salbenkonzentrationen verwandt werden, um noch eine Entzündung hervorzurufen. (Das sind auffallende Parallelen zu der Wirkung des ultravioletten Lichtes.)

Die unerwünschten Nebenwirkungen des Chrysarobin bestehen (außer in seltenen Idiosynkrasien, in Reizungen bei ungeeigneter Konzentration und der bei

Unvorsichtigkeit auftretenden Conjunctivitis) in braunroten Verfärbungen der gesunden Haut (mit Benzol, Alkohol, Chloroform entfernbar), auch der Nägel und Haare und vor allem in einer irreparablen Verschmutzung der Wäsche, die beim Waschen braunviolett wird. (Allerdings beruht diese Verfärbung auf einer chemischen Umwandlung des Chrysarobins durch unsere alkalischen Waschmittel — wie Seife — und gerade die stärksten, z. B. Persil, zu denen der Laie am ehesten greift, haben hier die schlimmsten Folgen, weil Alkalien und Oxydationsmittel zusammentreffen; Chrysarobinwäsche muß dagegen entweder mit fettlösenden Mitteln gewaschen werden [Tetrachlorkohlenstoff, Waschbenzin] oder mit alkalifreien Waschmitteln [Praecutan bzw. dem in der Textilwäsche bekannten Laventin KP der I. G. Farben] oder mit beiden Verfahren nacheinander; dann beschränkt sich die Verfärbung auf einen leicht gelblichen Farbton.) Trotz dieser Nachteile greift der Arzt auf Chrysarobin als auf das schnellste und manchmal allein wirksame Mittel gegen frische und veraltete Psoriasis immer wieder bei Bedarf zurück. Außerdem ist es ein hervorragendes antiparasitäres Mittel gegen Pilzerkrankungen.

Eine Chrysarobinsalbenbehandlung wird je nach den therapeutischen Erfordernissen in dreierlei Weise durchgeführt:

1. Bei ausgebreiteter Psoriasis, besonders jugendlicher Personen, bei seborrhoischem Ekzem: man beginnt mit einer möglichst geringen Konzentration, z. B. $\frac{1}{2}$%, an den Beinen 1% und läßt eine solche Salbe:

> Chrysarobin 0,5—1,0 / Zinc. oxydat. 10 / Vaselin flav. ad 100

1—2mal täglich einreiben. Tritt eine Entzündung auf, Absetzen und Behandlung mit 10% Zinksalbe oder Zinköl, bis die Entzündung vorbei ist. 1—2mal wöchentlich baden. Tritt keine Wirkung oder keine Wirkung mehr ein (Gewöhnung), langsam steigern bis auf 5%, selten darüber bis 10%. Für die Beine evtl. stärkere Salben besonders geben. Leitsatz: Beginn mit kleinen Konzentrationen, langsame Steigerung, keine unnötige Gewöhnung durch hohe Dosen, keine Reizung, Anpassung der Konzentration an die therapeutische Wirkung.

2. Bei Pilzerkrankungen, z. B. oberflächlichen Trichophytien, Fußmykosen: Beginn mit mittleren Dosen 1—2%, bei denen man bis zur Abheilung bleiben kann. Hierbei kommt die bedeutende antimykotische Wirkung des Chrysarobin zur Geltung. Besteht Salbenempfindlichkeit, Anwendung als Trockenpaste:

> Chrysarobin 0,5—1 / Zinc. oxydat. / Talc. / Glycerin / Spiritus ana ad 100.

Oder in der fettfreien Pasta Zinci mollis (s. S. 99):

> Chrysarobin 0,5—1 / Calc. carbon. / Zinc. oxydat. / Ol. Lini / Aq. Calcar. ana ad 100.

3. Bei besonders inveterierten Psoriasisherden, bei chronischem Ekzem, Herden von Lichen planus oder Neurodermien (an den Unterschenkeln) Stoßbehandlung: sofort hohe Konzentrationen 5—10% für $\frac{1}{2}$—1 Tag, bei eingetretener Entzündung Abheilung unter indifferenter Zinkpaste. Evtl. mehrfache Wiederholung. Man legt also Wert auf eine an- und absteigende energische Entzündung.

Verstärkung der Chrysarobinbehandlung geschieht durch Zusatz von Teer:

> Chrysarobin 1—5 / Carboneol 3—5 / Eucerin anhydr. / Pastae Zinci ana ad 100.

Verstärkung der Chrysarobinbehandlung, z. B. an den Unterschenkeln, ist weiterhin möglich durch Umwickeln mit wasserdichtem Stoff.

An umschriebenen Stellen wendet man auch Chrysarobin als Firnis an:

> Chrysarobin 5—10 / Traumaticin ad 100.

Fertiges Präparat: Psorimed, Stärke I—III, Kombination mit Steinkohlenteer, Schwefel, Salicylsäure bei Psoriasis, Alopecien; aufpinseln alle 1—3 Tage.

Cignolin, ein Dioxyanthranol wie Chrysarobin, aber von stärkerer Wirkung, wird halb so stark dosiert: Salben 0,5—2%. Als Pinselung 0,25% in Benzol oder in Benzol-Traumaticin ana. (Bei Fußmykosen, bei Kopfpsoriasis und Kopfseborrhöe alle 2—3 Tage.) Nebenerscheinungen auf Haut und Wäsche wie bei Chrysarobin, nur etwas geringer.

Anthrarobin, mildes Ersatzmittel für Chrysarobin, verfärbt ebenfalls Haut und Wäsche. Viel verwandt bei Fußmykosen, intertriginösen Soormykosen und Pyodermien (in der Leiste, unter den Brüsten), bei seborrhoischem Ekzem in der Achselhöhle in Form der originalen oder der modifizierten ARNINGschen Pinselung (s. S. 101).

Farbstoffe, die Bakterien färben, beweisen damit zum mindesten, daß sie diese angreifen; es fragt sich, ob sie sie dabei auch schädigen und demnach zu Desinfektionszwecken dienen können. Bewährt haben sich:

Pyoktanin (coeruleum, blau, gegenüber der gelben Abart) ist Methylviolett oder Gentianaviolett B. In Wasser oder Spiritus 0,5—1,0% zur Pinselung von Pyodermien, infizierten Ekzemen oder lamellösem Ekzem (s. S. 249); darüber Zinkpaste oder Zinköl. Bei Ulcera cruris als Salbe:

Zinc. oxydat. 10 / Sol. Pyoktanin 0,5% / Eucerin anhydr. ana ad 100.

Bei Trichomonaden-Urethritis: Injektionen mit 0,1% Lösung. Flecken werden mit Seifenspiritus entfernt.

Brillantgrün: In Spiritus 0,5—1%. Bei Paronychien durch Hefepilze.

Scharlachrot (als Salbe), mit Perubalsam als Epithensalbe, ähnlich der Pellidolsalbe zur Epithelisierung; möglichst nur auf Wunde, Umgebung abdecken; Sensibilisierung häufig.

Rivanol (Flecken lassen sich durch starke Essigsäurelösung entfernen) in Wasser 0,05—0,1% als feuchte Umschläge bei Pyodermien und nässenden Ekzemen beliebt, aber gefährlich, weil Sensibilisierungen häufig sind und universelle Dermatitiden oder eruptiv-exsudative Ekzemgeneralisationen folgen. In Salben:

Zinc. oxydat. 10 / Sol. Rivanol 0,3—0,5% / Eucerin anhydr. ana ad 100.
Zinc. oxydat. 10 / Rivanol 0,2—0,3% / Ungt. lenient. oder Macremal ad 100.

Trypaflavin (Flecken lassen sich durch Aflavol entfernen) in Wasser 2% zur Pinselung bei Pyodermien.

Methylenblau in Wasser 0,5% bei Pruritus ani et vulvae.

Sol. Castellani DRF, ½—1 Dosis (Mischung aus Fuchsin, Phenol, Borsäure, Aceton, Resorcin) bei Epidermophytie.

Formalin, offizinell eine etwa 40% Formaldehydlösung, ist ein starkes Desinfektionsmittel, es gerbt die Haut und schränkt die Schweißdrüsentätigkeit ein, gleichzeitig beseitigt es üble Gerüche. Bei idiosynkrasischen Personen verursacht es Hautreizungen und Entzündungen, die sich auch über nicht direkt behandelte Körperstellen erstrecken (Verbreitung durch Dämpfe!), diese Überempfindlichkeit ist eine der häufigsten, die es gibt. Wegen des Brennens an den Augen soll es, unverdünnt gebraucht, möglichst am offenen Fenster und rasch eingerieben werden. Auch am Genitale und in der Leistengegend tritt gelegentlich nach seinem Gebrauch Brennen auf.

Die unverdünnte Formalinlösung kann als Ätzmittel bei einzelnen kleineren bis mittelgroßen Feigwarzen verwandt werden; täglich einmal betupfen, bis in etwa 4—6 Tagen Nekrose eintritt, schmerzhaft.

Unverdünnt oder 30% bei Hyperhidrosis der Hände und Füße; an offenen Stellen schmerzhaft. Durch elektrische Einleitung kann Formalin in die Schweißdrüsen gebracht werden (s. S. 153), die Wirkung auf die Hyperhidrosis ist dadurch andauernder, etwa 4—6 Wochen.

0,5—1% als Zusatz zu Haarwässern bei öliger Seborrhöe des behaarten Kopfes und gleichzeitiger Schweißausscheidung.

Fertige Präparate: Ipsiform (Lingner), flüssige Formalinkaliseife.

Als Salbe bei der besonders hartnäckigen Nageltrichophytie:

Formalin / Adip. Lanae ana 40 / Vaselin flav. ad 100.

Das Hauptanwendungsgebiet des Formalins ist übler Schweißgeruch, der sehr rasch, aber nur vorübergehend beseitigt wird, übermäßiges Schwitzen, das nur wenig beeinflußt wird, und damit einhergehende Mykosen, besonders an den Füßen, prophylaktisch und auch therapeutisch, soweit die Entzündungserscheinungen nicht akut und nässender Art sind. Hierzu sind meist fertige Puder oder Salben in Gebrauch:

Puder: Vasenol-Körper- und Fußpuder, Lenicetformalinpuder, Fissanschweiß- und Fußpuder. Weitere Puder gegen Schweiße und Schweißgerüche, die kein Formalin enthalten, also bei Formalinempfindlichkeit anwendbar sind: pulverisierte Borsäure; Pulvis salicyl. c. Talco (3%); Acid. tartar. pulv. 2% mit Talkum (Vorsicht bei Erosionen; starkes Brennen!).

Salben: Hidroderm, Milchcreme mit Hexamethylentetramin, das aber erst in sauerem Schweiß Formaldehyd abspalten kann; Antihydral, Hexamethylentetramin in fettfreier Salbengrundlage.

Nichtformalinhaltige Flüssigkeiten und Salben gegen Schweißgeruch: Resorcinpercutol (Reisholz), Resorcinsalicylsäureester; Hidrofugal (Bacillolfabrik), Aluminiumverbindungen; Odorono, normal und stark. Sebum salicylatum, 2% Salicyltalg mit 1% Benzoesäure; Ungt. diachylon; 10% Jodtinktur; 5—6% Chromsäure, nicht an wunden Stellen.

Zur Desinfektion von Schuhen und Strümpfen, in die Pilze von Fußmykosen gelangt sein können und die immer wieder Rückfälle hervorrufen, werden Formalinpastillen (Schering) zum Einlegen über Nacht gebraucht, oder die Strümpfe werden mit 3% Formalinspiritus benetzt und trocknen gelassen.

Spiritus dilutus mit 5% Formalinzusatz ist bezüglich Sterilität das einwandfreieste Aufbewahrungsmittel für Kanülen; eine Spur Borax verhütet Rost. Kochen in Wasser, das 0,35% Formalin und 2% Soda enthält, 20 min lang, vernichtet erst mit Sicherheit das Virus der infektiösen Hepatitis (s. S. 403); Spritzen nachher mit sterilem Wasser ausspülen!

Jod, gelöst oder in seinen Verbindungen, wird äußerlich meist als desinfizierendes Mittel gebraucht; gelegentlich wird gegen Jod eine Überempfindlichkeit, die sich in Hautentzündungen äußert, beobachtet.

Jodtinktur, Tct. jodi, enthält offizinell 7% freies Jod und 3% Jodkali; durch Eindickung im Laufe der Zeit auf dem Behandlungstisch des Arztes (und selbst auch gelegentlich in Apotheken) kann die Konzentration jedoch stärker werden, bis zu 30% Jod. Dann werden bei ihrer einmaligen Verwendung schon Reizungen beobachtet, wie sie sonst nur bei mehrfacher Anwendung nach mehreren Tagen üblich sind. Man versäume (z. B. bei einer Trichophytie) nicht, sobald eine Reizung der Haut nach etwa 3—5 Tagen eintritt, die Jodtinktur für 4—6 Tage abzusetzen (dabei Zinkpaste). Die Reizung besteht in Gerbung, Austrocknung und Abschuppung der Oberhaut.

Im allgemeinen genügt für dermatologische Zwecke fast immer eine 3% Jodtinktur und für längere Anwendung auch eine 1%. 10% jedoch bei Schweißfüßen für 2—3 Tage 1mal täglich.

Jodtinktur wird nicht gleichzeitig mit Quecksilbersalbe gegeben, da sich dabei reizendes Jodquecksilber bildet. Absichtlich wird eine solche Reizung bis zur Blasenbildung bei Erythematodes herbeigeführt, wo man mit offizineller Jodtinktur pinselt und dann für 6—12 Stunden Präcipitatsalbe auflegt. Jodtinktur täglich in Verbindung mit Chinin innerlich wird ebenfalls bei Erythematodes verwandt (Kur nach HOLLÄNDER, s. S. 179).

3—5% Jodtinktur bei oberflächlichen Trichophytien und anderen Pilzerkrankungen (Erythrasma, Epidermophytie), bei Analjucken. 1—2% Jodtinktur bei intertriginösen Affektionen, die häufig auf Soorinfektion beruhen (unter den Brüsten, in der Leistengegend, in den Mundwinkeln: die Faulecke älterer Leute).

Die geringeren Konzentrationen von 1% werden auch gern mit Salicylsäure kombiniert (bei Pityriasis versicolor, bei superinfizierter Acne):

Acid. salicyl. 2 / Tct. Jodi 10 / Spiritus dilut. ad 100.

An Stelle von Jodtinktur wird auch das farblose Dijozol (Tromsdorff) verwandt, eine alkoholische Lösung eines organischen Jodpräparates.

Bei Unverträglichkeit gegen Jod ist Sepso, eine Brom-Rhodan-Verbindung, Mercurochrom, ein Quecksilberpräparat, oder Kodantinktur (quartamonhaltig) zu versuchen.

Jod ist in *Salbe* schlecht haltbar. Es verdampft, so daß sich seine Konzentration vermindert, und es bildet unkonstante Mengen organischer Verbindungen, die erst für die unverletzte Haut resorbierbar sind. Besser dosierbar sind deshalb organische Jodverbindungen, z. B. das *Jothion*, das völlig resorbiert wird, als Zusatz zu Salben, die man bei skrofulösen Drüsen, bei Bubonen oder bei Epididymitis einreiben läßt:

Jothion 10—25 / Adip. suilli ad 100. Keine Verbände, nur einreiben! Am Scrotum nur 2%.

Fertigpräparate: Jodvasogen (Pearson & Co.) 3, 5, 10%. Jodexsalbe (Klopfer).

Eine 30—50% Jodkalivaseline kann zur Differentialdiagnose einer Dermatitis herpetiformis dienen; läßt man ein Läppchen mit dieser Salbe 24 Stunden einwirken, so bilden sich in vielen Fällen von Dermatitis herpetiformis lokal Bläschen.

Jodoform, wegen seines Geruchs auf wenige Indikationen zurückgedrängt, z. B. bei der klassischen Behandlung des weichen Schankers, wo aber neuere Methoden es auch entbehrlich machen (Jodoformpulver nach vorhergehender Phenolätzung des Geschwürs, 10% Jodoformöl zur Einspritzung in die Höhle abscedierter Bubonen). Der Geruch kann eingeschränkt werden, wenn man sich sorgfältig hütet, Jodoform auf die Wundumgebung oder gar auf die Kleider zu bringen; das versorgte Geschwür wird mit Borvaseline oder Schwarzsalbe abgedeckt. Bei Jodoformium desodorat. ist der Geruch etwas verdeckt. Bei Überempfindlichkeit gegen Jodoform, die sich nicht immer gegen den Jodanteil richtet, treten heftige blasige Hautentzündungen ein.

Vioform, Jodchinolinverbindung, bei interdigitalen Fußmykosen 5% in Salben.

Vioformii 5 / Eucerin c. aq. / Past. Zinci ana ad 100.

Auch kombiniert mit Tumenol-Ammon., juckstillend und eintrocknend, bei entzündlicher Epidermophytie:

Tumenol-Ammon. / Vioformii ana 5 / Eucerin anhydr. / Past. Zinci ana ad 100.

Anusol, Jodresorcinwismutverbindung, in Suppositorien und Salbe.

Jod innerlich, siehe Innere Heilmittel.

Kupfer dient in seinen Verbindungen als Adstringens und als antiparasitäres Mittel:

Kupfersulfat, Cupr. sulfur. zu feuchten Umschlägen 0,05—0,1% bei nässenden superinfizierten Ekzemen. In Bädern 10 g auf 100 l bei Furunkulose, ausgedehnten Pyodermien.

Mit Zinksulfat (s. dort) in *Dalibourlösung.*

Cuprex (Merck), farblose lipoidlösliche Kupferverbindung zur Beseitigung von Kopf- und Kleiderläusen 25—50 ccm mit der Hand ins Haar verreiben; 1 Stunde einwirken lassen; waschen mit warmem Wasser und Seife; trocknen und auskämmen mit Staubkamm. (Nissex, anderes farbloses Läusemittel, enthält Auszug aus dalmatinischem Insektenpulver.)

Cuprizininsalbe ,,Duka" bei Epidermophytien.

Kupferdermasan (Reiss) 1% mit Oberflächenwirkung: für torpide Ulcera. 2% mit Tiefenwirkung: zur Lupusätzung (schmerzhaft: zuerst 2 Tage als Salbenlappen auflegen, dann auf 1% Kupferdermasan heruntergehen.)

Philoninsalbe enthält Kupferverbindung, Trypaflavin, Perubalsam, Schieferteer u. a. bei Unterschenkelgeschwüren, Rhagaden.

Naphthol (Betanaphthol), ein Naphthalinabkömmling, wirkt ähnlich wie Phenol, oberflächlich ätzend, juckstillend und anästhesierend. Wird leicht resorbiert und kann als Nebenwirkung Nierenreizungen (Nephritis) bedingen; im Tierexperiment ruft es auch Linsentrübungen hervor. Seine Verwendung hat gegen früher stark nachgelassen. Dennoch für manche Indikationen sehr brauchbar, z. B. bei Altersjucken, Altersekzemen, juckstillend:

Naphthol 0,5—1 / Eucerin c. aq. / Past. Zinci ana ad 100

oder mit besonderer Kühlwirkung:

Naphthol 0,5—1 / Macremal ad 100.

Naphtholsalben müssen unter Lichtabschluß gehalten werden. Ebenfalls befindet sich Naphthol in dem Krätzemittel Ecrasol (neben Schwefelseife, Zimtaldehyd); wird mit gleichen Teilen Wasser verdünnt an drei aufeinanderfolgenden Abenden in die Haut eingerieben; vor und nach der Kur Vollbad.

Phenol (sog. Carbolsäure), durch Wasseranziehung aus der Luft mit der Zeit zerfließende Krystalle, und Phenolum liquefactum (enthält 10% Wasser) sind Desinfektions- und Ätzmittel. Da Phenol auch auf die sensiblen Nerven einwirkt, dient es als schmerzstillendes Mittel und zur Juckstillung.

Phenol liquefactum als Ätzmittel bei Chloasma, bei Hyperpigmentierungen; es bildet sich ein weißer Schorf, der sich einschließlich des Pigments in einigen Tagen abstößt.

Als Ätzmittel und zur Schmerzstillung bei schmerzhaften Geschwüren, z. B. bei Ulcus molle; zunächst vorsichtiges Betupfen des Geschwürs, was schmerzhaft ist, bis nach etwa 1—2 min Anästhesie eintritt; dann weiteres sorgfältiges Auswischen nach und nach bis in alle Buchten. Als Ätzmittel und zur Schmerzstillung bei Aphthen. Zur Juckstillung (bei Anal- und Vulvapruritus) 1—2% Phenolspiritus oder Einreiben von Phenolsalbe (s. S. 121).

Wässerige Phenollösungen als feuchte Umschläge sind zu vermeiden, weil das Phenol in der Haut bessere Lösungsbedingungen vorfindet als in Wasser und deshalb ausgedehnte Nekrosen hervorrufen kann (besonders an den Fingern, Zehen, am Scrotum).

Bei Resorption von Phenol kommt es zu grünen bis bräunlichen Urinverfärbungen, schließlich zu Benommenheit, Schwindel, Lähmung, Tod. Idiosynkrasien gegen Phenol sind bekannt, aber selten.

Pyrogallol, ursprünglich aus gerösteten Galläpfeln bereitet, ein sauerstoffgieriges Pulver, beeinflußt Hautinfiltrate, zerstört bei geeigneter Konzentration elektiv krankes Gewebe. Wegen seiner Nebenwirkungen nur beschränkt und vorsichtig anzuwenden. Bei Resorption Gefahr der Methämoglobinbildung, Nephritis, Anurie, Urämie auch mit tödlichem Ausgang; klinische Erscheinungen Durchfall, Erbrechen, Frostgefühl, Muskelzuckungen. Verboten bei Schwangeren und Nierenkranken. Stets Urin während der Kur kontrollieren; bei Grünschwarzfärbung Gefahr der Intoxikation. Dagegen wirken nach UNNA orale Gaben von verdünnter Salzsäure prophylaktisch. Die behandelte gesunde Haut wird geschwärzt, besonders in Gegenwart von Alkalien (Seife); ungeeignet bei blondem Haar (Grundlage zu Haarfärbemitteln). Auch in der Wäsche entstehen Flecken, die sich durch Betupfen mit Kaliumcyanat 10% oder Ammoniumpersulfat 25% entfernen lassen.

Pyrogallol hält sich nur in reiner Vaseline, Zusatz von Traubenzucker soll die Haltbarkeit erhöhen. Nicht höher als 10% verordnen. Täglich nicht mehr als 5 g Salbe verbrauchen lassen, keine offenen Stellen behandeln, die größer als ein Handteller sind.

Ätzsalbe bei Lupus:

Pyrogalloli 10 / (Anästhesin 3—5) / (Sacch. amylacei 5) / Vaselin flav. ad 100.

(Zusatz von Anästhesin bei schmerzempfindlichen Patienten; bei geringen Mengen, wenn die Salbe nicht länger haltbar zu sein braucht, erübrigt sich der Zusatz von Traubenzucker.)

Täglich einmal, auf Lint oder Flanellappen gestrichen, auf den Lupusherd, dessen Epidermis zunächst durch Einreiben mit 20% Kalilauge verätzt wird, auflegen; Rand mit Zinkpaste abdecken. Schneller Verbandwechsel mit bereitgelegtem Salbenlappen, da Luftzutritt zu dem ulcerierten Herd schmerzhaft ist. Genügende Ätzwirkung ist in etwa 3—7 Tagen erreicht. Dann läßt man unter 0,5—3% Pyrogallolvaselin abheilen, das in dieser Konzentration noch lupöse Reste beeinflußt, die Granulationsbildung jedoch nicht schädigt. Die Ätzungen müssen bei Bedarf, d. h. solange Infiltrate nachweisbar sind, wiederholt werden, unter Umständen 5—8mal; Dauer der Behandlung demnach bis zu einigen Monaten. Auch bei verruköser Tuberkulose anwendbar.

Bei Psoriasis, besonders bei hartnäckigen veralteten Herden, die wie eine Speckschwarte in der Haut liegen und sich auch auf Röntgenstrahlen nicht rühren, ist Pyrogallol gelegentlich ein gutes Mittel. 5—10% in Vaselin, dünn einreiben, evtl. mit Salicyl- und Teerzusatz.

Pyrogallolaceton 10% (bei Kopfpsoriasis, aber nur bei dunklem Haar).

Psorigallol (Fresenius), besonders wirksame 10% Kombination mit Teer; unverdünnt aufpinseln, abwechselnd mit Salicyldiachylon, oder als Zusatz zu Zinksalben 3—10% (s. S. 238) bei Psoriasis, Neurodermie, chronischen Ekzemen.

Lenigallol, ungiftig, wenig reizend, färbt aber doch nässende Hautstellen bei der Abheilung dunkel; keine besonderen Flecke in der Wäsche.

Ausgezeichnetes Präparat bei leichtem Nässen, z. B. intertriginösen Hautentzündungen, bei nässendem Ekzem der Kinder und Erwachsenen, bei seborrhoischem Ekzem. 1—3% in Zinksalbe, Zinköl, Trockenpaste. Bei Infektion kombiniert mit Quecksilberpräcipitat. Bei reizbarer kleinfleckiger Psoriasis 5—10% als Zinksalbe. Bei Kopfpsoriasis 15—25%, evtl. mit Salicyl und Teer.

Als mildere, schmerzlose Ätzsalbe bei Lupus, bei belegten torpiden Geschwüren:

Acid. salicyl. 5 / Lenigallol 25 / Vaselin flav. ad 100.

Quecksilber, Hydrargyrum, eines der ältesten Hautmittel (gegen Krätze, Ungeziefer, Syphilis). Dissoziiert fällt es Eiweiß und ist deshalb ein Protoplasmagift und Desinfektionsmittel, in stärkeren Konzentrationen wirkt es ätzend (Schälmittel).

Die Resorption erfolgt hauptsächlich durch Einatmung und ist die Grundlage der therapeutischen antisyphilitischen Wirkung bei der Schmierkur mit „Grauer Salbe"; zum geringeren Teil wird auch metallisches Quecksilber durch die Talgdrüsenöffnungen in die Haut aufgenommen, das gilt auch für die Quecksilberseifen, wie sie sich in Quecksilbersalben beim Stehen bilden. Beginn einer Intoxikation mit Entzündungen des Zahnfleisches (Schwellung zunächst der Zahnfleischpyramiden zwischen den Zähnen, übler Mundgeruch, schließlich Speichelfluß, Geschwürsbildungen), weiter Durchfälle, die manchmal blutig sind. Gegenmittel, zum Teil prophylaktisch anzuwenden: Mundpflege (nicht rauchen!), Gebißsanierung; Wasserstoffsuperoxyd, Targophagin, Pinselungen mit 5% Chromsäure. Bei Durchfällen Opiumtinktur. Als allgemeines Gegenmittel bei eingetretenen Vergiftungen Schwefel (z. B. Natriumthiosulfat intravenös). Bei akuten Vergiftungen (z. B. nach Injektionen, Sublimatvergiftungen) Nephritis (Anurie). Schwere Intoxikationen kommen jedoch nur bei unüberwacht durchgeführten antisyphilitischen Schmierkuren mit grauer Salbe vor; bei der sonstigen Anwendung kommt es höchstens zu Überempfindlichkeitsdermatitiden, die an den Haarbälgen beginnen und sich scharlachrot über den ganzen Körper ausdehnen können (bei Ungt. cinereum, Präcipitatsalbe; seltener bei Kalomel, Zinnober). Wegen seiner manchmal unübertrefflichen Wirkung ist auf das Quecksilber in der Hauttherapie jedoch schlecht zu verzichten.

1. Quecksilber als *Metall:* 30% in der „Grauen Salbe", Ungt. hydrarg. ciner. (offizinell mit Schweineschmalz und Talg bereitet, woraus Quecksilber gut resorbiert wird). Ungt. ciner. cum Resorbin. paratum 33 und 50% (Curta), besonders gut resorbierbar, in graduierten Tuben. Ebenso Vasenolum mercuriale 33%. Indikation: allgemeine Schmierkur bei Lues, lokal bei luischen Ulcera, aber auch vortrefflich bei Erysipeloid, hartnäckigen Panaritien, nässenden hartnäckigen Pyodermien, bei Furunkeln, sekundärinfiziertem Lupus und Röntgengeschwüren, bei Unterschenkelgeschwüren und Thrombophlebitis. Bei den nichtluischen Prozessen genügt meist eine 10% Quecksilbersalbe, was auch für die seltenen Phthirilokalisationen in den Augenwimpern und Brauen geeignet ist (Phthiri am Genitale werden besser nicht mit Quecksilber, sondern mit Cuprex behandelt, weil hier oft Quecksilberdermatitiden beginnen):

Ungt. ciner. / Vaselin flav. / Past. Zinci ana ad 100

Quecksilber-Guttaplast mit Phenol (Nr. 16) bei Furunkeln.

2. Quecksilber in *Mercuriverbindungen* von zweiwertigem Hg.

a) *Sublimat*, Hydrargyrum bichloratum corrosivum, mit Eosin gefärbte Pastillen von 1 g zu Bädern 1:1000—2000. Sublimatspiritus 0,2—0,5% (Gift!) bei oberflächlichen Trichophytien, auch als vorsichtig zu benutzendes Schälmittel bei Sommersprossen. Als desinfizierender Zusatz zu Haarwässern 0,1%; 0,5% mit Salicyl und Euresol bei Kopfpsoriasis. Zur Syphilisprophylaxe 0,1% Waschungen; auch in dem kombinierten Schutzbesteck Asygon.

Sublimat ist in Seife wenig haltbar, dafür besser die ebenfalls quecksilberhaltige Afridolseife (Curta).

b) Hydrargyrum oxycyanat.; blaugefärbte Pastillen von 1 g zu Bädern 1:1000—2000 bei Fußmykose und Pyodermien. Zu Blasen- und Harnröhrenspülungen 1:5000—10 000.

c) *Hydrargyrum praecip. alb.* (nichtlöslich in Wasser, aber wahrscheinlich in dem sauren Sekret der Schweißdrüsen), 10% in dem offizinellen Ungt. praecipitat. alb.; 3—15% in Salben oder Pasten bei allen Pyodermien, seborrhoischem Ekzem, Psoriasis, besonders im Gesicht und auf dem Kopf, hierbei oft kombiniert mit Salicylsäure (Vorsicht, weil gelegentlich Reizungen), Teer, Ichthyol, Resorcin. 5—10% als leichtes Sommersprossenmittel zur Dauerbehandlung. Nicht gleichzeitig mit Schwefel (Schwarzfärbung durch Quecksilbersulfid; Wäsche bekommt grauschwarze Flecke beim Waschen, wenn gleichzeitig Quecksilber und Schwefel in sie gekommen ist. Entfernung mit Eau de Javelle [Liq. Natr. hypochlorosi] oder mit Jod-Natriumthiosulfat wie Höllensteinflecken). Nicht mit Jodtinktur (explosibel). Bei äußerlichem oder innerlichem Gebrauch von Jod und gleichzeitig Quecksilber kann sich das sehr hautreizende Jodquecksilber bilden. Bei Erythematodes macht man aber gerade hiervon Gebrauch: zunächst Pinselung des Herdes mit Jodtinktur, dann Auflage von Präcipitatsalbe bis zur Blasenbildung (6—12 Stunden).

d) Hydrargyrum oxydat. flavum in gelber Augensalbe, 1—3% in Vaselinum alb.; 5—10% gegen Pyodermien. Lichtempfindlich. Fertige Augensalbe: Cerophthol Augensalbe „Hahn".

e) Zinnober, Hydrargyrum sulf. rubr. Meist 0,5—1% zusammen mit Schwefel (5—10%) in Salben, Pasten, Trockenpasten, bei follikulären seborrhoischen Ekzemen auf dem Kopf, bei Acne necrotica, bei intertriginösen Pyodermien, Soor, Fußmykosen. Allein, 1—3% in Trockenpasten, oft auch mit Teer (Liq. Carbon. deterg.), bei Vulvapruritus.

3. Als *Mercuroverbindung* von 1wertigem Hg.

Kalomel, Hydrargyrum chloratum (unlöslich in Wasser, bildet aber dauernd geringe Mengen Sublimat). Ausgezeichnetes mildes Desinfiziens, als Pulver (bei Balanitis erosiva, bei spitzen Kondylomen, bei Analpruritus; zur Syphilisprophylaxe, s. S. 425). Als Schüttelmixtur 5—10% (bei seborrhoischen oder infizierten Ekzemen des Körpers, der Leisten oder Achseln evtl. kombiniert mit Liq. Carb. deterg. 10—15%). Besonders feinkörnig als Hydrargyrum chlorat. vapore paratum.

Mercurochrom, Quecksilberderivat des Dibromfluorescein, 2% an Stelle von Jodtinktur bei Pyodermien. Zur endoskopischen Behandlung der periurethralen Gonorrhöe.

Quecksilber innerlich, s. Innere Heilmittel.

Resorcin ist, ähnlich wie die Salicylsäure, ein Desinfektionsmittel und ein Ätzmittel, das in geringen Konzentrationen adstringiert, in höheren Schälung veranlaßt. Gegen Resorcin bestehen gelegentlich Idiosynkrasien, die zu einer toxischen Dermatitis führen. Bei Kleinkindern sind nach Resorption Vergiftungserscheinungen beobachtet, von seiner Verwendung ist hier besser abzusehen. In der Wäsche macht es braune Flecken, die durch Citronensäurelösung entfernt werden können.

Als feuchte Umschläge (0,5—1%, oft noch mit Salicylzusatz 0,1%) bei nässenden Hautentzündungen.

Mit Ichthyol bei Intertrigo, weniger schmerzhaft als die ARNINGsche Tinktur:
Resorcin 1—2 / Ichthyol 5—10 / Aq. ad 100. Darüber Zinkpaste.

Als Spiritus 0,5—1%, oft noch mit Salicyl 1—2%, bei Acne zu Abreibungen; auf die Dauer werden jedoch hierdurch die Komedonenköpfe dunkel gefärbt. Ebenso als Zusatz zu Haarwässern bei Seborrhöe. Hier und in Haarölen wird das allerdings teuere Resorcinderivat Euresol (Knoll) bevorzugt (2—4%).

In Salben verwende man, da sich die gewöhnlichen Krystalle schwierig verreiben lassen und dann ätzend wirken, das fein gepulverte Resorcinum sublimatum purissimum subtilissime pulverisatum. Z. B. bei Acne:
Resorcin 0,5 / Zinc. oxydat. / Bism. subnitr. ana 10 / Ungt. lenient. / Ungt. simpl. ana ad 100

oder mit Ichthyol:
Ichthyol 3 / Resorcin 1 / Zinc. oxydat. 10—15 / Ungt. lenient. ad 100.

Fertigpräparat: Acnederm, 1% Resorcinmilchpaste mit Schwefel und Ichthyol.

Zur Ätzung bei Feigwarzen verwendet man es als Pulver (allein oder kombiniert mit Summitates Sabinae oder Alaun):

Summitat. Sabinae pulv. / Resorcin pulv. ana

oder

Resorcin pulv. / Alumin. usti ana. Gesunde Umgebung mit Paste abdecken!

Bei Warzen ist Resorcineisessig wirksam:

Resorcin 4 / Acid. acetic. ad 10. M. D. S.: Tägl. 1mal nach warmem Handbad auf die Warze auftupfen; bei Bildung einer Kruste absetzen.

Als *Schälkur* zur Beseitigung von Hautunreinigkeiten im Gesicht (ganz oder nur stellenweise, z. B. bei Rhinophym) wählt man folgende Paste:

Resorcin subtil. pulv. 40 / Terrae siliceae 2 / Zinc. oxydat. / Leukichtol / Vaselin flav. ana 10 / Adip. benzoat. ad 100

oder

Resorcin 40 / Zinkmattan ad 100.

1—2mal täglich einreiben bis 3 Tage lang; da die Abschälung der sich bildenden Schwarte weitere 3—4 Tage anhält, dauert die Kur etwa 1 Woche, während der das Haus kaum verlassen werden kann. Evtl. Überempfindlichkeit, die sich nach der ersten Einreibung in einer lebhaften Hautentzündung äußert, muß berücksichtigt werden; weitere Einreibungen verbieten sich dann von selbst.

Statt dessen kann auch 30% Resorcinspiritus verwandt werden, der 2mal täglich eingepinselt wird, bis eine Schälung einsetzt. Auch bei Komedonenacne der Stirn kann mit diesem Spiritus alle 2—3 Tage abends 1mal eingepinselt werden, anschließend verwendet man eine indifferente Salbe (Fissanpaste); morgens lassen sich dann die Mitesser besonders leicht ausdrücken. Ebenso ist 30% Resorcinspiritus oder 30% Resorcineisessig als Ätzmittel bei chronisch nässenden Ekzemstellen (Ekzeme durch Laugen, Seife oder Wasser) an Stelle von Höllensteinlösung geeignet.

Hexyllin (Timmermann, Hamburg-Bahrenfeld), 5% Hexylresorcin in Glycerin, bei Epidermophytie:

Zinc. oxydat. 10 / Hexyllin 30 / Tragacanth 0,5 / Eucerin anhydr. ad 100.

L. P. C. Lupocid, Stärke I—IV, enthält Resorcin, Salicylsäure, Carvacrol, Betanaphthol und ist eine Schälsalbe bei chronischen Ekzemen. Unter Verbänden (entgegen der beiliegenden Gebrauchsanweisung) in Stärke III und IV ein gutes Lupusätzmittel.

Resorcin-Percutol als Mittel gegen Schweiße an Händen und Füßen, in den Achseln und in der Leistengegend; täglich, später seltener einige Tropfen einreiben. Auch bei chronischer Pilzinfektion dieser Körperstellen.

Resorcin ist ein Bestandteil vieler Suppositorien (Anusol-, Anucuran- u. a. Suppositorien); bei Idiosynkrasie gegen Resorcin ist dann deren Gebrauch die Veranlassung zu manchen akuten örtlichen Hautentzündungen.

Die Salicylsäure, Acidum salicylicum, wirkt desinfizierend, außerdem in geeigneter Konzentration als eine Art Ätzmittel, das durch die Hornschicht dringt und in der Stachelzellenschicht degenerative Vorgänge einleitet, die die Hornschicht zur Abstoßung bringen (Schälmittel). Infolge der leichten Resorption kann es bei Kleinkindern zur Aufnahme toxischer Mengen kommen; hier sind nach Verwendung konzentrierter Salben (10%) auf ausgedehnten offenen Flächen sogar Todesfälle beobachtet worden.

In Wasser löst sich Salicylsäure höchstens zu 0,2% und dient zu feuchten Umschlägen bei nässenden Hautentzündungen (meist 0,1%).

1—2% in Spiritus bei Acne und Rosacea (manchmal mit Zusatz von Tct. Benzoes 5%), in Haarwässern bei seborrhoischen Prozessen. Bei Pilzerkrankungen (z. B. Trichophytie, Pityriasis versicolor) 4—5%.

In Salben und Ölen löst sich Salicylsäure meist nicht so erheblich (1% in Salben, 2% in Öl), daß ausgesprochene keratolytische Wirkungen erreicht werden; braucht man höhere Konzentrationen, so verschreibt man es in Ricinusöl gelöst (1 g Salicylsäure löst sich in 7 g Oleum Ricini), das der Salbe bzw. dem Öl zugesetzt wird.

Unter Verbänden ist je nach der Salbengrundlage zu einer keratolytischen Wirkung nötig: 15% Salicylsäure in Adeps suillus, 5% in Vaseline und 1% in Eucerin cum aqua.

An Guttaplasten gibt es Salicyl 60% (Nr. 82) und 40% mit 4% Seife (Nr. 113) (bei Acneknoten, Furunkeln, Hühneraugen). In Kollodium wird Salicyl 10—20% verordnet (bei Hühneraugen):

Acid. salicyl. 10—20 / Collod. elastic. ad 100. M. D. S.: Täglich 1mal aufpinseln
oder verstärkt

Acid. salicyl. / Acid. lactic. / Phenol. liquefact. ana 10 / Collod. elastici ad 100.

Zur Lösung von Kopfschuppen benutzt man 5% Salicylöl:

Acid. salicyl. 5 / Ol. Ricini 30 / Ol. Oliv. ad 100 (oder Ol. Arachidis).

Zur Erweichung von Borken, auch auf dem Kopf, dient:

Acid. salicyl. 1 / Ungt. lenient. ad 100.

Zur oberflächlichen Schälung an Händen und Füßen:

Acid. salicyl. 5 / Ol. Ricini 25 / Ungt. diachylon ad 100.

Bei Ichthyosis:

Acid. salicyl. 2,5 / Ol. Ricini 10 / Glycerin / Eucerin anhydr. ana 20 / Vaseline flav. ad 100.

In geringer Konzentration (1%) soll Salicylsäure zusätzlich zu Salben die Tiefenwirkung anderer Medikamente, vor allem der Teere, verstärken. Mit Quecksilber, Chrysarobin zusammen reizt es häufig, ohne Vorteile zu bringen.

Salicyl innerlich, s. Innere Heilmittel.

Schmerz- und juckstillende Mittel sind einmal die bekannten Lokalanästhetica, dann aber auch bestimmte ätherische Öle (Menthol, Thymol, Kamillenöl u. a.) und fettlösliche Ätzmittel, die wie Phenol auch die unverletzte Haut gut durchdringen. Die enge Beziehung der schmerzlindernden zu den juckstillenden Mitteln ist dadurch gegeben, daß das Jucken eine Abart eines schwachen Schmerzes ist; die Wirkung der Ätzmittel ist dadurch erklärt, daß bei schwacher Dosis zunächst nur die Nervenenden beeinflußt werden.

Bei den lokalanästhetischen Mitteln hat man die wasserlöslichen Salze, die nur an einer verletzten oder geschwürig zerfallenen Haut wirken, und die fettlöslichen Basen, die auch imstande sind, die intakte Haut zu passieren, zu unterscheiden. Allerdings wird die Haut, wo sie zerkratzt ist, auch für wasserlösliche Mittel zugänglich. Immerhin sind die wasserlöslichen Mittel hauptsächlich zur Schmerzstillung bei Wunden bestimmt, die fettlöslichen außerdem noch zur Juckstillung.

Nebenwirkungen: Alle Anästhetica stoßen gelegentlich auf Überempfindlichkeit oder rufen eine solche nach mehrtägiger Anwendung bei veranlagten Personen hervor; diese Idiosynkrasie betrifft nur die Epidermis, deshalb bei Wundbehandlung grundsätzlich die Umgebung mit Zinkpaste abdecken und nur die Wunde behandeln. Manchmal wird dabei Percain, das kein Abkömmling der Aminobenzoesäure wie die meisten anderen Anästhetica, sondern des Chinolin ist, noch vertragen. Die Anästhetica haben gelegentlich eine ätzende Wirkung auf die Wunde selbst, deshalb nicht unnötig lange Anwendung, manchmal genügen bereits 2mal täglich ½ Stunde.

Wasserlösliche Anästhetica (gegenüber den Injektionsanästhetica wie Novocain usw. sind sie allerdings nur schwer löslich, aber das ist für eine langdauernde Wirkung günstig):

Anästhesin als Zusatz zu Salben 3—10%; fertig als 5, 10 und 20% Anästhesinsalbe Dr. Ritsert. Als Streupulver 5—10% mit Dermatol oder als fertiger Anästhesinstreupuder. Anästheform, jodhaltig und desinfizierend 10% Salbe. Cycloform, in Cycloformpaste (Curta) mit Zusatz von Hamamelisextrakt (enthält Gerbstoffe und ätherisches Öl).

Fettlösliche Anästhetica in Nupercainalsalbe (früher Percainalsalbe [Ciba]) mit ameisensaurer Tonerde und Hamamelis bei schmerzhaften, außerdem mit Menthol bei juckenden Prozessen. Curtacainsalbe (Curta) enthält 2% Pantocainbase, ein Adstringens und ein desinfizierendes Chinolinderivat. Panthesinbalsam (Sandoz), 5% Base in pflanzlichem Fett (auch empfohlen bei akuten schmerzhaften Schwellungen durch Insektenstiche).

In Suppositorien bei Analfissuren, Hämorrhoiden: Anästhesin-, Anästheform-Nupercainalsuppositorien.

An der Schleimhaut anwendbar (z. B. Mundhöhle bei Aphthen, bei Erythema exsudativum, bei Stomatitis): Targophagintabletten (targesinhaltig), Rivanol-Pastillen (rivanolhaltig).

Subcutin-Mundwasser, gleichzeitig adstringierend und desinfizierend. Contralgin-Paste, enthält Pantocain und ein Desinfiziens.

Ätherische Öle und Ätzmittel: Menthol aus Pfefferminzöl, erzielt neben seiner anästhesierenden Wirkung das bekannte Kältegefühl, das auf einer spezifischen Erregung der Kältenerven beruht, und ein leichtes Brennen. 0,5—1% in Spiritus zu Abklatschungen; 1% in Trockenpasten, die mit Spiritus zu bereiten sind; 1—3% in Salben (wirken kühlend). Vorsicht mit der Anwendung bei akuten Dermatitiden!

Thymol aus Thymianöl; 0,5—1% in Spiritus, nicht immer als angenehm riechend empfunden, deshalb Kombination mit 1—2% Menthol. Der Geruch soll auch Fliegen anziehen. Thymol ist ein ausgezeichnetes Desinfektionsmittel gegen Pilze, deshalb als gleichzeitig juckstillendes Mittel zu Salben bei Fußmykosen:

Acid. salicyl. 1 / Nipasol 2 / Thymol 1 / Ungt. diachylon / Vaselin flav. ana ad 100.

Als Thymolöl bei durch Soor bedingten Nagelwallentzündungen (Paronychien):

Acid. salicyl. 2 / Thymol 5 / Ol. Oliv. ad 100.

Kamillenöl in Kamillosan liquidum zu feuchten Umschlägen 1—2 Eßlöffel auf 1 l Wasser. Kamillosansalbe (manchmal bei Analpruritus ausreichend).

Calmitol liquidum enthält in einer ätherisch-alkoholischen Lösung Campheraldehyd, Menthol und Hyoscyamin. Rein zur Betupfung von juckenden Stellen (bei offener Haut zunächst starkes Brennen), als Zusatz zu Schüttelmixturen, Zinköl, Salben 3—5%. Fertig als 10% Calmitolsalbe.

DDD durch Reklame auch in Laienkreisen weit verbreitetes Mittel zur Beseitigung aller möglichen Hauterkrankungen; bei Hautjucken wirksam. Vorsicht vor Reizungen! Enthält Wintergrünöl (Methylsalicylat), Thymol, Campher u. a.

Phenol (sog. Carbolsäure) aus Steinkohlenteer. Mit 10% Wasser als Phenol. liquefactum. Auf Wunden gebracht, zunächst schmerzendes, dann anästhesierendes Ätzmittel (zur Behandlung des weichen Schankers); auf die intakte Haut gebracht, ebenfalls nach kurzem Brennen Anästhesie unter Bildung eines weißlichen Schorfs, der sich in 4—6 Tagen abstößt (zur Behandlung von Pigmentierungen).

Bei Resorption in größerer Menge zunächst grüne bis braune Verfärbung des Urins, schließlich Vergiftungserscheinungen des Zentralnervensystems: Benommenheit, Delirien, Erbrechen, langsamer Puls. Nie in Form von wässerigen feuchten Umschlägen verwenden.

Zur Juckstillung in Spiritus 1—2%, auch kombiniert mit Menthol 0,5—1%. In Salben 0,5—2%.

Phenol liquefact. 0,5—2 / Ungt. diachylon (oder Lanolin) / Vaselin flav. ana ad 100.

Auch die Teere wirken juckstillend wegen ihres Gehalts an Phenol und Kresol; man verwendet hauptsächlich:

Liq. Carb. detergens 10—15% in Spiritus, in Trockenpasten, in Fettpasten.

Ekzemyl, Ekzefug, Falipsoryl.

Tumenol-Ammon. 2—5% in Fettpaste.

Sulfanthren, enthält gereinigten Steinkohlenteer, Schwefel und auch Campher, 10% in Eucerinsalbe, farblos.

Außerdem werden noch Brompräparate lokal zur Juckstillung gebraucht: Bromocoll, organisches Bromtanninpräparat, fertig als 20% Bromocollsalbe mit Resorbin; 20% in Vaselin (billiger) unter dem Namen Chemocollsalbe.

Heliobromsalbe, Bromtannin-Harnstoff 10%.

Auch das Asthmamittel Aludrin hat sich in Salbe als juckstillend erwiesen: Ingelansalbe. Antihistaminsalben s. S. 157.

Über die Gesichtspunkte, die für die Anwendung von juckstillenden Mitteln maßgebend sind, s. S. 16.

Schwefel, Sulfur, eines der ältesten Hautmittel gegen Krätze, Haarausfall, bildet bei Berührung mit besonderen schwefelhaltigen Eiweißkörpern, z. B. in der Haut, Schwefelwasserstoff, ferner durch Umlagerung diffusible Polyschwefelwasserstoffe. Wirkt desinfizierend (bei Krätze, Pilzerkrankungen, Staphylodermien), keratolytisch, besonders die Erdalkalisulfide dienen als Enthaarungsmittel. An nässenden alkalischen Stellen verstärkte Wirkung.

Bei Unverträglichkeit oder zu starker Konzentration eigenartig trockene, stark juckende Dermatitis. Brennen an den Augenbindehäuten. Bei Kindern in den ersten beiden Lebensjahren sind schwere, zum Teil tödliche Darmstörungen durch Resorption beobachtet worden. Nicht mit Chlorkalk oder Kaliumpermanganat (explosibel). Nicht mit Bleisalzen oder Wismut (Schwarzfärbung). Nicht gleichzeitig mit Quecksilber, da Flecken in der Wäsche auftreten können (Entfernung mit Liq. Natrii hypochlorosi = Javellenwasser oder mit Jod, wie Höllensteinflecken). Färbt silbernen Schmuck schwarz.

Sulfur praecipitatum, präcipitierter Schwefel, wegen seiner Feinheit der Schwefelblüte (Sulfur sublimatum) und dem gereinigten Schwefel (Sulfur depuratum) vorzuziehen. Zur Behandlung der Krätze, besonders zur Nachbehandlung, bei seborrhoischen Hautleiden (Acne, Rosacea, seborrhoisches Ekzem), bei bestimmten Formen von Psoriasis, bei Pyodermien, bei intertriginösen Affektionen (Soor), bei Fußmykosen. 3—5—10%. Als Schüttelmixtur:

Sulf. praecipit. / Zinc. oxydat. / Amyl. Tritici ana 10 / Tragacanth. 0,5 / Spiritus 5 / Aq. ad 100.

Als Trockenpaste:

(Hydr. sulfur. rubr. 0,5—1) / Sulf. praecipitat. 3—10 / Zinc. oxydat. / Talc. ana ad 50 / Glycerin / Aq. ana ad 100 (üblich, aber nicht notwendigerweise mit Zinnober).

KUMMERFELDsches *Waschwasser,* bei Acne beliebte Schüttelmixtur (meist alkalisch durch Zusatz von Kalkwasser, mit Campher zur besseren Desinfektion, mit Glycerin oder Mucilago Tylose — kosmetischer Emulgator, Herstellung nach Stada-Vorschrift — zur besseren Aufschwemmung und weniger schmierend) wird — nach Umschütteln — abends hauchdünn in die Haut eingerieben.

Die Zusammensetzung nach den Deutschen Rezeptformeln:

Camphor. tritae 3 / Mucilag. Tylose 25 / Sulf. colloidalis 12,5 / Aq. Calcar. ad 100. Es genügt die Verschreibung: Lotio cosmetica DRF ½ Dosis = 100 g, 1 Dosis = 200 g.

Eine andere Zusammensetzung ist:

Sulf. praecipit. / Glycerin / Aq. Amygdal. ana 10 / Aq. Calcar. ad 100.

Gelegentlich wirkt eine Herstellung mit Milchsäure günstiger:

Sulf. praecip. 20 / Acid. lactic. 2 / Glycerin 10 / Spirit. (Colon.) 20 / Aq. ad 100.

Schwefel als Salbe oder Paste:

Sulf. praecipitat. 3—5—10 / Past. Fissani ad 100. Die handelsübliche Schwefelfissanpaste ist 10% (dazu noch 2% Ichthyol).

Oder:

Sulf. praecipitat. 3—5—10 / Zinc. oxydat. ad 30 / Vaselin flav. ad 100

oder

(Acid. salicyl. 1) / Sulf. praecipitat. 5—8 / Macremal ad 100

angenehm riechende kühlende Salbe bei universeller Psoriasis.

Schwefel in Zinköl:

Sulf. praecipitat. 3—5 / (Zinc. sulfur. 0,2) / (Cupr. sulfur. 0,1) / Zinc. oxydat. ad 50 / Ol. Oliv. ad 100

bei Zusatz von Zink- und Kupfersulfat sog. *Dalibourzinköl*, besonders bei infektiösen Prozessen des Unterschenkels geeignet.

Kolloidaler, besonders fein verteilter *Schwefel:*

Sulfodermpuder Heyden bei Acne, seborrhoischem Ekzem, besonders in der Achselhöhle, bei öliger Kopfseborrhöe zur trockenen Haarwäsche, bei Fußmykosen.

Schwefelfissanpuder, Ichthyolfissanpuder, Indikationen wie beim Sulfoderm. Schwefelfissanpaste 10% (dazu 2% Ichthyol).

Sulfocitpuder Beiersdorf.

Schwefeldiasporal (Klopfer), als Creme, Salbe und Lösung bei Acne, als Tinktur bei seborrhoischem Haarausfall.

Catamin fettfrei Riedel mit 15% kolloidalem Schwefel. Bei seborrhoischen Prozessen, auch zur Krätzebehandlung.

Gelöster Schwefel in Sulfupront A (alkoholisch), gut bei öliger Kopfseborrhöe, bei Acne necrotica. Ebenso Saposulf (früher Blankosulf). Beide Präparate reizen gelegentlich.

Organische Schwefelpräparate: Mitigal Bayer, dumpf riechendes Öl, zur Krätzebehandlung, 3 Tage abends, evtl. auch morgens einreiben. Verdünnt, mit oder ohne Salicylsäure, bei seborrhoischem Ekzem des Körpers und des behaarten Kopfes:

Acid. salicyl. 3 / (Euresol 3) / Ol. Ricini 10 / Mitigal 20 / (Bals. peruv. 1,0) / Ol. Oliv. ad 100. M. D. S.: *Mitigalhaaröl* für den behaarten Kopf, abends leicht einreiben; morgens mit Spiritus abreiben; Perubalsam als Geruchskorrigens.

(Acid. salicyl. 1—3) / (Ol. Ricini 10) / Mitigal 20 / (Calmitol 5—10) / Ol. Oliv. ad 100

bei trockenen seborrhoischen Prozessen am Körper; evtl. zur Juckstillung Calmitolzusatz; darüber Puder (Fissanwundpuder, Ichthyolfissanpuder).

(Bol. rubr. 1) / Mitigal 20 / Zinc. oxydat. 50 / Ol. Oliv. ad 100. M. D. S.: *Mitigalzinköl*

bei reizbarer Rosacea oder Acne; Bolus rubra zur Färbung bei Gebrauch im Gesicht.

Mitigal 20 / Zinc. sulfur. 0,2 / Cupr. sulfur. 0,1 / Zinc. oxydat. 50 / Ol. Oliv. ad 100

bei mikrobiellen epidermidalen oder follikulären Prozessen z. B. an den Unterschenkeln.

Zinc. oxydat. / Mitigal / Eucerin anhydr. ana ad 100; milde Salbe bei Krätzeverdacht.

Aulinogen (Boehringer), 4% Aulinogensalbe.

Aulin, gelöstes 10% Aulinogen als Krätzemittel, 1—2mal einreiben.

Anorganische Schwefelverbindungen: Die Sulfide und Hydrosulfide des Barium, Strontium und Calcium sind die Grundlagen der Enthaarungsmittel, die hauptsächlich zu kosmetischen Zwecken dienen, aber auch zur Enthaarung, z. B. einer Furunkelumgebung am Kopf praktisch sind:

Barii sulfurati 15 / Zinc. oxydat. / Talc. ana 7,5. M. D. S.: Pulver wird mit Wasser zu einem Brei angerührt, für 3—5 min aufgetragen, dann abgewischt und abgewaschen. (Barium sulfuratum stets ausschreiben, um Verwechselungen mit dem Röntgenkontrastmittel Barium sulfuricum zu vermeiden.)

Kosmetische Präparate meist als gebrauchsfertige Cremes, z.B. Pilca, Dulmin.

Zu *Schwefelbädern* (bei Fußmykosen, bei Strophulus) werden Polysulfide oder nascierender Schwefel in Lösung gebraucht:

Solutio Vleminckx, Schwefelkalklösung; 50 g auf ein Kinderbad, 100—200 g auf ein Bad für Erwachsene. Nur in emaillierten oder Porzellanwannen; Zinkwannen werden angegriffen.

Sulfnascen-Bastian, Polysulfid mit kolloidalem Schwefel. Sulfmutat-Bastian, im Bad frei werdender Schwefel. Li-iL-Schwefelbad. Furfursal, Schwefelkleiebad.

Natriumthiosulfat und Salzsäure: 1 Eßlöffel Natriumthiosulfat auf 1 l warmes Wasser, darin Beginn des Bades; nach 5 Minuten Zufügen von 2 Eßlöffeln verdünnter Salzsäure (Acid. hydrochlor. dilut.); Fortsetzen des Bades (bei Fußmykosen). Ähnlich zur Einreibung bei Krätze, Pityriasis versicolor, seborrhoischem Ekzem: Zuerst wässerige Natriumthiosulfatlösung 40%, Eintrocknenlassen, dann 5% Lösung von Acid. hydrochlor. (Acid. hydrochlor. 5 / Aq. ad 100). Bei Acne und Rosacea geringere Konzentrationen, zuerst 5% Natriumthiosulfatlösung und nachher 1,5% Lösung von Acid. lactic. (Milchsäure). Dabei bildet sich auf der Haut feinverteilter Schwefel.

Schwefel innerlich, s. Innere Heilmittel.

Silber wird in der Hauttherapie hauptsächlich verwandt als Höllenstein, Argentum nitricum. Infolge seiner eiweißfällenden Wirkung tötet es Bakterien; ätzt aber auch das Gewebe intensiv, wenn auch nur oberflächlich; in geringeren Konzentrationen (unter 0,2%) dient es als Adstringens, regt bei schlecht heilenden Wunden die Granulation an.

Da es durch Licht zu Silber zersetzt wird, verursacht es schwarze Flecken auf der Haut, die sich vermeiden lassen, wenn man die Höllensteinlösung nicht im Sonnenlicht — oder gar Höhensonnenlicht — anwendet und sofort nach der vollzogenen Ätzung, die sich durch Graufärbung der Wundfläche anzeigt, die Umgebung mit Leitungswasser oder Kochsalzlösung abwäscht (Chlorwirkung). Die Entfernung der Flecken in der Wäsche ist umständlich: man beseitigt sie durch Betupfen mit Jodtinktur, dann einweichen in verdünnter LUGOLscher Lösung, dann auswaschen in Natriumthiosulfatlösung, wässern (auch für Schwefelquecksilberflecken geeignet). Oder man betupft die Silberflecken mit angefeuchteten Jodkalikristallen und beseitigt die entstandenen Jodsilberflecken mit Hydrarg. bichlorat. corrosiv. / Ammon chlorat. ana 10 / Aq. dest. ad 100.

Eine chronische dunkel-schiefergraue Verfärbung der Haut (Argyrie) ist nur bei jahrelanger, auch meist unnötiger Anwendung von Silber zu befürchten.

Höllenstein wird selten als Stift (zur Betupfung einzelner Feigwarzen, polypös wuchernder Pyodermien, sog. telangiektatischer Granulome) gebraucht, sondern meist als Lösung (in destilliertem Wasser, da das Chlor des Leitungswassers das dissoziierte Silber ausfällt).

Zur Ätzung und Desinfektion umschriebener Stellen, vor allem bei nässender und krustöser Pyodermie (sog. Impetigo contagiosa), bei Rhagaden, belegten

Wunden, braucht man Lösungen von 1, 5 oder 10% (Anwendung mit Wattestäbchen). Natürlich wechselt die Wirkung auch mit der Intensität und Dauer der Einreibung. Bei stark nässenden Stellen, die zu raschem Vorgehen zwingen, wischt man deshalb nur kurz mit 5 oder 10% Lösung; wo man Zeit hat, geht man den einzelnen Falten und Buchten mit schwächeren Konzentrationen nach. Man darf auch nicht vergessen, daß man nach einer Ätzung entsprechend abwarten muß, bis das Gewebe den entstandenen Schorf abgestoßen hat; durch ein tägliches zu starkes Ätzen kann man die Abheilung einer Wunde verhindern. Bei täglichem Ätzen soll man keine höheren Konzentrationen als 0,5% verwenden, zweckmäßiger ist es allerdings, einmal oder wenige Male kräftig zu ätzen und dann 4—7 Tage abzuwarten. Zuwenig erreicht nicht die gewünschte Desinfektion, zuviel schadet der Wundheilung.

Eine besonders starke Wirkung sieht man von einer Kombination mit Chromsäure (BOECKsche Pinselung); zunächst 5% Chromsäure, darauf folgend 5% Argent. nitricum.

Als Adstringens bei nässenden, möglicherweise infizierten Hautflächen (Dermatitis, Pyodermien) wendet man Argent. nitricum-Lösungen 1: 1000—3000 an. Man vergesse nicht, die Wäsche durch Gummiunterlagen vor Flecken zu schützen. Beim Wechseln und Auswaschen der feuchten Umschläge vermeide man Leitungswasser, da es das aktive Silber niederschlägt, sondern nehme destilliertes Wasser.

In Salben ist das Silber in der beliebten „Schwarzsalbe" enthalten (luft- und lichtgeschützt aufzubewahren):

Argent. nitric. 0,5—1 / Balsam. peruv. 10 / (Zinc. oxydat. 10) / Adip. Lanae 10 / Vaselin flav. ad 100.

Diese Salbe ist vorzüglich geeignet bei belegten Geschwüren (z.B. am Unterschenkel), aber auch bei nässenden und möglicherweise infizierten oberflächlichen Hautentzündungen („mikrobielles Ekzem" der Hand s. S. 244).

Fertige Salben: Argolavalsalbe und Argidalsalbe, farblose Salben mit Hexamethylentetraminsilber.

Milder, da nur zum Teil dissoziiert, sind die kolloidalen Silberpräparate:

Targesin, eine Tanninsilbereiweißverbindung, zu feuchten Umschlägen 0,2%, ausgezeichnet bei allen nässenden oder blasigen Hautentzündungen, besonders bei Infektionsverdacht. Als fertige Targesinsalbe 5%; Targesinsuppositorien bei Analfissuren, Hämorrhoiden, Proktitis.

Targophagintabletten, mit Anästhesinzusatz zur Behandlung aller schmerzhaften Mundulcerationen, Aphthen, Erythema exsudativum.

Protargol, Silberalbumose, in Lösung 0,1—0,2% (aus Protargoltabletten zu 0,25), zu feuchten Umschlägen, billiger. Protargolwundsalbe, bei Geschwüren, besonders bei Pyocyaneusinfektion.

Albargin zu feuchten Umschlägen 0,2—0,4% (aus Tabletten zu 0,2 zu bereiten).

Tannin, Gerbsäure, Acidum tannicum, in Galläpfeln, auch in Eichenrinde, wirkt eiweißfällend, adstringierend und gerbend (in saurer Umgebung). Färbt sich im Licht dunkel, macht in der Wäsche Flecken, die mit 30% Bleiessig behandelt und mit Wasser nachgewaschen werden.

Als feuchte Umschläge 0,5—1% bei Dyshidrosis, nässendem Ekzem, Pemphigus (gelegentlich kombiniert mit Borsäure 2% oder Salicylsäure 0,1%).

Auch (teurer) als Abkochung von Eichenrinde, Quercus Cortex (5—10 g Eichenrinde auf 1 l Wasser ½ Stunde kochen lassen), zu feuchten Umschlägen oder Teilbädern (Fuß- und Handbädern).

Zu Vollbädern auf 100 l 50—100 g Tannin oder Eichenrindeabkochung (250 bis 500 g in 5 l Wasser ½ Stunde kochen und zusetzen; nicht in Emaillewanne) bei Strophulus, Prurigo, Urticaria, Ekzemen, besonders bei Kindern.

Als 2,5—5% Tanninlösung, frisch bereitet, bei Verbrennungen 2. und 3. Grades; die Mullagen werden dauernd feucht gehalten, ohne von der Wunde abgenommen zu werden, 1—2 Tage lang. Salben müssen vorher entfernt werden (durch Benzin oder Äther), Wismutpuder aus Brandbinden kann bleiben. Die verbrannte Hautschicht koaguliert, so daß eine Resorption toxischer Stoffe vermieden wird, die besonders bei ausgedehnten Flächen lebensgefährlich werden kann (s. S. 256). Andererseits soll aber Tannin auch nicht zu ausgedehnt angewandt werden, da seine Resorption Leberschädigungen bedingt.

Rascher bildet sich der Tanninschorf nach Besprühung oder Berieselung mit 5% Tanninlösung, wenn vorher 10% Höllensteinlösung angewandt wurde.

Frekasan (Fresenius) ist ein Puder aus Naturlohe kombiniert mit Schwermetallsalzen, ebenfalls zur Behandlung von Verbrennungen.

Als Tinktur: Tct. Gallarum bei Gingivitis, zur Prophylaxe der Quecksilberstomatitis. 10% Tanninglycerin zur Betupfung bei Leukoplakie.

10% Tanninspiritus zum Einreiben als Schutz gegen Sonnenbrand (s. S. 259). Ebenso Tschamba-Fii, Stora (Queisser), gerbstoffhaltige Lichtschutzmittel.

Als Puder: meist in Kombination

Acid. tannic. / Calomel. / (Xeroform oder Dermatol) / Zinc. oxydat. ana

bei Analekzem und Pruritus, bei Balanitis erosiva.

Tanninsalben sind, mit Vaselin bereitet, wenig wirksam, besser als 10% Lösung mit Eucerin anhydr. ana, bei nässenden Hautleiden, Brandwunden, bei Analekzem (hierbei noch 10% Kalomel).

Tanninhaaröl:

Acid. tannic. 5 / Spiritus 10 / Ol. Amygdal. ad 100.

Tannoform (Merck), Verbindung mit Formalin, 33%, als Streupuder, gegen Hyperhidrosis, Intertrigo, Analpruritus (Vorsicht bei Formalinempfindlichen!).

Taktocut (Jäger), organischer Gerbstoff, als Taktocutsalbe, Arbeitsschutzsalbe oder Taktocut-Konzentrat, 1% in Bädern. Taktobrand-Gelee (sulfonamidhaltig) bei Verbrennungen, bei salbenempfindlichen Dermatitiden.

Teere werden gewonnen durch trockene Destillation von Laub- und Nadelhölzern, von Steinkohle oder bituminösem Schiefer (der z. B. im Karwendelgebirge gefunden wird und Reste vorgeschichtlicher Fische enthält), sie sind uneinheitliche Gemische, je nach Herkunft und Herstellungsverfahren. Sie wirken austrocknend und anämisierend, resorbierend, wundepithelisierend, juckstillend, auf Pilze auch mäßig desinfizierend, entsprechend ihrem Gehalt an Carbolsäure, Kresol, aliphatischen und aromatischen Kohlenwasserstoffen. Die Holzteere enthalten dazu noch Essigsäure und sind sauer (Nadelholzteere sind harziger, Laubholzteere kreosotreicher); die Steinkohlenteere können durch Pyridinbasen alkalisch reagieren; die Schieferöle enthalten Schwefel. Störend ist häufig Geruch und Farbe; man bevorzugt deshalb gereinigte farblose Teere, soweit sie natürlich die — im einzelnen noch unbekannten — therapeutischen Wirkstoffe bewahrt haben.

Anwendung bei chronisch nässenden und trockenen Ekzemen, bei juckenden und infiltrierenden Hauterkrankungen verschiedener Art, bei Psoriasis, bei Haarerkrankungen, zur Epithelisierung von Wunden, in Kombination mit stärkeren Desinfizienzien (Quecksilber, Rivanol) bei chronischen Pyodermien.

Vorsicht bei Überempfindlichkeit, Beginn mit schwachen Konzentrationen. Unerwünschte Nebenwirkungen: Verstopfung der Haarfollikel, Follikulitiden (durch Pechbestandteile). Teer, besonders Steinkohlenteer und seine Derivate sensibilisiert häufig gegen das ultraviolette Sonnenlicht, ebenfalls übrigens auch gegen das Licht künstlicher Ultraviolettlichtquellen. Vorsicht also im Sommer; auch wieder von Teersalben gereinigte Hautstellen sind noch lichtempfindlich und reagieren mit länger dauernden, auch vesiculösen Entzündungen. Durch übermäßige Resorption können Carbolharn (grünschwarzer Urin), Nephritis (also kontraindiziert bei Nierenkranken), sogar Lähmungen entstehen. Das Benzpyren, das im Steinkohlenteer zu 0,003 % vorhanden ist, ruft beim Tier experimentell Carcinom hervor.

Teerflecken werden aus der Wäsche mit Benzol oder Chloroform entfernt; auch starker Seifenspiritus ist brauchbar.

Holzteere. Nadelholzteer, Pix liquida.

Pittagon, neutrales Nadelholzteerpräparat, flüssig zum Betupfen juckender trockener Ekzeme. Pixavon, pittagonhaltiges Haarwasser.

Wacholderteer, Pix Juniperi.

Cadogel, fast geruch- und farblos, gut verträgliches Teerpräparat, als Zusatz zu Salben 10—20 %. Cadinol (Fresenius), alkoholisches Konzentrat zum Aufpinseln.

Buchenteer, Pix Fagi.

Balnacid, zur Bereitung von sauren Teerbädern, 100—200 ccm aufs Bad, zu Teilbädern 1 % (z. B. bei Handekzemen).

Birkenteer, Pix betulina.

Steinkohlenteer, Pix Lithanthracis, in Salben oder Pasten 5—10 %; 40 % in Fissanteerstift. Rein oder in Lösungen zum Einpinseln:
Pic. Lithanthracis 10 / Spiritus dilut. / Äther ana ad 100.
Zusätze: Acid. salicyl. 2 %; Resorcin 1 %; Sublimat 0,2 %; Calmitol. liquid. 5 %.

Bei Pruritus, hartnäckiger Psoriasis oder Ekzemen einpinseln, nach Eintrocknen warm baden oder mit Trockenpaste bedecken über Nacht. Morgens abbaden, Teer mit Aceton entfernen. (Besonders für Herde an den Handrücken geeignet.)

Carboneol Fresenius, Steinkohlenteer mit Tetrachlorkohlenstoff extrahiert und in Chloroform gelöst. 5—10 % in Zinkpaste.

Bei Psoriasis:
Carboneol 5 / Sulf. praecipitat. 10 / Eucerin anhydr. / Vaselin flav. ana ad 100.

Lithantrol Fresenius, Steinkohlenteerchloräthylalkoholat, hellbraun. Besonders bei Psoriasis:
Acid. salicyl. 1—3 / Lithantrol 10—20 / Eucerin anhydr. / Past. Zinci ana ad 100.

Liantral Beiersdorf, gereinigter Steinkohlenteer; 5—10 % in Spiritus, Salben, Fettpasten.

Farblose Teere: Aq. Lithantracis urata (Fresenius), zum Auftupfen. Auch an unbedeckten Körperstellen möglich.

Liquor Carbon. detergens, hellbraune Flüssigkeit, Auszug aus Steinkohlenteer mit Seifenrinden-(Quillaja-)Tinktur. 10—20 % in Schüttelmixturen, Salben oder Pasten.

Als Trockenpaste:
Bolus rubrae 1 / Bism. subgall. 5 / Zinc. oxydat. / Talc. ana ad 55 / Liq. Carb. deterg. / Glycerin / Spiritus dilut. ana ad 100
bei nichtnässenden, entzündlichen Ekzemen (Schweißekzeme).

Calomel. 10 / Zinc. oxydat. / Talc. ana ad 55 / Liq. Carb. deterg. / Glycerin / Spirit. dil. ana ad 100
bei intertriginösen juckenden Ekzemen.

Als Fettpaste:

Hydr. praecipitat. 5 / Liq. Carb. deterg. 10 / Eucerin anhydr. / Past. Zinci ana ad 100 bei infizierten Ekzemen (Kinderekzemen).

Als Salbe:

Acid. salicyl. 1—3 / Hydr. praecipitat. 10—15 / Resorcin 1—3 / Liq. Carb. deterg. 10 / Eucerin anhydr. / Vaselin flav. ana ad 100 bei Psoriasis.

Anthrasol, Steinkohlen- und Wacholderteer, farblos, aber nicht immer angenehm von Geruch. Anwendung wie Liq. Carb. detergens.

Ekzefug, fetthaltige Lösung von Steinkohlenteer, Salicyl und Dioxyanthranolen (Anthrarobin ?) in Aceton.

Falipsoryl, Steinkohlenteeracetonlösung mit Spuren Sublimat (die beiden letzten Präparate werden rein verwandt zur Betupfung von juckenden Ekzemherden, darüber Puder, Schüttelmixturen oder Pasten).

Ekzemyl, Steinkohlenteer und Resorcin in Chloräthyl; wird aufgespritzt, wirkt durch die Chloräthylverdunstung kühlend. Ebenso Dermäthyl (Medis, Iserlohn).

Pixal forte, „synthetischer Teer", helle Flüssigkeit zu Salben, Pasten und Schüttelmixturen. Normal 100 %, forte = verstärkt 400 %. In Rote Liste Nachtrag 1940 unter dem Namen Pixalbin Dr. TRUTTWIN geführt, sollte künftig Synthopix heißen.

Sulfanthren, farbloses campher- und schwefelhaltiges Steinkohlenpräparat von guter Wirkung; das handelsmäßige Sulfanthren ist eine 10 % Konzentration in Eucerin, was bei weiteren Zusätzen zu Salben beachtet werden muß.

Sulfanthren 20—30 / (Hydr. praecipitat. 5) / Zinc. oxyd. 30 / Vaselin ad 100 bei Ekzemen, besonders dyshidrotischen bei superinfizierten mit Hg.

Naftalan purum (Donner) ist kein Teer, sondern ein aus kaukasischem Rohnaphtha gewonnenes Destillationsprodukt, aber von teerähnlicher Wirkung. Enthält 5 % Seife; salbenartige Masse als Zusatz zu Salben und Pasten 10—20 %. Auch bei reizbaren Hautprozessen verwendbar, z. B. Kinderekzemen, entzündlicher Psoriasis. Fertig als Haus-Naftalan, eine 50 % Zinksalbe (Hermal-Fabrik).

Schieferteere: Ichthyol, rotbraune dicke Flüssigkeit mit 10 % Schwefel in organischer Bindung (Thiophenhomologe). Pur mit dünner Lage Watte beklebt bei Furunkeln; in Salben bei Frostschäden, Acne, Rosacea, Pyodermien (mit Hydr. praecipitat.). Bei Neurodermien als Einpinselung einer 20 % wässerigen Lösung, darüber Zinkpaste oder Trockenpaste. Bei nässenden salbenempfindlichen Ekzemen (Scheuerekzem z. B. am Fußrücken) Ichthyoltrockenpaste:

Zinc. oxydat. / Talc. / Glycerin / Sol. Ichthyol 5 % ana ad 100.

Im allgemeinen ist das Indikationsgebiet des Ichthyols begrenzt.

Ichtholan, fertige 10-, 20-, 50 % Ichthyolsalben. Ichthogel, fettfreie Gallerte.

Leukichthol, farbloses Ichthyol; wie Ichthyol verwendbar.

Dermichthol, Ichthyolzugsalbe mit Terpenen, Salicyl, Carbolsäure bei Furunkeln (Vorsicht vor Reizung!).

Karwendol, Ichthyolpräparat anderer Firma. Karwendolöl hell, farbloses Präparat.

Vasenol-Karwendolan hell und dunkel, fertige 5-, 10-, 25 % Salbe.

Neo-Plesiol, Ichthyolpräparat anderer Firma; pur und Salbe 20 %

Plesiocid, Praekutan mit Ichthyol als Badezusatz bei Ekzemen, Pyodermien; 1 Eßlöffel auf 2 l.

Tumenol-Ammonium aus sulfoniertem (deshalb wasserlöslichem) Schieferöl, sirupdicke braune Flüssigkeit. Bei juckenden Ekzemen, auch im akuten Stadium verwendbar. 1% zu Trockenpasten (bei höherem, bisweilen empfohlenem Zusatz Entmischung zu einer schmierenden Flüssigkeit); 3—5% zu Salben und Pasten. Kombiniert mit Anthrarobin als ARNINGsche Lösung (s. S. 101). Kombiniert mit Schwefel bei Epidermophytien:

Tumenol-Ammon. / Sulf. praecip. ana 5 / Eucerin anhydr. / Past. Zinci ana ad 100.

Thigenol, Natriumsalz einer synthetischen Sulfoölsäure, gut lösliche, braunschwarze sirupöse Flüssigkeit, 2—5% in Salben, Pasten.

Inotonsalbe und Inotonpuder enthält Tonschieferöle, dazu noch Hamamelisextrakt.

Wismutverbindungen werden in der Dermatologie viel verwandt; sie wirken adstringierend, desinfizierend, auch desodorierend; wenn sie auch meist unlöslich sind, so bilden sich doch mit Körper- und Wundsekreten lösliche Verbindungen, die auch resorbiert werden können. Vergiftungserscheinungen, die denen durch Quecksilber gleichen (Wismutsaum am Zahnfleisch, Dickdarmentzündungen und Nephritis), stellen sich aber nur selten ein, bei der Behandlung sehr ausgedehnter offener Hautstellen (z. B. Verbrennungen). Nicht mit Schwefel zusammen verordnen, da sich hierbei schwarzes Wismutsulfid bilden kann.

Bismutum subnitricum, weißes feines Pulver als Streupulver rein oder 20% mit Talkum. In Wismutbrandbinden (Bardella) mit Zinkoxyd und Talk vermischt. In Salben 10%, auch als Ersatz von Zinkoxyd, wenn dieses einmal nicht vertragen wird:

Bism. subnitric. 10 / Ungt. lenient. ad 100.

Milde Gesichtssalbe für empfindliche Haut bei Reizungen. NEISSERsche Zinkwismutsalbe s. S. 96.

Bismut. subgallicum (der Handelsname ist *Dermatol*; nicht kassenübliche Verschreibung, etwa 3mal teurer), gelbes, nichtriechendes Pulver; als Streupuder bei Pyodermie, Herpes genitalis, Balanitis. 5—10% in Trockenpasten oder Fettpasten, in Zinköl, evtl. mit Teerzusatz, z. B. Liq. Carb. deterg. (s. S. 93):

(Bol. rubrae 1) / Bism. subgall. 5—10 / (bzw. Dermatol) / Eucerin c. aq. / Past. Zinci ana ad 100. M. D. S.: *Dermatolpaste.* Zusatz von Bolus rubra bei Gebrauch an sichtbaren Körperstellen.

(Bol. rubr. 1) / Dermatol 5—10 / Zinc. oxydat. ad 50 / Ol. Oliv. ad 100. M. D. S.: *Dermatolzinköl.*

Bismut. tribromphenylicum (Handelsname *Xeroform*, etwa 2,5mal teurer). Riecht bisweilen stark (zersetzt, wenn schlecht gelagert?), als Streupuder 10 bis 20% (rein in größeren Mengen zu teuer!), in Trockenpasten, in Salben 5—10% an Stelle von Dermatol; wie dieses von ausgezeichneter desinfizierender Wirkung, zudem noch juckstillend (Phenol- und Bromwirkung); deshalb bei Anal- und Vulvaekzem oder Pruritus geeignet:

Xeroformii 5—10 / Eucerin c. aq. / Past. Zinci ana ad 100.

Ähnlich: Noviform als Wundstreupuder und als Augensalbe: Noviformsalbe bei Blepharitis.

Bismut. oxychloratum, feines weißes Pulver, mild schälend und bleichend gegen Sommersprossen:

Bismut. oxychlorat. 10 / Ungt. lenient. ad 100.

Wismut ist in vielen fertigen Salben vorhanden, allerdings meist neben mehr oder minder zahlreichen anderen Medikamenten:

Combustin-Heilsalbe enthält neben Wismutverbindung noch Aluminiumverbindung, Zinkoxyd, etwas Borsäure und Perubalsam, aber auch Anästhesin. Combustin B (Wundsalbe) dazu noch Lebertran.

Lyssia-Salbe enthält Wismutjodid, Perubalsam, Phenol, Hamamelisextrakt, ein Chinolinderivat, Zinkoxyd, Naftalan, Salbengrundlage.

Bismolan enthält Bism. oxychlorat., Ephedrin, Menthol, Perubalsam, Eucain; als Gleitsalbe und Suppositorien bei Hämorrhoiden.

Zink ist als metallischer Niederschlag wirksam in Zinkmull (Hartmann) und in der Einlegesohle Molinea Fußhilfe; gegen Epidermophytien, gegen Schweißzersetzung.

Als *Zinkoxyd*, Zinc. oxydat., ist es in den meisten Pudern, Trockenpasten, Fettpasten, in Zinkleim, Zinkpflaster vorhanden (als Zincum oxydatum crudum; als das feinere Zincum oxydatum purum nur in Augensalben); es ist das wohl am häufigsten verwandte Hautheilmittel, das nicht nur zur. mechanischen Abdeckung dient, sondern auch bei Benetzung mit Hautsekret leicht adstringierende Zinkverbindungen bildet. Selten wird es von der Haut nicht vertragen und dann zweckmäßig durch Bismutum subnitricum oder Titanoxyd ersetzt. Zinkoxyd und Borsäure sind in Gegenwart von Wasser (z. B. in Schüttelmixturen) unverträglich, sie bilden sandiges Zinkborat.

Zinksulfat, Zinc. sulfur., zu feuchten Umschlägen bei nässenden Hautentzündungen (0,05—0,2%); stärkere Lösungen sind schmerzhaft. Zu Bädern, bei Furunkeln, 10—20 g auf 100 l.

In der besonders in Frankreich beliebten *Dalibourlösung:*
Cupr. sulfur. 0,1 / Zinc. sulfur. 0,4 / (Tct. Safrani 0,1) / (Spiritus camphorat. 1) / Aq. ad 100.

Campherspiritus und besonders Safrantinktur können fehlen.

Zu Pinselungen bei Streptodermien. Zu feuchten Umschlägen mit 2—4 Teilen Wasser verdünnen: bei superinfizierten Ekzemen, bei Pyodermien, bei infizierten varikösen Unterschenkelgeschwüren (billig, wirksam, reizlos).

Man verordnet zweckmäßig:
Cupr. sulfur. 0,5 / Zinc. sulfur. 1,0 / Aq. dest. ad 300. M. D. S. mit 3 Teilen Wasser verdünnen.

In Schüttelmixturen:
Cupr. sulfur. 0,1 / Zinc. sulfur. 0,2 / Zinc. oxydat. / Talc. ana ad 50 / Glycerin / Aq. ana ad 100.

In Salbe:
Zinc. oxydat. 10 / Sol. Cupr. sulfur. 0,5% / Sol. Zinci. sulfur. 1% / Eucerin anhydr. ana ad 100.

Oder bei Unverträglichkeit gegen Eucerin:
Zinc. oxydat. 10 / Sol. Cupr. sulf. 0,5% / Sol. Zinci. sulf. 1% / Ol. Oliv. ana 15 / Adip. Lanae ad 100
bei Pyodermien und superinfizierten Ekzemen.

Dalibourzinköl ohne und mit Schwefel s. S. 122.

2. Physikalische Behandlung.

Ultraviolettlicht.

Die Behandlung von Hautkrankheiten mit Sonnenlicht nahm ihren Ausgang von der Erkenntnis der Heilbarkeit der Hauttuberkulose durch — lokale und allgemeine — Sonnenlichtbestrahlungen (FINSEN, BERNHARD, ROLLIER); das ist auch im wesentlichen heute noch das wichtigste Anwendungsgebiet. Bei der Suche nach einem billigen Ersatz dieses Sonnenlichtes kam man zu der Verwendung der

Quecksilberdampfquarzlampe, die aber ein viel kurzwelligeres Ultraviolettlicht aussendet, wie es das Sonnenlicht, wenn es auf die Erde gelangt, gar nicht enthält. Dieses kurzwellige Ultraviolettlicht (von Wellenlängen kürzer als 300 mμ) hat aber besonders starke Wirkungen; es führt zu einer oberflächlichen Hautentzündung und zur Abschälung, woraus sich neue bestimmte Indikationen zur Behandlung ergeben. Da die künstliche Höhensonne keine Wärmestrahlen liefert, so wurden zum Ausgleich reine Wärmestrahler (z. B. Solluxlampe, Hexamikronlampe) konstruiert, ebenfalls mit eigenartigen biologischen Wirkungen und besonderen Indikationen. Aber die spezifische Sonnenlichtwirkung kann man auch durch Kombination beider Strahlenarten nicht erreichen, sie ist infolge ihres besonderen Reichtums an *langwelligem* Ultraviolett (von Wellenlängen über 300 mμ) — ohne die vordringliche Wirkung des kurzwelligen Ultraviolett — ausgezeichnet: nämlich durch eine lang anhaltende Rötung der Haut, durch eine besonders satte Pigmentierung, therapeutisch durch eine unübertreffliche Allgemein- und Lokalwirkung auf tuberkulöse Prozesse und durch eine Wärmeeinstrahlung von besonders guter Tiefenreichweite. Angenähert ist das Sonnenlicht durch Kohlenbogenlampen zu ersetzen, die bei hoher Stromstärke brennen; die Stromkosten werden hierbei jedoch zu teuer. Neuere Versuche gehen dahin, die Kohlenbogenlampen ergiebiger zu machen durch Metallzusätze zu den Brandkohlen oder die Quecksilberdampfquarzlampen durch Vermehrung des Binnendruckes in den Brennern reicher mit langwelligem Ultraviolettlicht auszustatten.

Da die bekannteste und verbreitetste Ultraviolettlichtquelle das Quecksilberdampfquarzlicht ist (die sog. „künstliche Höhensonne" zur Allgemeinbestrahlung, die „Kromayerlampe" zur Lokalbehandlung), gehen wir zweckmäßig von ihrer biologischen Wirkung und ihren therapeutischen Anwendungsmöglichkeiten aus.

Nach einer Bestrahlung mit der *„künstlichen Höhensonne"* tritt nach einer Latenzzeit von einigen Stunden eine auf den Lichteinfall begrenzte Hautentzündung auf, die in einer Rötung bestehen kann, bei starker Dosis in einer Blasenbildung; bei stärkster Dosis werden auch besonders lichtempfindliche Zellgruppen (Capillaren, tuberkulöse Riesenzellen) elektiv geschädigt; ein tieferer geschwüriger Zerfall dagegen entsteht nie. Infolgedessen erfolgt die Abheilung für gewöhnlich durch eine Abschälung der Oberhaut und nicht durch eine Narbe; nach häufigen Bestrahlungen leidet höchstens die lokale Pigmentbildung: es treten Depigmentierungen von Dauer auf z. B. in der Umgegend eines oft bestrahlten Lupus. Durch kleinere Dosen wird dagegen die Pigmentierung angeregt und es kommt zu einer Pigmentvermehrung — die allerdings nie so stark ist wie nach Sonnenbestrahlungen. Außerdem tritt nach Ablauf der Lichtreaktion eine Widerstandserhöhung gegen neue Bestrahlungen auf: die Haut hat sich für eine gewisse Zeit an Licht gewöhnt. Genaue Untersuchungen haben gezeigt, daß diese Lichtgewöhnung nichts mit der Pigmentierung zu tun hat, auch nicht solange wie diese anhält, sondern daß sie auf einer Verdickung und Verdichtung der oberflächlichen Hornschicht beruht.

Therapeutisch lassen sich die biologischen Strahlenwirkungen in mannigfacher Weise ausnutzen: der Lichtentzündung mit ihrer vermehrten Durchblutung bedienen wir uns zur lokalen Anregung bei Frostschäden, bei schlechtheilenden Wunden, zur Beschleunigung des Haarwachstums (bei Alopecia areata, bei seborrhoischer oder vorzeitiger Kahlwerdung) oder zur Verbesserung der Resorption von krankhaften Einlagerungen (bei oberflächlichen tuberkulösen Prozessen, wie lichenoiden und papulonekrotischen Tuberkulosen, bei Xanthomen); oft ist auch damit ein juckstillender Erfolg zu erreichen (bei Pruritus senilis, postscabiöser Dermatitis).

Tritt mit gesteigerter Dosis die Schälwirkung hinzu, so kommt das Ultraviolettlicht zur Behandlung der Psoriasis in Betracht (abgesehen von den frischen reizbaren Formen, in denen es wie jeder energische Eingriff provozierend wirken kann), weiter bei seborrhoischem Ekzem, bei Lichen ruber planus (wo es auch wegen seiner juckstillenden Eigenschaften beliebt ist); schließlich bei Acne, bei der es während der Zeit seiner Anwendung meist gute Erfolge hat.

Die destruierende Wirkung, die teilweise elektiv ist, benutzen wir zur Beseitigung von flächenhaften oberflächlichen Telangiektasien, z.B. bei Frostschäden an den Wangen, der Nase oder den Unterschenkeln oder von umschriebenen Gefäßneubildungen, z.B. bei oberflächlichen Blutmälern; weiter zur Vernichtung lupöser Infiltrate, die infolge ihrer eigenartigen fettigen Durchtränkung besonders lichtdurchlässig sind; leider reichen sie in ihrer Ausdehnung oft tiefer, als ihnen das oberflächlich wirkende kurzwellige Ultraviolettlicht folgen kann.

Die pigmentverstärkende Wirkung des Lichtes findet seltener therapeutische Verwendung, nämlich bei der Vitiligo, insofern hier frisch erkrankte Herde eine Zeitlang noch auf kräftige Lichtdosen wieder Pigment produzieren. Durch Einreibung mit Bergamottöl vor der Bestrahlung (10% in Spiritus) lassen sich die Hautstellen noch zu dieser Pigmentbildung besonders anregen (diese Sensibilisierung ist gelegentlich auch die Ursache der sog. Berlockdermatitis: durch Anspritzen mit Kölnisch Wasser vor einem Sonnenbad treten im Verlauf der verdunstenden Tropfen lokal stärkere Lichtentzündungen und besonders starke, wochenlang anhaltende Pigmentierungen auf).

Neben den lokalen Wirkungen stehen die allgemeinen; die wichtigsten sind eine Regenerationsbeschleunigung der roten Blutkörperchen, die Bildung von D-Vitamin in der Haut, eine Senkung des Sympathicotonus und schließlich unspezifische Leistungssteigerungen, zu denen ein leistungsfähiger Organismus durch in der Epidermis entstehende Zellzerfallsprodukte veranlaßt wird. Diese Reize können sich allerdings auch schädlich auswirken: bei Lungentuberkulose zu Blutungen, sonst auch zu Temperatursteigerungen, leichtestenfalls zu nervösen Erregungszuständen und Schlaflosigkeit führen.

Indiziert sind Allgemeinbestrahlungen bei konstitutionellem Ekzem, dem exsudativen der Säuglinge und dem spätexsudativen der Erwachsenen; bei Acne — neben den Lokalbestrahlungen — und bei Neigung zu Furunkulose, während der einzelne Furunkel nicht bestrahlt werden soll; schließlich bei extrapulmonaler Tuberkulose, insbesondere der Tuberkulose der Haut: bei Lupus, bei colliquativer, papulonekrotischer und lichenoider Tuberkulose. In Kombination mit Eigenblutinjektionen sind Allgemeinbestrahlungen auch bei veralteter und nervöser Lues vorteilhaft.

Die *Technik der Bestrahlung* mit Quecksilberdampfquarzlampen wird meist etwas nachlässig gehandhabt; ihre volle Wirkung kommt dem Patienten aber nur dann zugute, wenn die verabfolgte Dosis auch tatsächlich ausreichend ist. Hierbei muß der Arzt beachten, daß der Quecksilberdampfquarzbrenner seiner Höhensonne erst „einbrennen" muß, d. h. erst nach 8—10 min Brennens die erforderliche Binnentemperatur erreicht, um die volle Strahlenmenge auszusenden, und daß er weiterhin im Laufe der Zeit „altert", d. h. infolge Inkrustierung der Brennerwandung mit Schmutz und Quecksilberteilchen immer lichtundurchlässiger wird und bis auf 10 und 5% der Anfangsleistung herabsinkt. Je nach der Pflege geht das sehr rasch vor sich und schließlich gelingt es nicht mehr, den eingetretenen Strahlenverlust durch Verlängerung der Bestrahlungszeit auszugleichen; die Bestrahlungen werden dann zu gering und völlig wertlos. Häufig wird jedoch diese Leistungsverminderung der Strahlenquelle übersehen, weil man sie auf eine verminderte Lichtempfindlichkeit des eben bestrahlten Patienten zu-

rückführt, denn natürlich bestehen individuelle Verschiedenheiten der Lichtempfindlichkeit zwischen verschiedenen Personen, auch zwischen verschiedenen
Körperstellen, und schließlich kommt es im Verlauf einer Bestrahlungskur auch
zu einer verschieden starken Gewöhnung.

Zur objektiven Dosierung der künstlichen Höhensonne ist folgendes einfache Verfahren
geeignet:

In einem Becherglas von 100 ccm Inhalt und genau 5 cm Durchmesser werden
       25 ccm 1% Jodkalilösung,
       25 ccm 5% Schwefelsäurelösung,
       1 ccm $^1/_{400}$ n-Natriumthiosulfatlösung (0,063 g auf 100 Aq. dest.),
       5 Tropfen Stärkelösung
(frisch in der Apotheke bereitete Lösungen) zusammengeschüttet und in einem vorher bestimmten Abstand (Brenner-Oberfläche der Flüssigkeit z. B. 25 cm) unter die Lampe gestellt, die bereits 10 min eingebrannt ist. Es bilden sich dann durch Ausscheidung von Jod,
das mit Stärke reagiert, blaue Schlieren, die durch kurzes Umrühren zerstört werden;
schließlich aber färbt sich die gesamte Flüssigkeit blau. Die Umschlagszeit wird bestimmt,
sie ist eine sog. „Höhensonneneinheit“ (HSE); bestrahlt man in dieser Zeit — aber in der
doppelten Entfernung (also in 50 cm Abstand, wenn die Bestimmung der HSE in 25 cm
erfolgte) — eine bisher unbestrahlte Person, so reagiert diese immer mit einem Erythem,
das allerdings je nach der individuellen Empfindlichkeit verschieden stark ausfällt. Eicht
man von Zeit zu Zeit seine Höhensonne mit dieser Methode, so bleibt man über ihre Leistungsfähigkeit im klaren. (Höhensonnen, deren HSE, gemessen in 25 cm, mehr als 7 min
beträgt, sind fast unbrauchbar und müssen in der Fabrik regeneriert werden.)

Die Bestrahlungskuren kann man mit ½—1 HSE beginnen und unter Be-
rücksichtigung der eintretenden Lichtgewöhnung alle 8 Tage um 30—50% der
vorangegangen Dosis steigern. Je nach der Absicht der Bestrahlung wechselt die
Höhe der Dosis und die Häufigkeit der Bestrahlung: legt man Wert auf eine
Allgemeinwirkung, so bestrahlt man, um immer neue, noch nicht lichtgewöhnte
Reizflächen zur Verfügung zu haben, reihum abwechselnd Vorder-, Rücken- und
Seitenflächen des Rumpfes und nimmt zweimal in der Woche eine Bestrahlung
vor; handelt es sich um eine *lokale Wirkung* bei Psoriasis oder bei einer Acne, so
bestrahlt man alle erkrankten Stellen, nimmt aber die Zeitabstände größer, etwa
alle 8—10 Tage, um der Körperstelle, da ja immer wieder dieselbe bestrahlt werden muß, Zeit zur Lichtentwöhnung zu lassen. Das beliebte Einölen vor der Bestrahlung hat, weil es nur die Strahlen schwächt und dementsprechend die Bestrahlungszeit verlängert, wenig Wert. Baden mit Wasser und Seife ist dagegen
vorteilhaft, um die Lichtempfindlichkeit zu erhöhen. Einölen oder Einsalben *nach*
der Bestrahlung kann die Austrocknung der Oberhaut, wenn sie dem Patienten
lästig ist, hintanhalten. Stets soll man dem Patienten klarmachen, daß ein sichtbares Erythem, auch mit Wärmegefühl und leichtem Brennen, keine „Verbrennung“ ist, sondern eine erwünschte Strahlenreaktion der Haut; blasige schmerzhafte Reaktionen dürfen natürlich bei einer Allgemeinbestrahlung nicht vorkommen, übrigens heilen auch sie spurlos ab.

Gelegentlich sind jedoch blasige Lokalreaktionen zum therapeutischen
Erfolg Bedingung. Bei Lupus ist z. B. eine blasige Reaktion nötig (s. S. 324).
Bei oberflächlichen Telangiektasien, bei der Alopecia areata ist eine bis an
die Blasenbildung herangehende Dosis erwünscht. Solche Wirkungen können
für gewöhnlich nicht mit der künstlichen Höhensonne erreicht werden; dazu
bedarf es der wassergekühlten Kromayerlampe zur Lokalbestrahlung. (Höhensonnenbestrahlungen des behaarten Kopfes, z. B. bei Alopecia areata oder bei
vorzeitigem Haarausfall, sind, wenn es nicht zu einem kräftigen Erythem kommt,
wertlos, besonders wenn die zwar gelichteten, aber doch noch stark lichtabsor-
bierenden Haare nicht sorgfältig gescheitelt werden und eine vorhandene Seborrhöe nicht durch Spirituswaschungen beseitigt ist.)

Von Nebenschäden der Bestrahlungen mit kurzwelligem Ultraviolettlicht sind Bindehautentzündungen am häufigsten, die sich auch bereits einstellen, wenn reflektiertes Ultraviolettlicht in die ungeschützten Augen fällt. Zum Schutz genügen einfache Glasbrillen, die aber so groß sein müssen, daß sie auch den seitlichen Lichteinfall verhindern. (Bei Bestrahlungen des Gesichtes bestrahle man jedoch ein Drittel der gewählten Zeit ohne Brille, lediglich mit geschlossenen Augen, um die kosmetisch häßlichen ausgesparten blassen Augenhöhlen zu vermeiden.) Kinder, die keine Brillen tragen mögen, bestrahle man zunächst auf dem Bauch liegend, um sie zu gewöhnen; dreht man sie dann um, so lasse man ihr Gesicht durch die Hand der Mutter beschatten — nicht bedecken; bei der Mutter vergesse man die Schutzbrille jedoch nicht. Gleichwohl auftretende Bindehautentzündungen dauern für gewöhnlich nur eine Nacht; sie bessern sich auf kalte feuchte Umschläge oder augenblicklich auf Einträufelungen von 0,5% Pantocainlösung. Andere Erscheinungen, die *später als ein Tag* nach Ultraviolettlichtbestrahlungen auftreten, haben meist mit der Bestrahlung nichts zu tun; treten solche auf, so denke man etwa an die Einwirkungen verwendeter, z. B. schmerzstillender Salben (Anästhesin).

Sonnenbäder — sei es im Hochgebirge, sei es im Tiefland abseits von dem lichtfressenden Rauchdunst der Städte, besonders günstig am Meeresstrand — sind therapeutisch für die gleichen Hauterkrankungen geeignet, bei denen die künstliche Höhensonne wirksam ist: bei Acne, seborrhoischem Ekzem, bei Psoriasis, darüber hinaus aber noch bei Ichthyosis, da im Verlauf einer Reihe von Sonnenbädern die ichthyotische Haut samtartig weich wird, haltbar leider nur für eine Dauer von 2—3 Monaten nach Abschluß der Bestrahlungen.

Auch die Allgemeinwirkung der Sonne bei Hauttuberkulose ist der bei der künstlichen Höhensonne überlegen. Je nach der Schwere der Allgemeinerkrankung müssen die Bestrahlungen mehr oder minder vorsichtig begonnen und monatelang fortgesetzt werden; das dazu nötige Sonnenlicht ist allerdings oft nur im Gebirge vorhanden.

Infolgedessen hat man die Suche nach Lichtquellen, die die Sonne in ihren besonders für die Hauttuberkulose unübertrefflichen langwelligen Ultraviolettlichtstrahlen ersetzen sollen, niemals aufgegeben, wobei diese Lichtquellen hauptsächlich für die Indikationen gedacht sind, wo die Quecksilberdampfquarzlampen („künstliche Höhensonne") nicht ausreichen (Hauttuberkulose, Ichthyosis, einzelne Fälle von Psoriasis).

Eine dieser Lichtquellen, die mit großer Stromstärke (20—75 Ampere) brennende *offene Bogenlampe* (sog. Finsenlampe), ist schon lange bekannt, aber sie scheidet wegen ihrer hohen Betriebskosten für den Praktiker aus und ist nur für Kliniken geeignet. Ersetzt man die Reinkohlen dieser Finsenlampen durch metallhaltige Kohlen (z. B. mit Eisen), so wird die Strahlenausbeute im langwelligen Ultraviolettlicht ergiebiger und die Bestrahlungszeiten entsprechend kürzer. Die Kandemsonnenlampe (Körting & Mathiessen AG., Leipzig) ist wohl die brauchbarste derartige Lampe, bei der gleichzeitig bis zu 8 Personen bestrahlt werden können. Für den Praktiker ist die Kandembogenlichtsonne (Körting-Mathiessen) bestimmt, die, mit Eisendochtkohlen versehen, eine große Sonnenähnlichkeit erreicht. Kleiner, billiger und handlicher ist die Albertussonne (Albertus-Werke, Hannover), die an jede Wechselstromleitung angeschlossen werden kann, und mit der gelieferten Kohle „mild" angenähert sonnenähnliche Hautwirkungen ergibt.

Die Bestrahlungstechnik mit diesen Lampen weicht von der der künstlichen Höhensonne in Einzelheiten ab: da die Bogenlampe nicht wie die Quarzlampe mit der Zeit „altert", ist ihre Intensität dauernd als gleich anzusehen. Während der einzelnen Bestrahlungen allerdings schwankt die Lichtstärke mit dem Abstand der Kohlen und der damit wechselnden Länge des Lichtbogens, der auch durch automatische Regulation niemals völlig konstant gehalten werden kann.

Außerdem muß man sich klar sein, daß die Bestrahlungszeiten, wenn sie wirksam sein sollen, grundsätzlich länger dauern müssen als bei der künstlichen Höhensonne, weil gegen die biologisch wertvolleren langwelligen Ultraviolettlichtstrahlen eine geringere Hautempfindlichkeit (wahrscheinlich infolge Anpassung) besteht als gegen die kurzwelligen Ultraviolettlichtstrahlen, die in der natürlichen Umgebungswelt bekanntlich gar nicht vorkommen; ein Sonnenbad dauert für gewöhnlich auch länger als eine Bestrahlung mit der künstlichen Höhensonne. Mit steigender Gewöhnung der Haut muß dann die Bestrahlungsdauer noch verlängert werden, die Zeiten können erheblich werden, die Stromkosten ebenso. Das wiegen aber die therapeutischen Vorteile dieser Strahlen, wo sie nötig sind, wieder auf. Die Kosten, die durch den Verbrauch der Kohlenstifte entstehen, entsprechen den Kosten der bei den Quecksilberdampfquarzlampen von Zeit zu Zeit notwendigen Regenerierung des Brenners. Ein besonderer Vorteil der Kohlenbogenlampe besteht noch darin, daß man durch geeignete Wahl der Stifte die Möglichkeit hat, auch auf Wunsch mit derselben Lampe ein besonders kurzwelliges Licht zu produzieren; die Kohlenbogenlampen sind also variabel.

Will man Kohlenbogenlicht dosieren, so macht man das am besten individuell, d.h. man belichtet durch einen Karton, in den einzelne Löcher geschnitten sind, benachbarte Hautstellen, z. B. am Rücken mit verschiedenen Bestrahlungszeiten, und wählt zur Ganzbestrahlung die Zeit, bei der nach 24 Stunden eben ein Erythem erkennbar ist.

Außer den Kohlenbogenlampen gibt (oder gab) es noch Quarzlampen, in denen statt Quecksilber Cadmium verdampft wird, das den Lichtbogen bildet; auch diese liefern ein mildes langwelliges Ultraviolettlicht. Neuerdings hat man auch durch Erhöhung des Binnendruckes in den Quecksilberdampflampen ihr Ultraviolettlichtspektrum ins langwellige Gebiet erweitert (Überdrucklampen). Man kann dann das immer noch störende kurzwellige Ultraviolettlicht durch geeignete Glasfilter abfangen; diese Lampen dienen entweder zur Allgemeinbestrahlung wie die Ultravitaluxlampe (von der man, weil sie noch von zu geringer Intensität ist, meist mehrere Lampen anwenden muß) oder zur Lokalbehandlung (wo die Lampen zwar genügend intensiv, aber im Gebrauch noch sehr empfindlich sind); ihre Besonderheit ist, daß sie milde, nichtstörende Hautreaktionen erzeugen, die keine Arbeitsbehinderung bedingen, und die trotzdem für die therapeutische Behandlung eines Lupus ausreichen sollen. Es ist zu erwarten, daß in absehbarer Zeit durch eine derartige Lampe zur Lokaltherapie die große Finsenlampe, die wegen ihrer hohen Stromkosten und ihres Personalaufwandes selbst für Institute kaum erschwinglich ist, und auch die kleinere, immer noch teuere Finsen-Lomholt-Lampe ersetzt werden können, und zwar gleichwertig, was durch die Kromayerlampe nicht möglich ist (Lichterkrankungen und Lichtschutz s. S. 257).

Röntgenstrahlen.

Von allen physikalischen Heilverfahren sind die Röntgenstrahlen für die Dermatologie das wertvollste: sie beseitigen Infiltrate, vermindern das Jucken, beschleunigen den Ablauf einer Entzündung, entfernen verseuchte Haare und zerstören bösartige Geschwulstzellen innerhalb des normalen Gewebes, dabei hat die Haut als zutage liegendes Organ den Vorteil, für die Bestrahlungen ohne weiteres zugänglich zu sein; lediglich bei infektiösen Erkrankungen, bei denen wir spezifische Heilmittel haben, sind sie entbehrlich. Aber wie jedes hochwirksame Mittel verlangt die Anwendung der Röntgenstrahlen einige technische Erfahrung; darüber hinaus ist aber bei den Röntgenstrahlen zu berücksichtigen, daß sie mit der Erreichung einer gewissen Gesamtdosis zu irreversiblen Schädigungen führen: es gilt also, ihren Einsatz zweckmäßig zu gestalten und sie niemals nutzlos zu vergeuden.

Die technischen Grundlagen der Röntgenbestrahlung müssen praktisch erlernt werden — wie das Autolenken; hier sind nur die Richtlinien der Anwendung in der Dermatologie und die Indikationen abzuhandeln; denn manche Ärzte überweisen ihre Patienten an Institute oder Fachröntgenologen, wo die Notwendigkeit der Bestrahlungen nicht mehr überprüft wird. Auch ist nicht immer genügend bekannt, daß für den Fachröntgenologen die dermatologische Röntgentherapie nur ein kleines bescheidenes Gebiet darstellt, während die Tiefenbestrahlung und die Diagnostik ihm interessantere und lohnendere Probleme bietet; infolgedessen werden dort dermatologische Affektionen (abgesehen von den Tumoren) oft mit einer Technik oder mit Apparaturen behandelt, die zu gewichtig und der Haut nicht angepaßt sind. Am besten bleibt zweifellos die Röntgenbehandlung der Hautkrankheiten in der Hand des — röntgenologisch geschulten — Dermatologen, der ihre Notwendigkeit beurteilen kann, sie mit einer geeigneten sonstigen Behandlung kombiniert und über eine speziell für Hauterkrankungen passende Apparatur verfügt.

Diese Apparatur kann bescheiden sein: sie soll Hochspannungen von 50 000 bis 90 000 Volt liefern können; sie soll gestatten, nicht nur die Stromstärke, sondern auch die Spannung zu regulieren; sie soll es erlauben, auch ungefiltert zu bestrahlen (also keine festen Filter in Stativ oder Röhre haben); sie soll beweglich sein, so daß die Röntgenröhre bequem an alle verwinkelten Körpergegenden herangebracht werden kann (also kein unhandlicher Röhrenkasten), und schließlich soll der Strahlenfokus möglichst der Haut genähert werden können. Ebenso wichtig wie die Apparatur ist eine gute einwandfreie Dosierung.

Die *Dosierung* der Röntgenstrahlen erfolgt in der dermatologischen Praxis manchmal noch mit der Sabouraudtablette. Das ist ein Bariumplatincyanürscheibchen, das sich unter einer gewissen Röntgenstrahlenmenge bis zu einer festgesetzten Bräunung verfärbt; in der hierzu nötigen Bestrahlungszeit ist in dem doppelten Abstand, in dem die Tablette zum Bestrahlungsfokus liegt, gerade eine Röntgendosis verabfolgt worden, die ein Erythem hervorruft („Erythemdosis oder Volldosis") oder die einen Haarausfall bedingt („Epilationsdosis"); üblicherweise nennt man sie 10 X. Aber die Sabouraudtablette ist nicht nur von der Strahlenmenge, sondern auch von der Strahlenqualität abhängig. Die Strahlenqualität bedeutet, ob eine Röntgenstrahlung hart oder weich ist, d. h. ob sie das Gewebe tiefer oder weniger tief durchdringt; wirksam ist sie aber da, wo sie nicht weiterdringt, sondern absorbiert wird. Will man also in die Tiefe wirken (z. B. an den Eierstöcken), so verwendet man eine harte Röntgenstrahlung, man erhöht die Spannung und filtert mit Metallfiltern (Aluminium, Kupfer, Zink) die weichen Strahlen ab; will man aber in der Haut wirken, so bevorzugt man eine weiche Strahlung von niedriger Spannung (50—90 Kilovolt) und filtert wenig. Auch in den 1—2 cm Tiefe der Haut, in der sich die Hauterkrankungen abspielen (die meisten überhaupt nur innerhalb 5 mm), kann man noch durch geeignete Wahl der Spannung und der Filter Röntgenstrahlen gerade für eine bestimmte Schicht wirksam machen. Man hat aber gar kein Interesse daran, tiefer liegende Organe (Baucheingeweide, Gehirn, Knorpelknochenfugen, Lymphdrüsen, Milchdrüsen, Speicheldrüsen u. dgl.) durch eine überflüssig harte Strahlung bei Hautbestrahlungen zu schädigen; manchmal will man sogar nur oberflächliche Prozesse beeinflussen, ohne selbst einen Haarausfall zu riskieren.

Um ein Maß für die Strahlenqualität zu haben, bezeichnet man sie nach der Dicke einer Aluminiumplatte, durch die eine Röntgenstrahlung auf die Hälfte herabgesetzt wird. Für Hautbehandlungen sind Röntgenstrahlen von 0,3 bis 1,2 mm Aluminium Halbwertschicht (Al HWS) am geeignetsten; sie genügen nicht nur für Ekzem, Psoriasis, sondern auch für Hautkrebse, Furunkel und Schweißdrüsenentzündungen. Bei einer Strahlung von 0,3 mm Al HWS können Ekzeme auf dem Kopf geheilt werden ohne Haarausfall. Eine Strahlung von 1 mm Al HWS dient am besten zur Epilation. Das sind Strahlenqualitäten, die sich mit einer Apparatur von 50—90 Kilovolt und ohne oder mit einem Aluminiumfilter von 0,5—1 mm herstellen lassen. Nachdem man durch Strahlenmessung in den obersten Schichten der Haut festgestellt hat, daß von einer härteren Strahlung unnötig viel in die Tiefe geht (und dort Veranlassung zu sklerosierenden, für die Ernährung der Haut verhängnisvollen Bindegewebsschädigungen gibt), besteht heute die Tendenz nach einer optimalen oberflächlichen Strahlenqualität (sog. Haut- bzw. Unterhauttherapie).

Allerdings ist die Sabouraudtablette für die Dosierung gerade dieser weichen Röntgenstrahlen ungeeignet. Schon lange wußte man, daß die von ihr gemessenen 10 X nur bei einer bestimmten Strahlenqualität von etwa 1,1 mm Al HWS gleich der Erythemdosis sind, und daß bei härteren Röntgenstrahlen die Erythemdosis — nach der Sabouraudtablette gemessen — bis auf 20 X steigt; infolge gleichmäßiger und langsam steigender Beziehungen können aber diese Verhältnisse tabellarisch erfaßt werden (15 X bei 1,5 mm Al HWS; 20 X bei 5 mm Al HWS). Ist die Strahlung aber weicher als 1 mm Al HWS, so wird die Dosierung durch die Sabouraudtablette sprunghaft ungenau; an ihrer Stelle muß dann die Dosierung mit Ionisationsinstrumenten erfolgen, die zwar noch teuer sind, aber die Sabouraudtablette, die in ihrer Ablesegenauigkeit überdies stets mit einer Unsicherheit von 25% behaftet ist, an Genauigkeit übertreffen. (Im übrigen ist ab 1. 1. 1942 die Dosierung durch Ionisationsinstrumente in jedem Röntgenbetrieb Vorschrift.)

Solange zur Dosierung also noch die Sabouraudtablette verwandt wird, bedient man sich — mit Rücksicht auf eine einwandfreie Dosismessung — einer Strahlung von mindestens 1 mm Al HWS (also etwa einer Röntgenstrahlung von 80 Kilovolt und ½ mm Aluminiumfilter), sobald man ein Ionisationsinstrument besitzt, wählt man die Strahlenqualität lediglich nach biologischen therapeutischen Bedürfnissen.

Die *Einheit* der vom Ionisationsinstrument gemessenen Röntgenstrahlen ist das r (= Röntgen). Die Erythemdosis beträgt je nach der Strahlenqualität 400 bis 550 r (400 r bei 0,3 mm Al HWS; 450 r bei 1 mm; 500 r bei 2,5 mm; 550 r bei 5 mm und mehr Al HWS), sie ist aber auch individuell etwas verschieden, d.h. bei dieser Röntgendosis bekommen zwar bereits zahlreiche Personen eine Hautrötung, die zudem mehr oder minder stark ist, andere aber zeigen noch keinerlei Reaktion. Diese Dosis kann jedenfalls ohne Gefahr auf einmal gegeben werden. Es ist aber keineswegs so, als ob nun eine Überschreitung dieser Dosis sofort Schädigungen bedingte; z. B. ist eine Bestrahlung mit 800—1000 r bei einem Hautkrebs durchaus möglich und zweckentsprechend. Besonders bei kleineren Feldern (unter 5 cm Durchmesser) macht eine derartige Überschreitung der Erythemdosis nichts aus. Bei etwa 1200 r dagegen kann es zu unerwünschten blasigen Reaktionen und bei etwa 2000 r zu geschwürigen Reaktionen kommen; immer sind auch hierbei individuelle Verschiedenheiten vorhanden.

Andererseits sind auch bereits Teildosen der Erythemdosis wirksam, z. B. reichen 100—150 r zur Beeinflussung eines entzündlichen Hautherdes (Ekzem) durchaus aus. Diese Dosen werden dann in Abständen von 5—10 Tagen mehr-

mals — in sog. Serien — gegeben, bis die Heilung bzw. die „Volldosis“ erreicht
ist. Würde man diese Teildosen auf einmal geben, so hätte man Strahlenreak-
tionen der entzündeten Hautstellen zu befürchten, die für den Patienten unangenehm sind. So muß man für besonders reizbare Hauterkrankungen sogar auf
Dosen von 50 r heruntergehen (bei Rosacea), andererseits auf andere, weniger
empfindliche Hauterkrankungen auch Dosen von 300—400 r auf einmal verabfolgen (bei inveterierter Psoriasis, bei Neurodermie der Unterschenkel), während
kleinere Dosen unwirksam bleiben. Der geübte Strahlentherapeut wird sich also
von einem Schematismus frei machen, der zunächst zur Einarbeitung zweckmäßig sein mag.

Abgesehen von der geeigneten und zulässigen Einzeldosis ist die Kenntnis
von der *zulässigen Gesamtdosis* im Laufe des ganzen Lebens von einer gerade für
die dermatologische Röntgentherapie besonderen Bedeutung; denn nur bei chronischen Hautkrankheiten ist es üblich, daß Röntgenstrahlen als ein bequemes
Heilmittel über Jahre hinaus angewandt werden. Und dabei zeigt sich dann,
daß selbst Einzelbestrahlungen, die ohne erkennbare schädliche Nebenwirkungen
verlaufen, immer wiederholt, schließlich zu dauerhaften Hautschäden führen: zu
Gefäßerweiterungen, zu scheckigen Pigmentveränderungen und zu mehr oder
minder oberflächlichen Narben, die wenig widerstandsfähig zu Geschwürsbildungen neigen. Und diese Spätschäden sind um so heimtückischer, als sie erst
1—2 Jahre nach der letzten Bestrahlung erkennbar werden können. Wir müssen
also annehmen, daß jede Röntgenbestrahlung irreversible oder wenigstens sehr
langsam reversible Veränderungen im bestrahlten Gewebe (vermutlich an den
Capillaren) setzt, die sich bei zu häufigen oder zu rasch wiederholten Bestrahlungen zu klinisch erkennbaren Schäden kumulieren.

Über die Höhe der für eine bestimmte Hautstelle zulässigen Gesamtdosis liegen keine sicheren, durch systematische Untersuchungen gewonnenen Zahlen vor.
Es wäre auch nicht mit *einer* Zahl allein getan, denn es kommt auch darauf an,
in welchen Einzeldosen die Bestrahlungen verabfolgt worden sind, in welchen Abständen zueinander, mit welchen Erholungspausen; denn je höher die Einzeldosen sind, je kürzer aufeinander die Bestrahlungen folgen, um so geringer ist
die zulässige Gesamtdosis. (Hieraus folgt, daß über Röntgenbestrahlungen genau
Buch zu führen ist, und daß dem Patienten für den Fall eines Arztwechsels mindestens die Tatsache mitzuteilen ist, daß er mit Röntgenstrahlen bestrahlt worden
ist und für eine bestimmte Zeit nicht wieder bestrahlt werden darf. Der nach-
bestrahlende Arzt wird sich zweckmäßig dann über frühere Bestrahlungen in-
formieren.)

Immerhin lassen sich gewisse Anhaltspunkte über die erlaubte Häufigkeit von
Röntgenbestrahlungen geben. Eine Volldosis (rd. 500 r), auf einmal oder in Teildosen (100—150 r alle 5—10 Tage, 3—4mal) gegeben, sollte nicht mehr als zweimal im Jahr verabfolgt werden, bis zu einer Gesamtdosis von etwa 2500 r, womit
das Gefahrengebiet erreicht wird, d.h. bei *einzelnen* Individuen Spätschädigungen
auftreten können; nach rd. 4000 r bereits bei 50% der Bestrahlten. (Diese Angaben stützen sich auf Beobachtungen von HOLTHUSEN bei Kranken mit Hautkrebs, die kurzfristiger mit höheren Einzeldosen bestrahlt worden sind, als es bei
Hautleiden üblich ist.)

Das bedeutet, daß man durchschnittlich über die Möglichkeit von etwa 25 bis
30 Bestrahlungen zu 100 r oder von 20 Bestrahlungen zu 150 r verfügt, eine an
und für sich hinreichende Zahl von Bestrahlungen, die man nur über eine möglichst große Anzahl von Jahren verteilen muß, wenn es sich um ein chronisches
Ekzem oder eine Psoriasis handelt, die sich bekanntlich ein ganzes Leben hinziehen können. Daraus folgt, daß man jede einzelne Bestrahlung — wenigstens

bei diesen Erkrankungen — möglichst gering halten soll, daß man bei erreichtem Erfolg mit der Bestrahlung aufzuhören hat, und daß man zweckmäßig die Bestrahlung immer mit einer geeigneten sonstigen Therapie kombiniert. Überhaupt soll die Röntgentherapie nicht als Verlegenheitstherapie betrieben werden, nämlich wenn man die Diagnose nicht kennt oder wenn die sonstige Therapie planlos ist oder unzweckmäßig: die Röntgentherapie ist weder dazu da, einen Pruritus zu heilen, der auf Filzläuse zurückzuführen ist, noch die durch den Arzt mit einer nichtvertragenen Salbe (z. B. Anästhesinsalbe bei einem Idiosynkrasiker) unterhaltene Hautentzündung zu beheben.

Während die Gesichtspunkte der Sparsamkeit für chronische oder erfahrungsgemäß rückfällige Hauterkrankungen maßgebend sind, ist bei anderen Erkrankungen, bei denen eine Beseitigung eines krankhaften Prozesses schlagartig möglich ist, darauf zu achten, daß die Dosis ausreicht und nicht unnötig verzettelt wird; das gilt z. B. für eine Epilation oder für die Beseitigung eines Hautcarcinoms; bei letzterem müssen sogar gelegentlich die üblichen Volldosen bewußt überschritten werden.

Zu den *Indikationen* der Röntgenhauttherapie gehören zunächst alle Ekzeme, vor allem alle juckenden und verdickten Hautherde. Sog. akute Ekzeme, also Hautentzündungen — in der Regel durch äußere Schadstoffe entstanden — mit Schwellungen und Brennen bedürfen meist keiner Röntgentherapie. Bei nässenden Herden, auch chronischer Art, wird das Nässen wenig beeinflußt, wohl aber ein evtl. vorhandenes Infiltrat. Das Jucken wird fast immer gebessert, selbst wenn es ohne Infiltratbildung einhergeht. Besonders wertvoll ist die Röntgentherapie, wenn andere Maßnahmen versagen, z. B. bei salbenempfindlichen Ekzemen oder bei schlecht zugänglichen Herden unter verhornter Haut, wie an den Hohlhänden und Fußsohlen. Bei dem Schweißekzem der Achselhöhle setzen die Bestrahlungen gleichzeitig die Sekretion der Schweißdrüsen herab, bei dem sog. „dyshidrotischen" Ekzem der Hände auch die vegetativ-nervöse Übererregbarkeit. Dosis 100—150 r; 0,5—1 mm Al HWS, alle 5—8 Tage, 3—4mal. (Zur Lähmung der Schweißdrüsen höhere Dosen: 300 r; 1,2 mm Al HWS, alle 3—4Wochen, 3mal.)

Dieselben Dosen wie beim Ekzem werden bei Hautjucken infolge Anal- und Vulvapruritus angewandt, bei stark juckenden Herden von Pityriasis rosea, von Lichen planus, von Dermatitis herpetiformis, von Epidermophytie, von intertriginösen Erkrankungen wie Soor und Pyodermien, von postscabiöser Dermatitis. Bei senilem Pruritus können — wenn die voraussichtliche Lebensdauer des Patienten Spätschädigungen nicht mehr befürchten läßt — die Einzelbestrahlungen häufiger wiederholt werden.

Bei Psoriasis ist die akute Form zur Röntgentherapie ungeeignet; die chronische verlangt eine Individualisierung der Dosen. Manche Formen schmelzen auf 100—150 r ein, manche erst auf 300—400 r, während dann geringere Dosen unwirksam bleiben. Herde an den Unterschenkeln verlangen meist eine um 25 bis 30% höhere Dosierung. Besonders wichtig für Psoriasis an den Händen, den Ellbogen, den Knien, die für andere Verfahren hartnäckig zu sein pflegt; einziges Mittel bei Nagelpsoriasis.

Bei einer zweiten Gruppe von Hautkrankheiten wirken die Röntgenbestrahlungen hauptsächlich auf infektiös entzündliche Prozesse ein, wenn diese nicht lediglich an der Oberfläche der Epidermis sitzen („*Entzündungsbestrahlung*"). Bestrahlt man z. B. einen Furunkel oder einen Schweißdrüsenabsceß (in der Achselhöhle, in der Analgegend) mit Röntgenstrahlen, und zwar während des akuten Stadiums vor der Abscedierung, so erreicht man eine Abkürzung des Verlaufs, entweder eine schnellere Einschmelzung oder gelegentlich noch eine Resorption. Die Wirkung erfolgt wahrscheinlich durch eine elektive Strahlenschädigung der lokal angehäuften Leukocyten und auf Grund der frei werdenden Zerfallsprodukte durch einen leistungssteigernden Reiz, der sich sowohl lokal wie allgemein auswirkt. Es gelingt also nicht nur ausgedehnte oder noch progrediente Furunkel zur Einschmelzung zu bringen, sondern auch eine allgemeine Furunkulose günstig zu beeinflussen. Die Dosis muß dem Grade der Entzündung und der Leistungsfähigkeit des Organismus angepaßt sein, 100—300 r, 1,2 mm Al HWS, evtl. 2 bis 3mal in 8—10 Tagen Abstand; die kleineren Dosen bei stärkerer Entzündung. Schweißdrüsenabscesse der Achselhöhlen müssen mit den höheren Dosen bestrahlt werden, evtl. häufiger wiederholt, um die Schweißdrüsen zu lähmen, und damit eine Neuansteckung zu verhüten. In Anbetracht, daß diese Prozesse lokal nicht chronisch (wie das Ekzem) zu sein pflegen, muß man mit einigen entschiedenen Dosen in kurzer Zeit versuchen zur Ausheilung zu kommen. Anwendungsgebiet: Furunkel, Schweißdrüsenabscesse; auf venerischem Gebiet periurethrale gonorrhoische Infiltrate, Lymphdrüsenschwellengen bei inguinaler Lymphogranulomatose u. dgl. Chronisch entzündliche umschriebene Prozesse, wie Aktinomykose, Hauttuberkulosen (außer Lupus), bedingen höhere Dosen (300—400 alle Monate wiederholt, 2—3mal). Vegetierende Pyodermien heilen sogar erst auf Dosen von 600—800 r. Auch follikuläre Pyodermien (sog. ,,Bartflechten''), tiefe Trichophytien und Acne gehören bis zu einem gewissen Grade zu den Hautkrankheiten, die auf ,,Entzündungsbestrahlungen'' ansprechen.

Bei den Haarbalgentzündungen der Bartgegend durch Staphylokokken werden ebenfalls die leukocytären Infiltrate beseitigt, schließlich aber kommt es auch bei fortgesetzten Bestrahlungen zu einem hier vorteilhaften Haarausfall. Dasselbe gilt von den tiefen Trichophytien, bei deren Herden allerdings die Haare so locker zu sein pflegen, daß sie bereits von vornherein manuell entfernbar sind. Bei der Acne werden neben den abscedierenden Knoten auch die Talgdrüsen in ihrer Überproduktion an Talg gelähmt. Dosen: 100—150 r, 1—1,2 mm Al HWS, alle 8—10 Tage, 3—4mal. Bei Acne Wiederholung der einzelnen Serien bei Bedarf, nötigenfalls 2mal im Jahr; nach 3—4 Serien meist Dauererfolg.

Bei einer dritten Gruppe von Hauterkrankungen benutzen wir die Röntgenbestrahlung zur Entfernung verseuchter Haare (bei Pilzerkrankungen), da die Haare für unsere Desinfektionsmittel unzugänglich zu sein pflegen.

Bei *Epilation* des behaarten Kopfes sind gewisse technische Erfordernisse zu beachten: es müssen auf einmal alle Haare entfernt werden, ohne daß — auch nicht an einzelnen Stellen — durch unnötig hohe Dosen eine Dauerschädigung (Kahlheit) auftritt. Die zur Epilation nötige Dosis beträgt 400—420 r; aber es ist fast unmöglich, einen runden Kopf von verschiedenen Seiten zu bestrahlen, ohne entweder unbestrahlte oder doppelt bestrahlte Haarstreifen zu erhalten. Unbestrahlte Haarstreifen fürchtet man, weil dort infizierte Haare stehenbleiben und die ganze Epilation gefährden. Doppelt bestrahlte Haarstellen können — in wenigen Fällen — ihr Haar für dauernd einbüßen. Abdeckungen bereits bestrahlter Gebiete gelingen aber niemals auf wenige Millimeter genau. Durch eine geschickte Wahl der Einfallrichtungen kann man es jedoch so gestalten, daß die doppelt bestrahlten Felder jeweils weniger Röntgenstrahlen bekommen; allerdings arbeitet man dabei immer nur mit annähernd geschätzten Werten. Besser ist es dagegen, wenn man die Erholungsfähigkeit der Haarpapillen ausnützend, die verschiedenen Felder an verschiedenen Tagen bestrahlt. Die optimale Epilationstechnik des Kopfes besteht also darin, daß man den Kopf von 5 Stellen aus und an verschiedenen Tagen bestrahlt: in der ersten Sitzung Vorder- und Hinterkopf (25 cm Fokushautabstand), in der zweiten beide Seiten (20 cm Abstand), in der dritten schließlich den Scheitel (15 cm Abstand); jedesmal 400 bis 420 r einer Strahlung von 1,2 mm Al HWS. Bei höherem Abstand und größerer

Strahlenhärte schädigt man unnötig die Zentren an der Hirnbasis (Erbrechen). Der Haarausfall erfolgt in 14 Tagen, der Neuwuchs in 2 Monaten. Anwendung bei Mikrosporie, Trichophytie, Favus. Auch bei hartnäckiger Alopecia areata wächst oft nach einer Epilation das Haar wieder vollständig nach, manchmal allerdings nur vorübergehend. (Sog. Reizbestrahlungen bei Alopecia areata mit kleinster Bestrahlungsdauer, die den Haarwuchs fördern sollen, sind als zu unsicher wieder aufgegeben.)

Bei der Epilation des Bartes werden ebenfalls Dosen von 400—450 r an vier Stellen: Wangengegend rechts und links, Kinn von vorn, Kinn und Halsgegend von unten gegeben. Bei vorhandenen entzündlichen Prozessen (follikuläre Pyodermie) ist jedoch auf diese Dosen die Reaktion oft unangenehm stark (infolge der Mitwirkung der „Entzündungsbestrahlung"). Es entstehen starke Schwellungen und auch Aussaaten der Pyodermie; deshalb hier besser kleinere wiederholte Dosen von 150—200 r (alle 5—6 Tage), die schließlich auch zum Haarausfall führen. Bei Bestrahlung der Bartgegend ist eine bald nach der Bestrahlung eintretende Trockenheit der Mundschleimhaut störend, als Folge einer Lähmung der Speicheldrüsen. Anwendung: bei oberflächlicher Trichophytie der Bartgegend, bei follikulärer Staphylodermie.

Röntgenepilationen sind vorübergehend. Mit dem Neuwuchs der Haare kommen auch manche Infektionen wieder, sei es, daß die Erreger in den Haarbälgen zurückgeblieben sind, sei es, daß sie von anderer Stelle (z. B. der chronisch verschnupften Nasenschleimhaut) wiedereingeschleppt werden. Wiederholt man die Epilation dann immer wieder (etwa 4—5mal), so kommt man schließlich zu einer Dauerepilation, also zum dauernden Haarverlust, der aber auch zumeist mit einer Röntgenschädigung der Haut verbunden ist (Telangiektasien, mehr oder minder verhärtete Narben). Andererseits gelingt es manchmal, den dauernden Haarausfall ohne auffällige Spätschäden zu erreichen; aber das ist ein Zufall und mit keiner bekannten Technik zu garantieren. Aus diesem Grunde ist auch die Beseitigung einer Hypertrichosis (Frauenbart) durch Röntgenstrahlen ein riskantes Unternehmen, auf das sich der verantwortungsbewußte Arzt nicht einlassen wird.

In einer vierten Gruppe werden die Röntgenstrahlen zu der Beseitigung von gut- und bösartigen Gewebsneubildungen herangezogen. Da im allgemeinen Zellen um so strahlenempfindlicher sind, je größer ihre Wucherungsneigung ist, ist es möglich, einen Hautkrebs inmitten gesunden Gewebes elektiv zu beeinflussen. Allerdings sprechen die einzelnen Hautkrebse nicht gleich gut an. Die gewöhnlichen geschlossenen, langsam wachsenden Hautkrebse (aus Basalzellen zusammengesetzt) reagieren für gewöhnlich sehr gut; am einfachsten wählt man gleich eine übernormale Dosis von 900—1200 r, die meist in einer Sitzung imstande ist, das Carcinom zu beseitigen. Andere flache, geschwürig zerfallene Krebse (aus Stachelzellen zusammengesetzt) sind hartnäckiger. Hier ist die Strahlenempfindlichkeit des Krebsgewebes nicht so groß, und man hat gegenüber dem normalen Umgebungsgewebe keinen so großen Spielraum, daß man die Dosis genügend hoch für den Krebs und gleichzeitig unschädlich für die Umgebung wählen kann; das trifft um so mehr zu, wenn die Umgebung bereits geschädigt ist, also das Carcinom in einem Lupus entstanden ist oder in einer Brandnarbe oder bereits im Gebiet einer Röntgenschädigung. In solchen schwierigen Fällen stehen uns zwei Methoden zur Verfügung, das Krebsgewebe besonders zu erfassen: bei der COUTARDschen fraktionierten Bestrahlung geben wir die Röntgenstrahlen nicht auf einmal, sondern in kleinen Dosen (200 r) verteilt an aufeinanderfolgenden Tagen; mit dieser Methode können wir die Volldosis bei weitem (bis zu etwa 3000 r) überschreiten, weil sich das normale Gewebe im Laufe der lang dauernden Bestrahlung rascher erholt als das kranke, das wir damit elektiv zu schädigen vermögen. Im Einzelfall richten wir uns nach der auftretenden Reaktion; bei blauroter Verfärbung brechen wir die Bestrahlungen ab.

Bei der zweiten Methode, der Nahbestrahlung nach Chaoul, gehen wir mit der Strahlenquelle bis auf 1,5—5 cm an das kranke Gewebe heran, so daß wir — infolge einer besonders rasch eintretenden Strahlenverminderung in der Tiefe — das krebsartige Gewebe stärker belasten können (Einzeldosen 500 r, Gesamtdosis 3000—6000 r), ohne die Tiefe, aus der die Regeneration des gesunden abwehrenden Gewebes erfolgen muß, zu schädigen. Zu dieser Nahbestrahlung gehören allerdings Spezialapparate.

Anwendung bei allen Hauttumoren: Carcinomen, Sarkomen, aber auch bei kavernösen Haemangiomen, bei Keloiden, d. s. Bindegewebswucherungen (hier allerdings nur in den ersten 6 Monaten ihres Bestehens wirksam); bei Induratio penis plastica, bei Warzen, wo man allerdings nie weiß, wieviel vom Erfolg auf Suggestion zu buchen ist, s. S. 355. Die komplizierten Spezialverfahren kommen bei den bösartigen Melanomen, bei zerfallenen Carcinomen oder solchen an erfahrungsgemäß ungünstigen Stellen, z. B. an den Ohren, den Lippen, in Betracht. (Andere gleichwertige Verfahren bei Carcinom: Radiumbestrahlung, s. S. 146, Elektrokoagulation, s. S. 150).

Bei den Hauttumoren des reticuloendothelialen Systems, z. B. bei Mycosis fungoides oder des lymphatischen Apparates, z. B. bei Lymphomen der Haut, bei Hauterscheinungen in Begleitung von lymphatischer Leukämie, wirken Röntgenstrahlen ebenfalls günstig, sowohl auf das Infiltrat wie auf das Jucken. Besonders strahlenempfindlich, schwinden diese Hautveränderungen schon auf 300 r; schließlich rezidivieren sie aber so rasch, daß man sich oft zu Überschreitungen der Gesamtdosis genötigt sieht.

Weiterhin ist bei der Hautröntgentherapie auch aus *Fernwirkungen* der Röntgenstrahlen Nutzen zu ziehen. Solche Fernwirkungen sind schon bei der Entzündungsbestrahlung besprochen; bestrahlt man einen Furunkel, so treten durch leistungssteigernde Reizwirkungen seitens zerfallener Leukocyten auch allgemeine Furunkelbesserungen auf. Bestrahlt man ausgedehnte Hautfelder bei einer akuten Psoriasis im reizbaren Stadium, so können sowohl an den bestrahlten Stellen wie an anderen Stellen nach 2—3 Wochen neue Schübe ausbrechen, die aber in weiteren 2—3 Wochen einschließlich der alten Stellen völlig verschwinden können. Bei der Psoriasis hat man besonders die Bestrahlung der Gegend über dem Brustbein in dieser Beziehung wirksam befunden und hat diese Wirkung auf eine Anregung des Thymus zurückgeführt (Thymusbestrahlung nach Brock). Wirksam besonders bei jugendlichen Personen; bestrahlt wird ein rechteckiges Feld vom Kehlkopf bis zum 5. Intercostalraum, rechts und links bis zur Mitte des Schlüsselbeins, Dosis bei Kindern 50—75 r, bei Erwachsenen 150 r, 3—4 mm Al HWS (s. S. 276); nicht immer zuverlässig.

Zuverlässiger ist bei anderen Hautkrankheiten die sog. *Sympathicusbestrahlung,* bei der eine Bestrahlung eines Hautfeldes über dem 7. Cervicalfortsatz auf Erscheinungen an den Armen, und die eines Lumbalfeldes, über dem 4. Lumbalfortsatz, auf Erscheinungen der Beine günstig wirkt. Bestrahlungsfeld möglichst groß, etwa 30:30 cm, Dosis 300 r, 1,2 mm Al HWS. (Eine andere Technik bevorzugt härtere Strahlen und gibt Dosen von 200 r; 0,5 mm Zinkfilter, rechts und links schräg seitlich auf die Wirbelsäule alle 2 Monate, 2—3mal.) Es wird besonders das Jucken beeinflußt, aber auch Gefäßstörungen (Akrocyanose, Perniosis, Raynaud, Sklerodermie) und die Hauterscheinungen besonders des Lichen planus. Es gelingt tatsächlich, einen ausgedehnten frisch entstehenden Lichen planus durch *eine* Bestrahlung beider Felder in wenigen Wochen zum Schwinden zu bringen, oft nach vorausgegangener Verschlimmerung. Unsicherer ist der Erfolg bei Dermatitis herpetiformis, bei spätexsudativem Ekzem, bei Vulvapruritus, bei chronischem Lichen planus. Die Fernbestrahlung ist zur Schonung der lokalen Herde, die bereits schon gefährlich oft bestrahlt worden sind, besonders praktisch.

Die gegebene Übersicht über die Indikationen zeigt schon die ausgedehnte Breite der Röntgenstrahlenverwendung. Bei Urticaria, bei infektiösen Hautausschlägen (Lues, Krätze, oberflächlicher Pyodermie) sind sie zwecklos, ebenso bei allen Mißbildungen der Haut (Muttermäler, Ichthyosis, RECKLINGHAUSENsche Krankheit). Im allgemeinen werden auch diese Fehlindikationen anerkannt. Häufiger wird dagegen unnütz eine verkannte Pyodermie bestrahlt — die als Ekzem angesehen wird, z. B. am Hinterkopf von Kindern, an den Händen — und die auf geeignete Salben (mit Rivanol oder Quecksilberpräcipitat) rascher abheilt.

Nach den Richtlinien zur physikalischen Behandlung vom 26.4.1932, die für Krankenkassenmitglieder maßgebend sind, ist die Röntgenbehandlung der subakuten und chronischen Ekzeme, der Psoriasis, des Lichen ruber, infektiöser Haar- und Nagelerkrankungen, berufshindernder Warzen, oberflächlicher bösartiger Tumoren, bestimmter tuberkulöser Hauterscheinungen, Mycosis fungoides gestattet. Als strahlungsberechtigt wird ein Ekzem angesehen werden können, das einige Wochen bei Salbenbehandlung allein eine zu langsame Heilungstendenz zeigt; denn zweifellos kann man durch eine geeignete Röntgenbehandlung die Abheilung der letzten Reste eines Ekzemherdes bedeutend beschleunigen, und erfahrungsgemäß kommt es auf diese restlose Beseitigung an, bevor ein Ekzemkranker seine unter Umständen schädliche Arbeit wieder aufnimmt (s. S. 252).

Die Acne ist nach den Richtlinien nicht zur Röntgenbestrahlung erlaubt, was nicht heißen soll, nicht geeignet, sondern bei der Verbreitung dieser manchmal nur kosmetisch bedeutsamen Erkrankung der Kasse zu kostspielig. Eine rechtzeitige Röntgenbehandlung würde aber manchmal den Kassen die jahrelange Verordnung von kosmetischen Pasten, Salben und Seifen ersparen. Die Unterscheidung nach Tiefen- und Oberflächentherapie in den Richtlinien — mit ihren so verschiedenen Bezahlungen — trägt den neueren Ansichten der Röntgenhauttherapie nicht Rechnung; z. B. Keloide, Hyperhidrosis und Schweißdrüsenentzündungen können vom Oberflächentherapeuten — der nur über einen Röntgenapparat bis 100 kV Spannung verfügt — mit seinen Methoden ebenso gut beeinflußt werden wie vom Tiefentherapeuten, ja wie dem Dermatologen erscheint insofern noch besser, als bei seinen Methoden die tiefen Gewebe mehr geschont werden.

Röntgenschäden sind fast regelmäßig vermeidbar: sie entstehen durch zu hohe Einzeldosen (z. B. durch fahrlässige Unaufmerksamkeit während der Bestrahlung) oder durch unzulässige Häufung kleiner Einzeldosen (auch der Patient kann hieran schuld sein, wenn er bei einem Arztwechsel den neuen Arzt durch Verschweigen zu einer weiteren gewünschten Bestrahlung verleitet).

Erytheme, besonders Schwellungen entzündeter Hautstellen, sind, soweit vorausberechnet, keine Strahlenschäden. Akute Strahlenschäden, die dann auch stets mit Dauernarben abheilen, entstehen als blasige schmerzhafte violettrote Hautentzündungen oder als mehr oder minder tiefreichende Ulcerationen; tiefreichende sind meist durch eine Strahlung bedingt, die so hart ist (über 5 mm Al HWS), daß sie in der Hauttherapie als völlig unnötig fehl am Platze ist.

Chronische Strahlenschädigungen bestehen in Telangiektasien, in Pigmentverschiebungen, in lästigen Narben (Trockenheit der Haut infolge zerstörter Talg- und Schweißdrüsen, oberflächlicher Glanz infolge Verfestigung der Epidermiszellen). Diese Spätschäden können erst 1—2 Jahre nach der letzten Bestrahlung auftreten. Sie sind mit der Lupe oder als eigentümliche bräunliche Fluorescenzveränderungen im Dunkelultraviolettlicht (s. S. 56) bereits vor dem Auftreten sichtbarer Schäden zu erkennen. Besonders gefährlich sind sie deshalb, weil nach jahrelangem Bestand hier krebsige Umwandlungen auftreten können, zunächst als Röntgenwarzen (trockene hornige Stellen), später als wuchernde und geschwürig zerfallene Stachelzellencarcinome, die auch durch Metastasen zum Tode führen.

Therapeutisch gegen akute Schäden feuchte Umschläge, gegen tiefe Nekrosen am besten Excision. Chronisch röntgengeschädigte Haut muß mit Salben dauernd gepflegt werden, am besten mit Lebertransalbe (Scottin). Infektionen, die leicht entstehen (Rötungen), werden mit Rivanolsalbe und Quecksilbersalbe, mit Vaccine oder Eleudron behandelt. Röntgenwarzen können durch Bestrahlungen (mit Nahbestrahlungen, Radium) beseitigt werden, besser mit Elektrokoagulation. Ihre Behandlung muß rechtzeitig erfolgen, d. h. vor Umwandlung in Carcinom; besonders durch Elektrokoagulation bzw. oberflächliche Funkenbesprühung (s. S. 150) kann man die warzige Röntgenhaut in eine glatte gefahrlose Narbe umwandeln. Bereits eingetretene Röntgencarcinome werden ebenfalls mit Radium, Nahbestrahlungen und Elektrokoagulation angegangen; sie sind prognostisch ernst (evtl. Amputation). Röntgenulcerationen, die eine geringe Neigung zur Granulationsbildung und Vernarbung haben, werden mit Radonsalben (s. S. 146) oder mit Follikelhormonsalben (s. S. 189), abwechselnd mit Sulfonamidpuder behandelt. Manchmal heilen sie auch auf Umschläge mit Echinacin extern (Madaus).

Als belanglosere Nebenerscheinungen seitens der Haut nach Röntgenbestrahlungen kommen bei dazu veranlagten Personen — besonders bei dunkelhaarigen Frauen — linsengroße Pigmentflecken (Muttermäler) zum Vorschein, die mit oberflächlicher Elektrokoagulation wieder beseitigt werden können.

Nebenerscheinungen seitens anderer Organe bei Hautbestrahlungen sind Schädigungen an mitbestrahlten Drüsen, Knochenkernen, Bauchorganen, Augen. Daß die Speicheldrüsen nach Bartepilation vorübergehend versiegen und zu einer störenden Trockenheit der Mundschleimhaut führen, wurde schon erwähnt. Die Milchdrüsen von jugendlichen Personen können desgleichen nach Bestrahlungen dauernd im Wachstum zurückbleiben. Bei Kindern sind außerdem die Knorpelknochengrenzen wachsender Knochen gefährdet (z. B. an den Händen); hier wählt man deshalb möglichst niedrige Dosen und eine möglichst weiche Strahlung (von 0,5—0,8 mm Al HWS). 2—3 Tage nach ausgedehnten Mitbestrahlungen der Bauchorgane kann es zu den anaphylaktischen Erscheinungen des Röntgenkaters kommen (Übelkeit, Erbrechen, Blutdrucksenkung); therapeutisch: Injektionen von Hepatrat forte oder Antihistaminen, intravenöse Injektionen von Calciumchlorid; oral Ephetonin compos. oder Sympatol. Nach verhältnismäßig geringfügigen Bestrahlungen der Hodengegend kann ein vorübergehender Stillstand der Samenbildung erfolgen.

Die Augen sind im allgemeinen wenig röntgenempfindlich. Dennoch ist ihre Abdeckung bei Gesichtsbestrahlungen immer vorzunehmen (und auch im Strahlenprotokoll zu vermerken). Gerade bei konstitutionellem Ekzem (dem spätexsudativen Ekzem) wird nämlich der sog. „dermatogene Star" beobachtet. Ist ohne Abdeckung der Augen bestrahlt, so sind unliebsame Auseinandersetzungen, ob statt dessen eine Röntgenstrahlenkatarakt vorliegt, die Folge; der Patient ist natürlich darüber hinaus geneigt, auch alle sonstigen Störungen mit einer Röntgenstrahlenschädigung in Beziehung zu bringen.

Eine Vermeidung der Nebenschäden wird durch Abdeckung (mit Bleigummi oder biegsamen Bleiplatten) erreicht. Im allgemeinen deckt man allerdings nur besonders strahlenempfindliche Organe (also Haare, Hoden, auch Augen) ab, nicht aber jede normale Hautstelle zwischen erkrankten Herden. Man scheut hierbei eine möglicherweise auftretende kosmetisch störende scharfrandige Pigmentierung. Natürlich richtet man sich bei der Abdeckung auch nach den in Frage kommenden Röntgenstrahlenmengen; bei 100—125 r ist die Abdeckung weniger wichtig, wohl aber bei 600—1000 r. Ebenso richtet man sich danach, ob das zu bestrahlende Gebiet voraussichtlich noch häufig oder nur selten zu bestrahlen ist.

Müssen die Augenlider bestrahlt werden, legt man metallene Augenschutzschalen ein, nach vorangegangener Betäubung der Hornhaut (mit 0,5% Pantocainlösung).

Grenzstrahlen sind Röntgenstrahlen von besonders geringer Penetranz (0,02 mm Al HWS); sie werden zum größten Teil in der Epidermis absorbiert; an die Haarpapille in 2—3 mm Tiefe gelangt bereits keine nennenswerte Strahlung mehr. Infolgedessen sind sie auch an behaarten Stellen bei Ekzemen, Psoriasis ohne Haarausfall anwendbar, auch läßt sich die Epidermis mit viel größeren Dosen bestrahlen, ohne daß es zu schweren oder dauernden Schäden kommt, weil eben die Cutis unbeteiligt und regenerierfähig bleibt; das ermöglicht die elektive Zerstörung oberflächlicher Prozesse (Naevus flammeus, oberflächlich gelegener Lupus). Im übrigen ist die biologische und die therapeutische Wirkung der Grenzstrahlen genau die der Röntgenstrahlen; bei einer Dosis von etwa 600 r an kommt es zu länger dauernden Erythemen mit folgender, bisweilen starker Pigmentierung, bei einer einmaligen Dosis von 1600 r auch gelegentlich zu oberflächlichen, nur kosmetisch bedeutsamen Spätschäden: Pigmentveränderungen, Telangiektasien. Bei unterteilten Dosen ist 10 000 r insgesamt die Grenzdosis für Spätschädigungen. Dosiert werden die Grenzstrahlen nur mit Ionisationsinstrumenten.

Die Grenzstrahlen erfordern eine besondere Apparatur, die mit einer Spannung von nur 8—12 000 Volt arbeitet, mit einer Röntgenröhre von besonders durchlässigem Glas versehen ist und die Annäherung an die Haut bis auf 10 cm oder näher erlaubt (bei größeren Abständen absorbiert die Luft schon diese weichen Röntgenstrahlen).

Die Hauptindikation für die Grenzstrahlenbehandlung — bei der sie anderen Verfahren überlegen sein mag — ist das ausgedehnte oberflächliche Gefäßmuttermal (Naevus flammeus). Dosis 800—1500 r alle 6—8 Wochen; insgesamt bis zu 10 000 r.

Auch bei DARIERscher Erkrankung hat die Grenzstrahlenbehandlung besondere Erfolge, Dosis 1000—1400 r, alle 2—3 Monate, 2—3mal (auch ersetzbar durch Thorium X).

Bei Lupus ist das Verfahren bequemer, billiger und weniger umständlich als die langwierige Finsenbestrahlung, aber nicht immer kosmetisch befriedigend, deshalb im Gesicht mit Vorsicht anzuwenden, Dosis 1300—1400 r, bis zu einer Gesamtdosis von 10 000 r. Voraussetzung der Heilung ist allerdings, daß der Lupus oberflächlich gewesen war, was zunächst nicht immer vorauszusehen ist; sonst kommt es zu Rückfällen aus der Tiefe.

Die Dosen für Ekzem bei Säuglingen betragen 100—150 r, mehrmals alle 8 Tage; bei Ekzem oder Psoriasis der Erwachsenen jeweils 300—400 r alle 2—3 Wochen; sitzen die Herde am behaarten Kopf, genügt meist eine einmalige Bestrahlung mit 800 r. Wie schon bei der Behandlung mit Röntgenstrahlen auseinandergesetzt (s. S. 136), gelingt es auch, mit gewöhnlichen weichen Röntgenstrahlen von 0,3 mm Al HWS ohne Haarausfall Ekzeme auf dem Kopf zu beseitigen, also ohne besondere Grenzstrahlenapparatur und mit dem Vorteil, größere Felder bestrahlen zu können. Aber es ist der Beschäftigung mit der Grenzstrahlentherapie zu verdanken, daß man in den letzten Jahren gerade wieder den Vorzügen einer weichen, wenig penetrierenden Röntgenstrahlung für dermatologische Zwecke Aufmerksamkeit geschenkt hat.

Radium.

Radium sendet 3 Strahlensorten aus: eine α- und eine β-Strahlung (positive und negative Corpuscularstrahlung) und eine γ-Strahlung, die den Röntgenstrahlen gleich, aber viel härter, durchdringender ist. Alle drei Strahlenarten haben biologische Wirkungen auf die Haut, die im wesentlichen in Entzündungen von verschiedener Stärke und verschiedener Tiefenwirkung bestehen, aber bei Radiumpräparaten, die in Glascapillaren, Metallträgern oder Metallnadeln eingeschlossen sind, treten nur mehr β- und γ-Strahlen durch; ist die Wand des Trägers nicht aus Aluminium oder dünnem Silber, sondern z.B. aus Nickel oder Messing, gelangen überhaupt nur γ-Strahlen auf die Haut.

Die Wirkungen einer Radiumbestrahlung gleichen denen einer Röntgenbestrahlung; es kommt zu lang dauernden Erythemen, bei stärkerer Dosis zu Blasenbildungen und Nekrosen. Die Wirkung des Radiums ist gegenüber der Röntgenwirkung eine oberflächlichere, hauptsächlich, weil es für gewöhnlich direkt auf die Haut aufgelegt wird (Kontaktbestrahlung); daraus folgt die Möglichkeit, der Oberfläche viel höhere Strahlendosen zukommen zu lassen und dabei die Tiefe zu schonen. Bei Distanzbestrahlung fällt jedoch dieser Unterschied gegenüber den Röntgenstrahlen fort und es kommt mehr und mehr die überlegene Tiefenwirkung der Radiumstrahlen entsprechend ihrer größeren Penetranz zum Ausdruck; zu Fernbestrahlungen gehören aber beträchtliche Mengen Radium.

Radium kann auch in Form von Nadeln in das kranke Gewebe eingestoßen werden (Spickmethode); das sind jedoch Verfahren, die nur in der Hand des geschulten Strahlenspezialisten Gutes leisten.

An Stelle von Radium kann auch das billigere Mesothor verwandt werden, das aber nicht haltbar ist, jedoch — ohne größere Kosten — alle paar Jahre von den herstellenden Firmen umgetauscht wird.

In der dermatologischen Praxis werden für gewöhnlich Träger verwandt, runde oder viereckige Platten, die direkt auf der Haut befestigt werden; zweckmäßig sind sog. Beta-Gamma-Platten, die auf der einen Seite nur γ-Strahlen, auf der anderen Seite jedoch außerdem noch β-Strahlen austreten lassen. Andere Träger lassen immer γ- und β-Strahlen austreten, nötigenfalls werden die β-Strahlen durch Messingfilter abgefiltert.

Als Dosiseinheit gilt meist noch die Erythemdosis, d. h. die Zeit, in der ein bestimmtes Präparat ein Erythem hervorruft (d. i. für γ-Strahlen etwa 20 mg-Elementstunden bei Kontaktbestrahlung, also z.B. 5 Stunden bei 4 mg Radiumelement je Quadratzentimeter Platte). Im übrigen wird die Erythemdosis bei jedem Träger zweckmäßig durch Versuch festgestellt.

Der Indikationsbereich des Radium in der Dermatologie ist begrenzt; neben der CHAOULschen Nahbestrahlung (s. S. 141) ist es die überlegene Methode bei kavernösen Hämangiomen, also den rotbläulichen polsterartigen Gefäßmuttermälern, die, angeboren, oft bei Säuglingen anzutreffen sind. Sitzen diese Hämangiome nur oberflächlich, überragen sie die Haut, so können sie auch mit der Elektrokoagulationsnadel beseitigt werden, was auch an Stellen nötig sein kann, wo Radiumträger nicht hinpassen, z. B. zwischen den Fingern, oder was zur Beseitigung von Reststellen nach Radiumbehandlung geeignet ist. Für tief in die Haut reichende Hämangiome ist aber Radium erforderlich, und zwar gefilterte reine γ-Strahlung; ist das Angiom oberflächlicher, können aus Bestrahlungszeitersparnis auch β-Strahlen-haltige Präparate verwandt werden. Kontaktbestrahlung, Dosis $^1/_3$—$^1/_2$ Erythemdosis, mehrfach wiederholt alle 2 Monate. Narben durch übertrieben hohe Dosen sind um so mehr zu vermeiden, als die Hämangiome große Neigung haben, von selbst auszuheilen.

Oberflächliche, nichtkavernöse Gefäßmuttermäler, sog. Naevi flammei, sprechen schlechter auf Radium an als auf Grenzstrahlen oder Kohlensäureschnee. Weitere Indikationen der Radiumbehandlung sind Keloide und Fußsohlenwarzen, bei denen aber Röntgenbestrahlung einfacher ist und rascher auszuführen. Bei oberflächlichen Carcinomen kann die Radiumbestrahlung denRöntgenstrahlen (abgesehen von der Nahbestrahlung) überlegen sein, nämlich bei ausgedehnten oberflächlichen Stachelzellencarcinomen, besonders ulcerierten. Die harmloseren Basalzellencarcinome sollen, wenn sie klein sind, besser durch die zuverlässigere Elektrokoagulation entfernt werden, wenn groß, durch eine geeignete Röntgentherapie; ebenso sollte man bei kleinen Stachelzellencarcinomen nicht zuviel Zeit mit mehrfachen Radiumbestrahlungen verlieren, sondern sie ebenfalls koagulieren. Aber bei ausgedehnten, kriechenden, zentral vernarbenden Stachelzellencarcinomen oder bei allenthalben entstehenden kleinen Carcinomen in einem größeren anfälligen Gebiet (z. B. bei Röntgenwarzen und Röntgencarcinomen innerhalb einer Röntgenschädigung) kann eine Radiumbestrahlung zeitweise der Elektrokoagulation vorzuziehen sein, die zuviel zerstören würde.

Dasselbe trifft für schmerzscheuende Patienten zu oder für greise Personen (über 80 Jahre), bei denen Elektrokoagulationswunden durch Vereiterung leicht unangenehme Allgemeinstörungen hervorrufen können.

Außerdem ist Radium bei tiefreichenden krebsigen Zerstörungen, z. B. bei Zerfall der Nasen- oder der Augenhöhlen, die aber nicht mehr in die Behandlung des Dermatologen gehören, in Form von Spickungen gelegentlich noch das letzte Mittel; das ist jedoch Aufgabe eines speziell in dieser Technik geschulten Radiologen.

Auf Radiumfernbestrahlungen — bei der Korkscheiben von 1—2 cm Dicke zwischengeschaltet werden — spricht, wenn auch nicht regelmäßig, die Induratio penis plastica an.

Spätschädigungen durch Radium sind besonders häßlich durch ihre scharfe, dem Träger entsprechende Begrenzung; im übrigen bestehen sie aus Atrophien, Telangiektasien und Pigmentverschiebungen wie bei Röntgenschäden. Auf radiumgeschädigter Haut heilen Wunden, insbesondere Elektrokoagulationswunden, äußerst schlecht.

Radiumemanation, Thorium X.

Eine für dermatologische Zwecke hervorragend geeignete, in der Praxis zu wenig gebrauchte Therapie ist die Strahlenbehandlung mit α-Strahlen. α-Strahlen werden von der gasförmigen Radiumemanation, die in Salben inkorporiert ist (Radonsalben), wie von dem festen Thorium X (in Salbe, Spiritus oder Lack gelöst) geliefert. Die biologische Wirkung besteht in einem lang dauernden Erythem mit nachfolgender Pigmentierung, niemals kommt es zu einer dauernden Schädigung. Dabei sind die therapeutischen Wirkungen auf ein Ekzem, eine Psoriasis, einen Pruritus dieselben wie bei Röntgenstrahlen; abgesehen davon, daß sie vor diesen den Vorteil haben, daß sie keinerlei Spätschädigungen verursachen, können sie auch an für Röntgenstrahlen schlecht zugänglichen Stellen (Ohrinneres, Augenlider, Genitale, Anus, Körperfalten) angewandt werden, ferner auf dem behaarten Kopf ohne Gefährdung des Haarwuchses, schließlich — besonders wichtig — auf bereits röntgengeschädigter Haut. Dazu kommt als besondere Indikation der α-Strahlen — wenn sie in schwachen Dosen verwandt werden — noch eine eigentümlich anregende Wirkung auf torpide Wunden, insbesondere auf Röntgengeschwüre.

Ihre Anwendung ist einfach; nachdem möglichst jede Schuppung entfernt ist, werden die Salben auf die Haut aufgestrichen, mit einem luftundurchlässigen

Verband bedeckt (auf dem behaarten Kopf, z. B. mit einer Badehaube); Spiritus und Lack werden auf die Haut gepinselt, der Lackanstrich braucht nicht einmal immer bedeckt zu sein. Emanation verdampft leichter als das feste Thorium X.

Salbe bzw. Spiritus oder Lack werden für einen bestimmten Tag in der Apotheke bestellt, die sie besorgt (Radonsalben bei der Allgemeinen Radium AG., vorm. Radiogen (Berlin), Braunschweig, Frankfurter Str. 294; Thorium X bei der Auergesellschaft AG., Berlin N 65, Fr. Krauseufer 24 oder Chininfabrik Braunschweig Büchler & Co., Radiologische Abt., Braunschweig, Frankfurter Str. 294); da die Präparate jedoch nur wenig haltbar sind (in 4 Tagen haben sie die Hälfte ihrer Wirksamkeit eingebüßt), müssen sie sofort an dem vorgesehenen Tag gebraucht werden; die Firmen dosieren die Salben so, daß sie dann gerade die gewünschte Wirksamkeit haben.

Als Dosis wählt man:

Bei *Radonsalben* 100 elektrostatische Einheiten (e. s. E.) je ccm (schwach), 200 e. s. E. je ccm (normal), 1000 e. s. E. je ccm (stark). 4 ccm Salbe reichen für eine Hautstelle von etwa Handtellergröße.

Indikationen:
schwache Konzentration:

bei Analekzem,	Anwendungsdauer 12—24 Std., alle 3—4 Tage,	4— 8mal,
Röntgenulzera,	Dauer 8—12 Std., alle 8 Tage,	5—10mal,
ebenso torpide Wunden;		
Thrombophlebitis,	Dauer 24 Std., alle 3 Tage,	2— 3mal,

normale Konzentration:

bei chronischem Ekzem,	Dauer 24 Std., alle 3—5 Tage,	4— 8mal,
ebenso Neurodermie, Lichen ruber;		
Pruritus vulvae,	Dauer 12—24 Std., alle 4—7 Tage,	4— 8mal,
ebenso Psoriasis;		
Unterschenkelgeschwüren,	Dauer 24—48 Std., alle 4—7 Tage,	4— 8mal,

starke Konzentration:

bei Keloiden,	Dauer 24 Std., alle 4—7 Tage,	5—12mal,
ebenso oberflächliche Gefäßnaevi.		

Bei *Thorium X* ist die normale Konzentration 1000 e. s. E. in 1 g Salbe oder 1 ccm Spiritus oder 1500 e. s. E. in 1 ccm Lack. 1 ccm Salbe, Spiritus oder Lack reicht für eine Hautstelle von etwa Handtellergröße. Schwache Konzentration 500 e. s. E. oder besonders starke 2000 und 3000 e. s. E. je ccm auf Bestellung.

Indikationen:

normale Konzentration:
chronische Ekzeme, Neurodermie, Psoriasis, Lichen ruber, Pruritus ani und vulvae;

schwache Konzentration:
Ekzeme bei Kindern, Unterschenkelgeschwüre, Röntgengeschwüre;

starke Konzentration:
Keloide, oberflächliche Gefäßmäler, Telangiektasien bei Röntgenschäden, DARIERsche Krankheit.

Anwendungsdauer: 12—24 Stunden, Wiederholung durchschnittlich in 2 bis 3 Wochen.

Die Thorium-X-Wirkungen sind im allgemeinen stärker als die Emanationswirkungen.

Wärmebehandlung.

Die Anwendung von Wärme in der Dermatologie erfolgt zum Zweck einer Vermehrung der lokalen Durchblutung oder in intensiveren Graden zu einer örtlichen Zerstörung krankhaften Gewebes. Zur Durchwärmung stehen uns Verfahren zur Verfügung, bei denen wir die fortgeleitete Wärme (heiße Umschläge, heiße Kataplasmen, Warmwasserbehälter aus Metall oder Gummi, elektrische Heizkissen, Heißluft) benutzen oder bei denen die Wärme eingestrahlt (Solluxlampen, Osram-Theratherm, Infrarotstrahler) oder auf elektrischem Wege im Körper erzeugt wird (Diathermie, Kurzwellen). Im Galvanokauter, im durch ein Brennglas konzentrierten Sonnenlicht, in der Elektrokoagulation haben wir die drei entsprechenden Möglichkeiten zur örtlichen Gewebszerstörung.

Warme Packungen. Örtliche Hitzeanwendung kann den lokalen Blutumlauf in derHaut auf das 5—6fache steigern; wenn auch die direkte Fortleitung von Wärme in die Tiefe nicht weit reicht, so können reflektorisch doch sogar innere Organe von der Hyperämisierung erfaßt werden (viscerocutane Reflexe).

Zur Wärmebehandlung eignen sich einmal entzündliche Prozesse, aber es ist bekannt, daß ein akuter Furunkel oder eine frische Nebenhodenentzündung bei stärkerer oder längerer Wärmebehandlung unangenehm zu schmerzen beginnt; das hat seinen Grund darin, daß durch die Wärmebehandlung der Austritt von Flüssigkeit aus den Capillaren vermehrt wird und dadurch die Gewebsspannung noch ansteigt. Nichtsdestoweniger ist die therapeutische Wirkung der Wärme besser als die von Kälte (z. B. einer Eisblase), nur muß die Wärmeanwendung kurz sein, etwa von 3—5 min Dauer; eine gewisse Intensität ist schon wünschenswert.

Ist dagegen der entzündliche Prozeß über seinen akuten Höhepunkt hinaus oder handelt es sich von vornherein um mehr chronische Prozesse (z. B. tiefe Trichophytie), so kann die Wärmeanwendung länger sein (15—30 min). Erfahrungsgemäß genügen diese Zeiten, 1—2mal täglich; sie wirken sogar besser als stundenlang dauernde oder häufiger angewandte Wärmereize, bei denen die erwünschte Wirkung, die Durchblutungssteigerung, immer geringer wird.

Bei der Behandlung von Zirkulationsstörungen und ihren Folgezuständen (Frostbeulen, Raynaud, Thrombangitis obliterans) kann neben einer vorsichtigen Reiztherapie durch kurze Erwärmungen (siehe auch Wechselbäder, S. 89) eine längere Wärmeanwendung, z. B. über Nacht, zweckmäßig sein, solange es sich darum handelt, bei unzureichendem Gefäßspiel angehäufte Stoffwechselprodukte fortzuschaffen. Dabei ist die Wärme zunächst sehr vorsichtig zu dosieren; ist die einwirkende Wärme zu stark, so kann es zu unerwünschten paradoxen Reaktionen, nämlich zu Gefäßkrämpfen, kommen.

Als Wärmeträger wird man Substanzen mit hoher Wärmekapazität wählen, die imstande sind, ihre Temperatur während der gewünschten Anwendungszeit beizubehalten. Das sind als Hausmittel Leinsamenkataplasmen (bei denen Leinsamen gekocht und in Leinensäckchen gefüllt oder Leinsamenmehl mit Wasser zu einem dicken Brei gekocht und auf Leinwand gestrichen wird) oder heiße Sandsäckchen, die auf dem Ofen erwärmt werden. Längere Zeit halten die Temperatur Kataplasmen aus Heilerde (Luvos II, Fangat u. a.) und aus glycerinhaltigen Aluminiumsilikaten (Enelbin, Fissan-Kataplasmen, Thioplasma, Antiphlogisticum Klopfer). Feuchte heiße Umschläge, die mit wasserundurchlässigem Stoff bedeckt werden, können durch Heizkissen oder Gummibeutel warm gehalten werden. Für kleinere Stellen (Nasenfurunkel, Gerstenkörner) sind Ölwatteumschläge praktisch und angenehm: Salatöl wird in einem Löffel erwärmt (Vorsicht vor Überhitzung!), mit Watte aufgetunkt und aufgelegt. Kurz dauernde Hitzeanwendungen (heißer feuchter Schwamm, Heißluft durch Fön) können bei akuten Juckkrisen, z. B. bei Pruritus ani oder vulvae, gute Dienste tun.

Wärmestrahler sind Strahlenquellen, die entweder nur unsichtbare infrarote (nicht ganz richtig auch als ultrarot bezeichnete) Strahlen aussenden, wie die Hexamikronlampe, oder die außerdem noch sichtbares Licht aussenden, wie die

Solluxlampe. Die Wärmewirkung einer Lichtquelle in die Tiefe ist um so größer, je mehr sichtbare Strahlen sie enthält; alle Lichtquellen sind ihrerseits aber den Packungen an unmittelbarer Tiefenwirkung überlegen.

Bestrahlungen mit Wärmestrahlen sind angezeigt bei tiefer Trichophytie, Furunkeln, Schweißdrüsenabscessen, Frostschäden, Durchblutungsstörungen; bei neuralgischen Schmerzen infolge Gürtelrose (hierbei wird nicht die befalleneHautstelle, sondern die Gegend der erkrankten Spinalganglien vom Rückgrat aus bestrahlt). Anwendung täglich oder alle 2 Tage, 20 min; Intensität sofort soweit erträglich; nicht langsam einschleichen, d. h. die Wärmestrahlung während der Anwendung nicht verstärken, da dabei Verbrennungen möglich.

Die Wärmebehandlung durch *Diathermie,* bei der hochfrequente Wechselströme im Gewebe selbst — seinem OHMschen Widerstand entsprechend — Wärme entstehen lassen, hat infolgedessen eine ganz einzigartige Tiefenwirkung. Die Anwendung bei Hautaffektionen ist jedoch beschränkt auf chronische Zirkulationsstörungen: Frostschäden, Raynaud (vorsichtig beginnen, langsam steigern), sehr wirksam bei gonorrhoischen Arthritiden.

Bei *Kurzwellen* ist die Frequenz der Wechselströme noch 10—100mal höher als bei der Diathermie; die Stromzufuhr kann deshalb durch die Luft erfolgen und ohne anliegende Elektroden, die Wärmeentwicklung im Gewebe ist jedoch dieselbe. Die Haut allerdings (einschließlich des Unterhautfettgewebes), die ein schlechter Leiter ist, bietet den Kurzwellen einen geringeren Widerstand als der Diathermie; sie bleibt deshalb bei der Kurzwellenbehandlung — bei gleicher Wirkung im Körperinneren — kühler, was ja für den Dermatologen kein Vorteil ist. Verbrennungen der Haut können jedoch bei Unachtsamkeit sowohl durch Kurzwellen wie bei Diathermie vorkommen.

Erfolge der Kurzwellentherapie besonders bei chronischer Thrombophlebitis, varikösen Unterschenkelgeschwüren, Akrocyanose; bei Raynaud und Endangitis obliterans (bei den beiden letzteren Erkrankungen vorsichtig mit kleinen Dosen beginnen, erst nach und nach steigern); ebenso bei akuten Erfrierungen. Bei Furunkeln, Schweißdrüsenabscessen von keiner besseren Wirkung als andere Wärmeanwendungen. Bei venerischen Erkrankungen: akute und chronische gonorrhoische Epididymitis, akute und chronische Prostatitis, Adnexitis, gonorrhoische Arthritis. Auch bei Induratio penis plastica sind gelegentlich Erfolge beschrieben worden.

Kurzwellen sind auch imstande, bei Allgemeinbehandlung Fieber hervorzurufen (*Kurzwellenhyperthermie*). Diese Fieberkuren sollen gegenüber den Fieberkuren durch Malaria oder Injektionen abgetöteter Bakterien (Pyrifer) besser vertragen werden (Fehlen der Toxinwirkung ?). Anwendung hauptsächlich bei progressiver Paralyse (2mal wöchentlich, Temperatursteigerungen bis 41° für 8 Stunden, 10—12mal). Diese Fieberkuren, im Ausland (Amerika) beliebt, haben bei Hautkrankheiten aber nur bei chronischer Nesselsucht und bei Furunkulose befriedigende Dauererfolge ergeben.

Chirurgische Wärmeanwendung. Die Anwendung der strahlenden Wärme in Form des durch ein Brennglas konzentrierten Sonnenlichtes spielt wohl nur in der Hand von Heilpraktikern eine Rolle; tatsächlich kann man damit Warzen und kleine Muttermäler, ja auch lupöse Infiltrate wegbrennen. Das Verfahren ist schmerzhaft und erfordert eine gewisse Übung; bei richtiger Einstellung des Brennflecks verwandelt sich in wenigen Sekunden die getroffene Hautstelle in einen oberflächlichen weißen aufquellenden Schorf.

Der Arzt wird sich je nach der vorhandenen Apparatur der Galvanokaustik oder der Elektrokoagulation bedienen. Beide Verfahren haben etwas verschiedene Wirkungen und auch entsprechend verschiedene Indikationen.

Bei der *Kaustik* entsteht an der Berührungsstelle ein trockener Brandschorf, der eine Ausdehnung der Wärmewirkung in die Breite und Tiefe verhindert. Die Kaustik ist infolgedessen hervorragend geeignet zur Zerstörung punktförmiger Gefäßerweiterungen, wie von sog. Spinnenmälern, bei denen nur das zentrale Gefäß verödet zu werden braucht; bei ausgedehnten Telangiektasien wird das erweiterte Gefäß in seinem Verlauf etwa alle 2—3 mm betupft. Hierzu eignen sich vor allem Brenner mit feinster Spitze, insbesondere solche, bei denen die Spitze nur indirekt erwärmt wird; die Spitze soll nicht bis zur Rotglut erhitzt sein. Ähnlich anzuwenden bei oberflächlichen kleinen Pigmentflecken, die sich nach Betupfen narbenlos abstoßen, und bei erweiterten Follikelöffnungen, die sich daraufhin schließen.

Zur Eröffnung von Abscessen (Furunkel, Achselhöhlenabscesse, Bubonen) müssen größere Brenner verwandt werden, die bis zur Weißglut zu erhitzen sind (lokale Chloräthylvereisung, s. S. 20). An Stelle des Galvanokauters, der einen Anschlußapparat voraussetzt, kann auch ein sog. Mikrobrenner nach Unna, ein verkleinerter Paquelin, gebraucht werden.

Bei der *Elektrokoagulation*, die einen Diathermieapparat, wenn auch kleineren Umfangs, erfordert und bei der eine Diathermieelektrode durch eine Nadel oder einen Metallspatel ersetzt ist, so daß sich hier einseitig im Gewebe die Wärme entwickelt, ist diese lokale Wärmebildung dagegen nicht begrenzt, sondern fortschreitend, solange der Strom fließt. Es kommt deshalb zu größeren Wirkungen in die Breite und in die Tiefe, die ein vorsichtiges Vorgehen erfordern.

Der Hauptvorteil der Elektrokoagulation ist jedoch der, daß sie zunächst nur das epitheliale Gewebe angreift; man kann bei schwacher, eben wirksamer Stromstärke deshalb beinahe elektiv epitheliale Wucherungen, wie Hautcarcinome, Warzen, Mollusca contagiosa, verkochen; dabei werden diese Wucherungen weich, matschig und für den scharfen Löffel entfernbar, bis alles kranke Gewebe beseitigt ist; kommt man aber an das umgebende Bindegewebe, so zieht sich dies im Gegenteil zusammen und wird nur noch härter. Die Elektrokoagulation ist deshalb das überlegene Mittel zur Entfernung epithelialer Geschwülste, insbesondere von Hautcarcinomen.

Auch lupöse Infiltrate erweichen ähnlich spezifisch bei der Elektrokoagulation, so daß man während der Operation stets weiß, wo sich noch krankes Gewebe befindet. Will man bindegewebige Geschwülste (Naevi) beseitigen, muß man mit der Elektrokoagulation schon vorsichtiger sein, um nicht unerwünschte Tiefenwirkungen zu erreichen.

Anästhesie (0,5 % Novocainlösung mit Suprareninzusatz) ist bei Elektrokoagulation, wenigstens bei längeren Eingriffen, vonnöten; Elektrokoagulationswunden heilen sehr langsam (in 3—4 Wochen).

Die Epilation mit Elektrokoagulation bedarf ebenfalls einiger Vorsicht. Ähnlich wie bei der Elektrolyse (s. S. 153) wird hier die Epilationsnadel am Haar entlang bis zur Papille vorgeschoben und dann kurz (2—3 sec) der Strom eingeschaltet (entweder mit Fußschalter oder Epilationsnadelhalter mit Schalter oder derart, daß man die Epilationsnadel an einem einfachen Halter einführt und dann die Metallteile mit der gewöhnlichen Elektrokoagulationselektrode berührt).

Zur Beseitigung von Pigmentflecken oder von senilen Keratomen genügt es, mit der Koagulationsnadel die Oberfläche der Hautstellen zu streifen. Oft ist es ratsamer, den Strom stärker einzustellen und lediglich — ohne Berührung — Hautherde aus kurzer Entfernung mit Funken zu besprühen; es tritt dann ein oberflächlicher schwärzlicher trockener Schorf ein (Elektrodesikkation), ohne jede Gefahr einer Tiefenschädigung oder Narbenbildung.

Die Behandlung durch den sprühenden Funken ist bei der sog. *Arsonvalisation* besonders entwickelt; hier verwendet man ebenfalls Hochfrequenzströme, aber im Gegensatz zur Diathermie solche von höherer Spannung. Durch Zusatzapparate lassen sich die meisten Diathermieapparate für Arsonvalisation brauchbar machen; andererseits genügen aber auch kleinere, billigere Hochfrequenzapparate. Die Funkenbildung erfolgt aus Vakuumglaselektroden oder metallenen Spitzenelektroden. Beim Auftreffen einzelner Funken entstehen kleinste Nekrosen, bei schwächeren Strömen kommt es nur zu büschelförmigen Entladungen. Therapeutisch als Reizmittel bei Alopecia areata, als juckstillendes Mittel bei Pruritus, insbesondere bei Pruritus ani. Die Funkenbehandlung genügt bisweilen, Warzen zu entfernen (Suggestionserfolg ?). Die weite Verbreitung derartiger — kleiner und kleinster — Hochfrequenzapparate auch in Laienkreisen hat die Methode etwas diskreditiert; um wirkliche therapeutische Erfolge zu erzielen, bedarf es jedoch einer leistungsfähigen Apparatur.

Verfügt ein Diathermieapparat über eine genügend hohe Funkenzahl und genügende Intensität, so ist er weiterhin zur *Kaltkaustik* geeignet; es lassen sich dann mit ihm Schnitte ausführen, deren Ränder nur wenig verschorft und mehr oder minder unblutig sind — je nach der Einstellung der Funkenstrecke. Geschnitten wird mit Nadeln (z. B. bei Atheromen) oder es werden mit Drahtschlingen („Diathermieschlingen") Hautstreifen „herausgeschöpft" (z. B. bei Lupus, bei kleinen Carcinomen, bei Naevi, bei Rhinophym, bei chronischen Abscessen u. dgl.). Hierbei handelt es sich jedoch nicht wie bei der Elektrokoagulation um ein selektives Verfahren, das Unterschiede zwischen den Geweben macht, sondern um eine für Arzt und Patient wegen ihrer Unblutigkeit bequeme Operationsmethode. (Neuere Apparate, die keine regulierbare Funkenstrecke enthalten, sondern Röhrenapparate sind, lassen die geschilderte elektive Koagulationswirkung vermissen, sie sind hauptsächlich zum Schneiden eingerichtet. Damit sind sie freilich für den Dermatologen nur beschränkt brauchbar.)

Kältebehandlung.

Abgesehen von eisgekühlten feuchten Umschlägen (s. S. 9) bei akuten Hautentzündungen, besonders an Stellen, bei denen die Umschläge nicht durch die Verdunstung allein kühl gehalten werden (Genital- und Inguinalgegend), wird die Kälte bei Hautaffektionen in Form von lokalen Gefrierungen angewandt. Fast ausschließlich wird hierzu *Kohlensäureschnee* gebraucht, der durch Verdunsten flüssiger Kohlensäure aus den üblichen Kohlensäurebomben (die auf dem Kopf stehen müssen) gewonnen wird; der Kohlensäureschnee wird in einem Waschlederbeutel aufgefangen und die einzelnen Bröckel in Formen aus Holz, Celluloid oder aus Stücken dickwandiger Gummischläuche zu runden oder viereckigen Stiften mit einem Stößel festgestampft.

Berührt man mit diesem Stift aus Kohlensäureschnee (Temperatur —80°) unter energischem Druck die Haut (Temperatur auf der Haut —30°), so entsteht nach einer Berührung von etwa 5—10 sec eine mehrtägige Rötung mit Abschälung der Oberhaut, bei 15—20 sec kann bereits eine Blase auftreten und über 30 sec eine oberflächliche Nekrose mit nachfolgender Narbenbildung. Die Reaktionen schwanken nach dem ausgeübten Druck, nach der Anwendungsstelle (Gesicht und Gelenkbeugen sind empfindlicher, Flachhand und Fußsohlen weniger empfindlich) und nach dem Lebensalter des Patienten (Säuglingshaut ist wesentlich empfindlicher). Bei mehrmaliger Anwendung an derselben Stelle tritt eine leichte Gewöhnung ein; die Zeiten müssen dann etwas erhöht werden.

Der Kohlensäureschnee kann auch mit Aceton vermischt in besondere Apparate (nach VIGNAT) eingefüllt werden, bei denen hohle Metallstücke verschiedener Form unter kontrollierbarem Druck auf die Haut gepreßt werden. Vorteil: kein Abbröckeln des Schnees, praktischere Handhabung.

Anwendung: Bei oberflächlichen Gefäßmälern (Naevi flammei; Behandlungsdauer 10—15 sec) und oberflächlichen Angiomen (15—20 sec; bei Säuglingen 10 sec). Bei flachen oder leicht warzigen oder behaarten Pigmentnaevi (15 bis 25 sec). Bei größerer Ausdehnung müssen die einzelnen Vereisungsfelder sich etwas überlagern, um scharfe kosmetisch unschöne Trennungslinien zu vermeiden.

Bei Warzen (30—60 sec); man kann die Umgebung der Warzen durch aufgeklebtes Leukoplast schützen. Bildet sich unter der Warze am nächsten Tage eine Blutblase, so ist diese zu öffnen. Warzen kann man auch isoliert zwischen zwei Kohlensäurestiften pressen.

Bei Rhinophym (30—60 sec).

Von Hauterkrankungen kommen weiter in Frage:

Erythematodes 30—60 sec bis zur Blasen- und Narbenbildung, aber nur dann, wenn der Erythematodes von selbst mit Narbenbildung abläuft; sonst geringere Zeiten (bis 30 sec).

Ebenso bei Herden von verruköser Tuberkulose, bei Lichen verrucosus und hartnäckiger Neurodermie.

Lupus, besonders im Gesicht und an der Nase, 10—15 sec, 6—10mal wiederholen, alle 2—3 Wochen. Gutes narbenloses Verfahren bei kleineren Herden und Rezidiven oder Rückbleibseln in abgeheilten Herden. Bei Schleimhautlupus 1 bis 2 min.

Granuloma anulare, 15—20 sec; den meisten anderen Behandlungsverfahren überlegen.

Alopecia areata, 10—15 sec, besonders für Reststellen, die auf Ultraviolettlicht nicht mehr ansprechen.

Bei ausgedehnten, dicht stehenden Gefäßerweiterungen (Telangiektasien auf den Jochbögen, bei Perniosis, bei Nasenröte) wird Kohlensäureschnee zur Schälkur verwandt; hierbei mischt man in einem Schälchen Kohlensäureschnee mit einigen Tropfen Aceton zu einem dünnen Brei, in den man Wattestäbchen taucht und den man bis zur Vereisung (5—8 sec) ohne scharfe Begrenzung über die betreffende Hautstelle verreibt; die Schälung erfolgt binnen 4—5 Tagen, nach und nach kommt es dann auch zu einer kosmetisch ausgezeichneten Abblassung; evtl. wiederholen.

Elektrischer Gleichstrom.

Die Anwendung von Gleichstrom hat für Hautkrankheiten eine große, praktisch noch nicht genügend ausgenutzte Bedeutung, insofern es durch Gleichstrom gelingt, lokal umschrieben Medikamente in die Haut einzuführen, wie sonst auf keine Weise. Bei diesen elektrischen Einleitungen kann es sich um einen Transport von Ionen (Iontophorese), von größeren, elektrisch geladenen Teilchen (Kataphorese) oder von dem Lösungsmittel, das die Medikamente enthält (Endosmose), handeln; je nachdem muß man den elektrischen Pol wählen, von dem aus optimal einzuleiten ist; für jedes Mittel ist das rein empirisch bestimmt.

Als Elektrizitätsquelle benötigt man einen elektrischen Anschlußapparat, niemals jedoch genügt ein Widerstand, der lediglich den Stadtgleichstrom herabsetzt (Kurzschlußgefahr, weil nicht erdschlußfrei). Als wirksame Elektrode braucht man am besten Fließpapier, das mit dem Medikament getränkt wird, und auf das man Zink- oder Bleiplattenelektroden passender Größe aufdrückt oder über das man mit Kochsalzlösung getränkten Zellstoff legt, der durch eine Klemme mit dem Anschlußkabel verbunden wird. Die indifferente Elektrode ist zweckmäßig eine stoffüberzogene Handelektrode, die man aus hygienischen Gründen mit Seidenpapier umwickelt, das ebenfalls mit Kochsalzlösung angefeuchtet ist. Durchströmt wird mit langsam einschleichendem Strom, bis eine unangenehme Empfindung auftritt; je nach Größe der Elektroden und der Leitfähigkeit der Haut ist das verschieden, meist mit einer Stromstärke von 5—10 mA, Dauer 10 min.

Einleitungen vom positiven Pol (Anode) her:

Zur Lokalanästhesie: Cocain. basic. pur. 0,2 / Spiritus 80% / Glycerin ana ad 10 oder Cocain. hydrochlor. 0,2 / Sol. Suprarenin 0,1% 0,5 / Aq. dest. ad 10 (beide Lösungen sind 1—2 Wochen haltbar). Vorher Haut mit Alkohol oder Benzin entfetten. An den Hohlhänden wenig wirksam.

Bei hartnäckigen follikulären Pyodermien: verdünnte LUGOLsche Lösung (Jod 1 / Jodkali 2 / Aq. ad 300—500) oder Sol. Ichthyol (10—20%).

Bei hartnäckigen Fußepidermophytien: Kupfersulfatlösung in Aq. dest. 0,1 %, evtl. in Form eines Fußbades, Zuleitung durch Kupferplatte.

Bei Schweißhänden: Formalinlösung 5—10 %.

Bei stark juckenden hartnäckigen Neurodermieherden: Natriumsulfidlösung 1—2 %.

Zur Steigerung der Durchblutung bei schlecht heilenden Wunden (Unte - schenkelgeschwüren), bei Raynaud, Thrombangitis obliterans, Sklerodermie, wirksam auch bei Phlebitis: Histamin in Salben: Imadylsalbe, Forapinsalbe (Bienengift) c. Histamin. Die Salbe wird auf die Haut aufgestrichen und mit einer in Kochsalzlösung getränkten Fließpapierkompresse bedeckt, die gleichzeitig als Elektrode dient. Bei Wunden wird nur die umgebende Haut mit Histamin- bzw. Cholineinleitung behandelt, nicht aber das Ulcus selbst, es sei denn, daß es schließlich unbedeutend klein geworden ist und sich nicht restlos schließen will. Bei unangenehmen Wallungen, Speichelfluß, Herzbeklemmungen Sitzung unterbrechen. Anwendungen 2mal wöchentlich, insgesamt bis 10mal.

Einleitungen vom negativen Pol (Kathode) her:

Bei Keloiden, Sklerodermie: 1—5 % Jodkalilösung.

Jegliche galvanische Durchströmung vom negativen Pol aus — auch mit gewöhnlicher Kochsalzlösung — hat eine erhebliche, einige Stunden anhaltende erweichende Wirkung auf verhärtetes Gewebe („Sklerolyse"); bei Wiederholung auch Dauererfolg.

Wird Gleichstrom durch eine Metallelektrode in die Haut eingeführt, so tritt am negativen Pol (Kathode) eine weiche Verätzung durch Alkalien auf, nämlich durch Bildung von Natronlauge, wobei gasförmiger Wasserstoff in Form von Bläschen entweicht; am positiven Pol (Anode) kommt es umgekehrt zu einer trockenen Verschorfung durch Bildung von Säure. Die Vorgänge an der Kathode benützen wir therapeutisch zur *Elektrolyse.*

Bei der Elektrolyse ist die Anode die indifferente Elektrode (am besten eine Handelektrode, die mit in Kochsalzlösung getränkter Watte oder Fließpapier bedeckt ist), die Kathode — der negative Pol — ist eine feine Stahlnadel, die in das Gewebe eingestoßen wird oder bei der Epilation in den Haarbalg eingeführt wird. Dient zur Zerstörung kleiner Muttermäler und Warzen oder zur Entfernung überflüssiger Haare (s. S. 362). Dauer der Durchströmung 1—2 min, Stromstärke einschleichend bis zur Schmerzempfindung, meist 1—2 mA.

B. Behandlung von innen.

a) Heilmittel.

Mittel zur Allgemeinbehandlung bei Hautkrankheiten.

Entzündungshemmende Mittel. Von innerlich zu gebenden Mitteln ist das *Calcium* in der Behandlung entzündlicher Hautleiden das wichtigste und am häufigsten mit Vorteil anwendbar.

Am erfolgreichsten ist es bei ausgedehnten toxischen Dermatitiden jeden Anlasses, auch bei Sonnenbrand; ferner bei akuten Verschlimmerungen konstitutioneller Ekzeme (spätexsudativer Ekzeme), bei den krisenhaften Juckanfällen nach Ablauf von Dermatitiden, nach Krätze, bei Pityriasis rosea; bei den juckenden Ekzemen am Halsausschnitt klimakterischer Patientinnen u. a. m., überall hier kann eine Kalktherapie rasch Besserung und oft Heilung verschaffen.

Günstig, aber nicht immer zuverlässig, wirkt es bei Nesselsucht, bei Prurigo, bei Alterspruritus, bei Anal- und Vulvapruritus, bei Erythema exsudativum, bei Frostbeulen, bei nervöser Hyperhidrosis und rezidivierenden Aphthen. Bei dem

Strophulus der Kinder und dem exsudativen Ekzem der Säuglinge gibt man es gewohnheitsgemäß. Der frische Ausbruch einer Psoriasis läßt sich durch Calcium manchmal aufhalten. In der venerologischen Behandlung ist es bei der akuten Nebenhodenentzündung, bei Prostatitis und bei Adnexitis ein überlegenes Mittel.

Den besten Erfolg sieht man von Injektionen, besonders von intravenösen. Dabei überkommt den Patienten ein unangenehmes Wärmegefühl (zunächst in der Zunge, im Unterleib), oft auch Beklemmungen in der Herzgegend (bei Herzfehlern Vorsicht!). Durch langsame Injektion (10 sec für 1 ccm) können diese subjektiven Nebenerscheinungen vermindert werden. Da manche Patienten bei der ersten Spritze kollabieren, sorge man — vorher — für Liegegelegenheit. Wiederholung alle 2—3 Tage, bis zu 5—10 Injektionen.

Die intramuskuläre Injektion hat eine geringere, aber vielleicht anhaltendere Wirkung; sie kann auch zusammen mit einer intravenösen Injektion verbunden werden. Die Injektionen erfolgen im äußeren oberen Quadranten einer Gesäßbacke.

Wo Spritzen nicht angebracht sind (bei Kindern, bei Patienten, die sich vor Spritzen fürchten und bei denen man durch aufgenötigte Injektionen den sedativen Erfolg einer Calciuminjektion beeinträchtigen würde), gibt man Kalk oral, aber in ausgiebiger Menge (3mal 2—3—5 Tabletten oder 3mal einen Teelöffel Pulver). Die Resorption von Kalk bei Säuglingen oder Kleinkindern wird oft erst durch gleichzeitige Gaben von Vitamin D (Vigantol) ermöglicht.

Zur oralen Behandlung: Kalzan (Tabletten, Pulver) / Calc. lactic. MBK Compretten (wohlfeil) / Calc. chlorat. pur. cryst. MBK Compretten / Calcium gluconicum Merck / Calcium Sandoz / Calciduran u. a.

Besonders wohlschmeckend: Calcipot / Calcipot D (mit D-Vitamin, besonders bei exsudativem Ekzem) / Calcipot C (mit C-Vitamin, besonders bei Blutungen).

Zur Injektionsbehandlung: Calcium gluconicum Merck 10 und 20%, 5 und 10 ccm (billig) / Calcium chlorat. MBK Amphiolen zu 5 und 10 ccm; hierbei Vorsicht vor paravenösen Infiltraten / Calcium Sandoz / Calcium Nordmark / Kalzan zur Injektion / Afenil. Die Calciumglukonatpräparate sind im allgemeinen verträglicher als die Chlorcalciumpräparate, aber diese enthalten bei gleicher Konzentration auch viermal soviel Kalk.

Weitere entzündungshemmende Maßnahmen sind:

Milchdiät (S. 181).

Birutan (S. 187).

Aderlässe (S. 163).

Starke Abführmittel (S. 164).

Juckstillende und beruhigende Mittel. Schon das Calcium wirkt juckstillend, besonders als Injektion, wenn es die bei einer akuten Entzündung vorhandenen Spannungsverhältnisse in der Haut durch Wasserentzug vermindert.

Zentral juckstillende Mittel sind:

Brom bei Prurigo, Pruritus, auch bei juckendem Ekzem, besonders bei Frauen; mit Ovarialsubstanz kombiniert bei Klimakterischen; mit Kalk oder Strontiuran kombiniert bei akuten Verschlimmerungen von Ekzem und dem exsudativen Ekzem der Kinder. Bei kochsalz(chlor)armer Kost am wirksamsten (Bromhosal als Diätsalz).

Oral: Sedobrol als „Bouillonwürfel" (Bromnatrium) tägl. 1—3 Würfel.

Mit Kalk: Calcibronat. granulat., 1—3mal 1 Teelöffel in Citronen- oder Himbeersaft / Sedocalcium 3mal 1—2 Tabletten / Sedocalcium pro infantibus, wohlschmeckend, 3mal tägl. ½—1 Tablette / Sedocalcium compos. mit Campher, besonders zur Beruhigung der Sexualsphäre (auch bei Pruritus vulvae).

Mit Baldrian: Mixtura nervina c. Valerian. MBK-Compretten.

Mit Ovarialsubstanz: Ovobrol, 1—3mal 1 Bouillonwürfel.

In Tee: Species nervinae Nattermann.

Mit Luminal: Lubrokal, abends 1—2 Tabletten, längere Zeit.

Zur Injektion: Calcibronat / Ekzebrol / Bromcalciumcalorose / Bromostrontiuran.

Bei reichlicher und lang dauernder Bromzufuhr, meist bei internistischer oder neurologischer Verwendung, kann eine Bromacne entstehen (zu deren Vorbeugung Arsen). Ferner kommen urticarielle, gelegentlich auch blasige Ausschläge vor (Provokationen von Dermatitis herpetiformis?). Seltener ist das Auftreten eines Bromoderma tuberosum, von braunroten, weichen, umschriebenen, auch nässenden Hautwucherungen (die lokal mit 10% grauer Quecksilbersalbe oder Präcipitatsalbe, allgemein mit Kochsalz oral 1 Teelöffel tägl. oder Calc. chlorat. 10% Injektionen behandelt werden; ebenso Arsenkuren). Manche Ausschläge nach Bromkombinationen, z. B. Vitanerton, sind jedoch durch Antipyrin bedingt.

Ohne Nebenwirkungen juckstillend sind, besonders bei Frauen, *Baldrianpräparate*, wie Validol (1—2 Perlen nach den Mahlzeiten), oder Recvalysatum Bürger (3mal 20 Tropfen). Billiger ist Tct. Valerianae aetherea 3mal 10—15 Tropfen. Anwendung bei Scheuerekzem, bei nervösem Pruritus. Bei Jucken in der Sexualgegend ist Kombination mit Hopfen geeignet: Hovaletten „mild" (3mal 1 Stück) und Hovaletten forte, die noch Barbitursäure enthalten; diese vor allem abends; 2—3 Stück vor dem Schlafengehen.

Bei plötzlichen — besonders nächtlichen — anfallsweisen Juckkrisen ist *Nitroglycerin* wirksam, besonders in Form von *Eukliman*, das nicht nur bei klimakterischen Frauen, sondern auch bei Männern anwendbar ist, 3mal tägl. 1 Pille, unter Umständen bei nächtlichen Anfällen 1 weitere Pille. (Enthält außer Nitroglycerin noch Barbitursäure, Hyoscyamin, Salven u. a.)

Ein weiteres, manchmal juckstillendes Mittel ist erfahrungsgemäß *Antipyrin*, das 3mal tägl. 0,3—0,5 gegeben wird. Bei Überempfindlichen können Antipyrinexantheme auftreten, brennend violettrote Flecken, oft in der Genitalgegend, auch nässend, die sich mit der Zeit braun verfärben (Therapie: Calcium, Abführmittel).

Bei verschiedenen juckenden Hautkrankheiten, die auf einer konstitutionellen Störung des vegetativen Nervensystems beruhen oder hieraus Verschlimmerungen erfahren, hat man gute Erfolge mit einer diese Konstitution berücksichtigenden Behandlung. Da es sich hier häufig um Übererregbarkeitszustände im sympathischen wie parasympathischen Anteil handelt, ist meist *Bellergal* „Sandoz" angezeigt, das als Wirkstoffe Bellafolin (Atropin) zur Dämpfung des Parasympathicus und Ergotamin (Mutterkornalkaloid) zur Dämpfung des Sympathicus enthält (neben Phenyläthylbarbitursäure). Dosis: 4 Tabletten tägl., davon abends 2; bei Kindern die Hälfte. Geeignet bei konstitutionellem Ekzem, bei gewissen Formen von Urticaria und Pruritus, bei Lichen ruber, bei Verschlechterungen während der Menses; auch die bei Alopecia areata oft vorhandene Migräne wird hierdurch gut beeinflußt.

Bellafolin allein oder in Kombination mit dem sympathicuserregenden Ephetonin ist dagegen gelegentlich bei Urticaria oder akuten Asthmaanfällen vorzuziehen; dazu noch Calciuminjektionen. Ergotamin allein wird bei Prurigo empfohlen, wenn ein weißer Dermographismus als Zeichen eines sympathicotonischen Gefäßkrampfes zu beobachten ist, d. h. eine weißliche, statt einer roten Hautreaktion nach einem kräftigen Hautstrich erfolgt.

Weitere juckstillende Maßnahmen:
Antihistamine (s. folgender Abschnitt).
Protrahierte lauwarme Bäder (S. 89).
Milde Höhensonnenbestrahlungen (S. 130).
Sympathicusröntgenbestrahlungen (S. 141).

Antihistamine. Histamin, intracutan injiziert, macht die lebhaften Erscheinungen einer nesselsuchtartigen Quaddel und intravenös injiziert die eines anaphylaktischen Shocks; es lag nahe auch die Urticaria, die allergischen Hautreaktionen, die Serumkrankheit u. a. auf eine Bildung von Histamin im Körper zurückzuführen; diese Auffassung hat sich allerdings als zu einseitig herausgestellt, nicht alle allergischen Symptome lassen sich als Histaminwirkung erklären und es müssen noch andere unbekannte urticariogene Substanzen vorhanden sein.

Histaminwirkungen können bei Tier oder Mensch bereits durch Atropin, Adrenalin, Novocain, Nicotinsäureamid u. a. gemildert oder unterdrückt werden; als eigentliche Antihistamine bezeichnet man jedoch eine Reihe chemisch recht verschiedener Stoffe, die imstande sind, gewisse spezifische Folgeerscheinungen verabreichten Histamins (Jucken, Ödem, Nesselsucht, Asthma u. dgl.) zu vereiteln, also nicht etwa Histamin zu zerstören, wie es die Histaminase (Torantil) tut, oder zu neutralisieren. Diese antagonistische Wirkung, bei der wahrscheinlich die histaminempfindlichen Organe blockiert werden, ist deshalb auch nur vorübergehend.

Die ersten dieser Mittel hatten noch zuviel Nebenerscheinungen (wie das Antergan, Bridal, Neo-Antergan u. a.). Neuerdings hat aber eine Sturzflut von Präparaten eingesetzt, die alle sehr wirkungsvoll sind, — wobei die einzelnen Patienten verschieden gut auf das eine oder andere ansprechen — und die sich im wesentlichen nur durch die verschiedene Verträglichkeit auszeichnen, die aber auch wiederum für den einzelnen Patienten individuell verschieden ist. Da Gewöhnung beobachtet wird, ist auch deshalb gelegentlich ein Wechsel zu empfehlen.

Der Anwendungsbereich ist insofern ziemlich groß, als symptomatisch jegliches Jucken günstig beeinflußt wird (auch bei Anal- und Vulvapruritus, bei Scabies, Unterschenkelekzem, Lichen ruber, Ikterus usw.). Allergische Reaktionen werden zudem bei der alimentären Urticaria (schwieriger bei Urticaria durch Druck, Licht, Kälte), bei Quinckeschem Ödem, bei Serumexanthem, bei den toxischen Arzneiexanthemen (durch Salvarsan, Sulfonamide u. dgl.) beeinflußt. Schließlich haben sich auch Erfolge gezeigt bei Erkrankungen während der Schwangerschaft (Herpes gestationis, auch bei Hyperemesis gravidarum), bei Röntgenkater, sogar bei beginnendem Schnupfen. Bei chronischem Ekzem ist der Erfolg, abgesehen vom Jucken, gering.

Immer jedoch, auch bei Urticaria, ist die Wirkung nur symptomatisch und vorübergehend, die Suche nach den die Krankheit auslösenden Allergenen darf dabei nicht versäumt werden und sie müssen auch, so gut es geht, vermieden oder eliminiert werden. Es ist deshalb nicht zu billigen, wenn man unter dem Schutz von Antihistaminen unverträgliche Medikamente z. B. Salvarsan weiterhin verabfolgt; man sollte beachten, daß Jucken und Ausschlag zwar durch die Antihistamine unterdrückt werden können, aber Warnungszeichen einer allgemeinen Unverträglichkeit sind, und daß es keineswegs ausgemacht ist, ob dabei nicht auch innere allergische Reaktionen z. B. in den Blutbildungsstätten vorkommen, die durch Antihistamine nicht kompensiert werden können; wahrscheinlich ist das sogar sicher der Fall.

Angewandt werden die Antihistamine meist als Tabletten (nie auf leerem Magen, mit Zuckerwasser); man gibt sie nicht regelmäßig, sondern bei Bedarf, also z. Zt. der Juckanfälle und zwar einschleichend und individualisierend, so daß man mit einem Minimum auskommt; bei Ungenügen steigert man allerdings auch die Dosis. Injektionen, meist intramuskulär, sind jedoch wirksamer und gelegentlich, z. B. bei Quinckeschem Ödem nötig. Intravenöse Injektionen gelten als nicht harmlos und sind nur in Notfällen (und dann äußerst langsam) erlaubt, z. B. bei Encephalitis haemorrhagica durch Salvarsan.

Hauptsächliche Nebenerscheinungen sind Magenbeschwerden oder Schläfrigkeit, die einige Präparate zeigen; die letzteren Mittel sind dann als Nachtmittel zu bevorzugen. Gelegentlich auch Erregung, Schwindel, Herzklopfen. Bei Herzleidenden sei man vorsichtig; Kollapszustände sind beobachtet.

An Mitteln sind z. Zt. vorhanden:

Antistin (Ciba), Tabletten zu 100 mg, 3—4 (—5) Stück täglich. Ampullen zu 100 mg. Nebenerscheinungen gelegentlich Unruhe, Kopfschmerzen.

Pyribenzamin (Ciba), Tabletten zu 50 mg, 2—4 Stück. Wirkt sedativ und einschläfernd; Nachtmittel. Gut verträglich und wirksam.

Thephorin (Roche), Dragées zu 25 mg, 2—3 (—6) Stück täglich. Wenig Nebenerscheinungen, wirkt leicht anregend, deshalb nicht abends.

Synpen (Geigy), Dragées zu 25 mg, 3—6 (—9) Stück täglich. Ampullen zu 20 mg. Wenig Nebenerscheinungen, etwas Müdigkeit.

Avil (Hoechst), Tabletten zu 50 mg, 2—3 Stück täglich. Ampullen zu 50 mg. Bei hohen Dosen Müdigkeit.

Luvistin (Boehringer), Tabletten zu 50 mg, 2—4 Stück täglich. Ampullen zu 50 mg. Gelegentlich Magenbeschwerden, bei Injektionen Müdigkeit. Wirksames Präparat von verhältnismäßig langer Dauer.

Casantin (Casella), Tabletten zu 50 mg, 2—4 Stück täglich. Ampullen zu 50 mg.

Hibernon (DiWag), Tabletten zu 30 mg, 3 Tabletten täglich. Ampullen zu 20 mg. Gut verträglich, billig und wirksam.

Dabylen (SchiWa), Tabletten und Ampullen zu 25 und 50 mg; 1—3 Tabletten täglich.

Soventol (Knoll), Tabletten zu 50 mg und Ampullen zu 1 ccm; 2—6 Tabletten täglich.

Neo-Bridal (Bayer), Dragées zu 50 und 100 mg; Tagesdosis 0,4—0,6 g verteilt auf mehrere Gaben. Ampullen zu 50 mg.

Atosil (Bayer), Dragées zu 25 mg; 2—6 Tabletten täglich. Ampullen zu 50 mg Nachtmittel.

In Salbenform liegen von Antihistaminen vor: Antistin-Creme, Avil-Salbe, Thephorin-Salbe, Synpen-Salbe; Luvistin wird 0,01 % zu Umschlägen verwandt, ähnlich Casantin. Die Juckstillung ist oft erfreulich; gegen die Salbengrundlage besteht gelegentlich Unverträglichkeit.

Schlafmittel. Manche Kranke mit juckenden Hautkrankheiten, besonders wenn diese in nächtlichen Krisen exacerbieren, kommen durch eine anhaltende Schlaflosigkeit ganz herunter und ohne Erzwingung des Schlafes ist auch meist jegliche Therapie wirkungslos; Verbände werden abgerissen, Ekzeme aufgescheuert oder blutig zerkratzt, wahllos die unzweckmäßigsten Mittel zur momentanen Linderung versucht; bereits die Angst vor diesen nächtlichen Krisen läßt die Kranken nicht zur Ruhe kommen.

Solche Krankheiten sind der Pruritus vulvae oder ani, besonders wenn er durch ungeeignete Behandlungsverfahren gereizt ist, Ekzeme, die Hauterscheinungen bei maligner Lymphogranulomatose (HODGKIN) und bei lymphatischer Leukämie, der Pruritus bei Diabetes, in geringerem Grade die Epidermophytie, gelegentlich auch die Pityriasis rosea.

Unter den zahlreichen zur Verfügung stehenden Schlafmitteln hat die Erfahrung diejenigen herauszufinden versucht, die besonders bei diesen krisenhaften Zuständen angebracht sind. So sollen diese Mittel möglichst auch das Jucken günstig beeinflussen. Nach experimentellen Ergebnissen sind dazu solche Schlafmittel, die am Hirnstamm an der hypothetischen Schlafstörungsstelle angreifen, geeigneter (Luminal, Phanodorm, Medinal, Pernocton per os) als die Mittel, die auf die Großhirnrinde wirken wie Chloralhydrat, Paraldehyd oder wie Brompräparate.

Dabei kann die juckstillende Wirkung der Hirnstammittel noch durch kleine Zugaben von Atropin oder Scopolamin verstärkt werden (also z. B. durch Zugabe von 1 Tablette Belladenal oder Bellergal, das noch das sympathicusdämpfende Ergotamin enthält). Besonders juckstillend wirkt Zugabe von Chloreton, das auch während des Schlafes die „Schmerzreflexe" aufhebt (Chloreton ist in Nautisan vorhanden; abends zusätzlich 1 Zäpfchen Nautisan zu 0,4 oder 1,0 oder 1—2 Perlen zu 0,4).

Da schon Antipyrin allein gelegentlich juckstillend wirkt, ist sein Zusatz wie der anderer Antipyretica (Pyramidon) zu Schlafmitteln besonders wirksam (enthalten in Veramon, Allional, Compral, Doralgin, Cibalgin).

Man kann natürlich das Antipyrin auch zu einem besonders geeigneten Hirnstammschlafmittel hinzufügen, z. B. zu Phanodorm oder Phanodormcalcium; Veronal cum Phenacetino ist ein stark wirkendes Präparat der bekannten MBK Compretten.

Für schwere Fälle bewährt sich auch Scophedal i. m. oder

Chloralhydrat 10 / Aq. dest. / Sirup. Cortic. Aurantii ana ad 150. D. S.: abends 1—2—3 Eßlöffel; dazu evtl. 1 Tabl. Antipyrin 0,5.

Bei Schlafstörungen durch schmerzhafte Hauterkrankungen, z. B. Achselhöhlenabscesse, Karbunkel, Furunkel an Vulva oder Anus sind ebenfalls Schlafmittel wie Veramon, Cibalgin geeignet; äußerstenfalls Zugabe von Eukodal, Dicodid oder Dilaudid. Wer nicht zu Morphiumalkaloiden greifen will, wählt Novalgin, Dolantin oder Ditonalsuppositorien. Suppositorien wirken, da sie vom Rectum aus die entgiftende Leber nicht passieren müssen, oft schneller und stärker. Jedenfalls muß das verwandte Mittel so stark sein, daß es auch wirklich den erwünschten Zweck erreicht.

In manchen Fällen ist die Schlafstörung lediglich nervöser Natur wie bei manchen Scheuerekzemen. Hier sind dann Präparate, wie Bromural (ein Brombaldrianharnstoff) oder Hovaletten forte (mit Hopfen und Baldrian) geeignet; das Einschlafmittel Evipan kann infolge seiner schnellen Ausscheidung auch ohne Nachwehen nochmals während der Nacht beim Aufwachen genommen werden.

Für längere Kuren empfiehlt sich Lubrokal, abends 1—2 Tabletten in viel Wasser, mehrere Wochen lang; seine günstige Wirkung setzt manchmal erst nach einigen Tagen ein. Bei Geschmacksempfindlichen ist Sedobrol (Bouillonwürfel) besonders angebracht. Eine gewisse Euphorie verleiht Optalidon und Phanodorm.

Bei Kindern (exsudatives Ekzem und Neurodermie) werden Allional ½—1 Tablette, und wenn über 2 Jahre auch Veramon ½—1 Tablette empfohlen. Ebenso Luminaletten (0,015) bis 5 Stück.

Manche Schlafmittel veranlassen ihrerseits bei Überempfindlichen Hautausschläge, z. B. scharlach-, masern- oder nesselsuchtartige, wie Luminal, Medinal. Sog. „fixe Exantheme", d. h. rückfällige scharf begrenzte Anschwellungen immer der gleichen Hautstellen, z. B. am Mund, am Genitale oder anderswo, werden nach Veramon, Phanodorm, Allional, gelegentlich auch nach Veronal, Noctal u. a. beobachtet. Diese Ausschläge ähneln durchaus denen bei Antipyrin: plötzliche violettrote Schwellungen, die heftig brennen, manchmal auch nässen und sich erst in 1—2 Wochen unter Pigmentierung zurückbilden; sie treten meist nicht nach der ersten Gabe des Mittels, sondern erst im Laufe der Zeit auf, was die Entlarvung schwierig macht, weil der Patient angibt, sonst diese Mittel immer gut vertragen zu haben (Gegenmittel: Kalk oral oder als Injektion, Abführmittel). Häufig beruhen diese Ausschläge auch gar nicht auf dem barbitursäurehaltigen Schlafmittel, sondern auf seinem Antipyringehalt. Für Unverträglichkeit gegen barbitursäurehaltige Präparate charakteristischer ist ein allgemeiner heftiger Pruritus; Hautentzündungen sind sekundärer Art, auf das Kratzen oder unzweckmäßige lokale Maßnahmen zurückzuführen. Bei einer solchen Idiosyncrasie gegen Barbitursäure werden meist harnstoffhaltige Schlafmittel (Adalin, Bromural) noch vertragen; harnstoffhaltige Mittel machen dagegen — zwar selten — Erscheinungen von Purpura. Bromhaltige Schlafmittel ihrerseits bedingen Verschlimmerungen einer Acne (besonders der Kinnacne, s. S. 280). Da Idiosyncrasien meist spezifisch, d. h. auf eine bestimmte Gruppe von Schlafmitteln gerichtet sind, ist Ausweichen leicht möglich. Nötig ist jedoch, daß man sich jederzeit dessen bewußt ist, daß unsere Schlafmittel auch Hautkrankheiten hervorrufen oder verschlimmern können.

Kräftigungsmittel. Bei manchen Ekzemen, den Scheuerekzemen der Nervösen und den konstitutionellen Ekzemen solcher Patienten, die als hagere Astheniker auffallen, erweisen sich Kräftigungsmittel günstig. Besonders bewährt sich Phosvitanon, bei Kindern wie bei Erwachsenen, 3mal tägl. 1 Teelöffel vor dem Essen; für eine Kur benötigt man 2—3 Flaschen. (Phosvitanon enthält pflanzliche Bitterstoffe, Chinin, Hopfen, Brom, Colaauszüge, Kupfer, Eisen- und Mangansalze; es dient auch zur Appetitanregung und als Speisewürze bei salzloser Diät.) Ebenso Optonicum Merck (mit Leberextrakt).

Phosvitanon, ebenso wie die MBK Compretten Glycerinophosphata composita kommen auch bei verzögerter Rekonvaleszenz und toxischem Haarausfall in Frage; zur Injektion verwendet man Inhepton (Leberextrakt, Arsen, Strychnin u. a.).

Manche desolate und unbeeinflußbare Fälle von nervösem Ekzem, besonders bei mageren Kranken, bessern sich erst auf Lebertrangaben (z. B. das Stadapräparat „Asella"; oder angenehmer von Geschmack Sanostol). Oft kann man erst auf diesem Wege den Kranken aus einer reizbaren Phase seines Ekzems, in der kaum etwas vertragen wird, insbesondere keine Salbe, in einen Zustand überführen, in dem unsere Medikamente wieder anwendbar sind.

Ebenso erweist sich gelegentlich die reichliche Verabreichung von Traubenzucker (Dextropur) vorteilhaft sowohl bei dem spätexsudativen Ekzem magerer Kinder wie auch bei infektiös-toxischen Zuständen, z. B. bei Erysipel (zur Unterstützung der entgiftenden Leberfunktionen).

Recresal, ein Phosphatgemisch, verbessert nachgewiesenermaßen die Arbeitsleistung und setzt die Schweißbildung bei Anstrengungen herab; dermatologisch machen wir mit Vorteil von Recresal (3—6 Tabletten tägl.) Gebrauch bei Schweißekzemen und intertriginösen Affektionen leicht schwitzender Personen.

Da die körperliche Leistungsfähigkeit bei künstlicher Alkalose gesteigert ist, kann man bei hinfälligen, abgespannten und nervösen Patienten mit Scheuerekzem, besonders bei Frauen im Klimakterium, Sepdelen 1 (enthält Citrate, Phosphate, Carbonate u. a. Salze) versuchen, manchmal mit gutem Erfolg.

Spezifische und unspezifische leistungssteigernde Mittel. *Behandlung mit spezifischen Impfstoffen.* Die aktive Immunisierung mit virulenten oder abgetöteten Krankheitserregern oder ihren Toxinen hat in der Dermatologie eine gewisse begrenzte Bedeutung.

Die Impfung mit virulenter animaler Pockenlymphe ist gelegentlich bei der Behandlung eines hartnäckig rückfälligen Herpes simplex das einzig wirksame Mittel, an das man sich nicht zu spät erinnern sollte. Die hierbei eintretende Pockenimmunität der Epidermis erstreckt sich durch eine Gruppenreaktion auch auf das Virus des Herpes simplex. Man impft wie üblich auf etwa vier seichte, nichtblutende Schnitte der Oberhaut von 1 cm Länge in Abständen von 2 cm, am Oberarm oder Oberschenkel. Bei Nichterfolg kann die Impfung wiederholt werden, äußerstenfalls sogar an der Stelle der Erkrankung selbst. Die Impfreaktion ist gelegentlich überraschend stark, aber zu verstehen, da die bei den gesetzlich vorgeschriebenen Impfungen im 2. und 12. Lebensjahr erlangte Immunität durchschnittlich nur 10 Jahre lang, aber auch individuell kürzer, dauert und sich immer mit der Zeit langsam vermindert.

Mit abgetöteten Krankheitserregern werden besonders die chronischen Staphylokokkenerkrankungen der Haut behandelt (Furunkulose, Schweißdrüsenabscesse, Follikulitiden, infizierte Acne, gelegentlich auch Paronychien, Acne necrotica, Hautabscesse bei Säuglingen, Hordeola), von Streptokokkenerkrankungen im wesentlichen die rezidivierenden Erysipele.

Staphylokokkenvaccine. Leukogen, polyvalente Vaccine, subcutane oder intramuskuläre Injektionen 2mal wöchentlich, steigend von 10—1000 Millionen Keime. Ebenso Opsonogen. Staphylosan (Sächs. Serumwerk), Stärke I—III, intramuskulär.

Da die Erfolge hiermit nicht immer befriedigen, werden oft eigens hergestellte Autovaccinen oder auch verstärkte Vaccinen bevorzugt: Staphar, Vaccine aus lipoidgemästeten Staphylokokken, denen die wasserlöslichen Toxine entzogen sind. Intramuskulär oder intravenös 2—3mal wöchentlich 0,5—1 ccm. Staphyloyatren, Staphylokokken in 3% Yatrenlösung, das als zusätzlicher unspezifischer Reizstoff dient, intramuskulär 30—600 Millionen Keime, intravenös 10—15 Millionen Keime.

Weiter steht ein durch Formol entgiftetes Staphylokokkentoxin (Staphygen) mit ausgezeichneter Wirkung zur Verfügung, subcutan oder intramuskulär 0,25 bis 1 ccm, alle 4—7 Tage; da man bei Personen mit häufigen Staphylokokkenerkrankungen gelegentlich auf eine Allergie stößt, beginnt man mit 0,1—0,2 ccm der 10fach verdünnten Lösung.

Bei jeder Vaccinebehandlung legt man Wert auf den Eintritt einer mittelstarken Lokal- und Allgemeinreaktion, die etwa nach 8—24 Stunden auftritt; nach dem Ausfall bemißt man die weitere Dosis und die Dauer des Intervalls. Vorsicht bei Patienten mit Herz- und Myokardleiden und entzündlichen Nierenerkrankungen wegen Gefahr einer zu starken Allgemeinreaktion; bei chronisch allergischen Ekzematikern wegen Provokation von Juckkrisen; bei Phthise Vorsicht vor Herdreaktionen.

Die Wirkung zeigt sich sowohl in dem rascheren Abklingen der akuten Erscheinungen (Einschmelzungen) wie im Aufhören der Rückfälle. Ist im Zustand der Kachexie der Patient nicht mehr zur Bildung von Abwehrkörpern fähig, ist gegebenenfalls passive Immunisierung mit Staphylokokkenserum („Asid“, Behringwerke, „SSW Dresden“) zu versuchen.

Mischvaccinen: Reoderm ist eine Acnevaccine, die außer Staphylokokken noch Acnebacillen, einen mehr oder minder als pathogen angesehenen Saprophyten aus Acneefflorescenzen, enthält und unspezifisch reizende Lipoid- und Eiweißstoffe. Subcutan oder intramuskulär 2mal wöchentlich 25—1000 Millionen steigend, bei pustulöser Acne, bei Rosacea.

Antipyogen Behringwerke, enthält Antigene von Staphylo-, Strepto- und Pneumokokken sowie von Pyocyaneus- und Colibacillen; dazu noch unspezifische

Lipoid- und Eiweißstoffe. Bei Furunkulose, Schweißdrüsenabscessen, Erysipel, Thrombophlebitis, vor allem bei Mischinfektion von Unterschenkelgeschwüren.

Streptokokkenvaccine. Streptoyatren, Suspension von Streptokokken in Yatrenlösung, intramuskulär 25—300 Millionen Keime steigend, intravenös 10 Millionen Keime, 2—3mal wöchentlich. Bei rezidivierendem Erysipel, bei Erysipeloid, bei chronischen Fällen von Urticaria, bei Erythema chronicum migrans.

Bei kachektischen Patienten passive Immunisierung mit Seren (Streptoserin, Streptokokkenserum „Asid" und „SSW Dresden").

Antivirus nach BESREDKA sind bakterienfreie Kulturfiltrate, die in der Haut eine lokale Immunität erzeugen; sie neutralisieren auch bakterielle Giftstoffe und wirken dadurch schmerzstillend. Antivirus (Behringwerke) aus Streptokokken, Staphylokokken, Coli, Pyocyaneus, ebenso Antipiol flüssig zu feuchten Umschlägen (bei infizierten Geschwüren). In Salben (Antipiol, Antiflammin) bei infektiösen Prozessen, besonders bei Lidrandentzündungen. In Suppositorien: Posterisan enthält Coliantivirus.

Tuberkulin (Alt-Tuberkulin), eine eiweißhaltige Lösung der Extraktstoffe und Stoffwechselprodukte von Tuberkelbacillenkulturen; subcutane Injektionen an der Vorderseite des Oberschenkels, beginnend mit 0,01 mg $= 0,1$ ccm einer frisch bereiteten Verdünnung von 1 : 10 000, rasch steigend, bis Lokalreaktion erfolgt. Weitere Dosissteigerung entsprechend dem Ausfall der Reaktion am Injektionsort, der Reaktion am Krankheitsherd und der Allgemeinreaktion; Höchstdosis etwa 10 mg. Bei einigen Tuberkuloseformen, vor allem bei indurativer und bei papulonekrotischer Hauttuberkulose, bei Acne conglobata.

Ektebin ist eine percutan wirkende Tuberkulinsalbe in einer Tube, aus der ein etwa ½ cm langes Stück Salbe ausgedrückt und etwa 1 min lang auf eine mit Benzin entfettete Stelle der Brust- oder Bauchhaut (von etwa 5 cm Durchmesser) eingerieben wird. Wiederholung nach Abklingen der Reaktion, die in kleinen Knötchen besteht, also alle 1—2 Wochen, 6—10mal. Bei Kindern oder spritzenscheuen Personen mit kolliquativer, lichenoider und papulonekrotischer Tuberkulose. Bei Lupus Einreiben des Herdes und lokale Höhensonnenbestrahlung nach Angehen der Reaktion.

Trichophytin, intracutan am Unterarm dorsal (links), diagnostisch mit Wasser verdünnt 1 : 50; therapeutisch 1 : 10, nach Abklingen der Reaktion 1 : 5 und evtl. steigend bis konzentriert. Bei tiefer Trichophytie, bei oberflächlicher ohne Wert.

*Gonokokken*vaccine, s. S. 375.

Ulcus molle-Vaccine, s. S. 420.

Impfstoffe zur Diagnose oder Therapie der *Lues* sind zur Zeit wenig gebräuchlich, seitdem sich herausgestellt hat, daß bisher eine Kultur der Spirochaete pallida niemals gelungen ist, sondern daß es sich bei derartigen Kulturen um harmlose Begleitspirochäten gehandelt hat. Ein aus syphilitischen Kaninchenhoden bereiteter Extrakt, das Luotest (Serotherapeutisches Institut Wien), gibt intrakutan injiziert bei alter Lues manchmal positive Reaktionen, u. U. erst bei der Wiederholung nach 6 Tagen. 8 Tage später ist dann gelegentlich die WaR. positiv oder verstärkt positiv, auch nach negativer Hautreaktion; ein sicheres Kennzeichen für Syphilis ist aber weder die Haut- noch die Blutreaktion.

Behandlung mit unspezifischen Reizkörpern. Schon bei jeder spezifischen Impfung ist auch ein unspezifischer Anteil wirksam, entsprechend dem Gehalt an artfremdem Eiweiß in dem verwandten Impfstoff. Die unspezifische Reizkörperbehandlung, die in Injektionen von Eiweißen, Lipoiden besteht, oder von Stoffen, die im Körper Abbauprodukte hervorrufen, hat eine vielfältige Wirkung auf Krankheitsablauf, Stoffwechsel, vegetatives Nervensystem, auf die Immunitätslage. Im wesentlichen sind therapeutisch zwei grundsätzliche Wirkungen zu unterscheiden: einmal eine akute, beschleunigende und provozierende auf Krankheitszustände, die einer Aktivierung und Anregung von Gegenkräften fähig sind (bei Furunkeln, Schweißdrüsenabscessen, Trichophytie, Bubonen, gonorrhoischen Komplikationen, auch Lues des Zentralnervensystems), weiter eine länger anhaltende Veränderung des Stoffwechsels, des vegetativen Tonus und der Immunitätslage (bei allergischen Krankheiten: Urticaria, Ekzem; bei Herpes simplex, Furunkulose). Im ersten Fall werden solche Reizkörper und solche Dosen gewählt, die unter Umständen Temperatursteigerungen hervorrufen, im zweiten Fall genügen auch mildere Mittel oder geringere Dosen.

Milch wirkt nicht nur durch ihren Eiweißgehalt, sondern auch durch ihren wechselnden Gehalt an Keimen (durchschnittlich 6000—10 000 Keime auf 1 ccm). Möglichst frisch gewonnene Milch vor der Injektion im Reagensglas einige Minuten aufkochen, intramuskulär 2—10 ccm, über 5—6 ccm temperatursteigernd. Bei Bubonen, tiefer Trichophytie, Frostbeulen, Lichen planus. Mehrmals alle 5 bis 6 Tage.

Milch, *intracutan*, 3 Quaddeln (die, mit feiner Nadel angelegt, sofort nach der Injektion als pralle weiße Erhebungen erscheinen müssen), Oberarm oder Unterarm Streckseite, als Provokationsmittel bei Gonorrhöe.

An Stelle der nicht immer gleichmäßigen oder bezüglich der Krankheitskeime einwandfrei zu erhaltenden Milch:

Caseosan: sterile 5% Caseinlösung; intramuskulär 1—5 ccm; 2mal wöchentlich; auch intravenös.

Ferner sind gebräuchlich: Omnadin: Gemisch von Eiweißkörpern und Lipoiden. 2 ccm intramuskulär oder intravenös, evtl. tägl. Paragen: Eiweißabbauprodukt und Chininderivat; 2 ccm intramuskulär, evtl. tägl. Novoprotin: Pflanzeneiweißlösung. Intramuskulär 0,2—1 ccm, alle 3—4 Tage.

Einfach, wirksam und bewährt ist *Terpentinöl* (nach KLINGMÜLLER), intramuskulär injiziert, mit langer Nadel bis auf den Knochen der Beckenschaufel, 2 Finger breit unter dem oberen Knochenrand, möglichst von der Mitte der Gesäßbacken nach außen. Vorsicht vor Injektionen in zufällig getroffene Blutbahnen (Absetzen der Spritze von der eingestochenen Kanüle, beobachten, ob Blut austritt). Indikationen: Furunkel, tiefe Trichophytie, Ekzeme, Pruritus, chronische Urticaria, Acne, herdförmige Sklerodermie, Lichen planus (besonders gegen den Juckreiz); gonorrhoische Komplikationen, Adnexerkrankungen.

Am zweckmäßigsten als *Olobintin* 10% (Flaschen zu 10 ccm oder Ampullen zu 1 ccm), 2mal wöchentlich 0,5—2 ccm intramuskulär.

Bei Versagen des 10% Olobintins, bei besonders resistenten Ekzemen, bei verschleppten, entzündlichen Prozessen (Adnexitis), bei Gonorrhoe neben einer Sulfonamidkur Olobintin „stark" 40%, intramuskulär 0,6—1,0, das allerdings in der ambulanten Praxis wegen der Schmerzhaftigkeit (meist 6—8 Tage Bettruhe nötig) kaum brauchbar ist; bei Vorhandensein eines Entzündungsherdes treten stärkere Temperatursteigerungen von 1—2 Tagen Dauer auf.

Ichtoterpan (10% Ichthyolschwefel und Terpen des Terpentinöls) bei Acne (3mal 2 Pillen), bei spätexsudativem Ekzem der Kinder (2—3mal 1 Pille).

Ausgesprochen *fiebererzeugende Mittel* — die an Stelle einer außerhalb der Klinik nicht anwendbaren Impfmalaria treten — nicht nur zur Behandlung syphilitischer Erkrankungen des Zentralnervensystems oder gonorrhoischer Komplikationen, sondern auch bei Mycosis fungoides, bei allergischen Erkrankungen sind:

Pyrifer (Asta), Suspension apathogener Bakterien, intravenös 50—5000 Millionen Keime (Stärke I—VII) steigend. Das Fieber beginnt etwa nach

3—4 Stunden, erreicht seinen Höhepunkt nach 8—12 Stunden, leichte Nach-
zacken noch am folgenden Tag. Wiederholung erst nach Abklingen jeder Temperatursteigerung, also jeden 3. bis 4. Tag. Etwa 8—12 Injektionen.

Ähnlich Pyrasid „Asid", einfach und forte, ferner das Bactifebrin der Behringwerke und das Febrivaccin (Sächs. Serumwerk), Stärke I—II.

Schwefelöl, z. B. Anästhesulf, Schwefel in Anästhesinöl, schwach 0,2 % / stark
0,5 %. In geringen Konzentrationen wird Schwefelöl auch zur Desensibilisierung
allergischer Erkrankungen und bei Psoriasis benutzt, s. S. 277).

Die *Eigenblutbehandlung* hat den Vorteil, keinerlei Medikamente in den Körper
einzuführen; dennoch kommt es bei ihr auch — selten — zu Antikörperreaktionen,
nämlich zu einem anaphylaktischen Shock (dagegen Suprarenin 0,1 % 1 ccm subcutan). Dabei entnimmt man der Ellbeugenvene 5—20 ccm Blut und spritzt es
in die Gesäßmuskulatur ein. (Bei der Eigenblutinjektion lege man vorher einen
Streifen Hansaplast elastisch für die punktierte Vene zurecht, ferner eine zweite
Kanüle zum Wechseln bei Gerinnungsverstopfungen in der ersten Kanüle. Man
achte, daß der von der Staubinde befreite Arm nicht durch aufgerollte Ärmel
weiter abgeschnürt und gestaut wird. Derart kann man rasch arbeiten und ohne
Blut zu verstreuen.)

Wiederholung alle 3—7 Tage, 6—10 Injektionen, meist 10 ccm. Bei chronischer Urticaria, bei spätexsudativem Ekzem, bei protrahiertem oder oft rezidivierendem Erythema exsudativum; mit nachfolgender Kur zur Behandlung der
Tabes und Taboparalyse, gleichzeitig mit kräftigen Höhensonnenbestrahlungen.
Bei rezidivierendem Herpes simplex zur Unterspritzung im befallenen Hautgebiet.

Der etwas magische Charakter der Eigenblutbehandlung, der manche Thera-
peuten besonders anzieht, kann noch durch Ultraviolettlichtbestrahlung des Blutes selbst gesteigert werden. Dazu ist von Havlicek eine eigene Ultraviolettlichtquelle angegeben worden (Bactophoslampe-Hanau). Man kann aber auch mit dem
neuen Modell der Kromayerlampe, das völlig kippbar ist, 10—20 ccm Blut in
einer Petrischale bis zur leichten Verfärbung bestrahlen; das Blut ist zur Verhütung der Gerinnung mit einer Spritze aufgezogen, die bereits 1 ccm 3,8 %
Natriumcitrat enthält. Wer dagegen über eine Höhensonne verfügt, bestrahlt
das entnommene Blut etwa 8 min lang im Abstand von 50 cm.

Durch die Bestrahlung wird das Blut durch Serum- und Erythrocytenverände-
rungen (Hämolyse) mehr oder minder denaturiert; es werden dann gelegentlich
stärkere Wirkungen gesehen als von frischem Blut. Injiziert werden 5—10 ccm
intraglutaeal, alle 3—5 Tage, bis 10 Injektionen.

Einspritzungen von *fremdem Serum* werden bei Hauterkrankungen während
der Gravidität verwandt, z. B. bei Herpes gestationis, wo gelegentlich das Serum
von gesunden Schwangeren, das reich an Histaminase ist, allein wirksam ist.
Man entnimmt etwa 60—100 ccm Blut, möglichst steril, läßt es 10 min abstehen
und zentrifugiert es, ohne es vorher nochmals umzuschütteln. Meist intramuskuläre Injektionen zu 20—30 ccm, gelegentlich sind bis zu 6—7 Injektionen zum
Erfolg nötig.

Sehr bewährt hat sich auch Homoseran, ein aus Retroplacentarblut gesunder
Mütter gewonnenes hormon-, vitamin-, immunkörperreiches Mischserum, 6 bis
10 ccm subcutan oder intramuskulär, alle 2—3 Tage, 4—8mal. Bei chronischem
Ekzem, besonders dem Scheuerekzem klimakterischer Frauen, bei Vulvapruritus,
Prurigo und Urticaria. Ebenso Replaseran-Serag.

Aderlässe genügen gelegentlich bereits als Reizmittel, wobei es besonders zu
einer Verlagerung zwischen Blut- und Gewebswasser kommt. Ausgezeichnete Erfolge sieht man von Aderlässen hauptsächlich bei Frauen im Klimakterium mit
Hauterkrankungen, besonders bei Rosacea, Neurodermien und Ekzemen des Ge-

sichtes, die von Wallungen begleitet sind, bei Vulvapruritus, bei Furunkulose beleibter vollblütiger Personen. Auch bei chronischen Aphthen und bei Urticaria. Entnommen wird aus der Ellbeugenvene etwa 200—300 ccm Blut, nicht öfter als alle 3—4 Wochen. Durch lokale Chloräthylvereisung kann man bei ängstlichen Patienten die Venenpunktion schmerzlos machen. Um eine vorzeitige Gerinnung zu verhüten, spritze man die Aderlaßkanüle vorher mit Paraffinöl durch oder man verwende innen polierte Kanülen aus V 2 A-Kruppstahl oder aus Ainit.

Das Blut wird in einem Glas aufgefangen oder z. B. durch ein besonderes Aderlaßgerät „Hirudo" mit Unterdruck angesogen; dieses Aderlaßgerät verbirgt auch die abgenommene Blutmenge dem Kranken, der den Eingriff meist als eine besonders heroische Leistung anzusehen geneigt ist.

Bei Krampfaderbeschwerden kann man eine Beinvene punktieren.

Blutegel können einen lokalen Aderlaß bewirken und werden besonders bei Thrombophlebitis empfohlen. Meist werden 3—6 Blutegel angesetzt, vormittags, damit die Nachblutung einige Stunden dauern kann. Der Blutegel wird von dem Patienten in einem Likörglas aufgestülpt, die Hautstelle vorher mit warmem Wasser und Seife gereinigt. Bei Nichtanbeißen ritzt man die Haut an. Nach etwa $\frac{1}{4}$—$\frac{3}{4}$ Stunden hat der Blutegel sich vollgesogen (mit etwa 10—15 ccm Blut) und soll von allein abfallen. (Er wird dann in reinem Essig abgetötet.) Durch die Nachblutung, die in Mull aufgefangen wird, erhöht sich der Blutverlust je Blutegel in 6—10 Stunden auf etwa 40—50 ccm. Schließlich wird die Blutung durch einen Kompressionsverband mit blutstillender Watte gestillt, nötigenfalls auch erst durch Ätzung mit dem Höllensteinstift; Kontraindikation Hämophilie.

Abführmittel bei Hautkrankheiten. Es ist eine Tatsache, daß nicht nur manche Hautleiden sich bei auftretender Obstipation verschlimmern und sich mit deren Regelung bessern (Acne, Rosacea, akute Psoriasis, urticarielle Ekzeme), es gelingt auch durch plötzliche intensive Stuhlentleerungen manche Krankeiten rasch und endgültig zu beheben (z. B. Nesselsucht).

Dieser letztere Vorgang wird auch schlicht als *„Ableitung auf den Darm"* bezeichnet; dabei nehmen wir an, daß einerseits eingeführte Noxen (Allergene) oder gebildete Noxen (Darmtoxine) aus dem Magendarmkanal entfernt werden, anderseits aber und hauptsächlich durch einen ergiebigen Wasserentzug eine Beeinflussung des Gewebswasserstoffwechsels erfolgt.

Indikationen: Urticaria, Serumexantheme, Arzneiexantheme, Erythema exsudativum, akute Dermatitis, urticarielle Ekzeme, Juckanfälle.

Mittel. a) Salinische Abführmittel: Glaubersalz, Natrium sulfur., 1 Eßlöffel auf $\frac{1}{4}$ l warmes Wasser morgens nüchtern. Gegen den schlechten Geschmack vorher Pfefferminzplätzchen. In Karlsbader Salz, Sal. Carol, factit. 1 Teelöffel auf 1—2 Tassen warmes Wasser nüchtern langsam trinken. Geschmacklich angenehmer Karlsbader Salz in Form von Schering-Mineraltabletten I; infolge der frischen Zubereitung gleicher Kohlensäuregehalt und Säuregrad wie bei der natürlichen Quelle.

Bittersalz, Magnes. sulfur. 1 Eßlöffel auf 1 Glas Wasser.

b) Drastische Mittel: Ol. Ricini, 1—2 Eßlöffel für Erwachsene; evtl. in Gelatinekapseln zu 2 g oder in Kaffee, mit Citronensaft. Am leichtesten in Schnaps zu nehmen: man schüttet in ein Schnapsglas einige Tropfen Schnaps, mit denen man durch Umschwenken die Glaswand völlig benetzt; dann füllt man Ricinusöl ein und schüttet noch einige Tropfen Schnaps oben auf; herunterkippen.

Sennesblätter in Folia Sennae Teep (Madaus), pur in Oblatenkapseln 1 bis 2 Stück (gleichzeitig emmenagog, nicht bei Graviden).

Als Tee: Species laxantes (offizinell), heißer Aufguß, nicht kochen; 1 Eßlöffel auf eine Tasse. Ebenso Carilaxantee (Stada).

Zur *Regelung des Stuhlgangs* (Dauerbehandlung) werden bei einzelnen Erkrankungen verschiedene Mittel bervorzugt:

1. Bei der Acne jugendlicher Personen besteht in der überwiegenden Zahl der Fälle eine Obstipation. Meist handelt es sich um eine *atonische Obstipation:* als Diät werden Rohkost, Knäckebrot, Hülsenfrüchte, Fett, Butter, Pflaumen, Feigen empfohlen. Gelegentlich genügt morgens nüchtern ein Glas kaltes Wasser oder noch besser Apfelsaft. Vor allem ist eine regelmäßige bestimmte Stuhlentleerungszeit einzuhalten, denn die Obstipation ist meist eine sog. Domestikationsfolge, eine durch den Zwang der „Stubenreinheit" veranlaßte Reflexstörung; an Stelle des natürlichen Reflexes, dem nicht immer gleich nachgegeben werden kann, muß dann der zeitlich gebundene „bedingte" Reflex eintreten; deshalb sollen auch anregende Mittel einigermaßen regelmäßig und nicht nur bei jeweiligem Bedarf genommen werden. Bauchdeckengymnastik: Rumpf und Beineheben aus dem Liegen. Als Medikamente dienen Quellmittel: Agarol (Agar, Mineralöl, Phenolphthalein); Laxogran „Heyl" (Pflanzenschleim, Paraffin). Gleitmittel: Nujol; Obstinol mild; Obstinol (mit Phenolphthalein); Mitilax (puddingartig, besonders für Kinder, ⅓—1 Teelöffel).

Handelt es sich um die seltenere *spastische Obstipation,* darf man nur vorsichtig auf eine gröbere Kost umstellen. Empfohlen wird Obst und Kochsalzbeschränkung. Dabei krampflösende Mittel: Belladonnaobstinol; Guttae Frangulae cum Belladonna DRF.

Von Purgantien, die auch von Zeit zu Zeit, alle 1—2 Wochen ohne Obstipation für 1—2 Tage gegeben werden können, ist bei Acne besonders zu empfehlen: Rhabarber als MBK Compretten Rheum compositum (mit Schwefel), Daluwal MBK Compretten (mit Aloe und Cascar. sagrada), Tirgon. Ferner Pasta Palm-Früchtewürfel.

2. Patienten mit spätexsudativem Ekzem leiden häufig an spastischer Obstipation; s. krampflösende Mittel.

3. Bei Rosacea, Prurigo, klimakterischen Hautleiden, Alterspruritus liegt häufig chronische Obstipation vor. Dabei werden bevorzugt: Aloe (Vorsicht bei Gravidität!) in Ceadon (mit Gallenbestandteilen), in MBK Compretten Aloin compositum. Milder sind MBK Compretten Extract. cascar. sagrada.; Promptex, Pulver und Tabletten; Species laxantes modificatae (Madaus) oder Depurativum Nattermann als Tee. Mildes salinisches Mittel: Uricedin.

4. Bei Fettsucht und dabei vorkommenden intertriginösen Prozessen, auch intertriginöser Psoriasis: Marienbader Salz. Ferner MBK Compretten Extract. cascar. sagrada.

5. Bei Analekzem und Hämorrhoiden: Gleitmittel evtl. mit krampflösendem Belladonnazusatz. Salinische Mittel in mittlerer Dosis: Karlsbader Salz, Schieffers Stoffwechselsalz, Uricedin.

Schwefel:

Sulf. depurat. / Tartar. depurat. ana 15 / Elaeosacch. Menthae 10. M.D.S.: ½—1 Teelöffel.

Sulf. praecipitat. / Pulv. Rad. Rhei ana 10 / Magnes. ustae 5. M.D.S.: morgens und abends ½—1 Teelöffel in Wasser.

Isacen (Dickdarmmittel).

6. Bei kochsalzarmer Milchdiät, vor allem bei gleichzeitigen Kalkgaben treten gelegentlich Obstipationen auf; dabei kochsalzfreie Mittel: Magnesium sulfuricum, Isticin, Species laxantes.

7. Bei Kindern, z. B. bei Strophulus: Magnesia usta, 1 Messerspitze 1—3mal; Pulvis Magnesiae cum Rheo; Ricinusöl 1—2 Teelöffel.

Hautausschläge nach Abführmitteln werden gelegentlich beobachtet nach Phenolphthalein (ähnlich wie Antipyrinausschläge: vereinzelte größere brennende blaurote Flecke, die immer an derselben Stelle auftreten und sich später pigmentieren) und nach Isticin (am After Pigmentierungen, wo der dünnflüssige Stuhl die Haut benetzt hat).

Magendarmmittel. Bei einer Reihe von Hauterkrankungen wird häufig Anacidität festgestellt und mit ihrer Behandlung das Hautleiden gebessert; diese Tatsache gehört zu denen, die von Zeit zu Zeit immer wieder entdeckt und vergessen werden. Eine solche An- oder Subacidität findet sich bei chronischer Gastritis, bei innersekretorischen Störungen, bei Basedow, bei Sympathicotonie, bei Vitaminmangel (A, B_1, B_2), bei Darm-, und Gallenerkrankungen, Diabetes u. a. Bei Fehlen der Salzsäure leidet die Eiweiß- und Bindegewebsverdauung und die Erschließung der Cellulose, die Verweildauer der Speisen im Magen ist verkürzt und es mangelt ein wichtiger Anreiz der Pankreassekretion. Schließlich siedeln sich Gärungs- und Fäulniserreger im Dünndarm an, die eine Ausnutzung des Vitamin C durch vorzeitige Zersetzung vereiteln. Im Verlauf dieser Veränderungen kommt es vermutlich zur Bildung toxischer Stoffe, deren Resorption für manche Hauterkrankung von Belang ist. Jedenfalls ist bei knotiger, pustulöser Acne, bei Rosacea, bei Analpruritus und Analekzem, bei Scrotalekzem verdünnte Salzsäure (10—15 Tropfen nach dem Essen in Wasser) oder Tct. amara acida DRF oder besonders Enzynorm (ein Säure-Enzym-Präparat aus Magenschleimhaut) so wirksam, daß sie in jedem Fall zu versuchen sind (Enzynormbohnen 3mal 2—3 Bohnen zum Essen, oder Pulver 3mal 1 Teelöffel, oder flüssig 3mal 1 Eßlöffel). Mancher jahrelang bestehende Analpruritus, manches Scrotalekzem, manche Acne oder Rosacea, auch manche Urticaria heilt auf diese Therapie allein ab oder ermöglicht einer geeigneten Lokaltherapie erst den Erfolg. Ebenso bessert sich gleichzeitig damit manche hartnäckige Obstipation. Eine chronisch belegte Zunge und seborrhoische Follikulitiden an der Halsgegend oder der Stirn weisen bereits auf die aussichtsreiche Verabfolgung dieser Mittel hin; Sodbrennen ist nicht immer eine Gegenindikation, weil es auch bei Anacidität vorkommt und sich dann bei der angegebenen Behandlung verliert. Weitere Präparate sind Acidolpepsin (haltbares Pepsinsalzsäurepräparat: 1—3 Pastillen zu den Mahlzeiten), Citropepsin oder Paractol (salzsäureabspaltendes Pulver: 1 Teelöffel auf 1 Glas Wasser).

Werden die versuchten säurespendenden Präparate nicht vertragen, was jedoch nur selten der Fall ist, so können manchmal säurebindende Medikamente von Vorteil sein (z. B. Hydronal, ein gallertbildendes Aluminiumhydroxyd, von dem 1—3 Täfelchen vor dem Essen genommen werden). Bei der Verordnung derartiger Mittel (z. B. auch Bicarbonat) soll man jedoch nicht nur darauf achten, daß durch chemische Bindung überschüssiger Säure subjektive Beschwerden beseitigt werden, sondern auch daß zur Verdauung ein gewisser Säuregrad nötig ist und daß starke Alkalien nach vorübergehender Wirkung nur wieder als „Säurelocker‘‘ dienen. Es ist deshalb oft besser, den Säurezustand nicht aufzuheben, sondern nur so weit herabzusetzen, bis gerade subjektive Beschwerdefreiheit erzielt wird. Als derartige Präparate empfehlen sich: Neutralon, Siodan (die den Magensaft ziemlich sauer lassen), Silicetta (das ihn schwach sauer läßt), Gastro-Sil evtl. B = cum Belladonna (das ihn neutralisiert) und Gastrovit, Palliacol (das ihn leicht alkalisiert). Von diesen Mitteln wählt man das sauerste, das eben imstande ist, subjektive Beschwerden zu beheben. Günstige Erfolge gelegentlich bei chronischer Urticaria.

Weitere Magendarmmittel, die der Dermatologe häufig zu verwenden Gelegenheit hat, sind die Adsorbentien: wie Tierkohle (MBK Kohlecompretten 0,1 oder 0,25; mehrmals tägl., 2 Stunden nach dem Essen); ebenso Adsorgan (eine Silberkohle mit Silargel; mehrmals 1 Teelöffel). Die Verordnung von Luvos-Heilerde (innerlich), mehrmals 1 Teelöffel vor dem Essen, kommt naturheilbeflissenen Patienten entgegen. Indikationen: chronische Nesselsucht, Strophulus der Kinder, aber auch zu versuchen bei Prurigo, bei konstitutionellem Ekzem und tylotischem Handekzem.

Darmfermente wie Pankreon (2—3 Tabletten zu den Mahlzeiten), Combizym (1—2 Dragées während den Mahlzeiten) sind gelegentlich bei pruriginösen Erkrankungen wirksam, wo Juckanfälle im Zusammenhange mit den Mahlzeiten auftreten.

Bei einigen Fällen von spätexsudativem Ekzem, die mit Erscheinungen von Gärungsdyspepsie verlaufen (Schmerzen nach dem Essen, Blähungen, Gefühl von Völle, Schmerzen in der rechten Bauchgegend im Verlauf des Colon ascendens, Unregelmäßigkeit des Stuhlganges), ist bisweilen eine Mutaflorkur von überraschendem Erfolg. Mutaflor sind darmlösliche Gelatinekapseln mit lebenden, „vollwertigen“ (nach NISSLE) Colibakterien, die eine im Gefolge von Darmerkrankungen aufgetretene, ungünstig zusammengesetzte Dickdarmflora überwuchern sollen. Mit der durch diese Behandlung eintretenden Regelung der Verdauungstätigkeit und Beseitigung einer Darmintoxikation heilen oft schwere Ekzeme für lange Zeit aus.

Torantil, ein aus Darmschleimhaut gewonnenes Enzym, und zwar eine Histaminase, vermag Histamin, das bei Darmentzündungen vermehrt gebildet wird, zu entgiften. Durch seine Verabreichung — intramuskuläre Injektionen — werden manche Fälle von chronischer Urticaria oder von spätexsudativem Ekzem gebessert.

Brechmittel. Die Anwendung von Brechmitteln kann gelegentlich bei akuten und chronischen Urticariafällen (auch bei Serumexanthem) schlagartig die Erkrankung beseitigen, auch wenn Abführmittel, Kalkinjektionen oder andere Mittel bereits versagt haben.

Als Brechmittel bewähren sich:

Rad. Ipecac. 1,5 / Tartar. stibiat. 0,1 / Sacch. lactis ad 2. D. S.: ½ Pulver nach dem Frühstück, nötigenfalls nach 10 min die andere Hälfte.

Cupr. sulfur. pulv. 0,2. D. S. alle ¼ Std. 1 Pulver mit Wasser, bis Erbrechen erfolgt (nach etwa 4—5 Pulver).

Ebenso Haselwurzpulver als Präparat von Madaus:

Asarum „Teep“, 1 Oblatenkapsel mit lauwarmem Wasser nehmen, alle 10 min eine weitere Kapsel, bis Erbrechen erfolgt. Kinder brechen besonders leicht.

Gegenindikation: Magengeschwüre.

Heilmittel zur besonderen Behandlung bestimmter Hautkrankheiten.

Das **Arsen** bewirkt dadurch, daß es Abbauprozesse einschränkt, eine Kräftigung des Körperzustandes und außerdem eine besondere Belebung der Haut: das Hautfett wird vermehrt, die Capillaren erweitert, die Oberhaut straffer und glänzender, das Haar kräftiger. Außerdem ist es in höheren Dosen ein Zellgift, das besonders auf krankhaft schnell wachsende Zellen wirkt.

Seine Indikationen in der Dermatologie werden einmal durch seine allgemeinen Eigenschaften bestimmt, z. B. bei Haarausfall, dann aber hat es noch besondere Wirkungen auf bestimmte Hauterkrankungen, wie z.B. bei Psoriasis, wo es aber im wesentlichen bei der kleinfleckigen Psoriasis Jugendlicher, bei den sog. seborrhoischen Formen der Psoriasis und der der Nägel wirksam ist, bei Prurigo, bei Dermatitis herpetiformis, bei konstitutionellem Ekzem (ebenfalls hauptsächlich bei Jugendlichen), bei Scheuerekzem (längere Zeit kleine Dosen), bei Lichen planus, Mycosis fungoides und Hautlymphadenosen, gelegentlich auch bei Pemphigus, bei knotiger Acne, auch Acne conglobata, zur Vorbeugung der Bromacne, bei Furunkulose, bei flachen Warzen (Suggestionserfolg?).

Bei akuten, in Ausbreitung begriffenen Fällen von Psoriasis, Dermatitis herpetiformis und Lichen planus kann es provozierend wirken und ist besser zu unterlassen.

Nebenschädigungen: Intoxikationserscheinungen bei akuter Überdosierung sind Trockenheit im Hals, Nervosität, Durchfall, Erbrechen. An der Haut können Erytheme, Lichen ruber-ähnliche Ausschläge und Zoster auftreten; gelegentlich besteht gegen Arsen eine Idiosynkrasie. Intoxikationserscheinungen bei Kumulation infolge zu langen Gebrauches sind stark gerötete Bindehäute, Lidödeme, netzförmige Pigmentierungen, besonders am seitlichen Bauch, diffuse und daneben umschriebene hühneraugenähnliche Verhornungen an den Hohlhänden und Fußsohlen, Neuritiden (Gegenmittel Natriumthiosulfat intravenös). Bei jahrelang andauerndem Gebrauch, etwa zur Vorbeugung von Psoriasisausbrüchen, können Hautkrebse entstehen.

Arsen (meist als Arsenik, Acid. arsenicosum gegeben) kann oral oder durch Injektion verabfolgt werden. Oral wird Arsen meist in langsam steigenden Dosen verabfolgt, da die Resorption vom Darm im Verlauf der Kur abnimmt (Arsengewöhnung). Die Arsenpräparate werden nach dem Essen genommen, saure und fette Speisen, Bier, Obst sind dabei zu vermeiden. Das häufig geübte langsame Abfallen der Dosis am Ende der Kur ist unnötig.

Dosierung für Erwachsene 3mal 1 mg, jede Woche um 3mal 1 mg steigend, bis 3mal 3—5 mg tägl. und derart eine Gesamtdosis von 250—500 mg erreicht ist (in etwa 4—7 Wochen). Bei Unverträglichkeit genügt es bisweilen, die Medikation einige Tage zu unterbrechen. Bei hartnäckigen Hautleiden, wie Lichen planus, Pemphigus, Mycosis fungoides, müssen die Maximaldosen (5 mg als Einzeldosis, 15 mg als Tagesdosis) gelegentlich überschritten werden (bis 30 mg Tagesdosis), vor allem aber ist oft 3—6 Monate lang zu behandeln. Im allgemeinen haben Arsenkuren, wenn sie nicht genügend intensiv durchgeführt werden, wenig Zweck.

Tabletten zu 1 mg: Acid. arsenicosum, MBK Compretten, 50 und 100 Stück / *Arsenetten* (Blaes) mit Hefe. Packung zu 80 Stück / Asiatische Pillen, Pilulae asiaticae, offizinell, 60 oder 90 Stück verordnen (die Apothekerpreise steigen bei je 30 Stück).

Tabletten zu 0,5 mg: *Elarson*, gut resorbierbar und verträglich, zu 60 und 240 Stück.

Tropfen: Liq. Kali arsenicosi (Sol. arsenicalis Fowleri) 30,0. D.: in Tropfflasche. S.: 3mal 2—10 (selten mehr bis 15) Tropfen. Jeden 4. Tag um 3mal 1 Tropfen steigern. (Enthält 1% arsenige Säure; 1 Tropfen sehr ungenau = 0,3—0,5 mg Arsenik.) Gesamtdosis 30—50 g der Lösung. Arsenlösungen gelten als wirksamer, aber auch als toxischer (bei Magenbeschwerden einige Tage aussetzen, dann mit weniger Tropfen fortsetzen).

Dosierung für Kinder, meist verdünnt:

Für Schulkinder (10—14 Jahre): Sol. arsenical. Fowleri 20 / Aq. Menthae piperit. ad 30. Für Schulkinder (6—9 Jahre): Sol. arsenical. Fowleri/Aq. Menthae piperit. ana ad 30. Für Kleinkinder (2—5 Jahre): Sol. arsenical. 10 / Aq. Menthae piperit. ad 30. D.: in Tropfflasche. S.: 3mal täglich 2—10 Tropfen. Jeden 4. Tag um 3mal 1 Tropfen steigern. Bei Säuglingen (1. Lebensjahr) ist Arsen unnötig.

Zur subcutanen und intramuskulären Injektion:

1. *Solarson*, Packungen von 12 Ampullen zu 1 ccm (3 mg Arsen) und 2 ccm, alle 2—3 Tage.

2. Natrium arsenicosum MBK Amphiolen zu 2, 5, 10 mg. Auch Packungen zu 20 Stück von 1—10 mg.

3. Ebenso Tonarsin und Tonarsin forte (Wuckel-Jena).

Die organischen Arsenpräparate, das Neo- und Natriumsalvarsan, werden außer bei Syphilis in der dort üblichen Dosierung auch bei Hautkrankheiten angewandt: bei Mycosis fungoides, Dermatitis herpetiformis, Pemphigus, bei ulcerösem Lupus, bei Boeckscher Krankheit.

Das Neosilbersalvarsan wird bei Erythematodes empfohlen.

Das oral zu nehmende Spirocid ist gelegentlich bei Erythematodes von Vorteil (kombiniert mit Plasmochin simplex); ferner bei Dermatitis herpetiformis, bei Alopecia areata, bei circinären Formen von Psoriasis, bei Pemphigus (3 Tage lang 1—3 Tabl. zu 0,25 tägl. nach dem Essen, dann 3 Tage Pause).

Salicylsäure. Die Salicylsäure in Form von Aspirin, Acetylin, Acidum acetylosalicylicum; von Salol, von Diplosal zum oralen Gebrauch oder von Cylotropin zur Injektion hat in der dermatologischen Therapie ihre Hauptindikation bei Erkrankungen wie Erythema exsudativum, mit geringerem Erfolg bei Erythema nodosum.

Während leichtere Formen von Erythema exsudativum auf Tabletten reagieren, sollte man bei schwereren immer *Cylotropin* (die bekannte bei Pyelo-Cystitis wirksame Urotropin-Natriumsalicylat-Verbindung) versuchen; intravenöse Injektionen tägl.; bis zu 5 Stück. Meistens trocknen die Erscheinungen bereits nach 3 Injektionen ein. Auch akute Exacerbationen von Frostschäden, die blasenartig an den Fingern erscheinen, reagieren ebenso zuverlässig; desgleichen Erythema exsudativum ähnliche Lichtentzündungen im Gesicht, die häufig im Frühjahr rezidivieren; schließlich ist es bei circinärer Urticaria gelegentlich von Erfolg. Die Einspritzungen müssen langsam erfolgen und sind auch streng intravenös ausgeführt, oft mit ausstrahlenden Schmerzen im Arm verbunden. Intramuskuläre Injektionen sind weniger wirksam.

Eine Zeitlang waren auch Salicylsäureinjektionen bei Psoriasis beliebt, weil hierbei die Hauterscheinungen bereits auf schwächere Chrysarobinsalben ($\frac{1}{4}$—$\frac{1}{2}$ der üblichen Konzentrationen) ansprachen. Hierfür ist besonders das Psoriasal bestimmt (20 % Natriumsalicylatlösung i. v.).

Bei chronischen Fällen von Urticaria ist Salol (Phenylum salicylicum MBK Compretten), das vermutlich als Darmdesinfiziens wirkt, brauchbar.

Unter den unerwünschten Nebenerscheinungen des Aspirins und ähnlicher Medikamente ist allerdings zu beachten, daß bisweilen Idiosynkrasien gegen sie bestehen; manche Fälle von rezidivierender Nesselsucht erklären sich durch gelegentliche Aspirineinnahmen. Die bekannten Magenbeschwerden durch Aspirin lassen sich vermeiden, wenn die Tabletten zerstoßen in Milch genommen werden.

Schwefel. Schwefel bildet im Körper Schwefelwasserstoff und wirkt dann durch Anregung der Dickdarmperistaltik abführend; als Sulfur depuratum oder zu gleichen Teilen mit Tartarus depuratus, messerspitzenweise nach den Mahlzeiten, wird er als mildes Abführmittel bei entzündlichen Dickdarmprozessen, z. B. Hämorrhoiden (s. S. 165), gern benutzt.

Die Wirkungen der Bade- und Trinkkuren, die in Schwefelthermen bei bestimmten Hautleiden beobachtet werden, waren lange Zeit schwer zu deuten, wurden aber durch den experimentellen Nachweis, daß Natriumthiosulfat bei Salvarsanhautschäden die Ausscheidung des Arsens erheblich beschleunigt, teilweise erklärt. Aachener Badeärzte hatten die bessere Verträglichkeit von Quecksilberschmierkuren bei gleichzeitiger Anwendung von Schwefel stets betont; für die Verhütung einer Stomatitis ist das leicht verständlich, weil der mit der

Atemluft ausgeschiedene Schwefelwasserstoff in der Mundschleimhaut das Quecksilber schwer löslich und damit unschädlicher macht. Heute benutzt man allgemein das *Natriumthiosulfat* als intravenöse Injektion bei Metallvergiftungen, z. B. durch Arsen, Quecksilber, Wismut, Gold.

Daneben hat es sich ferner auch zur Desensibilisierung bei allergischen Prozessen wirksam gezeigt, z. B. bei Urticaria, bei Ekzem an Stelle von Kalk (dessen bisweilen unangenehme Wärmeempfindungen für den Patienten es nicht besitzt). Auch bei Dermatitis herpetiformis, wo es in einzelnen Fällen für längere Zeit Erscheinungsfreiheit bringen kann, ist es zu versuchen.

Präparate: Natriumthiosulfat purissimum, 10% in Aq. bidest., 6—10 ccm i. v. Fertig als Thio-atoxin (Wuckel, Jena — Lobeda), Thiosulf (Jenapharma). Zusammen mit Kalk (Calciumthiosulfat): Tecesal Schering, Calcium T (Wuckel, Jena) oder Thiocalzol (Jenapharma). Ampullen zur intravenösen Injektion.

In der Haut ist der Schwefel als ein kompliziertes chemisches Oxydationsausgleichssystem (als Cystein-Cystin) vorhanden, das für die Übertragung von Sauerstoff im Gewebe wichtig ist. Dieses Cystein-Cystin-Gemisch ist ein Hauptbestandteil des Detoxin: dieses schwefelhaltige Keratinat wird aus tierischen Deckepithelien gewonnen und als intravenöse oder intramuskuläre Injektion (jeden Tag oder 2. Tag 5—10 ccm der 10% Lösung) bei Ekzem, Urticaria, Furunkulose mit guter Wirkung gegeben (nicht billig). Derartige Keratinate sind übrigens auch in den üblichen Goldverbindungen (z. B. in Neosolganal, Aurodetoxin) bereits zur Entgiftung vorhanden.

Ebenso Cystion „Henning", intravenös oder intramuskulär, 1—2 ccm auch bei Psoriasis.

Zur leistungssteigernden Reizkörpertherapie wird ebenfalls Schwefel benutzt, in kleineren Dosen vorzüglich bei konstitutionellem Ekzem, Rosacea, Acne conglobata, Psoriasis, Gelenkerkrankungen in Begleitung von Hautleiden oder Gonorrhöe; in höheren, zu Fieber führenden Dosen bei therapieresistenter Lues, bei Tabes, bei Wassermann-Resistenz. Derartige Präparate sind:

Anästhesulf, Schwefel in Anästhesinöl; schwach und stark (= 2 und 5 mg Schwefel). Schwefel-Diasporal intramuskulär (25 mg Schwefel). Schwefel-Diasporal intravenös (12 und 30 mg Schwefel).

Die Injektionen werden etwa 2mal wöchentlich gemacht, bis zu 10 Injektionen; nach den intramuskulären sind schmerzhafte Reaktionen nicht selten.

In der Homöopathie ist Schwefel bei Hautkrankheiten ein beliebtes und verbreitetes Mittel. Eine Zeitlang hat auch die Schulmedizin auf Empfehlung von BIER Schwefel in homöopathischen Dosen verordnet und bei tiefer knotiger Acne, gelegentlich auch einmal bei Furunkulose, gewisse Erfolge gesehen. Man gibt Sulf. jodat. D 3 oder Sulfur. colló6 (Schwabe) 1 Tabl. ½ Stunde vor dem Essen.

Ebenso die schwefelhaltigen Schieferteerpräparate: Ichtoterpan (das außer Schwefel noch Terpene als Reizkörper enthält) bei Acne und exsudativem Ekzem wirksam.

Prontosil, Sulfonamide und Sulfonamidderivate. Das rote Prontosil, ein Azofarbstoff des Sulfonamids (andere Bezeichnung Sulfanilamid), war das erste einer Reihe von Medikamenten mit besonderer antibakterieller Wirkung im Körper; es hatte bei Erysipel und Cystitiden seine Erfolge. Aber das Sulfonamid allein (weißes Prontosil; Herstellungsnamen: Prontalbin, Gombardol) erwies sich als der Ausgangsstoff einer neuartigen internen Behandlung der Gonorrhöe durch die Sulfonamidabkömmlinge: Uliron, Neo-Uliron, Albucid, die sich dann auch anderweitig bewährten; die Sulfonamidpyridinverbindungen (Eubasin) erweiterten diesen therapeutischen Bereich (z. B. gegen Pneumokokken) und verbesserten auch die Erfolge bei Gonorrhöe; bei gleicher Wirksamkeit, aber durch Vermeiden von Nebenerscheinungen, zeichneten sich die Sulfathiazole (Cibazol, Eleudron), das Sulfathiodiazol (Globucid), der Sulfothioharnstoff (Badional) und die Pyrimidine (Pyrimal, Debenal, Elkosin u. a.) aus.

Heute werden diese Mittel mit Vorteil gebraucht bei Infektionen aller Art: gegen Streptokokken, Staphylokokken, Gonokokken, Pneumokokken, Meningokokken; gegen Bakterien: Colicystitis, Milzbrand, Ulcus molle, Morbus Bang; gegen Pilze bei Aktinomykose; gegen Virus: bei inguinaler Lymphogranulomatose; schließlich auch bei Hauterkrankungen unbekannter Ätiologie (Erythematodes, Pemphigus u. a.), wobei sich einzelne Präparate gegen bestimmte Erreger als besonders geeignet erwiesen haben.

Die Sulfonamide wirken weniger in vitro als reine Desinfektionsmittel, sondern dadurch, daß sie in den Fermentstoffwechsel der Erreger störend eingreifen und diese in ihrer Virulenz schwächen, so daß sie im Organismus der Phagocytose verfallen; für den Organismus sind die Mittel jedoch ebenfalls von einer gewissen Dosis an giftig. Zur therapeutischen Wirkung gehört eine bestimmte Konzentration im Blut für einige Tage, infolgedessen ist es nötig, einerseits eine ziemlich genau feststehende Dosis in einigen Tagen zu verabfolgen, andererseits zur Vermeidung von Nebenschäden die Dosis mengenmäßig und zeitlich begrenzt zu halten. Man arbeitet deshalb mit sog. „*Behandlungsstößen*" von 4—7 Tagen Dauer, worauf eine Pause von 4—10 Tagen erfolgen soll, in welcher Zeit die Ausscheidung des Medikaments erfahrungsgemäß beendet ist. Fehler werden also einerseits durch Verzettelung und unzureichende Dosierung begangen, da man hierbei erfolglos — vielleicht sogar unter Züchtung therapieresistenter Erregerstämme — ein immerhin toxisches Mittel dem Organismus einverleibt, andererseits durch pausenloses Weiterverordnen, da man hierdurch den Organismus gefährdet, ohne die Erfolgsaussichten wesentlich zu steigern. Die Mittel pflegen nämlich alle — aus noch unbekannten Gründen — nur in einem gewissen Prozentsatz, der allerdings hoch ist, zu helfen. Bei individueller Unverträglichkeit müssen sie jedoch abgesetzt werden, bevor die Durchschnittsdosis erreicht ist.

Als *Nebenschädigungen* beobachten wir häufiger *leichte* und unerhebliche, bei denen es nicht unbedingt nötig ist, die Behandlung einzustellen: Kopfschmerzen, Benommenheit, Schwindel, Magenbeschwerden (niemals die Tabletten nüchtern nehmen; Tabletten in Wasser zerdrücken; mit reichlich Milch oder Schleimsuppe. Gegenmittel: Natriumbicarbonat). Durchfall, geringfügige Albuminurien.

Schwere Nebenerscheinungen, die zur Einstellung dieser Therapie veranlassen sollen, sind: Fieber (dagegen Kalk oral, Abführmittel).

Urticarielle, scharlach- oder masernartige Exantheme — oft erst am 9. Tag nach der ersten Einnahme —, Purpura; dagegen vorbeugend und therapeutisch Vitamin C, Kalk. Gegen die subjektiven Beschwerden (Jucken) Antistin. Nach genügend langen Pausen sollen manchmal wieder Sulfonamide gegeben werden können; einen solchen Versuch unternimmt man jedoch nur mit äußerster Vorsicht (Wechsel des Präparates; man wählt ein Sulfonamid einer anderen chemischen Zusammensetzung). Die Exantheme treten gelegentlich erst nach Sonnenbelichtung (nicht auf kurzwelliges Höhensonnenlicht) auf: „Photosensibilisierung". Starke Sonnenbestrahlung ist also während der Kur zu meiden.

Bei den Sulfothiazolen (Cibazol, Eleudron) werden gelegentlich Ausschläge nach Art des Erythema nodosum beobachtet.

Störungen in der Blutzusammensetzung: Cyanosen (bei Prontalbin, Sulfapyridin), kurz dauernde als Methämoglobinämie (blasses Aussehen und Cyanose der Lippen), wochenlang dauernde als Sulfhämoglobinämie (richtiger: Verdoglobinbildung) aus zersetztem Hämoglobin. Sulfathaltige Abführmittel: Bitterwässer, Glaubersalz und schwefelhaltige Speisen: Eier, Zwiebeln sind während der Kur zu meiden. Therapeutisch 1% Methylenblaulösung oder Katalysin (Thionin-Traubenzucker) 5—10 ccm intravenös, Nicobiontabletten.

Agranulocytose (hauptsächlich bei Eubasin und Prontalbin): Fieber, Schwellungen der Mundschleimhaut, nekrotische Angina, Hautausschläge, Furunkel. Vorsorglich Blutbildkontrolle, besonders bei unklaren Temperatursteigerungen. Absetzen, wenn Leukocytenwerte unter 3000 fallen. Therapie: Nucleotratinjektionen, Pyrifer, Leberpräparate in hohen Dosen, Transfusion von Blut oder leukocytenreichem Fieberblut. Penicillin zur Abschirmung oder Beseitigung auftretender Infektionen.

Neuralgien und Neuritis (bei Neo-Uliron, Ultraseptyl); Paresen besonders im Gebiet des Nervus peronaeus und des Nervus tibialis. Prophylaktisch vermeide man während der Kur Anstrengungen durch Arbeit oder Sport, auch Alkohol und Nicotin. Therapeutisch Vitamin B_1. Heilung oft erst nach Monaten.

Schädigung der Nierenwege durch Bildung schwerlöslicher Konkremente (besonders bei Sulfapyridin, seltener bei den Thiazolverbindungen): Miktionsbeschwerden, Haematurie, schließlich Anurie durch Verstopfung der Ureteren. Therapeutisch Ureterenkatheterismus, Ausspülungen mit warmem Wasser, notfalls operative Nierendekapsulation. Die gleichzeitige Verordnung von Helmitol oder ähnlichen Hexamethylentetraminpräparaten mit Sulfonamiden ist, weil sich dabei im sauren Harn schwerlösliche Basen bilden können, zu vermeiden.

Beeinträchtigungen der Samenbildung, die man nach Sulfonamiden gesehen zu haben glaubte, kommen jedoch nicht vor.

Bei Nichtbeachtung der Warnungszeichen sind auch Todesfälle beobachtet worden, hauptsächlich jedoch in der Anfangszeit dieser Behandlung, als die Mittel in den Apotheken noch frei käuflich waren. Allgemeine Kontraindikationen: Entkräftung, schlechtes Allgemeinbefinden.

Als Puder und Salben werden die Sulfonamide häufig lokal gebraucht; bei eiternden Wunden wirkt ein derartiger Puder auch desinfizierend und austrocknend, oft so sehr, daß man ihn zweckmäßig mit Salben (Unguentolan) abwechseln läßt. Sulfonamidpuder und -salben auf die Epidermis gebracht, verursachen häufiger und häufiger Sensibilisierungen, so daß sich damit mit der Zeit auch der interne Genuß von Sulfonamiden verbieten wird. Man sollte deshalb von dem Unfug, Sulfonamidpuder auf jede Dermatitis zu streuen, selbst bei einer oberflächlichen Infektion, Abstand nehmen.

Zur Vaginalbehandlung sind bei eitrigem Fluor Sulfonamid-Spuman oder Sufortanvaginalkugeln zu empfehlen.

Prontosil rubrum. In üblicher Dosis wenig Beschwerden, färbt den Urin stark rot. Bei Erysipel, Erysipeloid, Erythema chron. migrans; Urethritis, Cystitis. Tabl. zu 0,5. Dosierung 3mal täglich 1—2 Tabl. Lokal als Lösung bei Epidermophytien, bei Pyodermien, bei Analekzemen, bei Erythematodes: Prontosil 2 / Spiritus / Aceton ana ad 100. (oder Prontosil solubile.)

Sulfonamid (Prontalbin, Gombardol) lokal als Salbe bei Pyodermien: Gombardol (oder Prontalbin) 10 / Eucerin c. aq. ad 100. Als Puder pur auf infizierte Ulcerationen, bei weichem Schanker.

Sulfonamidderivate: Neo-Uliron, besser resorbierbar als das zuerst im Handel erschienene Uliron. Schmeckt bitter. Macht starke Urintrübung (Phosphaturie). Resorption wird durch Natriumbicarbonat oder alkalische Wässer verbessert. Nebenschäden, bei Überschreiten der üblichen Dosen, besonders Neuritiden. Hauptsächlich noch bei Pemphigus vulgaris und vegetans. Tabl. zu 0,5. Dosierung tägl. 3—4 Tabl.

Albucid, besonders gut resorbierbar und rasch ausgeschieden (auch bei Steinleidenden brauchbar). Indikation Erythematodes. Tabl. zu 0,5. Dosierung tägl. 4—5 Tabl.

Zur Injektion: Albucid 30%, 5 und 10 ccm, intravenös, bei Colicystitis und Pyelitis, auch der Graviden.

10% Albucid in Eucerin c. aq. bei oberflächlichen und follikulären Pyodermien, bei seborrhoischem Ekzem, bei eitrigen Geschwüren. Albucid-Augentropfen bei Konjunktivitis. Albucid-Kinderpuder bei Hautreizungen der Kinder durch ammoniakalisch zersetzten Harn.

*Sulfonamidpyridin*verbindungen: *Eubasin*, in der üblichen Dosis oft Kopfschmerzen, Erbrechen. Mit reichlich Flüssigkeit — zerdrückt — zu nehmen, evtl. unter Zusatz von ½ Teelöffel Natriumbicarbonat, um Niederschlägen in den Harnwegen vorzubeugen. Cave bei Disposition zur Steinbildung. Bei Miktionsbeschwerden, Hämaturie, Oligurie absetzen. Tabl. zu 0,5. Dosis 3 mal tägl. 2 Tabl. 4—5 Tage lang.

Ebenso Sulfapyridin Bayer, Sulfapyridin Homburg.

*Sulfonamidthiazol*verbindungen, ebenso wirksam wie die Sulfapyridine, aber für den Magen manchmal verträglicher; Nebenerscheinungen: nicht selten urticarielle Exantheme. Indikationen bei Gonorrhöe, Ulcus molle, bei ausgedehnten Streptodermien, follikulären Pyodermien des Bartes, infizierten Beingeschwüren, Sekundärinfektionen bei Lupus und tiefer Trichophytie.

Cibazol (Sulfathiazol), Tabl. zu 0,5. Ebenso Eleudron (Bayer). Dosierung 3—4 mal tägl. 2 Tabl., 3—5 Tage lang. Ampullen (20%) zu 5 ccm zur intramuskulären Injektion.

Ultraseptyl (Sulfamethylthiazol), Tabl. zu 0,5. Dosis und Indikationen wie bei Cibazol.

Globucid, Tabl. zu 0,5. Dosis und Indikationen wie bei Cibazol. Ampullen (20%) zu 10 ccm zur intravenösen Injektion, 1—2 mal tägl.; besonders gut verträglich. Wenig Nebenwirkungen, insbesondere keine Nierenschäden.

Badional (Thioharnstoff), Tabl. zu 0,5; 3—4mal tägl. 2 Tabl. bei Staphylokokkeninfektionen, bei eitriger Akne.

Pyrimidine: Pyrimal, Debenal, Elkosin, Aristamid u. a. Tabl. zu 0,5, Dosis 3—4maltägl. 2 Tabl. Gut wirksam und gut verträglich, besonders bei Streptokokkeninfektionen, bei inguinaler Lymphogranulomatose.

Marfanil (Bayer), das sich zur Bekämpfung des Gasödems bewährt hat, als Streupuder in Kombination mit Prontalbin bei infizierten Ulcera (Beingeschwüren). Reichlich Marfanil-Prontalbin (MP) Puder tägl. bei Verbandwechsel in die Wunden einstreuen, gut austrocknend. MB-Puder (Marbadal =Verbindung aus Marfanil und Badional) ebenfalls bei infizierten Wunden, besonders bei Pyocyaneusinfektion. Marfanil macht oft Hautreizungen, deshalb ist hierbei die oben gegebene Warnung, MP-Puder nicht bei epidermidalen Erkrankungen anzuwenden, besonders beherzigenswert.

Additionspräparate: Supronal = Debenal und Marbadal bei besonders schweren Allgemeininfektionen, bei inguinaler Lymphogranulomatose, bei Aktinomykose. Tabl. zu 0,5, tägl. bis zu 10 und 20 Tabl. (betr. Reizungen durch Marfanil s. o.) Ebenso Protocid = Methyl-Pyrimal und Globucid. Diese Additionspräparate garantieren wegen der besseren Löslichkeit und wegen verschieden rascher Ausscheidung der einzelnen Bestandteile eine besonders gute Dauerwirkung. Vorsicht bei Niereninsuffizienz.

Tibatin, intravenös oder i. m. bei Erysipel und Streptokokkensepsis; tägl. 2—3 Ampullen (10%) zu 5 ccm i. v.

Antibiotische Wirkstoffe (Penicillin u. a.). Das Penicillin (FLEMING) ist das antibakterielle Stoffwechselprodukt eines Schimmelpilzes (Penicillium notatum), das von toxischen Nebenprodukten gereinigt und stark konzentriert für die Therapie am Menschen nutzbar gemacht ist. Es ist ein leicht lösliches Pulver, das aus Riesenpilzkulturen gewonnen wird, deren Pflege und Reinheit besondere Aufgaben stellt; nachdem man heute imstande ist, die wirksamste Penicillinfraktion G in den Präparaten anzureichern und krystallinisch rein zu erhalten, sind manche technischen Schwierigkeiten in der Lösung und Aufbewahrung des Mittels, wie sie in der ersten Zeit der Anwendung vorhanden waren, behoben. Da es bei Temperaturen über Körperwärme rasch an Wirksamkeit verliert, soll es trocken aufbewahrt werden und möglichst nicht bei einer Temperatur über 4°, wenn es gelöst ist.

Seine Wirkung besteht darin, daß es die Zellteilung bestimmter Bakterien (Staphylo-, Strepto-, Pneumo-, Gonokokken) hindert; in größerer Konzentration ist es auch imstande, diese Bakterien abzutöten. Freilich sind nicht alle Erreger penicillinempfindlich. Therapeutisch wird es lokal als Puder und als Salbe oder allgemein als Injektion benutzt.

Lokal wird Penicillinpuder bei eiternden Wunden verwandt. Besonders die grampositiven Bakterien schwinden hierbei rasch. Pyocyaneus wird wenig beeinflußt oder vereitelt sogar seine Wirkung. Kombination mit Sulfonamidpuder ist möglich, aber nicht immer vorteilhaft wegen der bekannten Sensibilisierung durch Sulfonamide. Penicillinsalben haben sich ebenfalls als wirksam erwiesen; sie verlieren allerdings oft ihre Wirkung z. B. durch den Wassergehalt der Salben oder durch ungeschickte Aufbewahrung oder wenn die Salben nicht sterilisiert sind und fremde Keime enthalten, die das Penicillin zerstören.

Bedeutungsvoller als die lokale ist die *Allgemeinbehandlung* mit Penicillin. Da es für Säuren und Alkalien sehr empfindlich ist, wird es im Magensaft oft zerstört; für die orale Anwendung ist es also weniger geeignet; allerdings ist es in Gelatinekapseln bei 4—6facher Überdosierung und nach Neutralisierung des Magensaftes (durch Natriumbicarbonat) brauchbar; es wird dann nüchtern gegeben. Bei Säuglingen in den ersten Monaten, die noch keinen sauren Magensaft haben, ist es oral voll wirksam. Intravenöse Injektionen von Penicillin haben den Nachteil, daß sich Thrombosen bilden können. Die intramuskuläre Injektion ist die Methode der Wahl.

Ein Nachteil des Penicillin ist jedoch der, daß es allzu rasch ausgeschieden wird und daß zu einem Erfolg eine Dauerwirkung über einen bis mehrere Tage nötig ist. Infolgedessen müssen die intramuskulären Injektionen mehrfach in Abständen von etwa 3 Std. wiederholt werden. Diesen Mangel hat man jedoch durch Schaffung schwerlöslicher Penicillinpräparate (Depotpenicilline) beseitigt (z. B. als Bienenwachs-Öl-Suspension oder als Procain-Penicillin in wäßriger Lösung oder Sesamöl); ebenso hat man durch Zusatz von Adrenalin oder durch Unterkühlung der Injektionsstelle (Eisbeutel für mehrere Stunden) die Resorption zu verzögern versucht. Während die Depotpenicilline in Öl imstande sind, wenn sie tägl. nur einmal gegeben werden, den erforderlichen Penicillinmindestgehalt des Blutes (der für Spirochäten etwa 0,08 E, sonst 0,03 E in 1 ccm beträgt) für 24 Stunden zu garantieren, ist das bei dem in Wasser zu lösenden Procainpenicillin mit Sicherheit nur für 12 Std. der Fall; man sollte es deshalb zweimal tägl. verabfolgen, also morgens und abends; auch wählt man durchschnittlich höhere Dosen als bei den häufigeren Injektionen des wäßrigen Penicillins. Dennoch wird man in ernsten Fällen immer noch auf diese letzteren Injektionen alle 3 Std. zurückgreifen, mit denen bisher überhaupt die meisten therapeutischen Erfahrungen gewonnen sind, ein Unternehmen, das also mehr ins Krankenhaus als in die ambulante Praxis gehört. Nebenerscheinungen des Penicillins, wie Temperatursteigerungen, Genitalblutungen und Aborte, Nesselsucht sind selten und beruhen möglicherweise noch auf Verunreinigungen.

Angewandt wird das Penicillin in der Dermatologie hauptsächlich bei schweren Pyodermien: Erysipel, Gesichtsfurunkeln, einzelnen Karbunkeln (bei chron. Furunkulose versagt es oft), bei Schweißdrüsenabszessen der Säuglinge, bei stark infizierten Unterschenkelgeschwüren und außerdem bei Akrodermatitis atrophicans, wo seine Wirkung unbestreitbar, aber noch schlecht zu erklären ist. In der Venerologie wirkt es besonders bei Gonorrhöe (s. S. 371), schließlich auch bei Lues, hier in Kombination mit anderen bewährten Mitteln oder wenn diese nicht vertragen werden, auch einmal allein (s. S. 405).

Oral. Bei Säuglingen bis zu 4 Monaten. Alle 3 Std. etwa 10000 I. E. je kg Körpergewicht, meist 50000 I. E. Bei schweren Pyodermien bis zur Abheilung. Bei Lues congenita 12—15 Tage lang. Präparate: Oricillin Grünenthal, Penicillin oral „Lessing", Penicillin-Tabl. Hoechst. Tabl. zu 50000 I. E.

Injektionen. Krystallinisches Penicillin G zur wäßrigen Lösung, Injektion alle 3 Stunden. Meist 50000 I. E, bei Säuglingen 10—20000 I. E. Bei Pyodermien bis zur Heilung, bei Go 2—4 Injektionen, bei Lues etwa 100—120 Injektionen in 12—15 Tagen (hier spielt die Dauer der Behandlung eine wichtige Rolle, die durch eine Erhöhung der Dosis nicht wettgemacht werden kann). Bei Lues congenita ebenso 10—20000 I. E. 12—15 Tage lang (s. S. 417). Außer den englischen (Glaxo) und amerikanischen Penicillinen (Lederle; Parke, Davis & Co.) stehen heute genügend wirksame und preiswerte deutsche Präparate zur Verfügung. Präparate zu 10000 I. E. bis I Mega-Einheit (= 1000000 I. E.) von Bayer, Göttingen (solubile), Grünenthal, OWG-Chemie (Monocillin), Schering, Hoechst, Imhausen, u. a.

Depot-Penicillin (Procain=Novocain-Penicillin; gegen Procain besteht gelegentlich Überempfindlichkeit), die Injektionen erfolgen i. m. unter Beachtung der üblichen Vorsichtsmaßregeln (s. S. 406).

Depotpenicillin zur wäßrigen Lösung (Aq. bidest. oder sterile physiologische Kochsalzlösung 1—3 ccm), Verweildauer (therapeutisch hinreichende Konzentration im Blut) mindestens 12 Std. Enthalten zur Erzielung einer hohen Anfangswirkung (Initialstoß) neben Procainpenicillin oft 25% einfaches kryst. Penicillin G. Präparate: Depocillin-A Grünenthal, Aquacillin comp. Bayer, Hydrocillin Göttingen, Duocillin aq. OWG-Chemie, Novocain-Penicillin „aqu" Hoechst. Aqua-Peni-Quinyl Imhausen enthält ein resorptionsverzögerndes Penicillinchininsalz.

Bereits gelöstes gebrauchsfertiges wäßriges Depotpenicillin, in Ampullen mit hydrophober Innenwand zur restlosen Entnahme, sind Praepacillin Grünenthal und Solucillin Bayer.

Bei Pyodermien tägl. 1mal 400000 I. E., in schweren Fällen auch 2mal. Bei Go 1mal 300—400000 I. E. Bei Lues 12—15 Tage lang 1mal 400000 I. E., besser 2mal 300000 I. E. Bei Säuglingen ebenso 200000 I. E. Bei Acrodermatitis atrophicans 12—14 Tage lang tägl. 1mal 400000 I. E.

Depotpenicillin in Öl, Verweildauer mindestens 24 Std. Bei Zimmertemperatur aufzubewahren; zur Injektion anwärmen, aber nicht über 40°, am besten durch Reiben in den Handflächen. Unsichere Dosierung durch Verlust an Suspension, die beim Aufziehen in die Spritze in der Ampulle zurückbleibt. Präparate: Depot-Penicillin Göttingen. Mit Initialstoß (Zusatz von kryst. Penicillin G): Depocillin Grünenthal. Zur weiteren Resorptionsverzögerung mit Zusatz von 2% Aluminiummonostearat (bedingt gelegentlich Schmerzen nach der Injektion): Depocillin-O Grünenthal (mit Initialstoßwirkung), Novocain-Penicillin „ol" Hoechst, Lucillin OMG-Chemie.

Diese Präparate dienen vorzüglich zur Luestherapie, tägl. 1mal 400—600000 I.E., 12—15 Tage lang.

Lokale Unterspritzungen (500—1000 I.E. in 1—2,0 ccm von wäßriger Penicillinlösung) werden bei Furunkeln, Panaritien u. dgl. gebraucht.

Penicillinsalben (Göttingen, Grünenthal, Jenapharm u. a.) enthalten 400 bis 1000 I.E. in 1 g, gelegentlich kombiniert mit Sulfonamiden, die freilich die Gefahr einer Sensibilisierung erhöhen. Bei Pyodermien. Salben mit Quecksilber oder Rivanol sind meist wirksamer.

Penicillin-Puder (Grünenthal, Hoechst, Dr. LACHMANN, Göttingen, Jenapharm) enthalten 300—1000 I.E. auf 1 g, gelegentlich kombiniert mit Sulfonamiden. Für eitrige Wunden.

Ähnlich wie das Penicillium notatum produzieren auch noch weitere Mikroorganismen Stoffwechselprodukte, die auf andere Mikroorganismen antagonistisch wirken; man nennt sie allgemein *antibiotische Wirkstoffe*. Die meisten sind wegen ihrer toxischen Nebenerscheinungen therapeutisch nicht brauchbar.

Als aussichtsreich für den Dermato-Venerologen erscheint neben dem Penicillin noch das *Streptomycin* (aus Actinomyces griseus), das gegen grampositive und gramnegative Mikroorganismen, besonders aber als Heilmittel bei Tularämie und bei Tuberculose (Lupus s. S. 328) wirksam ist (Streptomycin-Sulfat, Bayer). Dosis etwa 1 g i. m. tägl., evtl. verteilt auf 2 Gaben alle 12 Sdt. Mit der Zeit (etwa in 3 Monaten) können die Erreger gegen das Mittel resistent werden. An unerwünschten Nebenerscheinungen werden beobachtet: Erbrechen, Übelkeit, Vestibularisschädigungen (Schwindel), sogar Schwerhörigkeit bis zu definitiver Taubheit. Dihydro-Streptomycin (Grünenthal) ist ebenso wirksam, aber in dieser Beziehung weniger toxisch. Außerdem treten bei dem mit Streptomycin umgehenden Personal häufig Hautsensibilisierungen und Dermatitiden auf; das gilt auch für Streptomycinsalbe bei dem Patienten selbst. Bei penicillinresistenter Gonorrhöe genügt eine einmalige Dosis von 0,5—1 g; dabei sind die toxischen Gefahren unbedeutend.

Bei Infektionen mit Anaerobiern (Noma) ist *Tyrothricin* erfolgreich, das auch lokal bei staphylogenen Hauterkrankungen angewandt wird. Sensibilisierung ist nicht beobachtet; oral und parenteral bedingt es Haemolyse. Als Präparat steht Tyrosolvin (Byk-Gulden) zur Verfügung, das ist eine $\frac{1}{4}$°/₀₀ Tyrothricinlösung: bei Ulcerationen, Otitis externa, Conjunktivitis, Blepharitis, Diphtherie-Bazillenträgern; auch bei Mikrosporie soll Tyrothricin erfolgreich sein (s. S. 314).

Aureomycin (aus Streptomyces aureofaciens, Hersteller LEDERLE), dessen therapeutischer Bereich sich außer auf Gonorrhöe — wo es jedoch dem Penicillin unterlegen sein soll — und Lues noch auf penicillinfeste Erreger, wahrscheinlich auch auf Virus erstreckt, bedarf noch im einzelnen der Auswertung. Als wirksam wird es angegeben bei hartnäckigen Pyodermien, bei inguinaler Lymphogranulomatose, bei Ulcus molle, bei unspezifischer Urethritis, bei BANGscher Krankheit, bei Tularämie, gelegentlich bei Pemphigus; besonders beachtenswert sind Erfolge bei dem sonst unbeeinflußbaren Eczema vaccinatum der Kinder. Es hat den Vorteil, oral (in Kapseln) einverleibt zu werden und praktisch ungiftig zu sein, wenn auch als Nebenerscheinungen nicht selten Übelkeit, Erbrechen, Durchfälle beobachtet sind. Dosis 2—4 g tägl., verteilt auf 4—8 Gaben. Nebenwirkungen an den Schleimhäuten können durch parenterale Applikation von Vitamin B Komplex behoben werden. Aureomycinsalbe lokal bei Herpes und Zoster zur Schmerzstillung. (Import durch W. SCHUR, Hamburg Mittelweg 150.)

Ein ähnlich breites Wirkungsspektrum hat das *Terramycin* (aus Streptomyces rimosus; Hersteller PFIZER & Co.), das oral und parenteral verabfolgt werden kann; Dosis meist 0,5 g oral, alle 6 Std. Bei Gonorrhöe genügen 2 Gaben im

Abstand von 6 Std.: bei 1 g Gesamtdosis 80 %, bei 2 g Gesamtdosis 100 % Erfolge. Bei inguinaler Lymphogranulomatose und Lues schwinden die Symptome in 8—12 Tagen bei tägl. 3—4 g. Guter Erfolg bei Erythema exsudativum multiforme. Nebenerscheinungen selten: Brechen, Übelkeit.

Ebenfalls oral wirksam ist das *Chloromycetin* (aus Streptomyces venezuelae) bei Typhus, bei Viruskrankheiten, bei BANGscher Krankheit; es ist bisher der einzige antibiotische Wirkstoff, der auch synthetisch dargestellt werden kann (Chloromycetin, Bayer). Tägl. 3 g, in Teildosen alle 6 Std.

Gold. Die Goldtherapie ist seit ihrer Einführung immer vorsichtiger geworden und bevorzugt sowohl Präparate, die mehr und mehr entgiftet sind (durch Bindung mit Schwefel), als auch immer kleinere Dosen. Ihre günstigen Wirkungen können in einzelnen Fällen (z. B. bei Erythematodes) noch nicht durch andere Präparate völlig ersetzt werden; sie bestehen in einer Anregung der spezifischen und unspezifischen Abwehrkräfte. Ihre Nebenerscheinungen sind aber deshalb so unheimlich, weil sie nicht in pharmakologischer Abhängigkeit zu der Dosis stehen, sondern auf allergischen Reaktionen beruhen, also bei kleinsten Dosen unvermutet auftreten können; dabei sind gerade die Patienten, bei denen wir Gold anzuwenden pflegen, häufig Allergiker.

Einige Nebenerscheinungen nötigen gelegentlich zu einer Unterbrechung, andere jedoch erfordern eine völlige Aufgabe der Goldbehandlung.

Störungen der Nierenfunktion sind häufig; leichte Albuminurien und Ausscheidungen hyaliner Zylinder sind, wenn vorübergehend, harmlos; granulierte Zylinder und dauernde Albuminurie bedingen Aufgabe (Urinkontrolle vor und während der Behandlung, am besten 2—3 Tage nach jeder Injektion).

Geschmack nach Metall oder Pfeffer, Stomatitis, erfordert vorübergehendes Absetzen (Instandsetzen der Zähne und dauernde sorgfältige Mundpflege ist Bedingung). Gegen dyspeptische Beschwerden leichter Art hilft oft Behandlung einer vorliegenden Anacidität mit Salzsäure. Durchfälle schwinden nach Unterbrechung der Goldtheraphie.

Schwerer zu bewerten sind Hautausschläge, die während der Behandlung auftreten. Ein am 9. bis 10. Tag nach der *ersten* Injektion auftretendes „Exanthem des 9. Tages" von urticariellem Charakter (s. S. 265) gilt manchen Autoren als eine reaktive Aufstöberung einer latenten Infektion und deshalb — nach seinem Verklingen — als keine Veranlassung, mit der Goldtherapie aufzuhören; immerhin darf der Versuch einer Wiederholung nur unter äußerster Vorsicht (vor Rückfällen des Ausschlags) vor sich gehen. Unbedingt endgültig abzusetzen ist die Behandlung bei universellen schuppenden Exanthemen (Dermatitis exfoliativa), aber diese treten oft überhaupt erst nach Abschluß der Kur auf, und bei Auftreten einer Purpura, die mehr oder minder ausgedehnt sein kann. Harmloser sind lichenoide Späterscheinungen der Haut: blaugraue trockene Knötchen in Herden, z. B. am Hals, in den Achseln u. a. (Prophylaktisch gegen die Hauterscheinungen Vitamin C; therapeutisch außerdem Calcium oder Tecesal.)

Fieberreaktionen sind, wenn anhaltend, verdächtig auf eine beginnende Agranulocytose, bei der man niemals bis zum Auftreten schwerer Erscheinungen — nekrotischer Angina und Stomatitis — warten darf. (Kontrolle des Blutbildes; sinkt die Zahl der Leukocyten unter 3000, Abbrechen der Behandlung; therapeutisch, s. S. 172.)

Die Anwendung von Gold ist demnach bei Nierenkranken kontraindiziert, ebenso bei Kachexie, bei starker Anämie, bei Myokard- und Coronarschäden. Bei Normalen bleiben Nebenerscheinungen bei genügender Vorsicht und unter

Verwendung der neueren, besonders entgifteten Präparate aus oder halten sich in erträglichen Grenzen.

Die Hauptindikation der Goldtherapie ist der Erythematodes, der allerdings ein besonders vorsichtiges Vorgehen verlangt, aber oft auch schon auf kleine Dosen anspricht. Da wir einfachere Allgemeinmittel gegen Erythematodes haben (besonders das ungefährlichere Wismut ist in vielen Fällen imstande, das Gold zu ersetzen — und zwar bei allen Goldindikationen), werden wir das Gold für resistente Fälle aufsparen, bei denen es gelegentlich noch Heilung erzielt; allerdings sind auch diese Heilungen nicht immer dauerhaft. Von Hauttuberkulosen — die im allgemeinen nicht ansprechen — kann es bei entzündlichem Lupus und ulceröser Schleimhauttuberkulose versucht werden, weiter bei Aktinomykose, bei Lepra, Mycosis fungoides, Pemphigus, bei Vitiligo, bei arthropathischer Psoriasis, auch gelegentlich bei chronisch allergischen Erkrankungen, z.B. bei konstitutionellem Ekzem, bei chronisch rezidivierenden Lichterkrankungen und rezidivierendem Erythema exsudativum. Von venerischen Erkrankungen kommen die inguinale Lymphogranulomatose und die veraltete viscerale, besonders aber die Wassermann-resistente Lues in Betracht.

Von Präparaten werden verwendet die Solganale (Solganal B, Neosolganal), das Lopion und das Aurodetoxin.

Das *Solganal* B oleos., wird als ölige Suspension (zur verzögerten Resorption) intramuskulär gegeben: O.P. 2% und 20% in Flaschen zu 5 ccm. Ampullen von 0,01—0,2 g.

Dosierung: Beginnend mit 0,02 g (1 ccm des 2% Öls), 2mal wöchentlich. Langsam steigend, wobei — besonders bei Herderscheinungen — jede Dosis 1 bis 3mal wiederholt wird, bis zu 0,2 g (= 1 ccm des 20% Öls). 1mal wöchentlich; Gesamtdosis 2—3 g.

Wiederholung der Kur nicht vor 2 Monaten, bei einer Gesamtdosis über 2 g noch längere Pause. Bei Wiederholungskuren ist wegen verstärkter Goldempfindlichkeit besonders vorsichtig vorzugehen. Auch schon wenn irgendwelche Umstände größere Abstände als 10 Tage zwischen den einzelnen Injektionen bedingen, sollte man die Kur abbrechen und sie nach einem größeren Zeitabstand als Wiederholungskur vorsichtig von neuem anfangen.

Bei Kindern: $^1/_5$ der üblichen Dosis, Gesamtdosis 1 g je 20 kg Körpergewicht.

Das *Neo-Solganal*, ein Calciumgoldkeratinat, gilt als besonders wenig toxisch bei hoher Wirksamkeit. Intramuskulär und intravenös (langsam injizieren, Hitzegefühl wie bei Kalkinjektionen). Kann zur weiteren Erhöhung der Verträglichkeit in Tecesal gelöst werden.

Ampullen von Dosis 1 (0,01 g) bis Dosis 7 (1 g).

Dosierung: Dosis 1—3, 2mal wöchentlich; langsam steigend, jede Dosis wird 1—3mal wiederholt; von Dosis 4—6 an nur 1mal wöchentlich; Gesamtmenge: 3—4 g in 18—20 Injektionen.

Bei Erythematodes besonders vorsichtig: beginnend mit ½ Dosis 1, steigend bis Dosis 5; Gesamtmenge 1,0—1,5 g. Bei veralteter visceraler und bei seroresistenter Lues sind dagegen höhere Dosen nötig: Beginn mit Dosis 4—5, 2mal wöchentlich, steigend auf Dosis 6—7; Gesamtmenge 10—20 g.

Lopion, entgiftete Goldthioharnstoffverbindung, zur intravenösen und intramuskulären Injektion.

Dosierung: 0,01—0,2 (gelegentlich bis 0,5), zunächst rasch steigend bis 0,1 Injektionen 2mal wöchentlich; dann nur noch 1mal wöchentlich. Gesamtdosis 2—4 g. Die Dosen bis 0,25 auch intramuskulär.

Aurodetoxin, Goldkeratinat (Verbindung mit dem entgiftenden Detoxin) zur intravenösen Injektion. Ampullen verschiedener Stärke; 2—1mal wöchentlich von 0,01 auf 0,5 steigend; diese Dosis wird dann bis zu einer Gesamtmenge von 4—5 g beibehalten.

Zur intramuskulären Injektion: *Auro-Detoxin oleosum* 10%; verzögerte Wirkung, 1 O.P. zu 5 ccm.

Oral: *Auro-Detoxin-Tabletten* bei Acne, Erythema nodosum, allergischen Erkrankungen.

Chinin. Das Chinin hat bei einigen Hauterkrankungen günstige, wenn auch nicht immer gleichmäßige Erfolge. Es wird bei Erythematodes, Dermatitis herpetiformis, Pemphigus, frischen Psoriasisausbrüchen empfohlen. Meist als

Chinin hydrochlor. MBK Compretten. 3—5mal 0,1, bis 3—4mal 0,25.

Bei Erythematodes, wo höhere Dosen nötig sind, sprechen besonders die entzündlichen Fälle an. Bei dem Verfahren nach HOLLÄNDER wird 5 Tage lang Chinin gegeben und morgens und abends (meist 10 min nach der Einnahme) mit Jodtinktur der Herd gepinselt. Nach 5 Tagen Behandlung soll sich zunächst der Jodschorf abstoßen. Diese Behandlung wird bis zu 8mal wiederholt. Nötigenfalls muß die Tagesdosis, alle 3 Tage steigend, bis zu 2—3 g Chinin gesteigert werden.

Plasmochin gibt bei Erythematodes, auch bei Pemphigus, bessere Erfolge:

Plasmochin simplex tägl. 3 Tabletten zu 0,02, 5 Tage lang, dann 5 Tage Pause. Evtl. auch in Kombination mit Spirocid, abwechselnd je 3 Tage Plasmochin und 3 Tage Spirocid zu 0,25, je 3 Tabletten täglich.

Die Nebenerscheinungen bei Plasmochin sind gelegentlich Magenbeschwerden, bei Chinin bekanntlich Ohrensausen und „Chininrausch". Bei Idiosynkrasie genügen oft kleinste Chinindosen, um heftig juckende urticarielle Dermatitiden zu veranlassen; hier also besondere Vorsicht, ebenso wie bei chininhaltigen Grippemitteln. Bei Chinin soll zunächst stets mit kleinster Dosis (0,05) auf eine bestehende Idiosynkrasie gefahndet werden.

Jod ist bei tertiärluischen Erscheinungen an der Haut oder der Schleimhaut (Ulcerationen des weichen Gaumens, bei gummösen Geschwüren, besonders am Unterschenkel) ein überlegenes Mittel, das stets auch schon bei bloßem Verdacht herangezogen werden sollte; aber es ist auch durch andere antisyphilitische Mittel, z.B. Spirocid, ersetzbar. Unersetzlich aber ist es bei bestimmten seltenen Mykosen, wie bei der Sporotrichose, bei der sich im Anschluß an einen „Primäraffekt" im Verlauf eines Lymphstrangs chronische Knoten und Abscesse einstellen; sie ist durch kein anderes Mittel heilbar. Bei allgemeiner Blastomykose (Knoten und Abscesse, die regellos auftreten) vermag Jod oft den Einzelherd zu beeinflussen, aber eine weitere Metastasierung nicht immer aufzuhalten. Bei Aktinomykose unterstützt es die Erfolge der Röntgentherapie.

Die Dosis beträgt bei Erwachsenen tägl. 1—2 g:

Sol. Kal. jodat. 20:300. D. S.: 1—2mal täglich 1 Eßlöffel in viel Wasser oder in Milch zur Minderung des bitteren Geschmacks).

Billiger: Jodkali als MBK Compretten zu 0,25; tägl. 2—4 Stück. Bei Magenbeschwerden wählt man organische Jodpräparate, wie Jodipin, Sajodin, Dijodyl u.a., 3mal tägl. 1—2 Tabl.

Von Hauterkrankungen wird sonst noch bei der Psoriasis arthropathica Jod mit Erfolg gegeben, besonders in Form von Injektionen, z.B. Jodipin 20%, jeden 2. Tag 5—10 ccm intramuskulär.

Leichte Nebenerscheinungen, wie Schnupfen, Kopfschmerzen, sind bei Jodeinnahme nicht selten (dagegen Antipyrin). Jod innerlich und gleichzeitig Quecksilber äußerlich kann Reizung durch sich bildendes Jodquecksilber bedingen, besonders an den Conjunctiven. Schwerere Jodschäden sind Jodacne (braunrote Acnepusteln) und Jododerma tuberosum (blaurote Tumoren wie bei Bromoderm, s. S. 155).

Bei Patienten mit Veranlagung zur Dermatitis herpetiformis treten nach Jod Provokationen dieser Krankheit auf: bullöse Ausschläge oder gruppierte Bläschen. Hierdurch kann bei zweifelhafter Diagnose Jodkali 1mal 0,5—1 g innerlich auch als — nicht ungefährliches — diagnostisches Hilfsmittel dienen. Weiter darf dann allerdings Jod nicht gegeben werden, es sei denn zu einem Versuch der Desensibilisierung in homöopathischen Dosen, 3mal tägl. 1 Tropfen Jod D 5 bis D 7 oder Jodum Oligoplex, das Jod D 4 enthält.

b) Diät bei Hautkrankheiten.

Eine Berücksichtigung und Regelung seiner Kost sieht der Hautkranke gern, aber zu einer wirklichen Diät rafft er sich nur schwer auf, entweder fürchtet er dabei von Kräften zu kommen, oder die Diät ist zu schwierig zuzubereiten, zu teuer, zu eintönig. Im allgemeinen versteht der Patient unter Diät, daß er zu seiner gewöhnlichen Kost etwas reichlicher Obst als sonst ißt. Auf Kaffee, Bier, Rauchen verzichtet er auch nicht gern.

Zweifellos aber werden manche Hauterkrankungen durch bestimmte Nahrungsmittel hervorgerufen (z. B. Urticaria) oder verschlimmert (Rosacea); andere werden durch eine Kost, die zur Entwässerung und zur Entsalzung führt, zum Stillstand gebracht oder für eine äußere Behandlung zugänglich gemacht. Die Ansicht, daß alle Hauterkrankungen durch Diät heilbar sind, so daß man auf eine exakte Diagnosenstellung überhaupt verzichten könne, besteht dagegen nicht zu Recht; für einige bestimmte Erkrankungen aber — oder für bestimmte reizbare Stadien — ist eine Diättherapie ein vorzügliches, noch zu wenig angewandtes Behandlungsverfahren.

Auch ohne daß die Ernährung umgestellt wird, ist eine Regelung schon manchmal insofern vorteilhaft, als die Quantität eingeschränkt wird, z. B. bei dem Ekzem überernährter Säuglinge (s. S. 228), oder als die Art der Nahrungsaufnahme berücksichtigt wird; heiße und ebenso eiskalte Speisen und Getränke führen reflektorisch zu erhöhtem Blutzufluß im Gesicht bei Frauen, was sich ungünstig als Wallungen bei Rosacea bemerkbar macht.

Häufig sind es bestimmte Nahrungsmittel, die schädlich wirken. Daß Erdbeeren, Fisch, Eier, Nüsse bei einzelnen Patienten Nesselsucht oder Ekzemausbrüche hervorrufen können, ist diesen Kranken oft bereits bekannt. Bisweilen sind derartige Idiosynkrasien aber auch viel ungenauer und allgemeiner: es werden mehrere Nahrungsmittel nicht vertragen oder sie werden erst von einer gewissen Menge an nicht vertragen oder sie werden zu besonderen Jahreszeiten oder bei besonderer Anfallsbereitschaft der Haut (z. B. wenn bereits Hautherde vorhanden sind) nicht vertragen. Hat man bei einer derartigen Hauterkrankung (meist einem spätexsudativen Ekzem, s. S. 220) den Eindruck einer Nahrungsabhängigkeit, wird der Verdacht auf Grund einer genauen Buchführung des Patienten über seine Ernährung und auftretende Verschlimmerungen gestützt, so empfiehlt sich zunächst die Verabfolgung einer völligen *Schonkost*, am besten bestehend aus:

Tee mit Zucker, Butterbrot, Kartoffelbrei oder Pellkartoffeln, Salat, gebrannte Mehlsuppe. Tritt hierbei keine Besserung auf, so beschränkt man sich auf Tee mit Zucker, Zwieback.

Läßt bei einer solchen Diät in einigen Tagen das Jucken, eine Nesselsucht, ein Ekzemausbruch nach, so wird durch Zulagen das fragliche schädliche Nahrungsmittel herauszubringen versucht; solche Zulagen sind nach und nach tägl. abwechselnd jeweils ¼ l Milch, ½ l Milch, Kalbfleisch, Rindfleisch, Schweinefleisch, 1 Ei, Erbsen, Linsen, Bohnen, Bananen, Fisch usw.; Jucken oder Verschlimmerung wird als positive Reaktion vermerkt (*Ernährungsversuch*).

Abgesehen davon kann man aber auch durch Nachweis eines „Leukocytensturzes" (leukopenischer Index nach VAUGHAN) die Schädlichkeit eines Nahrungsmittels feststellen. ¾ Stunde nach der Aufnahme eines Nahrungsmittels, das als Allergen wirkt, findet sich nämlich im Fingerbeeren- oder Ohrläppchenblut die Zahl der Leukocyten gegenüber vor der Nahrungsaufnahme um 1000 und mehr vermindert, während eigentlich eine Verdauungsleukocytose zu erwarten wäre. Allerdings kommt ein ähnlicher Leukocytenabfall in vegetativ labilen Zuständen (Menses, seelische Erregungen) auch einmal unspezifizisch vor, also ohne Allergie auf das jeweilige Nahrungsmittel.

Über die Desensibilisierung gegen festgestellte schädliche Nahrungsmittel durch langsame Gewöhnung oder Pepton (0,3—0,5 ad capsula amylacea) bzw. Propeptanvorlagen, s. S. 223.

Kaffee, Alkohol und Nicotin — wenn es sich hier auch um Genußmittel handelt — sind bei vielen Hautkrankheiten sichtlich von Nachteil. Kaffee befördert Wallungen zum Kopf und ist schädlich bei Rosacea, aber er erzeugt auch Juckanfälle (bei Nesselsucht, bei Scheuerekzem). Alkohol ist sowohl für die Rosacea (der Männer) provozierend wie auch für alle Ekzeme, besonders die sog. dyshidrotischen der Hände und Füße. Nach Bier treten oft unter Jucken lokale Schwellungen der Hände und Füße auf (Ringe werden zu eng). Tabakgenuß setzt die Temperatur der Füße, mehr noch der Hände, am meisten der Fingerspitzen herab. womit sich eine Schädlichkeit bei Raynaud, bei Toten Fingern, bei intermittierendem Hinken, bei arteriosklerotischen Geschwüren der Zehen erklärt; auch Aphthen treten bisweilen nach Rauchen auf (Gefäßkrämpfe?). Ebenso beobachtet man nicht selten eine ungünstige Wirkung auf Hohlhand- und Interdigitalekzeme.

Die wichtigste Diätform bei Hautkrankheiten ist eine „*entwässernde und entsalzende Diät*", die bei *jeder akuten* trockenen oder nässenden, auch juckenden *Hautentzündung* anwendbar ist: bei Dermatitis jeglicher Art, bei akuten Ekzemverschlimmerungen, bei Urticaria, Prurigo; bei Psoriasis, Lichen planus und Dermatitis herpetiformis im Ausbreitungszustand, aber auch bei Thrombophlebitis; bei akuter Epididymitis, Prostatitis und Adnexitis. Diese Diät ist in mehreren Formen möglich, die nach jeweiligem Belieben ausgeführt werden können.

Strenge Milchkur nach DARDEL-MEYER: Man läßt tägl. nichts als 1—1,5 l Milch trinken und außerdem 1 l Vichy-Mineralwasser oder eine ähnliche kochsalzarme, kohlensäurehaltige, stark alkalische Quelle, gemischt oder jedes Getränk für sich. Wo diese Kur — wie häufig — obstipierend wirkt, gebe man Magnesia usta, messerspitzen- bis teelöffelweise in Wasser, mehrmals täglich, oder Magnesium sulfuricum (Bittersalz) 1—2 Teelöffel in Wasser morgens nüchtern Die Wasserausscheidung ist bei dieser flüssigkeitsreichen und salzarmen Diät (etwa 3—4 g Kochsalz statt 13—16 g am Tag üblicherweise) sehr gut und übertrifft für gewöhnlich, wenn Ödeme vorhanden waren, die zugeführte Flüssigkeitsmenge; ist das nicht der Fall, verordnet man zusätzlich 3mal tägl. 0,5 Diuretin oder Euphyllin 3mal 0,1.

Man kann aber mit *gleichem Erfolg* diese strenge *Milchkur* zur Annehmlichkeit des Patienten *mildern*: neben der Anweisung, möglichst viel Flüssigkeit zu sich zu nehmen (bis 3 und 4 l), erlaubt man Zwieback, Obst (Äpfel, Birnen, Trauben, nicht aber die kochsalzreichen Bananen), mittags und abends Schleimsuppen (Gersten-, Reis-, Haferschleimsuppen) jedoch ohne Salz und nötigenfalls auf besonderes Verlangen des Kranken ein weichgekochtes Ei. Als Flüssigkeit verordne man Milch (Vollmilch oder Magermilch), Tee (Pfefferminztee, Lindenblütentee), Citronenlimonade, ein kochsalzarmes, möglichst alkalisches Thermalwasser (sog. erdige oder alkalische Quellen oder auch kohlensäurehaltige Säuerlinge, z.B. Biliner oder Gießhübler Sauerbrunnen, Bad Neuenahrer Sprudel, Fachinger oder als besonders kochsalzarm Lauchstädter Heilbrunnen, Wildunger Reinhardsquelle und Wildunger Georg-Victor-Quelle). Zur Darmanregung läßt man nach Bedarf Species laxantes trinken. 3mal tägl. verordnet man zusätzlich das gefäßabdichtende Birutan. Dauer der Kur lediglich 4 bis 5 Tage, dann Zulagen von Gemüse, Kompott, Fleisch; zunächst noch ohne Salz, nötigenfalls mit einem chlorfreien natriumarmen Diätsalz.

Länger dauernde Kuren (optimal 10—16 Tage) werden als *Heilfasten* durchgeführt: Tägl. sind 4—6 Gläser verdünnter oder unverdünnter Obst- oder Gemüsesaft erlaubt, zusammen etwa $\frac{3}{4}$ l. In den ersten 2—3 Tagen ist Bettruhe empfehlenswert, später auch leichte Spaziergänge.

Die *kochsalzarme Diät* (bei der immer noch 3—6 g Kochsalz tägl. zugeführt werden) hat sich bei zahlreichen akuten wie chronischen Hautkrankheiten bewährt; auf die Dauer ist sie jedoch nicht leicht durchführbar, da sie hohe Anforderungen an die Kochkunst stellt, um nicht den Patienten appetitlos zu machen, und da sie zudem nicht billig ist.

Zur Durchführung der kochsalzarmen Kost sind eine Reihe von *Diätsalzen* angegeben, die aber entsprechend den verschiedenen Ansichten, welche Bestandteile im Kochsalz schädlich sind, eine unterschiedliche Zusammensetzung aufweisen. Zunächst wurde nur dem Chlor eine schädliche, insbesondere wasserbindende Fähigkeit zugeschrieben, schließlich aber mehr und mehr auch das Natrium verdächtigt, dessen schädliche Eigenschaften man allerdings durch einen kompensierenden Zusatz von Kalium, Calcium und Magnesium (dem Salzgemisch der Zellflüssigkeit entsprechend) zu „äquilibrieren" und damit entgiften zu können glaubte.

Die vorhandenen Diätsalze lassen sich also in chlorfreie oder nichtchlorfreie, in natriumarme oder „äquilibrierte Salze" einteilen.

Chlorfrei sind: Citrofinal, Curtasal, Hosal, Titrosalz special, Diätsalz-Heimbürger, Diätsalz-Henselwerk; nichtchlorfrei ist dagegen Titrosalz.

Natriumarm ist Hosal, Curtasal, Frekasalz, Titro-Sina-Salz.

Natriumhaltig, aber „*äquilibriert*" ist: Titrosalz, Titrosalz special, Citrofinal.

Allen Ansprüchen an Chlorfreiheit und Natriumarmut (an der Möglichkeit einer Entgiftung durch „Äquilibrierung" wird gezweifelt) genügen also Hosal, Curtasal und Frekasalz, das es rein und mit Selleriezusatz gibt.

In zweiter Linie kommen Geschmack (Wechsel der Diätsalze ist oft zweckmäßig), Kochfähigkeit (Citrofinal, Curtasal können mitgekocht werden) und Preis in Betracht; billig sind Diätsalz-Henselwerk, Titrosalz special, Diätsalz-Heimbürger, Curtasal.

Zur kochsalzarmen Ernährung genügt natürlich nicht die Verwendung eines Diätsalzes, gleichzeitig müssen kochsalzreiche Nahrungsmittel vermieden werden. Das sind Fleischdauerwaren (Schinken, Speck, Wurst), Käse, gesalzene Fische. Fleisch und Süßwasserfische sind erlaubt nach Weggießen des Kochwassers. Milch, ebenso Buttermilch als salzhaltig nur in geringen Mengen (dafür Aletosal als kochsalzfreie Milch). Obst außer Bananen. Butter natürlich ungesalzen. Brot, möglichst salzlos (z. B. Knäckebrot salzlos). Keine salzhaltigen Würzen (z. B. Maggi nur tropfenweise, keine Bouillonwürfel), statt dessen Phosvitanon, Cenovis-Vitaminextrakt, Liebigs Fleischextrakt.

Diese Diät hat sich bei Prurigo, bei Keloiden, bei Lichen ruber, bei entzündlicher Psoriasis bewährt (s. VOLHARD-BORKELOH, „Kochsalzfreie Krankenkost", Leipzig: J. A. Barth, in dem Adressen für salzlose Nahrungsmittel: Backwaren, Brot, Nudeln, Fleischkonserven, Speck, Käse, Hülsenfruchtmehle, Sauerkraut, Suppenwürzen in reicher Zahl mitgeteilt sind).

Besondere Diäten in Kombination mit kochsalz- bzw. chlorarmer Kost sind bei Lupus von GERSON und von SAUERBRUCH-HERRMANNSDORFER angegeben; beide Diäten sind ähnlich, aber GERSON erlaubt weniger Milch, weniger Fleisch und Fett und legt Wert auf Kohlehydratzufuhr und reichlich Obstsaft; von Zeit zu Zeit werden planmäßig Rohkosttage eingelegt. Im allgemeinen folgt man heute den — billigeren — Vorschriften von SAUERBRUCH-HERRMANNSDORFER (zweckmäßig schafft sich der Patient das Kochbuch für Tuberkulöse von M. u. A. HERRMANNSDORFER; Leipzig, Verlag Barth, an).

Bei dieser Diät sind *verboten:* Kochsalz, Konserven, geräuchertes oder gewürztes Fleisch (Wurst, Schinken), geräucherte und gesalzene Fische. Suppenwürze, Bouillonwürfel.

Beschränkt erlaubt sind: Mehl (rd. 30 g tägl.), salzloses Brot (60 g tägl.), Kartoffeln (125 g tägl.), Zucker (30 g tägl.), Reis, Grieß, Graupen, Haferflocken. Citrovinessig, Liebigs Fleischextrakt, Bier, Wein, Kakao, Kaffee, Tee, Deutscher Tee (in kleinen Mengen zur Milch).

Erlaubt sind: Frisches Fleisch (rd. 500 g wöchentlich). Eingeweide (Bries, Hirn, Leber, Lunge, Nieren). Frische Fische. Milch 1¼ l tägl., besonders roh. Sahne ¼ l täglich. Salzlose Butter (60—100 g tägl.), Olivenöl, Schmalz. Obst und Früchte: roh, gekocht, gedörrt. Salat und Gemüse nur gedämpft; viel Rohkost und Preßsäfte. Eier. Alle Kräutergewürze. Die Flüssigkeit ist (da schon reichlich, s. Milch!) sonst zu beschränken.

Außerdem wird Phosphorlebertran in Maximaldosen verabfolgt (Phosphori 0,02 / Ol. Jecoris Aselli ad 300; 3mal tägl. 1 Eßlöffel); nach 6 Wochen wird der Phosphorlebertran zweckmäßig für ebensolange durch Lebertran ersetzt. Auf die Zufuhr von Mineralogen, einem von GERSON angegebenen Salzgemisch, wird bei der Hauttuberkulose neuerdings verzichtet.

Die Erfolge der SAUERBRUCH-HERRMANNSDORFERschen Diät bei Lupus sind unbestreitbar; zunächst werden die entzündlichen ulcerösen und hypertrophen Erscheinungen beeinflußt, langsamer — oft erst in 1—1½ Jahren — die spezifischen Infiltrate. Durch Kombination mit allgemeiner Lichtbehandlung und einer geeigneten Lokaltherapie kann die Behandlung bedeutend verkürzt werden.

Eine *fettarme Diät* ist von GRÜTZ bei Psoriasis empfohlen; sie wirkt dort auch gelegentlich günstig, besonders bei Jugendlichen, aber auch bei Pyknikern in höheren Jahren; bisweilen wird allerdings durch sie die Psoriasis nur einer äußeren Behandlung zugänglicher gemacht.

Verboten sind alle fetthaltigen Suppen und Tunken, Schweinefleisch, Wurst, fetter Schinken, Gans, Aal, Lachs, Vollmilch, Sahne, Käse (außer Quark), Butter, Schmalz, Margarine, Öl, Eigelb. Fettverbrauch bei Erwachsenen insgesamt nicht mehr als 20 g, bei Kindern nicht mehr als 10 g täglich. Bei Seborrhöe ist diese fettarme Diät zusammen mit Thyroxin (1—2 mg tägl.) sehr wirksam.

Kohlehydratarme Diät ist, abgesehen von Hautleiden bei Diabetikern (mit Vulvapruritus, Vulvaekzem, Soormykosen) — hier gleichzeitig mit Insulin — auch bei Furunkulose, bei knotiger und abscedierender Acne, für einige Wochen durchgeführt, von gutem Erfolg.

Wird gleichzeitig mit einer energischen Beschränkung der Kohlehydrate (hauptsächlich von Kartoffeln, Obst, Gemüse, dagegen sind Haferflocken, Hülsenfrüchte, Reis, Roggenbrot, Nüsse erlaubt) und der Getränke auf *reichliche Zufuhr von Fett* (Sahne, Butter, Käse) und auf eine genügende Zufuhr von Eiweiß (Fleisch, Eier) geachtet, so resultiert eine *saure Kost*, die bei eitrig-infizierten Geschwüren (z. B. variköse Ulcera), bei mit Eiterungen, Ödem und Lymphdrüsenschwellungen verlaufenden Erythrodermien, ebenso auch bei zerfallenden Tumoren, geeignet ist. Zusätzlich: Ammoniumchlorid (Salmiak 3 mal 2 g in

Oblaten) oder 3 mal 2 Tabl. Gelamon oder verdünnte Salzsäure, 3mal tägl. 15 Tropfen in Wasser oder Salzsäurevollmilch (fertig als „Cutanmilch") ½ l tägl. Zubereitung der Salzsäurevollmilch: Zu 250 ccm gekochter und abgekühlter Milch (Vollmilch oder bei Kindern $^2/_3$ Milch) läßt man unter Umrühren 10 ccm Normalsalzsäure (Acid. hydrochlor 15/Aq. ad 100) eintropfen; dazu nach Wunsch noch 15—25 g Rohr- oder Nährzucker. Bisweilen von gutem Erfolg bei exsudativem Ekzem der Säuglinge, bei Strophulus. Bei Darreichung über längere Zeit wird gelegentlich eine harmlose Cylindrurie beobachtet.

Will man die *saure Kost* mit der *salzarmen* kombinieren, so verbiete man außer Salz salzreiche Speisen (Käse) und gebe zur Ansäuerung nach den Mahlzeiten Phosphorsäure: 5mal tägl. bis zu 5 ccm Acid. phosphor. in etwa 30 ccm Wasser mit 3—4 Teelöffel Zucker; dazu doppelt soviel Himbeersaft oder herber Rotwein.

Kohlehydratreiche Kost unter Verwendung von Dextropur, B-Tropon, Hälsana etwa 50g tägl. mit nachfolgenden kleinen Insulingaben, 5 bis höchstens 10 Einheiten (sog. Leberschonkost), ist bei Hauterkrankungen, die durch Licht provoziert werden (Hydroa vacciniforme u.a.) und bei denen lichtsensibilisierende Stoffe in der Leber gebildet werden, zu versuchen; daneben Lebertherapie wie bei einer perniziösen Anämie. Eine derartige Leberschonkost kommt auch für allergische Ekzeme in Betracht.

c) Vitamine.

Die Behandlung mit Vitaminen ist modern und kommt den aus Zeitungsaufsätzen stammenden biologischen Kenntnissen des Publikums entgegen; sie befindet sich noch in einem Versuchsstadium und erfährt dabei Übertreibungen und Überschätzungen. Dennoch ist auch im Gebiet der Hauttherapie manche Indikation gesichert und ihre Anwendung bei bestimmten Krankheiten erfolgreich, was nicht immer gleichzeitig beweist, daß die Erkrankung auf einen Vitaminmangel zurückzuführen war. Daneben werden jedoch in einzelnen Fällen echte Avitaminosen zur Beobachtung kommen bei ausgeprägt einseitiger oder unzureichender Ernährung oder häufiger bei Magendarmstörungen, bei denen einzelne Vitamine (A, B, C, K) zerstört werden oder nicht zur Resorption gelangen; in diesen Fällen ist man dann auf Injektionen angewiesen. Bisweilen tritt erst plötzlich aus irgendwelchen Gründen (Gravidität, Krankheiten) ein erhöhter Bedarf ein (A, C, D). Neuerdings hat man aber auch von exzessiven Dosen, die weit über das normale Bedürfnis, manchmal bis zu toxischen Wirkungen gehen, therapeutische Erfolge gesehen (A, D, E), am unbestrittensten bei Lupus mit Vitamin D_2.

Soweit von Vitaminen in der Hauttherapie sichere Wirkungen beobachtet oder zu erwarten sind, seien sie besprochen.

Vitamin A, Axerophthol, natürlich in Butter, Leber, Eidotter, Fett, Käse, Lebertran; oder als Vorstufe (Provitamin: Carotin) in Möhren, Spinat, Tomaten, Erbsen, Bohnen, Weißkohl, Wirsing, Orangen, Pfirsichen.

Mangel: Erkennbar an Nachtblindheit. An der Haut treten follikuläre Hyperkeratosen (bei Kindern, wie ein Lichen pilaris) auf. In den Tropen Ulcus phagedaenicum. In China Xerodermie.

Therapeutisch: Bei exsudativem Ekzem der Säuglinge (seborrhoischer Typ). Bei Erythrodermie, besonders Salvarsanerythrodermien (hohe Dosen!).

Zur Förderung des Haarwachstums und zur Behandlung der Alopecia areata (vielleicht hier durch antagonistische Beeinflussung eines bei Alopecie häufig vorhandenen Basedow bzw. einer Thyreotoxikose; hohe Dosen erforderlich).

Bei seborrhoischen Hautleiden: Rosacea, Acne (hier vermutlich durch Regelung der Magensaftsekretion und Magenaciditätsverhältnisse).

Zusätzlich zur fettfreien Diät nach GRÜTZ zur Vorbeugung eines Vitamin-A-Mangels, besonders wenn bei einer gleichzeitigen Leberschädigung das Provitamin nicht umgewandelt werden kann.

Exzessive Dosen bei Darier (200—300000 I. E. tägl.), bei Leukoplakie der Vulva (250—300000 I. E. tägl.), bei Comedonenacne (100—150000 I. E.).

Präparate: Vogandragées (1 Dragée 4000 I. E.), Voganöl (in 1 g 40000 I. E.): tägl. 2—4 Dragées oder 5—10 Tropfen. Arovit (1 Dragée 50000 I. E.) zur Exzessiv-Therapie.

Vitamin B_1, Aneurin, natürlich in Schweinefleisch, Leber, Nieren, Hülsenfrüchten, Hafermehl, Eigelb, Kopfsalat, Feigen, Milch, Hefe, Nüssen, ungeschältem Reis.

Bei Mangel: Beriberi; Neuritiden, Neuralgien. Bei gleichzeitiger übermäßiger Kohlehydratzufuhr Ödem.

Therapeutisch: Bei Neuritiden nach Gebrauch von Sulfonamiden (besonders nach Uliron), bei Arsenneuritis, bei heftigen Neuralgien nach Zoster. Bei varikösen Beschwerden.

Präparate: Betaxin-Amp. intramuskulär oder subcutan (tägl. oder jeden 2. Tag); Betabion-Tabletten 3—6—10 Stück; Betabion und Betabion „forte", in Ampullen; Benerva, Tabl. und Amp., auch „forte".

B_2-*Komplex*; davon therapeutisch zum Teil bereits bedeutsam:

Lactoflavin (Riboflavin), natürlich in Hefe, Leber, Milch, Eiern.

Bei Mangel: Maceration und Rißbildung in den Mundwinkeln, borkige Cheilitis, glatte hochrote Zunge, seborrhoische Schuppung an den Nasolabialfalten und an den Ohren.

Therapeutisch: Bei den geschilderten Mangelerscheinungen. Bei MÖLLER-HUNTERscher Glossitis. Zur Entwässerung bei entzündlichen Hautleiden.

Präparate: Lactoflavin-Ampullen (subcutan und intramuskulär); ebenso Beflavin.

Pellagraschutzstoff des Menschen, Nicotinsäureamid, natürlich in Leber, Hefe.

Bei Mangel: *Pellagra*; düsterrote-braunrote Verfärbungen besonders an den lichtzugänglichen Hautstellen: Handrücken, Gesicht, Hals, aber auch an den Genitalien und am Anus; Hautrauhigkeiten bis zu reibeisenartigen schwärzlichen Hyperkeratosen. Neben der Dermatitis auch Diarrhöen und Erscheinungen von Demenz bzw. Delirien (Merkwort „DDD"). In südlichen Ländern bei ausschließlicher Maisernährung, aber auch in unseren Breiten bei einseitiger Kost, bei Nahrungsverweigerung — z. B. in Pflegeanstalten —, bei chronischem Alkoholismus, bei lang dauernden Magendarmstörungen. Oft nur angedeutet (Pellagroid).

Therapeutisch: Bei Pellagra.

Bei allen Hauterkrankungen, die ihrer Entstehung oder ihrer Lokalisation nach (Halsausschnitt, Jochbögen, Handrücken, Nacken) als durch Licht provoziert verdächtig sind: z. B. Sommerprurigo, aber auch Erythema exsudativum, Erythematodes (besonders bei stark entzündlichen Formen), seborrhoischem Ekzem. Bei Hauterkrankungen mit Porphyrinurie.

Präparate: Nicotinsäureamid = Nicobion Merck (Tabl. 2—4 Stück tägl.) oder Ampullen (tägl. intramuskulär oder subcutan). Ebenso Nicotinsäureamid (Bayer), Nicotinsäureamid Blaes, Benicot (Roche).

Glyconorm: enthält Nicotinsäureamid, B_1-, B_2-, C-Vitamin; 2—6 Bohnen oder 1—3 Injektionen tägl. B-Vitamin-Komplex „Roche" enthält die verschiedenen B-Vitamine, Dragées und Ampullen.

B_5, *Pantothensäure*, hat unter bestimmten Umständen (z. B. beim Myxoedem der Kinder) einen günstigen Einfluß auf den Haarwuchs (Bepanthen-Roche, Tabl.

zu 0,1 g und 5% Lösung zur Lokalbehandlung). Tägl. 3—6 Tabl. bei Erythematodes. 5% Bepanthensalbe, ausgezeichnete Salbe zur Wundheilung (bei Ulcus cruris).

Vitamin C, l-Ascorbinsäure, natürlich in Kartoffeln (die unsere hauptsächlichen Vitamin-C-Spender sind), Sauerkraut, frischen Gemüsen: z. B. Kohlrabi, Kohlarten, Tomaten, Paprika und in Früchten: Apfelsinen, Citronen, Hagebutten, verschiedenen Beeren. Jedoch treten starke Verluste durch Lagern und Kochen (Gasthausküche) ein.

Bei Mangel: Skorbut, Zahnfleischschwellungen, Hautblutungen. Frühjahrsmüdigkeit. Anfälligkeit für Infektionen und Arzneiunverträglichkeit. Chloasma.

Therapeutisch: Bei Erythema exsudativum, besonders der Mundschleimhaut. Bei Hautausschlägen durch Sulfonamide, Salvarsan, Gold (auch prophylaktisch).

Bei Purpura, auch essentielle Thrombopenie (WERLHOFsche Krankheit).

Bei Agranulocytose (Cebion forte i. v.).

Bei Röntgenkater.

Bei erythrodermatischer Psoriasis, besonders mit Gelenkerscheinungen.

Bei schweren Verbrennungen (zusammen mit Nebennierenrindenhormon).

Bei Pigmentierungen — auch bei Hirsutismus — infolge Morbus Addison (zusammen mit Nebennierenhormon, das aber allein die Pigmentierungen nicht beeinflüßt). Bei Chloasma.

Präparate: Cebiontabletten (Merck), 3mal 1—2 Tabl. Ebenso Cantan, Cevilat, Redoxon-Tabletten. Zur Injektion dieselben Präparate, einfach und „forte" (intravenös); erforderlich, wo das Vitamin bei gastritischen Veränderungen oder bei einer pathologischen Darmbakterienflora im Magen-Darm zerstört wird und nicht zur Resorption gelangt.

Vitamin D, Calciferol, natürlich in Milch, Butter, Eidotter, Bückling, Lebertran; als Provitamin (Ergosterin) in Pflanzen. Entsteht auch aus dem Ergosterin der Haut durch Bestrahlung mit ultraviolettem Licht (D_2). D_3 ist das natürliche Lebertranvitamin, das auch durch Bestrahlung von Cholesterin entsteht.

Bei Mangel Rachitis.

Therapeutisch: Bei exsudativem Ekzem (zusammen mit Kalk, dessen Wirkung es manchmal erst ermöglicht).

Präparat: Vigantolöl (20000 I. E. D_2 in 1 ccm) tägl. 15 Tropfen oder 3mal tägl. 1 Dragée (zu 4000 I. E.). Kombiniert mit Vitamin A: A+D Vicotrat „Heyl".

Exzessiv-Therapie: Bei Lupus und anderen Hauttuberkulosen (s. S. 327), BOECKsche Krankheit (s. S. 335) tägl. 100—150000 I. E. über Monate. Versuchsweise bei Urticaria, Pemphigus, akuter Dermatitis, Erythematodes, Alopecia areata, spätexsudativem Ekzem dieselben Dosen für einige Tage oder Wochen.

Präparate: Vigantol forte, in 1 ccm 400000 I. E. = 10 mg Vitamin D_2. Röhrchen zu 1 und 1,5 ccm. Detalup, Tabl. zu 2 mg = 80000 I. E. D-Tracetten forte, Tabl. zu 1 mg = 40000 I. E.

Vitamin E, Tocopherol, natürlich in Weizenkeimlingen (Vollkornbrot), Blattsalat, Brunnenkresse, Erdnüssen, Reis, Fleisch, Eidotter, Milch.

Mangel: Unfruchtbarkeit durch Hodenschädigungen oder Störungen in der Entwicklung des Embryo (bei gewissen Tieren sichergestellt, beim Menschen noch fraglich).

Therapeutisch: Erfolge bei Nekro- und Oligospermie (zusammen mit gonadotropem Hypophysenvorderlappenhormon und männlichem Sexualhormon).

Exzessive Dosen bei schlecht durchbluteten Ulcera cruris, Raynaud (tägl. 200 — 300 mg), bei Fox-Fordyce (tägl. 200 mg). Bei Acrodermatitis atrophicans (tägl. 150 mg). Bei Induratio penis plastica.

Präparate: Evion Tabl. zu 10 mg und forte zu 50 mg; Amp. zu 30 mg. Vitamonta Tabl. zu 10 mg. Ephynal, Tabl. zu 10 mg, Amp. zu 30 mg.

Vitamin F₁. Die im Lebertran bei lokaler Anwendung in Salbe nachweisbare Granulationsförderung von Wunden wurde früher auf die Anwesenheit von A-und D-Vitamin zurückgeführt; aber Salben, die nur reines A- bzw. D-Vitamin enthalten, haben keineswegs immer diese gute Wirkung. Infolgedessen wird heute in einem Vitamin F₁, das in den ungesättigten höheren Fettsäuren des Lebertrans gesucht wird, die Ursache für eine Granulationsförderung und einen Epithelschutz vermutet. Tatsächlich sind auch Salben, die lediglich ungesättigte Fettsäuren enthalten, wirksam.

Therapeutisch: Äußerlich bei schlecht heilenden Wunden; bei Röntgenhaut. Bei follikulären Hyperkeratosen.

Innerlich bei chronischen Ekzemen als Lebertran.

Präparate: Verschiedene Lebertransalben (s. S. 98); Vitaminsalbe „Wolff" (A, D, F enthaltend); Hautfunktionsöl „Wolff" mit Vitamin F.

Vitamin H, natürlich in Leber, Nieren, Hefe, aus denen es durch proteolytische Darmverdauung freigemacht werden muß.

Bei Mangel: ist die Verwertung des Fettes, besonders wenn reichlich genossen, und bestimmter Eiweißkörper gestört; infolge davon — möglicherweise — seborrhoische Hautleiden und Haarausfall.

Therapeutisch: Bei exsudativen Hauterscheinungen der Kinder (seborrhoischer Typ).

Bei Psoriasis, Acne, Pyodermie, Furunkel (Erfolg individuell wechselnd).

Präparate: Leberpräparate (die allerdings auch stets Pellagraschutzstoff enthalten). Hefe.

Vitamin K, Phyllochinon. Natürlich in grünen Gemüseblättern, Tomaten.

Bei Mangel: Da Vitamin K für das Vorkommen von Gerinnungsvorferment (Prothrombin) erforderlich ist, Neigungen zu Blutungen mit verminderter Gerinnung. Vor allem bei Stauungsikterus, da bei mangelnder Galle im Darm Vitamin K nicht resorbiert werden kann.

Therapeutisch: Bei Hautblutungen während eines Okklusionsikterus, infolge von Vergiftungen der Leber (durch Chloroform, Phosphor), von Sprue, von ulceröser Colitis; aber auch bei Hautblutungen von Neugeborenen, denen noch die zur Darmfäulnis (wobei Vitamin K entsteht) nötige Bakterienflora fehlt.

Präparate: Synkavit (Roche). Karanum (Merck). Hemodal (Bayer), auch bei Abwesenheit von Galle wirksam, Tabl., Injektionen.

Faktor P, Permeabilitätsvitamin; natürlich in Citronen, Apfelsinen, Paprika, Grapefruit, in denen es neben Vitamin C enthalten ist; erhöht die Festigkeit der Kapillarwände und vermindert die Durchlässigkeit tierischer Membranen. Fehlt in reinen Vitamin-C-Präparaten, die dann Blutungen nicht mehr so günstig beeinflussen.

Bei Mangel: Verminderte Resistenz der Kapillaren; Hautblutungen.

Therapeutisch: Bei vasculärer, weniger wirksam bei thrombopenischer Purpura. Bei drohender Encephalitis haemorrhagica nach Salvarsan. Bei akuter Dermatitis.

Präparate: Citrin „Hoechst", Dragées und Amp. i. v. Nachdem man neuerdings gefunden hat, daß das Rutin dem Faktor P mehr entspricht: Birutan (Merck) Tabl. zu 0,02 und 0,05. Ebenso Rutinion, Fagopyrol, Rutinol, Rutosid Rucetin.

d) Hormone.

Die Hormonbehandlung der Hautkrankheiten befindet sich noch im Ausbau, hat aber heute schon große Erfolge zu verzeichnen, z. B. die Heilerfolge der Sexualhormone bei peripheren Gefäßstörungen, zur Wundanregung, bei klimakterischen Ausfallserscheinungen an der Haut (Vulvapruritus), bei der gonorrhoischen Vulvovaginitis der Kinder; die lebensrettenden Wirkungen des Nebennierenrindenhormons bei Verbrennungen und schweren Intoxikationen; nicht zu vergessen bei diabetischen Hauterscheinungen des Insulins und des Schilddrüsenhormons bei Myxödem. Leider sind manchmal die Präparate noch sehr teuer; auch sind keineswegs alle Präparate eines Hormons gleichwertig oder gleichwirkend, sondern etwas verschieden je nach der Herstellungsweise; sie werden z. B. wie manche Sexualhormonpräparate nicht aus den Drüsen selbst, sondern aus Ausscheidungen im Harn gewonnen.

Keimdrüsenhormone. Männliches Sexualhormon. Wirkung: Beseitigt körperliche und psychische Ausfallserscheinungen. Fördert die Durchblutung der Extremitäten.

Therapeutisch: Bei Altersleistungsunfähigkeit, bei Impotenz (nicht immer wirksam, jedenfalls nicht bei psychisch bedingter Impotenz; am besten kombiniert mit weiblichem Follikelhormon), bei Nekrospermie (mit Hypophysenhormon kombiniert), bei den Anfangsstadien der Prostatahypertrophie: Prostatismus, Miktionsbeschwerden. Bei Sexualneurasthenie nach chronischer Gonorrhöe. Bei Alterspruritus.

Bei Pruritus vulvae; bei Hautleiden, die sich bei Menses verschlimmern.

Bei Durchblutungsstörungen der Extremitäten: Raynaud, intermittierendem Hinken, arteriosklerotischen Ulcera der Unterschenkel und Füße.

Bei tylotischen Ekzemen der Hohlhände und Fußsohlen.

Präparate: Aus der Gesamtdrüse: Erugon, Androstina, Testifortan, Testaea u.a. Synthetische: Testoviron, Perandren, Anertan u. a.

Anwendungsweise: von den sehr wirksamen synthetischen Injektionspräparaten am besten kurz dauernde Stoßtherapie, 4—6 Injektionen zu 10—25 mg in 2 Wochen, dann Pause; Wiederholung nach 2 Monaten. Langdauernde Injektionskuren setzen nämlich die Bildung des übergeordneten Sexualhormons der Hypophyse herab, so daß sich schließlich eine unerwünscht entgegengesetzte Wirkung auf die Genitalsphäre ergibt. Von den perlingua zu nehmenden Tabletten (Anertan-Tabletten) ist das nicht zu befürchten, sie können längere Zeit gegeben werden, reichen aber zum Erfolg nicht immer aus. Auch Einreibungen in die Haut sind möglich (mit Anertanöl, Testoviron transcutan). Bei Durchblutungsstörungen sind längere Injektionskuren mit hohen Dosen nicht zu umgehen.

Weibliche Sexualhormone. Follikelhormon. Wirkung: Beseitigt Ausfallserscheinungen und „dyshormonale" Funktionsstörungen. Fördert die Durchblutung der Extremitäten. Bewirkt vorübergehende, vorzeitige Reifung.

Therapeutisch: Bei Pruritus vulvae, bei Kraurosis, bei klimakterischen Hyperhidrosen, bei Wallungen. Bei Prurigo simplex der Frauen.

Bei Acne, bei Fox-Fordycescher Krankheit, bei Achselschweißen, bei seborrhoischem Haarausfall.

Bei Hypertrichosen (Vermännlichung).

Bei Ulcera cruris, Akrocyanose, Perniosis, Raynaud, arteriosklerotischer Gangrän.

Bei gonorrhoischer oder sonstiger Vulvovaginitis infantum.

Präparate. a) *Synthetische Folliculinhormone:* Progynon, Unden, Folliculin-Menformon, Perlatan u. a., als Dragées zur schwachen und mittleren Dosierung, als Injektionen zur mittleren und starken Dosierung.

Zu einer schwachen Behandlung rechnet man etwa 500—2000 I. E. (Internationale Einheiten) tägl. oral, zu einer mittleren Behandlung etwa 5000—10 000 I. E. tägl. oral oder 3000—5000 I. B. E. (Internationale Benzoat-Einheiten, etwa 5mal stärker als die I. E.) jeden 2.—3. Tag als Injektion. Zu einer starken Behandlung wählt man 2mal wöchentlich Injektionen von 10—50 000 I. B. E. Auch Kombinationen von oralen Gaben und Injektionen sind möglich.

Da die Behandlung sich der natürlichen Hormonproduktion zeitlich angleichen muß, verabreicht man die Mittel nur in den ersten 14 Tagen vom Beginn einer Menstruation an. Ist der Cyclus nicht mehr vorhanden (Klimakterium), so kann fortlaufend 2—3 Monate lang behandelt werden bis zu einer Gesamtdosis von 300 000 I. B. E.; andernfalls wiederholt man die Behandlung periodisch über 3—5 Cyclen hinweg. Man beginnt stets mit niedrigen Dosen und steigt, wenn erforderlich, langsam zu höheren Dosen an. Um klimakterische Ausfallerscheinungen (Wallungen) zu beheben, genügen meist kleine Dosen, bei ovariell bedingten Hauterscheinungen (besonders bei Pruritus vulvae) führen oft erst hohe Dosen zum Erfolg.

Tropfen von konzentriertem Progynon- bzw. Menformon (einfach und stark), passieren, perlingual genommen, nicht das Leberfilter, das das Hormon weitgehend inaktiviert; sie sind deshalb wirksamer als Dragées, die geschluckt werden. Im übrigen liegt jetzt im Progynon C ein auch vom Magen aus hoch wirksames Präparat vor (tägl. 1—3 Tabletten zu 0,02 mg); bei individueller Überdosierung Kopfschmerzen, Urticaria, Brustschwellungen, Hypermenorrhoe, Hämorrhagien.

b) *Synthetische Stilbenpräparate:* Die billigeren Oestrostilbene, von biologisch gleicher Wirkung, sind auch oral wirksam (1 mg Oestromon injiziert etwa gleich 10 000 I. B. E., oral etwa gleich 20 000 I. E.; Cyren B etwa doppelt so stark). Einschleichende Behandlung; Behandlungszeitraum wie bei dem Hormon; Erbrechen zeigt zu hohe Dosierung an. Oestromontropfen; Oestromontabletten 1 mg; Injektionen zu 1 und 3 mg.

Depot-Oestromon zur Dauerwirkung (1—2 Monate) bei klimakterischen oder ovarektomierten Patienten. Cyren B Tablette 0,1 und 0,5 mg; Injektionen zu 0,5 und 2,5 mg (forte).

Zur Lokalbehandlung stehen sowohl Progynon-, wie Oestromon-, Stilbetan- und Cyrensalbe zur Verfügung; die Stilbensalben sind meist stärker dosiert und billiger.

c) *Totalextrakte:* Ovibion, 3mal 3—5 Tropfen perlingual, enthalten nur geringe Hormonmengen, genügen bisweilen bei klimakterischen Wallungen.

Corpus luteum-(Gelbkörper-)Hormon. Wirkung: Nötig zum Ablauf des normalen Cyclus in den beiden Wochen vor dem Mensesbeginn.

Therapeutisch: Bei Acne (unterentwickelter hypomenorrhoischer Mädchen, kombiniert mit Follikelhormon zur Anregung eines normalen Cyclus). Bei prämenstrueller Verschlimmerung von Hautentzündungen.

Präparate: Proluton, Lutren, Luteoglandol (Injektionen in den 8 Tagen vor Menstruationsbeginn). Oral Proluton C, Dragées.

Hormone der Hypophyse. Hypophysenhinterlappenhormon enthält einen wehenanregenden und einen kreislaufwirksamen Bestandteil, der auf die peripheren Gefäße wie Adrenalin kontrahierend wirkt.

Therapeutisch bei Urticariaanfällen, QUINCKEschem Ödem.

Präparate: Pituglandol, Hypophysin (intramuskuläre Injektionen zu 1 ccm = 3 Voegtlineinheiten, nicht intravenös). Kollapsartige vorübergehende Blässe ohne Bedeutung. Nicht bei fortgeschrittener Gravidität.

Hypophysenvorderlappenhormone sind als regulierende, übergeordnete Hormone hauptsächlich für die Keimdrüsen, die Schilddrüse und die Nebennierenrinde bekannt; außerdem enthält das Gesamthormon noch zahlreiche andere Wirkstoffe.

Das **gonadotrope Hormon** ist das übergeordnete Sexualhormon.

Wirkung: Löst vorzeitige Geschlechtsreife aus, reguliert eine träge Tätigkeit der inneren Sekretion der Keimdrüsen, bringt ihre erlöschenden Funktionen wieder in Gang.

Therapeutisch: Bei Impotentia coeundi, bei klimakterischen Depressionszuständen, bei Kryptorchismus (vor der Pubertät, im 9. bis 12. Lebensjahr anzuwenden). Einige Präparate (Anteron, Präphyson) auch bei Zeugungsunfähigkeit durch Nekro- oder Oligospermie.

Bei Haarausfall in der Gravidität.

Bei spätexsudativem Ekzem (Prolan).

Gonadotrope Präparate (oral weniger wirksam als Injektionen): Anteron (aus Serum trächtiger Stuten). Prolan, Pregnyl (aus Schwangernharn) sind wahrscheinlich Produkte der Placenta, haben aber gonadotrope Wirkung.

Präparate mit dem Gesamthormon des Hypophysenvorderlappens: Preloban, Präphyson.

Das **thyreotrope Hormon** aktiviert die Hormonbildung der Schilddrüse; geringere Gefahr der Thyreotoxikose als bei Verwendung von Schilddrüsenhormon, da seine Wirkung zeitlich begrenzt ist.

Therapeutisch: Bei Fettsucht. Zur Wasserausschwemmung. Bei Myxödem, bei Haarausfall, bei Sprödigkeit der Nägel.

Präparat: Protiron (Injektionen).

Das **adrenocorticotrope Hormon** (ACTH) regt die Bildung der verschiedenen Nebennierenrindenhormone an (vor allem anscheinend des Cortisons).

Therapeutisch: Bei Psoriasis, akutem Erythematodes, Dermatomyositis, bei allergischen Hauterkrankungen (es vermindert die Bluteosinophilie).

Präparat: Cortiphyson (Promonta), Injektionen.

Schilddrüsenhormon. Wirkung: Steigert Grundumsatz, fördert Fettabbau; ersetzt Schilddrüsenmangel und Folgezustände. Starke Umstimmungstherapie. Steigert Gefäßdurchblutung der Extremitäten.

Therapeutisch: Bei Myxödem; bei Fettsucht; bei öliger Seborrhöe; bei Akrocyanose und Perniosis.

Präparate: Elityran, Novothyral, Thyroxin, Thyreoidin Merck. Anwendungsweise langsam steigernd, auf Intoleranzerscheinungen (Herzklopfen, Unruhe) achten.

Epithelkörperchen-(Nebenschilddrüsen-)Hormon. Wirkung: Beseitigt Mangelzustände (Tetanie), erhöht Blutkalk, reguliert Kalkassimilation in den Geweben.

Therapeutisch: Bei Impetigo herpetiformis; bei hartnäckigen dyshidrotischen Ekzemen.

Präparate: EK- (Epithelkörperchen) Bürger-Tabletten. Parathormon-Collip (Firma Lilly in Indianapolis); Paratotal; Parathyreoidea „Henning" (Tabletten und Injektionen). Tabletten gelten meist als unwirksam; Injektionen sind täglich nötig.

A. T. 10 ist kein Hormon, sondern eine ölige Lösung des Dihydrotachysterin, eines Derivates des Vitamin D; es wirkt nicht mehr antirachitisch, aber antitetanisch, indem es den Kalkgehalt des Serums stark vermehrt. Bei Überdosierung in den Nieren und sonstigen Organen metastatische Kalkablagerungen, die aber reversibel sind, besonders rasch nach Injektion von weiblichem Sexualhormon (Progynon 50 000 I. B. E.). Möglichst nur bei Kontrolle des Serumkalks zu verabfolgen, aber auch zu kontrollieren durch Beobachtung der Kalkvergiftungssymptome: Appetitverlust, Übelkeit, Erbrechen, Durst, Harndrang, Mattigkeit, Schlappheit; bei Absetzen verschwinden diese Erscheinungen spurlos in einigen Tagen. Bis 15 ccm fast regelmäßig ungefährlich. Dosis 3mal 5—10 Tropfen täglich, an Stelle der noch nicht sehr zuverlässigen Epithelkörperchenpräparate.

Therapeutisch: bei der seltenen Impetigo herpetiformis. Praktisch wichtiger bei dyshidrotischen Hohlhandekzemen, bei schmerzhaften Varicen, bei Psoriasis pustulosa (O.P 15 ccm, teuer!).

Nebennierenhormone. Nebennierenrindenhormone gibt es mehrere, mit z. T. noch ungeklärten biologischen Wirkungen. Es läßt sich jedoch eine Gruppe, die den Kohlehydratstoffwechsel beeinflußt, unterscheiden (darunter das Rheumatismusmittel Cortison) von einer Gruppe, die auf den Mineralstoffwechsel wirkt und die sekundären Geschlechtsmerkmale auslöst; diese ist auch das souveräne Mittel bei der oft durch Nebennierentuberkulose oder Tumor bedingten ADDISONschen Krankheit (Pigmentierung der Haut, auch der Mundschleimhaut, allgemeine Schwäche, Hypoglykämie, Appetitmangel wegen Achylie, Blutdruckverminderung).

Therapeutisch: Bei schweren Infektionen und Intoxikationen, Sepsis, bei Verbrennungen, Erfrierungen (zugleich mit Vitamin C). Zur Leberschutztherapie (zugleich mit Dextrose). Bei ADDISONscher Krankheit und Röntgenkater (gleichzeitig mit Kochsalzgaben: 10 g Kochsalz und 5 g Natriumcitrat in 1 l Fruchtsaft tägl.). Bei Psoriasis, bei Rosacea.

Präparate: Cortiron, Cortenil, Percorten (alle aus der Gruppe der den Mineralstoffwechsel beeinflussenden Hormone = Desoxycorticosteron); Injektionen, wahrscheinlich auch perlingual wirksam als Corteniletten. Für Dauerwirkung Implantate zu 50 oder 100 mg in eine Bauchfalte.

Nebennierenmarkhormon (Adrenalin). Wirkung: Überwindet Shockwirkung bei allergischen Zuständen. Sympathicuserregend.

Therapeutisch: Bei anaphylaktischen Krisen, z.B. beim angioneurotischen Symptomenkomplex nach Salvarsaninjektion oder bei starken Allgemeinerscheinungen nach Injektion von allergisch wirkenden Eiweißstoffen.

Bei Urticaria, bei Strophulus.

Präparate: Suprarenin $1^0/_{00}$, subcutane Injektion 1 ccm. An Stelle von Adrenalin, das oral wirkungslos ist, auch die chemisch ähnlichen, biologisch gleichwertigen Präparate Ephedrin und Ephetonin (Tabletten, Perlen).

Insulin (Hormon des Inselorgans im Pankreas). Wirkung: Einfluß auf den Kohlehydratstoffwechsel, fördert Glykogenansatz in der Leber. Lokal zur Wundanregung.

Therapeutisch: Bei resistenten Hautkrankheiten im Verlauf von Diabetes oder auch nur von Blutzuckererhöhungen (Vulvapruritus, Vulvaekzem, chronische Furunkulose, diabetische Ekzeme).

Anwendung: Morgens Injektion von 10 Einheiten Insulin; gegen hypoglykämischen Shock Zucker vorrätig halten lassen.

e) Psychische Behandlung des Hautkranken.

Der Versuch, einige Gesichtspunkte über die psychische Behandlung bei Hautkranken aufzustellen, kann nur davon ausgehen, welche psychischen Besonderheiten den Hautkranken von anderen Kranken unterscheiden.

Im allgemeinen hat der Hautkranke vor anderen Kranken den Vorzug, daß es dabei nicht ums Leben geht. Aber damit sind auch Nachteile verbunden: der Hautkranke ist krank, ohne die Vorteile seiner Erkrankung zu genießen, z. B. Mitleid. Statt dessen stößt er mehr als andere Kranke auf schlecht verhehlten Ekel — denn diesmal liegt die krankhafte Entstellung auf der Haut, die sie sonst geradezu zu verhüllen pflegt — oder auf Furcht vor Ansteckung, selbst wo diese Furcht ganz unbegründet ist. Für sein Jucken pflegt der Kranke ferner wenig Anteilnahme bei seiner Umgebung zu finden wie etwa für Schmerz: in leichten Fällen wirkt er nur komisch, in schweren dagegen unheimlich, besessen, haltlos, abstoßend, immer aber unverständlich. Der Hautkranke ist eben nur selten ein „schöner" Kranker. Bisweilen empfindet er auch die Aufmerksamkeit seiner Umgebung stark, z. B. bei Acne oder Rosacea, oft nur in seiner Einbildung bei kaum merkbaren Erscheinungen. Bei Schweißhänden führt die Verlegenheit des Patienten erst recht zu Krankheitsausbrüchen. Andererseits ist es auffallend, wie wenig empfindlich oft der Lupöse für den Eindruck auf andere ist; die langsame Progredienz seines Leidens scheint ihn merkwürdig abgestumpft zu haben. Damit hängt auch zusammen, daß er sich mit einer Prothese, z. B. einer künstlichen Nase, die sein ursprüngliches Aussehen wieder herstellt, nicht abfinden kann; überläßt man die Herstellung dieser Prothese ihm selbst, so unterscheidet sie sich nur noch wenig von seiner Verstümmelung.

In vielen Fällen aber fühlt sich der chronisch Hautkranke gar nicht krank, sondern gekränkt; er fühlt sich gesund, will am Leben teilhaben, aber er ist behindert durch eine Psoriasis, durch ein Handekzem; dann treibt ihn die Ungeduld zu immer neuen Ärzten, zu Kurpfuschern, zu immer neuen Medizinen oder Salben, zweckmäßigen oder unzweckmäßigen. Diese Planlosigkeit wird ihm häufig zum Verderb; bei Bescheidung würde er mit einer gleichmäßigen, seinem Leiden angepaßten und immer wiederholten Behandlung bessere, wenn auch nicht endgültige Erfolge erreichen; sein Drang nach Gesundheit und Teilnahme am Leben verhindert ihn daran. Lediglich beim konstitutionellen, spätexsudativen Ekzem — besonders wenn es mit Asthma verbunden ist — sind die Kranken lebensmüde, als Kinder scheu, gedrückt und ungesellig, bei Erwachsenen kommt es sogar zu Selbstmordversuchen.

Einige Krankheiten oder Symptome erschrecken den Kranken im Verlauf von Hautentzündungen besonders: Schwellungen der Augenlider und Schwellungen der Fußknöchel, die einen treten besonders morgens auf nach dem Liegen, die anderen besonders abends nach dem Stehen; damit wird der Einfluß des hydrostatischen Gewebswasserdrucks deutlich; der Patient denkt an Herz- oder Nierenwasser. Das Auftreten eines roten Streifens (Lymphangitis) in der Nähe eines Furunkels oder einer Pyodermie gilt bereits als Blutvergiftung. Drüsen am Hinterkopf, wie sie bei, bisweilen schon vor Kopfpyodermien auftreten, auch bei Verlausungen, gelten als gefährlich (als skrofulös). Hautkrebs wird erst, wenn er größer und zerfallen ist, als solcher befürchtet, wenn er klein ist, oft unterwertet. Eine besondere Furcht hat der Patient vor Flechten.

Flechten (Dartres) sind eine Gruppenbezeichnung von ALIBERT (1766—1837) für zahlreiche Hautkrankheiten des Körpers, die Krankheiten des Kopfes nannte er Teignes (Grind). Bei dem Ausdruck „Flechten" spielen noch botanische Einteilungsprinzipien eine Rolle (ebenso wie bei dem Ausdruck Hautblüten); wie die aus symbiotisch lebenden Fadenpilzen und Algen bestehenden Flechten (Lichenes) Baumstämme, Wände und Steine bedecken und sich langsam kriechend ausdehnen, so kriechen auch diese Hautkrankheiten andauernd auf dem Körper fort. Wenn auch die Namen Schuppenflechte, Bartflechte u. a. noch gebräuchlich sind, so ist natürlich die Bezeichnung Flechte heute veraltet und nichtssagend. Den Patienten, der unter Flechte eine chronische, unheilbare Erkrankung versteht, tröstet man damit, daß diese Bezeichnung aus einer Zeit stammt, wo man in der Behandlung der Hautkrankheiten noch wenig fortgeschritten gewesen ist.

Was aber soll man überhaupt seinem Patienten über die Herkunft seines Hautleidens sagen? Denn meistens interessiert er sich lebhaft dafür, woher es entsteht und auf welchem Wege er es bekommen hat. Leider sind die biologischen Vorkenntnisse des Patienten, auf die man zur Erklärung zurückgreifen kann, für gewöhnlich sehr gering. Meist kommen für ihn die Hautkrankheiten aus dem Blut, was man dahin gelten lasen kann, daß sie in manchen Fällen von innen kommen, von Stoffwechselstörungen, die uns Ärzten ja auch nicht immer bekannt sind. Leider zieht der Patient daraus die Folgerung, daß das kranke Blut gereinigt werden müsse. Wenn auch sicher Riesensummen jährlich für Blutreinigungstees — die nichts anderes als Abführmittel sind — vertan werden, so ist bei der ausgedehnten Obstipation, an der die Menschheit leidet, von diesem Gesichtspunkt aus die Verordnung solcher Tees bei Hauterkrankungen in etwa gerechtfertigt. Schlimmer ist es schon, wenn der Patient der Ansicht ist, daß das Hautleiden nicht vertrieben werden dürfe, sondern besser erst richtig herauskomme; wenn auch manchmal nach akuten, bewußt provozierten Verschlimmerungen (z. B. Prolantherapie bei spätexsudativem Ekzem, s. S. 233; Chrysarobinstoßbehandlung bei chronischem Ekzem und Psoriasis, s. S. 28) Besserungen zu sehen sind, so betrifft das jedoch nur wenige chronische Erkrankungen, niemals aber akute; besteht der Patient auf seiner Ansicht oder setzt er sie eigenmächtig, z. B. durch Heublumenbäder, in die Wirklichkeit um, so lenkt man ihn schon lieber zu den ungefährlichen Blutreinigungstees und der Ableitung auf den Darm ab. Schließlich kann aber die Ansicht von der Herkunft aus dem Blut den Patienten zu einem schädlichen Nihilismus verführen, bzw. zu einer Nachlässigkeit in seinem Verhalten gegenüber den immer vorhandenen äußeren auslösenden Faktoren. Ebenso wie ein Primelempfindlicher nie hautkrank würde, wenn es keine Primeln gäbe, ebenso bleibt mancher Ekzemkranke erscheinungsfrei, wenn er die für ihn maßgebenden Schadstoffe kennen und vermeiden lernt. Nicht die Krankheit kommt also aus dem Blut, sondern die Disposition, die Veranlagung, die Anfälligkeit, die Tatsache, daß der Kranke eine empfindliche Haut hat, aber die Krankheit selbst bedarf noch einer Auslösung, einer schädlichen Einwirkung, ebenso wie auch der feuergefährlichste Heuschober nicht brennt, wenn man ihn nicht irgendwie anzündet. Und auch die Empfindlichkeit der Haut ist meist keine generelle, wie der Patient meint, sondern oft eine spezifische; ein Stoff ist es, den er nicht verträgt: Terpentin oder ein Waschmittel oder Heftpflaster oder ein Rheumatismus-Einreibemittel — oder auch eine Salbe, die der Arzt ihm in bester Absicht verschreibt. Wo es geht, sollte man also bei dem Patienten die Auffassung, daß die Krankheit aus dem Blut kommt, derart fortentwickeln unter Benutzung populärer medizinischer Kenntnisse oder sonstiger Vergleiche.

Von einer Ansteckung dagegen will der Patient nicht gerne etwas hören. Ansteckung setzt bei ihm Unsauberkeit voraus. Andererseits wird oft ein bestimmter Besuch bei einem Friseur als Ansteckungsquelle bezeichnet, auch wo es sich um keine Infektion handelt; eine noch so vorsichtige Erörterung der Möglichkeit wird sofort als beweiskräftige Zustimmung aufgefaßt. Überhaupt hat der Patient seine Ansicht, woher er sein Leiden hat, meist fertig, wenn er zum Arzt geht. Sie zu zerstören, ist fast unmöglich, sie zu modifizieren, schon leichter. Die Krise in der Medizin besteht zum Teil sicher darin, daß sich die Schulmedizin von den populären, meist noch magischen Vorstellungen der Einbildungskraft über die Entstehung krankhafter Vorgänge fortentwickelt hat und notwendigerweise eine den komplexen Verhältnissen entsprechende technisch differenzierte Sprache spricht; der Heilpraktiker und der Kurpfuscher spricht noch die Volkssprache. Aber kein Flugzeugkonstrukteur und kein Radioerfinder wird den Ehrgeiz haben, sich mit einem Laien über seine Konstruktionen zu unterhalten — obwohl darin die allgemeine Vorbildung größer ist als in der Medizin —, dennoch gibt es populäre Darstellungen dieser Gebiete in den Tageszeitungen, die nicht immer ganz richtig sind, aber den Laien doch im allgemeinen aufklären. Hiervon sollte der Arzt lernen, der Patient will seine Erkrankung verstehen, die Erklärung braucht nicht immer ganz richtig zu sein; Vergleiche und Bilder helfen an kniffligen Punkten weiter. Die Erklärung schafft Vertrauen, und Vertrauen begründet die Behandlung und Heilung.

Bei der Behandlung muß die Absicht des Arztes, die Heilung zu erreichen, leitend und spürbar sein; die Zuversicht des Arztes überträgt sich auf den Kranken und die Zuversicht des Arztes wächst mit dem Bewußtsein, die Krankheit, um die es sich handelt und ihre Behandlung zu kennen und zu beherrschen; der Arzt muß also auch ein guter Mediziner sein.

Natürlich behandelt er nicht nur die *Krankheit*, sondern auch den „*Fall*", d. h. wie die Krankheit im Individuum faktisch ausfällt, entsprechend seiner Konstitution (z.B. bedürfen pastöse ekzemkranke Kinder einer anderen Behandlung als magere und nervöse); darüber vergißt er auch nicht die *Person* des Kranken, die Respekt, und den *Menschen*, der Mitleid verlangt.

Es kommt also nicht nur auf das richtige Verschreiben an, sondern auf die richtige und zweckmäßige Anwendung; auf die Regelung der Mahlzeiten, der Diät, der Verdauung, des Schlafes, der Kleidung, auf die Bekämpfung des Schmerzes oder der Nervosität oder einer Verzagtheit. Es ist auch oft nicht schlecht, den Patienten mit einer Fülle von Anordnungen zu beschäftigen; aber gerade bei akuten, auch bei juckenden Hauterkrankungen schaffen tatsächlich erst viele kleine gleichzeitige Erleichterungen einen raschen allgemeinen Erfolg.

Darüber hinaus mag in einzelnen Fällen ein Hautleiden (Anal- oder Vulvapruritus, Gefäßverkrampfungen, Artefakte u. dgl.) psychogen begründet sein; das zu erahnen gelingt auch dem erfahrenen Arzt, es zu behandeln gehört jedoch in den Bereich des geschulten Psychotherapeuten. Ungeübte können hier viel Unheil anrichten.

Wenn auch bei manchen Hauterkrankungen (Furunkeln, Achselhöhlenabscessen, Fußpyodermien, nässenden Handekzemen) häufiger, als der Patient es will, auf Arbeitseinstellung gedrungen werden soll, verleiht andererseits auch langes Feiern der Hauterkrankung eine unnötig übertriebene Bedeutung; sie frißt sich in das Wesen des Kranken ein, da ist Arbeit schon eine geeignete Ablenkung. Allerdings darf dann die Behandlung nicht in schmierenden, verfärbenden oder riechenden Salben bestehen; deshalb ist auch auf die kosmetische Form der Behandlung (hautgetönte Salben und Puder) Wert zu legen. Man soll sich dabei nicht zu sehr an den Kosten stoßen. Die besten Mittel erweisen sich auf die Dauer auch immer als die billigsten.

IV. Die Behandlung
der einzelnen Hautkrankheiten.

1. Pyodermien.

Erkrankungen durch Infektionen mit Eiterkokken sind wohl die häufigsten der täglichen Praxis. Sie begegnen uns unter den verschiedensten Bildern, oft eindeutig und klar, oft dem Anschein nach als Dyshidrosis, als Ekzem, als blasige Dermatitis, sogar als Tuberkulose. Manchmal sind sie selbständig, manchmal Komplikationen, z. B. bei Säuglingsekzem, bei spätexsudativen und seborrhoischen Ekzemen, bei Acne, bei Krätze, bei varikösen Hautveränderungen, aber auch bei Lupus und tertiärer Syphilis, und zwar als wesentliche, behandlungsbedürftige Komplikationen, die bei Nichtbeachtung die Heilung der Grundkrankheit verzögern oder unmöglich machen.

Terminologisch liefen die Pyodermien früher als Impetigo vulgaris bzw. contagiosa, als Bartflechte oder Sycosis, als Pemphigus neonatorum, heute werden sie einfacher lediglich in oberflächliche und tiefe Formen unterteilt, dem Aussehen nach als vesiculös, krustös, follikulär, ulcerös, vegetierend bezeichnet. Gelegentlich kann man nach dem klinischen Bild Streptokokken- und Staphylokokkeninfektionen (Streptodermien und Staphylodermien) unterscheiden: die Staphylokokken befallen meist die Hautanhänge, Haarbälge und Schweißdrüsen, die Streptokokken mehr das Lymphgefäßsystem (z. B. Erysipel) und die oberflächlichste Epidermis. Aber — wie neue Erfahrungen lehren — die oberflächlichen krustösen Pyodermien werden sowohl durch Streptokokken (dicke umfangreiche geschichtete Krusten) wie durch Staphylokokken (kleine dünne und flache Krusten) bedingt; übrigens finden sich mit geeigneten Kulturmethoden fast bei allen pyodermischen Infektionen immer Strepto- und Staphylokokken vermischt, wenn auch bei Impfversuchen den einzelnen Kokken besondere Krankheitsbilder entsprechen mögen. Therapeutisch ist eine Unterscheidung auch weniger wichtig und die gemeinschaftliche Bezeichnung als Pyodermie ausreichend und einfach (soweit nicht in Erysipel, Furunkel, Schweißdrüsenabsceß für besondere Krankheitsbilder brauchbare und übliche Benennungen vorliegen).

Akute oberflächliche blasige und nässende Pyodermien. Die oberflächlichen Pyodermien begegnen uns meist als krustöse Prozesse mitten in gesunder Haut, sie beginnen zwar als juckende Bläschen, die sich rasch vergrößern, aber bald platzen und verkrusten; Sitz meist im Gesicht, bei Kindern, aber auch bei Erwachsenen. Weiter kommen sie auf dem behaarten Kopf vor, an den Händen (bei der Dicke der Hornschicht hier als Blasen), weiter an den Füßen, vor allem vorn auf den Zehenkuppen.

Die regionären Lymphdrüsen sind oft geschwollen (z. B. die Occipitaldrüsen bei Kindern); wenn es sich um Pyodermien handelt, deren Blasen nicht eröffnet sind, kommt es auch zu den roten Streifen der Lymphstrangentzündung (z. B. an den Extremitäten). Die Behandlung ist — genügende Energie bei der Pflege vorausgesetzt — nicht schwierig; sie besteht in desinfizierenden Bädern, am einfachsten in warmem Wasser und Seife, wirksamer in Zephirol oder Quartamon (1 Teelöffel auf 1 l warmes Wasser) oder Chinosol oder an bedeckten Körperstellen, wo die Verfärbung nicht stört, in den billigeren Kaliumpermanganatbädern. Blasen müssen immer, am besten während des Badens geöffnet werden (mehrfach mit der Schere anschneiden). Völliges Abtragen der Blasendecke bis zum Rande ist meist nicht nötig. Beim Abtrocknen Vorsicht vor Verschleppung des infektiösen Eiters.

Nach den Bädern verwendet man eine der folgenden desinfizierenden Salben: *Quecksilber* als 5—10% weiße Präcipitatsalbe (offizinell 10%). Besser haftend und verträglicher ist

Hydrarg. praecipitat. alb. / Leukichthol / Zinc. oxydat. ana 10 / Eucerin anhydr. ad 100.

Auf dem behaarten Kopf weicher und leichter entfernbar ist
Hydrarg. praecipitat. alb. 10 / Ungt. lenient. ad 100.

Oft ist eine 10% „Graue Salbe" (offizinell 30%) wirksam, z. B. bei hartnäckig nässenden Pyodermien, ferner bei Fingerpyodermien („Umlauf"):
Ungt. ciner. / Vaselin. flav. / Past. Zinci ana ad 100.

Schwefel in (Zinnober-) Schwefelsalbe:
(Hydrarg. sulfur. rubr. 0,5—1) / Sulf. praecipitat. 5—10 / Vaselin. flav. ad 100,
oder im Gesicht als Puder: Sulfoderm-, Ichthyolfissanpuder.

Rivanol in wasserhaltigen Zinksalben:
Zinc. oxydat. 10 / Sol. Rivanol 0,3—0,5% / Eucerin anhydr. ana ad 100
ganz dünn einreiben; dadurch werden auch am leichtesten Flecken durch Rivanol vermieden. Um die Verfärbung zu überdecken, überpudern mit Ichthyolfissanpuder.

Dermatol oder *Xeroform* in Pasten:
(Bol. rubrae 1) / Bism. subgall. 5—10 / (oder Xeroformii 5—10) / Eucerin c. aq. / Pasta Zinci ana ad 100.

Albucid in Salben oder Pasten:
Albucid pulv. 10 / (Zinc. oxydat. 10) / Eucerin c. aq. ad 100.

Dalibourlösung in Pasten:
Zinc. oxydat. 10 / Sol. Cupr. sulfur. 0,5% / Sol. Zinci sulfur. 1% / Eucerin anhydr. ana ad 100.

Zephirol in Pasten:
Zephirol 3 / Eucerin c. aq. / Past. Zinci ana ad 100.

Nichtfettende Salben mit guter Desinfektionswirkung zur Nachbehandlung, z. B. an den Händen, wenn Verbände nicht mehr nötig sind, oder auf dem behaarten Kopf, sind Carvaseptpaste oder Chinosolcreme.

Von diesen Salben sind die mit Quecksilber und Rivanol die wirksamsten, aber dieses macht Flecken, jenes stößt häufig auf Idiosynkrasie; auch Schwefel wird gelegentlich nicht vertragen, juckt und führt zu einer trockenen Dermatitis der Haut. Der Patient ist auf diese Möglichkeiten aufmerksam zu machen. Dermatol, Xeroform und Albucid sind meist unschädlich, also für nicht überwachbare Patienten das geeignete. Zephirolpaste dient zur Nachbehandlung und Vorbeugung von Rückfällen, die besonders nach Rasieren auftreten können. Verbände sind im Gesicht nicht immer möglich, hier wende man (hautfarbene) dickere Pasten an, die von allein haften, und wenn der Patient seinem Beruf nachgehen muß, untertags dünne Salben, die überpudert werden (Austrocknung wirkt allein schon günstig). Auf dem behaarten Kopf — die Haare brauchen nicht entfernt zu werden — keine Pasten, sondern dünne Salben (mit Ungt. leniens), oft genügen tägliche Zephirol- oder Chinosolbäder. Am Körper, besonders an den Händen, exakte Verbände; bei Befallensein der Füße möglichst Ruhe. In der Bartgegend sind zusätzliche Röntgenbestrahlungen (100—150 r) oft sehr wirksam.

Kommt mit Bädern und Pasten der nässende Prozeß nicht zum Stillstand, unterwühlt die Blase, obwohl sie in der Mitte geplatzt ist, die Epidermis am Rand immer weiter, so ist diese lose Epidermis täglich mit der Pinzette abzureißen und die nässenden Stellen, von der Mitte nach außen hin, ausgiebig mit starken Desinfektionsmitteln zu pinseln; z. B. mit

Sol. Arg. nitric. 1—2%;

nach Grauverfärbung der nässenden Stellen ist die eingeriebene Fläche, insbesondere die umgebende Haut, mit Leitungswasser (oder Kochsalzlösung) abzuwaschen und zu neutralisieren (sonst durch Lichtwirkung schwarze Flecken).

Zum gleichen Zwecke dienen Dalibourlösung:

Cupr. sulfur. 0,1 / Zinc. sulfur. 0,3 / Spiritus camphorat. 1 / Aq. ad 100

oder 5% Zephirollösung, 2% Mercurochromlösung (nicht im Gesicht wegen Verfärbung), 1% Rivanollösung.

Für hartnäckige Rhagaden, die sich nicht überhäuten wollen, auch verdünnte Jodtinktur (3%), abwechselnd mit Tct. balsamica (s. S. 101).

Schwierig wird die Behandlung einer stark nässenden Pyodermie, wenn gleichzeitig Salbenempfindlichkeit vorliegt; diese zeigt sich dadurch an, daß neben den fortkriechenden Blasen der Pyodermie eine allgemeine Schwellung der Haut auftritt, dabei ein flächenhaftes Nässen (das nicht aus zerplatzten Blasen stammt), und daß kleine entzündliche Papeln in der Umgebung entstehen. Handelt es sich wirklich um eine Überempfindlichkeit gegen Salben, nicht also etwa z. B. gegen Quecksilber, Schwefel oder auch einmal Rivanol, der man durch Ausweichen auf Dermatolpaste begegnen kann, werden weder Salben mit Vaseline, noch Resorbin, noch Ungt. leniens vertragen, so ist bei *schwach nässenden* Pyodermien noch eine Puderbehandlung z. B. mit Sulfoderm, Chinosolpuder, Dermatol möglich, welcher Puder jedoch mit Zephirolwaschungen 1—2mal tägl. wieder entfernt wird (nicht reiben, vorsichtig mit nasser Watte abtupfen). Bei *stark nässenden* Pyodermien ist das ebenfalls zu versuchen; es ist aber wichtig, Verhaltungen, die sich unter entstehenden Krusten bilden, zu verhüten, weil der Eiter sonst autolytisch Geschwüre (klopfende Schmerzen) hervorruft. Besser sind dauernde oder wenigstens neben der Einpuderung häufig wiederholte feuchte Verbände mit Targesin (0,2—0,4%), mit Höllensteinlösung (0,1%), mit verdünnter Dalibourlösung. Meist gelingt es in wenigen Tagen, den feuchten Prozeß in einen trockenen zu verwandeln, so daß die Mühe der feuchten Umschläge wenigstens nicht lange zu dauern braucht.

Für diese Fälle und bei starker Ausdehnung des Ausschlags, wo Verbände zu weitläufig werden, haben wir in oralen Sulfonamidgaben heute ein gutes, oft wirksames Mittel (Badional oder Eleudron, tägl. 6—8 Tabl., 3—4 Tage).

Besondere Formen: Bei Säuglingen tritt die oberflächliche Pyodermie häufig bullös auf; neben Krusten findet man zahlreiche bis kirschgroße Blasen. Dieser sog. Pemphigus neonatorum (der mit dem echten Pemphigus nichts zu tun hat) heilt auf Badional, tägliche Zephirolbäder (2—3 Eßlöffel auf ein Bad von 10 bis 15 l), in denen die Blasen aufgerissen werden, und Einpudern mit Dermatol, Chinosol- oder Albucidkinderpuder.

Bei dieser Behandlung ist besondere Vorsicht walten zu lassen, solange man nicht weiß, ob es sich vielleicht um einen infektiösen kongenitalsyphilitischen Pemphigus handelt. Hierbei sitzen die Blasen besonders an den Fußsohlen und Handflächen, oft neben braunroten Hautinfiltraten; außerdem blutige Krusten an den Nasenlöchern. Eine Dunkelfelduntersuchung des Blaseninhalts auf Spirochäten, die bei Lues massenhaft vorhanden sind, klärt die Diagnose.

Bei flächenhafter Ausdehnung eines Pemphigus neonatorum, bei dem die Blasen geplatzt sind und sich die Oberhaut wie verbrüht abschieben läßt, entsteht das Bild einer Dermatitis exfoliativa neonatorum (RITTER). Therapie wie oben. Außerdem genügende Ernährung (Frauenmilch, reichlich Flüssigkeit); dazu Wärmezufuhr; Oricillin, Sulfonamide. Prognose zweifelhaft.

Chronische oberflächliche Pyodermien. Nach abgeheilten akuten nässenden Pyodermien verbleiben oft umschriebene rote Flecken, die keiner Behandlung bedürfen und nach einigen Wochen von selbst verschwinden. Gelegentlich aber zeichnen sich diese Herde durch eine fortdauernde feine silbrige Abschuppung aus. Diese chronischen oberflächlichen Pyodermien sieht man auch bisweilen bei Kindern im Gesicht, ohne daß ein nässendes Stadium vorangegangen ist, als weißliche schuppende Herde (Pityriasis alba), besonders auffallend im Sommer, wenn sich die übrige normale Haut durch die Sonne stärker bräunt. Auf dem Kopf von Kindern und jugendlichen Personen finden sich weiter solche Herde mit plötzlicher und reichlicher Bildung asbestweißer Schuppen, die zum Teil die Haare umscheiden (Pityriasis amiantacea; Amiantos, griech. = Asbest). Alle diese chronischen kleienförmig schuppenden oberflächlichen Pyodermien sind praktisch bedeutsam, weil sie häufig vorkommen und meist verkannt werden (z. B. für ein seborrhoisches Ekzem, eine Psoriasis gehalten werden); sie heilen rasch auf Mittel, die bei den akuten Pyodermien wirksam sind: Quecksilber- oder Schwefelsalben und Zephirolwaschungen.

Ebenfalls im Anschluß an akute Pyodermien, hauptsächlich nach vereiterten Wunden, in der Umgebung eitrig absondernder Fisteln oder von Unterschenkelgeschwüren, seltener auch ohne vorangegangene Gewebsdefekte, vielleicht durch den kratzenden Finger überimpft, findet man chronische Pyodermien der Oberhaut als lamellös schuppende Prozesse von gelegentlich jahrelanger Dauer. Diese meist an den Unterschenkeln lokalisierte Erkrankung wird häufig als ein Ekzem (s. S. 82) angesprochen, weil sie stark zu jucken pflegt, oder als eine Psoriasis, weil sie schuppt, aber sie zeichnet sich durch langsam wachsende geschlossene Herde aus, die fast bis zum Rande mit reichlichen fingernagelgroßen dünnen Schuppen bedeckt sind, unter denen rötlich feuchte Haut sichtbar ist. Diese chronisch lamellöse Pyodermie ist besonders hartnäckig und steht erst auf desinfizierende Maßnahmen, die lange Zeit konsequent fortgesetzt werden müssen. Besser als Salben werden dabei Zinköle vertragen, denen Xeroform, Schwefel, auch Zink- und Kupfersulfat zugesetzt sind, z. B.

Xeroform 5 / Zinc. oxydat. 45 / Ol. Oliv. ad 100.

Sulf. praecipitat. 5 / (oder Mitigal 20) / Zinc. oxydat. 50 / Ol. Oliv. ad 100.

Cupr. sulfur. / Zinc. sulfur. ana 0,1 / (Sulf. praecipitat. 5) / Zinc. oxydat. 45—50 / Ol. Oliv. ad 100.

Diese desinfizierenden Zinköle werden tägl. 1—2mal hauchdünn in die Haut eingerieben, ohne jede andere Reinigung, als daß abstehende Schuppen mit der Schere immer wieder vorsichtig gelockert und abgeschnitten werden. Nässende Stellen werden mit 1% Pyoktaninlösung betupft.

Röntgenbestrahlungen können die Abheilung, die stets Wochen in Anspruch nimmt, beschleunigen, auch das Jucken mildern, keineswegs aber die Salbenbehandlung ersetzen.

Tiefe Pyodermien, Haarbalgpyodermien. Die an den Haarbälgen lokalisierten Pyodermien scheinen manchmal nur oberflächlich zu sein; man sieht dann mit dickem gelbem Eiter prallgefüllte Pusteln, die sich an dem zentral aus ihnen ragenden Haar spitzkegelig erheben; sie platzen aber von selbst nur selten als Zeichen einer dickeren Blasendecke und einer tieferen Lokalisation. Meist sind diese Pusteln noch untermischt von tiefer reichenden Prozessen, bei denen außer der Mündung auch der in der Haut steckende Haarbalg vereitert ist: jetzt ist die Pustel von einer geröteten infiltrierten Haut umgeben und emporgehoben, oft ist die Stelle auch druckschmerzhaft; trägt man die Pusteldecke ab, so erkennt man zentral eine kleine gelblich-eitrige Stelle, den „Pfropf", der erst in einigen Tagen erweicht und sich dann ausdrücken läßt (*Folliculitis*). Wird diese Entzündung umfangreicher, umfaßt der Pfropf auch das haarbalgumgebende Bindegewebe, so handelt es sich um den bekannten Furunkel; umfaßt die Nekrose mehrere benachbarte Haarbalggebiete, liegt ein Karbunkel vor. Natürlich kann auch eine Folliculitis oder ein Furunkel sofort in der Tiefe ohne äußere Pustelbildung beginnen; dann tritt er als berührungsempfindlicher, manchmal auch juckender Knoten zunächst in Erscheinung.

Soweit die oberflächliche pustulöse Haarbalgentzündung allein vorliegt (daneben können sich einzelne Stellen zu tiefen Furunkeln entwickeln), z. B. an der nur flaumbehaarten Körperhaut, genügt es, die Blasendecken abzutragen, den Eiter abzuwischen und die ganze Hautstelle mit Schwefel (der bei allen infektiösen Prozessen der Haarbälge überlegen zu sein pflegt) als Trockenpaste zu behandeln.

(Hydrarg. sulfur. rubr. 0,5—1) / Sulf. praecipitat. 5—10 / Zinc. oxydat. / Talc. ana ad 50 / Glycerin / Aq. ana ad 100.

Die Trockenpaste wird täglich mit warmem Seifenwasser abgewaschen — so energisch, daß dabei kleinere Eiterblasen eröffnet werden — und dann wieder aufgetragen. Auch kleinere Haarbalgnekrosen stoßen sich unter dieser einfachen austrocknenden Behandlung ab. Sind jedoch schon einzelne Hautstellen *schmerzhafter*, so verlangen sie einen besonderen Verband (mit Hansaplast, Traumaplast), der mit Dermatolzinkpaste versehen ist, so lange, bis der Pfropf sich abgestoßen hat. In der Tiefe, nicht als oberflächliche Eiterungen beginnende Haarbalgentzündungen und kleine Furunkel werden lediglich mit Leukoplast bepflastert

(s. Furunkelbehandlung, S. 201). Je zahlreicher die tiefen Entzündungsherde, um so mehr kommt Vaccinetherapie (Staphygen) oder unspezifische Reizkörpertherapie (Olobintin) in Frage.

An Stellen mit dem längeren Terminalhaar (Bartgegend, Schamhaargegend) ist die Behandlung schwieriger. Solange die Affektion noch oberflächlich ist, mögen weiche Schwefelsalben, auch Quecksilber- und Rivanolsalben ausreichen; sobald durch eine Verdickung der Haarbalgumgebung, ein Vortreten des Pustelbodens, eine umschriebene Verhärtung der Haut der Fortschritt in der Tiefe erwiesen ist, müssen die befallenen Haare unter allen Umständen entfernt werden. Am einfachsten gelingt das von Hand mit einer Epilationspinzette; die Schmerzhaftigkeit dieses Vorgehens wird durch schnelle Handhabung (jedes Haar wird einzeln gepackt und kurz ausgerissen), vor allem aber durch vorangehende Bestrahlung mit Wärmestrahlen (Solluxlampe) gemildert, ebenso etwa durch der Epilation vorangehende heiße Umschläge, z.B. mit essigsaurer Tonerde oder im Gesicht durch Dampfbäder mit Kamillentee oder Kamillosan (Gesicht über Dampftopf halten unter Bedeckung mit Handtuch). Eine Dicodid- oder Eukodaltablette, 20 min vorher gegeben, setzt ebenfalls die Epilationsbeschwerden herab.

Gelingt eine ausreichende Epilation derart nicht, so ist Röntgenbestrahlung angezeigt. Die Epilationsdosis beträgt etwa 400—420 r, die aber, auf einmal gegeben, bei stärker entzündeter Haut eine unangenehme Reizung hervorrufen kann. Ist die ursprüngliche Entzündung also beträchtlich, so unterteilt man lieber die Dosis und gibt etwa 100—150 r alle 4—7 Tage, insgesamt 3—4mal. Durch diese Teilbestrahlung wird die Folliculitis nach und nach gebessert, insofern die Infiltrate schwinden; sobald die schmerzhaften Entzündungserscheinungen etwas beseitigt sind, kann man bereits auch wieder an einigen Stellen manuelle Epilationen versuchen, ohne die erst in etwa 2—3 Wochen einsetzende Röntgenepilation völlig abzuwarten.

Heiße Umschläge mit Höllenstein (0,1%), mit Targesin (0,2%), mit Clorina (0,1%) tägl. 1mal sind ebenfalls geeignet, ebenso Bestrahlungen mit der Solluxlampe oder der Kohlenbogenlampe (Albertussonne); Höhensonnenbestrahlungen wirken zu oberflächlich, reizen meist unnötig und gerben die Haut, was die Epilation beeinträchtigt.

Vaccineinjektionen und unspezifische Reizkörpertherapie helfen in schwierigen Fällen. Bei großer Ausdehnung ist eine Behandlung mit Sulfonamiden z.B. Eleudron oder Badional oral gelegentlich vorteilhaft.

Ein Teil der Haarbalgentzündungen der Bartgegend, die der Patient für gewöhnlich alle als „Bartflechte" anspricht und mit großer Angst anzusehen pflegt, rechtfertigt diese Angst allerdings; das sind die glücklicherweise nicht häufigen Fälle, bei denen auch nach einer völligen Epilation, sobald die neuen Haare wieder erscheinen, Rezidive aufzutreten pflegen, sei es, daß Krankheitskeime in den Haarbälgen verblieben sind, sei es, daß diese von benachbarten chronisch erkrankten Stellen wieder infiziert werden, wie das z. B. bei der oft isoliert befallenen Oberlippe von der chronisch erkrankten Nasenhöhle aus der Fall ist. Gelegentlich gelingt es hierbei noch, durch immer wiederholte Röntgenepilationen (etwa alle 3/4—1 Jahr, insgesamt 3—5mal) einen Zustand der Daueralopecie zu erreichen, der aber meist mit Röntgenschäden der Oberhaut erkauft ist, die bestenfalls auf Pigmentverschiebungen und Telangiektasien beschränkt bleiben.

Gelingt das nicht, so dauern die Folliculitiden an, solange und soweit Haare vorhanden sind, die aber mit der Zeit rarer werden, so daß entweder eine narbige Alopecie herdförmig immer weiterwachsend, z.B. die Wangen, überzieht (*Folliculitis lupoides*) oder die Alopecie ist unvollständig: auf einer narbigen

Haut stehen immer noch einzelne Haare verstreut in besonders geröteten Haarbälgen. Am besten befleißigt der Patient sich in diesen Fällen dauernd der Epilation der neu heraussprießenden Haare; daneben Desinfektion der Haut mit 5% Zephirollösung und durch dünn eingeriebene Salben mit Schwefel, Quecksilber, Dibromsalicil oder Rivanol; tagsüber Schwefelpuder.

An den Pubes kommen ebenfalls dieselben mehr oder minder hartnäckigen oder rückfälligen Folliculitiden vor. Therapie: Sitzbäder mit Zephirol oder Kaliumpermanganat; Schwefelsalben oder Puder; gelegentlich Quecksilber- oder Rivanolsalben. Daneben Röntgenbestrahlungen und Vaccinetherapie.

Auf dem behaarten Kopf sind einzelne Folliculitiden und Furunkel häufig; durch Kratzen können sie stark verbreitet werden. Immer müssen die Haare an den befallenen Stellen von Anfang an sorgfältig entfernt werden, am besten durch Ausrupfen, gelegentlich genügt auch Auflegen einer Enthaarungspaste (z. B. Pilca, Dulmin). Auf die derart kahl gewordenen Stellen können kleine Leinenläppchen mit Schwefel- oder Quecksilberzinkpasten aufgeklebt werden. Ungeschickte Waschungen verschleppen die Keime; meist muß der Arzt die Behandlung täglich selbst überwachen, bis alle Pfröpfe, die oft außerordentlich hartnäckig und lange in der wenig entzündeten Haut steckenbleiben, ausgestoßen sind.

Bei Kindern verlaufen diese Folliculitiden meist harmloser und oberflächlicher; ihrem Erscheinen geht oft eine Anschwellung der Occipitallymphdrüsen voraus; Umschläge mit Clorinalösung, Quecksilbersalbe (mit Ungt. leniens). Die Drüsen, von denen die Eltern beunruhigt sind (weil sie einmal etwas von skrofulösen Drüsen gehört haben) verschwinden mit Abheilung des Hautleidens von selbst. Später können sich um die abgeheilten Stellen haarlose Flecken einstellen, die erst langsam wieder zuwachsen (*Folliculitis decalvans*).

Im Nacken von Männern (nie bei Frauen) sind die Folliculitiden oft verhärtet (*Folliculitis sclerotisans nuchae*); die manchmal büschelförmig in einer Haarbalgöffnung vereinten Haare sitzen sehr fest, Pusteln erscheinen selten, aber harte braunrötliche Knötchen in sich ausdehnenden Herden. Therapie: energische Röntgenbestrahlung 600—800 r, evtl. in Abständen von ½ Jahr mehrmals. Nötigenfalls Zerstörung kleinerer Stellen mit der Nadel durch Elektrokoagulation. Lokal: Schwefelsalben.

Eine zweite Form der chronischen Haarbalgentzündung, die ebenfalls fast nur bei Männern vorkommt und mit der Bildung schwappender Abscesse verläuft, sich vom Haaransatz aufwärts über den Hinterkopf ziehen kann (*Perifolliculitis suffodiens et abscedens*), ist bei der Acne näher besprochen (s. S. 284).

Furunkel und Furunkulose. Furunkel entstehen aus Haarbalgentzündungen, indem virulente Staphylokokken auch in die Haarbalgumgebung einwandern; die Entzündung endet mit Eiterung und Abstoßung nekrotisierter Gewebsstücke. Wird der Eiter (und damit die Erreger) verschmiert, so können neue Haarbalgentzündungen und neue Furunkel entstehen; aber erst wenn trotz sorgfältigster Behandlung andauernd Furunkel über längere Zeit auftreten, also eine besondere Disposition anzunehmen ist, spricht man von einer Furunkulose.

So zahlreich und verschiedenartig die empfohlenen Behandlungsweisen der Furunkel sind, immer sind dabei einige Leitsätze zu beachten. Ganz allgemein muß jede Behandlung davon ausgehen, bei dem einzelnen Furunkel die Entzündung zu begrenzen, also ein Fortschreiten der Infektion in die Tiefe oder Breite zu verhüten, und die Reifung und Abstoßung des Pfropfes — womöglich — zu beschleunigen; weiter ist die Verschmierung des Eiters zu verhüten. Schließlich kommen bei hartnäckigeren Furunkeln oder einer Furunkulose noch die Hebung spezifischer und unspezifischer Abwehrkräfte des Körpers in Betracht.

Je nach dem Stadium, in dem wir einen Furunkel vorfinden, ist die zunächst einzuschlagende Behandlung verschieden. Es wird oft der Fehler begangen, einseitig Methoden anzuwenden, die die Reifung beschleunigen, oder über einer Allgemeinbehandlung den einzelnen Herd zu vernachlässigen oder einer Verschmierung des Eiters nicht vorzubeugen.

Wenn ein Furunkel sich eben bemerkbar macht, häufig durch Jucken, und lediglich ein empfindlicher Knoten fühlbar ist, oft mit einer etwas vorstehenden Spitze, so genügt es meistens, die erkrankte Stelle ruhigzustellen, z.B. durch Bekleben mit einfachem Leukoplast, ohne jede Mullunterlage. Hierdurch wird das aus dem Follikel vorstehende Haar festgeklebt und eine Reibung durch Kleidungsstücke vermieden. Läßt der Schmerz unter dem Pflaster nach — durch Draufdrücken feststellbar —, so bleibt das Pflaster ruhig 2—3 Tage liegen und der Furunkel bildet sich ohne weiteres zurück.

Hält man eine percutane Desinfektionswirkung für möglich, so unterlegt man das Leukoplast mit Salicylguttaplast (Beiersdorf Nr. 82) oder dem altbewährten Quecksilbercarbolpflaster (Guttaplast Nr. 16). Eine gebrauchsfertige Pflasterkombination ist Eufurun Beiersdorf (Nr. 632). Aufstreichen von Ichthyol und Bekleben mit Watte hat einen ähnlichen Zweck, jedoch eine wesentlich geringere Wirkung, ist aber bei Heftpflasterempfindlichkeit brauchbar.

Da zunächst die Erreger sich längs der Haarwurzeln in die Tiefe ausbreiten, kann man auch durch zentrales Ausbrennen mit dem Galvanokauter den Furunkel abortiv behandeln; das gelingt gelegentlich bei sehr sicherer Hand des Arztes und einer besonderen Gemütsruhe des Patienten; gelingt das immerhin schmerzhafte Verfahren nicht, dann sind die sich entwickelnden Pfröpfe sehr langwierig, da Brandnekrosen sich schlecht abstoßen.

Bleibt die Resorption des beginnenen Furunkels z. B. bei der Pflasterbehandlung aus, so ist die Beschleunigung der Reifung das nächste, übrigens immer etwas problematische Ziel. Denn alle hier üblichen Methoden stellen oft nur weitere Reizungen des erkrankten Gewebes dar und sind nur erlaubt, wenn nicht eine Progredienz des Furunkels in die Breite (Befallensein mehrerer Haarbälge und Bildung eines Karbunkels) oder in die Tiefe zu befürchten ist. Je nach der Akuität des Prozesses sind diese Reize abzustufen.

Als solche Reizmittel beliebt (auch bei Laien) sind zunächst die Zugpflaster und Zugsalben (z. B. Ilonabsceßsalbe, Dermichtholsalbe, Siwalinabsceßsalbe usw.). Sie enthalten u. a. Harze, Resorcin und können bei Patienten mit entsprechender Idiosynkrasie eine Dermatitis hervorrufen, deren Blasen sich dann durch den Furunkeleiter noch infizieren. Will man also diese Salben, die meist keine genügende Desinfektionswirkung besitzen, um die Erreger abzutöten, benutzen, so appliziere man sie nur auf die Kuppe des Furunkels und schütze die umgebende Haut mit einer stärkeren antiseptischen Zinksalbe (mit Rivanol, Schwefel); bei einer beginnenden Reizung der umgebenden Epidermis setze man sie sofort ab. Meist kommt man jedoch ohne diese Zugsalben ebensogut aus. (Völlig unangebracht sind aber derartige Salben und Pflaster auf bereits offenen, eiternden Furunkeln; hier vermehren sie nur unnötig die Eiterung, deren man schließlich nicht mehr Herr wird und die alles verschmiert.)

Mildere ungefährliche Reifungsmittel sind solche physikalischer Art z. B. die Wärme, meist als feuchte Dunstumschläge (essigsaure Tonerde, unter Umständen kombiniert mit Spiritus, a. S. 107), die sich durch die gestaute Körperwärme erhitzen oder auf die noch ein Wärmebeutel oder ein Heizkissen gelegt werden kann. Angenehm sind auch Ölumschläge (Watte, die mit gewärmtem Öl getränkt wird), besonders bei Nasen- und Gesichtsfurunkeln. Diese Umschläge brauchen nicht dauernd verwandt zu werden, sondern — oft noch wirksamer — nur stundenweise

(2mal ½ Stunde). Ebenso kann die Wärme durch eine Lichtquelle (Solluxlampe oder Ultrarotstrahler) verabfolgt werden. Als glycerinhaltige Kataplasmen, die erwärmt werden und höhere Temperaturen lange bewahren, sind Enelbin, Fissan-Kataplasma, Antiphlogisticum „Klopfer" bekannt; ein billiges Hausmittel sind Leinsamenkataplasmen (s. S. 148). Brauchbar ist auch Unnas Glycerinbolusichthyolpaste (Ichthyol 10 / Bol. alb. 60 / Glycerin 30), die aufgeschmiert und mit wasserdichtem Stoff bedeckt wird.

Eine venöse Hyperämie (Eigenblutbehandlung) wird durch die vorzügliche Saugglockenbehandlung des Furunkels erzielt; hier wird 2—3mal am Tag mit einer Saugglocke energisch Blut in den Furunkel gezogen, etwa 5—10 min lang, nicht stärker, als es ohne Schmerzen möglich ist, aber so kräftig, daß die gesaugte Stelle prall und blau verfärbt wird. Die Saugglocke muß genügend groß sein, um außerhalb des Infiltrates angesetzt werden zu können. Die unmittelbare Wirkung besteht in einer Schmerzlinderung; ist der Furunkel bereits offen — was aber zum Erfolg nicht nötig ist —, so werden auch die Pfröpfe schonend gelockert und der Eiter entleert.

Ein Reizmittel besonders fein abstufbarer Art ist die Röntgenbestrahlung, die sich natürlich nur bei besonderen Umständen, z. B. Furunkeln großen Umfangs, lohnt. Die Dosierung sei um so vorsichtiger, je akuter und schmerzhafter die Entzündung ist (100—150 r); bei torpiden Formen kann sie bis 300 r gehen. Oft ist die Einschmelzung nach der Bestrahlung stürmisch und kann eine Stichincision erforderlich machen. Durch die Resorption der im erkrankten Herd infolge der Bestrahlung auftretenden Zerfallsprodukte wird auch eine günstige Allgemeinwirkung auf entfernte Furunkel erzielt.

Von Ultraviolettlichtbestrahlungen des einzelnen Furunkels sehe man ab, sie gerben die Oberhaut und verzögern den Durchbruch. Lokale Vereisungen (mit Chloräthyl, Kohlensäureschnee) mögen gelegentlich anwendbar sein.

Jeder Arzt weiß, daß bei dem einzelnen Patienten die Furunkel in sehr verschiedenen Graden der akuten Entzündung und der Einschmelzung verlaufen. Es gibt Furunkel, die mit lebhaften Schmerzen einhergehen, dabei klein bleiben und deren Abscedierung trotz sichtbarer Pfröpfe tagelang auf sich warten läßt; hier mögen die kräftigeren Reizbehandlungen mit Zugsalben usw. am Platze sein. Häufig handelt es sich hier um asthenische Patienten, um Allergiker und Patienten mit Gefäßspasmen und der charakteristischen fahlgrauen Gesichtsfarbe; bei „vollblütigen" Patienten und Seborrhoikern dagegen verlaufen die Entzündungserscheinungen des Furunkels schon häufig so intensiv, daß man mit einer Reizbehandlung vorsichtig sein muß. Schreitet der Furunkel nach der Seite zu fort, so beschränke man sich überhaupt nur auf ruhigstellende Salbenverbände (Rivanolsalbe, Ungt. cinereum oder auch eine Zinnoberschwefelsalbe; reines Ichthyol schmiert häufig und macht die Verhältnisse unübersichtlich, besonders im behaarten Gebiet). Diese Verbände müssen mit reichlich Watte gepolstert sein und sollen niemals drücken oder scheuern. Die bequemen elastischen Hansaplastverbände dürfen nicht unter Spannung angelegt werden. Stets soll das ganze Infiltrat in breitem Umfang von dem Salbenlappen bedeckt sein. Ruhigstellende Verbände evtl. mit Schienen sind an den Extremitäten angezeigt; *Bettruhe* ist oft — öfter als üblich — nötig; Analgetica (Optalidon, Dolantin, gelegentlich sogar Eukodal) sind nützlich. Bei ganz schweren Fällen verordne man Milchdiät (s. S. 181). Hier ist natürlich meist jede, selbst die mildeste Reizbehandlung gefährlich, bis die Progredienz zum Stillstand gekommen ist.

In der Mehrzahl der Fälle kommt man derart um eine chirurgische Therapie des noch nicht abscedierten Furunkels herum, die bei Eintreten von Allgemeinerscheinungen (Fieber, septische Erscheinungen) geboten sein kann (Krankenhaus!).

Kommt es zu einer Abgrenzung der nekrotischen Pfröpfe, so ist mit Wärme und Saugen noch am ehesten die Abstoßung zu befördern. Vorzeitig an den Pfröpfen zu ziehen, lohnt nicht. In einem bestimmten Moment fühlt sich der Patient eigentümlich schmerzfreier und erleichtert, dann haben sich die Pfröpfe gelöst. Bis sich der letzte Pfropfrest abgestoßen hat, ist die Eiterung stark und erfordert einen häufigen Verbandwechsel. Jetzt ist die Hauptaufgabe: der Schutz der Umgebung, sei es mit einer festen Salbe, also Paste, die mechanisch die Nachbarfollikel verstopft oder mit desinfizierenden Pasten (z. B. mit Dermatol). Im Gegensatz zu sonstigen Verbänden ist es hier zweckmäßig, die Salbe sofort auf die Haut, nicht auf den Leinenlappen zu streichen.

Eine *Furunkulose* bedeutet meistens, daß der erste Furunkel zu achtlos zu Ende behandelt worden ist. Außer der lokalen Verschmierung ist die allgemeine durch die Hände des Patienten zu beachten; Kurzschneiden der Fingernägel, Seifenbäder, besser noch Handbäder in Zephirol sind anzuraten. Verschmierte Unterkleider, Kragen, Schals sind zu wechseln. Jeder beginnende neue Furunkel an irgend einer Körperstelle ist sofort zu behandeln, zu isolieren und abzupflastern. Bei zahlreichen kleineren oberflächlichen Haarbalgentzündungen ist oft die Bestreichung mit Zinnoberschwefeltrockenpaste (s. S. 121) ausreichend. Jeder abscedierte Furunkel ist bis zur völligen Epithelisierung zu verbinden, am besten mit Rivanolsalbe; nachher ist auch hier eine desinfizierende Trockenpaste (mit Schwefel, Dermatol, Zephirol) angebracht, daneben täglich ein lokales Zephirolbad. Die Selbstreinigung der Haut von Kokken dauert etwa 10—14 Tage; solange besteht also Rezidivgefahr und die Schonung ist fortzusetzen. Man bedenke immer, daß manche chronische Furunkulose nur durch mangelnde Zähigkeit in der Behandlung bedingt ist.

Besondere Lokalisationen: Auf dem behaarten Kopf, an den Pubes treten kleine Furunkel auf, die sehr schmerzhaft sind; Verbände halten hier schlecht. Hier kommt man oft damit aus, daß man die im Furunkel steckenden Haare ausreißt und die Stelle mit Zinnoberschwefeltrockenpaste täglich bestreicht, auch wenn der Pfropf frei liegt; eine kleine Wundhöhle wird ebenfalls zugeschmiert. Gleichzeitig muß täglich einmal mit Zephirol gebadet werden und damit die Trockenpasten entfernt werden.

Dasselbe gilt für Furunkel der Bartgegend. Hier tritt Röntgenbehandlung sehr wirkungsvoll hinzu. Auch feuchte Umschläge, evtl. heiß, stundenweise, besonders mit Clorina- oder Höllensteinlösungen, sind geeignet.

Bei Nasenfurunkeln, die von den Haaren der Nasenlöcher (Vibrissen) ausgehen, ist Kürzung der Haare (durch den Arzt), Einstreichen von Quecksilber- oder Rivanolsalbe, besonders in die vordere Commissur erforderlich; dazu von außen warme Öl-Watteumschläge. Bei Rückfälligkeit Röntgenbestrahlung und Vaccine. Bei Gehörgangsfurunkeln (Schmerz bei Druck auf den Tragus) sind Wattepfröpfe mit Ungt. ciner. wirksam (Vorsicht vor Zugsalben!).

Der Lippenfurunkel, besonders der der Oberlippe, ist wegen der Gefahr einer Thrombophlebitis der Vena angularis und einer Sinusthrombose mit tödlicher Meningitis mit besonderer Vorsicht anzugehen. Die Ruhigstellung muß sich auch auf ein Redeverbot erstrecken und Beschränkung auf flüssige Nahrung. Außer den üblichen Salbenverbänden, feuchten Umschlägen, wende man ohne Zögern Penicillin (alle 3 Std. 50 000 I. E. i. m.) und evtl. Supronal (alle 3 Std. 2 Tabl.) an. Zu höchster Gefahr gelangt der Zustand bei Bildung harter Stränge im Ödem, besonders nach den Nasen-Augen-Winkeln zu; Exophthalmus, Trigeminusneuralgien, Parese der Augenmuskulatur sprechen für eingetretene Sinusthrombose. Es besteht häufig kontinuierliches Fieber bis 40 und 41°. Die chirurgische Behandlung kann in einer Unterbindung der Venen oder in Entspannungsschnitten bestehen; neuerdings ist sie aber auch konservativ (rechtzeitige Krankenhaus-einweisung).

Bei Nackenfurunkeln ist die Verschmierung des Eiters auf den Rockkragen zu verhüten, von wo sonst leicht Rückfälle eintreten. Bei Frauen mit Nackenfurunkeln oder Furunkeln des oberen Rückens fahnde man auf Kopfläuse.

An den Extremitäten kommen Furunkel an stärker behaarten Händen vor, auf dem Handrücken oder an den Fingern. Heiße Seifenbäder, Verbände mit grauer Salbe oder Umschläge mit essigsaurer Tonerde-Alkohol genügen meistens; Ruhigstellung ist geboten (Schienenverbände). Meistens, besonders bei auftretender Lymphangitis an den Armen, die den Patienten immer sehr beunruhigt, aber auf feuchte Umschläge wieder schwindet, ist auch Einstellung der Arbeit nötig. Bäcker und Arbeiter, die mit Schmieröl umgehen, neigen zu mehr oder minder großen Handfurunkeln; prophylaktisch wirken Schwefel- oder Clorina-bäder günstig.

Besonders schmerzhafte Furunkel finden sich an den großen Labien, am Damm und am Anus; manchmal handelt es sich dabei wohl um Schweißdrüsen-abscesse. Die Behandlung ist übrigens gleich: Bettruhe, Sitzbäder in Kaliumper-manganatlösung (die beliebten Kamillenbäder haben meist eine zu geringe desin-fizierende Wirkung) und Dermatol- oder Xeroformpaste.

Disseminierte Körperfurunkel verlangen oft komplizierte und ausgedehnte Verbände. Bei Furunkeln am Bauch ist der Druck der Bettdecke durch geeignete Drahtbügel zu beseitigen.

Die chirurgische Behandlung des akuten Furunkels spielt bei geschulter der-matologischer Behandlung keine große Rolle mehr. Zweifellos kann ein kleiner Einstich den vorzeitigen Abfluß von Eiter gestatten und damit Schmerzen ab-kürzen; man incidiere aber nur völlig reife, fluktuierende Abscesse, stets nach ge-nügender Chloräthylvereisung (3mal gefrieren, vor Incision wieder auftauen lassen); lieber mit dem Skalpell als mit dem Galvanokauter, um genügend große (etwa 6—8 mm lange) Schnitte zu erzielen, möglichst in der Spannungsrichtung der Haut, so daß schmale Narben zurückbleiben. Die breiten Narben der früher beliebten Kreuzschnitte sind kein kosmetisch ideales Ergebnis einer operativen Behandlung, aber vielleicht in ganz besonderen, sonst unbeeinflußbaren Fällen gerechtfertigt.

Die Allgemeinbehandlung der Furunkulose — die aber immer nur neben einer sorgfältigen äußeren Behandlung und bei Verhüten einer Eiterverschmierung Sinn hat — besteht zunächst in Vaccinebehandlung. Ausgezeichnet wirkt hier Staphygen, ein durch Formol entgiftetes Staphylokokkentoxin; bereits nach einer Einspritzung trocknen kleinere Furunkel ein. Von sonstigen Vaccinen haben manchmal das Staphar (Vaccine aus lipoid-angereicherten Staphylokokken) und das spezifisch-unspezifische Staphylo-Yatren Erfolg, ebenso wie die unspezifi-schen Reizmittel: Olobintin, Omnadin, Eigenblut (s. S. 163). Bei Allergikern (konstitutionelle Ekzeme) Vorsicht vor Reizkörperbehandlung, die oft das Ekzem verschlimmert; hier wird der Furunkel besser durch Calciuminjektionen beeinflußt. Eine Furunkulose bei einer übersehenen Krätze (Jucken abends in der Bettwärme) heilt natürlich erst mit gleichzeitiger Behandlung der Krätze ab (s. S. 306).

Als Diät während eines ausgedehnten akut entzündlichen Furunkels ist reine Milchdiät zu empfehlen oder Obst-Milchdiät und salzlose Kost (s. S. 181). Bei chronischer hartnäckiger Furunkulose ist auf Diabetes zu fahnden, aber auch ohne Diabetes ist eine kohlehydratarme Kost immer vorzuziehen (während der Patient lediglich in fleischloser, gemüsereicher Kost eine Diät zu sehen gewohnt ist). Manchmal vermag eine Arsenbehandlung eine langdauernde Furunkulose zu beenden. Höhensonnenbestrahlungen des ganzen Körpers — nicht des einzelnen Furunkels — erweisen sich gleichfalls oft erfolgreich.

Die chronische Furunkulose erfordert gelegentlich ein chirurgisches Vorgehen, wenn sie einen besonders torpiden Charakter aufweist. Hierbei bilden sich von Zeit zu Zeit Herde, die zunächst schmerzhaft sind und sich dann nach Tagen beruhigen, ohne jedoch zu abscedieren; die entzündliche Rötung bleibt bestehen oder wandelt sich nur in ein livides Blau um, ebenso bleibt ein Teil der Verhärtung zurück; charakteristisch ist, daß diese Herde niemals völlig abheilen, sondern im Gegenteil von Zeit zu Zeit wieder aufflackern. Hier ist es nötig, der oft nur minimalen Resteiterung durch eine Stichincision Ausgang zu verschaffen und die Wunde durch Einlegen von kleinen Tampons mit Rivanolsalbe regelrecht von innen zuheilen zu lassen. Solche kleinen Furunkel treten auch oft im Gesicht, z. B. an den Schläfen, auf; bei immer wiederkehrenden Rückfällen genügt auch nicht eine Stichincision, sondern es muß nach Entleerung des Eiters die Wundhöhle noch mit dem Galvanokauter oder mit der Elektrokoagulationsnadel verödet werden.

Nach Abstoßung der Pfröpfe eines Karfunkels, also aus mehreren Stellen einer siebförmig durchlöcherten Haut, schrumpfen oft die übriggebliebenen Hautbrücken zu kleinen Wärzchen ein, die noch wochenlang empfindlich sind und auch leicht, z. B. durch Kleiderdruck, gereizt werden; durch Betupfen mit Trichloressigsäure lassen sie sich zum Schrumpfen bringen.

Schweißdrüsenabscesse. Den Furunkeln ähnlich sind die Schweißdrüsenabscesse, die aber nur an bestimmten Körperstellen auftreten, wo die großen, sog. apokrinen Schweißdrüsen lokalisiert sind, nämlich in den Achseln, an den großen Labien, am After; diese großen Schweißdrüsen liefern nicht nur Schweiß wie die allenthalben verstreuten kleinen (sog. ekkrinen) Schweißdrüsen, sondern außerdem noch sexuelle Duftstoffe, sie stehen mit dem Sexualleben in Beziehung und sind bei geschlechtsreifen Personen stärker entwickelt als bei Kindern oder Greisen. Am häufigsten sind die Abscesse in den Achselhöhlen, wo sie als harte schmerzhafte Knötchen und Knoten beginnen, die erweichen und abscedieren können. Im Gegensatz zum Furunkel, der meist zugespitzt ist, sind diese Schweißdrüsenabscesse rund und ihr abgesonderter Eiter enthält auch keinen Pfropf. Oft entstehen sie beim sog. seborrhoischen Ekzem der Achselhöhle, das sind trockene oder nässende juckende Stellen in der Mitte der Achselhöhle, wahrscheinlich infektiöser Herkunft (siehe S. 61). Wichtig ist, daß Achselhöhlenabscesse sich unter der Haut auf benachbarte Schweißdrüsen übertragen (also nicht durch Eiterverschmierung außen auf der Haut), dann bildet sich — zur Verzweiflung des Patienten — ein schmerzhafter Knoten in der Achselhöhle nach dem andern.

Diese Übertragung zu verhüten ist die wichtigste Aufgabe der Behandlung, sie geschieht durch völlige Ruhigstellung; der Arm muß in der Schlinge getragen werden und jegliche Betätigung ist verboten. Die Reifung der vorhandenen Knoten geschieht am besten durch Kompressen mit heißer essigsaurer Tonerdelösung (Liq. Alum. acetici 25/Spiritus ad 100; 1+1 mit Wasser verdünnen). Mit diesem einfachen Verfahren — wobei Ruhe das wichtigste ist — heilen die Achselhöhlenabscesse meistens rasch ab. Zugpflaster sind fast immer unangebracht, der Schweißdrüsenabsceß liegt für ihre Einwirkung viel zu tief. Ist der Absceß völlig reif, wird er durch kleinen Einstich (4—6 mm lang) punktiert (in Chloräthylvereisung, s. S. 204), man kann ihn aber auch von allein durchbrechen lassen. Ist die Verhärtung beseitigt, das Geschwür noch offen, kann man statt der feuchten Umschläge Verbände mit Dermatolpaste anlegen lassen (Hansaplast elastisch).

Kommt es immer wieder zu Rückfällen, sind Röntgenbestrahlungen angezeigt, etwa 200—300 r, alle 8—10 Tage, 2—3 mal; nötigenfalls Wiederholung der Bestrahlungen nach 6 Wochen Pause. Hierdurch werden schließlich die großen Schweißdrüsen zum Teil verödet. Durch die Röntgenbestrahlung wird aber auch der einzelne Knoten rascher zur Reife gebracht. Dasselbe gelingt durch Vaccineinjektionen (besonders Staphygen) oder durch Olobintin.

Die gleiche Behandlung gilt für die Schweißdrüsenabscesse der großen Labien und des Anus. Nur sind hier heiße Sitzbäder in Kaliumpermanganatlösung und Auflegen von Salbenlappen (10% Dermatol- oder Xeroformpaste) bequemer. Bettruhe! Röntgenbestrahlungen und Vaccinebehandlung, wenn erforderlich.

Die kleinen Schweißdrüsen, die überall auf dem Körper verbreitet sind, werden bei Erwachsenen so gut wie nie von Staphylokokken befallen, wohl aber bei Säuglingen und Kleinkindern. Dann finden sich vorgewölbte rote, prall fluktuierende Knoten überall auf der Haut, die schwer von allein abscedieren. Behandlung: Stichincision der einzelnen Stellen. Zephirolbäder 1 mal tägl., Dermatolpuder. Evtl. Olobintin 0,2—0,5 ccm. Nötigenfalls Penicillin oral oder Injektionen, 20 000 I. E. alle 3 Std.

Das **Erysipel** ist meist eine Streptokokkenerkrankung der Lymphwege. Die Kennzeichen sind brennende, scharf begrenzte, progrediente Rötung und Schwellung, manchmal unter Allgemeinerscheinungen und Temperaturen. Auch Blasenbildungen können gelegentlich auftreten. Sitz meist im Gesicht, auch auf den behaarten Kopf übergreifend (dann oft von Haarausfall gefolgt), aber auch an den Unterschenkeln oder an andern Stellen. Ausgangsherd: eine infizierte Hautwunde oder eine infizierte Rhagade: Mundwinkel, Rinne unter den Ohrläppchen, Rinne vorn in der Nase.

Differentialdiagnostisch wird mit dem Erysipel am häufigsten die akute Dermatitis verwechselt, die auf irgendeinen äußeren Schadstoff zurückzuführen ist. Oft ist diese dadurch zu unterscheiden, daß sie weniger scharf begrenzt ist, daß sie an mehreren Stellen auftritt, und daß sie stets ohne Fieber verläuft, manchmal aber ist ihre Unterscheidung äußerst schwierig. Die Dermatitiden treten auch oft wiederholt auf, nämlich immer dann, wenn die Schadstoffe erneut einwirken, z. B. an Waschtagen die Dämpfe der Waschmittel (Persil u. a.), bei Anwendung einer nicht vertragenen Salbe (z. B. mit Quecksilber) oder eines Zugpflasters oder auch nur eines Heftpflasters.

Auch echte Erysipele können rezidivieren; die Rückfälle verlaufen milder als das akute Erysipel. Diese chronisch rezidivierenden Erysipele führen mit der Zeit zu elephantiastischen Lymphstauungen, durch Verlegung der Lymphwege — wozu die Dermatitis als Erkrankung der Oberhaut natürlich niemals imstande ist; die Lippen oder eine Wangengegend bleiben dann auch nach den einzelnen Anfällen angeschwollen, zunächst weich und eindrückbar, mit der Zeit jedoch immer fester und härter. Die besonders starken Anschwellungen während der Anfälle selbst werden oft für ein QUINCKEsches Ödem gehalten, das aber nie Restschwellungen zurückläßt.

Die Behandlung des akuten Erysipels besteht heute in der Verabfolgung von Prontosil oder Cibazol, tägl. 6—8 Tabl. Ebenso wirksam ist natürlich Penicillin. Lokal sind feuchte Umschläge mit essigsaurer Tonerde (1:8 verdünnt) oder mit Borwasser subjektiv angenehm oder Aufstreichen von Kühlsalbe (Ungt. leniens mit 10% Zinkoxyd). Ein Anstrich mit Ichthyol, Jodtinktur oder Höllensteinlösung hat außer der Hautverfärbung wenig Wirkung. Viele empfohlene Mittel bei Erysipel leben davon, daß das Erysipel für gewöhnlich von selbst in 5—7 Tagen abzuheilen pflegt. Starke lokale Höhensonnenbestrahlungen (1,5 HSE s. S. 132, bis ins Gesunde) sollen tatsächlich den Prozeß abkürzen, sind aber meistens, d. h. bei Sulfonamid- oder Penicillinbehandlung unnötig. Die Herztätigkeit ist besonders bei älteren Personen zu überwachen (Sympatol, nötigenfalls auch rechtzeitig Digitalis); gegen das Fieber evtl. Antipyretica.

Bei bullösem Erysipel werden die Blasen geöffnet und mit desinfizierenden Pasten bedeckt, z. B. Rivanolpaste. Haarausfall nach Erysipel pflegt gutartig zu sein, die Haare kommen nach einigen Monaten zurück.

Rezidivierende Erysipele und elephantiastische Folgezustände bedürfen einer längeren Behandlung. Zunächst müssen natürlich evtl. Ausgangsherde beseitigt oder behandelt werden: offene eitrige Wunden, Unterschenkelgeschwüre, Rhagaden an intertriginösen Stellen in der Nase, am Mundwinkel, hinter den Ohren. Während des Anfalls und darüber hinaus in Abständen von 14 Tagen werden zweckmäßig mehrere Sulfonamidstöße verabfolgt oder Penicillin. Außerdem ist eine längere Vaccinebehandlung (Strepto-Yatren, 6 Injektionen) oder Olobintin 8—10 Injektionen angebracht; auffallenderweise wirkt auch Staphylokokkentoxin (Staphygen) günstig. In der anfallfreien Zeit lokale Röntgenbestrahlungen von 200—300 r, mehrmals, zur Beseitigung tieferer entzündlicher Veränderungen in den Lymphbahnen. Schließlich bei rückbleibenden Schwellungen, z.B. an den Lippen, kosmetische Operationen, aber erst wenn Rückfälle zuverlässig ausgeschaltet sind.

Erysipeloide, erysipelähnliche, scharf begrenzte kriechende entzündliche Rötungen treten meistens an den Fingern auf, und zwar bei Personen, die sich an kranken Tieren infizieren können, bei Metzgern (von rotlaufkranken Schweinen), aber auch bei Fischern, Jägern, Köchinnen und Hausfrauen beim Hantieren mit Wild oder Fisch. Im Gegensatz zum echten Erysipel kein Fieber, sehr langsame Progredienz, aber auch wochenlanger Verlauf. Gelenke sind oft durch Schwellung mitbeteiligt.

Behandlung: Allgemein Prontosil; bei Versagen Spirocid 2mal 0,25 täglich. Manchmal helfen auch bereits einfache Abreibungen mit Benzin, mehrmals tägl. Lokal Röntgenbestrahlungen 400—600 r, 1mal. Olobintininjektionen, 1—2 ccm, 2mal wöchentlich, bis 8 Stück. Bleibt diese Behandlung erfolglos, Rotlaufserum (ad usum humanum) 5—10 ccm intramuskulär; leider ist diese Injektion häufig in etwa 10 Tagen von einem urticariellen Serumexanthem gefolgt (s. S. 265).

Erysipeloidähnliche Hautrötungen, die langsam scharfrandig oft über Wochen und Monate bis zu beträchtlicher Größe fortschreiten (*Erythema chronicum migrans*) sind nach Zeckenstichen bekannt; sie treten nach Waldspaziergängen auf, werden aber meist erst — da ohne subjektive Beschwerden — nach längerem Bestand bemerkt; Sitz an den Oberschenkeln, am Gesäß. Behandlung: Prontosil; Olobintininjektionen. Lokal kräftige Ultraviolettlichtbestrahlungen.

Ulceröse, geschwürige Pyodermien entstehen vor allem als sog. *Ecthyma* fast nur an den Beinen (Oberschenkel und Unterschenkel), und zwar bei Personen, die sich viel im Wasser aufhalten müssen. Beginn mit oberflächlichen, blutig durchtränkten Blasen, rascher geschwüriger Zerfall; im allgemeinen kommen dem Arzt blaurote schmerzhafte Flecken zu Gesicht, die in der Mitte eine Kruste tragen, unter der blutigseröser Eiter hervorquillt; nach Ablösen der Kruste oberflächliches, körnig belegtes Geschwür.

Behandlung: Täglich Kaliumpermanganat- oder Zephirolbäder. Verbände mit 10% Ungt. cinereum (Ungt. cinerei / Eucerin c. aq. / Past. Zinci ana) oder mit 1% Rivanolzinkpaste. Neuerdings auch pulverisierte Sulfonamide (MP Puder, Eleudron) oder Sulfonamidsalben (Albucid pulv. 10—20 / Eucerin c. aq. 100). Wichtig sind vorbeugende Maßnahmen gegen Rückfälle: Bäder wie oben, Einreiben der abgeheilten Stellen mit Zinnoberschwefeltrockenpaste (s. S. 121).

Wuchernde, vegetierende Pyodermien. Manche zunächst nässende Pyodermien können zu wuchern anfangen und bisweilen polypenartige Auswüchse beachtlicher Größe hervorbringen. Am häufigsten ist das sog. telangiektatische Granulom, d. i. eine gestielte weiche blaurote Wucherung, die meist überhäutet ist oder nur an der Spitze etwas näßt und die zu Blutungen neigt. Sitz im Gesicht, auf dem behaarten Kopf, am Ohr, an der Hand. Rasches Wachstum, oft langer Bestand.

Die Behandlung muß die Wucherung restlos, d. h. einschließlich Stiel und Ansatzstelle in der gesunden Haut völlig zerstören, andernfalls kommt es leicht zu Rezidiven. Man benutzt Elektrokoagulation oder Excision mit dem Skalpell und Verschorfung des Wundbodens mit dem Kauter. Auch Röntgenbestrahlung ist wirksam; die Dosis ist jedoch 800—1000 r bei Abdeckung der Umgebung.

Während dieses telangiektatische Granulom meist in der Einzahl bleibt, kommt es gelegentlich zu herdförmigen polypösen Wucherungen, vor allem auf dem Handrücken. Hier entstehen in jahrelanger Dauer langsam fortschreitend weiche, blaurote Herde aus feineren oder gröberen Zotten, an einigen Stellen geschwürig, an anderen krustenbedeckt, an anderen auf Druck eiterabsondernd. Differentialdiagnostisch kommt am ehesten eine warzige Tuberkulose in Betracht, die aber ein viel derberes Gewebe zeigt. Entscheidend ist jedoch, daß die vegetierende Pyodermie — im Gegensatz zur Tuberkulose — auf verhältnismäßig einfache Maßnahmen abheilt, nämlich auf desinfizierende Bäder (Kaliumpermanganat, Zephirol), auf Sulfonamide, auf feuchte Umschläge mit Borwasser, auf 0,5—1% Rivanolpaste, besonders rasch auf Röntgenbestrahlungen von 400 bis 600 r, notfalls mehrmals alle 4—6 Wochen.

Auch sog. „wildes Fleisch“ (Caro luxurians) an lang eiternden Wunden (besonders am Nagelfalz, an Unterschenkelgeschwüren) ist oft nichts anderes als eine wuchernde Pyodermie. Behandlung: Ätzung mit Höllenstein oder Trichloressigsäure, dann austrocknende Paste mit Rivanol. Notfalls scharfer Löffel.

Superinfektionen durch Eiterkokken bei anderen Hautkrankheiten machen sich durch das Auftreten von Eiterpusteln (follikuläre Pyodermien) bemerkbar. Bei Krätze, bei Kopfverlausung, bei Mückenstichen sind sie überaus häufig, durch den kratzenden Finger verschleppt; aber sie begleiten auch das seborrhoische Ekzem oder bestimmte Formen von Acne (die pustulöse Acne, besonders des Rükkens). Andererseits ist auffallend, wie selten ein juckender Lichen ruber oder ein seniler Pruritus infiziert wird, ebensowenig eine Pityriasis rosea oder eine Psoriasis. Sind derartige Pyodermien vorhanden, müssen sie natürlich behandelt werden; sie heilen keineswegs mit der Heilung des Grundleidens (z. B. der Scabies) von allein ab.

Superinfektionen, ohne daß Eiterpusteln auftreten, kommen ebenfalls bei bestimmten anderen Hauterkrankungen vor und verlangen eine besondere Behandlung. So ist häufig das Säuglingsekzem infiziert, das krustig die Wangen und das Gesicht befällt; hier heilt erst das Ekzem, wenn auch gleichzeitig die Infektion berücksichtigt wird (durch Zusatz von Quecksilber oder Rivanol zu den Salben). Auch mancher geschwürige Lupus ist superinfiziert, denn er heilt auf derartige Salben (Rivanolsalben, Ungt. cinereum) rasch zu; das lupöse Infiltrat bleibt zwar bestehen, aber die entzündliche Randrötung blaßt größtenteils ab. Besonders aber neigt eine röntgengeschädigte Haut (Röntgenatrophie) zu Infektionen, die sich dann in umschriebenen Rötungen oder auch in oberflächlichen Geschwürsbildungen äußern können; manchmal kann es sogar zu umschriebenen Schwellungen, Verhärtungen und Rötungen kommen, die wie ein sich rasch entwickelndes Carcinom erscheinen; nach wenigen Anwendungen einer desinfizierenden Salbe bilden sich diese Erscheinungen jedoch wieder zurück.

Wichtig ist also, daß bei der Hautpflege solcher röntgengeschädigter Stellen stets auch von milden Quecksilber- oder Rivanolsalben (z. B. mit Ungt. leniens, Resorbin oder Lebertransalben) Gebrauch gemacht wird. Ebenso allgemein Sulfonamide.

Schließlich seien noch einige klinisch scharf umrissene Krankheitsbilder angeführt, die — ihrer therapeutischen Beeinflußbarkeit nach — wahrscheinlich zu den Pyodermien gehören.

Die **Acne necrotica** befällt in typischer Weise die Stirnhaargrenze sowohl innerhalb der Haare, die dadurch gelichtet werden können, wie auf der haarfreien Haut. Dabei bilden sich rote Papeln mit einer charakteristischen zentral festhaftenden Kruste, die nach Abfallen eine kleine dellenförmige Narbe wie nach Pocken hinterläßt. Gelegentlich auch an der Glabella, an den Nasenflügeln, an den Schläfen, seitlich am Haaransatz, auch am Hinterkopf. Oft jahrelange Dauer, häufige Rückfälle. Auch Abortivformen, die oft verkannt werden, kommen vor ohne zentrale Kruste und folgende Dellenbildung, aber von gleicher Lokalisation; es treten nur kleine rote Fleckchen oder flache Knötchen auf.

Behandlung: Schwefel als Salbe (5—10%) oder Schwefeltrockenpaste (s. S. 121) ist rasch, in einigen Tagen wirksam. Ebenso rasch treten aber auch wieder Rückfälle auf, wenn die Behandlung nachläßt; diese Rückfälle müssen auf Neuinfektionen durch Kämme, Bürsten, Hüte zurückgeführt werden, allerdings bei vorhandener Disposition. Deshalb ist nur eine vorbeugende Dauerbehandlung wirksam, die sich auf Einreiben von Schwefelsalben, Schwefelpuder (Sulfoderm) oder Schwefellösung (Sulfupront A) 1—2mal wöchentlich beschränken kann. Außer Schwefel, der aber am zuverlässigsten wirkt, ist Präcipitatsalbe, evtl. mit Zusatz von Liq. Carb. deterg., Sublimatspiritus (0,3%) u. dgl. wirksam.

Faulecke, Angulus infectiosus, schlechtheilende Rhagaden in den Mundwinkeln. Oft nur auf der Seite, auf der man schläft (Speichelfluß), oft bei Zahnprothesenträgern. Chronische Infektion mit Streptokokken, gelegentlich mit Soorpilzen.

Behandlung: Pinselungen mit Höllensteinlösung (1%) — Vorsicht vor schwarzen Flecken! —, mit Mercurochrom, mit 3% Jodtinktur oder mit Tct. balsamica (s. S. 101). Aufstreichen von Lippenpomade (Labello Lippenstift). Bei Unbeeinflußbarkeit Röntgenbestrahlungen 100—150 r, 3mal, alle 8 Tage.

Bestimmte Ekzemformen sind wahrscheinlich keine Ekzeme, sondern *ekzemähnliche* (ekzematoide) *Pyodermien:*

1. Lamellöse Unterschenkelekzeme; juckende mit fingernagelgroßen Schuppen bedeckte chronische Herde an den Unterschenkeln, häufig in der Umgebung von Wunden (Unterschenkelgeschwüre, Kriegsverletzungen), s. S. 249.

2. Hohlhandekzeme: Mit flachen Blasen bedeckte schmerzhafte progrediente Herde in der Hohlhand, s. S. 244.

3. Ekzeme bei Kindern an den Fingerkuppen: Hier entwickeln sich kleine, nicht besonders juckende Bläschen; oft auch Nagelveränderungen, wie Tüpfelungen, Querfurchen. Heilen auf Präcipitatsalben.

2. Ekzemgruppe
(akute toxische und idiosynkrasische Dermatitis.
Ekzeme: Gewerbeekzeme, konstitutionelle Ekzeme).

Begriff und Wesen der Ekzeme. Ekzem ist ursprünglich eine Sammelbezeichnung für juckende uncharakteristische Hautentzündungen. Die Arbeiten der letzten Jahrzehnte gingen nun dahin, Bild und Entstehung des Ekzems schärfer zu fassen, was auch für die Therapie dieses schwierigen Gebietes von Vorteil war. Dabei wurden manche ähnliche Krankheiten ausgeschieden, die nicht mehr als Ekzem gelten. Aber dieser Prozeß ist noch nicht abgeschlossen und die Bezeichnung Ekzem ist auch heute noch vielfach eine vorläufige Verlegenheitsdiagnose für manchen nicht näher deutbaren Krankheitsfall; zweifellos ist auch eine solche Bezeichnung in der Hast des Alltags bisweilen erlaubt; man muß sich nur bewußt sein, was man jeweils mit Ekzem meint: eine durchdachte klare Diagnose oder eine Verlegenheitsbenennung etwa von dem Werte „Hautentzündung". Wollen wir diese Verhältnisse befriedigend klären, so dürfen wir nicht von Definitionen, die oft nur vorgefaßte Meinungen sind, ausgehen, sondern von dem aufweisbaren Befund.

Erkannt wird zunächst das Ekzem an dem *klinischen Bild:* auf einer sich rötenden, anschwellenden und brennenden Haut treten Bläschen von einer bestimmten charakteristischen Größe auf, die platzen und nässen, so daß durch Eintrocknen Borken entstehen; mit dem Nachlassen des Nässens, mit der Abheilung schält sich die Haut. Die Erkrankung juckt mehr oder minder. Entwicklung und Dauer des Prozesses umspannt eine gewisse Zeit.

Allerdings wird dieser klassische Ablauf dadurch gestört, daß verschiedene Phasen des Ekzems *nebeneinander* bestehen können, daß z.B. am Rand das Nässen fortschreitet, im Zentrum die Abschuppung schon erreicht ist; daß ferner Rückschläge auftreten, also eine schuppende Stelle wieder zu nässen beginnt.

Entscheidend ist also das Vorliegen eines entzündlichen Hautprozesses in dessen Verlauf *Bläschen* auftreten, kleine, gleichmäßige, meist in der Haut sitzende Bläschen, die aufgekratzt werden und dann aus umschriebenen „Ekzemporen" nässen.

Größere, reiskorn-erbsengroße Blasen sind für gewöhnlich kein Ekzem; *auf* der Haut stehende Bläschengruppen sind Herpes (in Einzelherden im Gesicht, an den Genitalien, auf dem Gesäß) oder Zoster (halbseitig in streifenförmigen Gebieten) oder Dermatitis herpetiformis (im Gesicht, am Becken oder universell). Pusteln, d. h. sichtbar gelbeitrige Bläschen und Blasen, gehören ebenfalls nicht zum Bild des Ekzems; sie weisen mindestens auf eine Infektion mit Eiterkokken hin, denn natürlich kann sich auch ein Ekzem mit Pyodermien komplizieren. Vereinzelte Eiterpusteln in einem verdickten Hautherd, und zwar im Niveau verbleibend, sind auf Trichophytie verdächtig.

Serpiginöse Herde, d. h. solche, wo Blasen randwärts fortkriechen, die Haut von der Mitte aus unterwühlen, oder wo zusammenhängende Girlanden aus Knötchen, Bläschen oder Pusteln im Fortschreiten entstehen, sind ebenfalls kein Ekzem (sondern Infektionen: Pyodermien, Trichophytien, manchmal sogar Lues III); Ekzemherde vergrößern sich nicht durch Fortkriechen vorhandener Bläschen, sondern durch Anlagerung neuer Bläschen oder Papeln am Rand oder durch Auftreten neuer benachbarter Herde.

Aber der Kreis der Ekzeme ist durch das Bild der bläschenführenden Ekzeme nicht erschöpft; denn einmal kann auch ein Ekzem in den Anfangsstadien steckenbleiben und bereits als Rötung wieder verschwinden. Weiter gibt es „trockene" Ekzeme, die aus heftig juckenden und sich schuppenden Hautverdickungen bestehen, und die dem Auge nie (dem Mikroskop jedoch wohl) erkennbare Bläschen bieten; rechnet man diese Herde dennoch zum Ekzem, so deshalb, weil sie genau so aussehen, wie sie sich bei anderen Patienten aus bläschenführenden Herden entwickelt haben.

Leider wird das nicht immer typische Bild des Ekzems von anderen Krankheiten nachgeahmt (darauf wird bei der regionären Besprechung des Ekzems zurückzukommen sein) und deshalb wird die klinische Diagnose üblicherweise durch eine *ätiologische* weiter begrenzt. Ein Ekzem ist eine Unverträglichkeitsreaktion der Haut von besonderem, bereits skizziertem Verlauf und Aussehen — die Nesselsucht ist eine andere —, welche durch schädigende Einwirkungen ausgelöst wird, die meist von außen kommen und die Haut direkt oder auf dem Wege über den Magendarmkanal erreichen; gelegentlich mögen aber auch Stoffwechselprodukte oder Ausscheidungen (Schweiß, Urin) wirksam sein. Wo lebende Erreger (Pilze, Milben, Läuse) als Infektionserreger nachweisbar sind, liegt kein Ekzem mehr vor; diese Erkrankungen erfordern auch eine besondere Therapie; aber die Toxine der Erreger, das durch sie veranlaßte Kratzen, eine reizende Behandlung kann sehr wohl neben der Infektion noch ein Ekzem bedingen. Das Ekzem selbst ist aber nicht ansteckend.

Der Kranke hat eine verständliche einfache Erklärung: „er hat eben eine empfindliche Haut", nur richtet sich diese Empfindlichkeit keineswegs immer auf alle oder immer die gleichen Stoffe, und der Arzt muß nach der Art der Empfindlichkeit gewisse Unterscheidungen machen.

Unsere Haut ist ein Schutzorgan, das zahlreiche chemische und physikalische Reize der Umwelt von den schonungsbedürftigen inneren Organen und dem Bindegewebe mit seinen Blutgefäßen und Nerven abhält. Ein Mißverhalten zwischen einem die Haut angreifenden Reiz und der der jeweiligen Haut eigentümlichen Widerstandsfähigkeit ist jedoch in dreierlei Art möglich. Zunächst kann die Haut von einem *obligat schädlichen Reiz* betroffen werden, z. B. von Kampfgas (Lost), von den Haaren der Prozessionsraupe, von dem ultravioletten Licht der Sonne (Gletscherbrand). Hier ist ein Gift tätig, das in genügender Dosis bei jedem Menschen ausnahmslos wirksam ist; gewisse individuelle Empfindlichkeiten unterscheiden zwar die einzelnen Menschen, aber diese Differenzen können durch eine Steigerung der Dosis leicht wieder ausgeglichen werden. Diese Hautreaktion, die *von der Art der schädlichen Substanz abhängig ist,* wird meist als *toxische Dermatitis* bezeichnet; manchmal verläuft sie unter dem klinischen Bild eines Ekzems (also mit Rötung, Schwellung, Bläschenbildung), manchmal jedoch auch mit Bildung von Blasen, Nekrosen u. dgl., die also zwar zur Gruppe der toxischen Dermatitis, aber nicht mehr zum Bilde der Ekzeme gehören. Ihre Behandlung entspricht dem klinischen Aussehen; Rückfälle lassen sich sicher vermeiden durch Aufdecken und Beseitigung der schädlichen Substanz.

Bei der sog. *idiosynkrasischen Dermatitis* wirken dagegen die äußeren Reize — anscheinend — unabhängig von der Dosis, jedenfalls bereits in Spuren. Hier wird das Bild *von der individuellen Überempfindlichkeit* beherrscht, die immer nur einzelne Personen betrifft. Die meisten Menschen sind gegen die hier in Frage kommenden Stoffe (Primeln, Terpentin, Formalin u. a. m.) nicht überempfindlich, können es aber werden (*Sensibilisierung*). Die krankhaften Hautreaktionen sind meist die eines Ekzems (also Bläschenbildung), die Therapie ist insoweit symptomatisch; die bestehende Idiosynkrasie aber erfordert unbedingt die Beseitigung selbst von Spuren der schädlichen Substanz, deren Aufdeckung nicht immer leicht ist, da sie nur individuell schädlich und oft unter anderen Stoffen verborgen ist. Von dem Kranken, der meist keine rechte Vorstellung von dieser Art Überempfindlichkeit hat, hat man ohne weiteres keine Aufklärung und kein Verständnis zu erwarten. Die Beseitigung des idiosynkrasischen Zustandes selbst ist gelegentlich durch absolute Schonung möglich, d. h. er verliert sich manchmal, wenn über Jahre hinaus weitere Kontakte mit der schädlichen Substanz vermieden werden. Vorübergehend kann man eine Idiosynkrasie auch durch vorsichtigste und langsamste Angewöhnung beheben (desensibilisieren).

Meist bleibt die Idiosynkrasie aber dauernd, die Schädlichkeiten sind unvermeidbar, entweder weil der Kranke sich nicht in acht zu nehmen bemüht oder es nicht vermag, z. B. in seinem Beruf. Das *Ekzem*, das als eine idiosynkrasische Dermatitis begonnen hat, wird *chronisch* — und von manchen Autoren erst jetzt als echtes Ekzem bezeichnet —, es ändert auch seinen Charakter und sein Aussehen: es besteht nicht mehr aus flächenhaften akuten Entzündungen ausgedehnter Art, sondern aus einzelnen Herden, die besonders zur Verhärtung und Verdickung neigen, und an denen Verschlimmerungen und auch manchmal Besserungen ablaufen, ohne daß sie jedoch ohne Behandlung abheilten. Die Behandlung ist jetzt ebenfalls wieder symptomatisch, aber anders als bei den akuten Formen, darüber hinaus versucht man die dauernden Schädigungen zu entfernen oder wenigstens zu paralysieren. Immerhin kommt es noch vor, daß z. B. bei völliger Aufgabe einer schädlichen Beschäftigung auch ein chronisches Ekzem endgültig ausheilt.

Schließlich tritt aber das Ekzem derart selbständig auf, daß eine Feststellung und damit Eliminierung eines äußeren Reizes keinen rechten Sinn mehr hat. Jetzt ist die *Ekzembereitschaft* anscheinend alles geworden; auch banalste Reize: wie Kleiderdruck, Wasser, Windzug, atmosphärische Störungen u. a. scheinen zu genügen, um das Ekzem auszulösen oder in Gang zu halten. Glaubt man einen Schadstoff erfaßt zu haben und bessert sich der Zustand nach seinem Fortlassen, so erweist sich nach einiger Zeit eine andere, bisher ungefährliche Substanz ihrerseits schädlich: die Reize wechseln also, neue tauchen auf, andere verschwinden. Chronische Hautinfektionen und ihre Toxine mögen ebenfalls eine Rolle spielen, auch die Anwesenheit normaler Hautsaprophyten; körperliche Störungen: Entzündungen innerer Organe, Verdauungsstörungen, nervöse Erregungen oder normale Vorgänge wie die Menses sind Veranlassungen zu Verschlimmerungen. Manchmal verläuft die Krankheit mit einer gewissen Indolenz, als ob die Idiosynkrasie gegen die schädlichen Reize durch eine gewisse Gewöhnung modifiziert wäre.

Bei diesen Ekzematikern, die fast dauernd oder stets zu bestimmten Jahreszeiten krank sind, lassen sich oft bestimmte klinische Typen unterscheiden, die den betreffenden Patienten von der Wiege bis zum Grabe kennzeichnen (*konstitutionelle Ekzeme*). Die Veranlagung, die diesen Ekzemen zugrunde liegt, ist oft familiär, also erblich bedingt. Hier sollte außer der symptomatischen Behandlung und außer der Eliminierung der hauptsächlichen, aber oft wechselnden Schadstoffe eine Umstimmung der Konstitution versucht werden.

Die *symptomatische Behandlung*, die *Aufdeckung und Vermeidung von Schadstoffen*, die *Minderung der Empfindlichkeit* und *Umstimmung der konstitutionellen Veranlagung* sind also die *drei Aufgaben*, die der Ekzemtherapeut zu beachten hat; gelegentlich ist eine wichtiger als die andere, meist ist jede von Bedeutung, oft aber nicht jede gleich gut durchführbar. Es gibt also verschiedene Angriffspunkte der Therapie. Bisweilen richtet die Mode ihre Aufmerksamkeit auf einen dieser Punkte besonders: bisweilen werden lediglich die schädlichen Stoffe berücksichtigt, bisweilen wird nur — wie es die Naturheilkunde bevorzugt — die Konstitution umzustimmen versucht. Aber der Praktiker darf sich bewußt sein, daß auch die Wahl des richtigen symptomatischen Heilmittels (und wenn es auch nur eine bestimmte, gut vertragene Salbengrundlage ist) oft für die Besserung oder Heilung eines Ekzems entscheidend ist.

Die Aufdeckung der auslösenden Schadstoffe. Im allgemeinen ist der Patient mit der Bezichtigung einer Ursache für seine Erkrankung rasch bei der Hand. Für die einfachen offensichtlichen Fälle mag seine Erklärung auch genügen: er hat zu lang in der Sonne gelegen, er hat ein Zugpflaster verwandt, die Hausfrau hat mit scharfen Laugen gewaschen usw.; wo also eine allgemein bekannte, umschrieben wirkende Schädlichkeit eingewirkt hat, können seine Angaben dem Arzt von Nutzen sein.

Handelt es sich aber um das Vorliegen einer Überempfindlichkeit, so ist der Arzt in der Regel zu besonderen Verhandlungen genötigt, die einen mehr oder minder typischen Verlauf nehmen.

Erzählt man einem schlichten Menschen, der an Ekzem leidet, daß er zu Hause, im Freien, im Beruf dauernd von Stoffen umgeben ist, die *gelegentlich*, d. h. bei Überempfindlichen, Ekzeme hervorrufen können, und fragt man ihn, womit er in Berührung gekommen ist, so sagt er: „mit nichts". Er meint mit nichts Absonderlichem oder Verbotenem oder mit nichts, mit dem er nicht schon lange in Berührung kommt, auch vor der Erkrankung. Der Arzt, der sich damit nicht zufrieden geben darf, muß also dem Patienten erklären, was er eigentlich meint.

Wenn jemand sich die Finger verbrennt oder mit Schwefelsäure oder Salzsäure die Haut verätzt, weiß er meistens, worauf er seinen Hautschaden zurückzuführen hat, der ja unmittelbar und regelmäßig auf die Schädigung folgt; aber es gibt auch andersartige „schleichende Gifte" für die Haut. So erkranken z. B. Maler oder Bäcker im Alter von 45—55 Jahren am „Gewerbeekzem", einer beruflichen Hauterkrankung, viele Jahre nach Aufnahme ihres Berufs. Es gäbe kein Gewerbeekzem mit den Schrecken einer Berufsaufgabe, wenn der Lehrling sofort im Beginn seiner Tätigkeit erkrankte und dadurch zu einem noch harmlosen Berufswechsel genötigt würde. Leider kommen hier Stoffe in Frage, die erst *auf die Dauer* die Haut schädigen, früher oder später je nach der persönlichen Widerstandsfähigkeit. Oft ist es so, daß jemand bei irgendeiner Gelegenheit seine Haut besonders mißhandelt, fahrlässig oder absichtslos, z. B. durch eine zu intensive Reinigung, durch mangelhafte Hautpflege, durch Arbeiten mit außergewöhnlichen Konzentrationen gefährlicher Stoffe, durch Arbeiten beim Vorliegen einer sonstwie entstandenen Hautentzündung —, dann kann schlagartig oder schleichend ein Ekzem auftreten, und von diesem Augenblick an ist die Haut sprunghaft überempfindlich geworden, sie ist „sensibilisiert". Von jetzt an — wenn sie nicht alsbald und genügend lange geschont wird — verträgt sie bestimmte Stoffe nicht mehr, die sie bisher gut vertrug, es ist eine Umstimmung (*Allergie*) eingetreten, die sich bei langer Schonung ($\frac{1}{2}$—$1\frac{1}{2}$ Jahre) wieder verlieren kann, bei Nichtberücksichtigung aber meist steigert, unter Umständen bis zur Berufsunfähigkeit.

Beispiele: Ein Maler wäscht sich die beschmutzten Hände mit einem Farblösungsmittel, was er nicht soll, aber er hat Eile. Es tritt eine Hautreizung auf, die zwar behandelt wird, aber während der Arbeit nie recht ausheilt. Mit der Zeit werden die Erscheinungen immer schlimmer, führen zu kurzen Arbeitsunterbrechungen, zu immer rascheren Rückfällen nach der Arbeitsaufnahme, bis schließlich eine Weiterarbeit, hauptsächlich mit Terpentinersatz, völlig unmöglich wird.

Jemand schläft in der Sonne ein, bekommt am nächsten Tag einen enormen Sonnenbrand; seitdem verträgt er keine Sonnenstrahlen mehr, auch nicht für wenige Sekunden (solche Sensibilisierungen gegen physikalische Schädigungen sind selten, aber besonders instruktiv).

Die Stoffe, die so mehr oder weniger leicht sensibilisieren und damit zu Hautgiften werden können (sog. *Allergene*), sind zahllos; praktisch sind es aber meist einige wenige, die immer wieder in verschiedenen Berufen oder im Hauhalt zur Verwendung kommen: wie Terpentin, Schmieröl, Seife, Benzin und Benzol, Formalin, Laugen, Kleider- und Pelzfarben u. a., und zwar genügen davon bisweilen Spuren, von denen sich der Laie keine Vorstellung macht. Man braucht diese Stoffe auch nicht selbst anzufassen, es genügt, wenn man durch Räume geht, wo mit ihnen gearbeitet wird (z. B. Terpentin, Bohnerwachs, Spritzlack; „was die Nase riecht, das spürt die Haut auch". Küchendampf und Waschkesseldunst sind ebenfalls wirksam).

Beispiele: Eine Primelempfindliche geht zu Verwandten, einen Aufzug anzusehen. Sie lehnt sich auf das Fensterbrett und erkrankt an den Armen. Nachher erfährt sie, daß hier für gewöhnlich eine Primel steht, die man bei ihrem Besuch weggeräumt hat.

Ein Mann erkrankt an seinem Ekzem, wenn im Erdgeschoß seines Hauses mit Spritzlack gearbeitet wird; der Dunst durchzieht das ganze Haus.

Eine Dame, die weiß, daß sie keine Wolle verträgt, probiert in einem Geschäft wenigstens die neuen Wollkleider an; am nächsten Tag Ekzem im Gesicht, über das die engen Kleider beim An- und Ausziehen gestreift wurden.

Die schädlichen Stoffe, wie Terpentin, Benzol, Formalin u. a., sind nun in vielen Gegenständen oder Mitteln verborgen, wo wir sie nicht vermuten So ist Terpentin in Bohnerwachs enthalten, in Schuhwichse, in Zeitungsfarben; Formalin in Schweiß- und Körperpudern, in Gegenständen aus Kunstharz (Telephonhörer — im Griff und in der Muschel —, Füllfederhalter und Bleistifte, Brillengestelle, Radiohandgriffe zum Einstellen, Fahrradhandgriffe, Lichtschalter), in Büroleim zur Konservierung. Lackfarben wirken von Autolenkrädern auf schwitzige Hände. Man ist leider nicht im entferntesten von der Verbreitung mancher Allergene unterrichtet. Auch bei industriellen Mitteln wechselt gelegentlich die Zusammensetzung, ohne daß die herstellende Firma das mitteilt oder die beziehende Firma das ahnt.

Hat der Arzt wirklich ein Ekzem vor sich — dessen Diagnose feststeht — mit dauernden Verschlimmerungen oder Rückfällen, sind vielleicht schon andere Ärzte vor ihm befragt worden, so erklärt er am besten gleich, daß er auch nicht dauernd helfen kann, wenn nicht dieser zu vermutende Schadstoff gefunden wird. Er kann, sagt er, auch nur eine Brandsalbe verordnen, die imstande ist, eine Verbrennung zu heilen, aber er kennt keine Salbe, die vor einer Verbrennung schützt, wenn man die Finger ins Feuer steckt; deshalb muß man das Feuer kennen und meiden. Das ist nur bei den Allergenen viel schwieriger, und dazu bedarf es der vernünftigen Mitarbeit des Patienten.

Um den schädlichen Stoff herauszufinden, muß zunächst eine genaue zeitliche Anamnese erhoben werden; der Patient muß sich daran erinnern, wann das *erste* Brennen oder Jucken begonnen hat. Gewöhnlich datieren die Kranken das Leiden von dem Augenblick an, wo es „richtig schlimm" geworden ist. Aber es kommt darauf an, was einige Stunden oder am Tag vor dem ersten Beginn (oder einer deutlichen Verschlimmerung) passiert ist. Samstags auftretende Verschlimmerungen können auf Bohnern am Freitag bezogen werden, solche am Sonntagabend auf Sonntagskleider oder auf einen Ausflug in den Wald, auf eine Wiese; periodische Putztage in der Fabrik oder Waschtage im Haushalt spielen eine Rolle; die Besserung während der Ferien gibt einen Hinweis auf die Arbeit u. dgl.

Weiter soll man sich — mit dem Finger — vom Patienten zeigen lassen, wo der Prozeß zuerst begonnen hat. Sind die frei getragenen Hautstellen (Gesicht, Hände, aber nicht die Füße) befallen, so versteht auch der Laie leichter, daß eine äußere Schädigung im Spiel sein muß (z. B. auch in Dampfform). Die Unterarme, die untere seitliche und hintere Halsgegend, die Achselfalten erkranken oft durch Kleider, bei denen sowohl der Gehalt an Wolle wie die Farbe, wie die Appretur, wie die rauhe Textur, wie etwa anhaftendes Mottenpulver schädlich sein kann. Charakteristisch quer über die Stirn verläuft die Reizung durch Hutleder oder Lederlack. Wechselweise rechts und links auf den Oberschenkeln auftretende Ekzeme weisen auf die Streichholzschachtel hin, die in der Hosentasche getragen wird (Phosphorsesquisulfid der Streichhölzer).

Bei Bevorzugung einzelner Finger lasse man sich den Arbeitsgang demonstrieren (wichtig bei Tabakarbeiterinnen, Druckern, Fadnerinnen). Man vergesse nie, sich danach zu erkundigen, auf welche Weise die Hände gereinigt werden.

Erfahrungsgsmäß erkranken dann auch im Verlauf eines Ekzems andere Hautstellen mit, die zunächst nicht von der ursprünglichen Schadwirkung direkt betroffen wurden. Bei Miterkrankung der Genitalien bei Männern muß man die Verschleppung der Allergene durch die Finger beim Urinieren bedenken. Andere Allergene erreichen in Dampfform ferne Körperstellen. Manchmal riechen wir ja, daß ein Stoff verdampft (Jodoform, Terpentin); aber der besser riechende Hund ist auch imstande, das für uns geruchlose Chinin oder verdünnte Schwefelsäure zu riechen. Schließlich kann auch durch eine unzweckmäßige Behandlung das Ekzem verbreiterter sein, als es der ersten Schädigung entspricht. Deshalb ist es wichtig, die zuerst befallenen Stellen noch nachträglich festzustellen.

Bei der nächsten Zusammenkunft hat der Patient, der willig ist, dem Arzt meist bereits einige Vermutungen mitzuteilen. Aber nicht immer sind es die richtigen. Bisweilen sind Betriebe als gefährlich verschrien oder bestimmte Arbeitsvorgänge, die unbequem sind und denen man sich gern entziehen möchte, für die Haut jedoch bieten sie kaum Gefahren; untersucht man die dort angeblich gehäuften Hautkranken, so findet man neben wenigen echten Schädigungen Fälle von Acne, Psoriasis, Mücken- und Wanzenstichen, sogar Syphilis; für den Laien sieht jede Hautkrankheit gleich aus und „der andere hat ganz genau dasselbe". Andererseits erfährt man von dem Patienten auch wichtige Mitteilungen. Man hüte sich nur selbst vor Irrtümern, denn Schädlichkeiten können oft von ganz unerwarteter Seite einwirken.

Beispiele: Ein Herr, der an Ekzem leidet, leitet eine Tischfabrik, wo mit Spritzlack gearbeitet wird; die ganze Fabrik riecht nach Lack. Auf die Einwände des Patienten, daß er auch vor seiner Erkrankung dauernd mit Lack zu tun gehabt hätte, hat man — in Hinsicht auf eine plötzliche Sensibilisierung — nicht viel gegeben. Aber das Ekzem verschlimmert sich auch, wenn der Kranke der Fabrik fernbleibt. Schließlich stellt sich heraus, daß er seine Frau mit einem Rheumatismusmittel einreibt. Obwohl er auch diese Einreibungen unterläßt, ist der Erfolg nicht recht befriedigend, bis man erfährt, daß die Frau sich immer noch abends im gemeinschaftlichen Schlafzimmer einzureiben pflegt und die Dämpfe des Mittels auch den Mann erreichen.

Eine Dame leidet seit Jahren an rückfälligem Ekzem; sie besuchte die verschiedensten Bäder mit wechselndem Erfolg. Eine plötzliche heftige Verschlimmerung stellt sich nach einem Bad in einem neuen Badeort ein, aber die Dame hat am Abend vorher getanzt und das Ekzem beginnt diesmal an den Achseln, den Ellbeugen und am Hals, also an Stellen, wo Gesellschaftskleider an die Haut stoßen und wo leicht geschwitzt wird. Bei der weiteren Untersuchung stellt sich heraus, daß die Patientin unter 13 Kleidern drei nicht verträgt, wenn sie gleichzeitig schwitzt, zwei schwarze und ein rotes. Da sie diese Kleider gelegentlich zum Besuch einer Konditorei trägt, führte man das Ekzem auch auf Süßigkeiten zurück. Nach Berücksichtigung der Kleidung — sie kaufte fernerhin nur Kleider, von denen sie kleine Proben feucht auf die Haut gebunden vertragen hatte — war sie geheilt, bis auf einen Rückfall im Gesicht, nachdem sie sich die Augenbrauen gefärbt hatte.

Eine Mutter bringt ein Kind zum Arzt, das eine Quecksilbersalbe verschrieben bekommt, die es aber nicht verträgt, es tritt eine Hautentzündung danach auf. Wenige Tage später erkrankt die Mutter in gleicher Weise, aber die genauere Untersuchung lehrt, daß es diesmal nicht die Quecksilbersalbe gewesen ist, mit der sie das Kind behandelt hat, sondern ein formalinhaltiger Körperpuder, den das Kind seinerseits verträgt.

Man sieht, man muß Phantasie besitzen, gepaart mit Erfahrung, um eventuelle Allergene aufzuspüren. Jedenfalls muß man in mehreren Sitzungen mit dem Patienten alles besprechen, was in Frage kommen kann und zunächst alles Verdächtige ausschalten. Dennoch wird man in vielen Fällen Rückschläge haben, plötzliche Verschlimmerungen, ohne daß man dafür einen Grund finden kann. Immer muß man dabei erwägen, ob der Patient nichts absichtlich verbirgt. Er hat vielleicht die Geduld verloren und probiert, wenn auch nur zaghaft, ein von Bekannten empfohlenes Mittel aus. Oder er schwärmt für ein angeblich biologisches Heilverfahren und versucht, „seinen Organismus von innen zu reinigen" (durch Schwitzen, Zinnkrautbäder, Einreibungen).

Früher oder später pflegt fast jeder Patient dem Arzt die Frage zu stellen: „Herr Doktor, kommt das Leiden nicht doch von innen, aus dem Blut oder von den Nerven oder von Spritzen, die ich früher im Krieg oder bei einer Krankheit bekommen habe?"

Da der Patient hierbei in gewisser Beziehung — wenn auch unklar — recht haben kann, ist es Zeit, ihm über diese Seite des Ekzemproblems Aufschluß zu geben. Es ist wahr, daß unter üblichen Bedingungen nur bestimmte Personen an Ekzem erkranken, eben solche mit besonders empfindlicher Haut, mit *Neigung zu Überempfindlichkeiten*. (Unter unüblichen Bedingungen, im Experiment, kann man freilich fast jeden — durch forcierte Sensibilisierung — zum Ekzematiker machen.) Häufig stammen die Ekzematiker aus belasteten Familien, in denen Ekzeme, aber auch andere allergische Erkrankungen, wie Asthma oder Heuschnupfen, heimisch sind. Oft zeigen die Kranken einen asthenischen Körperbau, graues, fahles Gesicht, lange schmale Hände, eine trockene ichthyotische Haut; aber auch vollblütige, pyknische Personen können an Ekzemen leiden. Sie sind oft nervös und reizbar, aber das dauernde Jucken, besonders in der Bettwärme, stört den Schlaf, so daß die Nervosität ebensogut eine Folge wie die Ursache des Ekzems sein kann. Die Bedeutung einer vererbten Veranlagung darf also nicht bestritten werden, und es wäre ideal, sie zu ändern, tatsächlich ist sie aber eine Gegebenheit, deren grundsätzliche Änderung nicht in unserer Macht liegt. Wer eine überempfindliche Haut hat, muß sich zunächst mehr als ein anderer in acht nehmen. „Ein Strohhaufen brennt leichter als ein Kohlenhaufen, und in einem Heuschober muß man mit einem Licht vorsichtiger sein als in einem Kohlenkeller, jedoch ohne einen Funken von außen brennt es trotz der verschiedenen Brennbarkeit eben doch nicht." Diesen Funken von außen können wir — als erstes — vermeiden; wir müssen — sagen wir dem Patienten — die äußeren Schädlichkeiten *sofort* ausschalten, damit die Haut zur Ruhe kommen kann, sonst kann sich eine übersteigerte Empfindlichkeit nicht legen. (Daß ein Magenkranker sich eine Schonungsdiät auferlegt, leuchtet dem Patienten eher ein, als daß er sich bei einer Hauterkrankung schonen muß, während er manchmal glücklich ist, wenn sie „richtig herauskommt"; will man darauf eingehen, so betont man, daß man ja auch nicht die Erkrankung unterdrücken will, sondern bloß in Ruhe lassen, damit sie nicht unnötig stark herauskommt; bei einem gewissen Umfang der Hautentzündung und bei dauernder Progredienz pflegt übrigens jedem Patienten die Freude am weiteren Herauskommen zu vergehen.)

Zweifellos spielen auch, über eine familiäre erbliche Belastung hinaus, zeitliche Dispositionen des Kranken für sein Ekzem eine Rolle. Die Hauterscheinungen verschlimmern sich oft kurz vor den Menses — die fast alle Hautreaktionen verstärken, z. B. auch Höhensonnenreaktionen, ohne deshalb ätiologisch die Ursache zu sein —, bei nervösen Aufregungen, nach schlechtem Schlaf, bei Verdauungsstörungen (Obstipation), unzweifelhaft auch nach mehr oder minder reichlichem Genuß von Bier und Nicotin. Einige Patienten klagen über Verschlimmerungen ihres — nachgewiesenermaßen durch einen äußeren Schadstoff hervorgerufenen — Ekzems nach Genuß von Fisch, Eiern, Käse u. dgl. Klimakterische Wallungen verschlimmern besonders Gesichtsekzeme; Schweißausbrüche (nach Anstrengungen, Nicotin, heißen Getränken, Aspirin, Fieber) verschlimmern Ekzeme an den Händen. Schmerzen, wie Zahnschmerzen, Gehörgangsfurunkel u. dgl., vermehren regionär die Empfindlichkeit und damit die Heftigkeit eines Ekzems im Gesicht. Herde, die an *einer* Hand oder an *einem* Arm sitzen, erregen auch die entsprechenden Hautstellen der entgegengesetzten Körperseite. Erkrankungen der Füße — irgendwelcher Art — lassen die Haut der Hände so empfindlich werden, daß geringfügige und banale Reize, wie Wasser und Seife, hier Ekzeme hervorrufen können (wie überhaupt Hände und Füße eine vegetativ leicht erregbare, sich gegenseitig beeinflussende physiologische Einheit bilden.) Gelegentlich, wenn auch seltener als man glaubt, können auch fokale, chronisch entzündliche Prozesse (faule Zahnstümpfe) eine begünstigende Rolle spielen.

Nachdem wir so den unspezifischen Nebeneinflüssen gerecht geworden sind, bleibt uns noch ein Verfahren, um uns und dem Patienten zu *beweisen*, daß sein Ekzem dennoch durch eine äußere Noxe bedingt ist, die *funktionelle Hautprobe*: dabei wird der verdächtige Stoff auf eine noch gesunde Hautstelle aufgebunden und beobachtet, was passiert. In vielen Fällen ist das Resultat eindeutig, es tritt nach ½—1 Tag, gelegentlich auch erst später, eine umschriebene Entzündung auf, und das fragliche Allergen, das man nach der Anamnese aus der Umgebung, dem Arbeitsbereich und der Kleidung des Patienten ausgesucht hat, ist damit gefunden. Es ist für den Kranken sehr überzeugend, wenn ein Stückchen Hutleder auch auf dem Arm dieselben Erscheinungen macht, die er auf der Stirn immer bekommt, wenn er den Hut trägt. Dasselbe gilt für den Maler, der nach einer Probe mit Terpentin oder Terpentinersatz eine blasige Reaktion zeigt. Aber diese Hautproben dürfen vom Arzt nicht ohne Überlegung angewandt und nicht ohne Kritik gedeutet werden.

Sind die Proben *positiv*, so können sie trotzdem unbeweiskräftig sein, weil sie mit unzulässig hohen Konzentrationen ausgeführt sind; fast jeder Mensch bekommt auf reines Benzin oder Benzol eine Blase, wir wollen aber eine *Überempfindlichkeit* — als Grundlage eines Ekzems — feststellen. Diesem Irrtum beugen wir dadurch vor, daß wir ein verdächtiges Allergen nur in Konzentrationen prüfen, die erfahrungsgemäß bei einem normalen Menschen reizlos sind (s. Tab. S. 218). Bei hochgradiger Überempfindlichkeit können selbst diese Konzentrationen noch zu stark sein und heftigste Lokal- und Allgemeinerscheinungen (Verschlimmerungen eines Ekzems) hervorrufen; deshalb beschränke man sich bei diesen Prüfungen auf kleinste Hautstellen (1 qcm) und veranlasse den Patienten, *sofort* bei Auftreten von Jucken die Proben abzunehmen; für gewöhnlich läßt man sie 24 Stunden liegen. Während ausgedehnter und akuter Prozesse vermeide man Prüfungen überhaupt, denn dabei ist die Haut derart übererregbar, daß auch unspezifische positive Reaktionen auftreten, d. h. solche, die nach Abheilung der akuten Entzündung nicht mehr hervorzurufen sind, also gar keine Allergie, sondern nur eine vorübergehende allgemeine Überempfindlichkeit bedeuten. Es ist das immer zu vermuten, wenn alle oder fast alle angestellten Hautproben positiv sind. Es ist sogar nicht ausgeschlossen, daß man den Patienten durch eine unvorsichtige Hautprobe (also mit zu starker Konzentration, zu ausgedehnter und langer Anwendung bei zu hoher Empfindlichkeit) gegen ein Allergen sensibilisieren kann, gegen das er ursprünglich nicht überempfindlich war (z. B. einen Formalinempfindlichen zusätzlich noch gegen Terpentin). Alle diese Gefahren sind jedoch vermeidbar und sollten niemanden von diesen Prüfungen abhalten; sie dürfen nur nicht schematisch vorgenommen werden, d. h. sie müssen Bezug auf den Patienten haben und seiner Umwelt entsprechen, sie müssen mit Bedacht ausgeführt werden, im richtigen Augenblick und in richtigem Maß.

Sind die Proben *negativ* verlaufen, so brauchen sie — bei genügendem anamnestischem Verdacht — noch nicht absolut eine Allergie auszuschließen. Zunächst wendet man eine Hautprobe an gesunder Haut an, aber die Sensibilisierung kann regionär beschränkt sein; dann kann man die Probe im kranken Gebiet nach der Abheilung wiederholen. Oder das Allergen mag zeitlich begrenzt nur bei einer besonderen vorübergehenden Disposition wirksam sein, z. B. regelmäßig vor den Menses, oder an den Händen nur während einer gleichzeitigen Affektion der Füße oder nur zu bestimmten Jahreszeiten. Die Proben können dann zu den besonderen Dispositionszeiten angestellt werden und klare spezifische Ergebnisse liefern. Experimentelle Hautproben erfüllen eben nie den ganzen Komplex von Bedingungen, unter denen ein Ekzem entsteht, dennoch sind sie — vorläufig noch — der sicherste Leitfaden, in das Problem der Entstehung und damit der Vorbeugung der Ekzeme einzudringen; verläßt man diesen Weg, so hat man bald den Boden unter den Füßen verloren.

Tabelle der ekzemauslösenden Allergene in den zur Hautprobe geeigneten Konzentrationen.

Alaun 10% in Wasser	Jodtinktur aufgestrichen
Ammoniak 1—2% in Wasser	Kaliumbichromat 0,5% in Wasser
Ammoniumpersulfat (Mehlverbesserungs-	Kalkstickstoff 10% in Wasser
mittel) 1—5% in Wasser (frisch zuberei-	Karbol 2% in Wasser
ten)	Kleiderstoffe angefeuchtet
Anästhesin 1% in Lanolin	Kunstharze rein
Arnicatinktur 10% in Spiritus dilut.	Lackfarben 50% in Olivenöl
Autoöl rein	Lauge (Kali, Natron) 0,5% in Wasser
Benzin, Benzol 50—60% in Olivenöl	Lysoform, Lysol 1% in Wasser
Benzoesäure 1% in Alkohol	Mastisol rein
Bohnerwachs 50% in Sesamöl	Mundwasser 10% in Wasser
Bohröl 50% in Olivenöl	Naphthalin 10% in siedendem Alkohol
Bohrwasser rein	gelöst
Chinin 1% in Wasser	Nickelsulfat 10% in Wasser
Chlorkalk 2—10% in Wasser	Nitrobenzol 5% in Olivenöl
Chromsäure 0,5% in Wasser	Novocain 1% in Wasser
Dapentin (Malerlösungsmittel) 50% in	Parfüm rein
Olivenöl	Pellidol 2% in Vaseline
Druckerfarbe 60% in Olivenöl	Pelzhaare angefeuchtet
Entwickler (photographischer) 5% in	Persil 10% in Wasser
Wasser	Perubalsam 2—10% in Vaseline
Essigsäure 3% in Wasser	Petroleum 20% in Olivenöl
Federn angefeuchtet	Primelblätter
Firnis rein	Pikrinsäure 1—5% in Wasser
Formalinlösung 1% in Wasser	Putzöle 50% in Olivenöl
Gewehrfett rein	Rheumatismusmittel rein
Heftpflaster aufgeklebt	Salbengrundlagen rein
Holzarten als Holzmehl angefeuchtet	Sublimat 0,1% in Wasser
Jodoform rein	Zugpflaster rein

Berufliche Ekzemschäden. Bei bestimmten Tätigkeiten und Berufen treten erfahrungsgemäß immer wieder dieselben Ekzemschäden auf, so daß eine kurze Übersicht den Arzt darüber zu unterrichten vermag, welche Schadstoffe jeweils zu verdächtigen und therapeutisch auszuschalten sind.

1. *Hausfrauen, Hausangestellte, Putzfrauen:* Wasser, Seife, Waschmittel (Persil, Dallix und alle anderen, auch Waschdampf). Soda, Imi, Ata. Periodische Rückfälle nach Waschtagen (als ,,rezidivierende Erysipele'' verkannt). Schälen von Kartoffeln, Spargeln, Apfelsinen. Berufskleider (schwarze Servierkleider). Mottenpulver. Schuhwichse (Rücken der linken Hand, die im Schuh steckt und mitgewichst wird.) Blumen: Primeln, Zimmerlinden.

2. *Waschfrauen, Schankkellner:* Wasser, Soda. (Häufig Soorinfektionen der Interdigitalräume zwischen den Fingern, meist zwischen dem 3. und 4. Finger; ,,Erosio interdigitalis'', s. S. 320).

3. *Büroangestellte:* Füllfederhalter, Telephonhörer (Kunstharz), lackierte Federhalter und Holzstempel. Stempelfarbe, Schreibmaschinenband, Durchpauspapier, Tintenstift. Mit Formalin konservierter Klebleim. Mit Bohnerwachs gereinigte Pultdeckel. Flüssige Seifen in Toiletten. (Dagegen wird schmutziges Papiergeld meist zu Unrecht angeschuldigt.)

4. *Bäcker:* Mehlverbesserungsmittel (Ammonium- und Kaliumpersulfat in verschiedenen Präparaten); gelegentlich auch das Mehl selbst; schließlich chronisches ,,Bäckerekzem''. Häufig Infektion mit Eiterkokken (Haarbalgentzündungen, Furunkel); Wärme- und Luftfeuchtigkeit (Schwitzen) spielen eine ungünstige Rolle. Bei *Konditoren* und Schokoladearbeitern auch chronische Nagelwallentzündungen durch Hefepilze (s. S. 320). Obstarome für Zuckerzeug.

5. *Maler:* Terpentinöl, Terpentinersatz (Sangajol, Tetralin, Dipenten u. a.); Firnis. Lösungsmittel von Lackfarben, wie Benzol, Xylol, Toluol, Solventnaphtha, die auch als Putzöle zur Entfernung alter Farbreste dienen, fahrlässig auch als Hautreinigungsmittel. (Lackierte Gegenstände können auch für den Gebraucher schädlich sein, z. B. Autolenkräder.)

6. *Maurer, Pliesterer:* Zement(„Zementkrätze"), Kalkmilch. Bei diesem Ekzem handelt es sich um chronische Laugenschädigungen bei Personen, deren Haut aus noch unbekannten Gründen mangelhaft imstande ist, die natürlichen Hautsäuren zu regenerieren. Neben den Ekzemen häufig Ätzwunden, die beim Löschen von Kalk entstehen: lang dauernde umschriebene Hautnekrosen mit wallartigen Rändern: „Vogelaugen", „Stieglitz".

7. *Weber:* Tuchstaub, Schmieröl. Bei *Walkern:* Olein, Salmiak, Seife, Soda; Essigsäure.

8. *Zigarrenarbeiter:* Trockene aufspringende Ekzeme an den Fingerkuppen, die zum Zigarrenrollen dienen, durch Tabakblätter, aber auch durch zum Kleben verwandte Leime. Auch bei Rauchern können durch das Halten von Zigaretten Tabakekzeme auftreten.

9. *Friseure:* Wasser, Seife. Entfettungsflüssigkeit (Ammoniak) bei Dauerwellen. Chininhaltiges Haarwasser („Portugal"), seltener Haarwässer, die Quecksilber, Resorcin enthalten. Haarfärbemittel. Die keratinlösende Thioglykolsäure zur Herrichtung der Kaltwelle.

10. *Photographen:* Oft nur Fingerspitzen befallen durch Entwickler (Metol- oder Hydrochinon- u. a. Entwickler), aber auch Sublimat, Bichromat, Ammoniumpersulfat in verschiedenen Bädern. Mit Formalin haltbar gemachte Klebleime.

11. *Buchdrucker:* Fett- und farblösende Reinigungsmittel, wie Terpentin und Terpentinersatz. Kleister, Druckfarbstoffe (auch für Zeitungsträger, gelegentlich für Zeitungsleser schädlich). Bei Lithographen Chromverbindungen.

12. *Galvaniseure, Vernickler:* Nickelsulfat; Chromsäure, macht wie Kalk langwierige Ätzwunden „Vogelaugen". (Auch bei den Gebrauchern können verchromte Metallteile Ekzeme hervorrufen: Fahrradlenkstangen, Strumpfhalterschließen.)

13. *Radioindustrie:* Lötdämpfe (von chlorhaltigem Lötfett) ergeben trockene, stark juckende Ekzeme mit nachfolgenden Hyperkeratosen der Haarbalgöffnungen im Gesicht und an den Streckseiten der Unterarme.

14. *Dreher, Nadler:* Bohrwasser, Schmieröle (besonders wenn mit Metallstaub verschmutzt). Schmierölekzeme neigen zu Infektionen mit Eiterkokken (Furunkel an den Unterarmen und den Handrücken).

15. *Gummiindustrie:* Gummilösungsmittel; Chlorschwefelverbindungen zum Kaltvulkanisieren. Die feuchte Hitze der Arbeitsräume führt zu Furunkulose und zu Pilzinfektionen an den Füßen (s. S. 317). (Gummizeug wie Strumpfbänder, Hüfthalter, Schweißblätter, Gummistrümpfe reizt auch gelegentlich beim Gebrauch).

16. *Kürschner:* Wasser, Pelzfärbemittel (fast alle billigeren Pelze — auch die hellen — werden mit den gefährlichen ursolhaltigen Farbmischungen nachgefärbt; Zwischenprodukte, die bei der Färbung entstehen und die sich mit den Haaren, aber auch mit der Epidermis verbinden, können schädlich werden, nicht nur für den Hersteller, sondern auch für den Gebraucher, besonders beim Schwitzen, da der Schweiß Spuren der Farbe löst. Echte Persianerfelle sind dagegen mit unschädlichem Blauholz gefärbt).

17. *Näherinnen:* Gefärbte Kleiderstoffe oder Wolle.

18. *Gärtner, Gartenliebhaber:* Unkraut, Tomaten. Blumen: Primelblätter (oft strichförmige Anordnung der Efflorescenzen an den Unterarmen), Tulpen- und Hyacinthenzwiebeln. Kunstdünger. Kaninchen, Tauben und deren Exkremente. (Manche „Gartenekzeme" aber sind Infektionen mit Trombidien, s. S. 308.)

19. *Sportler:* Wolltrikots. Wiesendermatitis: strichförmige (auch der Form von Pflanzenblättern entsprechende) blasige Hautentzündungen, besonders durch Schafgarbe, Pastinake. Berlockdermatitis: nach Betupfen mit bergamottölhaltigem Kölnisch Wasser und nachfolgender Sonnenbestrahlung eigentümliche begrenzte Hautrötungen und anschließende starke Pigmentierungen entsprechend dem herabgeflossenen Tropfen.

20. *Apotheker:* Novocain und andere Lokalanästhetica, Ipecacuanhapulver, Chinin.

21. *Ärzte, Krankenpfleger:* Desinfektionsmittel: meist vergällter Alkohol, Sublimat, Oxycyanat, Lysoform, Sagrotan. Anästhesierungsmittel: Novocain, Larocain, Tropacocain, Tutocain; bisweilen werden nur diese Benzoesäurederivate nicht vertragen, wohl aber der Chinolinabkömmling Percain (in Eusemin). Formalinhaltige Puder für Gummihandschuhe; Gummihandschuhe allein: Überempfindlichkeit gegen den Gummi oder infolge der Schweißstauung. Sensibilisierung gegen Streptomycin. Außerdem bei *Zahnärzten:* Nelkenöl, Trikresolformalingemisch.

Neben den Allergenen, mit denen der Mensch im Beruf, im Haushalt, bei Liebhabereien in Berührung kommt, spielen *Medikamente,* die in der Therapie oder der Kosmetik Verwendung finden, eine große Rolle. Durch Jodoform, Quecksilber, Anästhesin, Benzoetinktur, Perubalsam, Resorcin, Schwefel, Formalin sehen wir zahllose akute Hautentzündungen entstehen. Diese Mittel mögen in von Ärzten verordneten Salben oder Suppositorien enthalten sein, in von Großfirmen, Pfarrern oder Apotheken bereiteten Universal-, Flechten-, Wundheilsalben oder in kosmetischen Präparaten (z. B. Quecksilber in Sommersprossen-salben). Gelegentlich werden diese Mittel zunächst für einige Tage vertragen, um erst in 4—6 Tagen auf eine Überempfindlichkeit zu stoßen, die durch Sensibilisierung entstanden ist (z. B. häufig bei Quecksilbersalben). Oft haben sie sogar ihren ersten therapeutischen Zweck erfüllt, z. B. eine Infektion beseitigt (durch Quecksilbersalbe), ein Jucken gestillt (durch Anästhesinsalbe), eine harte Haut geschmeidig gemacht.

Infolge der oft erwähnten, aber auch besonders wichtigen Salbenempfindlichkeit kann eine oder können mehrere oder auch alle Salbengrundlagen nicht vertragen werden. In Anbetracht dessen, daß jeder Ekzematiker eben deshalb ein Ekzematiker ist, weil er zu Hautüberempfindlichkeiten veranlagt ist, sollte der Arzt seinem Kranken stets raten, auch eine von ihm selbst verordnete Salbe dann abzusetzen, wenn sie längere Zeit, z. B. über die ersten 10 min hinaus, brennt oder das Jucken vermehrt; am vorsichtigsten ist es, jede neue Salbe bei fraglich Überempfindlichen zunächst an einer kleinen Stelle (z. B. in den Ellbeugen) auszuprobieren. Wie oft beruht ein chronisches Ekzem oder eine akute Verschlimmerung auf einer in bester Absicht und nach bestem Wissen verordneten allgemein als „milde" bekannten Salbe.

Gelegentlich hat aber die Unverträglichkeit auch in der Zubereitung durch die Apotheke ihre Ursache; die Sorgfalt der Herstellung, die Verwendung reinster, nicht ranziger oder verdorbener Bestandteile, ihre richtige Lösung und Mischung untereinander, kurz die richtige Reihenfolge in der Zusammensetzung (die der Arzt heute nicht mehr vorschreibt, auch nicht mehr kennt und bei der er sich auf die wohlwollende Mithilfe eines interessierten und kundigen Apothekers verlassen muß) sind hier maßgebend. Oft kann dieselbe Salbe oder Trockenpaste, wechselnd aus verschiedenen Apotheken bezogen, nutzen oder schaden; auch darauf achte man und rate dem Patienten zu seinem Vorteil, einer guten Apotheke treu zu bleiben. Bei Fertigpräparaten und Markenartikeln ist die Herstellung zwar konstant, auch meist gut und sorgfältig, nur können Fertigpräparate den individuellen Verschiedenheiten des Ekzems nicht immer Rechnung tragen.

Von innerlich zu nehmenden Mitteln macht Chinin, das auch in vielen Grippemitteln vorhanden ist, gelegentlich akute Ekzeme (reizt dann auch äußerlich bei Gebrauch von „Portugalhaarwässern", in denen es enthalten ist). Schlafmittel (Veramon) oder Kopfschmerz- oder Fiebermittel (Antipyrin, Pyramidon) rufen manchmal eine akute Dermatitis hervor, die in charakteristischer Weise immer wieder an den gleichen Stellen auftritt (z. B. an der Hand, der Zunge, den Lippen, sehr oft an den Genitalien); diese „fixen Exantheme" sind durch ihre violette Farbe, ihr Brennen, ihr langsames Abheilen unter Pigmentierung als Arzneiexanthem verdächtig (außer der symptomatisch-lokalen Behandlung sind hier starke Abführmittel und Kalkpräparate am Platz). Universelles Jucken und durch das Kratzen veranlaßte Ekzeme sieht man gelegentlich nach barbitursäurehaltigen Schlafmitteln, urtikarielle Ekzeme nach Sulfonamiden.

Oft werden Nahrungsmittel auch von Laien als auslösende Ursachen eines Ekzems beschuldigt. Bei Säuglingen und Kindern ist der Einfluß der Nahrung deutlich; Milch, besonders aber Eier (und zwar bereits in Spuren) verschlimmern hier das Ekzem; das Nässen von Ekzemen pastöser Säuglinge kann auch durch Kohlehydrate (Zucker) verstärkt werden. Da unter Diät der Laie meist lediglich eine fleischarme und obstreiche Kost versteht, muß betont werden, daß auch Obst und Marmeladen (Trauben, Erdbeeren) schädlich wirken können. Gelegentlich, jedoch seltener als man glaubt, wird ein ganz bestimmtes Nahrungsmittel: Eier, Fisch, Bohnen, Bier, Nüsse, Käse, Milch, Weißwein, Schokolade u. ä. nicht vertragen. Dann muß man, ausgehend von einer reizlosen Diät (z. B. Tee mit

Zucker, Butterbrot, Kartoffelbrei, gebrannte Mehlsuppe, evtl. wenn erforderlich, noch salzlos oder mit weiteren Einschränkungen), durch Zulagen (dabei langsam vorgehen!) das schädliche Nahrungsmittel ausfindig zu machen versuchen (*Ernährungsversuch* s. S. 181); das ist immer der beste und einwandfreieste Weg, setzt aber den guten Willen des Patienten und Zeit voraus. Eine funktionelle Hautprobe — wie beim Kontaktekzem — gelingt gelegentlich auch: hierbei legt man eine Auflösung oder Aufschwemmung des Nahrungsmittels in Kochsalzlösung auf die aufgeritzte Haut oder man injiziert intracutan den Nahrungsmittelextrakt. (Das Sächsische Serumwerk Dresden liefert solche Extrakte aus verschiedenen Sorten Fleisch, Fisch und Gemüsen; ebenso „Bayer", Leverkusen, unter dem Sammelnamen Helisen zur Diagnose.) Bei positivem Ergebnis tritt im Verlauf von etwa 10 min eine ausgedehnte Quaddel (also eine lokale Nesselsucht und kein Ekzem) auf. Bei hochgradiger Überempfindlichkeit und übermäßig stark gewählter Konzentration des Extraktes kommt es zu allergischen Allgemeinerscheinungen: Nesselsucht, Kollaps, Atemnot (dagegen Abschnüren der Extremität oberhalb der Injektionsstelle, Suprarenin 0,1% 1 ccm subcutan). Die Hautproben sind aber nur *Hinweise; beweisend* ist erst, wenn sich das verdächtige Mittel auch oral als schädlich herausstellt; unspezifische Hautreaktionen sind nämlich häufig.

Eine weitere Probe auf Nahrungsmittelallergie besteht darin, daß man nüchtern morgens das verdächtige Nahrungsmittel verabfolgt und die Zahl der Leukocyten dabei im Ohrläppchen- oder Fingerbeerenblut kontrolliert. Bei positivem Ausfall sind die Leukocyten 45 min nach der Aufnahme eines Allergens anstatt einer zu erwartenden Verdauungsleukocytose gegenüber vorher beträchtlich vermindert (um etwa 1000 je cmm). Dieser Leukocytensturz (leukopenischer Index nach VAUGHAN) kommt bei Menses oder in einem Zustand erhöhter vegetativer Reizbarkeit gelegentlich auch unspezifisch vor.

In der Praxis werden diese Proben zur Feststellung einer Nahrungsmittelallergie dann herangezogen werden müssen, wenn die Beobachtung des Krankheitsverlaufs einen bestimmten Verdacht ergibt. Immer lasse man den Patienten — alle — genossenen Speisen notieren, ebenso die darauf folgenden Hautreaktionen.

Gerade bei den Überempfindlichkeiten gegen Nahrungsmittel kann man die Erfahrung machen, daß es sich hierbei nicht immer um allergische Erscheinungen handelt, also um spezifische Überempfindlichkeitsreaktionen gegen ein *bestimmtes* einzelnes Nahrungsmittel; manchmal tritt die Verschlimmerung bereits nach *jeder* reichlichen Mahlzeit auf oder nach allen blähenden Speisen, nach Überladung des Darmes und bei mangelndem Stuhlgang; nach stark gewürzten Speisen (besonders bei Ekzem im Gesicht), nach Bier und Nicotin (besonders bei Ekzemen an den Händen), ebenso nach Kaffee. Hier mögen es irgendwelche reflektorische Reize seitens des Magendarmkanals während der Verdauung sein, die die Haut mit betreffen. Daß keine Allergie im Spiel ist, sieht man schon daran, daß nach Abheilen des Ekzems dieselben Nahrungsmittel anstandslos vertragen werden.

Eine Überempfindlichkeit gegen Konservierungsmittel (Hexamethylentetramin bei Heringen, Borsäure bei Fischkonserven, Salicylsäure und Oxybenzoesäure bei Marmeladen und Fruchtsäften) ist gelegentlich auch in Betracht zu ziehen.

Noch verzwickter ist für die Auslösung allergischer Ekzeme die Bedeutung klimatischer oder kleinklimatischer Faktoren (Wohnung). Es ist zweifellos, daß manche Fälle von chronischem Ekzem an der See, im Hochgebirge, oder nur bei Ortswechsel oder Aufnahme in einem Krankenhaus ausheilen, und daß dann vorher schädliche Nahrungsmittel oder Tätigkeiten belanglos werden. Aus der Kenntnis des Heufiebers hat man auf die Einwirkung von Gräserpollen, von Schimmel- und Hefepilzen in der Luft geschlossen, auf die Bedeutung von Tierhaaren und Federn (Katzen, Hunde, Pferde in der Umgebung, Wolle in der Kleidung oder im Beruf, z. B. in Tuchfabriken, bei Näherinnen; Roßhaar in den Matratzen, Daunen im Deckbett und Kopfkissen). Man kann auch hiervon Extrakte in die Haut spritzen und hat in einigen Fällen das Glück, das fragliche Allergen zu ermitteln; diese Fälle sind dann Renommierfälle von besonderen Kursen oder Schlager theoretisch bedeutsamer Arbeiten. Tatsächlich sind diese Fälle aber Seltenheiten, meist besteht gegen alles mögliche eine gewisse, nicht hochgradige Überempfindlichkeit, und es scheint nur darauf anzukommen, ob die Summe aller Schädlichkeiten die Erträglichkeitsgrenze der Haut übersteigt oder sie noch nicht erreicht. Jedenfalls schalte man immer alles aus, was gefährlich sein könnte: das Schlafzimmer wird „saniert". (Im Bett: Kissen und Deckbetten werden mit Kapok gefüllt; Wolldecken werden eingeschlagen; im Zimmer: keine Teppiche, Bettvorlagen, Fenstervorhänge, dafür Linoleumbelag, glatte Wände. Mit am wichtigsten ist ein Staubsauger, der täglich in Zimmer und Bett allen Staub entfernt.) Manche Häuser, die alt und feucht sind, mögen ebenfalls schaden, und der Umzug in ein neues Haus kann — zunächst — Besserung bringen. Man achte auf Bücherstaub in Bibliotheken, auf Mehlstaub in Bäckereien, Mühlen, Brotläden u. dgl. m.

Auch manche Gegenden wirken sich aus: z. B. ist feuchtes Seeklima ungünstiger als trockenes Binnenklima. An Nebeltagen verschlimmern sich ebenfalls Ekzeme, ebenso übrigens das manchmal gleichzeitig vorhandene Asthma.

Staub, tierische Haare sind aber auch in unserer Kleidung vorhanden: in Wolljacken, Jumper, Wollstrümpfen, Pelzen; manche Patienten wissen genau, daß Wolle bei ihnen Jucken verursacht. Dabei beachte man, daß Leinenblusen, die untergezogen werden, nur dann schützen, wenn die Haut trocken bleibt und nicht schwitzt; der Schweiß, der das Unterzeug durchnäßt, schafft sonst eine durchgehende Verbindung für die schädliche Wolleinwirkung, bringt gelegentlich erst den Schadstoff zur Lösung. Das ist auch der Grund, warum leicht schwitzende Personen, wie Frauen vor den Menses, im Klimakterium oder alle Empfindlichen in Situationen, die zum Schwitzen führen, also in einer wärmeren Übergangszeit, bei Aufregungen, bei anstrengenden Spaziergängen plötzliche Schädigungen durch ihre Wollkleidung erfahren, obwohl sie sie scheinbar von der Haut fernhalten.

Schließlich kann auch das tierische Eiweiß mancher Parasiten, z. B. Eingeweidewürmer (Ascariden, Oxyuren), dem Ekzematiker als Allergen dienen. Hautextrakte sind damit oft positiv. Selten ist auch hier die Allergie ausgesprochen spezifisch, meist handelt es sich dabei um einen Teilfaktor neben anderen Faktoren, aber von vielen Teilschädigungen räume man dennoch so viel beiseite, wie eben möglich (Wurmkuren). Zersetzungsprodukte schleimiger Ausscheidungen bei einem chronischen Dickdarmkatarrh können ebenfalls zu Allergenen werden; dann erweisen sich Fastenkuren oder Verabreichung von Mutaflor (d. s. vollwertige Colibacillen, s. S. 167) günstig. Schließlich mögen auch auf der Haut schmarotzende Bakterien und Pilze (Epidermophyten, Soorpilze) mit ihren Toxinen schädlich wirken. (Über das mikrobielle Ekzem s. S. 239.)

Die Fahndung nach dem schuldigen Allergen wird schließlich immer vager und unbestimmter. Nervöse Aufregungszustände spielen für Verschlimmerungen eine manchmal deutliche, aber nicht immer faßbare Rolle. Jahreszeitliche Schwankungen werden beobachtet (Einfluß der jeweiligen Bekleidung, der Nahrung, der Vitamine, der Stoffwechsellage ?).

Und schließlich, wie wir rhythmische Tagesvorgänge kennen (der Körpertemperatur, der Magensaftsekretion, der Hautdurchlässigkeit für elektrische

Ströme u. a.) als eingespielte, zeitlich „bedingte" Reflexe, so treffen wir manchmal Juckkrisen und Ekzemverschlimmerungen (auch Nässen) zu bestimmten Tageszeiten (spätnachmittags, in den frühen Morgenstunden) an, die keine jeweils wirkende auslösende Ursache mehr zu haben brauchen, sondern die durch die Gewohnheit verankert sind und erst langsam, nach und nach, mit einer durch die Behandlung erreichten objektiven Besserung auch als funktionelle Erscheinungen schwinden.

Die kausale Behandlung bei den verschiedenen Ekzemformen. Ist ein Allergen erkennbar, soll man es den Patienten vermeiden lehren; das gibt die sichersten und endgültigsten Ergebnisse, der Patient kann dann völlig gesunden. Das ist bei dem Kontaktekzem (Gewerbeekzem oder dem analogen Haushaltekzem der Küchenmädchen, Hausfrauen u. dgl.) auch zunächst der einzig mögliche Weg; eine Umstimmung gelingt selten, wenn man nicht wenigstens bis zur völligen Abheilung das Allergen ausschaltet. Während des Bestehens auch nur *eines* Hautherdes ist die allgemeine Hautempfindlichkeit meistens gesteigert.

Tatsächlich verschwindet die *Allergie* nach längerer Enthaltsamkeit von dem Allergen und nach restloser Abheilung der Hauterscheinungen oft mit der Zeit von selbst. Ein gewisser Prozentsatz der Allergiker verliert seine Idiosynkrasie und vermag später wieder mit den schädlichen Substanzen zu arbeiten. Eine Desensibilisierung — nach Art der Desensibilisierung gegen Heufieber — kann auch therapeutisch versucht werden, indem wir — *außerhalb der Zeit eines Anfalles* — kleinste Mengen des Allergens langsam steigend zuführen, oral oder intracutan; oral bei Nahrungsmitteln, intracutan bei äußerer Empfindlichkeit gegen Tierhaare, Schimmelpilze, Hausallergene u. a. (man verwendet die Allergie-Therapeutica des Sächsischen Serumwerkes oder die Helisen-Antigene von Bayer aus Tierhaaren, Fleisch, Fisch, Vegetabilien, Hülsenfrüchten, Mehl, Federn, Ei, Milch, Wolle und Baumwolle). Oft ist aber — wie beim Heufieber — diese Desensibilisierung langwierig und nur für beschränkte Zeit haltbar; außerdem kann sie durch zwischendurch auftretende Erkrankungen oder massive Einwirkungen des Allergens, die den Körper unbeabsichtigt und zufällig treffen, wieder durchbrochen werden.

Schließlich können wir in Nachahmung gewisser Vorgänge bei der Anaphylaxie durch *Vorgaben kleiner Mengen* die Hauptgabe eines Allergens ungefährlich machen. Zu diesem Zweck verabfolgt man 0,1 bis 0,2 Pepton (also ein Eiweißabbauprodukt) in Oblaten (Capsula amylacea) ¾ Stunden vor jeder Mahlzeit, möglichst auf leerem Magen, d. h. nachdem etwa 4 Stunden keine Mahlzeit vorangegangen ist. Durch Verwendung sog. „Propeptane", d. s. spezifische Peptone bestimmter Nahrungsmittel (hergestellt von der Chemosan Union Wien) kann man festgestellte oder besonders verdächtige allergisch wirkende Nahrungsmittel mit besonderem Erfolg entgiften, ohne diese also aus der Diät zu eliminieren. Eine derartige Peptontherapie, 3—4 Wochen durchgeführt, kann sogar zur endgültigen Desensibilisierung führen.

Ist ein Allergen aber nicht erkennbar (trotz aller redlich aufgewandten Mühe), oder ist es nicht auszuschalten (weil es klimatischer Natur ist oder banaler wie Wasser, Kleider, Luftzug oder weil es wechselt), so geben wir dem Bedürfnis nach, die „*allergische Diathese*" zu beeinflussen, das Ekzem von innen zu heilen, was dem Patienten zwar sehr einleuchtet, den Arzt aber bald die Grenzen seiner Macht verspüren läßt. Manchmal hat man dabei auch günstige Erfolge, die meist allerdings nur teilweise und vorübergehend sind. Ihr Erfolgsbereich ist hauptsächlich das Gebiet der „konstitutionellen Ekzeme", weniger das des Gewerbeekzems, und es ist daher zweckmäßig — auch aus therapeutischen Gründen —, sich zunächst über die *klinischen Bilder der einzelnen konstitutionellen Ekzeme* Klarheit zu verschaffen.

Die Erkennungsmerkmale der verschiedenen Ekzemtypen sind meist *Lokalisation* und *Verlauf*.

Gehen wir nochmals vom *Gewerbeekzem* aus, so ist dieses gekennzeichnet durch seine Lokalisation an den Händen (bei Freisein der Füße), und zwar an den Handrücken, über den Knöcheln der Mittelhand, an den Endgliedern der Finger oder auch periungual oder (bei bestimmten Berufen, z.B. Tabakarbeitern, Photographen) an den Fingerspitzen. Die Lokalisation ist eben — wenigstens zunächst — bestimmt durch die Einwirkung der schädlichen Substanz (Kontaktekzem). Bei Verschlimmerungen wird auch der Unterarm, besonders die Beugeseite, befallen, die Handgelenke, gelegentlich auch das Gesicht, der Hals und der Hodensack (Allergenübertragung durch die Finger beim Urinieren). Die akuten Verschlimmerungen bestehen in juckenden und brennenden Anschwellungen, oft mit Nässen; meist aber liegen chronische Herde vor, verdickte schrundige Hautplatten, die jucken und oft Bläschen oder Krusten tragen.

Von den *konstitutionellen Ekzemen* (in der Fachliteratur gelegentlich als „Ekzematoide" bezeichnet, um ihnen eine selbständige Stellung vorzubehalten) sei das am frühesten herausgehobene (von UNNA) zuerst behandelt. Das **seborrhoische Ekzem** betrifft häufig Pykniker und Seborrhoiker (Patienten mit fettiger Haut = Seborrhöe, mit seborrhoischem Haarausfall und vorzeitiger Glatzenbildung, gelegentlich mit Acne) und ist zunächst nur erkennbar, wenn es an seborrhoischen Stellen lokalisiert ist: das sind die Nasolabialfalten, der Schnurrbart, die Rinne außen von den Nasenflügeln, die Glabella, die Augenbrauen, die Wimpern, der behaarte Kopf. Am Rumpf ist es die hintere und die vordere Schweißrinne, die Mittelgegend der Brust und des Rückens. Außer diesen durch ihren Reichtum an Talgdrüsen ausgezeichneten „seborrhoischen" Stellen sind es aber auch noch die Hautstellen mit den großen (apokrinen) Schweißdrüsen, die ebenfalls fettige Ausscheidungen liefern und ebenfalls unter dem Einfluß der Sexualhormone stehen, nebenbei aber auch Duftstoffe absondern, während der Menses oder bei sexuellen Erregungen, manchmal dauernd zum Leidwesen der davon Betroffenen. Diese Drüsen finden sich in den Achselhöhlen, in der Schamgegend, an den Geschlechtsteilen (dem Scrotum, den Labien), um den After, an den Brustwarzen; ähnliche Drüsen münden an den Augenlidern und im äußeren Gehörgang. An allen diesen Orten lokalisieren sich dann die gelbrötlichen, kleienförmig, oft fettig schuppenden Herde des seborrhoischen Ekzems, die für gewöhnlich nicht besonders stark zu jucken pflegen.

Neben den typischen Erscheinungen treten bei Patienten mit seborrhoischem Ekzem Herde auf, die nach Psoriasis aussehen, und es ist oft schwer, im einzelnen Fall zu einer Psoriasis die Grenze zu ziehen, die wohl immer dann vorliegt, wenn an den Extremitätenstreckseiten (Ellbogen und Knien) typische Herde bestehen. Das (psoriasiforme) seborrhoische Ekzem ist dagegen lokalisiert: im Zentrum der Achselhöhlen, am Nabel, aber auch hinter und über den Ohren, unter den Brüsten, in der Inguinalgegend, in den Analfalten und an der Vulva, die Klitoris umgreifend, Stellen, wo allerdings auch gelegentlich die Psoriasis vorkommt, die meist allerdings gar nicht juckt. (Für die Therapie ist die genaue Entscheidung, welche Krankheit vorliegt, weniger wichtig, da die lokale Behandlung ähnlich ist.) Dabei neigen die intertriginösen Stellen oft zu Nässen, zu Bildung von Rissen (Rhagaden) in den Hautwinkeln und zu Infektionen (wohl mit Streptokokken), wodurch die letzten Reste dieser Herde therapeutisch schwer angreifbar und die Quelle zu Rückfällen werden.

Überhaupt kompliziert sich das seborrhoische Ekzem, besonders der behaarten Stellen leicht mit Infektionen der Haarbälge, die dann meist chronisch sind, auch gelegentlich überhaupt nicht mehr ausheilen. Dann wird die Lidrandentzündung des Seborrhoikers (die an ihren zwischen den Haaren steckenden Schüppchen kenntlich ist) zu einer follikuläreitrigen Blepharitis mit unter Umständen folgender Bindehautentzündung und Ektropion (dagegen Tyrosolvin s. S. 176). Dann kommt es zu einer chronischen Haarbalginfektion der Bartgegend bei Männern oder bei beiden Geschlechtern in den Haaren der Schamgegend. Auf dem behaarten Kopf kommt es zu nässenden Stellen um einzelne Haare herum oder auch zu Furunkeln. Furunkel treten übrigens auch bei seborrhoischen Ekzemen der äußeren Gehörgänge auf; analoge Infektionen der großen (apokrinen) Schweißdrüsen werden bei seborrhoischen Ekzemherden der Achselhöhlen, der Vulva- und der Analgegend beobachtet, als Zeichen einer komplizierenden Infektion. (Eine echte Psoriasis hingegen neigt erstaunlich wenig zur zusätzlichen Infektion.) Schließlich kann beim seborrhoischen Ekzem die Infektion so überwiegen, daß sie therapeutisch allein zu beachten ist.

Im übrigen sind bei jeder Form des seborrhoischen Ekzems desinfizierende Mittel besonders wirksam; vielleicht spielt eine chronische Infektion beim seborrhoischen Ekzem überhaupt immer eine gewisse Rolle.

Die wirksamste Behandlung des seborrhoischen Ekzems ist eine lokale Therapie, die zwischen der einer leichten Psoriasis und der einer Eiterkokkeninfektion der Haut hin und her pendelt. Ein gemeinschaftliches Mittel ist der Schwefel in Form von Schwefelbädern, Schwefelpudern, Schwefeltrockenpasten, Schwefelzinköl, Schwefelsalben und Schwefelfettpasten; Schwefel ist überhaupt ein überlegenes Mittel bei dem seborrhoischen Ekzem. Weitere Mittel, auf die einzelne Individuen sogar besser ansprechen, sind Quecksilber (als Kalomeltrockenpaste oder Präcipitatsalbe) oder Säuren (als Acidermsalbe normal oder stark). Der Psoriasistherapie entstammen Medikamente wie Salicyl, Teer, Resorcin, auch Chrysarobin; wiegt die Infektion vor, so benutzt man bei Haarbalginfektionen Bäder mit Zephirol oder Vaccine (z. B. mit Staphygen) und beachte, daß infizierte Haare epiliert werden müssen (manuell oder mit Röntgenbestrahlung); sind chronische Infektionen in intertriginösen Rissen vorhanden, so kommt Perubalsam in Salben oder Tct. balsamica (s. S. 101), 1—3% Höllensteinlösung oder Mercurochrom in Betracht.

*Schwefel*puder: Sulfoderm-, Sulfocit-, Schwefelfissanpuder; milder: Ichthyolfissanpuder, juckstillender: Teersulfodermpuder. Feinster Schwefelpuder bildet sich auf der Haut durch Einreiben mit Natriumthiosulfatlösung und Nachreiben mit Salzsäure- oder Milchsäurelösung (s. S. 123).

. Schwefeltrockenpaste:

(Hydrarg. sulfur. rubr. 0,5—1) / Sulf. praecipitat. 5—10 / Zinc. oxydat. / Talc. ana ad 50 / Glycerin / Aq. ana ad 100

für den Körper, die Achselhöhlen usw., haftet besser als Puder. An behaarten Stellen (Pubes) nur abwechselnd mit täglichen Bädern (mit Kaliumpermanganat- oder Zephirollösung). Ebenso mit Milchsäure angesäuerte Schwefelschüttelmixtur oder KUMMERFELDsches Waschwasser (s. S. 121).

Schwefelsalben:

Hydrarg. sulf. rubr. 0,5 / Sulf. praecip. 5—10 / Past. Fissani ad 100. M. D. S.: Zinnoberschwefelfissanpaste.

Sulf. praecip. 5—8 / Macremal ad 100. M. D. S.: Schwefelkühlsalbe.

Bei Salbenempfindlichen Schwefelzinköle:

Sulf. praecip. 5—10 / Zinc. oxydat. 40 / Ol. Oliv. ad 100.
(Acid. salicyl. 1) / Mitigal 10—20 / Zinc. oxydat. 50 / Ol. Oliv. ad 100.

Zur Verstärkung der Schwefelwirkung Teerzusatz (aber nicht bei Neigung zu follikulären Vereiterungen); Schwefelteertrockenpaste:

Sulf. praecip. 5—10 / Zinc. oxydat. / Talc. ana ad 50 / Liq. Carb. deterg. / Glycerin / Spiritus dilut. ana ad 100.

Schwefelteerfettpaste:

Sulf. praecip. 5—10 / Tumenol-Ammon. 3—5 / (oder Carboneol 3—5) / Eucerin anhydr. / Past. Zinci ana ad 100.

Für den behaarten Kopf:

(Acid. salicyl. 1) / Sulf. praecip. 5—10 / Ungt. lenient. ad 100.

Abends einreiben, morgens abreiben mit

Acid. salicyl. 2 / Euresol 1 / (Menthol 0,5) / Spiritus dilut. ad 100.

Mentholzusatz, wenn Jucken vorhanden.

Allgemein Schwefelbäder (2—3mal die Woche): Sulfnascen, Sulfmutat, Sulfidiumbad U, Li-iL-Schwefelbad; Furfursal, Schwefelkleiebad.

*Quecksilber*trockenpasten:

Kalomel 10 / Zinc. oxydat. / Talc. ana 20 / Liq. Carb. deterg. / Glycerin / Spiritus dilut. ana ad 100.

Weitere Quecksilbersalben s. S. 273.

*Aciderm*salbe normal und stark (für trockene Gesichtsseborrhöe).

Bei oberflächlich eitrigen Prozessen auch Rivanolsalben (0,1—0,2% in Ungt. leniens), darüber Ichthyolpuder.

Schwache Chrysarobinsalben wie bei Psoriasis s. S. 272.

Überempfindlichkeiten kommen bei Personen mit seborrhoischem Ekzem gelegentlich vor: häufig gegen Seifen, wollene Kleider, seltener gegen Fette; Schwitzen (schweißtreibende Arbeiten) verstärkt das Ekzem besonders am Körper (dagegen Perklimol, Recresal, s. S. 159). Biergenuß wirkt häufig schädlich. Jahreszeitliche Schwankungen kommen wie bei der Psoriasis vor.

Von innerlichen Mitteln spricht das (psoriasiforme) seborrhoische Ekzem auf Arsen oft besser an als die Psoriasis (andererseits treten interessanterweise Salvarsanhautschäden gerade als seborrhoische Ekzeme auf.) Vor allem achte man bei Seborrhoikern auf eine belegte Zunge und Störungen der Magenacidität. Gaben von verdünnter Salzsäure oder Enzynorm wirken sehr oft günstig. Bei akuten Verschlimmerungen sind Injektionen von Calcium ein überlegenes, aber nur kurz wirkendes Umstimmungsmittel. Vaccinestöße gegen Staphylokokken (Staphygen) haben nicht nur auf die Komplikationen, sondern auch auf das Ekzem Erfolg. In chronischen Fällen ist als unspezifisch umstimmend Olobintin zu versuchen; bei Altersformen wirkt manchmal Testoviron günstig.

Das hyperkeratotische Ekzem der Hohlhände, dessen Einzelherde oft den Druck eines Autolenkrades, eines Fahrradhandgriffes, eines Federhalters verraten (s. S. 66), scheint sowohl bei Patienten mit seborrhoischem Ekzem wie mit Psoriasis bevorzugt vorzukommen. Es spricht gelegentlich auf Sexualhormontherapie gut an. Nähere Besprechung bei den einzelnen Lokalisationen (s. S. 240).

Mit dem seborrhoischen Ekzem wird gelegentlich wegen seiner Ähnlichkeit an mancher Lokalisation ein zweiter, weitverbreiteter Typ des konstitutionellen Ekzems zusammengeworfen: Das **spätexsudative Ekzem** (ROST). Hier ist ebenfalls oft der Kopf mit Schuppen, die jucken, bedeckt und das Gesicht befallen; aber hier ist das Kopfhaar nicht fettig, sondern strohig, es ist dicht, und es kommt selten zu einer Glatze; die Gesichtshaut ist trocken, meist fahl, scheinbar anämisch, tatsächlich aber blaß durch einen Krampf der Blutgefäße. Dieser Krampf wird auf Bestreichen noch deutlicher (weißer Dermographismus).

Befallen ist die Stirnhaut, die Mundumgebung (ringsum, nicht nur seitlich), die Augenwimpern sind jedoch frei. Am Hals sind die seitlichen Partien betroffen oder auch der ganze Hals ist oberhalb der Schlüsselbeingegend befallen, auch Schultergegend und Brust in voller Breite. Von den Extremitäten sind fast regelmäßig die Gelenkbeugen beteiligt (Ellbeugen, Kniekehlen, die Beugen der Handgelenke), an den Händen sind es die Handrücken, in den leichtesten Fällen nur die Schwimmhäute zwischen den einzelnen Fingern oder dem Daumen und der Mittelhand (Tabatiere). Hände und Finger fallen übrigens oft durch ihre Schlankheit auf.

Die Hauterscheinungen bestehen in wenig erhabenen, blaßrötlichen Hautverdickungen, die heftig jucken und bald zerkratzt sind und sich dann mit einzelnen Krüstchen bedecken. Bei Verschlimmerungen (durch unzweckmäßige Behandlung oder durch zusätzliche Infektion) entstehen polsterartige Anschwellungen und dann auch flächenhaftes Nässen; dem Auge unterscheidbare einzelne Bläschen kommen kaum vor. Die einzelnen Hauterscheinungen haben ihrem klinischen Charakter nach manche Beziehungen zu der Nesselsucht, vor allem aber zur Prurigo (das spätexsudative Ekzem führt im Ausland auch die Bezeichnung „Asthmaprurigo" oder „Prurigo BESNIER"). Besonders in den Gelenkbeugen erkennen wir die Herde manchmal noch aus einzelnen tiefliegenden prurigoartigen Hautpapeln zusammengesetzt.

Der Verlauf des spätexsudativen Ekzems ist äußerst chronisch; charakteristisch ist der Beginn in der frühen Kindheit (exsudatives Säuglingsekzem: Milchschorf auf den Wangen, Gneis auf dem Kopf). Ein Teil dieser Kinder behält diese Ekzeme als heftig juckende Herde auf den Handrücken, in den Ellbeugen und Kniekehlen bei; häufig tritt Asthma hinzu, um diese nervösen Kinder völlig zu verstören. Schließlich werden Erwachsene weiterhin von dem Leiden betroffen, zeitweise (während bestimmter Jahreszeiten, während der Gravidität) oder dauernd; das Leiden kann leicht oder äußerst heftig sein und die Patienten bis zum Selbstmord treiben, jedenfalls gehören die von ihm Befallenen zu den bedauernswertesten Patienten, deren große Ansprüche an den Arzt aus ihrem Leiden heraus gerechtfertigt sind. Die nichtbefallene Haut ist oft ichthyotisch.

Die Behandlung des exsudativen Ekzems ist verschieden, je nachdem ob es sich um chronische Zustände handelt oder um eine akute Reizung; ob ein Säuglingsekzem vorliegt oder ein Ekzem der spätexsudativen Periode, das allerdings schon bei Kindern vom 4. bis 5. Lebensjahr vorkommen kann.

Die *Behandlung* des *Säuglingsekzems* muß sowohl lokal wie allgemein sein. Lokal hat man es mit stark geröteten, heftig juckenden, oft nässenden und verkrusteten Prozessen auf den Wangen (Milchschorf) und auf dem behaarten Kopf (Gneis) zu tun. Gegen das Ekzem ist Teer günstig, gegen das Nässen das mildätzende Lenigallol; aber man übersehe nicht die fast stets vorhandene Infektion und füge den Salben deshalb Quecksilberpräcipitat oder Rivanol hinzu. Gegen das Jucken wird oft Anästhesin versucht — harmloser ist Menthol —, aber ohne großen Erfolg; wie bei allen ekzematösen Prozessen muß das Jucken hauptsächlich von innen bekämpft werden. Nicht selten besteht eine Überempfindlichkeit gegen Salbengrundlagen, vor allem gegen Vaseline, deshalb bevorzugt man zweckmäßig als Grundlage Öl-Wollfettsalben; dennoch ist die äußere Behandlung des Säuglingsekzems nicht immer befriedigend. Man verordnet also z. B.

Hydrarg. praecipitat. 5 / Zinc. oxydat. 10 / Liq. Carbon. deterg. 10/Ol. Oliv. 15 / Adip. Lanae ad 100.

Oder man beschränkt sich zunächst auf die Bekämpfung der Infektion; z. B. mit:

Zinc. oxydat. 10 / Sol. Rivanol. 0,5% 25 / Ol. Oliv. 15 / Adip. Lanae ad 100.

Zinc. oxydat. 20/ Sol. Cupr. sulfur. 0,5%/ Zinc. sulfur. 1%/ Ol. Oliv. ana 15/ Adip. Lanae ad 100.

Nach einigen Tagen betupft man die Stellen *vor* der Salbenanwendung mit Fissanteerstift oder schminkt die Haut ganz zart mit Carboneol oder Steinkohlenteer ein.

Bei totaler Salbenempfindlichkeit wählt man Pasta Zinci mollis s. S. 99 oder
Ichthyol 3 / Mitigal 5 / Zinc. oxydat. 40 / Glycerin 5 / Ol. Oliv. ad 100.

Für nässende Ekzeme ist eine mildätzende Lenigallolsalbe geeignet:
Lenigallol 1—2 / Eucerin c. aq. / Past. Zinci ana ad 100.

Oder bei Salbenempfindlichkeit Lenigallolzinköl:
Lenigallol 1—2 / Zinc. oxydat. 50 / Ol. Oliv. ad 100.

Störend ist die nachfolgende Schwarzfärbung der angeätzten Stellen.

Ist das Nässen ein Zeichen von Infektion: lokal Mercurochrom oder 1% Pyoktanin und innerlich Badional (2—3 Tabl. tgl.).

Bei starker Reizung im Gesicht:
Thigenol 2 / Bism. subnitr. 20—30 / Ungt. lenient. ad 100.

Bei ausgedehntem Befallensein des Körpers Dermatoltrockenpaste:
Bol. rubrae 1 / Bism. subgall. 5 / Zinc. oxydat. / Talc. / Glycerin / Aq. ana ad 100.

Oder eine Dermatolnaftalanpaste:
Bism. subgall. 5 / Naftalan 20—30 / Eucerin anhydr. / Past. Zinci ana ad 100.

Bei trockenem Gneis auf dem Kopf:
Acid. salicyl. 1 / Carboneol 2 / Unguentolan ad 100.

Schwierig ist die Frage der Verbände. Verbände stauen die Wärme und werden deshalb meist als jucksteigernd abgerissen; zur Heilung selbst sind sie oft günstig. Das Abkratzen der Krusten und Abreißen der Verbände wird durch Ellbogenmanschetten aus Pappe oder durch Anbinden der Handgelenke an die Bettwand verhindert.

Das Abwaschen der Salbenreste kann mit Öl erfolgen, mit Olivenöl oder Fissan-Kinderöl; bei wasserlöslichen Salben oder Schüttelmixturen mit Kamillentee oder Töpfer Hautbad; bei vorhandener Infektion mit Zephirollösung (1 Teelöffel auf 1 l Wasser). Jedes Abwaschen muß ein Abbaden sein (mit Watte) und kein Reiben.

Ebenso wichtig wie die äußere Behandlung ist die *allgemeine innere*, sie setzt mit einer Regelung der Kost ein. Haben wir es mit *pastösen Kindern* zu tun — bei denen die entzündlichen Erscheinungen und das Jucken meistens am schlimmsten sind —, so schränke man als erstes die Fettzufuhr ein (Vollmilch nur ¾ l, darüber hinaus Ersatz durch Buttermilch, z. B. Eledon; natürlich auch keine Butter, auch nicht im Gemüse), garantiere aber den Eiweißbedarf durch Plasmon, Lactana-Nähreiweiß, Larosan (d. s. Casein-Calciumpräparate), 15—20 g tägl. Bei Kindern, die sich bisweilen ein dauerndes Essenmüssen angewöhnt haben, regele man die Mahlzeiten, beschränke auch die Gesamtmenge der Nahrung (auch des zugeführten Zuckers) und der Getränke. — Ein Kind im ersten Jahre braucht 100—150 Calorien je Kilo Körpergewicht, ein Erwachsener etwa 50 Calorien; man berücksichtige aber auch das verschiedene Körpergewicht. — Salzzusatz zu den Speisen ist zu verbieten. Bei monatelanger fettarmer Diät führe man wegen Gefahr einer Vitaminverarmung Vogan und Vigantol (kombiniert in Vicotrat A+D) zu.

Reicht diese Kostbeschränkung zur Besserung nicht aus, so vermutet man in zweiter Linie eine Überempfindlichkeit gegen Milcheiweiß, das dann völlig durch pflanzliche Eiweiße ersetzt wird, z. B. durch eine *Sojabohnenmilch*, wie „Lactopriv" (Töpfer) oder wie Sojakraft (Henselwerk) oder durch eine *Mandelmilch*, die aus Nuxo-Mandelmilchemulsion (Nuxowerke Rothfritz, Hamburg) herzustellen ist. Nach dem 8. Lebensmonat gehe man auf Fleischeiweiß (Knochenbrühe mit Grieß), auf fein passierte rohe Leber (auch Leberzwiebackbrei), mit einem

Jahr einigemal in der Woche auf Streichwurst (Teewurst) über. Kochsalz ist zu vermeiden.

Schließlich erweist sich gelegentlich eine Umstellung auf eine saure Kost wirksam insofern, als man die Milch ganz oder teilweise durch Salzsäuremilch (fertig als „Cutanmilch"-Töpfer; eigene Zubereitung, siehe Seite 184) ersetzt; die beliebten Sauermilchen, die mit Milchsäure oder Citronensäure hergestellt werden, haben nicht dieselbe Wirkung, da organische Säuren im Organismus abgebaut werden. Üblicherweise befürwortet man die Verabfolgung von Obst- und Gemüsesäften (aus Apfelsinen, Tomaten, Himbeeren, Erdbeeren, Möhren) etwa vom 4. Monat an, bald danach von Obstbrei (aus Äpfeln, Erdbeeren; Bananen sind zu kochsalzreich) oder von Kompotten (Apfelmus, Heidelbeeren).

Magere Kinder sind dagegen möglichst auf ein besseres Gewicht zu bringen; ist die Verdauung gut, so sind fettangereicherte Milchmischungen zu versuchen (z. B. Buttermehlnahrung, aus Bumena-Konserve zu bereiten). Ist die Verdauung dagegen schlecht, so beschränke man sich auf Lactopriv oder empfehle Brustnahrung; bei diesen Fällen sichere man sich den Rat eines interessierten Kinderarztes.

Bei *Brustkindern* treten gelegentlich besondere Erscheinungen auf, die als *seborrhoisches Ekzem* (Dermatitis seborrhoides der Kinderärzte, besser seborrhoische Form des exsudativen Ekzems) bezeichnet werden, obwohl es dahingestellt sein mag, ob dieses Krankheitsbild dem seborrhoischen Ekzem der Erwachsenen entspricht; die zur Provokation eines seborrhoischen Ekzems erforderlichen Sexualhormone kann das Kind unter Umständen durch die mütterliche Milch erhalten. Hierbei treten bereits in den ersten 3 Monaten meist auf dem Kopf trokkene, ziemlich scharf begrenzte, nicht besonders juckende Herde auf, die mit fettigen Schuppen besetzt sind. Ähnliche Herde, ebenfalls mit scharfen Begrenzungen, können am Körper vorhanden sein, meist von einer Hautfalte ausgehend (Leistengegend, Gesäß); im allgemeinen bleiben diese Herde trocken, leicht schuppend oder bei Salbenbehandlung auch glatt, aber stark gerötet.

Zur Lokalbehandlung des Kopfes genügen hierbei bisweilen Lebertransalben (Unguentolan, die geruchlose Scottinsalbe); am Körper sind Zinköle mit Schwefel (Mitigal 10%) und Ichthyol oder mit Dermatol zu bevorzugen. Wirkt an intertriginösen Stellen (Genital- und Gesäßgegend) das Naßliegen schädlich, so schützt man die Haut durch wasserabstoßende Salben, z. B.:

Bism. subgall. 5 / Adip. Lanae / Cerae / Ol. Oliv. ana ad 100

oder

Bism. subgall. 5 / Zinc. oxydat. 35 / Sol. Targesin 5 % / Ol. Lini / Adip. Lanae ana ad 100

oder

Lanettewachssalbe mit Paraffinöl, s. S. 95.

Reinigung der Haut nur mit Öl und Watte. Reichlicher Gebrauch von flüssigkeitaufsaugenden Unterlagen (Torf, Zellstoff); keine Gummihöschen oder Einschlagen in Gummitücher. Tägl. ein Tanninbad (20—30 g auf ein Bad).

Ist es besonders ein Urin mit ammoniakalischer Harngärung, der die Haut reizt, so versuche man, diese bakterielle Harnzersetzung zu beseitigen entweder durch Gaben von Neohexal, 1—2 Tabl. zu 0,5 tägl. in etwas Zuckerwasser, wodurch der Urin angesäuert wird, oder dadurch, daß man die Windeln nach dem Waschen in eine Sublimatlösung 1:5000 oder in eine 3% Borsäurelösung tauchen läßt und nach Auswringen trocknen; die Spuren dieser Desinfektionsflüssigkeit genügen, um die Harngärung zu hemmen. Lokal auch der antibakteriell wirkende Albucid-Kinderpuder.

Zur Allgemeinbehandlung ist völliges Absetzen von der Brust nicht immer nötig, manchmal genügt ein teilweiser Ersatz durch die fettarme Buttermilch (mit 6—8% Kohlehydratzusatz) oder durch Plasmon, Larosan in Tee oder durch Salzsäuremilch („Cutanmilch"). Da man bei der Entstehung dieses seborrhoischen Ekzems an einen Mangel von H-Vitamin denkt — Frauenmilch ist ärmer an H-Vitamin als Kuhmilch —, so gibt man auch rohe Kalbsleber (50—70 g durch ein Haarsieb passiert und der Milch zugesetzt).

Während die Prognose des seborrhoischen Ekzems insofern günstig ist, als es nicht in ein chronisches Ekzem ausläuft, sondern bei Übergang auf gemischte Kost zu verschwinden pflegt, wird sie bei Ausdehnung über den ganzen Körper, bei Auftreten von Magendarmstörungen und von Anämie getrübt (sog. LEINERsche desquamative Erythrodermie). Dabei besteht auch Neigung zu Ödemen, zu starken Gewichtsstürzen und zu Kollaps.

Die lokale Behandlung besteht hier in Zinköl mit 5% Dermatol, in Tanninbädern. Am wichtigsten ist die diätetische Allgemeinbehandlung zur Behebung der Ernährungsstörung, die der Kinderarzt näher zu bestimmen hat; meist wird es sich um Zulagen von Plasmon oder Larosan zur Brustmilch handeln oder um teilweisen Ersatz durch Buttermilch; ebenso Kalbsleber (wie oben).

Von *inneren Mitteln* verordnet man bei Säuglingsekzem zur Milderung des Juckens Kalk, oft kombiniert mit Vigantol, das erst die Resorption ermöglicht (bei Kindern meist die wohlschmeckenden Präparate Calcipot und Calcipot D).

Zur Beseitigung der nervösen Übererregbarkeit kommt Brom in Betracht (als Calcibronat granulat., 3mal tägl. einen halben Teelöffel in Himbeer- oder Citronensaft). Ebenso Luminaletten 2—3 Stück tägl.

Zur Behebung der vegetativen Übererregbarkeit erweist sich, gerade bei pastösen Säuglingen mit starker Exsudation, Atropin oder das weniger toxische Eumydrin zweckmäßig; hiervon werden verhältnismäßig große Dosen vertragen.

Sol. Atropin sulfur. 0,1 % 20,0. D. S.: 3mal tägl. 1—2—3 Tropfen. Wenn Rötung im Gesicht auftritt, mit der Dosis heruntergehen. Bei Auftreten von Fieber 4—5 Stunden nach der Einnahme, Absetzen.

Oder:

Sol. Eumydrin 0,1 % 30,0. D. S.: 3mal tägl. 2—5—8 Tropfen.

Von umstimmenden Injektionen ist — bei pastösen Säuglingen — Olobintin 0,3—0,5 ccm intramuskulär alle 5—8 Tage von so überzeugend günstiger Wirkung, daß selbst die Mütter ihre Wiederholung wünschen.

Ultraviolettlicht-Allgemeinbestrahlungen (also nicht Herdbestrahlungen) sind besonders bei älteren Säuglingen empfehlenswert; bei nervösen Kindern hüte man sich vor starken Dosen.

Ein äußerstes Mittel zur Beseitigung der Ekzemherde — zu dem man jedoch nur selten greift — sind Röntgenstrahlen (50—80 r einer wenig durchdringenden Strahlung von 0,3—0,5 mm Al HWS; Schutz der Augen besonders wichtig) oder Grenzstrahlen 100 r.

Ein großer Teil der Kleinkinder verliert sein Ekzem mit der Umstellung der Kost auf Gemüse und Brei, auf Fleisch, das oft besser vertragen wird als Milch, die dann eingeschränkt (auf höchstens 100—150 ccm im Tag) oder auch völlig verboten werden muß. Eier vermeide man stets, auch in Spuren. Bei pastösen Kindern ist Eiweißzulage (durch Lactopriv), aber Einschränkung der Kohlehydrate vorteilhaft; magere erhalten auch Zulage von Kohlehydraten (z. B. Dextropur).

Bei körperlichen Störungen irgendwelcher Art (Zahndurchbruch — „Zahnrieseln"—, Erkältungen, Diätfehlern, Ernährungsstörungen) flammen die Hauterscheinungen gelegentlich wieder auf. Als prädisponierende Momente kommen in späteren Jahren noch nervöse Aufregungen (Schularbeiten, Prüfungen) hinzu.

Kinder mit nässenden Ekzemen sind bekanntlich von der Pockenimpfung zurückzustellen, weil sich durch Verschmieren sonst die Vaccine auf die nässenden

Stellen übertragen kann; ebenso sorgfältig sind diese Kinder aber auch von anderen frisch geimpften Kindern fernzuhalten, weil von diesen — auch durch Mittelspersonen, durch Badewasser — die Infektion der wunden Flächen erfolgen kann. Die nässenden Ekzemstellen verwandeln sich dann in eine geschwollene, schmierig belegte Fläche, in der nach einigen Tagen einzelne Einsenkungen, die den Pockennabeln entsprechen, die Diagnose ermöglichen. Die Mortalität dieses Eczema vaccinatum ist sehr hoch; Sulfonamide und Penicillin versagen meist, lediglich Aureomycin erscheint aussichtsreich (s. S. 176).

Die weitere *Behandlung der exsudativen Ekzeme des Spiel- und Schulkindalters* vollzieht sich am besten nach konstitutionellen Gesichtspunkten: hagere, schmächtige Kinder mit scheuem, gedrücktem Wesen, oft verschlossen, gelegentlich bis zur Verlogenheit, einsam, abseits von Spielgefährten aufwachsend, zeigen oft eine trockene ichthyotische Haut, häufig auch Asthma (dagegen Taumagen, das Spuren von Jod und Arsen enthält, Bellergal oder Aludrin).

Die trockenen Ekzeme an den Handrücken, am Mund, in den Ellbeugen verlangen nach Einfettungen, am besten mit Resorbin, Desitinolan, Unguentolan, Scottin, nachdem man sich vergewissert hat, daß keine Fettempfindlichkeit vorliegt; sonst kommt Zinköl oder Mollositin in Betracht. Gelegentlich auftretende Infektionen verlangen Zwischenkuren mit Quecksilberpräcipitatsalbe, mit 10% Albucideucerin oder mit Rivanolsalben. Innerlich von Zeit zu Zeit Badionalstöße, zur Dauerbehandlung dagegen Arsen in kleinen Dosen. Höhensonne wird bei diesen nervösen Kindern nicht immer gut vertragen.

Pastöse Kinder dagegen erhalten Kalk; lokal auf nässende Stellen Pasten mit Teer oder Lenigallol, bei Infektionen Rivanol. Kleine nicht nässende Ausbrüche (Papeln, Bläschen) werden mit Trockenpasten oder Zinköl zum Austrocknen gebracht. Höhensonnenallgemeinbestrahlungen sind meist vorteilhaft, ebenso Olobintininjektionen 0,5 ccm alle 5—8 Tage. Auch Eigenblut oder Homoseran ist zu empfehlen.

Das *spätexsudative Ekzem* der Kinder und Erwachsenen kann als Säuglingsekzem beginnen, aber auch jederzeit ohne Vorläufer in Erscheinung treten. So erkranken häufig Bäcker erst spät daran, nachdem eine jahrelange Mehlstaubeinwirkung eine bei ihnen vorhandene Diathese geringen Grades nach und nach gesteigert und zur Manifestation gebracht hat. Denn auch bei dem spätexsudativen Ekzem erweist sich die allergische Diathese keineswegs als eine konstante Größe, sie schwankt im Verlauf des Jahres (Verschlimmerungen im Winter), sie schwindet an bestimmten Gegenden (an der See, im Hochgebirge), sie verstärkt sich bei unzweckmäßigem Verhalten des Patienten, d. h. wenn er sich den für ihn geltenden Schädlichkeiten ungehemmt aussetzt. Aus diesen Gründen ist es auch erklärlich, weshalb gelegentlich das spätexsudative Ekzem erst im Erwachsenenalter in Erscheinung tritt, nämlich dann, wenn eine ungünstige Umwelt erst nach und nach die Reizbarkeit der Haut geweckt und gesteigert hat. Eine familiäre Belastung des Patienten ist aber auch in diesen Fällen oft festzustellen. Die Allergene, die gerade der Spätexsudative zu meiden hat, sind nun seltener chemische Reizstoffe wie Quecksilber, Jod, Heftpflaster u. dgl., sondern Eiweiße, sei es in der Nahrung (Fisch, Eier, Bohnen, Erdbeeren u. dgl.), sei es in tierischen Haaren oder Federn (Wolle, Bettfedern), sei es in der Atmosphäre (Pollen, Hefen, Schimmelpilze). Vermutlich besteht auch eine Überempfindlichkeit gegenüber dem Eiweis der Hautbakterien selbst. Bestimmte Beschäftigungen erweisen sich als besonders schädlich: so erkranken Bäcker und Müller leicht, da sie das Getreideeiweiß als Mehlstaub einatmen oder es als Niederschlag auf der Haut tragen;

ebenso sind Kürschner und Pelzfärber durch die Tierhaare gefährdet und Woll-
arbeiter und Näherinnen durch den Wollstaub. Gelingt die Aufdeckung eines
Allergens, sei es in der Nahrung, im Beruf, in der Wohnung, so beseitige man es;
oft aber gelingt das schwerer als bei den Gewerbeekzemen, wo häufig nur *ein* Schadstoff zu vermeiden ist; bei dem spätexsudativen Ekzem sind es meist mehrere.

Lokalbehandlung: Der Kranke mit spätexsudativem Ekzem, der meist eine
trockene Haut hat, verlangt für gewöhnlich vom Arzt eine Salbe, um seine
Haut einzufetten; für gewöhnlich hat er sich auch schon damit behandelt, aber
ohne Erfolg. Erfahrungsgemäß besteht nämlich meist eine erhebliche Salbenempfindlichkeit, so daß die Salbe zwar die Hauttrockenheit beseitigt, aber gleichzeitig die Entzündung und damit das Jucken immer wieder unterhält. Am besten
erkläre man dem Patienten, daß er nur die Wahl hat zwischen einer weichen Haut
(durch Salbe) und weniger Jucken (durch fettfreie Behandlung). Tatsächlich hat
man zunächst mit Fissanöl, oder wenn das Fissanmilcheiweiß nicht vertragen
werden sollte, mit schlichtem Zinköl (Zinc. oxydat./Ol. Oliv. ana) die besten An-
fangserfolge. Auch die weiche Zinkpaste von UNNA (Zinc. oxydat./Talc./Ol. Lini/
Aq. Calcar. ana) wird gut vertragen.

Gleichzeitig wendet man in dieser Zeit gegen das Jucken entweder Teer an
z. B. Ichthyolwasser, Ekzefug, Ekzemyl, Carboneol-Spiritus-Äther u. dgl.) oder
Röntgenbestrahlungen oder allgemeine Maßnahmen, die noch zu besprechen sind.
Schutz vor Seife und Wolle ist selbstverständlich.

Nach geraumer Zeit (1—2 Wochen) aber kann man dem Drängen des Patienten
nach Salbe nachgeben. Freilich gilt es zunächst die für ihn zuträgliche Salbengrundlage zu finden. Das ist meistens frisches Schweineschmalz, gelegentlich auch
Desitinolan oder eine Öl-Wollfettsalbe oder ausnahmsweise einmal sogar reine
Vaseline und nichts anderes. Ist die Krankheit beinahe abgeheilt und handelt es
sich nur noch um Einfettung der normalen Haut, so ist Kalodermagelee geeignet.

Brennen die erkrankten Stellen oder nässen sie, so läßt man Umschläge mit
Dalibour-, Tannin- oder Targesinlösung für dauernd oder stundenweise anwenden.

Was nun die Zusätze betrifft, die man den Zinkölen oder geeigneten Salbengrundlagen beigibt, so erweisen sich desinfizierende (Quecksilber, Schwefel u. a.)
oder juckstillende (wie Teer) als besonders geeignet; z. B.:

    Dermatol 10/Zinc. oxydat. 40/Ol. Oliv. ad 100.
    Calomel. 5/Zinc. oxydat. 45/Ol. Oliv. ad 100.
    Ichthyol 3/Mitigal 15/Zinc. oxydat. 50/Glycerin 5/Ol. Oliv. ad 100.
    Tumenol. Ammon. 3/Zinc. oxydat. 50/Ol. Oliv. ad 100.

Oder man setzt das Desinfiziens nicht dem Zinköl selbst zu, sondern läßt es daneben zur Verwendung kommen; also Abtupfen mit Dalibourlösung oder Pinseln
mit 0,5% Pyoktanin. Ebenso macht man es mit den Teeren (Bäder in Balnacid,
1 Eßlöffel auf 1 l Wasser oder Anstrich der Haut mit 30% Ichthyolwasser, Ekzefug oder Carboneol-Spiritus-Äther).

Ähnlich verfährt man mit der als vertragen erwiesenen Salbengrundlage (die
man übrigens dem Patienten zur späteren Verwendung durch andere Ärzte
zweckmäßig mitteilt); z. B.

    Dermatol 5—10/Adip. suilli ad 100.
    Dermatol 10/Zinc. oxydat. 10/Ol. Oliv. 20/Adip. Lanae ad 100
    Hydrarg. praecipitat. 5/(oder Sulf. praecipitat. 5)/Zinc. oxydat. 15/Ol. Oliv. 20/Adip.
Lanae ad 100.
    Zinc. oxydat. 10/Sol. Chinosol. 1% 25/Ol. Oliv. 15/Adip. Lanae ad 100.

Allgemeine Umstimmungsmittel sind, um einen raschen Erfolg zu haben,
intravenöse Injektionen von Kalk, um nachhaltigere Erfolge zu erreichen solche
von Eigenblut oder Serum (Homoseran) i. m..

Unter besonders günstigen Pflegebedingungen vermag man auch daheim Olobintin forte oder Pyrifer zu geben; sonst bleibt diese Behandlung der Klinik vorbehalten.

Ein weiteres Mittel, das einen gewissen Erfolg verspricht, sind Torantilinjektionen. Antihistamine wirken nur symptomatisch, am besten noch als regelmäßige Injektionen, mehrmals täglich.

Gelegentlich von Erfolg sind, besonders bei Frauen, Prolaninjektionen (5 Stück). Hierbei tritt im Verlauf dieser Injektionen häufig eine Verschlimmerung ein, der aber nach weiteren 8—14 Tagen dann eine länger anhaltende Besserung folgt.

Intensive Arsenkuren (Arsenetten 3mal 1—4 Tabl. tägl., Gesamtdosis 7—8 Röhrchen zu je 80 Stück) führen oft, aber erst nach Wochen, zu Beschwerdefreiheit.

Treten Furunkel bei spätexsudativen Ekzematikern auf, so sei man mit Vaccineinjektionen (z. B. Staphygen) vorsichtig, sie provozieren oft das Ekzem; im übrigen sind hier gegen die Furunkulose Kalkinjektionen ungefährlicher und auch wirksam.

Bei der Dauer des spätexsudativen Ekzems wird man gelegentlich mit homöopatischen Mitteln einen Versuch machen wollen; tatsächlich befinden sich manche Patienten bei dem Gebrauch von Bellis Oligoplex-Madaus, 3—4mal tägl. 1 Messerspitze des Pulvers, recht gut; wirksam bei chronisch juckenden, trockenen, infiltrierten Prozessen des Gesichtes und der Kopfhaut.

Infolge der häufigen Salbenempfindlichkeit sind lokale Röntgenbestrahlungen oft ein erwünschter Ausweg; steht der Kranke nicht unter dauernden störenden Allergeneinflüssen, so haben sie auch meist raschen Erfolg. In Hinsicht auf Rückfälle ist stets mit der geringsten Menge Röntgenstrahlen auszukommen — deshalb auch keine schematische Einhaltung von Bestrahlungsserien — und sofort aufzuhören, wenn die Wirkung ausreicht. Bei Gesichtsbestrahlungen achte man auf die Abdeckung der Augen (trotz der wahrscheinlichen Gefahrlosigkeit der geringen Dosen), denn gerade bei spätexsudativem Ekzem kommt es gelegentlich zu dem sog. „dermatogenen Star", einer Linsentrübung, die nachher leicht vom Betroffenen auf eine fahrlässig ausgeführte Röntgenbestrahlung zurückgeführt wird.

Will man die Stelle der Erkrankung selbst vor zu häufigen Bestrahlungen bewahren, so schiebt man eine sog. „Sympathicusbestrahlung" ein, die bei spätexsudativem Ekzem oft günstig wirkt; bei Befallensein des Gesichtes und der Arme wird dabei die Rückenmarksgegend im Umkreis des 7. Halswirbelfortsatzes bestrahlt, bei Befallensein der unteren Extremitäten die Lumbalgegend (s. S. 141). Bei den zweifellos zu beobachtenden Besserungen wird eine Fernwirkung über den Sympathicus angenommen.

Klimawechsel (Aufenthalt an der See oder im Hochgebirge) beseitigt oft schlagartig das spätexsudative Ekzem; der Grad der Empfindlichkeit ändert sich bisweilen derart, daß auch bekannte schädliche Einwirkungen (Seife, Wasser, Wolle) dann gleichgültig bleiben.

Schließlich läßt sich noch eine dritte Ekzemgruppe von besonderem klinischem Aussehen und chronischem Verlauf herausstellen: das sog. „Scheuerekzem". Hiervon werden meist auffallend nervöse Patienten betroffen, bei denen auch zeitweilige Überanstrengungen, Verstimmungen, Aufregungen, Sorgen, Befürchtungen u. dgl. periodische Verschlimmerungen bedingen. Charakteristisch ist hier das regelmäßige Befallensein von Stellen, wo Kleider scheuern: z. B. unterhalb des Kragenknöpfchens, am Hutrand (auch ohne jede nachweisbare Überempfindlichkeit gegen Hutleder), seitlich am Unterkiefer (wohl durch den Mantelkragen), an der Außenseite der Arme und den Vorderkanten der Unterschenkel.

Dem Druck der Schuhe entsprechend ist die Gegend an den Fußknöcheln, der Spann und der Mittelfuß oberhalb der großen Zehe betroffen, hier wie an allen abhängigen Körperstellen oft mit starkem Nässen. Bei Frauen sind es einzelne Stellen am Oberschenkel, an der Innenseite, wo die Ränder der Beinkleider, und an der Vorderseite, wo die Strumpfhalterschnallen scheuern. Gelegentlich kommt auch einmal ein Armband, ein Klemmohrring u. dgl. in Betracht. Überall, wo derartige, nicht einmal bedeutende Reize einwirken, tritt dann — und zwar meist nicht tagsüber, sondern nachts, wenn der Reiz fortfällt — ein krisenhaftes Jucken ein, das den Patienten zwingt, sich die betroffenen Stellen aufzuscheuern oder auch in Fetzen aufzureißen. Der objektive, dem Arzt vorgewiesene Befund ist oft nur gering und besteht in den Kratzspuren, ohne besondere Hautverdickungen oder ohne scharf begrenzte Herde; Bläschen oder Schuppenbildungen sind kaum zu sehen. Hat man Gelegenheit, einen Anfall zu beobachten, so bemerkt man, daß sich die betroffene Hautstelle rötet und oft quaddelartig (also wie bei Nesselsucht) anschwillt. Dem Körperbau nach sind die Patienten meist Astheniker, aber gelegentlich auch Pykniker; Kombination mit Ichthyosis kommt besonders bei Asthenikern vor. Die Erkrankung ist wesentlich seltener als das spätexsudative oder seborrhoische Ekzem und bleibt fast immer selbständig, d.h. zeigt keine Übergänge in andere Ekzemformen.

Therapeutisch ist es besonders schwer beeinflußbar. Zunächst ist, da es sich häufig um sehr reinlichkeitsliebende Personen handelt, auf eine Einschränkung der gewohnten täglichen Duschen und Bäder zu dringen; Wasser und Seife, vor allem aber das Frottieren mit dem Badetuch, spielen eine schädliche Rolle. Ebenso ist das Tragen von Mänteln aus rauhem Stoff, von wollenen Handschuhen, von Filzhüten, von drückenden Stiefeln zu untersagen — soweit sich diese Patienten viel verbieten lassen.

Lokal haben sich Schüttelmixturen in Kombination mit Ichthyol bewährt, also zuerst Auftragen von 10—20% wässeriger Ichthyollösung, darüber Zinktrockenpaste.

Vorsicht beim Abwaschen, das nicht täglich, sondern nur alle 3—4 Tage erfolgen darf, mit Milcudermwaschung oder auch mit Spiritus dilutus.

Auch sonstige Trockenpasten, z.B. mit Kalomel, 10%, gleichzeitig mit 15% Liq. Carbonis detergens (s. S. 93), erweisen sich als zweckmäßig.

Gelegentlich ist an umschriebenen Stellen auch ein Kompressionsverband allein ausreichend; man bedeckt dann den Herd mit einer dicken Wattelage, die mit Leukoplast oder einer Mullbinde unter Druck befestigt wird; liegt der Verband einige Tage, hört das Jucken von selbst auf. An größeren Stellen verwendet man zu demselben Zwecke einen komprimierenden Zinkleimverband, mit oder ohne Verstärkung durch Mullbinden:

Ichthyol 3 / Zinc. oxydat. 15 / Glycerin 30 / Gelatinae 20 / Aq. ad 100.

Im Wasserbad erwärmen und aufstreichen, nötigenfalls noch feucht mit Mullbinden umwickeln; alle 8—14 Tage im warmen Bad entfernen.

Muß die Haut geschmeidig gemacht werden, mit Vorsicht Kalodermagelee verwenden, da fast stets eine hochgradige Überempfindlichkeit gegen Fette und auch Öle besteht. Röntgenbestrahlungen helfen oft nur vorübergehend.

Allgemein: Kalkinjektionen, wobei aber injektionsscheuen Patienten keine Spritzen aufgedrängt werden sollen. Günstig ist der längere Gebrauch von Baldrian (Tct. Valerianae, Recvalysat), von Bellergal und Brom in verträglicher Form (Sedobrol, Species nervinum Nattermann). Bei Juckanfällen Eukliman. Verbot von Kaffee, von Alkohol (verschlimmert deutlich!), von Nicotin. Innere Stärkungsmittel, wie Lebertran, auch Phosvitanon wirken oft günstig; besonders auch milde Arsenkuren: 3mal tgl. ½—1mg Arsen monatelang. Nötigenfalls Entspannung, Erholungsurlaub, Bettruhe.

Umschriebene stationäre Formen des Scheuerekzems sind häufiger: die auf vereinzelte Stellen beschränkten chronischen *Neurodermien*. Diese chronischen Neurodermien zeichnen sich durch verhältnismäßig scharf begrenzte, verdickte Herde aus, von grober Hautfelderung, mit festhaftenden Schuppen; das dauernde Jucken steigert sich häufig zu heftigen Anfällen.

Die Neurodermien haben meist ihren typischen Sitz an Stellen, wo ein dauernder Reiz ein dauerndes Scheuern veranlaßt; erst im Laufe dieses Kratzens verändert sich die ursprünglich glatte Haut zu plattenartigen Infiltraten. Dieser Reiz kann ein Druck von innen sein; so sieht man sie z.B. über Krampfadern, die beim Aufrechtstehen des Patienten sich stark vorwölbend durch den Herd'verlaufen. Es kann sich aber auch um einen Druck von außen handeln, z.B. unter Hosenträgern, Bruchbändern, in Prothesen (hierbei oft follikuläre Superinfektionen), oder am häufigsten in der Nackengrube von Frauen (bei Männern so gut wie nie); meist ist hier ein straffer, mit Nadeln gespickter Haarknoten, manchmal ist der Hutrand, manchmal ein Gummihalteband die erste Ursache. Unterhalten werden diese Neurodermien weiterhin, auch wenn der ursprüngliche Anlaß fortfällt, durch das dauernde Kratzen, denn sie jucken schließlich von selbst, wahrscheinlich infolge einer Reizung der Hautnerven durch das entstandene entzündliche Infiltrat. Es genügt also nicht, die schädigende äußere Ursache zu beseitigen (eine Krampfader zu veröden, einen bestimmten Hut oder den Gebrauch von Haarnadeln zu verbieten), sondern der krankhafte Prozeß selbst muß rückgängig gemacht werden.

Oft auch finden wir diese Neurodermien in der näheren oder weiteren Umgebung besonders juckender Hautstellen anscheinend als Wirkung eines ausstrahlenden Juckreizes: z.B. bei Oxyuren im Gebiet der Analgegend, auch auf den Hodensack übergreifend; oder bei Vaginalpruritus infolge von Fluor oder hormonalen Störungen im Gebiet der Klitoris, übergreifend auf die Labien, den Anus und schließlich die inneren Oberschenkel. Auch Zahnschmerzen (Zahnextraktionen) oder schmerzhafte Entzündungen der Nasennebenhöhlen rufen in einigen Fällen Neurodermien des Gesichtes hervor, ebenso wie einige wenige, kaum nachweisbare Kopfläuse Neurodermien seitlich am Nacken.

Für die lokale Behandlung der Neurodermien kommen — neben der Beseitigung der primären Reize — vor allem Röntgenbestrahlungen in Frage oder, wo sie schlecht anwendbar sind (an behaarten Stellen, Buchten am Genitale, an oft vorbestrahlten Stellen), α-Strahlen (Thorium X als Spiritus oder Salbe, Radonsalbe).

Außerdem kommt Teer in Betracht; meist als Pinselung (Ekzefug, Falipsoryl, Ekzemyl, oder wenn besonders hartnäckig: Psorigallol), darüber eine Trockenpaste oder ein Zinköl, in der Genitalgegend besser ein Puder (z.B. Teersulfoderm oder Fissanwundpuder). Versucht man die harten Platten mit Salbe zu erweichen, so erlebt man oft wegen Salbenempfindlichkeit Mißerfolge; dennoch findet man bei geduldigem Probieren schließlich noch eine vertragene Salbengrundlage (z.B. Ungt. diachylon). Die Behandlung der Neurodermien der Nackengruben bei Frauen, s. S. 241.

Die symptomatische Behandlung der Ekzemerscheinungen. Das Ekzem umfaßt fast die ganze Skala der entzündlichen Erscheinungen, deren die Haut überhaupt fähig ist.

Akute Erscheinungen bestehen in flächenhaften Schwellungen und brennenden Rötungen, in Bläschenbildungen, in Nässen, das entweder aus einzelnen Punkten oder flächenhaft erfolgt. Diese akuten Erscheinungen sind meist die Folge plötzlich von außen einwirkender Schadstoffe und betreffen dann zunächst den Ort der Einwirkung, manchmal auch noch die nähere Umgebung. Diese akuten Erscheinungen können aber auch bei einem bestehenden akuten oder chronischen Ekzem explosionsartig auftreten und sich wie ein Erythema exsudativum über den Körper erstrecken: an den Händen, dorsal wie volar, unter Bildung großer Blasen mit fad riechendem Inhalt, aber auch unter Bildung von Herden an den Füßen, dem Kinn und schließlich von pityriasiformen oder psoriasiformen Erscheinungen am Stamm; man hat dann den Eindruck einer auf dem Blutweg ausgestreuten Schädigung. („Eruptiv-exsudative Ekzemgeneralisation", s. S. 39.)

Die symptomatische Behandlung richtet sich nach den allgemeinen Regeln für eine akute, trockene, bläschentragende oder nässende Hautentzündung (s. S. 3 u. f.). Stichwortartig seien sie hier wiederholt, ansteigend von den mildesten und vorsichtigsten Mitteln an:

1. *Feuchte Umschläge* sind bei akuten Entzündungen niemals falsch — was schon viel wert ist —, denn während der Zeit ihrer Anwendung heilen viele akute Entzündungen von selbst oder durch allgemeine Einwirkungen (Kalk, Diät) ab, wenn nur weitere Schadwirkungen vermieden werden. Kühle feuchte Umschläge, ohne wasserdichten Stoff, leiten die Wärme ab, mildern das Brennen, verhüten Gerinnungen des Sekretes und Krustenbildungen und sekundäre Eiterverhaltungen.

Anwendbar bei trockenen, bläschentragenden, flächenhaft oder punktförmig nässenden Stellen; Bläschen und Blasen sind zu eröffnen. Zusätze: Targesin 0,2%, Borsäure 3%, Resorcin 0,3—1%, Salicylsäure 0,1%; bei Infektionsverdacht Dalibourlösung, Höllenstein 0,1% (Flecken!). Treten am Rande der feuchten Umschläge, wahrscheinlich durch Konzentrationsänderungen während der Verdunstung, fortschreitende Reizerscheinungen auf, läßt man die gesunde Haut einfetten oder mit Trockenpaste schützen.

2. *Puder*: Nur Kinder- oder Wundpuder, nicht Sulfonamid- oder Anästhesin- oder Formalin-haltige Körperpuder. Zur besseren Haftung vorher Hauteinölung (Olivenöl, Mandelöl, kein Vaselinöl). Anwendbar bei trockenen, nicht oder nur mit besonderer Vorsicht anwendbar bei nässenden Hautentzündungen.

3. *Schüttelmixturen oder Trockenpasten*: Nur bei trockenen oder wenig nässenden Hautentzündungen. Fertigpräparate: Esiderm, Esiderm c. Tumenol, Fissan-Trockenpaste. Eigene Zubereitungen s. S. 92.

Bei Infektionsverdacht Zusatz von Dermatol, Xeroform. Trockenpasten werden wiederholt aufgetragen, ohne alte Reste abzuwaschen. Abbaden möglichst erst nach beginnender Heilung. Wird Haut zu trocken, einölen (mit pflanzlichen Ölen) vor Auftragen der Paste.

4. *Zinköle*: Fertigpräparate: Fissanöl, Mollositin; evtl. darüber noch Puder. Besonders an Gelenkbeugen, wo die bei Trockenpasten zu stark austrocknende Haut durch Bewegungen einreißt und dann schmerzhafte Schrunden entstehen. Eigene Zubereitungen s. S. 99.

Bei Infektionsverdacht: Zusätze von Dermatol, Xeroform.

5. *Fettpasten*: Dick auf Leinen auftragen, Verbände. Bei trockenen und mäßig nässenden Stellen erlaubt, bei stärkerem Nässen mindestens öfters wechseln. Besonders geeignet in Gelenkbeugen oder an nässenden Stellen unter verdickter Haut, z. B. den Hohlhänden (nach Öffnen der Blasen). Nur anwendbar bei Fettverträglichkeit (s. S. 36), sonst feuchte Umschläge. Von mildesten Pasten ansteigend:

Zinkoxyd in Ungt. leniens (20%); Zinkoxyd in Schweineschmalz (10%); Zinkoxyd in Eucerin c. aq. (20%); Zinkoxyd in Vaseline flavum (30%). Bei Infektionsverdacht: Zusatz von Dermatol, Xeroform (5 — 10%); ferner Rivanol 0,1—0,2% in Zinkoxydlenienssalbe.

Als weitere Zusätze in akuten Stadien sind erlaubt, aber nur von geringfügiger Wirkung: Tumenol-Ammon. 1—3%, Ichthyol 1—5%, Sulfanthren 10%. Zu warnen ist vor Schwefel, Quecksilber, Anästhesin, Anthrarobin.

6. *Allgemeinbehandlung*: Calciuminjektionen (s. S. 153 oder statt dessen Vigantol forte 10 gtt. tägl. oral für einige Tage), drastische Abführmittel (s. S. 164), Milchdiät (s. S. 181), Aderlässe (s. S. 163).

7. Keine Höhensonne, keine Röntgenbestrahlungen.

Im *chronischen Zustand* liegt das Ekzem meist in Herden vor, die entweder von akuten Entzündungen übriggeblieben sind oder sich von vornherein schleichend entwickelt haben. Diese Herde können nässen, meist aus einzelnen Punkten, die als Bläschen begonnen haben (bei Druck tritt aus diesen „Ekzemporen" Gewebswasser hervor), oder auch aus Hautrissen (Rhagaden), die über Gelenkbeugen in den verdickten, unelastisch gewordenen Ekzemherden entstehen; ungereinigt ist die nässende Stelle meist von Krusten bedeckt. Aber die Herde können auch trocken sein und dann nur durch die Hautverdickung auffallen, die entweder erhaben über die Haut vorspringt oder mindestens für den Finger, der die Haut falten will, fühlbar ist. Schließlich kann der Herd ganz schwielig sein, bindegewebig verhärtet und nicht mehr von entzündlichem Infiltrat gebildet; er wird dann immer weniger rückbildungsfähig. Bei der Heilung schuppen die Ekzeme, die akuten fein-lamellös, die eruptiv-exsudativen Generalisationen manchmal in riesigen Fetzen, die chronischen in kleinen festhaftenden Schüppchen.

Zu behandeln ist also an den chronischen Herden jeweils das *Nässen*, die *Krustenbildung*, das *entzündliche Infiltrat*, die *Schwiele*, die *Schuppung*. Subjektiv steht das *Jucken* im Vordergrund.

Gegen ein umschriebenes *Nässen* ist Lenigallol, Teer, Ichthyol wirksam. Man verwendet z. B. folgende Pasten:

Lenigallol 2 — 5/Zinc. oxydat. 30—40/Vaseline flav. ad. 100.

Carboneol 5/(oder Tumenol-Ammon. 3—5)/Zinc. oxydat. 30/Eucerin anhydr. ad 100.

Ichthyol 10/Zinc. oxydat. 30/Eucerin anhydr. ad 100.

Bei Verdacht auf gleichzeitige Infektion Zusatz von 5—10% Dermatol, von 5—10% Hydrargyrum praecipitatum, von 5% Sulfur praecipitatum.

Manchmal ist ein fortdauerndes Nässen das Zeichen einer Idiosynkrasie gegen die benutzte Salbengrundlage. Man tauscht dann die verwendete Vaseline bzw. das Eucerin aus gegen Ungt. leniens (die offizinelle Zubereitung oder die Zusammensetzung nach S. 96), gegen Resorbin, gegen eine Mischung von Adeps Lanae und Olivenöl (2:1) schließlich gegen Schweineschmalz.

Manchmal kommt man ganz salben- und ölfrei mit einer Trockenpaste zum Ziel z. B. mit der bekannten Zinnoberschwefeltrockenpaste (s. S. 121).

Hartnäckige nässende Restherde werden mit 10% Höllensteinlösung oder mit 30% Resorcin in Spiritus oder noch besser in Eisessig alle paar Tage verätzt.

Gegen nässende Rhagaden, d. h. sich nicht schließende Hautrinnen, ist Zusatz von Perubalsam günstig, z. B..:

Bism. subgall. 5/Bals. peruv. 5/Carboneol 3—5/Zinc. oxydat. 20/Eucerin anhydr. ad 100.

Die *Krustenbildung* schonend zu beseitigen, gelingt leicht durch feuchte Verbände mit Borwasser, Targesin 0,2%; durch Verbände mit weichen, lösenden, weil in die Krusten eindringenden Ölen (Olivenöl, Mandelöl) oder Salben, wie Ungt. leniens; aber auch mit Vaseline, die zwar nicht eindringt, aber als wasserdichter Verband wirkt, der kein Hautwasser durchläßt. Dick bestrichene Verbände. Die Neubildung von Krusten wird verhütet durch Beseitigung des Nässens (s. oben).

Das *entzündliche Infiltrat* wird besonders durch Teer beeinflußt; weiter durch Chrysarobin, Pyrogallol; von physikalischen Verfahren hauptsächlich durch Röntgenstrahlen. Teersalben:

Liq. Carbon. deterg. 10—20/Eucerin anhydr./Past. Zinci ana ad 100.
Carboneol 5—10/Eucerin anhydr./Past. Zinci ana ad 100.

Statt Pyrogallol kann das besonders wirksame Teer-Pyrogallol-Präparat Psorigallol verwandt werden:

Psorigallol 3—10/Eucerin anhydr./Past. Zinci ana ad 100.

Chrysarobin wird in steigenden Dosen (wie bei Psoriasis) 0,5—3% einige Tage lang verwandt oder in höher konzentrierten Schlägen, z. B. 10%, aber nur für ½—1—2 Tage bis eine Reizung erfolgt, dann Weiterbehandlung mit Zinkpaste. Mehrere Schläge nacheinander.

Röntgenbestrahlungen: 100—150 r, alle 7—10 Tage, mehrmals.

Wird die Hautverhärtung immer blasser und härter, wird sie zur bindegewebig·verdickten *Schwiele*, so wird ihre Beseitigung immer schwieriger. Merkwürdigerweise kann man dann entweder mit den mildesten oder den stärksten Mitteln noch Erfolg haben. Zweckmäßig beginnt man mit den mildesten, mit dauernden Umschlägen mit Dalibourlösung oder mit einfachen Kompressionsverbänden mit Watte, die mehrere Tage lang liegen bleiben müssen. Zur angenehmen Überraschung schwinden dann oft härteste trockene Ekzemherde, wahrscheinlich ein Zeichen, daß doch Scheuern oder eine chronische Infektion den Herd unterhalten hat. Hilft das jedoch nicht, ist man auf Schälkuren angewiesen, am einfachsten mit Salicylpflaster (Beiersdorf Nr. 82); zwischendurch einfetten mit Ungt. diachylon. Auch schwielige Ekzeme können immer noch fettempfindlich sein und sich nach Anwendung von Salben, z. B. Vaseline, röten und besonders am Rand wieder anschwellen und stärker jucken. Deshalb in dieser Hinsicht Vorsicht, evtl. Ungt. leniens oder nötigenfalls Zinköl. Ein letztes Mittel, allerdings nur für kleinere Herde anwendbar, sind energische Gefrierungen mit Kohlensäureschnee (40—60 sec); zur Abheilung der gebildeten Ulcerationen Dermatolzinksalbe.

Röntgenbestrahlung versagt nicht selten besonders bei jahrealten, stark verhärteten Herden; versuchen kann man sie, aber bei Einsicht in ihre Unwirksamkeit soll man sie abbrechen und nicht einen Erfolg erzwingen wollen, meist zum späteren Schaden des Patienten.

Die *Schuppung*, als Ausdruck einer infolge einer vorangegangenen akuten Anschwellung überdehnten und schließlich ausgetrockneten Hornschichtdecke, stört den Patienten durch ihre Sprödigkeit, die durch Einfetten mit Öl oder eindringende Salben, wie Resorbin, Ungt. leniens, beseitigt wird. Die festhaftenden ·Schuppen chronischer Herde werden mit 1—2% Salicylvaseline gelöst oder besser mit

Acid. salicyl. 3 / Ol. Ricini 15 / Eucerin anhydr. ad 100.

Das *Jucken* wird hauptsächlich durch die Behebung der objektiven Veränderungen beseitigt und nicht durch besondere lokale Maßnahmen wie mit Anästhesin, Percain, Menthol, Calmitol; diese Mittel sollten nur äußerstenfalls, viel seltener als üblich, zur Anwendung kommen und stets mit Mißtrauen vor einer idiosynkrasischen Reizung. Ungefährlicher sind Injektionen von Antistin, von Kalk, Eigenblut oder Serum (Homoseran).

Superinfektionen sind bei chronischen Ekzemen nicht selten: Das Gewerbeekzem, das seborrhoische Ekzem, das exsudative Säuglingsekzem, das spätexsudative Ekzem komplizieren sich häufig mit Staphylo- bzw. Streptokokkeninfektionen; bei dem Scheuerekzem und der Neurodermie ist das seltener. Die akute Dermatitis, durch plötzliche, von außen einwirkende Schadstoffe hervorgerufen, heilt ebenfalls meist ohne zusätzliche Infektion aus. Unter den Gewerbeekzemen sind die durch Schmieröl (Bohrwasser) entstandenen geradezu an ihren gleichzeitigen eitrigen Haarbalgentzündungen und Furunkeln kenntlich, wohl eine Folge davon, daß Schmieröl die Haarbalgmündungen zu besonders starken, oft verstopfenden Verhornungen anregt. Ebenso zeigen Bäckerekzeme Komplikationen mit Furunkulose, hier wirkt die Anwesenheit von Mehl, Zucker, Hefen und Schweiß auf der Haut als ein Nährboden für die Kokken. Übrigens sind überhaupt stark schwitzende Berufe, z. B. Vulkaniseure, Schweißer, oft von Furunkeln heimgesucht.

Das seborrhoische Ekzem ist — wie bereits hervorgehoben — fast in der Mehrzahl der Fälle mit staphylogenen Infekten kompliziert, das beweist das gehäufte Auftreten von oberflächlichen Eiterpusteln an den Haarbälgen, von tieferen Haarbalgentzündungen und Furunkeln bei dem seborrhoischen Ekzem behaarter Gebiete (der Kopf- und Barthaare, der Schamhaare, der Achselhaare) und die Bildung tiefer Abscesse in den regionären Schweißdrüsen (in den Achseln, am Anus). Chronische Formen des seborrhoischen Ekzems können von chronischen Pyodermien derart überlagert sein, daß sie lediglich als·solche in Erscheinung treten und nur durch die besondere Lokalisation an den seborrhoischen Stellen ihre Herkunft verraten. Manches, was noch als seborrhoisches Ekzem aufgefaßt wird, wird möglicherweise mit der Zeit als ekzemähnliche Pyodermie erkannt werden (z. B. die chronischen, teils nässenden, teils großlamellös schuppenden Herde hinter den Ohren von Kindern und Erwachsenen).

Das exsudative Säuglingsekzem ist häufig pyodermisch („impetiginös", von der früheren Bezeichnung der Pyodermien her, die „Impetigo contagiosa bzw. vulgaris" genannt wurden). Das spätexsudative Ekzem kompliziert sich zeitweise manchmal unter Bildung von dickgeschichteten Krusten, die für Streptokokken charakteristisch sind, manchmal aber auch durch Entwicklung von Furunkeln, die jedoch auffallend wenig entzündliche Reaktionen zeigen, klein bleiben, langsam einschmelzen und als eitrige schmerzhafte Pfröpfe tagelang in der anscheinend reaktionslosen Haut liegen.

Ist ein Ekzem mit Pyodermien kompliziert, so bedürfen diese unbedingt einer Behandlung, wobei natürlich der jeweiligen Überempfindlichkeit der ekzematösen Haut (gegen Quecksilber, besonders aber gegen die Salbengrundlage) Rechnung getragen werden muß. Das Mittel gegen Haarbalgentzündungen, also meist gegen Staphylokokken, ist der Schwefel; als Mittel gegen krustöse, oberflächliche Prozesse, also meist durch Streptokokken bedingt, sind Rivanol oder — wenn vertragen — Quecksilber überlegen.

Milde Desinfizienzien sind Dermatol, Xeroform. (Näheres siehe Pyodermien, S. 195 u. f.)

Bei Streptodermien verwendet man deshalb

Zinc. oxydat. 10 / Sol. Rivanol 0,5% / Eucerin anhydr. ana ad 100.

Daneben tägl. Zephirolbäder 0,5%. Innerlich Sulfonamide.

Bei Staphylodermien Schwefeltrockenpasten (s. S. 121), Schwefelsalben (s. S. 122) oder Schwefelbäder (Sulfnascen, Sulfidium, Li-iL-Schwefelbad u. dgl.).

In vielen Fällen mag für die Hartnäckigkeit mancher Ekzemherde die Anwesenheit von Erregern oder ihrer Toxine von Bedeutung sein; hier handelt es sich dann um „mikrobielle Ekzeme", die, unter der Dauerschädigung dieser Toxine stehend, nicht zur Ausheilung gelangen. Wie oft hilft bei einem dauernd nässenden oder bläschenbildenden Ekzemherd, der als Gewerbeekzem begonnen hat, schlagartig der Versuch mit einer desinfizierenden Salbe, z. B. mit Rivanol oder Quecksilberpräcipitat! (Der zweite Hauptgrund, weshalb ein Ekzemherd nicht zur Abheilung kommt, ist die Fortdauer einer Schadwirkung: entweder durch den Beruf oder durch Waschen oder letzten Endes durch das von uns verordnete Medikament, meist eine nicht vertragene Salbengrundlage.)

Aber es gibt auch Prozesse, die fast regelmäßig als Ekzeme gebucht werden und die wohl richtiger bereits jetzt als *ekzemähnliche chronische Pyodermien* zu bezeichnen sind, das sind

1. großlamellöse Prozesse, hauptsächlich an den Unterschenkeln (siehe Seite 249);

2. progrediente entzündliche Herde der Haarbälge, meist an den Waden s. S. 250) = follikuläre Ekzeme;

3. bläschentragende, progrediente Prozesse an den Händen, meist in der Hohlhand (s. S. 244).

Alle diese Krankheitsbilder, die sich klinisch scharf abgrenzen lassen, fallen aus der üblichen Ekzembehandlung heraus; eine Einwirkung äußerer oder innerer Reize oder das Vorliegen einer Allergie ist selten nachweisbar; sie lediglich deshalb, weil sie heftig jucken, als Ekzeme zu bezeichnen, ist unberechtigt; zahlreiche andere Hautkrankheiten jucken auch.

Regionär-unterschiedliche Ekzembehandlung; Differentialdiagnose. Da die Bezeichnung Ekzem — trotz aller Bemühungen um eine Begriffsbereinigung — immer noch eine Fülle verschiedener Zustandsbilder umfaßt, die manchmal klinisch abgrenzbar, dann wieder in bestimmten Stadien voneinander kaum zu unterscheiden sind, daneben Krankheiten anderer Ätiologie ein Ekzem vortäuschen können, ist schließlich noch eine kurze stichwortartige Darstellung nach regionären Gesichtspunkten erlaubt, in denen manches noch nicht Besprochene nachgeholt werden kann.

Behaarter Kopf. Eine akute Dermatitis, sich äußernd in schmerzhaftem Spannen und Brennen, gelegentlich in Nässen, ist selten; meist bei Frauen nach Haarfärben, übergreifend auf die Ohren. Therapie: Borwasserumschläge, Kalkinjektionen, Abführen.

Bei nässenden „Ekzemen" am Hinterkopf, übergreifend auf den Nacken, schließlich auf die Schultern, achte man auf Läuse bzw. Nissen. Sonstige nässende oder krustöse Stellen sind meist Pyodermien (Zephirolwaschungen, 10% Quecksilberpräcipitat oder 0,2% Rivanol in Ungt. leniens). Kleine umschrieben nässende Stellen um die Follikel, kommen bei seborrhoischem Ekzem vor, jucken auch stark (Schwefelsalben wie Lygal-Kopfsalbe oder Schwefellösungen, z. B. Sulfupront A), gelegentlich arten sie zu kleinen schmerzhaften Furunkeln aus, oft mit umschriebenen Erysipelen. (Vorsicht vor Verschleppung durch Kratzen oder durch die Behandlung. Lokal manuelle Epilation der befallenen Haare; Zinnoberschwefeltrockenpaste täglich nach Zephirolbädern; bei größerer Ausdehnung Clorinaumschläge, Bestrahlungen mit der Solluxlampe. Innerlich Sulfonamide, evtl. Penicillininjektionen.)

Schuppenbildungen, die manchmal heftig jucken, kommen sowohl bei seborrhoischem wie spätexsudativem Ekzem vor; sie werden mit spirituösen Haarwässern bekämpft, z. B.:

Acid. salicyl. 2/Euresol 1/(Menthol 0,5—1)/Hydrarg. bichlorat. corros. 0,3/Spiritus dilut. ad 100. M. D. S.: 1mal tägl. gründlich in die Kopfhaut einreiben; 2mal wöchentlich reichlicher auftragen, damit Kopfhaut massieren und Haare waschen und tüchtig abtrocknen, damit auch Fett, Schweiß, Schuppen und Schmutz gleichzeitig entfernt werden.

Manchmal ist es zweckmäßig, abends eine Quecksilbersalbe (z. B. Präcipitat 10% in Ungt. leniens) oder ein Salicyl-Mitigalöl (s. S. 122) einreiben zu lassen; das Öl oder die Salbe ist morgens mit dem obengenannten Spiritus energisch abzureiben.

Zur Beseitigung stärkerer Infiltrate, z. B. bei schuppendem seborrhoischem Ekzem, 2mal wöchentlich Pinselungen mit 0,3 % Cignolinbenzol.

Differentialdiagnostisch: Plötzlich entstehende silbrigweiße Schuppenherde bei Kindern und Halberwachsenen sind Pyodermien; umschriebene Schuppenherde, die die Haare zusammenbacken, sind Psoriasis. Beide Erkrankungen lassen sich aber mit Präcipitatsalbe und Salicyl-Euresol-Spiritus ebenfalls beeinflussen.

Am *Hinterhaupt*, fast nur bei Frauen, sitzen heftig juckende Neurodermien (s. S. 56), die sich auch seitlich am Haarrand bis oberhalb der Ohren hinziehen; meist sind diese Herde verdickt, trocken, aber zerkratzt, mit festen weißen Schuppen besetzt.

Für diese Nackenneurodermien reichen für gewöhnlich die Quecksilbersalben nicht aus, sie müssen mit Salicylsäure, Teer, Resorcin verstärkt werden, z. B.:

Acid. salicyl. 1—2 / Hydrarg. praecipitat. 10 / Liq. Carb. deterg. 10 / Resorcin 0,5—2 / Eucerin anhydr. 10 / Ungt. lenient. ad 100. M. D. S.: Abends einreiben; morgens mit Salicyl-Euresol-Menthol-Spiritus energisch abreiben.

Gegen das Jucken läßt man zwischendurch Nupercainalsalbe c. Menthol einreiben.

Verfügt man über eine oberflächlich wirkende Röntgenstrahlung (von 0,3 mm Al HWS) oder Grenzstrahlen, so kann man auch mit Vorteil Bestrahlungen durchführen (mehrmals 200 r); sind die Röntgenstrahlen härter (etwa 1 mm Al HWS), so muß man sich — um einen Haarausfall zu vermeiden — auf 1—2 Bestrahlungen zu 100 r beschränken, die allerdings den Prozeß nur bessern, nicht für dauernd zu heilen vermögen. Sehr zweckmäßig ist Thorium X in Spiritus (s. S. 147).

Gelegentlich helfen auch Gaben von Follikelhormon (z. B. Progynon C).

Hinter und oberhalb der Ohrmuschel treten ebenfalls derartige trockene Neurodermien auf, häufiger aber die nässenden, im chronischen Zustand lamellös schuppenden Pyodermien (oft auch als seborrhoisches Ekzem bezeichnet), die auf Schwefeltrockenpaste, Präcipitat- oder Rivanolsalben ansprechen. Außerdem Arsenkuren.

Im *Gesicht* entsteht die akute Dermatitis am häufigsten nach Gebrauch von Waschmitteln. Dabei können die Augen beängstigend — aber harmlos — verschwollen sein (Puder, Fissanöl, abwechselnd mit Borwasserumschlägen; keine Reinigung, erst nach 2—3 Tagen vorsichtiges Abwaschen mit Magermilch, Töpfer Hautbad oder Milcudermwaschung. Nach Abklingen der akuten Reizung Fissanpaste und -puder). — Differentialdiagnostisch: Erysipel, das aber meist mit Fieber einhergeht; Erythema exsudativum, meist im Frühjahr rückfällig auftretende brennende rote Flecken über dem Jochbogen; sonstige Lokalisationen Handrücken, Unterarme, s. S. 290.

Chronische Dermatitiden und Neurodermien kommen streifenförmig an der Stirn vor (durch Hutleder oder Hutstoff — dann positive Hautprobe bei Auflegen auf dem Unterarm — oder lediglich durch das Scheuern der Hutränder), ferner besonders häufig an den inneren Augenwinkeln und den oberen Augenlidern (oft durch Dämpfe bedingt z. B. Küchendampf, aber auch infolge von Medikamenten, z. B. an anderen Körperstellen eingeriebenen Salben oder Rheumamitteln; therapeutisch, da fast regelmäßig Fettüberempfindlichkeit besteht, Trockenpasten oder äußerstenfalls Zinköl; Röntgenbestrahlung sehr wirksam). Durch Kleider (Wolle), Mantelkragen, Pelze werden besonders die seitlichen Kinnteile behelligt (leichte, oft kaum wahrnehmbare Rötungen, die aber stark jucken. Fissanpaste, Puder, Milcudermwaschung zur Reinigung).

An der ganzen Stirn, um den Mund herum die Erscheinungen des spätexsudativen Ekzems; dabei fahlbleiche Hautfarbe (s. S. 226).

An den Nasenwinkeln, der Glabella, den Schnurrbartecken, den Lidrändern das schuppende, oft auch gerötete, mäßig juckende seborrhoische Ekzem (Schwefelsalbe; Quecksilberteersalben; saure Acidermsalben; Schwefelpuder. An den Lidrändern Cerophthol-Augensalbe mit Quecksilber oder 5% Noviformsalbe).

Chronische Gewerbeekzeme im Gesicht sind selten; meist durch Dämpfe verursacht, z.B. durch organische Chlorverbindungen in Lötdämpfen; charakteristisch sind dafür juckende Hautrötungen, auffallende Trockenheit und Verdickung der Hornschicht.

Differentialdiagnostisch: in der Ohrgegend (unterhalb der Ohren) oft nässende Pyodermien; an der Stirnhaargrenze und an den Schläfen die abortiven Formen der Acne necrotica, s. S. 209 (Schwefelsalben).

An den Jochbögen, den Schläfen von Frauen rauhe oder samtige, empfindliche oder juckende, zunächst kaum verfärbte oder nur gelbrötliche trockene Hautveränderungen; oft nach Sonnenlicht verschlimmert und mit der Zeit von fast irreparablen Hautpigmentierungen gefolgt (Melanodermitis toxica). Typisch für Nachkriegszeiten, wenn Ersatzstoffe in Salben oder Hautcremen verwandt werden.

Ekzeme auf dem *Nacken*, die unter dem Haaransatz hinaufreichen, sind auf Kopfverlausung verdächtig. Seitlich in der unteren Halsfurche sitzen — besonders bei klimakterischen Frauen — Neurodermien: trockene, braunrötliche stark juckende Herde (Kleidereinwirkung; Vorsicht vor Fett, besser Trockenpaste oder Zinköl, Röntgenbestrahlungen). Der ganze Hals, vorn und seitlich in großen Flächen, ist beim spätexsudativen Ekzem befallen. Ein Herd unter dem Kragenknöpfchen ist typisch für das Scheuerekzem.

Der „Halsausschnitt", ein vom Hals spitz zur Brustmitte verlaufendes Dreieck, ist bei Frauen oft von Neurodermien befallen (Trockenpaste, Teerbetupfungen, Röntgen).

Über dem Brustbein sitzen, oft in rautenförmiger Ausbreitung, die Herde des seborrhoischen Ekzems als follikuläre Rötungen oder als gelbrötliche, blumenblattähnliche Herde (Schwefelsalben). Dagegen ist das spätexsudative Ekzem oft kollerartig über die ganze obere Brust ausgedehnt.

In der *Achselhöhle* sitzt zentral das seborrhoische Ekzem (Schwefelsalbe oder Puder). Randständig dagegen, unter Freilassung der Mitte, finden wir das Schweißekzem, bzw. eine Dermatitis, die bei stark schwitzenden Frauen besonders dann vorkommt, wenn sie gleichzeitig ein Kleid, einen Unterrock, ein Schweißblatt nicht vertragen; häufig Rückfälle je nach den vor sich gehenden Schweißausbrüchen oder dem Tragen dieser Kleider (Trockenpaste mit 10% Dermatol, Zinköl. Röntgenbestrahlungen, gegen die Dermatitis [100 r] und gegen die Hyperhidrosis [300—400 r] mehrmals. Allgemein: Kalkinjektionen; Perklimol, Lubrokal, Eukliman, auch Follikelhormon zur Behebung der stets auf nervöser Grundlage vermehrten Schweiße. Lokal schweißhemmende Mittel, aber nur mit besonderer Vorsicht nach Abklingen der Reizung, z.B. Antihydral [fettfrei], Hydroderm, Hidrofugal, Odorono u. a., von denen das eine oder andere Präparat vertragen werden kann).

Die kombinierte Lokalisation: neurodermische Herde in der unteren seitlichen Halsfurche und an den vorderen Achselfalten, bei Freisein der Haut unterhalb des Oberkörpers sind für Kleidereinwirkung charakteristisch. Nicht selten vermag man an den einzelnen erkrankten Stellen noch gefärbte Kleiderfasern mit der Lupe aufzuspüren oder Farbstoffreste in den Hautrillen zu beobachten.

Auch auf die Innenseite der Oberarme setzen sich Kleiderekzeme fort. In den Ellbeugen findet man häufig akute Dermatitiden, entweder bei lokaler Reizung

(z. B. durch Wolljacken, Mantelfutter) als auch dorthin „gesprungen", d.h. reflektorisch übertragen bei Dermatitiden der Hände oder des Körpers. (Solange trocken und umschrieben: Trockenpasten, bei Nässen Umschläge oder Fettpasten). In den Ellbeugen begegnen uns ebenfalls die chronischen Herde des spätexsudativen Ekzems, sowohl bei Kindern wie bei Erwachsenen.

Die *Hände* sind das Hauptgebiet der „Gewerbeekzeme", die meist nur hier allein auftreten; sie sitzen an den Fingerspitzen (bei Tabakarbeitern), an den Nagelwällen (bei Photographen, bei Konditoren), auf den Handrücken (bei Malern) als rissige aufgesprungene Herde.

Das Ekzem der Kranken, die gegen Waschmittel, Laugen, Soda, Zement überempfindlich sind, ist gelegentlich durch kleine ring- oder bogenförmige Stellen ausgezeichnet, die hartnäckig nässen. Behandlung mit Resorcinätzung, Psorigallolbetupfung (s. S. 115) oder starken Chrysarobinsalben; oft sind sogar erst 40% Olobintininjektionen erfolgreich. Bei dem Ekzem durch Schmieröl finden sich gleichzeitig Haarbalgentzündungen (Schwefel- oder Clorinabäder, Zinnoberschwefelsalben).

Das spätexsudative Ekzem befällt den Handrücken, vom Handgelenk aus, und läßt die Fingerknöchel frei, nicht aber die Interdigitalfalten; es ist trocken, verdickt, schuppend. Ähnliche Bilder beim Bäckerekzem, wenn es auf Mehlempfindlichkeit (nicht auf Idiosynkrasie gegen die Zusatzmittel z.B. Persulfate) beruht. Daneben bei Bäckern häufig Pyodermien (oberflächlich krustös oder als Haarbalgentzündungen).

Eine besondere Ekzemform der Handrücken betrifft sehr fettleibige, myxödematöse Frauen, oft im Klimakterium; bei diesen Köchinnen, Waschfrauen, Kellnerinnen usw. ist der Handrücken blaurot verfärbt und gedunsen, die Haut spröde, trocken, oft infiltriert; ebenso sind auch die Streckseiten der Unterarme befallen. Hier liegt meist Überempfindlichkeit gegen Seife, Waschmittel und Wasser vor (dagegen hautschonende Waschmittel: Satina und Praecutan), sehr häufig auch Fettempfindlichkeit (Dermatolteertrockenpaste, Röntgenbestrahlung).

In der *Hohlhand* begegnen wir zwei Formen von *trockenem Ekzem*: das herdförmige, trocken-schwielige (tylotische) Ekzem, das aus flachen schwach geröteten Einlagerungen in der Haut besteht, welche Herde rasch verhornen und dann einreißen. Manchmal greift es auch auf Fingerknöchel und Handrücken über. Bisweilen ist die chronische Einwirkung eines lackierten Gegenstandes: eines Autorades, eines Stockes, eines Federhalters, einer Ledertasche, eines Hunderiemens für die Lokalisation der ersten Stellen maßgebend; die seborrhoische Disposition des Patienten ist oft durch anderweitige Herde eines seborrhoischen Ekzems sichergestellt. Therapie: Resorbinsalben (besonders 10% Ungt. ciner. cum Resorbin parat.), Fissanteerstift, Balnacidbäder. Röntgenbestrahlungen. Abhobeln der Schwielen mit Rasierapparat. Rhagaden mit Zinkpflaster bedecken. Nachbehandlung mit Acidermsalbe oder Ungt. Glycerini / Eucerin c. aq. ana.

Eine trocken-spröde Form des Ekzems in den Hohlhänden findet sich bei Hausangestellten und Hausfrauen; hierbei ist meist die ganze Hohlhand — also nicht herdweise — außerordentlich trocken, die Furchen sind schwärzlich verfärbt, die Haut ist rissig, spröde und rauh, aber kaum infiltriert. Die Arbeit im Wasser, mit Soda, Imi, aber auch das Putzen von Gemüse und das Schälen von Kartoffeln wirken schädigend. Verschlimmerungen besonders im Winter. Wahrscheinlich durch einen Mangel an Schweißsekretion verursacht, da dies Ekzem gelegentlich nur einseitig, an einer früher geröntgten Hand beobachtet wird. Therapie: Überfettete Seifen — während die hautschonenden Waschmittel: Praecutan, weniger Satina zu stark entfetten; Weichmachen des Waschwassers durch Dulgon N, s. S. 103; nachher Einreiben mit Borglycerinsalbe (siehe Seite 109), Acidermsalbe oder mit ein wenig Seifenschaum, dem einige Tropfen Glycerin zugesetzt sind. Manchmal wirkt eine Behandlung mit Follikelhormon, das die Durchblutung der Extremitäten steigert, günstig.

Von bläschenführenden Ekzemen lassen sich in der Hohlhand mehrere Formen unterscheiden (s. S. 65 u. f.). Am häufigsten findet sich ein Ekzem im Winkel zwischen Daumen- und Kleinfingerballen. Im chronischen Zustand erscheint es nur als eine verhärtete, rissige Platte, in der jedoch, wenigstens von Zeit zu Zeit, einige Bläschen sichtbar sind. Behandlung: Balnacidbäder, Salicyl-Glycerin-Diachylon-Salbe (s. S. 345). Röntgenbestrahlungen helfen rasch, aber nur vorübergehend. Gelegentlich aber kommt es zu Verschlimmerungen, unter ähnlichen Anlässen wie beim dyshidrotischen Ekzem, auf schweißtreibende Maßnahmen hin. Behandlung: Teerdermatolpasten z. B.:

Tumenol-Ammon. 3—5 / Bism. subgall. 5 / Eucerin anhydr. / Past. Zinci ana ad 100. Balnacidbäder; Bellergal zur Dämpfung des vegetativen Nervensystems; Alkohol und Nicotinverbot. Röntgenbestrahlungen bessern. Sind die Bläschen zum Teil eitrig, so fügt man statt Dermatol Rivanol 0,5—1% oder Quecksilberpräcipitat 5—10% der Salbe zu. Breiten sich die eitrigen Bläschengruppen sprunghaft auch auf andere Stellen der Hand aus, z. B. die Fingerkuppen, so sind außer Bellergal-tabletten auch Kalkinjektionen oder noch besser Gaben von A. T. 10 (3mal 5—10 Tropfen, s. S. 190) ratsam; Röntgenbestrahlungen haben jetzt keine große Wirkung mehr. Lokal: Rivanolsalben, versuchsweise auch für einige Tage 5% Cignolin-vaseline. Notfalls bei dauerndem Fortschreiten Fasten oder strenge Milchdiät (s. S. 181). In jahrelang dauernden unbeeinflußbaren Fällen denke man auch an Fokussanierung (Zähne, Tonsillen; s. S. 66), die hier oft schlagartig den leidvollen Zustand beheben kann.

Schließlich kommen in der Mitte der Hohlhand noch Prozesse vor, die durch die Bildung schlapper flacher Bläschen und Blasen gekennzeichnet sind. Diese Herde sind rasch progredient, der Blaseninhalt ist trüb; bei Eröffnen der Blasen liegt eine nässende, polsterartig geschwollene Unterhaut bloß, die Umgebung ist gerötet; der Prozeß schmerzt erheblich. Hier handelt es sich um ekzemähnliche Pyodermien; die Bläschen müssen mit Schere und Pinzette vom Zentrum aus eröffnet werden; sie werden sorgfältig mit Höllensteinlösung 2—3% ausgetupft und mit desinfizierenden Salben behandelt. Bewährt haben sich

Rivanol 0,3—0,5 / Zinc. oxydat. 25 / Unguentolan ad 100

oder die bekannte Schwarzsalbe

Arg. nitric. 0,5—1 / Bals. peruv. 10 / Zinc. oxydat. 15 / Lanolin 10 / Vaselin. flav. ad 100 außerdem tägl. Handbäder mit Zephirol- oder Chinosol-Lösung. Innerlich Sulfonamide. Immer müssen jedoch gleichzeitig vom behandelnden Arzt die randständigen Bläschen mit der Schere eröffnet werden, so daß auch die Desinfektionsmittel lokal angreifen können; man erinnere sich daran, wie wenig durchlässig selbst dünne Hornschichten für Medikamente sind. Durch das Aufhören der umgebenden Rötung, durch das Nachlassen der polsterartigen Schwellung des Herdes und durch das Ende der Schmerzen zeigt sich die Heilung dieser nicht eben seltenen und oft, weil verkannten, therapeutisch hartnäckigen ekzemähnlichen Handpyodermien an.

Großblasige Ekzeme in den Handflächen (sog. Cheiropompholyx), oft auch seitlich an den Fingern, gelegentlich am Handrücken, gehören für gewöhnlich zu der „eruptiv-exsudativen Generalisation" eines Ekzems (s. S. 39), also plötzlichen Ausstreuungen wahrscheinlich auf dem Blutweg. Subjektiv besteht mehr Brennen als Jucken. Therapeutisch beschränkt man sich am besten auf feuchte Umschläge mit Dalibourlösung. Öffnen der Blasen durch Einschnipseln der

Blasendecke, so daß der fad riechende Inhalt austreten kann. Mehrmals tägl. Kaliumpermanganatbäder; nachts Puder. Allgemein: Bellergal, Kalkinjektionen; evtl.Milchdiät und Abführen. Nach Eintrocknen der Blasen, Dermatolkühlpaste:
Bism. subgall. 5 / Eucerin c. aq. 70 / Past. Zinci ad 100.

An den Seitenkanten der Finger sitzen die sog. „dyshidrotischen Ekzeme", möglicherweise zunächst aus Schweißverhaltungen entstanden; gelegentlich sind einzelne der tiefsitzenden stark juckenden Bläschen eitrig infiziert.
Therapeutisch: Teer-Quecksilberpasten, z.B.:
Hydrarg. praecipit. alb. 5 / Carboneol 5 / Eucerin anhydr. / Past. Zinci ana ad 100.

Röntgenbestrahlungen sind hierbei besonders günstig. Immer gleichzeitig auf Erkrankungen einer anderen Extremität achten, z.B. an den Füßen auf Epidermophytie und diese mitbehandeln (s. S. 317).

Alle vesiculösen Ekzeme der Hände werden durch Alkohol und Nicotin, durch heiße, aber auch durch eiskalte Getränke deutlich verschlimmert; nach Bier bekommen z.B. manche dieser Patienten juckende Schwellungen der Hohlhand und der Finger, so daß sich dann Ringe nicht mehr abziehen lassen, manchmal befällt dieses „nesselsuchtartige" Jucken auch die Fußsohlen. Das Nicotin selbst einer einzigen Zigarette, zumal wenn sie inhaliert geraucht wird, wirkt sich nachweisbar in einem Gefäßkrampf aus, der an den Fingern einen Temperatursturz von mehreren Grad Celsius bedingen kann.

Nagelekzeme kennzeichnen sich durch Verdickungen der Nagelwälle, die vom freien Rande aus schmerzhaft einreißen; die Nägel sind oft getüpfelt (wie bei Psoriasis und spätexsudativem Ekzem) oder durch quere Furchen gewellt. Therapeutisch: Röntgenbestrahlungen. Pasten mit Dermatol (5—10%) und Perubalsam (3—5%) bei Fissuren. Einträufeln von Balnacid oder Tinct. balsamica in den Nagelfalz. Erweichen mit Ungt.diachylon-Verbänden. Vorsicht vor Wasser! Bei eingetretenen Superinfektionen der Nagelwälle (Paronychien) sind die Schmerzen heftiger, „klopfend"; auf Druck treten Eitertröpfchen vor. Therapie: Rivanol in Ungt. leniens, heiße Zephirolbäder, Röntgenbestrahlung. Auch Vaccine oder Sulfonamide. Bei Paronychien mit Zirkulationsstörungen (subjektives und objektives Kältegefühl): lokale Massage mit Oestromon-Salbe; allgemein: Akrotherm-Pillen, Priscol-Dragées; Follikelhormoninjektionen.

Bei allen Handekzemen sind die bekannten äußeren Schädigungen zu vermeiden; Wasser und Seife, wenn auch nicht zur Handreinigung, so doch zum allgemeinen Waschen, sind oft am schwersten zu unterlassen. Gummihandschuhe, die aber dickwandig sein müssen, können gelegentlich vor völliger Abheilung des Ekzems die Arbeitsaufnahme wieder gestatten. Fängt die Hand jedoch im Gummihandschuh zu schwitzen an, reizt seinerseits der Schweiß. Dann ist es oft besser, auf Gummihandschuhe zu verzichten und Verbände mit Fettpasten tragen zu lassen, damit ins Wasser zu gehen und nachher jedesmal die nassen Verbände zu wechseln.

Am *Rumpf* treten nach Schwitzen die universell verstreuten kleinen Bläschen eines Schweißretentionsekzems auf (Miliaria rubra); Therapie: Dermatoltrockenpaste, Puder (aber kein formalinhaltiger Körperpuder, sondern Wundpuder). Bisweilen treten Schweißekzeme mehr chronisch auf (bei Heizern, Schmieden, Vulkaniseuren u. dgl.): ausgedehnte oberflächliche juckende Ekzemherde, die progredient sind, zentral mit braunbläulicher Verfärbung abheilen können und am Rand mit punktförmigen Rötungen fortschreiten (infektiöse Haarbalgentzündungen?) Therapie: Schwefeltrockenpaste (s. S. 225).

An den *Brustwarzen* von Frauen sieht man nässende Scheuerekzeme (häufig fettempfindlich). Therapeutisch: Betupfen mit Teer, z. B. Pix Lithanthracis oder mit Ichthyol, darüber Puder und Watte; Röntgenbestrahlungen. Häufig handelt es sich auch um Pyodermien (Pyoktaninpinselung, Zinnoberschwefel-schüttel, Rivanolpasten). Rhagaden, an der Basis der Brustwarzen, werden mit 1% Höllensteinlösung betupft.

In eingezogenen *Nabeln* lokalisiert sich das seborrhoische Ekzem (Pinselung der Furchen mit Höllensteinlösung, später mit Anthrarobintinktur; Einbringen von Zinnoberschwefeltrockenpasten mit Wattetampon).

Differentialdiagnostisch: Am Körper auftretende trockene, stark juckende, chronische „Ekzeme" in Herden, oft bogig oder ringförmig, sind gelegentlich eine beginnende Mycosis fungoides. Stets verdächtig, wenn inmitten erkrankter Herde scharf begrenzt normale Hautinseln freibleiben.

Das *Analekzem* entsteht häufig auf dem Boden eines Analpruritus (bei Oxy-uren; Hämorrhoiden, die ebenso wie Krampfadern bei Änderung ihrer Blutfülle jucken oder bei Vorliegen einer geringgradigen Phlebitis) oder auf Grund sonst eines chronischen Reizes (Schleimaustritt bei Ampullenkatarrh; bei Epider-mophytien oder Pyodermien in den Analfalten; bei Reizung durch Schweiß); bei nervösen Ausstrahlungen infolge Prostatitis oder Prostatahypertrophie oder Prostatacarcinom; gelegentlich ist auch eine medikamentöse Unverträglichkeit (gegen Anästhesin, Perubalsam, Resorcin in einem verwandten Zäpfchen) der Anlaß. Durch eine Behandlung, die nicht selten unzweckmäßig ist, wird das Anal-ekzem meist immer stärker; es kommt dann nässend oder chronisch infiltriert dem Arzt zur Kenntnis.

Die Behandlung besteht am besten zunächst in Pudern: mit Dermatol, Xero-form, Kalomel oder Mischungen, z.B.:

Bism. subgall. / Calomel. / Acid. tannic. / Zinc. oxydat. ana

und in vorsichtigen Sitzbädern 1mal tägl. oder seltener (in Kaliumpermanganat-oder Zephirollösung).

Sehr oft ist die Anwendung einer 10% Xeroform-Zinkpaste (auf Leinenläpp-chen) zweckmäßig. Gelegentlich wirken aber Salben, besonders weiche, unan-genehm. Wenn vertragen, ist eine Kalomel-Tanninsalbe ausgezeichnet, z.B.:

Calomel. 5—10 / Sol. acid. tannic. 5% / Eucerin anhydr./ Past. Zinci ana ad 100.

Ist die akute Entzündung beseitigt, so können nicht zu häufige Betupfungen mit Teerpräparaten (Falipsoryl, Ekzefug) wirksam sein.

Bei akuten Juckanfällen heiße Sitzbäder, Aufdrücken eines feuchten heißen Schwammes. Vor spezifisch juckstillenden Mitteln Vorsicht, siehe Seite 16. Oft genügen bereits Kamillosansalbe oder eine Calciumglukonatsalbe:

Calc. gluconic. solut. Merck 20% / Eucerin anhydr. / Past. Zinci ana. An Stelle der 20% Calc. gluconic. Lösung von Merck auch 20% Calc. Sandoz oder Calcinol (in Ampullen zur Injektion vorrätig).

Gleichzeitig sind noch einzelne oft vorkommende Begleitsymptome besonders zu bekämpfen:

gegen *follikuläre Superinfektionen* (Haarbalgentzündungen, auch verstreut auf den Gesäßbacken, Furunkel, Schweißdrüsenabscesse): Schwefelbäder, Schwefel-trockenpasten oder Schwefelpuder.

gegen *intertriginöse Infektionen*, nässende Rhagaden in den Analfurchen, in der Rima ani: Pyoktaninlösung, Arg. nitr.; Tct. balsamica; ARNINGsche Lösung;

gegen *Epidermophytien*: Vioformpuder; 1% Jodtinktur;

gegen *nervöses Schwitzen*: innerlich Salvysat, Lubrokal, Eukliman. Lokal: Tct. balsamica, Teersulfodermpuder; Resorcinpercutol, Hidrofugal, Antihydral. Monatlich wiederholte Röntgenbestrahlungen (250—350 r);

gegen innere *Hämorrhoiden* (der Schleimhaut): möglichst nur Suppositorien ohne jegliche potentielle Reizstoffe, wie Anästhesin, Perubalsam, Resorcin (s. S. 76); also Posterisansuppositorien (Coliantivirus enthaltend), Lebertransuppositorien (Desitinsuppositorien), Kamillensuppositorien (Kamillosan, Chamo Bürger.) Notfalls Verödung durch submucöse (nicht intravenöse) tröpfchenweise Injektion von 5% Phenol in Oleum Amygdalarum oder von 20% Chinin-Urethan (mit Zusatz eines Anästheticum und Tct. Catechu) an der Basis der Hämorrhoidalknoten, etwa 6—8 cm oberhalb des Anus, im Proktoskop.

Vortretende Hämorrhoidalvenen der Haut des Afters werden nur bei schmerzhafter Thrombosierung beachtet: feuchte Umschläge oder Salbenverbände oder Inzision und Auslöffelung des Thrombus in Lokalanaesthesie (Chloräthyl).

Von früheren Entzündungen zurückgebliebene hahnenkammförmige *Hautlappen*, in deren Buchten die Möglichkeit zu dauernden Schweißzersetzungen gegeben ist, werden mit einer Arterienklemme abgequetscht und in der Quetschfurche abgetrennt (z. B. mit Kaltkaustik);

gegen *Analfissuren* mit besonders quälendem Schmerz nach dem Stuhlgang: Belladonna-Exclud- oder Ichthyol-Belladonnasuppositorien; wird Anästhesin vertragen, auch Belladonna-Lenireninsuppositorien;

gegen *Proktitis*: Targesinsuppositorien. Mastdarmspülungen mit Kamillentee oder 1% Targesin;

gegen *Oxyuren*, auf die stets zu fahnden ist (Nachschau s. S. 76) und die überaus hartnäckig sind (ihre Eier finden sich im Zimmerstaub, unter den Fingernägeln), mehrfach alle 3 bis 4 Wochen wiederholte Kuren mit Lubisan, Atrimon, Badil, Vermizym, Hexaverm u. a.; lokal Kalomel- oder Quecksilberpräcipitatsalbe. Nachts festsitzende Badehosen, Kurzhalten der Fingernägel;

gegen *Obstipation*: Obstinol, Agarol, Karlsbader Salz. Diät: viel Feigen, Weißbrot, kein grobes Brot, kein Alkohol, Kaffee, Essig, Pfeffer, Senf;

gegen *prostatische Schmerzen*: Pavycosuppositorien (digitale Untersuchung nicht unterlassen, um ein Carcinom nicht zu übersehen). Bisweilen wird ein Analpruritus durch Gaben von verdünnter Salzsäure oder Enzynorm verblüffend günstig beeinflußt.

Schließlich bleibt noch als wirksam die Röntgenbestrahlung übrig; meist genügen drei Bestrahlungen von 100—150r alle 8 Tage; die Einzelbestrahlungen können mit genügenden Abständen im Jahr 6—8mal, im Leben bis zu 20—25mal gegeben werden, darüber hinaus mit besonderer Vorsicht.

Als weiteres Mittel empfehlen sich subkutane Injektionen von sterilem 96% Alkohol; an 6 Stellen perianal je 0,3 ccm etwa 1 cm tief. Nötigenfalls vorher Eukodal oder im Evipanschlaf.

Das Analekzem zieht sich oft noch beim Mann auf den Hodensack oder bei der Frau auf die Labien und die Oberschenkel hin; manchmal werden diese Stellen als die primären und allein befallenen dem Arzt vorgewiesen; die Anamnese und die Untersuchung darf dann die Analgegend nicht vernachlässigen.

Bei akuten Reizungen durch nichtvertragene Medikamente (besonders Suppositorien oder Gleitsalben mit Anästhesin, gelegentlich auch Resorcin, Perubalsam) tritt bisweilen eine Dermatitis über den ganzen Unterleib, die Oberschenkel, schließlich auch das Gesicht und die Hände auf (die das Medikament angefaßt haben). Therapeutisch: Trockenpaste, Milchdiät, Kalkinjektionen.

Das *Scrotalekzem* kann natürlich auch selbständig auftreten. Die Haut des Hodensacks ist dann geschwollen oder runzelig oder dick infiltriert und zerkratzt, schließlich auch geschrumpft, narbig und depigmentiert.
Therapeutisch:
Calomel. 10 / Carboneol 3 / Eucerin anhydr. / Past. Zinci ana ad 100.
Röntgenbestrahlungen. Innerlich: Versuch mit verdünnter Salzsäure, Enzynormbohnen.

Das *Vulvaekzem* der Frauen rührt von einem Fluor her (bei Infektion mit Trichomonaden, pathogenen Bakterien oder bei seniler Vaginitis), von einem dyshormonalen Pruritus, einer Kraurosis oder schließlich einem Diabetes.

Der Juckreiz, chronisch oder meist periodisch sich verstärkend, verleitet oft zu den unzweckmäßigsten Maßnahmen. Meist sind die mildesten äußeren Mittel auf die Dauer die richtigsten; will man das Jucken als Symptom für sich bekämpfen, hat man zwar vorübergehende Erfolge, jedoch mit dem Endergebnis, daß der Prozeß sich dauernd verschlimmert. Deshalb möglichst kein Anästhesin, Calmitol u. dgl.; am ungefährlichsten von juckstillenden Mitteln ist noch Menthol oder Nupercainalsalbe, in chronischen Fällen auch Phenol (s. S. 120). Gegen das anfallsweise Jucken hilft am besten ein Schwamm in heißes Wasser getaucht und aufgedrückt; ebenso heiße Fönluft. Allgemein: Antihistamine; besonders als Injektion.

Eine milde Lokalbehandlung erwirkt meist in einigen Tagen bis Wochen eine Besserung, unter der Voraussetzung, daß die Patientin es über sich bringt, dem Jucken zu widerstehen oder auszuweichen. Dabei helfen ihr wallungsvermindernde Mittel (wie Eukliman) oder schmerzstillende Mittel (wie Dolantin). Calciuminjektionen, täglich oder alle 2 Tage intravenös, bringen oft erhebliche Linderung. Zum Einschlafen Evipan, zum Durchschlafen Phanodorm oder Chloralhydrat (s. S. 158). Während dieser Zeit wendet man lokal nur feuchte Umschläge mit Dalibourlösung an, abwechselnd mit Xeroform- oder Dermatolzinköl. Bei der Anwendung von Salben sei man wegen häufig vorhandener Salbenempfindlichkeit vorsichtig. Gelegentlich wird Kalkliniment (Aq. Calcar. / Ol. Lini ana) vertragen, als Kompresse.

Bei der Lokalbehandlung reinige man die Falten zwischen den Labien neben der Klitoris von zersetztem Sekret (Pinselung nässender Stellen mit Arg. nitr. 1—3%, trockener Stellen mit Arningscher Tinktur oder Tinct. balsamica); Fluor wird durch Tampons abgefangen (bei Trichomonaden Einlegen von Devegan täglich durch den Patienten; Auswischen der Scheide mit 10% Zephirollösung durch den Arzt 1—2mal wöchentlich; bei seniler Vaginitis Menformonstyli; bei infektiösem Fluor Spuman c. acid. salicyl. 12,5%, später Spuman c. acid. lactico).

Brennt der saure oder hochgestellte Urin bei der Benetzung der wunden Labien, so machen ihn Species urologicae oder Einnehmen von Uricedin (gleichzeitig gegen Obstipation) oder von Natr. bicarbon. 25/Natr. citric./Kal. citric. ana ad 50, 3mal tägl. 1 Teelöffel, alkalischer und reizloser.

Am hartnäckigsten sind die Vulvaekzeme bei Diabetes, die erst auf Insulingaben (s. S. 191) und Diät heilen, zusätzlich zu der beschriebenen Lokalbehandlung.

Den dyshormonalen Vulvapruritus behandelt man lokal mit Follikelhormonoder Oestrostilbensalben (Menformon-, Cyren-, Oestromonsalbe), bei Salbenempfindlichkeit mit Menformonöl (wie man es auch zur Injektion verwendet), allgemein zweckmäßig mit Injektionen von Progynon-B oleosum oder den billigeren Oestromoninjektionen, manchmal ist männliches Hormon wirksamer (Testoviron 5—10mg); die Behandlung mit Hormon darf jedoch nicht zu einer Vernachlässigung einer guten örtlichen Behandlung führen. Röntgenbestrahlungen der Vulva und der Leistengegend sind wirksam und führen zum Ziel, wenn nicht eine ungeeignete Lokaltherapie ihrerseits ihnen entgegenwirkt; der Bestrahlung wird oft die Schuld an einer Verschlimmerung gegeben, die tatsächlich von einer Anästhesinsalbe bedingt ist. Dosis 100—150 r, 3—4mal, alle 8—10 Tage. Auch Thorium X und Radonsalben sind besonders zweckmäßig, weil sie gefahrloser öfter wiederholt werden können. Eine Röntgenfernbestrahlung von 300 r auf ein Feld über der Lendenwirbelsäule (Sympathicusbestrahlung) wirkt gelegentlich ebenfalls günstig. Wie bei allen akuten Ekzemen, sieht man von lokalen Höhensonnenbestrahlungen nichts Gutes.

Follikulitiden, Furunkel verlangen Vaccinebehandlung (Staphygen). Bäder mit Zephirol; an der Haut Schwefelpuder oder Schwefeltrockenpaste, in der Scheide dagegen Xeroformpuder. Bei akutem Furunkel 10% Xeroformsalbe; Bettruhe.

Häufig findet sich eine hartnäckige Soorinfektion (besonders bei Diabetes), die zu Papeln führt, die mit einer feuchten gequollenen Epidermis bedeckt sind (s. S. 320. Therapeutisch: Chrysarobin-Teersalbe, Schwefelbäder, ARNINGsche Tinktur).

Rezidivierender Herpes genitalis der Labien kann desgleichen das Jucken verschlimmern und den Patienten als scheinbare Rückfälle seines Ekzems ungeduldig machen; Phenolsalbe.

Bei der Dauer und Qual des Leidens ist oft die suggestive Wirkung eines Zutrauen erweckenden Heilversprechens durch den Arzt nötig, wenigstens um Zeit zu gewinnen, bis auch objektiv eine Beseitigung des Leidens möglich ist, was immerhin in vielen Fällen erreicht wird. Gelegentlich macht aber der chronische Vulvapruritus den Eindruck einer Neurose, die die Mithilfe eines Nervenarztes (Psychotherapie) erfordert.

In den Schamhaaren sitzen die juckenden, oft schuppenden, oft infizierten und eitrigen Herde des seborrhoischen Ekzems; von dort greifen sie auch auf die Gegend der Klitoris über. Behandlung siehe S. 225.

An der Innenseite der *Oberschenkel* sitzen Neurodermien, meist bei Frauen, fortgeleitet von den äußeren Genitalien, oder durch enge Beinkleider, scheuernde Strumpfbänder oder deren Metallschließen bedingt. Therapie: Dermatolteerzinköl, evtl. Röntgenbestrahlung.

Die *Kniekehlen* sind eine typische Lokalisation des spätexsudativen Ekzems der Kinder, seltener der Erwachsenen: zum Teil nässend, zum Teil trocken. Behandlung s. S. 232.

An den *Unterschenkeln* kommen zahlreiche Prozesse vor, die alle trotz verschiedenen Aussehens und verschiedener Behandlungsanzeigen als „Ekzeme" bezeichnet zu werden pflegen.

Wohl am häufigsten sind die „lamellösen Ekzeme": heftig juckende Flächen weniger oder mehr geröteter, minder oder stärker infiltrierter Haut, von der sich dauernd fingernagel- bis markstückgroße silbrige, trockene oder feuchte Schuppen ablösen; darunter ist die Haut trocken oder feucht, wenn auch nicht geradezu nässend, denn die Epidermis ist meist noch dünn vorhanden und spiegelt auch nach dem Abtrocknen. Das Entstehen solcher Prozesse in der Umgebung eitriger Wunden (z. B. von Unterschenkelgeschwüren) oder Fisteln haben den Verdacht aufkommen lassen, daß es sich hierbei um chronische Pyodermien handelt; sie treten allerdings auch gelegentlich nur infolge von Kratzeffekten auf. Meist besteht diese Erkrankung schon jahrelang und manche Behandlung ist schon vergeblich versucht. Tatsächlich ist die Heilung nicht so schwierig, wenn nur eine zielbewußte Therapie konsequent befolgt wird. Zunächst sind Salben und feuchte Umschläge in der Regel schädlich; möglichst bald muß man zu Zinkölen übergehen, entweder reinem Zinköl oder besser mit 10% Zusatz von Xeroform, Dermatol, Kalomel, Eleudron oder Mitigal (s. S. 99). Diese Zinköle werden tägl. 1—2mal dünn eingerieben, ohne weitere Reinigung, als daß sich abblätternde Schuppen mit der Schere abgeschnitten werden; alle 8—14 Tage vorsichtig abreiben mit Öl oder Benzin.

Zusätzlich wird jede feuchte Hautstelle tägl. 1mal mit 1% Pyoktaninlösung bestrichen. Bettruhe ist zunächst zweckmäßig. Die Behandlung kann mit einem Sulfonamidstoß eingeleitet werden.

Lediglich profus-nässende Stellen können für ein paar Tage mit feuchten Umschlägen (Dalibourlösung; cave Rivanollösung) verbunden werden; sie sind jedoch möglichst bald vom Rand aus durch Zinköl zu verkleinern. Eigentliche Ulcerationen werden durch schwache Rivanolsalben zur Abheilung gebracht. Starke Infiltrate bessern sich auf Röntgenbestrahlungen oder Psorigallolzinkpaste. Nach der Abheilung ist — abwechselnd mit Zinköl — eine desinfizierende Paste angebracht.

Psoriasiforme Scheuerekzeme an den Unterschenkeln, besonders unterhalb der Kniescheibe, werden häufig für Psoriasis gehalten; aber es bestehen immer nur einzelne Herde und sonst keine Psoriasisstellen an den typischen Lokalisationen, daneben stets ein heftiges Jucken. Im übrigen ist die Schuppenbildung auch andersartig, die Schuppen sind kleiner und sitzen fester, die Herde sind unschärfer und verlaufen sich in der gesunden Haut. Therapie: Röntgenbestrahlung, Quecksilberteersalben.

Neurodermien, hautfarbene, trockene, verdickte und kaum schuppende verhornte Hautstellen, stark juckend, sitzen meist in einzelnen Herden an den unteren Hälften der Unterschenkel. Sie entstehen aus flachen, harten gelb-rötlichen Hautpapeln. Röntgentherapie, selbst mit hohen Dosen (400—600 r), mildert oft nur zeitweise die Beschwerden. Besser Psorigallolzinköl oder Psorigallolpinselungen (rein oder mit Spiritus verdünnt) tägl. 1mal, 4—5 Tage, dann abwarten, bis sich die Hautschale abstößt. Da oft Salbenempfindlichkeit besteht, sind Zinköle oder Trockenpasten als Deckschicht geboten, trotz ihres Nachteils, die Haut zunächst nicht zu erweichen. Das wird durch Salicylpflaster erreicht, die einige Tage liegen bleiben, bis die durch Salicyl verätzte Oberhaut sich ablösen läßt. Äußerstenfalls energische Kohlensäureschneegefrierungen oder, wo vorhanden, Duschemassagen.

Differentialdiagnostisch: Lichen ruber verrucosus, hornig warzige erhabene Herde mit violettbräunlicher Basis; häufig weitere Lichen planus -Herde an den Unterarmen.

„Follikuläre" Ekzeme am Unterschenkel verlaufen als juckende Haarbalgrötungen und -entzündungen; dieses „Ekzem" ist entweder über das ganze Bein disseminiert oder mehr in chronischen Herden vorhanden, die sich langsam — manchmal unter erheblicher Verdickung der Haut — ausbreiten; dabei können schließlich auch zentral die Haare fortbleiben (Antipiolsalbe, Schwefelsalbe, 10% Albucideucerin; Epilation der randständigen entzündeten Haare).

Stark juckende trockene Ekzeme an den Unterschenkeln zeigen oft kein anderes Bild als lediglich eine trockene, etwas glänzende, manchmal schuppende, greisenhafte Haut mit feinen Sprüngen und Einrissen (wie Sprünge in Porzellanglasur); hier ist die Haut zu fettarm (therapeutisch Kühlsalben, z.B. Macremal oder auch Eucerin c. aq., gegen das Jucken 1% Naphtholzusatz). Dieses Ekzem tritt sowohl auf einer senilen Haut auf wie nach übermäßigem Baden und Duschen (z.B. beruflich bei Bademasseuren; vorbeugend dagegen eine wasserschützende Lanettewachssalbe [s. S. 95] vor dem Hineinsteigen ins Wasser).

Differentialdiagnostisch: ockergelbe bis braune Verfärbungen am Unterschenkel, flächenhaft oder punktförmig, sind keine Ekzeme, jucken auch meist nicht, sondern sind Hämosiderosen, Einlagerungen von eisenhaltigem Blutfarbstoff nach kleinsten Blutergüssen. — Polsterartige kühle blaue Schwellungen an den Schienbeinen von Frauen sind Frostschäden (dyshormonal bedingte Zirkulationsstörungen), die auch im Sommer, wenn auch geringer, vorhanden sein können. — An den seitlichen Fußknöcheln auftretende, manchmal juckende Herde erweiterter feinster Blutgefäße, mit eingelagerten narbigen Atrophien, beruhen auf Gefäßwandentzündungen (s. S. 299).

In der Knöchelgegend und am Fußrücken sitzen die nässenden „Scheuerekzeme", durch Strümpfe und scheuerndes Schuhwerk bedingt. Sie sondern erstaunliche Mengen Gewebswasser aus kleinsten Erosionen ab; die Strümpfe sind weithin benetzt. Meist besteht Salbenempfindlichkeit. Therapie: Ichthyol-Trockenpaste, Kalkinjektionen. Röntgenbestrahlungen. Möglichst Bettruhe, jedenfalls Einschränken von Stehen und Gehen.

An den *Füßen* sind die meisten „Ekzeme" tatsächlich Pilzflechten, und zwar Epidermophytien (s. S. 317); sie sitzen unter und zwischen den Zehen, besonders der 4. und 5. Zehe oder unter dem Fußgewölbe, von wo sie auch seitlich über den Fußrand heraufwandern. Hartnäckige Ekzeme, auch an anderen Fußstellen, untersuche man stets auf Pilze, deren Pilzfäden in den Blasendecken nach Aufhellen mit 20% erwärmter Kalilauge mikroskopisch sichtbar werden.

Klein- und großblasige „Ekzeme" seitlich an den Fußrändern, an der Grenze zwischen der harten Sohlenhaut und der zarten Fußrückenhaut sind dyshidrotische Ekzeme (s. S. 83), enthalten auch keine Pilze und kommen sowohl häufig bei Epidermophytien wie auch ohne sie vor. Dermatolpaste; Vorsicht vor allen das vegetative Nervensystem erregenden Reizen: Nicotin, Bier, schweißtreibenden Mitteln und Maßnahmen, auch *heißen* Fußbädern.

Nässende Ekzeme oberhalb des Ansatzes der 1. und 2. Zehe, auf dem Fußrücken sind häufig Scheuerekzeme (Behandlung wie bei Scheuerekzem der Fußknöchel).

Nässende „Ekzeme" an den Zehenspitzen: flache Blasen mit trübem bis eitrigem Inhalt, deren Blasengrund geschwollen und schmerzhaft ist, sind Pyodermien und heilen auf Zephirolfußbäder und Rivanolpasten (sie entsprechen manchen Hohlhandekzemen, s. S. 244). Bettruhe stets anzuraten, vor allem bei Mitbeteiligung der Leistenlymphdrüsen. Innerlich Sulfonamide.

An den Fußsohlen treten gelegentlich tylotische Ekzeme auf (siehe tylotisches Ekzem der Hände); manchmal haben hier lederbespannte Einlagen (bzw. der Lederlack) die Schuld; dann reine Metalleinlagen verwenden. Manchmal handelt es sich dagegen um psoriasiforme seborrhoische Ekzeme, auch mit Herden am Unterschenkel; dann ist besonders die Fußhacke befallen, verdickt und oft schmerzhaft eingerissen. Therapeutisch: Salicylglycerinsalbe (s. S. 119); Resorbin mit Quecksilberpräcipitat. Salicyldiachylonsalbe (s. S. 100), Fußbäder mit Borax oder Plesiocid. Lokal Röntgenbestrahlungen. — Bei Einrissen an den stark verhornten Fußballen müssen die Hornränder zunächst mit der Schere abgetragen und der Rhagadengrund derart der Salbe zugängig gemacht werden.

Seltener sind chronische Ekzeme an der Fußsohle mit weichen abstreifbaren Schuppen und Eiterpusteln; sie entsprechen dem lamellösen Ekzem der Unterschenkel und heilen wie diese auf Dermatolzinköl und Röntgenbestrahlungen.

Schmerzhafte Schwellungen der Fußsohle, besonders der Ferse, kommen bei entzündlichen Schweißfüßen vor; die Haut ist scharf begrenzt geschwollen, nicht verhärtet, jedoch juckend oder schmerzhaft. Diese gelegentlich als Ekzem aufgefaßten Erscheinungen bedürfen einer sehr vorsichtigen Behandlung: Formalinpuder trocknen die Haut zu stark aus und machen sie rissig; man wechsele also mit zähen Salben, z. B. Ungt. diachylon oder Salicyltalg (Sebum salicylatum: Salicylsäure 2 / Benzoesäure 1 / Hammeltalg ad 100), ab. Bisweilen ist eine Mischung von Borsalbe und Zinkpaste zu gleichen Teilen günstig. Zur Prophylaxe: Molineafußhilfe s. S. 129. Zur inneren Behebung der Hyperhidrosis Eukliman, Perklimol, Kalk, bei Frauen evtl. Follikelhormon; Röntgenbestrahlungen (alle 2—3 Monate Volldosis).

Nachbehandlung des Ekzems. Ekzeme pflegen rückfällig zu sein; jeder Arzt kennt seine Ekzematiker, die ihn immer wieder aufsuchen; andere wandern von Arzt zu Arzt. Oft scheint es leichter, ein Ekzem zu heilen als einem Rückfall vorzubeugen. Die Gründe dafür sind meist die, daß der Kranke seine vorsichtige Haltung während der Erkrankung mehr und mehr aufgibt, sobald er sich gesund fühlt. Eine Heilung aber in dem Sinne daß der Kranke die *Anfälligkeit* seiner Haut völlig und dauernd verliert, gibt es wohl, aber wir können sie weder versprechen noch durch irgendeine Behandlung mit Sicherheit erzielen. Wohl aber können wir dem Kranken Ratschläge geben, nach denen er sich verhalten muß, damit sein Ekzem nicht wieder ausbricht; dem unbeschwerten Leichtsinn, dem sich der gesunde Mensch hinsichtlich seiner Gesundheit hinzugeben pflegt, darf sich der Ekzemkranke nie anvertrauen, sondern er muß stets seiner anfälligen Haut Rechnung tragen.

Diese Ratschläge werden sich auf folgende Punkte erstrecken:

1. Stets sollte jeder *vorhandene Ekzemherd restlos ausgeheilt* werden. Solange er besteht — auch als nur gelegentlich juckende Hautverdickung —, pflegt die Anfälligkeit lokal und meist auch der gesamten Hautdecke gesteigert zu sein. Dasselbe gilt für jeden neu auftretenden Ekzemherd; vermehrte Vorsicht und sofortige Behandlung müssen mit dem Beginn eines neuen Herdes einsetzen. Für das Individuum als bewährt erkannte Salben sofort verwenden, unter Berücksichtigung des jeweiligen Stadiums. Falschen Standpunkt des Patienten widerlegen: das bisherige Mittel nutzte nichts, weil das Ekzem wiedergekommen ist. (Ein Schnupfen kommt auch wieder, deshalb ist ein Mittel, das ihn im Anfang beseitigt oder rascher verlaufen läßt, doch gut). Wir haben nicht unbeschränkt viele Mittel; viel besser als immer ein neues zu versuchen ist es, das alte, dem Patienten in der Wirkung vertraute, seiner Haut angepaßte Mittel zu gebrauchen, sobald es nötig ist.

2. Der Ekzematiker muß die für ihn in Betracht kommenden *Schadstoffe vermeiden*, für dauernd oder für lange Zeit oder wenigstens zu bestimmten Jahreszeiten (besonders gefährlich die Wintermonate). Er muß seine berufliche Tätigkeit mit schädlichen Stoffen aufgeben (Arbeitsplatzwechsel; aber er darf dabei auch nicht seinen alten Arbeitsplatz besuchsweise aufsuchen, wo schädliche Dämpfe vorhanden sein können). Bei dauernd rückfälligen chronischen Ekzemen (2—3 Rückfälle in kürzerer Zeit) und offensichtlicher Abhängigkeit vom Beruf (früheres Freisein, Auftreten erst im Verlauf längerer Arbeitstätigkeit als Hinweis auf eine eingetretene „Sensibilisierung") liegt eine meldepflichtige Berufserkrankung vor (Nr. 15 der 3. Verordnung des Reichsarbeitsministers vom 16. 12. 1936); ein nötiger Berufswechsel wird dann durch Umschulung und Rentenzuschuß seitens der Berufsgenossenschaften erleichtert.

3. Nicht immer aber sind die Patienten zu einem Berufswechsel geneigt; dann oder bei Fällen, die von vornherein leichter sind, sind *Vorsichtsmaßregeln bei der Weiterarbeit* mit schädlichen Stoffen einzuhalten. Manchmal sind Gummihandschuhe brauchbar; aber sie müssen dickwandig sein oder bei dünnen Handschuhen (Operationshandschuhe) von übergezogenen Zwirnhandschuhen gegen Reißen geschützt werden. Natürlich sind sie nur für kurz dauernde schädliche Arbeiten brauchbar; das Schwitzen unter den Handschuhen reizt oft die Haut und ruft heftiges Jucken hervor. Zum Auspudern der Handschuhe keine formalinhaltigen Körperpuder, sondern Wundpuder verwenden.

4. *Schutzsalben* sollen die Schadstoffe von der Haut fernhalten; sie tun es auch in gewissem Grade, sind aber auf die Dauer kostspielig (wer soll sie bezahlen beim gesunden Ekzematiker, der nicht in Behandlung steht? Steht er aber in Dauerbehandlung, überschreiten ihre Kosten das Medikamentenpauschale und fallen

dem Arzt zur Last). Solche Schutzsalben, vor der Arbeit einzureiben, gegen *ölige Substanzen (insbesondere Schmieröl)* sind:

Fissanschutzsalbe „trocken", Hastolettan-Hautschutzcreme oder:

Zinc. oxydat. 25 / Adip. Lanae 35 / Ol. Ricini ad 100.

Oder:

Einreiben mit Ol. Ricini (das für Schmieröl undurchlässig ist), darüber pudern mit Zinc oxydat. / Amyl. Tritici ana.

Oder:

Liq. Alumin. acetici 10 / Amyli Tritici 5,5 / Gelatinae 2,5 / Glycerin 72 / Aq. ad 100.

Schutzsalben gegen wässerige Substanzen, auch Bohrwasser: Fissanschutzsalbe „fettig"; Lanettewachssalbe (s. S. 95); Chinosolcreme oder:

Zinc. oxydat. 40 / Decoct. Chamomillae / Ol. Lini / Adip. Lanae ana ad 100.
Zinc. oxydat. / Bol. alb. ana 25 / Paraff. liquid. ad 100.

5. Man kann auch versuchen, *Schadwirkungen zu kompensieren,* z.B. Laugenwirkung bei Walkern usw. durch Baden in saurer Tonerdelösung z.B. Ormizetten, 1 Tabl., auf ½—1 l warmes Wasser, jeden Abend nach der Arbeit 10—20 min baden. Außerdem saure Salben, z.B. Acidermsalbe stark, Salben mit essigsaurer Tonerde:

Liq. Aluminii acetici 15 / Eucerin c. aq. / Past. Zinci ana ad 100.

Für andere Beschäftigungsarten wird speziell empfohlen:

bei Gummiarbeitern: gegen Schweiß und Hexamethylentetramin Bäder in Natriumbicarbonatlösung;

bei Photographen: gegen Metholentwickler Bäder in 1—3% Essigsäure;

bei Arbeiten mit Chromsäure: Baden in Natriumhydrosulfitlösungen;

bei Arbeitern in Zementbetrieben, Glasschleifereien, Kalkbrennereien: gegen Kalkverunreinigungen in der Haut Bäder mit Dulgon N (siehe Seite 103);

nach zufälliger Berührung von Primeln (bei Empfindlichen): Abwaschen mit 25% Ammoniaklösung;

zur Vorbeugung von infektiösen Folgeerscheinungen, wie sie hauptsächlich nach Schmieröl auftreten können: Bäder in Natriumhypochloritlösungen oder Sulfidiumbäder, Sulfnascenbäder. Vor dem Arbeiten mit Glycerin einfetten, nachher waschen und einreiben mit

Natr. bicarbon. 3 / Glycerin 20 / Clorina 1 / Aq. ad 100.

6. Schließlich soll man neben den unvermeidbaren Berufsschäden *weitere Schäden* möglichst vermeiden, z.B.ungeeignete Reinigungsmaßnahmen.Medizinal-Praecutan, das alkalifrei ist und deshalb keine schädliche Hautquellung verursacht, reinigt außerordentlich gut auch bei Berufen, die Öl, Farben u.dgl. verwenden, und ist unschädlicher als die sonst oft benutzten Lösungsmittel. Tetrachlorkohlenstoff ist für fettig verdreckte Hände ein gutes Vorreinigungsmittel. Neben Praecutan ist Satina das zweite hautschonende Waschmittel, allerdings von geringerem Reinigungsvermögen, aber für empfindliche Haut besonders geeignet. (Alle diese hautschonenden Waschmittel werden entweder tropfenweise auf die nasse Haut eingerieben oder — schonender — vorher dem warmen Waschwasser zugesetzt; nachher gut in fließendem Wasser nachspülen.) Farben werden schonend durch 10—30% Natriumhydrosulfit-($NaHSO_3$) Lösungen entfernt, vorher evtl. Baden in Kaliumpermanganatlösungen 1:2000—4000. Fette werden durch 1—3% Natriumsilikat- oder 0,5% Natriummetasilikatlösungen entfernt. Manchmal, z.B. bei trockenspröden Handekzemen der Küchenmädchen u.dgl. ist aber eine gut überfettete Seife (z.B. Nivea-Kinderseife) besser als die genannten alkalifreien hautschonenden Waschmittel, die auch der Haut das eigene Fett entziehen, während eine überfettete Seife zwar alkalisch ist, aber mit dem Waschen Fett zuführt.

7. Der *Einfettung* nach dem Waschen ist ebenfalls eine bedeutende kompensierende Wirkung auf Berufsschäden zuzuschreiben. (Die Einfettung *vor* der Arbeit fängt den Schmutz auf, der dann leichter durch Waschen entfernt wird, ohne daß man die letzten Spuren natürlichen Hautfettes zu beseitigen braucht.) Man verwende aber Substanzen, die wirklich in die Haut eindringen, also nicht Paraffinkohlenwasserstoffe, wie Vaseline, sondern besser Ormizetcreme, Eucerin c. aq. (= Niveacreme), Lanettewachssalbe, Acidermsalbe oder Kalodermagelee. Auch Glycerin, in die feuchte Hand tropfenweise eingerieben, wirkt günstig.

8. In neuerer Zeit ist man bestrebt, die Haut durch *Gerbung* widerstandsfähiger zu machen; zu diesem Zwecke stehen Taktokut-Konzentrat und Dulgon S (sauer, s. S. 103) zur Verfügung, am besten in wässerigen Lösungen (Einreibungen, Bäder). Sie gerben vor allem die gequollenen und geschädigten Epidermiszellen. Auch in Form von Taktokutsalbe brauchbar.

Natürlich sind alle diese Maßnahmen nicht billig. Aber man muß den Ekzematiker davon zu überzeugen versuchen, daß ein Selbstschutz — nötigenfalls auf eigene Kosten — sich auf die Dauer gegenüber einem sich immer wiederholenden Verdienstausfall bezahlt macht.

9. Was unsere Patienten mit *konstitutionellem Ekzem* betrifft, so müssen wir diese, wenn sie als salbenempfindlich bekannt sind, umgekehrt von der Verwendung von Hautcremen abhalten. Sind die Kranken gleichzeitig sehr reinlichkeitsliebend, duschen sie täglich heiß, so entziehen sie der Haut zuviel Fett, das zu ersetzen manchmal mit Öl (Mandelöl), manchmal mit Glycerin oder Kalodermagelee gelingt. Salbenempfindliche sollen über die Salbengrundlagen, die sie vertragen oder nicht vertragen, aufgeklärt werden.

10. *Kleiderempfindliche* dürfen nur Kleider tragen, die sie ausprobiert haben (ein Muster anfeuchten, 24 Stunden auf die Haut des Unterarmes unter Cellophan aufbinden). Ebenso bei Pelzen, Schals, Hüten.

11. *Seborrhoiker* sollen den Restherden ihrer Seborrhöe (auf dem behaarten Kopf) größte Aufmerksamkeit schenken. Dauernder Gebrauch von spirituösen Kopfwässern (s. S. 58), 1—2mal wöchentlich.

12. *Spätexsudative* Ekzematiker müssen zu bestimmten Jahreszeiten (Spätherbst) besonders vorsichtig sein. Vorbeugend wirken Arsenkuren oder länger dauernde Kalkgaben oral günstig.

3. Hautentzündungen ohne ekzematöses Aussehen nach bestimmten äußeren Einwirkungen (Wärme, Kälte, Licht u. a.).

Ein großer Teil der in unserer Umgebung vorhandenen Schadstoffe vermag auf der Haut *akute* Entzündungen hervorzurufen, die wie Ekzeme aussehen und wie Ekzeme behandelt werden (s. S. 235). Verlaufen sie in deutlicher Abhängigkeit von der äußeren Einwirkung eines Schadstoffes, schwinden sie mit seinem Fortfall, so bezeichnen wir sie auch als toxische Dermatitis; ist eine individuelle Überempfindlichkeit die Voraussetzung, sprechen wir von einer idiosynkrasischen Dermatitis (z.B. bei Quecksilber, Terpentin, Primeln). Diese Benennungen haben den guten praktischen Zweck, die Abhängigkeit dieser Erkrankungen von einem äußeren Schadstoff zu betonen; ihn herauszufinden und zu vermeiden, ist der wichtigste Teil der therapeutischen Aufgabe.

Physikalische Schädigungen (Wärme, Kälte, Licht). Die toxische bzw. idiosynkrasische Dermatitis verläuft aber gelegentlich auch unter anderen klinischen Bildern als denen eines Ekzems, hierzu gehören z.B. die Hautreaktionen nach einer *Verbrennung*.

Wird der Haut Wärme zugeführt, so entwickelt sich als physiologische Reaktion ein *Wärmeerythem*, d. h. eine ausgedehnte unscharfe Rötung als Ausdruck einer vermehrten Durchblutung mit der Aufgabe, die lokale Wärmevermehrung abzuleiten. Hört die Wärmeeinwirkung auf, so verschwindet auch diese Rötung. Wirkt aber Wärme derartig über Wochen ein, so bleibt gelegentlich eine netzförmige, den oberflächlichen Hautvenen entsprechende dauernde Rötung und schließlich eine Pigmentierung zurück; solche Hautveränderungen findet man am Bauch nach häufig angewandten Wärmeflaschen, aber auch bei Personen, die immer bei derselben Körperstellung zu einem Füllofen gearbeitet haben, z. B. Näherinnen, Putzmacherinnen, hier ist dann eine Körperhälfte oder der Rücken oder der Oberarm mit einem solchen rotbraunen Netzwerk, das zunächst unerklärlich scheint, überzogen. (*Netzförmige Wärmepigmentierung.*)

Wird jedoch die Haut durch trockene, feuchte oder strahlende Wärme auf annähernd 50° oder mehr erhitzt, so tritt eine Verbrennung auf, zunächst eine rasch auftretende, jetzt scharfbegrenzte schmerzhafte Rötung, die mit einer Schrumpfung und Abstoßung der Oberhaut endet (1.Grad), bei stärkerer Einwirkung mit Bildung mehrerer kleiner oder einzelner großer· Blasen (2. Grad); schließlich entsteht eine oberflächliche oder tiefere Nekrose der Haut, die Narben zurückläßt (3.Grad). Die Schwere der lokalen Erscheinungen ist abhängig von der Dauer und der Intensität der Hitzeeinwirkung; leichte Verbrennungen, auch Blasenbildungen, können aber auch durch subjektiv erträgliche Wärmeeinwirkungen entstehen, z.B. durch eine Wärmeflasche oder eine Solluxlampenbestrahlung, und zwar dann, wenn die Hitze langsam einschleichend gesteigert wird. Bei sensiblen Lähmungen (Syringomyelie) treten natürlich Verbrennungen leicht unbemerkt auf

Die Abheilung einer Verbrennung dauert verhältnismäßig lange, aber geschieht mit Ausnahme des 3. Grades ohne Narbenbildung; auch bei geringeren Graden ist allerdings die Neigung zu Keloiden groß (Behandlung auftretender Keloide muß rechtzeitig erfolgen, s. S. 353).

Die Allgemeinerscheinungen sind um so schwerer, je ausgedehnter die Verbrennungen sind. Sie bestehen in Shock und in Vergiftung durch Resorption toxischer Stoffe aus den verbrannten Hautgebieten. Verbrennungen des Gesichtes sind dabei gefährlicher als die des Rumpfes, diese gefährlicher als die der Extremitäten. Ist die Körperoberfläche zu 25—30% verbrannt, wird die Prognose ernst.

Lokalbehandlung. Bei Verbrennung 1.Grades: Hausmittel: kühlende Umschläge mit Borwasser, essigsaurer Tonerde; besser sollen dagegen möglichst warme Umschläge sein (z.B. mit erwärmtem 50% Spiritus) oder z.B. Eintauchen der Hand in möglichst heißes Wasser, das zwar zunächst brennt, aber dann bald Linderung verschafft; einölen mit Salatöl, überpudern mit Kartoffelmehl. Vom Arzt werden angewandt: Wismutbrandbinde, an deren Stelle aber auch eine mit Talk bestreute Binde genügt. Trockenpasten. Beliebt sind Umschläge mit Brandliniment (Ol. Lini / Aq. Calcar. ana). Ist nach einigen Tagen die Haut eingetrocknet, weiche Zinkpaste.

Bei Verbrennungen 2. Grades: die Blasen werden am tiefsten Punkt angeschnitten, die Blasendecke an den Wundboden angepreßt. Verbände mit Dermatolsalbe:

Bism. subgall. 5—10 / Eucerin c. aq. / Past. Zinci ana ad 100.

Eitert der Blaseninhalt, Abtragen der Blasendecke, feuchte Umschläge mit Targesinlösung 0,5% oder Verbände mit Rivanolsalbe:

Zinc. oxydat. 10 / Sol. Rivanol 0,5% / Eucerin anhydr. ana ad 100.

Bei Verbrennungen 3. Grades: desinfizierende Pasten, wie bei Verbrennungen 2. Grades. Neigen die Nekrosen zur Infektion, austrocknende Puder z.B. M.P.

Puder, harnstoffhaltige Wundpuder (Provocin) oder Tanninpulver (Frekasan). Bäder mit Kaliumpermanganatlösungen oder Wasserstoffsuperoxyd zur Beseitigung von Verhaltungen. Sind die Schorfe abgestoßen, granulationsanregende Salben, wie Schwarzsalbe (s. S. 124), Granugenpaste.

Diese Art der Behandlung gilt jedoch nur für kleinere Verbrennungen. Ausgedehnte Verbrennungen gehören ins Krankenhaus wegen der Gefahr schwerer Allgemeinstörungen, die in Blutveränderungen (Bluteindickung, Kochsalzverminderung) und in Schädigung innerer Organe (besonders der Nebennieren) durch Resorption toxischer Substanzen bestehen.

Zur lokalen Behandlung dieser Fälle dienen einmal Umschläge mit 2,5—5% Tanninlösung, die dauernd — bisweilen einige Tage hindurch — feucht gehalten werden müssen, bis der Brandschorf vergerbt ist und damit die Resorptionsgefahr behoben. Abgekürzt kann die Behandlung werden durch vorhergehende Benetzung mit Arg. nitricum 10%. Einfacher und beim Verbandwechsel weniger schmerzhaft ist eine Mischung von Brandliniment (Ol. Lini / Aq. Calcar. ana), 9 Teile und 1 Teil 50% Tanninlösung, jedesmal frisch zubereiten, ebenfalls in Form von feuchten Umschlägen. (Auch für weniger umfangreiche Verbrennungen, die zu Hause behandelt werden, geeignet.)

Andererseits hat sich aber gezeigt, daß bei der Tanninbehandlung allzu großer Flächen durch resorbiertes Tannin Leberschäden z.T. schwerster Art hervorgerufen werden können. Aus diesem Grunde werden neuerdings wieder Verbände mit einfacher Borsalbe oder Unguentolan bevorzugt; zur Vermeidung einer Infektion verordnet man auch Salben mit Sulfonamid- oder Penicillinzusatz.

Bei Kollaps: Sympatol oral, Cardiazol-, Coramininjektionen, Wärmezufuhr.

Bei Erregungszuständen: Scopolamin-Eukodal-Ephetonin-Injektionen (sog. SEE. oder Scophedal-Merck).

Bei Schmerzen: Dolantin, Polamidon, Novalgininjektionen; als Kreislaufgefährlich nur in prognostisch aussichtslosen Fällen: Morphium, Eukodal.

Bei ausgedehnten Verbrennungen: Bluttransfusionen; Kochsalzinfusionen, mehrmals in kleinen Mengen; Traubenzuckerinjektionen, gleichzeitig mit Betaxin; Nebennierenhormonpräparate (Cortiron, Cortenil, Percorten) kombiniert mit Vitamin C (Redoxon, Cantan, Cebion).

Gegen Tetanusgefahr bei Verbrennungen 3. Grades: Tetanusantitoxin.

Erfrierungen kommen ebenfalls in verschiedenen Formen (erythematös, blasig und brandig) zur Beobachtung.

Während bei der Verbrennung es sich um eine direkte Schädigung der gesamten Oberhaut handelt, wirkt die akute Erfrierung zunächst auf die Blutgefäße ein und die Hautschäden sind eine Folge der lokalen ungenügenden Blutversorgung. Infolgedessen sind Hautstellen, deren Durchblutung mangelhaft ist z.B. Fingerspitzen, Ohren, Zehen besonders gefährdet, ebenso ausgeblutete oder schwächliche Personen oder Alkoholiker. Trockene Haut ist widerstandsfähiger als feuchte (vorbeugende Bekämpfung von Schweißfüßen).

Die Behandlung besteht in allmählicher Erwärmung der erfrorenen Hautgebiete; vorsichtige Massagen mit Wolltüchern, zunächst im mäßig warmen Zimmer, dann im erwärmten Bett, unter Umständen stundenlang fortgesetzt. Der Sinn dieses seit langem geübten Verfahrens ist wahrscheinlich der, daß bei *plötzlicher* Anregung der Hautdurchblutung eine im Körperinneren mühsam aufrecht erhaltene, zum Leben notwendige Temperatur zusammenbricht, weil das in Zirkulation gekommene Blut sich in der noch kalten Haut zu sehr abkühlt, ohne daß der Organismus Zeit hat, sich durch vermehrten Stoffwechsel Wärme zu verschaffen. Das gilt natürlich vor allem für ausgedehnte Erfrierungen; bei umschriebener Erfrierung kann man mit der Erwärmung schon rascher vorgehen, aber hier ist zu bedenken, daß plötzliche starke Wärmereize die Gefäße statt zu erweitern zu verengen vermögen, oder daß es dadurch zu jähen schmerzhaften Blutüberflutungen und nachteiligen Ödembildungen kommen kann. Allgemein: Kreislaufmittel, Zufuhr warmer Flüssigkeit; wenn möglich vorsichtige Kurzwellenbehandlung.

Ist durch diese Behandlung eine unmittelbare Lebensgefahr beseitigt, werden die eingetretenen, bestehenbleibenden Hautveränderungen nach verschiedenen Gesichtspunkten behandelt. Komprimierende Ödeme und Blutstasen durch Thromben können durch kleine Inzisionen beseitigt werden (z. B. an den Extremitätenenden). Die Durchblutung kann durch Injektionen von Progynon, Eupaverin oder Acetylcholin (davon auch Suppositorien) angeregt werden; Milchinjektionen, in der Menge der Reaktionsfähigkeit des geschwächten Organismus angepaßt, beleben den Stoffwechsel. Blasen werden geöffnet, mit Pasten bedeckt oder der Grund wird mit Silberfolie belegt. Sind Nekrosen eingetreten, die zur feuchten Gangrän neigen, möglichst Freiluftbehandlung (unter Dermatolpuder, Frekasan). Ist die Demarkation vollzogen (abwarten, da man nie im voraus weiß, wie wenig oder wie viel sich abstoßen wird), desinfizierende Rivanolsalben (s. S. 111) oder granulationsanregende Salben, wie Schwarzsalbe, s. S. 124. Tetanusantitoxin bei offenen Erfrierungen.

Dauernde geringere Kälteeinwirkungen führen bei dazu veranlagten Personen zu Kälte- oder Frostschäden (Perniosis); hier ist eine hormonal bedingte Gefäßstörung Voraussetzung (s. S. 300).

Das sichtbare *Licht* hat auf die normale Haut keine erkennbare spezifische Wirkung. Steigert man es z. B. durch Konzentration mit einem Brennglas, so erhält man eine Verbrennung, also eine reine Wärmewirkung. Fehlt das Tageslicht der Haut längere Zeit, so wird die Haut fahl, gelbgrau — wie bei früheren Polarexpeditionen häufig beobachtet —, weniger die Folge einer Anämie als eines ungenügend angeregten Gefäßspiels; den Blutgefäßen fehlen die dauernden tonisierenden Lichtreize. Wirksamer sind die unsichtbaren ultravioletten Strahlen, die aber im Sonnenlicht reichlich nur im Gebirge und an der See, weniger im Flachland vorhanden sind; in den Städten selbst werden sie von Dunst und Staub fast ganz absorbiert.

Eine Sonnenbestrahlung ruft nach einer Latenzzeit von einigen Stunden ein begrenztes, subjektiv angenehmes Erythem von einigen Tagen Dauer hervor mit nachfolgender, sich langsam verstärkender Pigmentierung. Überbestrahlungen verursachen einen schmerzhaften *Sonnenbrand*, Blasenbildungen, auch Allgemeinerscheinungen wie z. B. Fieber (Vorsicht bei Tuberkulösen!). Behandlung übermäßiger Reaktionen: Trockenpasten oder Zinköl, Kalkinjektionen.

Aber auch starke „Lichtreaktionen" heilen stets ohne Narben ab; lediglich nach dauernden — jahrelangen — rücksichtslosen „Sonnenverbrennungen" kommt es gelegentlich einmal zu Hautveränderungen, die zu Krebs entarten können.

Prophylaktisch genügt zur Vermeidung von Schäden ein bißchen Vernunft bei der Bestrahlung; Beginn etwa mit 20 min (im Hochgebirge 10 min) je Körperseite, langsame Steigerung entsprechend der Hautgewöhnung in den folgenden Tagen. Das Eincremen oder Einölen vor dem Sonnenbad hat keine andere Wirkung, als die Sonnenstrahlen abzuschwächen, ist also nur berechtigt, wenn man ohne Angewöhnung stundenlang in der Sonne verweilen muß oder will (z. B. bei Märschen, Sport); aber das grundsätzliche Eincremen vor dem Sonnenbad ist keineswegs nötig und manchmal Unsinn, wenn überhaupt zu wenig Sonne vorhanden ist (z.B. im Flachland). Die stärkere Pigmentierung, die durch Eincremen versprochen wird, ist häufig nur durch chemische Zusätze veranlaßt und fällt durch ihren olivgrünen Unterton keineswegs angenehm auf. Etwas anderes ist es im Hochgebirge (z.B. bei Gletscherwanderungen); die Hochgebirgssonne enthält auch kurzwelliges Ultraviolettlicht, das leicht oberflächliche Hautentzündungen macht und das ohne Nachteil für die Pigmentbildung abgefiltert werden kann. Dieses kurzwellige Ultraviolettlicht wird durch Einreiben mit Ultrazeozonsonnenschutzöl, Zeozonschutzöl, Tschamba Fii, Nivea-Ultraöl, Deliallichtschutzöl, mit Engadine UV.-Schutzsalbe oder Delialcreme (enthält allerdings noch ein chemisches Bräunungsmittel) von der Haut abgehalten, während die erwünschten langwelligen pigmentbildenden Strahlen größtenteils durchgelassen werden. Wirksamer als diese Mittel aber ist eine wäßrige Lösung von Eubasin oder Cibazol, bzw. ein speziell entwickeltes Sulfonamid, das keine chemotherapeutische Wirkung mehr hat, also weder die Haut an Sulfonamide gewöhnt noch sie sensibilisiert; das ist das Solan. Es ist enthalten in PeKaPe Totale, in geringerer Konzentration in PeKaPe Normale (Hersteller pharm. Kosm. Prod. AG Zürich 49, in Deutschland erhältlich durch Großparfümerie Hummel, Karlsruhe, Werderstr. 7—13); Lösungen, Salbe, Mattcreme. Solanaugentropfen (für Filmschauspieler als Schutz gegen das Licht der Jupiterlampen) sind dem bisher benutzten Corodenin oder Zeozonwasser überlegen. Da einige Antihistamine Ultraviolettlicht stark absorbieren, verleihen auch die aus ihnen hergestellten Salben guten Lichtschutz (1% Avilsalbe, DiWag Lichtschutzsalbe).

Während die bisher besprochenen Ultraviolettlichtreaktionen normal sind und zwischen den einzelnen Individuen nur in der Empfindlichkeit graduelle Unterschiede bestehen, sprechen wir von *Lichtkrankheiten*, wenn eine Überempfindlichkeit des Kranken gegen Sonnenlicht, meist gegen das langwellige Ultraviolettlicht, besteht und dabei abnorme Reaktionen auftreten; im wesentlichen lassen sich hier vier klinische Formen unterscheiden.

Bei der *Hydroa vacciniforme* (richtiger Hydroa vacciniformia) treten im belichteten Gebiet (Gesicht, Handrücken) blutig durchtränkte Blasen auf; diese werden in ihrem Verlauf charakteristischerweise genabelt, d.h. sie sinken in der Mitte wie eine Pockenpustel ein; nach Abfallen der Kruste lassen sie Narben zurück; die Nase und besonders die Ohren können schließlich ganz verstümmelt sein. (Gelegentlich wird bei diesen Kranken eine vermehrte Bildung von Porphyrin beobachtet, auch vermehrt im Urin ausgeschieden. Nachweis: bei Überschichten mit 20% Sulfosalicylsäure bildet sich nach Stunden an der Grenze ein roter Ring. Porphyrin macht im Tierversuch gegen kurzwelliges Tageslicht, besonders gegen Grün überempfindlich.) Da die Erkrankung — meist in der Kindheit beginnend — in jedem Frühjahr auftritt bei den ersten Sonnentagen, ist Schutz gegen Sonnenlicht das wichtigste Mittel. Die Hauterscheinungen heilen dann von allein (oder unter Zinnoberschwefeltrockenpaste s. S. 121) rasch ab.

Lichtschutzmittel: Außer Sonnenschirmen, Schleiern, breitrandigen Hüten verordnet man Salben, Trockenpasten oder Tinkturen, die auf die Haut aufgestrichen werden und eine lichtundurchlässige Schutzschicht, die jetzt *auch gegen langwelliges Ultraviolettlicht* schützen muß, hinterlassen. Diese Mittel sollen unauffällig sein, subjektiv nicht unangenehm empfunden werden, d.h. nicht spannen und für Schweiß durchlässig sein. Zu beachten ist jedoch, daß alle Mittel nur eine relative Schutzwirkung haben, sie setzen zwar die Wirkung der Sonne herab, heben sie aber nicht völlig auf; trotz ihrer Verwendung kann man sich also nicht dauernd in der Sonne aufhalten, sondern immer nur eine beschränkte Zeit. Fensterglas ist kein Schutz, es läßt langwelliges Ultraviolettlicht durch.

Lösungen und Öle: 10% Tanninspiritus, ähnlich pflanzliche Tanninextrakte wie Tschamba Fii, Stora. Ultrazeozonsonnenschutzwasser.

Salben: Ultrazeozoncreme, Zeozoncreme, Delial H-Creme transparent und braun, Uviolheilsalbe (Quarzlampengesellschaft), Helioderm (Desitin), PeKaPe Totale, DiWag Lichtschutzsalbe.

Allgemeinbehandlung: Da die Vermehrung der Porphyrinbildung als Leberstörung aufgefaßt wird, Leberschutzdiät: Traubenzucker (Dextropur, B-Tropon), Hepatrat, Rohleber, Vitamin B.

Die *Sommerprurigo* (das Eczema solare) befällt jedes Frühjahr erneut den Kranken. Die belichteten Stellen, hauptsächlich die Nase, aber auch die Wangen, beginnen zu jucken, sich zu röten und mit trockenen oder mäßig verkrusteten Knötchen zu bedecken. Abheilung ohne Narben, aber mit Pigmentierung. Behandlung: Röntgenbestrahlungen (100—150r, 2—3mal alle 10 Tage) beseitigen die Erscheinungen am schnellsten. Im akuten Stadium Kalkinjektionen. Längerer Gebrauch von Nicotinsäureamid, das sich bei allen Lichthauterkrankungen günstig zeigt; besonders in Kombination mit Fol- und Pantothensäure (Nicofol, Nordmark). Prophylaktisch: Sonnenschutzmittel.

Bei der *Lichturticaria*, die sehr selten ist, treten sofort (also ohne Latenzzeit) nach einer Belichtung stark juckende Quaddeln im bestrahlten Gebiet auf. Daran schließen sich heftige Entzündungen an. Behandlung: Versuch mit Kalkinjektionen, Nicotinsäureamid (Nicofol), Antihistamine. Lokal Lichtschutzmittel. Meist ist aber dauernder Aufenthalt im abgedunkelten Zimmer (auch Tageslicht ist schädlich) nötig.

Das *Xeroderma pigmentosum* tritt meist in den ersten Lebensjahren auf, häufig bei Kindern aus Ehen von Blutsverwandten. Das Wesentliche dieser Erkrankung ist, daß den Entzündungen einer belichteten Hautstelle eine Degeneration folgt; dunkle Pigmentierungen, dazwischen helle Depigmentierungen, Telangiektasien, Schrumpfungen der Haut, präcanceröse Warzenbildungen (s. S. 352), schließlich Hautcarcinome mischen sich zu einem bunten Durcheinander. Ein Bild, wie es sich als Seemanns- oder Landmannshaut (s. S. 352) am Ende eines langen, im Sonnenlicht verbrachten Lebens einstellen kann, tritt hier bereits bei Säuglingen auf und erreicht schließlich unheimliche Grade. Tödlicher Ausgang vor dem 15. Lebensjahr an metastasierenden Carcinomen ist die Regel. Behandlung: Immerhin lassen sich solche Kranke bei Vermeidung jedes direkten oder indirekten Sonnenlichtes, bei Verwendung von Lichtschutzmitteln am Leben halten. Präcanceröse Warzen oder Carcinome sind mit Elektrokoagulation rechtzeitig zu entfernen. Die Hautpflege erfolgt am besten mit Lebertransalben.

Außer den eigentlichen Lichterkrankungen werden manche andere Hautkrankheiten durch Licht provoziert. So folgt z.B. der ersten stärkeren Besonnung im Jahr bei einigen Menschen ein ausgedehnter Herpes simplex, der die ganzen Lippen, manchmal auch das Kinn überziehen kann. Bei anderen Personen tritt jedes Frühjahr ein typisches Erythema exsudativum (s. S. 291) nach den ersten sonnigen (oder heißen) Tagen auf. Bei Kranken mit chronischem Erythematodes (s. S. 333) kann es desgleichen an den belichteten Stellen zu Verschlimmerungen kommen.

Es ist heute Mode, auch bei diesen lichtprovozierten Krankheiten Nicotinsäureamid (Pellagraschutzstoff, s. S. 185) zu geben, manchmal mit gutem Erfolg. Aber das durch Licht provozierte Erythema exsudativum heilt rascher auf Cylotropininjektionen intravenös, und ein Erythematodes spricht vielleicht eher auf Sulfonamide (Albucidtabletten, tägl. 4mal 1 Tabl.) an; das Licht mag demnach zwar die Krankheit in Gang setzen, ist aber dann — im Gegensatz zu den echten Lichterkrankungen — für ihren Bestand nicht mehr wesentlich.

Chemische Schädigungen. Blasenbildungen, Nekrosen oder Hautgeschwüre gehören nicht zum klinischen Bild eines Ekzems. Treten sie auf gesunder Haut oder bei einem Ekzem auf, so können dafür bestimmte Einwirkungen chemischer Art in Frage kommen. Den Verdacht zu dieser Annahme erwecken die Abhängigkeit der Erscheinungen von bestimmten beruflichen Arbeiten (mit Chromsäure, mit Kalk) oder im Gegenteil ein anscheinend grundloses Auftreten, verbunden gleichzeitig mit auffälligen Konturen der Hauterscheinungen: entweder die Bildungen zeigen scharfe Kanten oder spitze Ecken oder tropfenförmige Ausläufer; dann handelt es sich um Artefakte, die der Patient sich aus irgendwelchen Gründen beibringt; jede unbeeinflußte Hautkrankheit hat demgegenüber ein „natürlich gewachsenes" Aussehen.

Nekrosen werden meist hervorgerufen durch Salzsäure, oberflächlichere durch Phenol (Carbolsäure), Trichloressigsäure. Die Ätzschorfe sind zunächst meist weißlich, trocken, die Ulcerationen, die nach Abstoßung der Schorfe entstehen, heilen oft sehr langsam zu. Nekrosen durch Laugen (Kalilauge), durch Alaun (Rasierstein) sind zerfließlicher und matscher. Ob eine Säure oder eine Lauge verwandt worden ist, kann man in den ersten Tagen oft noch durch Auflegen von feuchtem Lackmuspapier feststellen.

Behandlung: in den ersten Stunden nach der Einwirkung warme Bäder zur Neutralisation. Später: desinfizierende Pasten (Dermatolzinksalbe).

Die Behandlung des Artefaktes besteht in Entlarvung unter vier Augen, wobei man zunächst dem Patienten den Ausweg offenläßt, daß er sich aus Unkenntnis oder Ungeschicklichkeit verätzt hat; nötigenfalls demonstriert man ihm, daß man mit seinem Mittel dieselben Hauterscheinungen hervorzurufen imstande ist. Ist der Patient nicht einsichtig, klärt man seine Umgebung auf, die manchmal vor Mitleid unzugänglich sein kann; schädigt er weiterhin durch sein Verhalten Dritte, so macht man das ohne weitere Rücksicht unmöglich. Bisweilen aber ist der Patient in seine Selbstbeschädigung so versunken, daß auch durch einen geschulten Psychotherapeuten, der dann hinzuzuziehen ist, eine Heilung schwer erreicht wird.

Blasige Reaktionen entstehen durch Benzin, Benzol, Petroleum, Cantharidenpflaster u. a. Die Behandlung erfolgt durch Eröffnen der Blasen, durch Trockenpasten und später durch Salben.

Charakteristisch durch ihre Blasenbildung sind die *Hautentzündungen durch Lost* = Senfgas, das bei Mycosis fungoides, Lungenkarzinom, maligner Lymphogranulomatose u. a. auch therapeutisch verwandt wird; Lewisit. Allerdings kann man nach der Intensität der Einwirkung auch hier mehrere Grade unterscheiden: erythematöse, bullöse und nekrotisierende Reaktionen. Da Losttropfen nicht nur in die Tiefe, sondern auch in die Breite der Haut diffundieren, finden sich die Nekrosen oft von einem Blasenkranz umgeben, dieser wieder von einer Rötung, entsprechend der langsam abfallenden Wirkung. Infolge der verschiedenen Empfindlichkeit der Hautdecke (am stärksten erkranken Augenpartien, Genitale, Achselhöhlen, Leistengegend bei gleichmäßiger Dampfeinwirkung) und infolge der verschiedenen Intensität, mit der die einzelnen Hautstellen betroffen werden (Kleider- oder Stiefelschutz ist wegen der Durchschlagskraft dieser Stoffe nur relativ), sind die verschiedenen Reaktionsgrade aber auch allenthalben in bunter Mischung anzutreffen. Auftreten der ersten Erscheinungen nach 2—3 Stunden, Dauer der Nekrosen durchschnittlich 6—8 Wochen, bei Vereiterung auch länger.

Entgiftung: möglichst bald, da nur in den ersten 10 min voll wirksam, jedoch auch noch später bis zu 1—2 Stunden als relativ wirksam zu versuchen. Abtupfen sichtbarer Tropfen; vorsichtiges Auslaugen der betroffenen Stellen mit Benzin, Tetrachlorkohlenstoff, Spiritus. (Tupfer beseitigen durch Vergraben oder Verbrennen; Vorsicht vor entstehenden Dämpfen!) Ablegen aller vergifteten Kleidungsstücke. Auftragen von Chloramin- oder Losantinbrei für 10 min, oder gründliches Einschäumen mit Schmierseife (auch Persil ist wirksam) und Baden. Nachher einfetten mit milder Zinkpaste.

Behandlung. Bei aufgetretenen Erscheinungen wird empfohlen: Blasen sind durch Aussaugen mit einer Injektionsspritze zu entleeren, Blasendecke soll möglichst erhalten bleiben. Feuchte Umschläge mit Chloraminlösung 1%, Clorinalösung 0,1—0,2%, Kaliumpermanganatlösung 0,1%, Chinosol 0,05%, Kamillosanlösung. Da die feuchten Umschläge macerieren, Einsalben der gesunden Haut mit Zinkpaste. Wunde Stellen können wegen ihrer Schmerzhaftigkeit für einige Stunden mit Anästhesin- oder Pantocainsalbe bedeckt werden. Nachts statt der feuchten Umschläge Verbände mit reichlich Vaselin, Desitinolan.

Ist nach einigen Tagen das Nässen geringer geworden, Versuch für kurze Zeit mit Puderverbänden (Dermatol), aber im Wechsel mit Bädern oder feuchten Umschlägen (Chinosollösung 0,05%), um Verhaltungen zu verhüten; durch eine Dauerbehandlung mit feuchten Umschlägen kann nämlich auch die Haut zu maceriert und die Wundheilung schlaff und träge werden. Gegen Infektion Penicillinschutz.

Zur Beseitigung des Nässens Kalkinjektionen, zur Wundanregung Omnadin- und Eigenblutinjektionen. Gleichzeitig zur inneren Entgiftung (vor allem bei arsenhaltigen Stoffen: wie z.B. Lewisit) Detoxin (schwefelhaltig) oder BAL (British Anti Lewisite), das noch besser Arsen zu binden imstande ist (auch bei Salvarsanvergiftungen — abgesehen von einer Hepatitis — geeignet oder bei Quecksilber- oder Goldintoxikationen). Erhältlich als Sulfactin — Homburg, 5% ölige Lösung, Ampullen zu 2 ccm; Dosierung, da die Ausscheidung rasch erfolgt: 1. und 2. Tag 4—6 Ampullen, alle 4—6 Std.; 2. und 3. Tag 3 Ampullen, 5. und 6. Tag 2 Ampullen; evtl. bis zur Heilung weiterhin tägl. 1 Ampulle; Injektion tief intramuskulär. Nicht bei Leberschäden! Nebenerscheinungen: Tränenfluß, Übelkeit, Angstgefühl; dagegen Adrenalin oder Ephedrin. Gelegentlich folgen Muskelabszesse, deren Infektion durch Penicillin verhindert wird. Insofern ist Sulfactin zur intravenösen Injektion ungefährlicher.

4. Urticaria.

Diagnostische Vorbemerkungen. Eine **Nesselsucht** ist in der Regel bereits dann anzunehmen, wenn der Patient über unregelmäßig wiederkehrende Juckanfälle klagt, bei denen an den juckenden Stellen Anschwellungen, Knoten, Verhärtungen, „Blasen" aufgetaucht sein sollen, die aber jetzt bei der Untersuchung bereits wieder vergangen sind.

Tatsächlich sieht der Arzt dann auch nichts mehr; sieht er einen Anfall, so bemerkt er entweder nur Rötungen, die meist zackig ausgedehnt und unscharf begrenzt sind, oder in den Rötungen Anschwellungen und schließlich Quaddeln (die der Patient „Blasen" genannt hat), also scharf begrenzte rote oder weiße pralle Erhebungen der Haut, die aber für gewöhnlich in einigen Stunden wieder vergehen. Echte Blasen (mit flüssigem Inhalt), die sich gelegentlich auf den Quaddeln bilden können, z.B. bei Kindern oder an den Unterschenkeln (sog. Strophulus), bleiben jedoch auch über den akuten Ausbruch hinaus bestehen. Manchmal haben auch bei Erwachsenen größere Schwellungen, z.B. an den Lippen, am Auge, längeren Bestand (QUINCKEsche Ödeme; differential-diagnostisch: chronisch rezidivierende Erysipele); ebenso sind die selteneren zirzinären (d. h. kreis- und bogenförmige) Urticariaausbrüche am Körper oder den Streckseiten der Extremitäten beständiger (differentialdiagnostisch: Dermatitis herpetiformis, bei der sich aber von Zeit zu Zeit herpesartige Bläschengruppen oder -kränze finden).

Differentialdiagnostisch gegenüber dem gewöhnlichen Krankheitsbild kommen sonst in Betracht: der Pruritus, also das Jucken ohne irgendwelchen objektiven Befund (bei Unverträglichkeit von Medikamenten, insbesondere Schlafmitteln, bei Greisen, bei Ikterischen, bei Neurosen und Phobien) und die Krätze, die zwar meistens die klassischen Erscheinungen bietet, aber auch bisweilen objektiv kaum erkennbar ist und dann nur durch das Jucken beim Schlafengehen zu vermuten; außerdem ist sie ansteckend und es sind oft mehrere Familienmitglieder betroffen. Bisweilen soll man sich aber nicht scheuen, besonders in Zeiten, wenn die Krätze häufig ist, zunächst einmal daraufhin zu behandeln und erst bei Versagen dieser Behandlung eine Nesselsucht annehmen; in vielen Fällen wird dann durch den Kurerfolg die Krätze bestätigt.

Ätiologische Vorbemerkungen. Urtikarielle Erscheinungen können bei jedem Menschen hervorgerufen werden z.B. durch Berührung mit der Brennessel, durch Stiche von Bienen und Bisse von Wanzen, durch Berührung mit Prozessionsraupen, durch Berührung mit Medusen beim Baden im Meer u.a.m. Die Reaktionen freilich sind individuell verschieden stark, bei dem einen entstehen nur leichte Rötungen, bei dem anderen oft anhaltende Schwellungen. Es ist leicht verständlich, daß es andere quaddelerzeugende Reize gibt (z.B. Flohstiche), die nur bei bestimmten Personen Quaddeln hervorrufen, bei anderen dagegen überhaupt nichts.

Eine weitere Gruppe von Urticaria wird jedoch von den Fällen gebildet, die immer wieder auf ein bestimmtes sonst ungefährliches Nahrungsmittel, z.B. — auch dem Laien bekannt — auf Erdbeeren, Spargel, Nüsse u. dgl., Nesselsucht bekommen oder auf ein sonst harmloses Medikament, wie Aspirin, Chinin, oder auf eine physikalische Einwirkung, z.B. wie Kälte, wie das langwellige Ultraviolett des Sonnenlichtes (nicht das kurzwellige Ultraviolett der „künstlichen Höhensonne") oder wie Druck. Diese Fälle sind selten, am häufigsten ist noch die Urticaria factitia, die auf Druck, Reibung, Kratzen erfolgt, wohl zu unterscheiden von dem harmlosen Dermographismus, bei dem sich die Haut auf Bestreichen zwar rötet oder anschwillt, aber nicht juckt.

Während diese Fälle als dauernde Allergien gelten können, jene ersten aber als normale, individuell zwar verschieden starke Hautreaktionen — beide im Aussehen übrigens völlig gleich —, ist die Mehrzahl aller Erkrankungsfälle von Nesselsucht dadurch gekennzeichnet, daß sie plötzlich eine bislang gesunde Person befällt, manchmal anscheinend ohne Grund, manchmal nach dem Genuß eines nicht einwandfrei empfundenen Nahrungsmittels (Muscheln, Fisch, Konserven, Wurst), und daß dann sich Anfälle häufen, die erst nach kürzerer oder längerer Zeit wieder schwinden. Durch welche Bedingungen während der Krankheit weitere Anfälle ausgelöst werden, ist auch nicht immer klar. Gelegentlich sind es bestimmte Nahrungsmittel (Eier, Fisch, fettes Fleisch u. a.), die vordem vertragen wurden; ist die Erkrankung vorbei, so wird ebenfalls wieder alles vertragen. In diesen Fällen ist daran zu denken, daß plötzlich durch eine akute Schädigung Entgiftungsregulationen im Organismus gestört sind, z.B. in der Darmwand oder in der Leber, wodurch ungewöhnliche Nahrungsmittelabbauprodukte in den Blutweg gelangen können.

Aber es ist bekannt, daß auch ohne Nachschub neuer Schadstoffe eine urtikarielle Reaktion nach ihrem Abklingen mehrmals wieder aufflammen kann; auch Flohstiche und Wanzenstiche können nach Stunden wieder jucken und zu schwellen anfangen. Ebenso treten Anfälle allgemeiner Nesselsucht auch noch nach Beginn einer strengen Diät auf; aus experimentellen Beobachtungen kann man annehmen, daß die ursprünglichen Schadstoffe in den Darm ausgeschieden und wieder resorbiert werden. (Deshalb soll bei einer Urticaria im Beginn stets ein Abführmittel gegeben werden.) Beobachtungen, daß bei urtikariellen Serumexanthemen jede Nahrungsaufnahme, welcher Art sie auch sei, zu Ausbrüchen führt, zeigen, daß, wie andere körperliche Vorgänge (z. B. Überanstrengungen), auch bestimmte Stoffwechsellagen imstande sind, bei einer vorhandenen Urticaria Ausbrüche hervorzulocken; auch die Bettwärme kann Ausbrüche provozieren, vielleicht genügt sogar schon die Angst vor den Ausbrüchen allein.

Der Sitz der urtikariellen Reaktion sind die Blutgefäßwand und das Bindegewebe; der Abbau der urtikariellen Reaktion geht verhältnismäßig schnell vor sich, obwohl auch die befallene Stelle eine Zeitlang nach ihrer Abheilung noch reizbar ist (z. B. auf Reiben); ihrer Entstehung nach ist die Nesselsucht also in mancher Beziehung ähnlich dem Ekzem, nur ist dieses — als Reaktion der Epidermis — in seinem Aufbau langsamer, behinderter, und damit Komplikationen ausgesetzt, die seine definitive Rückbildung vereiteln können.

Behandlungsrichtlinien. Therapeutisch haben wir verschiedene Möglichkeiten, in die Folge von Reaktionen, die zu einem Urticariaausbruch führen, einzugreifen.

Wirkt der Schadstoff äußerlich ein, einmalig (z. B. Bienenstich) oder dauernd (Kälte, Ultraviolettlicht), so ist er in Zukunft zu vermeiden; das ist jedoch für den Druck (bei der Urticaria factitia) kaum möglich. Wirkt der Schadstoff von innen, so ist nicht allein dieser zu vermeiden, sondern es müssen auch durch Abführen irgendwelche schädlichen Reste beseitigt werden, es muß durch eine geeignete Schondiät dem verminderten Entgiftungsvermögen der Darmwand Rechnung getragen werden, schließlich durch Adsorbentien (Tierkohle, Adsorgan) oder Darmdesinfizientien (Salol) sich bildenden schädlichen Stoffen entgegengearbeitet werden. Ist der Schadstoff in den Blutkreislauf gedrungen, läßt sich die Blutgefäß- und Bindegewebsreaktion durch Kalkinjektionen rückgängig machen oder vermindern, meist allerdings nur für einige Stunden. Da die lokalen Hautreaktionen den durch Histamin hervorgerufenen entsprechen, sind die Antihistamine am Platz, oft mit Erfolg. Schließlich sind einige Maßnahmen imstande, schlagartig die Stoffwechsellage so umzustimmen, daß in wenigen Minuten eine wochenlange Nesselsucht endet und auch alle weiteren Vorsichtsmaßregeln überflüssig werden (was z. B. nach Erbrechen, heftigen Durchfällen beobachtet wird).

Die Wirkung von Aderlässen, Eigenblut- oder Seruminjektionen, Schwitzbädern u. dgl. ist zwar nicht immer so schlagartig, gehört aber auch wohl in dieses Gebiet. Da wir mit Injektionen von sympathicuserregenden Stoffen (Adrenalin) eine allergisch-urtikarielle Reaktion coupieren können, nehmen wir an, daß diese Umstimmung in einer Herabsetzung einer Vagotonie oder Verstärkung des Sympathicotonus beruht.

Der Einfluß der Diät, abgesehen von der Bedeutung von Schadstoffen, geht im allgemeinen dahin, daß eine kohlehydratreiche Nahrung (reichlich Obst, viel Getränke) die objektiven und subjektiven Erscheinungen einer Nesselsucht verstärkt; trockene, fettreiche Kost dämpft den Ausbruch. Bisweilen ist es aber auch günstig, durch Gaben von Natriumbicarbonat die Reserve an Blutalkalien zu erhöhen.

Bei der Behandlung der Urticaria beginne man mit den einfachsten Mitteln, die allerdings nicht nur symptomatisch sein dürfen, sondern stets die Herkunft der Ausbrüche berücksichtigen sollen; viele akute Fälle lassen unter einer solchen Behandlung nach. Andere jedoch werden chronisch und bedürfen dann immer neuer therapeutischer Versuche, um schließlich bei einem zu heilen; wann das ist, ist freilich nicht immer im voraus zu sagen.

Die Behandlung der frischen Urticaria. Bei der am häufigsten vorkommenden *akuten Nahrungsurticaria* stelle man durch Befragen das ursprünglich auslösende Nahrungsmittel fest (Wurst, Konserven, Sardinen, Bücklinge, frische Muscheln u. dgl.), verbiete aber auch während des Anfalles Eier, Speck, Fisch, Käse, unter

Umständen auch Kaffee, und erlaube nur Schleimsuppen, wenig gewürzte Gemüse und Zwieback; alles in geringen Mengen. Gleichzeitig versäume man niemals, zunächst einmal drastisch abzuführen (Species laxantes, 2—3 Tassen); weiterhin, solange Anfälle kommen, abends 1 Tasse, so daß stets gründliche Darmentleerung erfolgt. Gegen das Jucken verordne man

Menthol 1 / Spiritus dilut ad 100. M. D. S.: Zum Einklatschen auf die juckenden Stellen.

Oder:

Zinc. oxydat. / Talc. ana 25 / Menthol 1 / Glycerin 15—25 / (Tragacanth. 0,5) / Spiritus dilut. ad 100. M. D. S.: Umschütteln, Einreiben auf die juckenden Stellen.

Weitere lokale Maßnahmen: Nupercainal mit Menthol (dabei muß der Patient auf die Möglichkeit einer Idiosynkrasie aufmerksam gemacht werden; bei auftretender Dermatitis absetzen). Beliebtes Hausmittel: Einreiben mit Essigwasser (1 Eßlöffel auf 1 l Wasser) oder mit Citronenscheiben. Calmitol flüssig und Salbe; 0,5—1% Thymolspiritus (auch zusammen mit Menthol); 1—2% Phenolspiritus, zusammen mit Salicyl und Menthol je 1%. In einigen Fällen wird die akute Nesselsucht damit allein (also mit Abführen, Diät, lokalen Maßnahmen) zu erledigen sein; in anderen gibt man zur Beseitigung des Juckens innerlich Antihistamine, also Antistin, Hibernon, Avil u. a., und zwar 3—4 Tabl. tägl. zu den Zeiten der Juckanfälle. Injektionen sind gelegentlich wirksamer. Bei einem außerordentlich starken Anfall ist eine Injektion von Pituglandol 3 V. E. gleichzeitig mit 0,5—1 ccm Suprarenin 0,1% geboten und meist von schlagartiger Wirkung. (Vorsicht bei Coronarinsuffizienz).

Aber auch mit dieser Behandlung hört die Nesselsucht selbst nicht schlagartig auf, sondern verliert sich bestenfalls in wenigen Tagen in immer milder werdenden Anfällen. Kommen stärkere Rückfälle vor, frage man nach der durchgeführten Diät. Bei lange dauernden Fällen — oder wenn die Anfälle sich von vornherein häufen und den Patienten sehr mitnehmen, empfehlen sich Injektionen von Kalk (Calc. gluconicum Merck, Calc. Sandoz u. a., s. S. 153) am besten intravenös, die rascher wirksam sind, aber meist doch nur wenige Stunden anhalten. Dauerhafter sind intramuskuläre Injektionen (in den oberen äußeren Quadranten der Glutaeen) derselben Präparate; in besonderen Fällen sind gleichzeitige Injektionen intravenös und intramuskulär besonders vorteilhaft. In einigen Fällen genügen bereits 2, in anderen muß man bis zu 10 und mehr Injektionen geben, täglich oder jeden zweiten Tag. Kalk oral wirkt langsamer und nur wenn in hohen Dosen gegeben (z. B. Kalzan 3mal 2—3 Tabl. nach den Mahlzeiten); besser noch mit Vigantol forte tägl. 8 gtt.

An Stelle von Kalkinjektionen sind auch Injektionen von Natriumthiosulfat (0,5—1 g in 10 ccm Wasser) oder Tecesal (eine Verbindung von Kalk und Thiosulfat) geeignet. Gelegentlich können auch Brominjektionen zweckmäßig sein (Calcibronat, Bromostrontiuran u. a., s. S. 154).

Weitere Maßnahmen bei akuter Nesselsucht:

Zur *Darmreinigung*: Tierkohle, z. B. Kohlekompretten MBK 0,25 (mehrmals zwischen den Mahlzeiten); Adsorgan (3mal tägl. 1 Teelöffel); Salol (Phenyl. salicyl. MBK Compretten; 3mal tägl. 1 Tablette nach den Mahlzeiten).

Zur *Beeinflussung des vegetativen Nervensystems*: Ephetonintabletten zu 0,05; 3mal tägl. $^1/_3$—$^1/_2$ Tablette oder Ephetoninperlen zu 0,01; 3mal tägl. 1—2 Perlen. Bellergal, 3mal tägl. 1 oder abends 2 Tabletten.

Bei *abendlichen Anfällen*: lauwarme Bäder von 35°, 20 min lang. Zusätze: Kleie (s. S. 89) oder Töpfer Hautbad (2—3 Packungen), evtl. mit Zusatz von Essig. Vor dem Baden reichlich Tee (2—3 Tassen Species urologicae Stada) trinken lassen. Vorsicht beim Abtrocknen, nicht frottieren.

Bei *umschriebenen urtikariellen Reaktionen* (z. B. nach Bienenstichen), die gelegentlich bedrohliche Ausmaße annehmen können, sind sofort Calciuminjektionen intravenös geboten; evtl. nach 3—5 Stunden wiederholen. Lokal Einreiben von Panthesinbalsam. Geringere Reaktionen durch Insektenstiche werden durch Betupfen mit Salmiakgeist oder Einreiben mit angefeuchteten Zuckerwürfeln schmerzloser gemacht.

Urtikarielle Ausschläge nach Aspirin und Chinin sind meist seltene Idiosynkrasien. Häufiger sind urtikarielle Reaktionen bei Nirvanol, Salvarsan, Spirocid, Gold, Sulfonamiden; diese juckenden *Arzneiausschläge* treten meist an den Streckseiten der Extremitäten auf, bleiben auch gelegentlich auf diese Stellen begrenzt, wo sie einige Tage andauern. Da sie oft am 9. Tag nach der *ersten* Einnahme beginnen, werden sie auch als „Exantheme des neunten Tages" bezeichnet. Fieber und begleitende Anginen machen manchmal den Eindruck einer provozierten Allgemeinerkrankung. Behandlung: Medikament sofort absetzen; reichlich abführen lassen mit Species laxantes. Kalk oral (3mal 2—3 Tabl.). Da der Patient durch seine Arzneiüberempfindlichkeit häufig schon ängstlich gemacht ist (vergiftet zu sein glaubt), Vorsicht vor Injektionen. Lokal Mentholtrockenpaste (s. S. 264). Nach Ablauf dieser oft tagelang anhaltenden Arzneiexantheme soll man — nach geraumer Zeit — das Mittel gefahrlos wieder anwenden können; besser aber ist es, davon Abstand zu nehmen, da gelegentlich einem solchen Versuch schwere lang dauernde Hautentzündungen folgen, die sich evtl. über den ganzen Körper erstrecken.

Serumexantheme treten dagegen als typische urtikarielle Anfälle auf, und zwar am 8. bis 12. Tag nach der Injektion eines Heilserums; eiweißarme Seren mit maximal 5% Eiweiß — wie sie gegen Diphtherie, Tetanus hergestellt werden — sollen diese Gefahren verringern. (Auch eine Eigenblutinjektion von 10 ccm 24 Std. nach der Serumgabe soll das Auftreten von Exanthemen verhindern). Da sie meist zu den schwersten Formen von Urticaria gehören, werden sie nach Versuchen mit Antihistamin- oder Kalkinjektionen häufig erst durch Schwitzkuren, Brechkuren u. dgl. beeinflußt. Auch Traubenzuckerinjektionen 20—50 ccm einer 30—50% Lösung werden empfohlen.

Die Behandlung der chronischen Urticaria. Kommt es bei einer Urticaria nicht im Laufe von 1—2 Wochen zum Abklingen und zur Abheilung, sondern immer wieder zu Rückfällen, so ist zunächst danach zu fahnden, ob diese nicht durch Diätfehler veranlaßt werden; immer wieder ist der Patient darauf aufmerksam zu machen, daß Eier, Speck, Fisch u. a. während der Zeit der Anfälligkeit langwierige Verschlimmerungen hervorrufen können; diese Verschlimmerungen sind wie akute Ausbrüche erneut zu behandeln (vor allem mit Abführmitteln).

Bisweilen aber setzen sich auch ohne erkennbaren Grund die Anfälle wochenlang fort. In diesen chronischen Fällen haben sich als weitere therapeutische Maßnahmen neben den oben erwähnten bewährt:

Eigenblutinjektionen (s. S. 163): 2mal wöchentlich werden etwa 5—10 ccm Blut aus der Ellbeugenvene entnommen und intramuskulär ins Gesäß eingespritzt. Das injizierte Blut wirkt einmal als unspezifischer Reiz; vielleicht aber auch als Anreiz zur Bildung von Gegengiften im Organismus gegenüber den im Blut kreisenden unbekannten Allergenen. Erfolg: Meist langsame Besserung, 6—10 Injektionen nötig.

Statt Eigenblut ist in gleicher Weise *Serum* z. B. Homoseran geeignet, intramuskuläre Injektionen zu 5—10 ccm alle 2—4 Tage, 5—8 Stück.

Aderlässe: Bei starken vollblütigen Patienten, aber auch bei allen Patientinnen in der Nähe des Klimakteriums, die an chronischer Urticaria leiden, sind Aderlässe von 200—300 ccm Blut, alle 14 Tage empfehlenswert. Erfolg: Oft rasche, oft langsame Besserung. 3—4mal versuchen!

Schwitzbäder: Entweder im Glühlichtbad, das meist in den städtischen Badeanstalten vorhanden ist (20 min Dauer, nachher nur Abbrausen, keine Massage; meist nicht billig) oder einfacher im Bett durch Trinken von Lindenblütentee, Einpacken in wollene Decken, unter Umständen mit Bettflaschen (s. S. 90). 2mal wöchentlich, insgesamt 8—10mal. Erfolg zunächst meist rasche, dann langsamere Besserung.

Brechkuren (s. S. 167). Gelegentlich kann durch Brechen eine chronische Nesselsucht in wenigen Minuten völlig geheilt werden.

Weitere Maßnahmen bei chronischen Fällen: Arsenkuren (s. S. 167) oder Hefekuren (3mal 2—3 Levurinetten nach dem Essen). Bisweilen wirken Enzynormgaben oder, wenn Symptome von Übersäuerung des Magensaftes bestehen, säurebindende Mittel (z.B. Gastro-Sil B, Siodan u.a., s. S. 166) günstig. Von homöopathischen Mitteln hat sich Dulcamara D 3, 3mal täglich 5 Tropfen, bewährt.

Bisweilen helfen bei circinärer Urticaria Cylotropininjektionen i. v. (s. S. 169) Traubenzuckerinjektionen intravenös, 20 ccm einer 50% Lösung.

Schließlich in besonders hartnäckigen Fällen kann man noch Fieberkuren (mit Pyrifer, Kurzwellen, s. S. 149) oder Impfungen, z.B. mit Streptokokkenvaccine, versuchen.

Dauern jedoch trotz jeder Behandlung die Ausbrüche fort, so muß man an eine Urticaria denken, die an Stellen, wo Kleider scheuern, auftritt und dann durch Kratzen erst recht aufflammt; sie ist fast unheilbar (Versuch mit Torantilinjektionen).

Strophulus. Bei Kindern und jungen Leuten ist eine Form der Nesselsucht bekannt, die sich durch ein zentrales Bläschen inmitten der Hautrötung oder Quaddel auszeichnet; dieses Bläschen bleibt einige Tage bestehen, kann auch durch Infektion vereitern, während die urtikariellen Ausbrüche selbst bereits verschwunden sind. Der Umfang dieser Bläschen nimmt gewöhnlich nach den unteren Extremitäten zu, an den Unterschenkeln kommt es bisweilen zu Blasen, die kirschgroß oder noch größer sind und meist den Patienten sehr beunruhigen.

Die Herkunft eines solchen Strophulus ist strittig: wie jede urtikarielle Erscheinung kann er sowohl von innen (Nahrungsmittel) wie von außen (Insektenstiche) kommen. Verdauungsstörungen oder bestimmte Nahrungsmittel: wie Eier, Kuhmilch, Schokolade, Bananen sollen die häufigsten inneren Ursachen sein; aber es ist immer wieder auffällig, daß die meisten Fälle von Strophulus bei einer Krankenhausaufnahme von allein abheilen und dann die beschuldigten Nahrungsmittel anstandslos vertragen werden. Es müssen also Umstände in der häuslichen Umgebung sein, die schädlich sind: entweder unbekannt gebliebene Nahrungsmittel oder aber, was der Patient am schwersten zuzugeben bereit ist, äußere Einwirkungen, meist wohl Insektenstiche (Mücken, Flöhe, Wanzen u.dgl.). Die Mücken stechen beim Spaziergang oder während des Schlafens bei offenem Fenster; die Stiche selbst werden oft nicht einmal empfunden, aber nach Stunden ist die Blasenbildung da. Verdächtig auf Insektenstiche ist eine eigenartige Gruppierung, d. h. Anhäufung von Strophuluspapeln an einer bestimmten Stelle (Arme, Beine, Gesäß), weil blutsaugende Insekten auch bei *einer* Nahrungsaufnahme an mehreren benachbarten Stellen einzustechen pflegen. Außerdem gehört freilich zur Strophulusentstehung noch eine individuelle Disposition, die durch kohlehydratreiche Ernährung, auch Essen von viel Obst, erhöht werden kann. Der Strophulus ist meist eine Erkrankung des späten Sommers.

Als Behandlung empfiehlt sich: Öffnen der größeren Blasen an abhängiger Stelle und Ausdrücken, Vorsicht vor Infektion. Das geschieht am besten durch Auftragen von Schwefeltrockenpasten, denen zur Jucklinderung Mentol zugesetzt ist:

Sulf. praecip. 5 / Zinc. oxydat. / Talc. ana ad 50 / Menthol 1 / Glycerin / Spiritus dilut. ana ad 100.

Ebenfalls sind Schwefelbäder (Furfursal u. a., s. S. 123) wirksam, 2mal wöchentlich; ebenso Kleiebäder, ohne und mit Zusatz von Essig (s. S. 89).

Ist eine Infektion bereits eingetreten (Vereiterung der Blasen, erhöhte Schmerzhaftigkeit, Krustenbildung, evtl. Schwellung der regionären Lymphdrüsen), dann besser lokale Verbände mit Rivanolzinksalbe. Bäder mit Lösungen von übermangansaurem Kali (1 Prise auf 1 Eimer warmes Wasser). Oral Sulfonamide.

Innerlich gibt man zur Beeinflussung der Disposition Kalk oral oder Ephetoninperlen 3mal 1—2 Stück, Salmiak (Ammoniumchlorid) oder Salzsäurevollmilch (s. S. 184); dabei Einschränkung von Obst, Flüssigkeit, Gemüse; Bevorzugung von Trockenkost: Fleisch, Brot, Fett; aber es ist natürlich klar, daß, solange Insektenstiche vorkommen, eine Heilung schlecht möglich ist. Hat man Grund zu der Annahme, daß Nahrungsmittel eine auslösende Rolle spielen (besonders bei universeller, gleichförmiger Aussaat), so verdächtige und vermeide man Eier, die auch nicht in Suppen oder Puddings eingeschmuggelt werden dürfen, ferner Kuhmilch, Schokolade, Hülsenfrüchte, auch Obst (Erdbeeren, Stachelbeeren, Bananen, Birnen, Äpfel, Trauben u. a.). Innerlich außerdem zunächst Abführmittel (Species laxantes), später Tierkohle, Adsorgan oder Aludrox, eine kolloidale Suspens'on von Aluminiumhydroxyd, mehrmals tägl. 1 Teelöffel. Auch Tanninpräparate (Eldoform, Tannalbin) ½ Tabl. zu den Mahlzeiten werden empfohlen, sie sollen die Resorption des Eiweißes aus dem Darm verzögern. Darauf ist auch die manchmal günstige Wirkung von Rotwein zum Essen zurückzuführen; Kinder erhalten alkoholfreien Rotwein (Wein mit Wasser 1:3 verdünnen, auf ursprüngliche Menge einkochen).

In hartnäckigen Fällen 10% Olobintininjektionen 0,3—0,5 ccm i. m.

5. Prurigo, Pruritus.

Pruritus ist die Bezeichnung eines Symptomes (des „Juckens") an Stelle einer Krankheit; diese Bezeichnung ist nur gerechtfertigt, wenn auf die Dauer keine weiteren Hauterscheinungen auftreten, die eine Diagnose der Krankheit erlauben, zu der das Jucken gehört: also z.B. ein Ekzem, ein seborrhoisches Ekzem, eine Dermatitis, eine Nesselsucht, eine Dermatitis herpetiformis, eine Krätze oder als inneres Leiden: eine lymphatische Leukämie, eine maligne Lymphogranulomatose, ein Ikterus. Bei einem reinen Pruritus bleiben auch alle uncharakteristischen Hauterscheinungen außer den Kratzspuren fern; treten an den Stellen des Juckens quaddelartige, d. h. tiefer in der Haut liegende, mehr tastbare als sichtbare Knötchen und Knoten auf, die jedoch im Gegensatz zur Nesselsucht Bestand haben, so spricht man von einer **Prurigo**. Die Prurigo, ein zwischen dem Ekzem und der Urticaria liegender Komplex von Erkrankungen, hat in den letzten Jahren manche klinische Formen sowohl an das Ekzem, und zwar an das spätexsudative Ekzem, an die Neurodermie, an das Scheuerekzem, wie an die Urticaria, z. B. den Strophulus, abgeben müssen. Immerhin bleiben noch einige deutlich erkennbare Prurigoformen übrig: die *Prurigo simplex*, die *Prurigo nodularis*, die *Prurigo* HEBRA.

Der *einfachen Prurigo* begegnet man am häufigsten bei Frauen; sie sitzt in charakteristischer Weise zwischen und über den Schulterblättern, gelegentlich auch auf dem Brustbein als heftig juckende, einzeln stehende Knötchen unter der Haut, die hautfarben oft mehr gefühlt als gesehen werden können. Zumeist kommen sie überhaupt nicht zur Beobachtung, sie sind dann zerkratzt und mit einem Blutschorf bedeckt. Die Abheilung kann mit einer Pigmentierung erfolgen, den herausgekratzten Knötchen selbst entspricht dagegen häufig ein heller narbiger Fleck. Dauer: Monate bis Jahre. Neben dieser typischen „Schulterprurigo der Frauen" sind gelegentlich auch die Streckseiten der Arme und der Unterschenkel mit befallen. Seltener ist das Leiden bei Männern und dann meist auf die Extremitätenstreckseiten beschränkt.

Behandlung: Lokal mit Schwefelsalbe oder Schwefeltrockenpaste, in Kombination mit juckstillenden Mitteln (Calmitol, Menthol, Liqu. Carb. detergens), die erlaubt sind, weil eine Überempfindlichkeit der Epidermis selten besteht.

Man verwende also

Sulf. praecip. 5—10 / Zinc. oxydat. / Talc. ana ad 50 / Menthol 1 / Glycerin / Spiritus dilut. ana ad 100.

Sulf. praecip. 5—10 / Zinc. oxydat. / Talc. ana ad 50 / Liq. Carb. deterg. / Glycerin / Spiritus dilut ana ad 100.

Mitigal 20 / Calmitol 5—10 / (Bals. peruv. 3) / Ol. Oliv. ad 100. Darüber Ichthyolfissanpuder.

Ebenso Schwefelbäder (Furfursal, Sulfnascen, Sulfidiumbäder).

Weitere lokale Maßnahmen: Röntgenbestrahlungen, 150 r, alle 8 Tage, 3 bis 4 mal.

Allgemeine Maßnahmen: innerlich wirken rasch intravenöse Kalkinjektionen, alle 2 Tage, 10—20 Injektionen oder manchmal Progynon C, zunächst 3 Tabl. tägl., dann fallende Dosen, bis sich evtl. wieder Prurigopapeln zeigen. Sehr wirksam sind auf die Dauer Arsenkuren.

Bei Verdacht auf Störungen im Magendarmkanal: Enzynormbohnen, Pankreon, Festal; auch Levurinetten; chlorfreies Diätsalz. Vorsicht besonders vor Alkohol, vor Diätfehlern. Bei ovariell-dyshormonalen Störungen: Aderlässe, Eigenblutinjektionen, Homoseran; Ovobrol.

In vereinzelten Fällen werden die Prurigopapeln hart, verdickt und springen als erbsen- bis kirschkerngroße Knoten vor, manchmal mit warziger Oberfläche: *Prurigo nodularis.* Das Jucken ist fast unerträglich, die Krankheit verläuft chronisch, die Prognose ist schlecht. Außer den bei der Prurigo simplex empfohlenen Maßnahmen: lokale Zerstörung der Knötchen mit Trichloressigsäure, durch Kohlensäureschneegefrierungen, ja selbst Exstirpation mit der Diathermieschlinge. Auch Radiumbestrahlungen sind zu versuchen.

Die *Prurigo* HEBRA ist anscheinend eine Hauterkrankung von besonderer geographischer Ausbreitung: in Wien und in Osteuropa häufig, kommt sie im Westen von Deutschland manchem Dermatologen nie zu Gesicht (in England und Nordamerika ist sie ebenfalls fast unbekannt).

Die Prurigo HEBRA ist durch ihren Verlauf und ihre Lokalisation charakterisiert. Beginn häufig im zweiten Lebensjahr mit Quaddeln oder Strophuluspapeln, die zerkratzt werden; mit der Zeit verdickt sich die befallene Haut, wird reibeisenartig rauh, die Haut verfärbt sich im allgemeinen dunkel, dazwischen aber bleiben kleinere weiße Hautnarben zurück. Die Körperhaare sind meist abgeschabt und schließlich verschwunden. Oft mehlförmige Abschuppung. Komplikationen mit eitrigen Pusteln kommen vor. Die regionären Leistendrüsen schwellen zu sichtbaren Paketen an. Befallen sind meist die Streckseiten der Extremitäten, besonders die Unterschenkel. Auch die Kreuzbeingegend, das Gesäß und die seitlichen Teile des Bauches sind betroffen. Wichtig ist, daß die Gelenkbeugen (Kniekehlen, Ellbeugen, Leistengegend) fast oder völlig frei zu bleiben pflegen (was die Differentialdiagnose zum spätexsudativen Ekzem erleichtert, mit dem sonst dem Verlauf nach manche Ähnlichkeit besteht). Dauer chronisch, jedoch spontane zeitweise Besserungen, besonders im Sommer.

Behandlung: lang dauernde ($^1/_2$—2 Stunden) Bäder mit Schwefel (s. S. 89), mit Teer (Pic. Lithanthracis 100 / Spiritus 200, in ein Vollbad gießen), oder Kaliumpermanganat.

Einreibungen mit Schwefelsalbe (in Kombination mit Schmierseife und Teer, sog. WILKINSONsche Salbe):

Cret. alb. 5 / Pic. betulinae 5—15 / Sulf. praecipitat. 5—15 / Sapon. viridis 15—30 / Adip. Lanae / Vaselin. flav. ana ad 100.

Man beginnt mit den geringen Konzentrationen.

Ebenso Tumenol-Schwefelsalbe; Mitigal-Calmitol-Öl (s. S. 268).

Lokal sind gelegentlich Röntgenbestrahlungen 100—150 r, alle 8 Tage, 3—4 mal, von Nutzen.

Nach Abheilen Einfetten der Haut mit Borsalbe (Byrolin, Byrosana) oder Kalodermagelee.

Allgemein: Regelung der Diät und des Stuhlgangs. Magendarmstörungen beachten (Enzynormbohnen oder Neutralon; Salol). Intravenöse Injektionen von Kalk oder Natriumthiosulfat (s. S. 170). Evtl. Schwitzkuren mit Pilocarpin, am besten subcutane Injektionen (MBK Amphiolen zu 5 und 10 mg) oder bei Kindern — vom 2. Lebensjahr an — Pilocarpin 0,1 / Aq. dest. ad 100; 1 Teelöffel und mehr; nachher Bettruhe und Einwickeln in wollene Decken.

Bei Kindern ebenfalls Arsenkuren. Ortswechsel ist günstig, oft genügt bereits Krankenhausaufnahme.

Der *essentielle* **Pruritus** ist meist eine Erkrankung des späteren Lebensalters (Pruritus senilis); er ist allgemein oder beschränkt, z.B. auf die Streckseiten der Extremitäten.

Behandlung: 0,5—1% Naphtholsalben (mit Macremal oder Eucerin c. aq. bereitet). Salben mit Menthol und Phenol, z.B.:

Acid. salicyl. 1 / Menthol 1—2 / (Phenol. liquefact. 0,5—1) / Ungt. mollis ad 100.

Abreibungen, auch bei Jucken auf dem Kopf, mit Salicyl-Menthol-Spiritus, unter Umständen mit Zusatz von Phenol:

Acid. salicyl. 1 / Menthol 1—2 / (Phenol. liquefact. 1) / Spiritus dilut. ad 100.

Auch Calmitol flüssig oder als Salbe, Nupercainal-Salbe c. Menthol. Von physikalischen Maßnahmen Röntgenbestrahlungen, hauptsächlich aber Ultraviolettlicht, am besten mit der Osram-Ultravitaluxlampe. Bäder mit Töpfer Hautbad oder Furfursal.

Allgemein: Kalkinjektionen oder intravenöse Injektionen von Natrium silicicum purissimum Merck, 0,5—1—2 ccm der 1% Lösung, alle 2 Tage bis zu 6 Injektionen.

Versuche mit Testovironinjektionen, intramuskulär 5—10 mg. Einreibungen mit Anertanöl.

Bei Juckanfällen: Antihistamine; Eukliman; Antipyrin, Vitanerton (das Baldrian, Brom, Antipyrin enthält).

Häufig aber ist der Pruritus das Zeichen einer vorhandenen oder beginnenden Stoffwechselstörung oder einer inneren Organerkrankung: hauptsächlich eines Diabetes, von Erkrankungen der Leber und Gallenblase, Magendarmstörungen (Gärungsdyspepsie, Obstipation); außerdem ist zu fahnden auf Leukämie, auf HODGKINsche maligne Lymphogranulomatose, auf Magendarmtumoren.

In allen Lebensaltern kann der Pruritus seelisch bedingt sein, entweder als Symptom einer Überreizung und Übermüdung oder einer Zwangsneurose, z.B.

aus Furcht vor einer venerischen Infektion (dabei juckt die Lues nie), oder harmloser: vor Läusen oder Krätze; der postscabiöse Pruritus (s. S. 306) ist zum Teil ja auch psychisch bedingt. In allen diesen Fällen ist neben der symptomatischen Behandlung des Juckens möglichst auch das Grundleiden aufzuklären und zu bekämpfen.

Pruritus ist schließlich der Vorläufer eines Lichen ruber (s. S. 337), eines Zoster (s. S. 290), einer Dermatitis herpetiformis (s. S. 339) usw., wobei mit der Zeit früher oder später die typischen Hauterscheinungen herauskommen; oft aber ist er auch dauernd das einzige Zeichen einer unausgeprägten Dermatitis (besonders nach Chlordämpfen), einer Überempfindlichkeit gegen Schlafmittel (s. S. 159) oder gegen Antipyrin, eines Ekzems (besonders an den Kinnbacken, z.B. bei Kleiderempfindlichkeit), eines seborrhoischen Ekzems (besonders auf dem behaarten Kopf), einer Krätze (dann Verschlimmerungen beim Zubettgehen), einer Trombidiosis (Auftreten nach Gartenarbeit, s. S. 308).

Umschriebener Pruritus am After kommt bei Oxyuren, bei Hämorrhoiden, bei Schweißzersetzungen, chronischen Infektionen mit Pyokokken und Pilzen vor; an der Vulva bei Fluor, bei klimakterischen dyshormonalen Störungen (spezielle Behandlung s. das Ekzem dieser Körperstellen). Allgemeine Gesichtspunkte zur Juckstillung s. S. 16.

6. Pityriasis rosea.

In ihrer typischen Form beginnt die *Pityriasis rosea* mit einem „Primärherd", einer rasch wachsenden ovalen, leicht geschwollenen Hautstelle, deren Mitte bald abblaßt und sich mit einer feinen festhaftenden Schuppe bedeckt, die aber auf Kratzen zersplittert. Einige Zeit nach diesem Mutterflecken treten dann über den ganzen Körper verstreut gleichartige neue Herde auf. Meist ist der Stamm befallen, bis zur Mitte der Oberschenkel und Oberarme. Das Jucken kann bisweilen stark sein, in der Regel fehlt es. In manchen Fällen läßt sich nachweisen, daß der Kranke 1—2 Wochen vor dem Ausbruch neues, noch nicht gewaschenes, Unterzeug angezogen hat oder bereits getragenes Unterzeug, das lange unbenutzt gelegen hat. (Hinweis auf Pilze, die sich besonders bei feuchtem Klima in der Wäsche entwickelt haben? In den Schuppen der Herde sind jedenfalls keine Pilze mehr nachweisbar, die Erkrankung ist auch nicht ansteckend.) Rückfälle sind selten.

Häufig sind klinische Formen, die der Pityriasis rosea ähnlich sehen, vielleicht eine atypische Pityriasis rosea sind. So besteht der Ausschlag manchmal aus kleineren Flecken, die auch stark geschwollen sein können, anstatt aus den größeren ovalen Herden. Oder der Ausschlag ist beschränkt auf Hals und Brust (nach Tragen eines Wollschals) und besteht in einigen charakteristischen Herden, die von Zeit zu Zeit wieder aufflammen („Wollekzem"). Schließlich gibt es noch ähnliche Ausschläge in der Gegend der Achselhöhlen und der Leisten, die wie große Herde von Pityriasis rosea aussehen; ihre Besonderheit haben sie darin, daß sie häufiger rezidivieren.

Differentialdiagnostisch kommt vor allem das seborrhoische Ekzem in Betracht mit flachen, frisch entzündlichen, schuppenden Papeln. Ist das Gesicht mitbefallen, fehlt der Primärherd, entwickeln sich nirgends größere ovale Herde, so ist die Diagnose einer Pityriasis rosea unwahrscheinlich.

Die *Behandlung* der Pityriasis rosea besteht am besten darin, daß man die Erkrankung ungestört ablaufen läßt; solange sich neue Herde bilden, was durch keine Behandlung verhütet werden kann, beschränkt man sich auf die Verordnung einer Zinktrockenpaste, evtl. mit 1% Tumenol-Ammon oder mit 2% Schwefelpräcipitat, s. S. 121. Gegen das Jucken setzt man 1% Menthol hinzu. Diese

Trockenpasten werden tägl. 1—2mal dünn aufgetragen, ohne alte Reste abzuwaschen. Da Bäder reizen, erlaube man nur einmal in der Woche ein Vollbad (Kleiebad oder Töpfer Hautbad 2—3 Päckchen für den Erwachsenen) ohne Seife. Ist nach 3—4 Wochen die Neubildung der Herde abgeschlossen, so geht man auf eine weiche Zinkpaste (Eucerin c. aq. / Past. Zinci ana) über.

Unerträgliches Jucken wird mit Kalkinjektionen i. v. oder Milchinjektionen (1—2 ccm) i. m. bekämpft. Jede andere Behandlung, besonders wenn sie aktiver ist (Bäder, Schmierseifeneinreibungen, stärkere Schwefelsalben, Höhensonnenbestrahlungen), riskiert eine größere Ausbreitung, eine objektive Verschlimmerung und subjektiv größere Beschwerden, ohne dagegen die Krankheitsdauer wesentlich abzukürzen.

Die atypischen Formen der Pityriasis rosea werden ähnlich behandelt. Gegen „Wollekzem" sind 3—5% Quecksilberpräcipitatpasten und Röntgenbestrahlungen (3mal 100 r) sehr wirksam, auch vorsichtige Höhensonnenbestrahlungen erlaubt. Die der Pityriasis rosea ähnlichen rezidivierenden Ausschläge in den Achselhöhlen und in der Leistengegend werden mit 10% Kalomeltrockenpaste mit oder ohne Teerzusatz (s. S. 93) beseitigt; prophylaktisch ARNINGsche Tinktur und Teersulfodermpuder.

7. Psoriasis.

Die *Psoriasis*, Schuppenflechte, ist gekennzeichnet durch trockene, mit silbrigweißen Schuppen besetzte, nur im Ausbruch etwas juckende hellrote-braunrote Papeln, in allen Größen (Spritzer, Münzengröße, handtellergroß, flächenhaft, ringförmig); die Schuppen splittern beim Kratzen weiß und bröckelig auf (Kerzenfleckzeichen), unter der Schuppe liegt meist noch ein seidenfeines Psoriasishäutchen, nach dessen Ablösen die Papel aus den eröffneten Capillaren zu bluten beginnt (siebförmige Blutung). Charakteristisch sind ferner die Prädilektionsstellen: Knie, Ellbogen, behaarter Kopf; der Ausschlag kann aber überall erscheinen, auch an den Händen volar und dorsal, ebenso an den Nägeln. Auftreten zum erstenmal meist mit 18—20 Jahren, gelegentlich aber auch schon bei Kindern (im 5.—10. Jahr) oder erst spät mit 40—45 Jahren. Verlauf: chronisch rezidivierend, mit Ausbrüchen im Herbst (September—Dezember) und Frühjahr (März—April); im Sommer oft Besserung bis auf einige Reststellen. Individuell verschieden hartnäckig und verschieden stark ausgebreitet; die Art, in der die Psoriasis bei den einzelnen Rückfällen auftritt, bleibt sich meist gleich und für den betreffenden Kranken typisch. Manchmal erblich; nicht ansteckend.

Prognose: je nach dem bisherigen Verlauf: es gibt isolierte, ruhende Formen; universell-disseminierte, die regelmäßig zu bestimmten Jahreszeiten wiederkehren; hartnäckige, mehr oder minder ausgebreitete, die sich jahrelang nicht rühren. Starke, vollblütige Personen mit blühender Gesichtsfarbe haben meist die hartnäckigen und „saftigen" Formen (Fleischer, Gastwirte); bei Personen mit zarter Haut (Rotblonde, Sommersprossige) treten häufig rezidivierende oberflächliche Formen auf. Auch magere Personen sind nicht immer völlig frei von Psoriasis. Im übrigen sind Psoriatiker sonst meist von ausgezeichneter Gesundheit; in der Familie findet sich jedoch häufig Diabetes oder Fettsucht.

Differentialdiagnose: Auf dem behaarten Kopf seborrhoische Ekzeme (nicht so scharf begrenzte Herde, Kombination mit Körperherden an nicht für Psoriasis typischer Lokalisation); Favus (gelbe, sich auf Alkoholbetupfung stärker färbende Herde, mit Mäusegeruch, narbige Abheilung).

Am Körper: Papulöse Lues (schuppt weniger, keine charakteristische Lokalisation, allgemeine Drüsenschwellung, WaR positiv); Pityriasis lichenoides chronica (dünne festhaftende Schuppen); Mycosis fungoides (meist starkes Jucken).

Am Unterschenkel: Chronisch-lamellöse Ekzeme (juckende Herde mit dünnen Schuppen); Lichen ruber verrucosus und Neurodermien (juckende warzige Prozesse mit oder ohne blau-violette Basis).

In den Handflächen: Lichen planus (kleinfleckiger); tylotisches Ekzem (juckt; Differentialdiagnose schwierig).

An den Nägeln: Trichophytie (Pilze); Onycholysis (Ablösung der Nägel); Ekzem (sonstige juckende Stellen; Differentialdiagnose schwierig).

An intertriginösen Stellen (unter der Brust, in den Leisten): Soor (in der Umgebung versprengte Soorpapeln mit matscher weicher Oberfläche).

An der Glans: Balanitis (weniger umschrieben, sonst keine Psoriasisstellen).

An den Füßen und Unterschenkeln: Hyperkeratotische sog. gonorrhoische Ekzeme (Gelenkschwellungen; Differentialdiagnose schwierig).

Bei der *Behandlung* hat man zu unterscheiden, ob es sich um eine entzündliche (manchmal juckende) Psoriasis im frischen Ausbruch handelt, die reizbar ist; oder um eine chronisch stationäre Form, die weniger reizbar, aber verschieden hartnäckig sein kann. Die Behandlung ist ferner unterschiedlich je nach der Lokalisation (behaarter Kopf, Gesicht, Hände, Ellbogen, Knie: sei es, daß es sich um sichtbare oder besonders empfindliche oder besonders refraktäre Stellen handelt) und je nach der Absicht des Patienten, ob er zu energischen, aber umständlicheren Maßnahmen bereit ist, evtl. auch zu wäscheverfärbenden Salben, oder ob er sich mit einer langsamen, manchmal auch nur teilweise wirkenden Behandlung zufrieden geben will.

Die wirksamste Behandlung ist die mit *Chrysarobinsalbe*, die langsam steigend von 0,2—5% (selten auch bis 10 oder 20%) angewandt wird. Dabei wählt man die Konzentration stets so stark, daß eben eine leichte Reizung der *gesunden* Haut erreicht wird, erkennbar an einer geringen Rötung in der Umgebung der Psoriasispapeln, die frühestens nach 3—5 tägigem Gebrauch eintritt; diese Rötung muß zunächst unter Fissanpaste, weicher Zinkpaste oder Trockenpaste, die man dem Patienten gleich mitverordnet, abheilen. Es bleibt eine mehr oder minder starke violette Verfärbung der betroffenen gesunden Haut zurück, während dicht um die kleiner gewordenen Psoriasispapeln eine weißgebliebene Zone entstanden ist (Leukoderm). Alsdann beginnt die Chrysarobinanwendung von neuem, nachdem etwa vorhandene Schuppen auf den Papeln durch Einfetten, durch Wasser und Seife entfernt sind; der Patient muß wissen, daß Salbe, die auf die Schuppen und nicht auf die kranke Haut kommt, wenig Wert hat.

Bei der Weiterbehandlung bleibe man solange wie möglich, d. h. solange noch Wirkung erzielt wird, bei den niedrigen Konzentrationen; die Haut gewöhnt sich gegen Chrysarobin um so eher, je höher die Anfangsdosis und je rascher die Konzentrationssteigerung ist; bei zu schnellem Vorgehen kommt man also bald zu unnötig hohen Konzentrationen.

Gewisse Körperstellen sind allerdings mehr (Scrotum, Hals, Gelenkbeugen) oder weniger empfindlich (Unterschenkel). Während man die empfindlichen Stellen seltener einreiben läßt, verschreibe man für die Beine gleich einen Salbentopf mit höherer Konzentration (Chrysarobin 0,5—1%); diese rückt mit steigender Gewöhnung dann für die Behandlung des Rumpfes auf, während für die Beine eine entsprechend höhere Konzentration verordnet wird (sparsamste Verschreibungsart: größere Mengen Salbe — bis 300 g — sind verhältnismäßig billiger als kleinere repetierte Mengen).

Man verordne also neben einer bei Reizung sofort anzuwendenden Zinkpaste (Eucerin c. aq. / Past. Zinci ana):

Chrysarobin 0,2—1—5 / Zinc. oxydat. 10 / Vaselin. flav. ad 100.

Eine schwächere Konzentration für den Rumpf, eine doppelt so starke für die Beine. Jeden Abend werden damit alle befallenen Körperstellen energisch eingerieben (bei starker Ausdehnung aus prophylaktischen Gründen der ganze Körper),

4 Tage in der Woche; dann 2 Tage 1—2% Salicylvaseline; baden; dann ein Ruhe-
tag. Bei Reizung Zinkpaste und erst wieder Aufnahme der Behandlung, wenn
die Reizung völlig vorbei ist. Mit dem Erfolg der Behandlung werden zunächst
die psoriatischen Herde kleiner, die Schuppung schwindet (tritt auch bei Abkratzen nicht mehr ein), die geröteten Papelstellen werden von der Peripherie aus
zu weißen Flecken, die sich in der violett verfärbten gesunden Haut deutlich abheben; schließlich sollen sich auch noch diese weißen Leukodermflecken violett
verfärben; erst damit — in 6—8 Wochen — ist eine Abheilung erreicht, die auch
erfahrungsgemäß Dauer verspricht.

Chrysarobin ist bei akuten, aber nicht mehr stark entzündlichen Psoriasis-
fällen, bei Psoriasis der Kinder und jugendlicher Personen besonders hervorragend; bei inveterierten Herden braucht man höhere Konzentrationen (z.B.
5—10%).

Im Gesicht (wegen der Gefahr einer Conjunctivitis) und auf dem behaarten
Kopf ist es nicht anwendbar. Bei Psoriasis der Hohlhände und Fußsohlen bleibt
es unzureichend. Zur Verstärkung verwendet man z.B. an den Unterschenkeln
Verbände mit wasserdichtem Stoff (Billroth-Battist, Guttaperchapapier). Salicyl,
das gern zur Verstärkung der Chrysarobinsalbe zugesetzt wird, hat wenig Vorteil,
sondern es kommt nur eher zu Reizungen. Kombinationen mit Teer sind gelegentlich ausgezeichnet, z.B. bei inveterierten Formen:

Carboneol 3—5 / Chrysarobin 3—5 / Zinc. oxydat. 10 / Eucerin anhydr. / Vaseline flav.
ana ad 100.

Diese Kombination ist auch — schwächer konzentriert — bei akuter Psoriasis
hervorragend:

Carboneol 2 / Chrysarobin 0,2—1,0 / Zinc. oxydat. 10 / Eucerin anhydr. / Vaseline flav.
ana ad 100.

Der Hauptnachteil des Chrysarobins ist die braunviolette, nicht zu beseitigende Verfärbung der Wäsche, die sich aber erst beim Waschen mit Alkalien
(Seife), besonders aber bei Anwesenheit von Oxydationsmitteln (z.B. im Persil)
einstellt; bei der Überlegenheit, Ungiftigkeit, Billigkeit und Geruchlosigkeit der
Chrysarobinbehandlung muß es aber unser Bestreben sein, diesen hauptsächlichen
Nachteil zu beseitigen; das gelingt durch Waschen der Chrysarobinwäsche in fettlösenden oder in alkalifreien Waschmitteln (s. S. 110).

Cignolin, synthetisches Ersatzpräparat für Chrysarobin, konstanter und
wirksamer, deshalb nur halb so konzentriert zu verwenden. 0,1—3% in Zinksalben nach den Anweisungen für Chrysarobin. Cignolinbenzol (0,2—0,5%)
zur Bepinselung einzelner Herde, nachdem sie von Schuppen befreit sind, mit
Vorsicht auch auf dem behaarten Kopf verwendbar. Täglich einmal; sobald
Reizung eintritt, einige Tage pausieren. Zwischendurch evtl. einsalben: mit Zinkpaste zur Beruhigung, mit 1% Salicyl in Ungt. leniens zur Lösung der Schuppen.

Ebenso Psorimed I, II oder besonders stark III, Kombinationspräparat mit
Teer, Schwefel und Salicylsäure zum Einpinseln einzelner Herde, die durch Salicylvaseline immer schuppenfrei gehalten werden müssen. Pausieren bei Reizung.

Wo — wie zunächst bei vielen Fällen — Chrysarobin wegen der Wäschever-
färbung nicht gerne angewandt wird, versucht man die schonende, aber nicht
immer ausreichende Behandlung mit *Quecksilberpräcipitat*, als 10% Salbe oder
Zinksalbe:

Hydrarg. praecip. alb. 10—15 / Zinc. oxydat. 10 / Vaselin. flav. ad 100.

Im Gesicht, an den Ohren und auf dem behaarten Kopf, wo Chrysarobin
wegen der Nähe der Augen nicht brauchbar ist, ist diese Behandlung die übliche.

Man nimmt auch auf dem behaarten Kopf

Hydrarg. praecip. alb. 10 / Ungt. lenient. (oder Ungt. Lanette) ad 100.

Reicht die Präcipitatwirkung nicht aus — wie oft am Körper —, so verstärkt man sie mit Salicyl, mit Teer, der möglichst farb- und geruchlos sein soll, mit Resorcin oder nach und nach mit allen diesen Substanzen zusammen, z.B.:

(Acid. salicyl. 2—3) / Hydrarg. praecip. 8—12 / Liq. Carbon. deterg. 10 / (Resorcin 0,5—2) / Eucerin anhydr. ad 100.

Da Überempfindlichkeit gegen Quecksilber und Resorcin vorkommt, ebenfalls die zugesetzte Salicylsäure reizen kann, beginnt man mit der Quecksilber-Teer-Kombination und setzt nach und nach Salicyl, schließlich Resorcin zu. Bei vorübergehenden Reizungen Trockenpaste oder Zinkpaste; bei immer wiederkehrenden Reizungen absetzen.

Auf dem behaarten Kopf wird die Salbe abends eingerieben und morgens mit Spiritus oder Spiritusäther entfernt. Leichter durch Seife entfernbar ist:

Acid. salicyl. 3 / Hydrarg. praecip. 10 / Liq. Carbon. deterg. 10 / Resorcin 1 / Eucerin anhydr. 10 / Ungt. lenient. ad 100.

Andere Zusätze zur Verstärkung des Quecksilbers sind Phenol und Perubalsam; z. B. in:

Phenol. liquefact. 1—2 / Bals. peruvian. 5 / Hydrarg. praecip. 5—10 / Ungt. mollis ad 100 / (oder Ungt. lenient.).

Auf dem Kopf genügen bisweilen energische Waschungen tägl. oder jeden 2. Tag mit:

Acid. salicyl. 2 / Euresol 1 / Hydr. bichlorat. corros. 0,3 / Spiritus dilut. ad 100.

Das dritte Verfahren zur Behandlung der Psoriasis ist das mit *Teer*, der aber durch seine Verfärbung und seinen Geruch stört; als Zusätze zu Chrysarobin oder Quecksilber sind die schwächer wirkenden und farblosen Teerpräparate schon erwähnt. Teer, der für besondere, von vornherein aber nicht erkennbare Fälle das einzig wirksame Heilmittel ist, ist im allgemeinen für hartnäckige größere Herde, ferner für Psoriasis der Handrücken bestimmt.

An den Handrücken lasse man baden mit Balnacid (1—3%) oder mache Balnacidumschläge. Bei alten Herden verordnet man Einpinseln mit Steinkohlenteer, Pix Lithanthracis:

Pic. Lithanthracis 30 / Spiritus / Äther ana ad 100.

Nach der Einpinselung 20 min in Wasser von 38—39° baden, dann abreiben mit Aceton. Statt des Badens auch über Nacht über dem Teer Verband mit Zinkpaste. Statt der Teerflüssigkeit ist Einreiben mit Fissanteerstift, der 40% Steinkohlenteer enthält, wirksam.

Ebenso ist Lithantrol geeignet, evtl. mit Salicylsäure:

(Acid. salicyl. 1—3) / Lithantrol 10—20 / Vaselin. flav. ad 100

oder Carboneol oder Liantral 5—10% in Zinkpaste.

Für weniger infiltrierte Herde genügen Betupfungen mit Falipsoryl, Ekzefug, Liq. Carbonis detergens, Pittagon, Anthrasol; darüber Pudern, Trockenpaste oder Zinkpasteverbände.

Ein weiteres Mittel für besondere Fälle ist das *Pyrogallol*. Für die Kopfpsoriasis, aber nur bei dunklem Haar (Vorsicht vor Verfärbungen, auch des Kopfkissens) als Salbe:

(Acid. salicyl. 1—2) / Pyrogallol 5—10 / Vaselin flav. ad 100

oder als Pinselung:

Pyrogallol 5—10 / Aceton ad 100 / (oder Spiritus).

Für hartnäckigste Psoriasisstellen am Körper und an den Unterschenkeln (die wie in die Haut eingelassene Speckschwarten aussehen) ist ein Kombinationspräparat mit Teer hervorragend, das flüssige Psorigallol, das tägl. 1mal mehrere Tage lang angewandt wird, rein oder in Zinkpaste:

Psorigallol 3—10 / Eucerin anhydr. / Past. Zinci ana ad 100.

Das mildere und ungiftige Ersatzmittel Lenigallol 5—10% in Zinkvaseline ist bei frischer kleinfleckiger Psoriasis wirksam; sauber und ungefährlich verdient es häufiger angewandt zu werden.

(Acid. salicyl. 1) / Lenigallol 5—10 / Zinc. oxydat. 10 / Vaselin. flav. ad 100.

Schließlich ist noch der *Schwefel* zu nennen, mit dem man besonders bei Psoriasis mit seborrhoischem Einschlag (fettige gelbliche Schuppenbildung) und an behaarten Stellen, unter den Brüsten, im Kreuz, in der Leistengegend, aber auch gelegentlich bei frischen Formen günstige Wirkungen erzielt:

Sulf. praecipitat. 5—10 / Zinc. oxydat. 5—10 / Vaseline ad 100.

Besser noch verstärkt durch Zusatz von Teer oder Salicyl:

(Acid. salicyl. 1) / Sulf. praecipitat. 5—10 / Liq. Carb. deterg. 5—10 / (oder Tumenol-Ammon. 3—5) / Zinc. oxydat. 10 / Eucerin anhydr. ad 100.

Milde und sehr angenehm ist eine Zubereitung mit Macremal (Kühlsalbe):

(Acid. salicyl. 0,5—1) / Sulf. praecipitat. 10 / Macremal ad 100.

Auf dem behaarten Kopf ist bei geringer Psoriasis oder zu ihrer Nachbehandlung Einreiben mit Salicyl-Euresol-Mitigal-Öl (s. S. 122) ausreichend.

Vor allen Maßnahmen mit den genannten Salben sind Schuppen, die sich, bis die Heilung erreicht ist, immer wieder bilden, regelmäßig zu entfernen; deshalb sind während der Behandlung einzelne Tage einzulegen, an denen gebadet wird, zweckmäßig nachdem die Haut vorher 1—2 Tage lang mit Salicylsalbe erweicht ist. Für den Körper wählt man:

Acid. salicyl. 2,5 / Ol. Ricini 10 / Glycerin / Eucerin anhydr. ana 20 / Vaselin. flav. ad 100.

Für den Kopf

Acid. salicyl. 5 / Ol. Ricini 30 / Ol. Oliv. ad 100

zum Einölen oder als Kappe; oder lediglich

Acid. salicyl. 1—3 / Ungt. lenient. ad 100

oder

Acid. salicyl. 5 / Ol. Ricini 30 / Adip. Lanae ad 100.

Manche Patienten, resigniert gegen ihre Erkrankung geworden, verzichten auf alle schmierenden, riechenden oder umständlichen Maßnahmen und behelfen sich allein mit den leztgenannten Mitteln, indem sie sich damit begnügen, die Schuppen zu entfernen und die Haut weich zu halten.

Von der physikalischen Behandlung ist die *Lichttherapie* und die *Röntgenbehandlung* aussichtsreich.

Die Lichtbehandlung (mit der künstlichen Höhensonne, mit der Kohlenbogenlampe, mit Sonnenbestrahlung) ist sowohl bei kleinfleckigen oberflächlichen ausgedehnten Formen wie bei manchen veralteten Herden wirksam. Stets milde bis mittlere, langsam steigende Bestrahlungen bis zu schwacher Erythembildung, starke Dosen können verschlimmern. Bei frischer entzündlicher Psoriasis ist Licht wie jede reizende Behandlung gefährlich und provozierend. Besonders wirksam ist es dagegen bei natürlicher Abheilungsneigung der Psoriasis (im Sommer ?).

Die Röntgenbehandlung ist bei frischer eruptiver Psoriasis ebenfalls ungeeignet, auch gelegentlich wirkungslos bei alten inveterierten Herden („Speckschwarten"). Dagegen vor allem anzuwenden an sichtbaren Stellen: Händen, Gesicht, wenn die Salbentherapie allein nicht rasch genug wirkt, oder an den Nägeln oder Hohlhänden, wo die Röntgentherapie fast allein wirksam ist. Zusätzlich zur Salbenbehandlung an Ellbogen und Knien, die sich besonders hartnäckig verhalten.

Am vorsichtigsten sind Dosen von 100—150 r, mehrmals in Abständen von 8—10 Tagen. Auf einmal gegeben können 300—400 r einen Herd völlig beseitigen (bei entfernt wohnenden Patienten brauchbar); aber diese Dosen sind manchmal unnötig hoch und keineswegs immer erforderlich. Andererseits bleiben bei alten Herden kleine Dosen oft wirkungslos; es bedarf dann Einzeldosen von 300—400 r. Dosen von 600 r vermögen dagegen nach vorübergehender Abheilung geradezu zu provozieren. Auch bezüglich der Größe der zu bestrahlenden Fläche sei man vorsichtig; gelegentlich sieht man, daß nach ausgedehnten Bestrahlungen — etwa des ganzen Rückens — 14 Tage später sich universelle Neuausbrüche von Psoriasis einstellen.

Da die Röntgenbestrahlungen keinerlei prophylaktischen Wert gegen Rezidive haben, komme man stets mit möglichst kleinen Dosen aus und bestrahle nur zur Unterstützung einer gleichzeitigen Salbenbehandlung. Man hüte sich, den Patienten an die bequeme Röntgenbestrahlung zu gewöhnen unter Verzicht auf jede Salbenbehandlung; der verwöhnte Patient, der dann immer Röntgenbestrahlungen bei jedem Rückfall verlangt, büßt die Nachgiebigkeit seines Arztes hierbei fast regelmäßig mit Röntgenschäden; denn erfahrungsgemäß kann man nicht so oft ungefährdet röntgen, wie die Psoriasis wiederzukommen pflegt.

Auf dem behaarten Kopf ist die übliche Röntgenbestrahlung wegen des zu befürchtenden Haarausfalles nicht zulässig; allerdings kann man durch Wahl einer sehr weichen, wenig durchdringenden Strahlung (von 0,3 mm Al HWS) psoriatische Herde auch ohne Haarausfall beseitigen, da diese Röntgenstrahlen die Haarpapillen nicht in genügender Dosis erreichen. Wenn vorhanden, leistet ein Grenzstrahlenapparat natürlich die gleichen Dienste (800r).

Viel mehr als üblich ist an behaarten Stellen, in Körperhöhlen (Ohrgängen) oder an schlecht zugänglichen Körperwinkeln von der corpuscularen α-Strahlung Gebrauch zu machen; entweder mit Thorium X als Lack, Spiritus oder Salbe oder mit Salben, die Radiumemanation enthalten (Radonsalbe). Beide Präparate sind durch die Apotheken bei den Herstellerfirmen zu bestimmten Tagen zu bestellen; sie müssen, weil sie nicht haltbar sind, dann sofort verwandt werden (Dosierung s. S. 146).

In besonders ausgebreiteten Fällen von Psoriasis bei Kindern und Jugendlichen ist auch die Thymusröntgenbestrahlung nach BROCK zu versuchen; manchmal führt diese Therapie, die weniger gefährlich und umständlich ist als ausgedehnte Lokalbestrahlungen und weniger lästig als Salben, zu einem Erfolg, der wie immer natürlich nur eine Zeitlang anhält. Zu bestrahlen ist ein Hautfeld, das sich vom unteren Rand des Kehlkopfs bis zum 5. Intercostalraum erstreckt und seitlich bis zur Mitte der Schlüsselbeine. Dosis: bei Kindern von 4 Jahren aufwärts 50—75 r, 2 mm Al HWS, 20 cm Abstand; bei Erwachsenen 150 r, 3 mm Al HWS, 25 cm Abstand; evtl. 2—3mal alle $1^1/_2$—2 Monate. Vorübergehende Reizerscheinungen 14 Tage nach der Bestrahlung werden beobachtet; Erfolg zu erwarten in weiteren 8—10 Wochen.

Von inneren Mitteln werden bei Psoriasis empfohlen:
Arsen (s. S. 167) als Pillen, Tropfen oder Injektionen. Nötig sind größere Mengen, oral z. B. 250—500 mg in 4—7 Wochen; kleine Dosen (wie sie meist auf den Gebrauchszetteln der betreffenden Präparate „zur allgemeinen Kräftigung" vermerkt sind) sind wirkungslos. Arsen ist aussichtsreich bei Psoriasis der Kinder und Jugendlichen, bei Psoriasis der Nägel; bei veralteten Fällen ist es zwecklos; bei frisch sich ausbreitender Psoriasis, die juckt, oder solcher mit starker Schwellung, ist es gefährlich. Vor einem eigenmächtigen Dauergebrauch (über Jahre) ist der Patient eindringlich zu warnen; es können dadurch multiple Carci-

nome entstehen. Dagegen ist etwa 1 Monat vor dem individuell bekannten Termin des Ausbruches (im Frühjahr oder Herbst) der Beginn einer Arsenkur oft vorteilhaft.

Bei circinärer (ringförmiger) Psoriasis und Nagelpsoriasis ist auch Spirocid zu empfehlen: 3 Tage 1—3 Tabl. zu 0,25, dann 3 Tage Pause; und so weiter bis zu 2 Packungen von je 30 Tabl.

Schwefel: oral als

Sulf. praecip. oder depurat. 10 / Sacch. lactis ad 20—30. 3mal tägl. eine Messerspitze bis ½ Teelöffel, je nach Wirkung auf den Stuhlgang.

Intravenös als Natriumthiosulfatinjektionen (s. S. 170), alle 2 Tage 0,5—1,0 in 10 ccm Aq. dest.; hauptsächlich bei frischer Psoriasis zur Behebung der Reizbarkeit. Auch bei universeller Psoriasis, die gelegentlich den ganzen Körper überzieht (Erythrodermie) oder bei arthropathischer Psoriasis (mit Gelenkerscheinungen und Gelenkversteifungen), als Injektion, z. B.:

Anästhesulf, Schwefel in Anästhesinöl, 0,2 und 0,5 %; Schwefel-Diasporal i. m. (intramuskulär) und Schwefel-Diasporal i. v. (intravenös) s. S. 170.

Der Psoriatiker ist oft der Ansicht, daß durch eine geeignete *Diät* seine Krankheit geheilt werden müsse. Tatsache ist auch, daß keine Psoriasis schlechter zu beeinflussen ist als die eines überernährten fetten Menschen, der reichlich Fleisch zu essen gewohnt ist (z. B. Gastwirte, Metzger). In den Hungerjahren der Kriegs- und Nachkriegszeit war die Psoriasis seltener, aber keineswegs verschwunden gewesen. Im allgemeinen ernährt sich der Psoriatiker am besten eiweißarm und möglichst fettarm; nach GRÜTZ, der — nicht unwidersprochen — in einer Störung des Fettstoffwechsels die Ursache einer Psoriasis sieht, sind nur etwa 20 g Fett am Tag für den Erwachsenen, 10 g für ein Kind erlaubt, einschließlich Kochfett. Fetthaltige Suppen, Tunken, Wurst, Schweinefleisch, Speck, Gans, Ente, Butter, Öl, Eigelb, Hering, Aal, Lachs sind zu meiden. Bei monatelanger Dauer dieser Diät ist ein Vitamin A-Defizit möglich, dem man durch Zufügen von Tomaten, Möhren, Grünkohl, Spinat, Fisch oder durch Vogangaben begegnet. Bei Psoriatikern unter 30 Jahren sieht man von einer solchen Diät, die wohl als Leberschonkost aufzufassen ist, noch am ehesten Erfolge. Oft ist aber außerdem noch eine geeignete Behandlung nötig, um die Erscheinungen zu beseitigen: die Diät ermöglicht dann nur den Behandlungserfolg. Aber auch magere Psoriatiker können therapieresistente Restherde behalten und auch trotz geringem Genuß von Fett können heftige Schübe zur gewohnten Jahreszeit auftreten. Bei akuten heftigen unbeherrschbaren Ausbrüchen führt auch reine oder gemilderte Milchdiät (s. S. 181) oft zur raschen Umstimmung.

Seltener verwandte Behandlungsverfahren, von denen jedoch immer nur in einem Prozentsatz Erfolge gesehen werden, sind:

Quecksilber: als Hydrarg. jodat. flavum-Pillen:

Hydrarg. jodat. flav. 0 3—0,6 / Mass. Pilul. q. suff. ut fiant pilul. Nr. XXX. M. D. S.: 3mal tägl. 1 Stück nach dem Essen.

Als Injektionen von unlöslichem Quecksilber (Mundpflege!), wirksam besonders bei arthropathischer Psoriasis:

Hydrarg. salicyl. 10 % (Köpp). D. S.: 2mal wöchentlich intramuskulär 1 ccm, bis 10 Injektionen.

oder

Calomel. vapore parat. 1 / Paraffin. liquid. ad 10. D. S.: 2mal wöchentlich 0,2—0,3 ccm intramuskulär, bis 10 Injektionen.

Gold: als Solganal B oleos oder Neo-Solganal (s. S. 178).

Jod als Jodipin 20% jeden 2. Tag 5—10 ccm intramuskulär, besonders bei arthropathischer Psoriasis.

Salicyl: Psoriasal, 20% Natriumsalicylat, intravenös, langsam injizieren. Dabei zugleich schwache Chrysarobinsalben äußerlich.

Nebennierenhormon (besonders bei erhöhtem Blutcholesterin): Cortiron, Cortenil; bei frischer und bei arthropathischer Psoriasis. Bis 10—15 Injektionen (teuer!).

Vitamin C als Redoxon, Cantan oder Cebion, Tabl. oder Injektionen gegen Juckreiz und Spannung bei Erythrodermie, gegen Gelenkschmerzen bei arthropathischer Psoriasis.

Milch: 0,5—2,5 ccm, intramuskulär, alle 2—3 Tage, vor der Injektion aufkochen. Bei reizbarer Psoriasis und gereizten Fällen.

Eigenblut: 5—10 ccm, 2mal wöchentlich intramuskulär, zur Brechung einer Therapieresistenz oder um einen frischen Ausbruch zum Stillstand zu bringen.

Pyrifer, 3—4 Injektionen zur Brechung der Therapieresistenz, besonders bei Psoriasis der Hände.

Sarsaparillatee: Entweder von der Apotheke nach Vorschrift des DAB. 6 oder zur Heimbereitung:

1. Rp. Radic. Sarsaparillae 150,0. D. S : Abends 1 Eßlöffel auf ½ l Wasser; nachts stehenlassen, morgens auf die Hälfte einkochen.

2. Rp. Fol. Sennae 15—25 / Radic. Liquiritiae 15 / Fruct. Anisi / Fruct. Foeniculi ana ad 50. M. D. S.: 1 Teelöffel voll mit einer Tasse heißem Wasser übergießen, kurz ziehen lassen.

3. Rp. Calomel. pulv. 0,1—0,2. D. tal. pulv. Nr. X.

Anweisung an den Kranken: Morgens werden die beiden Tassen heiß zusammengegossen, das Kalomelpulver in ihnen umgerührt und die eine Tasse sofort warm und die andere Tasse abends kalt getrunken. (Die verordnete Menge reicht für 10 Tage.)

Der Tee soll auch durch Sarsaparillatabletten Sarsapsor Bürger, 2mal tägl. 5 Tabl., 3—4 Wochen lang, ersetzt werden können.

Behandlungsrichtlinien. Im allgemeinen ist die lokale Behandlung, und zwar mit Salben, immer noch die wirksamste; Injektionen helfen meist nur zusätzlich. Aber bei der (oft lebenslänglichen) Dauer der Psoriasis ist zur Ermutigung des Patienten Abwechslung in der Behandlung nötig; gelegentlich erlebt man dabei auch angenehme Überraschungen. Immer muß man sich dem jeweiligen Stadium und der Lokalisation anpassen, vielleicht auch dem Typ der Psoriasis, denn es ist keineswegs sicher, daß die „klassische" Psoriasis (an den Streckseiten), die seborrhoische, die arthropathische und die Alterspsoriasis die gleichen Krankheiten sind.

1. Bei akuter, frischer, juckender Psoriasis im Ausbruch: 1—3% Tumenolzinkpaste. Kleiebäder. Oral Kalk, Schwefel; bei dauerndem Fortschreiten Natriumthiosulfatinjektionen, Kalkinjektionen, ebenso das Kombinationspräparat Tecesal. Eigenblutinjektionen. Abführmittel. Kein Arsen.

2. Bei einer im Verlauf der Behandlung gereizten Psoriasis: Tumenoltrockenpaste (s. S. 93) abwechselnd mit weicher Zinkpaste:

Eucerin c. aq. / Past. Zinci ana ad 100

oder Naftalanzinkpaste:

Naftalan 10—20 / Past. Zinci ad 100.

3. Bei kleinfleckiger disseminierter Psoriasis ohne oder nach Abklingen besonderer Reizerscheinungen: Lenigallolzinksalbe, Chrysarobinsalbe geringer

Konzentration (0,2—1,0%), Quecksilberteersalben, innerlich Arsen. Vorsichtige Höhensonnenbestrahlungen. Bei Jugendlichen: Thymusbestrahlung, fettfreie Diät. Einzelne stecknadelkopfgroße frische Papeln können durch Betupfen mit Eisessig zerstört und coupiert werden.

4. Bei seborrhoischer Psoriasis (unter den Brüsten, Sacral- und Inguinalgegend): Schwefelsalbe, evtl. verstärkt mit Teer. Innerlich Arsen. Zusätzliche Pinselungen mit Psorimed I, Falipsoryl, Ekzefug. Röntgenbestrahlungen 100—150 r mehrmals.

5. Bei stärkeren Infiltraten: Quecksilbersalben, evtl. verstärkt mit Teer, Salicyl und Resorcin. Chrysarobinkur mit steigenden Dosen (1—5%). Chrysarobinsalbe verstärkt mit Teer. Zusätzlich Psorimed I—III, Falipsoryl. Röntgenbestrahlungen 150 r mehrmals. Höhensonnenbestrahlungen.

6. Bei alten inveterierten Stellen (Speckschwarten): Psorigallol pur oder in Salben 5—20%. Salicylpflaster, Chrysarobinsalben in stärkeren Dosen (20%), aber nur 1—2 Tage bis zur akuten Reizung, dann Zinkpaste. Pyrifer. Von Röntgenstrahlen einmalig höhere Dosen, 300—400 r.

7. Bei vorwiegender Schuppung, aber auch sonst zwischendurch bei sich bildender Schuppung: Salicylglycerinvaseline. Warme Bäder mit Borax. Schwitzbäder im Glühlichtkasten.

8. Bei universellen Erythrodermien milde Borsalben:

Sol. acid. boric. 3% / Eucerin anhydr. / Past. Zinci ana ad 100.

Naftalanzinkpaste oder 3% Tumenolzinköl. Intramuskulär Schwefelöl, Nebennierenpräparate. Sarsaparillatee. Vitamin A, Vitamin C. Bei Einrissen in den Gelenkbeugen feuchte Umschläge mit Borwasser oder Kalkliniment (Aq. Calcar./ Ol. Lini ana).

9. Bei arthropathischer Psoriasis: intramuskulär Schwefelöl, Jodipin, Quecksilber. Bei Frauen: Follikelhormon.

10. Auf dem behaarten Kopf: 4% Boraxwaschungen, Keraminseife. Salicylquecksilbersalben, evtl. verstärkt mit farblosem Teer und Resorcin. Salicyl-Euresol-Sublimatspiritus s. S. 274. Bei dunklen Haaren Pyrogallol. Bei schuppenfreien Formen vorsichtig 0,3% Cignolinbenzol, innerlich Arsen. Thorium X oder Grenzstrahlen.

11. Im Gesicht: Quecksilberpräcipitatsalben evtl. verstärkt mit Salicyl oder Teer, Röntgenstrahlen. Nie Chrysarobin.

12. Hände dorsal: Teerbäder; Psorigallolzinksalben. Röntgenstrahlen. Tagsüber zum Einfetten Lanettewachssalbe mit Glycerin.

13. Hände und Füße volar: Röntgenstrahlen.

14. Nägel: Röntgenstrahlen; Arsen.

15. Ellbogen und Knie: Salicylquecksilberteerresorcinsalben. Stärkere Chrysarobinzinksalben, evtl. verstärkt mit Teer. Röntgenstrahlen. Zusätzlich Psorimedpinselungen.

16. Unterschenkel: Psorigallol pur. Chrysarobinzinksalben stärkerer Konzentration, evtl. unter Verbänden mit wasserdichtem Stoff. Zusätzlich Psorimed II—III.

8. Acne und Rosacea.

Die **Acne** ist trotz der Mannigfaltigkeit ihrer Krankheitsbilder kaum zu verkennen: von ihren drei Elementen steht freilich einmal die vermehrte Verhornung der Oberhaut, die besonders in den Follikeln zu den bekannten Mitessern führt, im Vordergrund, einmal der vermehrte Fettfluß (Seborrhöe), der die Haut glänzend überzieht, ein andermal die Vereiterung, die als oberflächliche kleine Pusteln oder als tiefe Knoten und Abscesse vor sich geht; häufig sind alle diese Bestandteile gemischt. Befallen ist hauptsächlich das Gesicht: die Mundwinkel, die Wangen, die Schläfen, der Hals seitlich unter den Ohren häufig von der knotigen abscedierenden Acne, die dann auch den Rücken oft in großer Ausdehnung mitbetrifft und andererseits die Stirnmitte, das Kinn, die Jochbögen, die von der Comedonenacne bevorzugt werden.

Die Acne ist eine Erkrankung der Reifungszeit und der Schrecken der jungen Mädchen. Häufig ist sie vergesellschaftet mit Magendarmstörungen (belegte Zunge, Magenanacidität, habituelle Obstipation), bisweilen bricht sie — wie viele andere Hautveränderungen — kurz vor den Menses stärker aus (Folge einer Schilddrüsenreizung ?). Im Sommer bessert sie sich spontan. Die Berührung mit Schmieröl verschlimmert die Comedonenacne, der innere Gebrauch von Jod, Brom provoziert die knotig eitrige Form, für die ebenfalls bestimmte Nahrungsmittel — Eier, Süßigkeiten, Schokolade, Speck u. dgl. — schädlich sind.

Unbehandelt dauert die Acne vom 14. bis zum 21. Lebensjahr, die Kinnacne bleibt jedoch auch bei Erwachsenen, meist Frauen. Gegen das Klimakterium, bereits vom 35. Lebensjahr an, tritt die Rosacea auf, die zwar auch das Gesicht befällt, aber bei der Comedonen fehlen und die sich auch sonst bezüglich ihrer Hautblüten von der Acne unterscheidet (kleine oberflächliche Papeln, violettrot, mäßig vereiternd).

Besondere Formen der Acne sind die *Acne conglobata*, bei der in der Tiefe der Haut umfangreiche knotige Anschwellungen entstehen, die dann erweichen und schwappend die Haut vorwölben; die Haut bleibt von normaler Farbe oder wird bläulich-braun. Solche Abscedierungen sitzen für gewöhnlich im Gesicht, am Hals, am Rücken, am Stamm, können aber auch vom Hals an aufwärts den behaarten Kopf überziehen (*Perifolliculitis suffodiens et abscedens*) und zu haarlosen Stellen führen. Der abscedierte Eiter ist dünnflüssig, serös krümelig, die Dauer chronisch; vielleicht handelt es sich um eine zusätzliche Infektion mit einem noch unbekannten Erreger.

Die nervöse Überwertung einzelner Acneknötchen führt manche Patientinnen dazu, jede aufsprießende Stelle im Gesicht mit den Fingernägeln oder der Schere sofort auszugraben, mit dem Ergebnis, daß der Arzt dann nur flache Substanzverluste zu sehen bekommt (*excoriierte Acne*). Diese Unart, die oft ein unnatürlich schweres Bild hervorruft, ist schwer zu bekämpfen.

Differentialdiagnostisch gegenüber der Acne kommen zunächst die Erscheinungen der Acne·necrotica (s. S. 209) in Betracht, bei der entlang dem Haaransatz flache eitrige, in die Haut eingelassene Krüstchen sitzen, die rasch auf Schwefelsalbe heilen, bei der Abheilung zu Narben führen und immer wieder zu rezidivieren pflegen (vermutlich chronische Pyodermien). Gelegentlich sitzen sie auch seitlich an der Schläfe, am Nasensteg, in den Nasolabialfalten. Häufig sind Abortivformen dieser Acne necrotica, die lediglich aus juckenden Papeln bestehen, mit leichten zentralen Dellen, und die durch ihr Auftreten an den genannten charakteristischen Lokalisationen erkenntlich sind; auch sie heilen ausgezeichnet unter Schwefelsalbe.

Differentialdiagnostisch kommen noch flache Warzen (s. S. 356) in Betracht, die an der Stirn, am Kinn auftreten können und sich rasch verbreiten (flache gelblich glänzende Knötchen, die mit Comedonen verwechselt werden). Selten ist ein Lupus miliaris disseminatus (s. S. 322), der wie eine knotige Acne aussieht, aber auf Glasspateldruck zentral die apfelgeleefarbenen Infiltrate des Lupus zeigt (auf Glasspateldruck können allerdings auch erweiterte Talgdrüsen in der Nachbarschaft von echten Acneknoten apfelgeleeartig erscheinen; nur sind diese Stellen höchstens grießkorngroß, wenn größer, aus einzelnen Talgdrüsen deutlich zusammengesetzt, jede gleichmäßig rund).

Die *Therapie* der Acne muß symptomatisch und gleichzeitig allgemein sein. Die symptomatische Behandlung setzt sich zusammen aus der Behandlung der Verhornung und der Comedonen, aus der Behandlung der Seborrhöe und aus der Behandlung der Abscedierungen und der Vereiterung; die jeweiligen Verfahren werden bei Bedarf kombiniert, wenn nötig, das eine oder andere bevorzugt.

Weiterhin muß man bei jeder Acne grundsätzlich unterscheiden, ob es sich um eine reizbare oder um eine reizlose Form handelt. Die reizbare Acne sitzt häufig an der Stirn, auch am Kinn; die befallene Haut ist straff, seidig, oft leicht violettrot; die Erscheinungen bestehen in kleinsten entzündlichen Papeln, seltener in kleinsten Pusteln, oft um einen Comedo herum; Verschlimmerungen vor den Menses, durch Waschen, durch Salben. Die nicht reizbare Acne sitzt auf einer schlaffen, grobporigen, bleichen Haut und ist häufig knotig. Therapeutisch verträgt diese reizlose Acne Waschungen und Salben gut, auch stärkere Konzentrationen wirksamer Medikamente.

Die Prognose der Acne ist nicht immer günstig, am besten noch bei der knotigen Form und je schwerer die Erkrankung ist. Es ist nämlich verhältnismäßig leicht, eine wesentliche Besserung zu erzielen, schwieriger aber ist eine völlige Heilung, da vereinzelte Acneknötchen von Zeit zu Zeit wieder erscheinen. Für einen Patienten mit einer leichten Acne ist das ein Grund zu dauernden Enttäuschungen, für den mit einer schweren Acne schon ein bedeutender Gewinn. Fast bei jeder Acne muß man im Laufe des Leidens mit mehreren, auch erheblichen Rückfällen rechnen, die immer wieder energisch behandelt werden müssen; schließlich nach wiederholter Behandlung stellt sich dann doch ein verhältnismäßig günstiger Dauerzustand ein. Es ist klar, daß im höheren Alter (über 18 Jahre) die jugendliche Acne leichter zu heilen ist — weil ihre gegebene Zeit schon bald abgelaufen ist — als etwa mit 14—15 Jahren. Die Kinnacne dauert jedoch auch weit über die Pubertät hinaus.

Behandlung der Comedonenacne. Comedonen kommen bei der Acne in zweierlei Form vor: als dicke tiefreichende Mitesser (besonders gut im Ohr zu erkennen, in der Nasolabialfalte, aber auch an der Schläfe, in der Wangenmitte), diese sind verhältnismäßig leicht auszudrücken und hinterlassen große Löcher; und als kleine, schwer zu entfernende, oberflächliche harte Hornkegelchen, die sich in einzelnen Fällen zu kleinen Papeln oder oberflächlichen Pusteln umwandeln. Während jene groben Comedonen die knotige Acne einleiten oder begleiten, sind diese letzten die Grundlage der sog. Comedonenacne, die auch die Neigung hat, entzündlich zu werden.

Comedonen müssen in jedem Fall durch schonendes Ausdrücken entfernt werden; das ist sonst durch keine Salbe, durch keine Bäder möglich, die sie bestenfalls erweichen. Das Ausdrücken erfolgt durch eine Epilationspinzette, durch einen stumpfen Löffel (Ohrlöffel), durch sog. Comedonenquetscher, durch Massage mit den Fingern (z.B. an der Nasenspitze, wobei allerdings auch außer Comedonen — also Hornpfropfen — lediglich Talgfilamente ausgepreßt werden). Die Erweichung der Hornschicht geschieht durch ein Gesichtsdampfbad z.B. in einem sog. „Vapofor" oder einfacher unter einem Handtuch, das über einen Topf mit dampfendem Wasser gebreitet ist (brauchbarer Zusatz Kamillentee oder Kamillosan) oder durch Auflegen dampfgetränkter Handtücher. Wirksam sind auch lang dauernde Seifenwaschungen. Weitere Mittel sind feuchte Umschläge (über Nacht), besonders gut mit hornschichtverdauenden Pepsin-Salzsäure-Lösungen:

Pepsin / Acid. hydrochlor. dilut. ana 3 / Glycerin 10 / Aq. ad 100. D. S.: Nachts feuchte Umschläge mit Mull unter wasserdichtem Stoff

oder auch Verbände mit Pepsin-Salzsäure-Salbe:

Acid. hydrochlor. dilut. $\bar{s}$/ Pepsin 3 / Eucerin c. aq. ad 100.

Bewährt haben sich auch kurze Einreibungen mit 30% Resorcinspiritus (z.B. jeden Abend), nachher Einfetten mit Fissanpaste; am nächsten Morgen lassen sich die Comedonen leicht entfernen.

Die Verfärbung der Comedonen, die auf einer Oxydation der Hornpfröpfe beruht, bessert sich auf saure Salben, z.B. Acidermsalbe normal und stark, auch auf Quecksilbersalben, verschlechtert sich aber durch Schwefel, der ja bei knotiger Acne beliebt ist; auch durch ultraviolettes Licht werden die Comedonenköpfe dunkler gefärbt. Will man auf diese Mittel nicht verzichten, so muß man von Zeit zu Zeit die Verfärbungen beheben, sei es durch die genannten sauren Salben (Acidermsalbe) oder durch die saure Alauneiweißsalbe (UNNA):

Lösung I:
Album. ovi. sicci 17 / Aq. dest. 70.

Lösung II:
Aluminis 8 / Aq. dest. 70.

Lösung II heiß zur kalten Lösung I zusetzen, auf 87 g eindampfen: dazu fügt man:
Tct. Benzoes 3 / Ol. Amygd. ad 100. M. D. S.: *Pasta albuminis aluminata.*

Gesellen sich zu den Comedonen kleine sie umgebende Papelchen oder Pusteln hinzu, so benutzt man Betupfungen mit
Ichthyol 3—5 / Resorcin 0,5—1 / Spiritus dilut. ad 100
und darüber einen Puder (Ichthyolfissanpuder) oder eine Trockenpaste (z.B. Esiderm).

Bei Nachlassen der Reizung dann andere Salben (Acidermsalbe); bei dieser Acneform sind auch Follikelhormonsalben (z.B. Menformonsalbe) oder Oestrostilbensalben gelegentlich geeignet. Röntgenbestrahlungen vorteilhaft, weniger Ultraviolettlicht. Von inneren Heilmitteln ist Vitamin A in hohen Dosen (150000 IE, also Arovit 3 Dragées tägl.) zu versuchen. Wird die Comedonenacne, wozu sie Neigung hat, gereizt, dann Behandlung wie bei entzündlicher Acne (siehe S. 284). Kontraindiziert sind bei der Comedonenacne Teersalben, Teerseifen. Bei Arbeiten mit Schmieröl bzw. Bohrwasser hüte man sich, das Gesicht zu benetzen und schütze sich mit Fissanschutzsalbe „trocken" oder Ol. Ricini / Adip. Lanae ana.

Behandlung der Seborrhöe. Die Behandlung der Seborrhöe, einschließlich kleinerer Papeln, erfolgt am besten durch Schwefel in verschiedenster Form; z.B. als *Puder*: Sulfoderm, Schwefelfissanpuder, Ichthyolfissanpuder oder als *Schüttelmixturen,* sog. KUMMERFELDsche Waschwasser, wozu es mehrere Vorschriften gibt. Am bequemsten ist die Verordnung von
Lotio cosmetica DRF = Deutsche Rezeptformeln (s. S. 122). 1 Dosis = 200 g, ½ Dosis = 100 g.

Weitere Rezepte s. S. 122.

Besonders bewährt hat sich eine mit Milchsäure „angesäuerte" Verschreibung:
Sulf. praecipi'at. 10 / Acid. lactic. 2 / Glycerin 10 / Spiritus (Colon.) 20 / Aq. ad 100. M. D. S.: Aufschütteln, einige Tropfen abends einreiben. Diese saure Schwefelmixtur ist auch für Rückenacne empfehlenswert (tägl. abends auftragen, 2mal wöchentlich abbaden).

Als *Niederschlag*:
Sol. Natrii thiosulfurici (Natriumthiosulfat) 5% 100. D. S.: Äußerlich. Lösung I.
Sol. Acid. lactici 1,5% 100. D. S.: Äußerlich. Lösung II.

Anweisung: morgens und abends das Gesicht zunächst mit Lösung I abwaschen, eintrocknen lassen; dann mit Lösung II nachwaschen. (Es bildet sich ein feiner, kaum sichtbarer Schwefelniederschlag.)

Als *Salbe*:
(Hydrarg. sulfur. rubr. 0,5) / Sulf. praecipitat. 3—5 / Past. Fissani ad 100
oder Schwefelalaunpaste (s. oben):
Sulf. praecipitat. 4 / Past. albuminis aluminatae 60 / Acet. aromatic. 6 / Eucerin anhydr. ad 100.

Als *Zinköl*:

(Bol. rubr. 0,5) / (Acid. salicyl. 1) / (Ol. Ricini 10) / Mitigal 10—20 / Zinc. oxydat. 50 / (Ol. Lavandulae gtt. I—V) / Ol. Oliv. ad 100.

Als *Seifenschaum*:

Levurinoseseife, Schwefelseife (Beiersdorf, Bergmann u. a.).

Anweisung: abends mit warmem Wasser einseifen; Schaum, ohne abzuspülen, mit dem Handtuch trocken abreiben.

Stört der Fettüberzug in kosmetischer Hinsicht untertags, so kann er mit Kölnisch Wasser, mit LEICHNERS Puderpapier, mit Benzin diskret entfernt werden.

Andere spirituöse Abwaschungen:

Acid. salicyl. 2 / Spiritus dilut. ad 100.
Acid. salicyl. 1 / Resorcin 0,5—1 / Spiritus dilut. ad 100.
Acid. salicyl. 1 / Tct. Jodi 5 / Spiritus dilut. ad 100.
Acid. boric. 3 / Tct. Benzoes 2 / Glycerin 5—10 / Spiritus dilut. ad 100.

Wird Schwefel nicht vertragen, ruft er die für ihn charakteristische trockene, stark juckende Dermatitis oder eine Reizung der Augenbindehäute hervor, so sind als weitere Medikamente — allerdings von geringerer Wirksamkeit — zu versuchen: Resorcin:

Resorcin 0,5—1 / Zinc. oxydat. / Bism. subnitr. ana 5 / Ungt. lenient. ad 100 (milde Resorcinzinksalbe).
Resorcin 1—5 / Eucerin c. aq. / Pastae Zinci ana ad 100.

Quecksilber:

Hydrarg. praecipitat. / Leukichthol / Zinc. oxydat. ana 10 / Vaselin. flav. ad 100.

Schließlich als physikalische Therapie Ultraviolettlicht und Röntgenbestrahlungen (s. S. 285).

Besondere Allgemeinbehandlung siehe S. 286.

Die Behandlung der knotigen und infizierten Acne. Ist die Pustelbildung der Acne oberflächlich, so sind äußere desinfizierende Maßnahmen am Platz, z.B. warme Bäder mit Zephirol (1 Teelöffel auf 1 l Wasser) jeden Abend 10—20 min und desinfizierende Salben, z.B. Rivanol 0,1—0,2 / Ungt. lenient. ad 100 abends und morgens hauchdünn einreiben, darüber den hautfarbenen Ichthyolfissanpuder. Aber auch die Schwefelzubereitungen, die bei der Behandlung der Seborrhöe aufgezählt sind, haben, ebenso wie die Präcipitatsalben, eine desinfizierende Wirkung.

Auf tiefere Pusteln wirken äußere Medikamente kaum ein. Die Reifung tiefer harter Knoten wird beschleunigt durch Pflaster, die wie Dunstumschläge wirken (Salicylguttaplast Beiersdorf Nr. 82). Fluktuierende Abscesse werden mit einer Injektionsnadel (Nr. 2) oder einer schmalen spitzen Pinzette oder einem Starmesserchen geöffnet. Die Rückbildung derartiger mit einem Absceß gefüllten Knoten dauert andernfalls oft wochenlang, ist aber in wenigen Tagen beendet, wenn der innensitzende Tropfen Eiter entleert wird.

Bei tiefer knotiger Acne ist Vaccine oder Reizkörperbehandlung wirksam. Von Vaccinen stehen die Acnevaccine Reoderm (Mischvaccine aus Acnebacillen, Staphylokokken und Reizkörpern; schwach und stark, intramuskulär, 2mal wöchentlich, 6—12 Injektionen) oder besonders wirksam Staphygen (ein Staphylokokkentoxin) zur Verfügung. Von unspezifischer Reizkörperbehandlung empfiehlt sich besonders Olobintin (1,0—2,0 intramuskulär, 2mal wöchentlich, 6—8 Injektionen). Innerlich von Zeit zu Zeit Sulfonamidstöße. Ultraviolettlicht und Röntgenbehandlung (siehe S. 285) hat bei der knotigen Acne meist gute Wirkungen.

Allgemeinbehandlung s. S. 286.

Bleiben nach der Behandlung große erweiterte Hautporen zurück, so können diese durch Berühren mit einem spitzen Galvanokauter etwas verengt werden. Auch durch Schälkuren mit Resorcinsalben (s. S . 118) oder mit Kohlensäureschneeaceton (s. S. 151) werden narbige Folgezustände nach Acne verbessert.

Die Behandlung der Acne conglobata. Bei der Acne conglobata treten neben den gewöhnlichen Erscheinungen der knotigen Acne größere Abscesse auf (am Hals, am Nacken), die zwar durchbrechen, oft an mehreren Stellen, aber dennoch weiter bestehenbleiben, sich vorübergehend wieder schließen (manchmal durch große dicke Comedonenpfröpfe) und auch wieder aufbrechen, um einen dünnen krümeligen Eiter zu entleeren; die Haut ist blaubraun verfärbt, schwappend, nicht besonders schmerzhaft. Mit der Sonde kann man meist weit in die aus mehreren zerfallenen Acneknoten zusammengeflossenen Höhlen eindringen.

Ähnliche Erscheinungen finden sich gelegentlich als *Perifolliculitis suffodiens et abscedens* am Hinterkopf (fast nur bei Männern), wo sie zu miteinander verbundenen eitergefüllten Höhlen führen können; bei der Abheilung kommt es zu verdickten, wulstigen haarlosen Stellen. Manchmal besteht gleichzeitig im Gesicht eine oberflächliche oder tiefe pustulöse Acne.

Therapeutisch: außer den Maßnahmen bei knotiger Acne (Zephirolwaschungen, lokal Schwefel, allgemein Vaccine, kohlehydratarme Diät) vor allem energische und unablässige chirurgische Maßnahmen; breite Freilegung der Absceßhöhlen, nötigenfalls Abtragung der ganzen äußeren Wand, in Lokalanästhesie mit Diathermieschlinge; Ausheilung unter Rivanolsalbentampons. Gegen akute schmerzhafte Entzündungen Sulfonamide oder evtl. Penicillin; prophylaktisch gegen Rückfälle langdauernde Arsenkuren.

Die Behandlung der entzündlichen Acne. Besondere Formen der Acne (besonders der Comedonenacne) sind von vorneherein entzündlich, andere werden es im Laufe einer ungeeigneten Therapie. Bisweilen haben heftige Abreibungen (mit Bürsten, mit Seesandmandelkleie, mit scharfen Seifen) Reizungen des Gesichtes verursacht, bisweilen werden Schwefelsalben nicht vertragen. Während für gewöhnlich die Haut des Acnekranken bleich ist und stärkere Rötungen lediglich um die einzelnen frischen Acnepusteln bestehen, tritt dann über größere Gesichtspartien eine — oft violette — Rötung, dazu ein Brennen und Jucken auf, schließlich noch einzelne oberflächliche Papeln, die auch vereitern können.

In diesen Fällen ist die Lokaltherapie gänzlich dieser Reizung anzupassen. An Stelle von Wasser und Seife wird dann zur Reinigung nur Milcudermwaschung erlaubt oder Boraxwasser, oder Magermilch, oder eine Kombination von Milch mit Borax (s. S. 103), oder auch Ungt. leniens; nicht selten aber werden nur vorsichtige Abreibungen mit verdünntem Spiritus vertragen.

Als Salben sind zu versuchen:

Bol. rubr. 0,5—1 / Tumenol-Ammon. 1 / Past. Fissani ad 100.
Ichthyol 3 / Zinc. oxydat. 20 / Ungt. lenient. ad 100

oder Zinköl:

Ichthyol 3 / (Mitigal 5—10) / Zinc. oxydat. 50 / Ol. Oliv. ad 100.

Bei Fettunverträglichkeit wählt man eine Trockenpaste:

Ichthyol 1—3 / Zinc. oxydat. / Talc. / Glycerin / Aq. ana ad 100.

Als Puder vermeide man vorsichtigerweise Schwefelpuder und verordne Fissanwundpuder oder Desitinpuder. Ultraviolettlicht, auch Sonnenbestrahlungen und Röntgenbestrahlungen sind kontraindiziert. Innerlich sind für die entzündliche Acne besonders intravenöse Calciuminjektionen, abendliche heiße Fußbäder, schließlich Aderlässe geeignet. Weitere Allgemeinbehandlung s. S. 286.

Die Behandlung der nervös excoriierten Acne. Mißhandeln Patienten ihre Acne dadurch, daß sie jede aufschießende Acnepustel mit den Fingernägeln oder der Schere ausgraben, so sind sie darüber zu belehren, wie sie mit minutiöserem Vorgehen zu besseren Ergebnissen kommen können. Sobald sie eine Papel merken, sollen sie zunächst über Nacht diese mit einem Pflasterstückchen bedecken (Salicylguttaplast, Quecksilbercarbolguttaplast, einfaches Leukoplast); dadurch wird diese Papel ihrem Zugriff entzogen und außerdem reift sie schneller. Sobald sich in ihrer Mitte ein Eiterpustelchen zeigt, darf dies — vor dem Spiegel — mit einer feinen Nähnadel (Nr. 10) senkrecht von oben geöffnet werden. Puder oder eine geeignete Schminke (Duswald Velourcreme) kann dann die Rötung verdecken, denn es kommt diesen Patienten ja zunächst darauf an, daß ihre Acne nicht von der Mitwelt gesehen wird. Gleichzeitig geeignete — meist milde — Behandlung. Rivanolleniensssalbe (s. S. 283). Ichthyolsalben und Puder. Ultraviolettlicht ist angebracht. Innerlich Baldrianpräparate (Recvalisat, Tct. Valerianae aetherea).

Die Strahlenbehandlung der Acne. Im Sommer, bei sportlicher Betätigung ist die Acne meist besser als im Winter; zum Teil mag das mit der Sonnenbestrahlung zusammenhängen, denn Sonnenbäder, lokal und allgemein, beeinflussen die Acne günstig (bei der entzündlichen Acne allerdings lasse man nur allgemeine Bestrahlungen bei Abdeckung des Gesichtes zu). Das kurzwellige Ultraviolettlicht unserer künstlichen Strahlenquellen wirkt ebenfalls günstig, aber bei weitem nicht so nachhaltig. Meist sind Bestrahlungen 1—2mal wöchentlich vorzunehmen, jedesmal bis zu einer leichten Rötung und einem leichten subjektiven Gefühl des Brennens. Die Dosierung richtet sich nach der Intensität der Lampe, dem Abstand u. dgl. und ist durch Vorversuche in Erfahrung zu bringen. Verwandt wird meist eine Quecksilberdampfquarzlampe (Hanauer künstliche Höhensonne) oder eine kleine Kohlenbogenlampe (Albertussonne). Patienten, die sich selbst eine Ultraviolettlichtstrahlenquelle anschaffen, sollten darauf aufmerksam gemacht werden, daß derartige Lampen nur dann einen Erfolg haben, wenn sie auch tatsächlich ein Ultraviolettlichterythem hervorbringen (s. S. 130), was sich vor dem Kauf feststellen läßt; alte gebrauchte Quecksilberdampfquarzlampen sind oft durch Verbrauch des Brenners völlig wertlos. Reine Wärmestrahler (Solluxlampen, Langwellenstrahler) sind bei Acne nicht angezeigt.

Durch stärkere Bestrahlung mit Ultraviolettlicht (z. B. mit der Kromayerlampe) läßt sich auch eine Abschälung der Oberhaut erreichen, was für einige Tage zwar unangenehm, aber dann doch von befriedigender Wirkung ist (bei knotiger Acne). Schälkuren bei Acne wurden früher mit starken Resorcinsalben durchgeführt (s. S. 118); sie dauerten mindesten eine Woche, während der der Kranke das Zimmer kaum verlassen konnte.

Ein Erfolg bei der Bestrahlung mit Ultraviolettlicht ist meist nur so lange vorhanden, wie die Bestrahlungen fortgesetzt werden; bei Sonnenlicht ist die Wirkung freilich dauerhafter. Vorteilhaft ist, daß die Ultraviolettlichtbestrahlungen völlig harmlos sind. Sie bessern sowohl die Seborrhöe wie die knotige Acne; oberflächliche Pusteln trocknen ein. Bei der Comedonenacne sind dagegen lediglich Schälkuren wirksam — also stärkere Dosen —, mildere Bestrahlungen verstärken die Hornschicht und können die Comedonenköpfe schwärzen.

Röntgenbestrahlungen sind, richtig angeordnet und richtig ausgeführt, ebenfalls harmlos. Gegeben wird durchschnittlich 125 r, schwankend zwischen 100 und 150 r, um so weniger, je mehr die Acne begleitende Reizerscheinungen zeigt, um so mehr, je weniger sie auf vorangegangene Bestrahlungen angesprochen hat. Man wählt eine Strahlung von 1—1,2 mm Al HWS (s. S. 136). Wiederholung alle 8—10 Tage, nicht häufiger als 3—4mal. In der Regel ist dann eine mehr oder weniger weitgehende Besserung eingetreten, vorausgesetzt, daß die sonstige Behandlung (mit Waschungen, mit Salben) nicht ungeeignet ist und daß Diätfehler ausgeschlossen sind; die Röntgenbehandlung ist aber nicht imstande, deren Schäden zu kompensieren. Vor allen Dingen beeinflußt sie die knotige Acne günstig, ebenso kleinpapulöse Formen, weniger die Seborrhöe. Infektionen müssen besonders bekämpft werden, ebenso verschwinden dadurch keine Comedonen. Gut ist es, den Patienten von vorneherein darauf aufmerksam zu machen, daß auch die Besserung durch Röntgenbestrahlungen nur eine gewisse Zeit anzuhalten pflegt (freilich viel länger als bei Ultraviolettlicht), und daß dann weitere Bestrahlungen angebracht sind. Das ist gewöhnlich erst in 4—6 Monaten der Fall; immer aber muß zwischen den einzelnen Bestrahlungsserien eine Mindestpause von 8 Wochen liegen. Häufig sind 3 solche Serien zu 3—4 Bestrahlungen nötig; die Acne heilt dann im Laufe von 1—2 Jahren derart ab, daß nach vorübergehenden Besserungen zwar noch leichte Verschlimmerungen auftreten, die durch Bestrahlungen wieder und schließlich endgültig beseitigt werden. Prophylaktisch, d. h. ohne vorhandene Erscheinungen, bestrahle man nie. Man unterrichte den Patienten stets, daß Röntgenbestrahlungen nicht vor Ablauf eines bestimmten Zeitraumes wiederholt werden dürfen, selbst wenn keine Heilung eingetreten sein sollte. Während der Röntgenbestrahlungen sollen keine Ultraviolettlichtbestrahlungen durchgeführt werden, wohl aber können diese als Nachkur dienen.

In vielen Fällen chronischer Acne führt die Röntgenbestrahlung zum sichersten und anhaltendsten Erfolg; es ist bedauerlich, daß nach den Richtlinien für die Anwendung elektrophysikalischer Heilmethoden vom 26.4. 1932 die Röntgenbehandlung der Acne von den RVO.- und Ersatzkassen nicht zugelassen bzw. nicht honoriert wird. Die Unkosten für eine jahrelange Behandlung mit äußeren und inneren Medikamenten sind manchmal zweifellos teurer.

Die Prognose der Röntgenbehandlung ist schlechter, wenn der Patient noch nicht 17 Jahre ist und außerdem bei Acne, die sich auf die Kinnecken beschränkt; bei dieser Kinnacne ist die Besserung häufig nur von kurzer Dauer (größere Abhängigkeit von Diätfehlern ?).

Allgemeinbehandlung der Acne. Bei jeder Form der Acne sind Magen-Darmstörungen die größte Aufmerksamkeit zu schenken. Habituelle Obstipation, meist atonisch, ist besonders zu bekämpfen (s. S. 165). Aber auch bei einwandfreier Verdauung sind oft Magensekretionsstörungen anzunehmen (Anacidität, häufig belegte Zunge, fader Atemgeruch). In diesen Fällen verordne man stets Enzynormbohnen oder Enzynorm liquidum (Salzsäurepepsinpräparat) oder auch lediglich Acid. hydrochlor. dilut. (10—15 Tropfen in Wasser zum Essen). Der Erfolg ist bisweilen auffällig (bei Kinnacne, bei knotiger Acne).

Bei starker knotiger, zu Abscedierungen neigender Acne, auch bei Acne conglobata, wirkt häufig eine Arsenkur vorzüglich (Arsenetten, wöchentlich steigend 3mal 1—3 Tabl, 4—6 Packungen). Die beliebten Hefekuren lassen dagegen meist im Stich. Zu Beginn der Behandlung bewirkt oft ein Sulfonamidstoß, evtl. auch einige Penicillininjektionen, eine bedeutende Besserung.

Zur *Regelung der Diät* macht man den Patienten darauf aufmerksam, daß bestimmte Nahrungsmittel Ausbrüche provozieren können, daß aber diese Nahrungsmittel für jeden Kranken verschieden sind; wenn man einem Kranken alle Nahrungsmittel verbieten würde, die jemals bei Acne geschadet haben, so bleibt nicht mehr viel übrig. Dagegen soll der Kranke sich selbst beobachten, ob ihm

Eier, Schweinefleisch, Speck, Schokolade, Kaffee, Alkohol u. dgl. schaden, und diese Nahrungsmittel dann aber auch für sich vermeiden.

Zur Bekämpfung der Seborrhöe ist fettarme Ernährung, dazu gleichzeitig Thyroxin (1 mg tägl.) empfohlen und oft auch in kurzer Zeit wirksam. Bei der pustulösen Acne ist eine Beschränkung der Kohlehydrate angezeigt: keine Süßigkeiten, keine Schokolade, kein Weißbrot. Bei den Acnepatienten über 25 Jahren ist bei Männern der schädliche Einfluß von Alkohol (Bier), bei Frauen der von Kaffee, Alkohol, heißen Suppen u. dgl. zu beachten.

Die **Rosacea** ist im wesentlichen eine Erkrankung der Frauen, und zwar des beginnenden Klimakteriums. In einzelnen Fällen tritt sie zu dieser Zeit zum erstenmal auf, in anderen sind Anfälle von Acne (meist von Kinnacne) vorangegangen. Überhaupt werden als Rosacea oft zwei klinische Formen zusammengeworfen: die eine ist vielleicht nichts anderes als eine fortgesetzte oder wiederaufgeflammte Acne, sie ist knotig, sitzt seitlich am Kinn oder unter den Ohren am Hals, auch gelegentlich vereinzelt an anderen Stellen des Gesichtes. Die andere — die „echte" Rosacea — dagegen beginnt am Kinn oder der Stirnmitte mit kleinen violettroten Papeln, die nur geringfügige zentrale Eiterungen zeigen; die zwischen den Papeln liegende Haut ist ebenfalls — aber jäh wechselnd — mehr oder minder violettrot; Wallungen und Blutandrang zum Kopf sind häufig. Mitesser dagegen fehlen. An den Augen sind die Lidränder und die Bindehaut oft mitbefallen und gerötet. Verschlimmerungen meist im Herbst und Frühjahr, ferner vor den Menses.

Bei den Männern ist die Rosacea seltener, sie befällt hier meist die Nasenspitze, die Nasenflügel und die angrenzende Wange; kleine minimale Eiterungen sind oft von ausgedehnten Rötungen umgeben. Psychisch leiden die Patienten unter ihrer Erkrankung für gewöhnlich überaus schwer. Daraus folgen oft unsystematische, dauernd geänderte Behandlungsversuche, durch den Kranken selbst oder durch den häufig gewechselten Arzt.

Im Verlauf der Rosacea kommt es gelegentlich zu flächenhaften oder reiserartigen Gefäßerweiterungen, die dann beständig sind, seltener auch zu Hypertrophien der Nase (*Rhinophym*).

Die *Behandlung* der Rosacea ist im wesentlichen die der Acne, und zwar vorzüglich der entzündlichen Acne, da die Rosacea fast regelmäßig reizbar ist. Die Allgemeinbehandlung, die die Reizbarkeit mildern soll, tritt infolgedessen in den Vordergrund.

Diätetisch ist zunächst alles zu verbieten, was Blutwallungen zum Kopf verursacht. Das sind zunächst sehr heiße und sehr kalte Speisen und Getränke — die auch experimentell nachgewiesenermaßen bei Frauen die Blutdurchströmung des Gesichtes vermehren; körperwarme Speisen schaden nicht. Ungünstig wirken weiterhin scharf gewürzte Speisen, Alkohol und Kaffee. Im übrigen müssen die Patienten durch Selbstbeobachtung feststellen, was für sie schädlich ist.

Die Neigung zu Wallungen wird durch intravenöse Calciuminjektionen, vor allem durch Aderlässe (alle 14 Tage 150—200 ccm) herabgesetzt; symptomatisch wirkt Eukliman gut, bei Bedarf 1 Tabl., bis zu 3—4 Tabl. tägl. Bei klimakterischen Frauen als Dauerbehandlung geringe Gaben von Follikelhormon, die die Hypophyse über den Ausfall der körpereigenen Hormonbildung hinwegtäuschen sollen.

Bei Rosacea ist der Erfolg einer die Magensekretionsverhältnisse beeinflussenden Therapie noch regelmäßiger als bei Acne. Grundsätzlich ist ein Salzsäurepepsinpräparat zu verordnen (z.B. Enzynorm) oder Acidolpepsin. Gelegentlich genügt auch die billigere offizinelle verdünnte Salzsäurelösung, 3mal tägl.

10—15 Tropfen in Wasser. Stets ist eine Obstipation mit zu bekämpfen (Ceadon, Extrakt. Cascarae sagradae MBK Compretten 0,25, s. S. 165).

Als unspezifische Reizbehandlung wirkt häufig Olobintin, 1 ccm i. m. alle 5—8 Tage ausgezeichnet. Ebenso intrakutane Alt-Tuberkulininjektionen in individuell angepaßten steigenden Dosen.

Die Lokalbehandlung hat sich zunächst auf Fernhaltung jedes lokalen Reizes zu beschränken. Waschungen sind nur in der Form erlaubt, die keine unmittelbare Reaktion zur Folge hat. (Man versuche Milcuderm, Milch-Borax-Waschungen, s. S. 103, Magermilch, Spiritus dilutus, Ungt. leniens.) Man achte darauf, ob grundsätzlich besser Puder bzw. Trockenpasten oder Salben oder Zinköle vertragen werden. Hat man erst die richtige Anwendungsform gefunden, wähle man das geeignete Medikament aus (Schwefel, Ichthyol, Resorcin, Säuren). Man beginnt demnach mit Ichthyolfissanpuder, der Kombination Natriumthiosulfat-Milchsäure), dann milchsaurem Schwefelschüttel (s. S. 282).

Wird die Haut zu trocken, wechselt man ab oder unterlegt den Puder mit Acidermsalbe oder mit Ichthyolzinkleniens:

Ichthyol 3 / (Resorcin 1) / Zinc. oxydat. / Bism. subnitr. ana 10 / Ungt. lenient. ad 100.

Gut ist bisweilen die Schwefelalaunpaste (s. S. 282).

Bei Salbenempfindlichkeit verordnet man Einreiben mit:

Acid. salicyl. 1 / Ol. Ricini 10 / Mitigal 10 / Ol. Oliv. ad 100

darüber Puder. Oder Mitigal-Zinköl (s. S. 283) oder Ichthyol-Mitigal-Zinköl:

Ichthyol 3 / Mitigal 10 / Zinc. oxydat. 50 / Ol. Oliv. ad 100.

Bei oberflächlichen Pusteln sind auch Rivanolleniens und Puder oder Zephirolpaste geeignet:

Zephirol 2 / Eucerin c. aq. / Past. Zinci ana ad 100.

Jedes Mittel, das nachweislich schadet, darf der Patient ohne weitere Erlaubnis absetzen; es gilt keineswegs, unterrichtet ihn der Arzt, die Krankheit herauszutreiben, sondern es gilt, durch Versuche eine Behandlung zu finden, die die Haut — und jede Haut ist verschieden — verträgt.

Während die Ultraviolettlichtbehandlung nicht empfehlenswert ist — es seien denn Schälkuren, nachdem jegliche Reizung abgeklungen ist — kann Röntgenbehandlung wirksam sein, nur muß sie besonders vorsichtig ausgeübt werden. Dosis 80 r, alle 8—10 Tage; eine geringfügige Reizung in den ersten 2 Tagen nach der Bestrahlung ist unschädlich. Nie darf bei einer vorhandenen Reizung weiter bestrahlt werden. Zu starke Reaktionen werden durch intravenöse Kalkgaben gedämpft.

Hier besteht die Behandlung also bewußt in leichten eben erträglichen Reizungen, die sich mit der Röntgenbestrahlung exakter ausführen lassen als mit jeder Salbe. Das Verfahren ist für sehr entzündliche Fälle natürlich nicht geeignet und auch erst dann zu beginnen, wenn die individuelle reizlose Lokaltherapie festgelegt ist.

Ist die Rosacea geheilt, so bleiben oft Gefäßerweiterungen zurück, entweder diffuse blaurote Verfärbungen an der Nase und dem Jochbogen oder daneben oder allein größere deutliche Telangiektasien auf den Nasenflügeln oder Wangen. Die diffusen Gefäßerweiterungen werden am besten durch eine Abschälung beseitigt (mit der Kromayerlampe, oder mit Kohlensäureschnee-Aceton-Abreibungen, s. S. 151). Die reiserförmigen Telangiektasien dagegen werden mit dem Spitzbrenner (Galvanokaustik) gestichelt, d. h. alle 2—3 mm punktiert (s. S.149).

Das *Rhinophym*, die Pfundnase, heute selten und fast nur bei Männern, besteht in einer allgemeinen oder knollig-lappigen Vergrößerung der Nase, die mit Telangiektasien übersät sein kann, und aus deren erweiterten Follikeln sich übelriechender Schmer ausdrücken läßt. In leichten Fällen helfen Massage, Röntgenbestrahlungen, Schwefelsalben oder Schälkuren mit Resorcinsalben (s. S. 118). In schweren Fällen aber reichen nur operative Maßnahmen aus, die in Lokalanästhesie (Zusatz: Suprarenin gegen die Blutung) durchführbar sind: entweder trägt man einzelne große Lappen ab (um Blutungen zu vermeiden, am besten mit der Diathermieschlinge) oder zerstört sie durch Elektrokoagulation. Oder man schält die Nase im ganzen ab wie eine Kartoffel (ebenfalls mit der Diathermieschlinge); solange man nicht zu tief geht und noch Reste der Follikelhaut zurückläßt, epithelisiert sich aus diesen die Operationswunde überraschend schnell. Zur Nachbehandlung meist noch einige Schälkuren mit Kohlensäureschnee-Aceton, mit der Kromayerlampe oder mit Resorcinsalbe.

9. Herpesgruppe.

Der **Herpes simplex** ist durch das schlagartige Auftreten von umschriebenen Bläschengruppen charakterisiert, bei schmerzhaften lokalen Drüsenschwellungen; Dauer 1—2 Wochen. Sitz an den Mundwinkeln, an den Lippen, auf der Wange; am Genitale: der Glans, dem Penisschaft, der Vulva. Oft immer an der gleichen Stelle rezidivierend (Herpes recidivans), z. B. bei den Menses, nach Coitus, besonders außerehelichem (dann Veranlassung zu Befürchtungen vor venerischer Ansteckung). Als einmalige Ausbrüche bei Magendarmstörungen, bei Grippe, nach starken Sonnenbestrahlungen, besonders den ersten im Jahr (z. B. nach Schitouren im Frühjahr).

Auch an atypischen Stellen ist er gelegentlich rückfällig, z. B. auf den Gesäßbacken (für rezidivierenden Zoster gehalten), an einzelnen Fingern (als Ekzem diagnostiziert). Verdächtig ist immer eine zentrale Nabelung der Bläschen, besonders der größeren.

Behandlung lokal mit eintrocknenden Pasten, z. B.:

(Bol. rubr. 1) / Bism. subgall. 5 / Terr. siliceae 10 / Eucerin anhydr. / Past. Zinci ana ad 100.

Zusatz von Phenol wirkt anästhesierend:

Bol. rubr. 1 / Phenol. liquefact. 2 / Eucerin anhydr. 20 / Past. Zinci ad 100.

Sitzt der Herpes an der Umschlagsfalte der Vorhaut, wo er durch Zerren und Scheuern gereizt und schmerzhaft wird, 3mal tägl. Auflegen eines Läppchens mit Nupercainalsalbe für 20 min. Sonst ist am Genitale, wo Salbenverbände schlecht halten, Aufstreuen von Puder (Dermatol, Kalomel, Xeroform) zweckmäßig, daneben tägl. 1mal baden in warmer Wasserstoffsuperoxydlösung (bei Möglichkeit eines Verdachtes ist vor jeder Behandlung die Untersuchung auf Syphilisspirochäten nicht zu versäumen).

Schwierig ist die Behandlung des dauernd rezidivierenden Herpes, der entweder in größeren Abständen auftritt (z. B. zur Zeit der Menses) oder häufiger erscheint, so daß der Patient unter Umständen nie frei ist. Hier hat man oft Erfolg mit einer Vaccination (Kuhpockenvaccine, Impfung in der üblichen Weise, d. h. in seichten Einschnitten am Oberarm). Die manchmal schlagartige Wirkung führt man auf eine Immunisierung der Oberhaut zurück, die sich auch auf das dem Pockenvirus verwandte Herpesvirus erstreckt. Versagt das Impfverfahren — das zunächst immer versucht werden sollte —, so bleiben noch lokale Ultraviolettlichtbestrahlungen mit der Höhensonne, die, solange sie angewandt werden, Ausbrüche verhüten können, oder lokale Röntgenbestrahlungen (100 bis 150 r, zunächst während des Anfalles, dann alle 8 Tage, 3—4mal). Ebenso Eigenblutinjektionen 2mal wöchentlich 5—10 ccm intramuskulär oder lokal, d. h. unter den Herpesherd. Bei ausgedehntem schmerzhaftem Herpes wirken momentan

Kalkinjektionen günstig; schmerzstillende Mittel (Optalidon, Gelonida antineuralgica) sind oft nicht zu umgehen.

Der **Zoster** (Herpes zoster), die Gürtelrose, ist durch die halbseitige streifenförmige Verteilung (der sensiblen Nervenverteilung einiger Rückenmarkssegmente entsprechend) kenntlich. Die Hauterscheinungen bestehen in Herden aus Bläschengruppen, bisweilen auch aus Nekrosen oder auch nur aus polsterartigen Schwellungen. Auch die regionären Drüsen sind schmerzhaft geschwollen. Subjektiv lokal Brennen und neuralgische Schmerzanfälle im betroffenen Gebiet.

Da sämtliche Hautherde gleichzeitig auftreten und der Anfall in 2—3 Wochen von selbst abzuheilen pflegt, genügt in der Regel eine symptomatische Behandlung, die lokal in einem Schutzverband gegen das Scheuern und das Drücken der Kleider bestehen muß. Deshalb am besten lokal Trockenpasten oder Zinkpasten dick auf die einzelnen Herde, darüber Auflegen von Wattelagen und ein Kompressionsverband; den Verband kann man 8 Tage liegenlassen. Lokale Anästhetica sind zwecklos. Aureomycinsalbe lokal kann dagegen rasch schmerzstillend wirken. Dagegen oral nach Bedarf Gelonida antineuralgica, Optalidon, Saridon, Dolantin, äußerstenfalls Eukodal; diese Tabletten müssen auch bei den neuralgischen Schmerzen, die oft noch wochenlang nach der Abheilung der Hauterscheinungen zurückbleiben, weitergegeben werden. Bisweilen sind dabei intrakutane Impletolinjektionen im betroffenen Hautgebiet vorteilhaft. Günstig wirkt auch Wärme, aber nur an der Stelle der primär erkrankten Rückenmarkssegmente (wo die Spinalganglien und die Hinterhörner erkrankt zu sein pflegen, wahrscheinlich infolge Infektion mit einem ultramikroskopischen Virus). Die Wärmeapplikation erfolgt durch Heizkissen, Wärmflaschen und besonders durch Bestrahlungen mit der Solluxlampe.

Bei langwierigen Neuralgien werden Methylenblauinjektionen intravenös, Amphotropin oder Vitamin B-Injektionen empfohlen; im übrigen aber heilt auch der hartnäckigste Zoster schließlich aus, die Hauterscheinungen in 2—3 Wochen, die Neuralgie in einigen Monaten, was zahlreiche gelegentlich empfohlene Heilverfahren weder abzukürzen noch zu verhindern imstande sind. Rückfälle kommen bei Zoster praktisch nicht vor; scheinbare Rückfälle sind meistens Herpes simplex. Bei Zoster im Trigeminusgebiet und Verdacht auf Cornealzoster ist der Augenarzt mit zu Rate zu ziehen.

10. Erythema exsudativum multiforme, Erythema nodosum.

Das **Erythema exsudativum** ist — wenigstens in manchen Gebieten Deutschlands — ein häufiges Leiden, das besonders im März bis April aufzutreten pflegt. Charakteristisch ist die Lokalisation: Nacken, Ohrränder, Jochbögen, Unterarme dorsal, Handrücken, gelegentlich auch Handflächen, seltener Kreuzgegend, Unterschenkel und Fußrücken; nicht immer sind alle Stellen beteiligt. Uncharakteristisch ist der Hautbefund: entweder handelt es sich um rote oder leicht violettrote Flecke, die flächenhaft zusammenfließen können, oder um Papeln, die rot oder weißlich sind (bei stärkerem Exsudat, das das Blut wegdrückt) oder auch um flache Blasen. Das Erythem ist eben multiform. Aber kennzeichnend ist wieder, daß alle diese Hauteflorescenzen, wie sie auch aussehen, sich im Laufe von einigen Tagen vergrößern und dann zentral zurückbilden; dadurch entstehen Kokarden: in der Mitte ein andersartiger Fleck als in der Umgebung, oder es kommt zu Bildungen von Ringen, manchmal sogar zu mehreren ineinander. Neben den abklingenden entwickeln sich neue Herde. Subjektiv besteht Brennen. Das Hautleiden ist meist symmetrisch. Allgemeinerscheinungen wie Temperaturen, Angina, Gelenkbeschwerden kommen gelegentlich vor.

An der Symmetrie, an dem schlagartigen Auftreten, an dem Brennen, an der Lokalisation, an der Kokardenbildung unterscheidet man das Erythema exsudativum von einer Dermatitis, die meist einseitig ist oder näßt oder zahlreiche kleine Bläschen aufweist.

Auch in der Mundhöhle oder auf den Lippen zeigt sich gelegentlich ein Ausbruch: er sieht hier wie Aphthen aus, schmerzhafte erodierte Flecken der Wangenschleimhaut, die aber nicht allenthalben verstreut, sondern gehäuft und gruppiert sind. Auf den Lippen setzen sich Borken an.

Über die Herkunft des Erythema exsudativum weiß man wenig. Oft folgt es der ersten starken Sonnenbestrahlung im Jahr. Wahrscheinlich ist es eine provozierte Überempfindlichkeitsreaktion bei einer akuten oder chronischen Infektion, die allerdings nicht immer nachweisbar ist. Rezidive sind häufig.

Die Behandlung besteht lokal in Trockenpasten (Esiderm) und allgemein in Salicylpräparaten, z. B. Salol (Phenyl. salicyl. MBK Compretten), Aspirin, Diplosal.

Kommt es bei heftigen Ausbrüchen auf eine rasche zuverlässige Wirkung an, so ist Cylotropin (Urotropin-Natriumsalicylat) zu empfehlen, intravenös 5 ccm alle 2 Tage. Meist ist nach der dritten bis vierten Injektion der Ausschlag eingetrocknet. (Auch Urotropin intravenös 5 ccm ist gelegentlich wirksam.) Intravenöse Kalkinjektionen setzen wie bei jeder exsudativen Hautentzündung die Intensität der Entzündung herab.

Da die Abhängigkeit von der Besonnung in einigen Fällen von Erythema exsudativum auffällt, wird auch Nicotinsäureamid (Nicobiontabl. 3mal tägl. 1 Stück) empfohlen, das bei allen Hautentzündungen durch Licht sich manchmal wirksam zeigt. Allerdings soll es lediglich auf Fälle mit Erscheinungen an den Beugeseiten der Extremitäten oder an der Mundschleimhaut wirken.

Bei Munderscheinungen sind lokal die Schmerzen zu beheben (durch Subcutinspülungen, durch Lutschen von Targophagintabletten); außerdem kommt es häufig zu Sekundärinfektionen und Zersetzungserscheinungen, gegen die reichlich Spülungen mit Wasserstoffsuperoxydlösungen und Auswischen mit Rivanollösungen (1:1000) angewandt werden müssen. Durch diese Mittel kann der Verlauf eines Erythema exsudativum im Mund, der sonst über 1—2 Wochen äußerst quälend ist, bedeutend erleichtert werden. Allgemein wirken intravenöse Injektionen von Vitamin C, abwechselnd mit Cylotropin- oder Kalkinjektionen ausgezeichnet.

Aber alle diese Maßnahmen können Rückfälle des exsudativen Erythems nicht verhüten. Hiergegen sind längere Kuren mit Gold (Solganal B oleosum) oder Wismut zu versuchen oder geringe Gaben von Sulfonamiden über längere Zeit, z. B. Albucid, 4mal tägl. 1 Tabl., bis zu 20 Tabl.; in Abständen von 14 Tagen 4—5mal wiederholt. Hierdurch versucht man, irgendwo versteckte infektiöse Krankheitsherde (Foci) zu beseitigen, von denen aus Streuungen erfolgen.

Unter **Erythema nodosum** versteht der Dermatologe das plötzliche Auftreten tiefliegender schmerzhafter Knoten an der Streckseite der Unterschenkel; die Knoten sind zuerst hellrot, dann verändern sie ihre Farbe wie bei einer Hautblutung oder Quetschung. Allgemeinerscheinungen: Fieber, Gelenkbeschwerden sind häufig.

Das Erythema nodosum ist manchmal ein Arzneiexanthem (auf Aspirin, Cibazol, Jod- und Brompräparate), manchmal eine infektiös-toxische Reaktion (z. B. nach einer septischen Geburt), manchmal fehlt jedoch jeder primäre Herd. Bei Kindern ist das nodöse Erythem häufig der Ausdruck einer Tuberkulose (Röntgenbild der Lunge); es entspricht also weniger dem Erythema nodosum der

Erwachsenen als ihrem Erythema induratum (s. S. 331), bei dem flache Knoten in den unteren Hälften der Unterschenkel auftreten, meist auf der Wadenseite, nur mit leichter Druckschmerzhaftigkeit; diese Knoten dauern wochenlang, ohne sich wesentlich zu verändern, und rezidivieren z. B. im Frühjahr häufig. Das Erythema nodosum der Erwachsenen rezidiviert aber selten und hat einen akuten Verlauf.

Behandlung: Bettruhe, lokale feuchte Verbände (mit 1% essigsaurer Tonerde, Dunstumschläge mit wasserdichtem Stoff). Allgemein: Salicylsäurepräparate. Bei Verdacht auf infektiöse Herde Sulfonamide (aber nicht Cibazol) oder Penicillin.

11. Krampfadern und Beingeschwüre.

Die Erweiterung der Hautvenen der unteren Gliedmaßen führt die Kranken häufig zum Arzt: zunächst aus kosmetischen Gründen, dann infolge Beschwerden beim Stehen (die allerdings häufig auf die gleichzeitig vorhandenen Senkfüße zurückzuführen sind und orthopädischer Behandlung bedürfen), weiter wegen krampfartiger Erscheinungen, wegen der begleitenden Hautentzündungen und schließlich wegen der auftretenden Beingeschwüre. Bei der Progredienz dieser Beschwerden ist es nötig, schon den Anfangsstadien Beachtung zu schenken.

Zunächst handelt es sich für den Arzt darum, festzustellen, ob überhaupt schon **Krampfadern** vorliegen und nicht lediglich Venenerweiterungen mit normalem, herzwärtsgerichtetem Blutdurchfluß (die auch noch reversibel sind, z. B. nach Ablauf einer Gravidität), oder ob wirklich eine Insuffizienz der Venenklappen besteht, so daß das Blut beim Stehen zurücksackt (nach Ausstreichen des betreffenden Venengebietes im Liegen und nach Abbinden sieht man beim Aufstehen und Lösen der Binde, wie sich die Venen schlagartig von oben füllen: „TRENDELENBURGsches Zeichen"). Eine Zeitlang wird zwar der Abtransport des gestauten Blutes noch über Anastomosen zu den tiefen Venen oder über „Richtvenen" — das sind gerade, an den Varicen entlanglaufende dünne Venen — besorgt, aber schließlich reicht dieser Notkreislauf nicht aus, um diese Blutnebenhöhlen zu entleeren, es kommt zu lokalen Zirkulationsstörungen in den kleinsten Gefäßen und damit zu einer mangelhaften Ernährung, unter Umständen zum Zerfall des Gewebes.

Therapeutisch behilft sich ein großer Teil der Kranken mit dem Tragen von elastischen Binden (s. S. 105), von Gummistrümpfen (reizen gelegentlich durch Gummi, s. S. 219) oder elastischen Strümpfen (z. B. Occulta-Strümpfe, gummifrei), die eine Anstauung von Blut in den Varicen durch äußere Kompression verhüten sollen, aber auch nach oben so weit reichen müssen, wie Varicen erkennbar sind. Übungen wie Schwimmen in kaltem Wasser, Gehen auf den Fußspitzen werden gegen eine Weiterentwicklung gerühmt. Als Medikament wird Roßkastanien-Extrakt empfohlen, der neben Vitamin B_1 z. B. in Venostasin enthalten ist und tatsächlich bisweilen mindestens die subjektiven Beschwerden lindert.

In vielen Fällen aber ist rechtzeitig zu erwägen, ob die Venen nicht besser durch Injektionen geeigneter Mittel verödet werden können. Häufig kommen die Patienten selbst mit diesem Wunsch, den man auch bei Vorhandensein von Beschwerden, von Schmerzen, bei Vorliegen von ekzematösen Herden und von Unterschenkelgeschwüren, bei drohenden oder eingetretenen Rupturen als berechtigt ansehen kann; ob kosmetische Gründe genügen, hat der Arzt sich von Fall zu Fall zu überlegen. Denn es kommen hier Verfahren in Anwendung, die immerhin gelegentlich einmal zu unangenehmen Nebenerscheinungen führen, um so weniger allerdings, als der Arzt sich einer reichlichen Erfahrung und Übung erfreut. Die Befürchtungen des praktischen Arztes, der Thrombosen der Beinvenen wegen der Gefahr einer Lungenembolie sehr beunruhigt anzusehen pflegt, sind bei der durch Injektion gesetzten Venenverödung allerdings größtenteils gegenstandslos, da hierbei eine Endophlebitis mit festhaftendem Abscheidungsthrombus zustande kommt, der ungefährlich ist, solange nicht eine komplizierende Infektion hinzutritt oder aus irgendwelchen Gründen eine langwierige Bettruhe nötig wird; beim Umhergehen nämlich ist der Blutumlauf in den varikösen Venen nicht zum Herzen, sondern zur Peripherie gerichtet.

Immerhin kommen ganz selten — seltener als bei operativen Eingriffen an den Krampfadern — auch einmal Todesfälle vor. Ebenso sind gelegentlich Nebenerscheinungen — je nach dem verwandten Injektionsmittel — möglich, die wie übermäßig starke Lokalreaktionen, allergische Erscheinungen (Bewußtlosigkeit, Erbrechen, Hämoglobinurie) nicht vorauszusehen sind oder wie paravenöse Injektionen unglücklicherweise einmal vorkommen können und die dann zu Nekrosen und Geschwüren führen, mit wochenlangem Krankenlager.

Die uns zur Verfügung stehenden Mittel sind nun in dieser Hinsicht um so gefährlicher, je zuverlässiger ihr Erfolg ist: konzentrierte Zuckerlösungen machen zwar fast keine Nebenerscheinungen, aber Rückfälle, d. h. Wiederdurchgängigwerden der Varicen, sind nicht selten; konzentrierte Kochsalzlösungen sind sehr wirksam, aber dürfen unter keinen Umständen paravenös injiziert werden (sonst Nekrosen); die Natriumsalze der Fettsäuren stehen etwa in der Mitte, Nekrosen sind seltener, aber es treten — gelegentlich — unvorhersehbare allergische Erscheinungen ein (Ohnmachten). Der Arzt tut gut, unter Berücksichtigung dieser Möglichkeiten, die, wenn sie auch selten sind, so doch seine Praxis belasten können, die vorliegenden Indikationen zur Verödung zu prüfen, und auch den Patienten darüber aufzuklären. Im übrigen ist auch diese Therapie eine Angelegenheit der Erfahrung und meist die Spezialität einiger Ärzte, die sich dafür besonders interessieren.

Bei der *Verödungsbehandlung* sind bestimmte Kontraindikationen zu beachten.

1. Die tiefen Venen dürfen nicht infolge früherer Phlebitiden undurchgängig sein. Nachweis durch den Versuch von PERTHES: im Stehen wird oberhalb der Varicen eine Kompressionsbinde angelegt, beim Umhergehen oder beim Heben auf den Zehenspitzen (6—7mal) müssen sich die gestauten Hautvenen durch die tiefen Venen entleeren. Oder man umwickelt von unten nach oben das Bein fest mit einer elastischen Binde, dann treten bei Verschluß der tiefen Venen binnen 15—30 min beim Gehen unerträgliche Krämpfe oder Schmerzen auf (MAHORNERscher Versuch). Auch bereits beim Verdacht einer Abflußstörung in den tiefen Venen ist von einer Verödung abzusehen.

2. Gravidität ist eine Gegenindikation, da nach der Entbindung die Venenerweiterungen schwinden können; dasselbe gilt für Bauchtumoren.

3. Man vermeide eine Verödung, wenn im letzten halben Jahr eine Thrombophlebitis vorangegangen ist; ebenso bei Neigung zu chronisch rezidivierenden Erysipelen oder wenn zur Zeit septische Herde bestehen: Pyodermien, Furunkel, Anginen, stark infizierte Unterschenkelgeschwüre.

4. Man vergewissert sich weiter, daß keine endarteriitischen Vorgänge vorliegen (schwacher Puls der Art. dorsalis pedis und tibialis posterior; sonst Gangrängefahr).

5. Schließlich verödet man nicht bei unkompensierten Herzfehlern, bei Nierenleiden, Diabetes, Tuberkulose; vorsichtigerweise nicht über 55—60 Jahren. Starke Ödeme oder bandförmig einschnürende narbige Prozesse am Unterschenkel machen desgleichen die Verödung unmöglich.

An *Verödungsmitteln* sind gebräuchlich:

1. Sterile Kochsalzlösung 20—25%. Fertig als Varimedyl 20 und 26%. 20% mit Anästhesinzusatz als Varicophthin. Dosis: 3—5—10 ccm.

Nebenerscheinungen: gelegentlich starke Reaktionen; bei paravenösen Injektionen Nekrosen (bei Vorliegen einer paravenösen Injektion sofort 10—20 ccm physiologische Kochsalzlösung, womöglich mit Zusatz einer 2 ccm-Ampulle Novocain 2%, in die Umgebung nachspritzen. Bei aufgetretenen Nekrosen desinfizierende Pasten oder feuchte Verbände; am schnellsten erfolgt die Abheilung bei Exstirpation der Nekrosen bis auf die Fascie).

2. Varicocid, Natriumsalze der Lebertranfettsäure, 5% Lösungen. (Bei 10% Lösungen wurden als Nebenerscheinungen anaphylaktische Erscheinungen beobachtet: Erbrechen, Ohnmacht, Pulslosigkeit, Hämoglobinurie. Gegenmittel: Suprarenin $1^0/_{00}$ 1 ccm subcutan.) Dosis 1—5 ccm. Nekrosen bei paravenöser Injektion selten.

Varsyl „Geigy", Ölsäurepräparat mit Sulfonamidzusatz. Dosis 0,7—1, höchstens 2 ccm. Zuverlässiges Mittel mit seltenen anaphylaktischen Nebenerscheinungen.

3. Konzentrierte Zuckerlösungen (50—66%), fertig als Varicosmon, Cabiven (Traubenzucker) oder als Varico-Calorose 50 und 60% (Invertzucker, dünnflüssiger). Wegen ihrer Zähflüssigkeit wärme man die Ampullen vor Gebrauch an. Keinerlei Nebenerscheinungen, auch nicht bei paravenöser Injektion.

Zur *Technik der Injektion* ist zu sagen, daß man am liegenden Patienten injiziert (wegen des schmerzhaften Gefäßkrampfes, der den Injektionen zu folgen pflegt; vorsorglich in Hinsicht auf einen Kollaps); der Einstich kann beim stehenden Patienten erfolgen. Farblose Hautdesinfektion mit 10% Zephirol oder mit Alkohol.

Zur Erleichterung der Venenpunktion kann man mit einer elastischen Binde abschnüren. Ob man sich in der Vene befindet, wird durch Aspiration von Blut festgestellt; daß man sich nicht teilweise bereits jenseits der Venenwand befindet, stellt man durch „Katheterisieren" der Vene fest: man schiebt die Nadel vor und prüft dann nochmals, durch Aspiration, ob man sich noch richtig im Lumen befindet. Während der Injektion löst man jede Abschnürung, da sich sonst die Verödungsflüssigkeit retrograd in tiefere Venen ergießen kann; lediglich bei den schwächeren Zuckerlösungen ist ein Ausdrücken der zu injizierenden Venen und eine leichte Abklemmung mit den Fingern oberhalb der Injektionstelle erlaubt. Die Injektion soll rasch erfolgen.

Nach vollzogener Injektion aspiriert man nochmals etwas Blut und spritzt es wieder ein, um die Nadel zu reinigen (besonders bei Kochsalzlösungen). Rasches Herausziehen der Nadel unter gleichzeitiger Kompression mit einem alkoholgetränkten Tupfer. Auf diese Weise wird ein Aussickern der Verödungsflüssigkeit in das paravenöse Gewebe vermieden, ebenso die Bildung größerer Hämatome. Lokal elastischer Schnellverband. Ist der Krampf vorüber, kann der Patient aufstehen.

Als Injektionsort wählt man möglichst einen Punkt etwa 5 cm unterhalb der obersten Stelle, bis zu der man die Krampfader verfolgen kann. In Venengeflechte injiziert man nicht gern, besser in die von diesem Geflecht zentral abführende Vene; in der Nähe der Gelenke pflegt die Reaktion schmerzhafter zu sein; auch Venen mit verdünnter Wand, z. B. vor dem Schienbein verlaufende Varicen, reagieren schlechter (hier bevorzugt man die milderen Zuckerlösungen).

Die am folgenden Tag auftretende Reaktion kann mehr oder minder stark sein und 4—7 Tage andauern. Auch bei Beschwerden soll der Patient keine Bettruhe einnehmen, sondern in normaler Weise aufrecht bleiben und unter gewisser Schonung umhergehen. Anlegen einer elastischen Binde unter gelindem Druck wird empfohlen, um den sich bildenden Thrombus klein zu halten und von einem zu hohen Venendruck zu entlasten.

Die Injektionen — in die noch nicht verhärteten Venenstücke — werden frühestens alle 7 Tage wiederholt, nach völlig abgeklungener Reaktion. Rückfälle stellen sich entweder in einigen Wochen ein, indem verödete Venen wieder durchgängig werden, oder erst nach längerer Zeit durch Neubildung von Varicen an bisher nicht befallenen Venen.

Eine operative Beseitigung kommt bei Varicen über Fingerdicke oder bei ausgedehnten Krampfadergeflechten in Betracht; sie erfordert eine Krankenhausbehandlung von einigen Wochen; meist werden die Venen mit Hilfe einer Metallknopfsonde von einer kleinen Stelle aus herausgerissen (Operation nach BABCOCK).

Ist infolge einer der obengenannten Gegenindikationen eine Verödung ausgeschlossen, so beschränkt man sich auf das Tragen von elastischen Binden. Sind bereits Folgezustände aufgetreten (Ödeme, Ulcerationen), so kommen die für einige Wochen dauerhaften Zinkleimverbände in Betracht (Technik s. S. 101).

Für den Fall, daß eine Vene platzt, ist der Patient dahin zu unterweisen, daß er eine eintretende Blutung am besten durch Hinlegen, dabei Hochlagerung des Beines und lokalen Kompressionsverband stillen kann, nicht aber etwa durch Abbinden oberhalb der Blutungsstelle.

Kommt es zu einer *Thrombophlebitis*, die sich durch eine schmerzhafte Schwellung eines Venenstranges in geröteter Haut kundtut, so ist diese — bei beschränktem Umfang — zweckmäßig durch elastische Verbände (nach H. FISCHER) mit Elastoplast oder Klebobinden zu behandeln. Hierbei wird zunächst nach Hochlagern des Beines, nötigenfalls nach Rasur und nach Entfetten der Haut (mit Benzin), etwa 2 cm oberhalb der abtastbaren Thrombose ein Kompressionstupfer quer als Riegel angebracht. Dann wird vom Fuß, der in Supinationsstellung gehalten wird, angefangen, die Binde angelegt, unter leichtem Zug entsprechend der Elastizität der Binde; die Gelenke werden nicht freigelassen. Bindenbreite für den Unterschenkel 8 cm, für den Oberschenkel 10 cm. Die thrombosierte Stelle kann mit einem Salbenlappen (z.B. mit Ungt. cinerei/Past. Zinci ana) bedeckt werden; ebenso können die Kniekehle durch einen Lappen mit Zinkpaste und die Schienbeinkante durch einige Mullagen geschützt werden. Der Verband endet mindestens 10 cm oberhalb der Thrombose. Bei richtig gewähltem Druck lassen die Schmerzen bald nach; der Patient soll sofort umhergehen. Wird der Verband schlaff, so wird er nach 8 Tagen erneuert; andernfalls bleibt er 3 Wochen bis 3 Monate liegen.

Ist ein derartiger Verband unmöglich — z.B. wegen starker Schmerzen bei ungenügender Durchlässigkeit der tiefen Venen —, so sind bei einer Phlebitis Bettruhe unter Hochlagerung des Beines, feuchte Umschläge z.B. mit essigsaurer Tonerde und Alkohol (s. S. 107) oder kühle Kataplasmen (Heilerde) angezeigt. Abwechelnd dazwischen Verbände mit grauer Quecksilbersalbe (s. S. 116). Günstig wirkt für einige Tage reine Milchdiät (s. S. 181). Bei Verdacht einer Infektion Sulfonamide oder Penicillin. Lokale Blutentziehung durch Blutegel (s. S. 164).

Die *Hauterscheinungen*, die bei Varicen auftreten, bestehen als einfachste in ockergelben oder braunen Verfärbungen der im übrigen normalen oder lediglich etwas verdünnten Haut. Diese Hämosiderosen (Ablagerungen von eisenhaltigem Blutpigment) sind nicht behandlungsbedürftig und unbeeinflußbar.

In anderen Fällen treten bei dazu disponierten, meist sehr nervösen Personen im Verlaufe einer Vene „Scheuerekzeme" auf; hierbei handelt es sich um juckende

Herde, die durch dauerndes Kratzen sich immer mehr verdicken und verhärten. Läßt man die Patienten bei der Untersuchung aufrecht stehen, so läuft regelmäßig eine starkgefüllte Varice durch den Herd, manchmal allerdings besser zu tasten als zu sehen. Diese Herde werden behandelt wie andere Herde von Scheuerekzem (s. S. 233), also mit Ichthyoltrockenpaste, Ichthyolzinköl, mit Ungt. diachylon, mit Röntgenbestrahlungen, aber zur endgültigen Beseitigung der Herde sind Kompressionsverbände oder — wenn irgend möglich — die Verödungsbehandlung der Varicen unumgänglich.

Im Anschluß an das Kratzen kann es auch zu einer chronischen Infektion der Oberhaut kommen, zu einem sog. „Unterschenkelekzem", bei dem sich dauernd fingernagelgroße silbrige Schuppen von einer geschwollenen, leicht nässenden Haut abstoßen; es besteht starkes Jucken. Behandlung dieses „lamellösen Ekzems" (wahrscheinlich Pyodermie) s. S. 249.

Die für die Varicen charakteristischste Hautveränderung der Unterschenkelhaut aber ist die *Stauungsdermatose* (Dermatopathia cyanotica), die in einer ausgedehnten teigigen blaugrauen Schwellung besteht. Häufig treten an vereinzelten Stellen Komplikationen hinzu: entweder die juckenden „lamellösen Ekzeme" oder Phlebitiden oder schließlich infolge einer solchen infektiösen Phlebitis oder im Anschluß an eine äußere Verletzung das **variköse Unterschenkelgeschwür.**

Die Behandlung der einfachen Stauungsdermatose hat vor allem die Verhütung dieser Komplikationen zum Ziel, was am leichtesten durch dauernde Verwendung eines desinfizierenden Zinköls (z.B. Schwefelzinköl s. S. 99, Dermatolzinköl s. S. 99) geschieht und durch geeignete Behandlung der Varicen. Die Komplikationen haben ihre besonderen zum Teil schon geschilderten Behandlungsverfahren (s. S. 249).

Die Unterschenkelgeschwüre heilen aber erst dann, wenn es gelingt, ihre Entstehungsursache zu beseitigen. Liegt lediglich eine Phlebitis vor, so sind Kompressionsverbände anzulegen (mit Elastoplastbinden oder Zinkleim), dabei wird das Ulcus ausgespart. Oder man wartet unter Bettruhe das Abklingen der Phlebitis ab (feuchte Umschläge, Quecksilbersalbenverbände). Auch Röntgenbestrahlungen (200—300 r) des Geschwüres und der meist noch außerhalb des Geschwürsrandes tastbaren Phlebitis sind günstig; ebenso Histaminjontophorese (die phlebitische Stelle, nicht das Geschwür, wird mit histaminhaltigen Salben, z. B. Imadyl oder Forapinsalbe c. Histamin bedeckt, darüber kommt eine Lage Filtrierpapier, mit Kochsalzlösung getränkt, als positive Elektrode für den galvanischen Strom. Stromstärke meist 10 mA; Dauer 15 min alle 2 Tage (s. S. 153). Aber auch warme Kataplasmen mit einer Heilerde, z. B. Luvosheilerde sind ausgezeichnet.

Das Ulcus selbst, das, solange die Phlebitis dauert, sehr schmerzhaft ist, wird mit Dextromonsalbe, mit Unguentolan oder gelegentlich auch mit einer anästhesierenden Salbe bedeckt; hierzu wählt man nicht eine Anästhesinvaseline, die häufig Sensibilisierungen macht, sondern versucht eine Percainalsalbe (neuerdings Nupercainalsalbe geheißen), und auch nicht dauernd, sondern nur stundenweise. Aber auch diese Salbe gehört nur ins Wundbett, die Umgebung des Ulcus wird mit Dermatolzinköl (s. S. 99) bis zum Wundrand bedeckt, 1—2mal tägl. dünn einreiben. Zur Schmerzstillung Dolantin, evtl. Eukodal.

Meistens aber ist das Ulcus cruris gleichzeitig infiziert, abgesehen von dem austretenden Eiter finden sich nekrotische Fetzen, die Wundränder sind stark gerötet, geschwollen und schmerzhaft. Dann ist die Bekämpfung der Infektion die erste Aufgabe. Als mildestes Mittel kommen jetzt feuchte Umschläge mit Dalibourlösung in Betracht. Bald aber kann eine Pyoktaninsalbe

Zinc. oxydat. 10 / Sol. Pyoktanin. 0,5—1% / Eucerin anhydr. ana ad 100 vertragen werden, die wohl am zuverlässigsten und reizlosesten ist, oder auch eine Rivanolsalbe, die freilich bei zu hoher Konzentration schmerzen kann oder den Wundboden anätzt:

Zinc. oxydat. 10 / Sol. Rivanol. 0,3—0,5% / Eucerin anhydr. ana ad 100.
Rivanol 0,1—0,2 / Zinc. oxydat. 10—20 / Ungt. lenient. ad 100.

Eine dritte Salbe ist die bekannte „Schwarzsalbe", die gleichzeitig der Granulationsanregung dient:

Arg. nitr. 0,5—1,0 / Bals. peruvian. 10 / (Zinc. oxydat. 10) / Adip. Lanae 10 / Vaselin. flav. ad 100.

Bei allen infizierten oder übel riechenden Ulcerationen ist auch Sulfonamidpuder angezeigt, entweder pulverisiertes Eleudron oder Albucid oder Prontalbin oder M. P. Puder, dessen Marfanilzusatz allerdings gelegentlich als Allergen wirkt. Die Puder dürfen nur in die Wunde selbst eingestreut werden. Am besten wendet man sie auch nicht dauernd an, sondern wechselt sie mit den oben genannten Salben alle 2 Tage ab. Schwächer als die Sulfonamide wirkt Harnstoff (man hat beobachtet, daß von Fliegenmaden befallene Wunden sich auffallend gut reinigen; als den günstigen Wirkstoff hat man den aus Ausscheidungen der Maden entstandenen Harnstoff erkannt). Fertige Präparate: Cutren, Harnstoff-Thioharnstoffmischung nebst einem Anästhetikum (als Pulver oder 15% Lösung), Provocin (Harnstoff, Milchzucker, Peroxyde = schäumendes Pulver), Reoxyl-wundsalbe (mit Rhodanharnstoff), Vulnovasogensalbe. Eine Kombination von Sulfanilamid, Sulfapyridin und Harnstoff ist Sufortanpuder.

Mit diesen Maßnahmen vermag man meist die übliche Infektion rasch zu beseitigen. Hartnäckig ist aber besonders der Pyocyaneusbefall der Ulcera (süßlich riechender, den Verband grünlich färbender Eiter). Empfohlen wird hierbei besonders M.B. Puder, alternierend mit Pyoktanin- oder Protargolsalbe; gelegentlich aber wirken auch einfache Umschläge mit essigsaurer Tonerde (1:3 verdünnt) günstig.

Allgemein ist bei derartigen stark infizierten Ulcerationen (mit entzündlichen Prozessen der Umgebung) stets die Verordnung von Sulfonamiden (Cibazol u.a.) stoßweise alle 1—2 Wochen angezeigt. Bei besonders schwerer Infektion des subkutanen Gewebes zieht man auch Supronal oder besonders Penicillin in Injektionen heran.

Als Diät ist saure Kost (s. S. 183) zu empfehlen. Bettruhe ist zur Beseitigung der venösen Stauung wichtig und zunächst meist unerläßlich.

Muß der Patient dagegen herumgehen und arbeiten, so ist mehr als alle lokalen und allgemeinen Maßnahmen die Art des Verbandes für die Abheilung von entscheidender Bedeutung. Immer ist bei allen Formen der Ulcera cruris durch elastische Verbände, evtl. Zinkleimverbände der varikösen Stauung und dem Ödem entgegenzuarbeiten. Dennoch pflegt in vielen Fällen das Ulcus so reichlich auszutragen, daß der lokale Verband 2—3mal tägl. gewechselt werden muß. Hier „leckt" das Bein, infolge des hydrostatischen Gewebswasserdruckes beim Stehen (ebenso wie ja auch an den Füßen leichte Scheuerekzeme außerordentlich stark zu nässen pflegen). Die Heilung gelingt dann oft in überraschend kurzer Zeit, wenn man in den Verband ein Stück Schwammgummi von etwa 2—3 cm Dicke fest einbindet, von einer Größe, daß er das Geschwür und auch die nähere Umgebung besonders komprimiert. Nur selten wird dieser lokale Druck nicht ertragen, den man langsam steigend auch angewöhnen kann. Ödeme, die unter oder über diesen festen Lokalverbänden entstehen, sind belanglos. Im übrigen ist es zweckmäßig, über das ganze Bein eine Idealbinde anzulegen. (Also: Versorgung der Wundumgebung mit Dermatolzinköl, der Wunde mit Salben oder Puder; Auflegen einiger Lagen Zellstoff, Umwickeln einer breiten Mullbinde, lokales festes Einwickeln eines Gummischwammes in die ersten Touren dieser Mullbinde; Anlegen einer Idealbinde über das ganze variköse Gebiet. Innerlich nach Bedarf Sulfonamide oder Penicillin.)

Haben sich die Unterschenkelgeschwüre in etwa gereinigt, sind *granulationsanregende Maßnahmen* angezeigt. Am besten wirkt jetzt eine sog. „feuchte Kammer", die einfach darin besteht, daß ein Stück wasserdichter Stoff (Billroth-Batist oder Cellophan) direkt über das Ulcus gelegt wird bis auf die Wundumgebung, die dick mit Zinkpaste geschützt ist; darüber eine reichliche Lage Zellstoff; höchstens 2mal wöchentlich Verbandwechsel. Die Granulationen schießen im eigenen Eiter überraschend schnell auf. Eine geringfügige Infektion bessert sich ebenfalls in dieser feuchten Kammer, die manchmal für schmerzhafte Ulcera zunächst die einzig erträgliche Verbandart ist.

Als granulationsfördernd dienen weiterhin Lebertransalben, Granugenpaste (s. S. 98) und feuchte Kompressen mit Echinacin extern.

Handelt es sich um besonders torpide Ulcerationen, wie sie vorkommen nach langdauernder Puderbehandlung oder bei schlechter Durchblutung infolge sklerotisierender Prozesse oder bei Gefäßverkalkungen (Röntgenbild! klinisch intermittierendes Hinken), so benutzt man die Durchblutung steigernde Sexualhormone, sei es lokal (Oestromon- oder Cyrensalbe), sei es als Injektion (Progynon 10—30000 I.B.E., abwechselnd mit Testoviron 10 mg, alle 2—3 Tage). Wird lokal die Salbe nicht vertragen, so träufelt man das zur Injektion bestimmte Menformon-, Cyren- oder Oestromonöl in das Ulcus. Ebenso wirken histaminartige Präparate: Priscol, Akrothermpillen oral oder intramuskuläre Injektionen von Acetylcholin, Doryl (jeden 2. Tag). Lokal ist Histaminelektroendosmose ausgezeichnet: auf den Geschwürsrand — nicht das Geschwür selbst — wird eine histaminhaltige Salbe (Imadylsalbe, Forapinsalbe mit Histamin) aufgetragen; Verfahren s. S. 296.

Auch Wärmestrahlen (Solluxlampe) oder Ultraviolettlicht (künstliche Höhensonne, Osramvitaluxlampe) sind jetzt angezeigt, besonders günstig ist die Kombination im Kohlenbogenlicht (Albertussonne).

Hemmen erhabene schwielige Wundränder die Wundheilung, so können sie gelegentlich noch durch Röntgenbestrahlungen abgeflacht werden, oder wenn es sich lediglich um Narbengewebe handelt, nach Chloräthylvereisung mit dem Rasiermesser oder der Diathermieschlinge abgetragen werden; manchmal werden auch tiefe Entspannungsschnitte bevorzugt, zirkulär um die Randsklerose herum.

Haben die Granulationen das Wundbett ausgefüllt, so ist die *Epithelisierung* zu begünstigen. Da Feuchtigkeit der Epithelbildung und Verfestigung ungünstig ist, haben wir bereits während der früher geschilderten Geschwürsbehandlung bis an den Wundrand die noch vorhandene, aber auch die sich neubildende Epidermis durch Dermatolzinköleinreibungen (die austrocknend wirken) immer wieder geschützt. Durch Vermehrung des Puderzusatzes zu den Salben und von austrocknendem Teer vermögen wir jetzt auch die Geschwürswunde zur Epithelbildung anzuregen. Als eine derartige Salbe ist z.B. geeignet:

Rivanol 0,2 / Carboneol 5 / Terrae siliceae 15 / Past. Zinci ad 100.

Werden die Ulcerationen kleiner und bleiben noch einzelne Spalten übrig, werden sie mit reinem Ichthyol betupft und darüber mit Dermatol bepudert.

Wendet man die zur Epithelisierung beliebte Pellidolsalbe an, so achte man darauf, daß sie nur die Granulationen berührt, während die benachbarte oder neu einwachsende Epidermis mit Zinkpaste geschützt wird. Ist die Wunde überhäutet, so ist ebenfalls die Pellidolsalbe sofort abzusetzen. (Gegen Pellidol besteht oft eine Idiosynkrasie, nämlich bei Personen, die auch gegen Pelzfarbstoffe — Ursol — überempfindlich sind; eine solche Überempfindlichkeit kann auch durch Sensibilisierung im Verlauf der Behandlung eintreten; die Allergie beschränkt sich aber lediglich auf die Epithelzellen.)

Als *Endstadium* einer Stauungsdermatose mit oder ohne Geschwürsbildungen kommt es gelegentlich zu narbigen Schnürringen, die sich oberhalb der Fußknöchel um den ganzen Unterschenkel herum ziehen können; die Haut ist hier hart, die Epidermis glänzt und schuppt. Warme Bäder und eine dauernde sorgfältige Hautpflege mit erweichenden und desinfizierenden Salben (Daliboursalbe s. S. 129) ist angezeigt.

Außer den varikösen Unterschenkelgeschwüren kommen an den Unterschenkeln noch luische, tuberkulöse, arteriosklerotische, ektbymatöse und diabetische Ulcerationen vor. Alle diese Geschwürsbildungen können auch mit Varicen oder varikösen Geschwüren kombiniert sein.

Verdächtig auf luische Geschwüre sind solche mit glatten tiefen Rändern, so daß sie wie ausgestanzt aussehen; solche, die auch im oberen Drittel des Unterschenkels lokalisiert sind; solche, die in fast normaler Haut entstehen; solche, die an einer Stelle abheilen und in der Nachbarschaft neu entstehen; solche, die nierenoder halbmondförmig fortschreiten. Die Diagnose wird durch eine Probebehandlung bestätigt — die Wassermannsche Reaktion ist bekanntlich hierbei ebenso häufig negativ wie positiv —, aber diese Probebehandlung muß gelegentlich sehr energisch durchgeführt werden (Salvarsan- und Wismutinjektionen, 2mal wöchentlich in genügenden Dosen) und gleichzeitig darf die Lokalbehandlung (z.B. mit „Grauer Salbe") und vor allem dürfen Kompressionsverbände mit dem Gummischwamm (s. S. 297) nicht verabsäumt werden. Andernfalls können diese Ulcerationen sehr hartnäckig sein, weder die antiluische Allgemeinbehandlung noch eine Lokalbehandlung führt allein immer zum Ziele. (Ob freilich die Lues stets durch die Abheilung bei einer derartigen Behandlung so beweiskräftig erwiesen ist, daß man mit der Diagnose den Patienten belastet, ist eine Frage, die jeweils besonders zu überlegen ist.)

Tuberkulöse Geschwüre sind seltener, sie entstehen aus den plattenartigen Knoten der indurativen Tuberkulose, meistens bei Frauen (s. S. 331). Therapie: Conteben, Röntgenbestrahlungen, lokal Dermatol-Perubalsampasten; Kompressionsverbände.

Ekthymatöse Ulcerationen, durch Streptokokken entstanden, bilden sich aus oberflächlichen, blutig durchtränkten Blasen, und zwar ziemlich rasch. Die Geschwüre bleiben flach mit einem feinkörnigen, auch gewucherten Blasengrund und sind bedeckt mit einer geschichteten Kruste, die bis an den blauroten Rand des Wundbettes reicht. Behandlung: Bäder mit heißer Kaliumpermanganatoder Zephirollösung; Rivanolsalbe oder graue Quecksilbersalbe, innerlich Sulfonamide oder Penicillin.

Äußerst schmerzhafte Ulcerationen, wahrscheinlich infolge arteriitischer Prozesse, bilden sich in charakteristischer Weise an den inneren Fußknöcheln, auf dem großen Zeh und dem angrenzenden Fußrücken. Diese seichten Geschwüre mit zerrissenen Wundrändern sind hartnäckig und rückfällig; häufiger bei Männern (besonders Rauchern) als bei Frauen; als Veranlassung dient manchmal ein leichtes Trauma. Die Haut, in der die Geschwüre auftreten, ist eigentümlich verändert, nämlich blaurot verfärbt durch Gruppen von knopfförmig vorspringenden erweiterten Capillarschlingen, dazwischen liegen fingernagelgroße weiße Narben, die auch ohne Geschwürsbildung entstanden sein können. Der Prozeß dehnt sich langsam aus. Die Haut ist weich und glatt oder mit festhaftenden warzigen Wucherungen bedeckt.

Behandlung: Rauchverbot. Zirkulationsanregende Mittel: lokal Oestromonsalbe, bei Salbenempfindlichen Oestromonöl, abwechselnd mit 0,3% Rivanolunguentolan; innerlich Priscol, Akrothermpillen, Acetylcholinsuppositorien; Injektion von Testoviron 10 mg oder Progynon B oleosum 10—30000 I.B.E. alle 2 Tage. Wechselbäder: 40 sec in warmem Wasser von etwa 37—39°, 20 sec in Leitungswasser von etwa 14—15°, mehrmals wechselnd, endend mit kaltem Bad. Abends Trinken von heißem Lindenblütentee. Alle diese Maßnahmen können zunächst starke Schmerzen erzeugen, wenn sie zu energisch durchgeführt werden und die Blutzirkulation zu rasch beschleunigt wird.

Nach eingetretener Heilung Schutz der Haut durch 3—5% Ichthyolzinkpaste oder Dermatolzinköl; von Zeit zu Zeit Aufweichen der warzigen Wucherungen mit Unguentolan. Größere Varicen am Unterschenkel werden verödet. Das Rauchen ist womöglich für dauernd aufzugeben.

Bei allen gangränösen Prozessen an den Zehen ist auf Diabetes zu achten und dieser nötigenfalls zu behandeln.

12. Kreislaufstörungen und Hautblutungen (Purpura).

Blutzirkulationsstörungen der Haut sind außerordentlich häufig, besonders bei Frauen. Bei den einfachsten Erscheinungen spricht man von einer *Akrocyanose*, bei der Hände, Füße, Wangen und Nasenspitze bläulich sind, sich kalt anfühlen, manchmal auch leicht schwitzen.

Stärkere Grade werden als **Frostschäden** (Perniosis) bezeichnet, dabei treten außer der violettbläulichen Verfärbung und der lokalen Temperaturerniedrigung Schwellungen auf, z. B. an den Grundphalangen der Finger, an der unteren Hälfte der Unterschenkel über den Schienbeinkanten, oft auch an der Außenseite der Oberarme, gelegentlich an den Gesäßbacken. Diese Frostschäden stellen sich weniger bei scharfem kaltem Frost ein als bei feuchtem, dauernd kühlem Wetter (Frühjahr, Herbst), aber auch im Sommer können Reste zurückbleiben (was den Patienten an der Diagnose zweifeln läßt). Ätiologisch handelt es sich nämlich um eine krankhafte, wahrscheinlich hormonal bedingte Veranlagung zu Gefäßstörungen (Krämpfe im arteriellen, Stauungen im venösen Gebiet), ausgelöst durch Kältereize. Therapeutisch muß das Leiden demnach nach 2 Richtungen behandelt werden, es müssen also sowohl die hormonalen Störungen beseitigt, wie auch die Kältereize behoben werden, d. h. zunächst durch eine richtige, dem Klima und der Empfindlichkeit des Patienten angepaßte Kleidung. Die Frauenmode nimmt aber auf die verschiedenen klimatischen Bedingungen wenig Rücksicht, sie stellt sich einseitig darauf ein, daß jede Frau für draußen einen Pelzmantel besitzt und zu Hause geheizte Zimmer vorfindet; außerdem huldigt sie einem allgemeinen Abhärtungsbestreben, dem aber nicht jedes Individuum gewachsen ist. Auch bei Kindern, die ohne Rücksicht auf die Witterung von den Knöcheln bis zur Mitte der Oberschenkel unbekleidet herumlaufen, finden sich häufig die ersten Zeichen einer dauernd unterkühlten Haut: blaue kalte Stellen und Verhornungsstörungen, wie Hornkegelchen über den Haarbälgen und eine trockene spröde Haut.

Unter bestimmten Umständen, z. B. bei plötzlichen Temperaturumschlägen, kommt es zu akuten Verschlimmerungen der Pernionen, nämlich zu heftig schmerzenden hellroten Flecken innerhalb der chronisch befallenen Gebiete, oft mit einem zentralen Blutpunkt oder sogar mit leichten Blasenbildungen, an die sich seichte, schlecht heilende Geschwüre anschließen können.

Die Behandlung der Akrocyanose und der Frostschäden zielt auf eine allgemeine und lokale Anregung der Blutzirkulation ab.

In leichten Fällen genügen Kreislaufmittel, wie Sympatol liquid. 10% 3mal tägl. 15—30 Tropfen. Wirksam ist weiterhin Schilddrüsenhormon, das besonders die Durchblutung der unteren Extremitäten fördert; man verabfolgt Elityran, tägl. 1—3 Tabl. Am wirksamsten aber sind Folliculinhormone oder die billigen Oestrostilbene. Die Follikelhormone werden am rationellsten, d. h. ohne Resorptionsverluste, als Injektionen gegeben (Progynon B oleos. 10—30 000 I.B.E. oder oral als Progynon C (1—3 Tabl.) oder als Oestromon-, Cyren B-Tabletten (s. S. 189). Um den Mensesrhythmus nicht zu stören, nur in den ersten 14 Tagen nach den Menses zu verabfolgen. Schließlich stehen noch histaminartige körpereigene Extrakte zur Verfügung, die gefäßerweiternde Wirkung haben. Bei Frostschäden kommt man meist mit den oral zu gebenden Akrothermpillen, tägl. 3mal 1 Pille, oder Priscoltabletten aus (gelegentlich Nebenerscheinungen; langsames Einschleichen 1—4 Tabl. tägl.).

Lokal überragen Einreibungen mit Oestrostilbensalben (Oestromon-, Cyrensalbe); sie haben jedoch wenig Dauerwirkung (die durch gleichzeitige Allgemeinbehandlung mit Sexualhormonen erreicht werden kann).

Andere Salben: Pernioninsalbe (enthält Salicylsäuremethylester) und gelegentlich wirksam, eine Chlorkalksalbe:

Calcar. chlorat. 10 / Vaselin. flav. ad 100. M. D. S.: Abends einreiben. Darüber weite Handschuhe.

Nachdem die gefäßerweiternde Eigenschaft der Nikotinsäure bekannt geworden ist, verwendet man auch deren Derivate zur lokalen Behandlung: Trafurin (Salbe und Tinktur), Rubriment (Salbe). Rasche und für einige Stunden anhaltende Wirkung. Vorsicht vor Übertragung auf Gesicht und Augen.

Wirksam, billig und praktisch ist auch das Bekleben der Frostbeulen für einige Tage mit einfachem Leukoplast.

Von physikalischen Maßnahmen sind Wechselbäder zu empfehlen: warmes Wasser (37—39°) 40 sec; kaltes Leitungswasser (14—15°) 20 sec; 4—5mal wechseln; enden mit kaltem Wasser. Wirksam ist auch Hautbürsten in warmem Wasser (40—42°), 10 min, nachher kalt abbrausen.

Röntgenbestrahlungen sind bei Anschwellungen hervorragend, auch bei Knotenbildungen, z.B. an den Unterschenkeln (150—200 r, 1 mm Al HWS), alle 8—10 Tage, 3—4mal. Besonders prophylaktisch zu empfehlen im frühen Herbst bei Beginn der Frostschädenperiode. Ebenso Bestrahlungen mit der Solluxlampe und Höhensonne abwechselnd, Heißluftkasten, Diathermie, Fönen mit heißer Luft.

Bei akuten Verschlimmerungen (Frostbeulen, gerötete oder blasige Stellen, Ulcerationen) Salbenverbände mit Perubalsam, Ichthyol z. B.:

Bals. peruv. 10 / Bism. subgall. 5 / Eucerin anhydr. / Past. Zinci ana ad 100.
Ichthyol 10 / Bism. subgall. 5 / Eucerin anhydr. / Past. Zinci ana ad 100.

Allgemein erweisen sich bei *akuten* Verschlimmerungen intravenöse Cylotropininjektionen ausgezeichnet; jeden 2. Tag eine Injektion, meist genügen 4 Stück.

Nach lang dauernden Frostschäden bleiben manchmal lokale Gefäßerweiterungen zurück, die z.B. eine Nasenspitze dauernd dunkelblau verfärbt halten.

Behandlung: leichte Schälkur; abends einreiben mit

Leukichthol 5 / Resorcin 20 / Zinc. oxydat. 10 / Ungt. lenient. ad 100.

Intensiver ist eine Schälkur mit Kohlensäureschneeaceton (s. S. 152): Kohlensäureschnee wird in einem Schälchen mit einigen Tropfen Aceton zu einem dünnen Brei angerieben, darin werden Holzstäbchen, mit dickem Wattebausch fest umwickelt, etwa ½ min eingetaucht und dann der Wattebausch energisch über die zu schälende Hautpartie hin- und hergewalzt, bis die Stelle gefriert. Dauer — bei mehreren Wattestäbchen — etwa 5—10 sec. Die Haut schwillt nach der Behandlung an, schrumpft dann und schält sich in einigen Tagen. Wiederholung in 2—3 Wochen.

In bestimmten Fällen von Durchblutungsstörungen wird das Bild der venösen Stauung durchbrochen oder überwogen von Gefäßkrämpfen; die für gewöhnlich blauen Finger werden dann gelegentlich für einige Minuten kalt und weiß (,,*tote Finger*'') gleichzeitig mit anfallsweisen Schmerzen. Häufen sich die Krämpfe, bleiben sie längere Zeit bestehen, ist während der Krämpfe die Haut tief dunkel geschwollen, sind nicht nur einzelne Finger, sondern auch bisweilen Hände, Füße, seltener Nase und Ohr befallen, so spricht man von einer **Raynaudschen Krankheit**. Bisweilen kommt es an den Finger- und Zehenspitzen auch zu trockenen Mumifikationen. An den Füßen können blasige Abhebungen der Oberhaut entstehen, meist über dem großen Zeh und weiterverlaufend über den Fußrücken nach oben; äußerst langsame Heilung der dadurch entstehenden Geschwüre. Ätiologisch kommen bei Frauen hormonale Störungen, bei Männern Nicotin in Betracht. Bereits eine Zigarette kann bei dazu Veranlagten Gefäßkrämpfe der Finger bedingen, die sich in einer Verminderung der Hauttemperatur von 3—7° äußern; wahrscheinlich handelt es sich um Sympathicusreizungen.

Therapeutisch: Sexualhormone, am besten als Injektionen (Progynon B oleos. 10—30000 I.B.E. abwechselnd mit Testoviron 10—25 mg).

Weiterhin werden zur Durchblutungssteigerung noch Cholinderivate, histaminartige Stoffe und Organextrakte verwandt. Diese kreislauffördernden Organextrakte werden aus Herz- und Skeletmuskulatur, aus Leber und Pankreas gewonnen. Ihre Wirkung beruht nicht auf einem zunächst vermuteten einheitlichen ,,Herz- und Kreislaufhormon'', sondern auf ihrem Gehalt an Adenylsäuren. Als wirksam bei peripheren Gefäßstörungen haben sich gezeigt: Padutin, Injektionen und Dragées; Depot-Padutin, etwa 3mal stärker, tägl. 1 Ampulle in schweren Fällen. Lacarnol forte, Injektionen und Tropfen.

Von *Cholinpräparaten* sind geeignet: Acetylcholin (Roche) intramuskuläre Injektionen und Zäpfchen. Doryl (Merck), Injektionen und Tabletten.

Von *histaminartigen* Präparaten haben sich bewährt: Priscol, Injektionen oder Tabletten. Akrothermpillen.

Neuere pharmakologische Wirkstoffe stammen einmal aus der Adrenalinreihe wie z. B. Dilatol (3—4 mal tägl. ½ Tabl; zur Lösung eines akuten Gefäßkrampfes 1 Amp. i. m.) oder Vasculat (3mal tägl. 2 Tabl. oder eine Amp. i. m.). Nebenerscheinungen bei individuell zu hoher Dosis: Unruhe, Herzklopfen. Nicht bei Basedow.

Tetraäthylammoniumbromid (TEAB), als TMD 10 (Glutan-Chemie) erhältlich, wirkt über das vegetative System gefäßerweiternd: i. m. Injektionen von 3—5 ccm. Kontraindikation: verminderter Blutdruck.

Hydergin ist ein Gemisch hydrierter Mutterkornderivate, das im Gegensatz zum natürlichen Mutterkorn die sympathischen Vasokonstriktoren zu hemmen imstande ist; i. m. Injektionen einschleichend 0,3—2,0 ccm; tägl. oder alle 2—3 Tage. In leichteren Fällen tägl. oral 5—40 gtt. steigend nach dem Essen. Nebenerscheinungen: Magenbeschwerden.

Vitamin E, tägl. 200—300 mg (Evion forte, 4—6 Tabl.).

Die Zahl der inneren Mittel ist also bei Raynaud beträchtlich; ihre Auswertung ist noch im Gange. Daneben kommen die lokalen Behandlungsverfahren zur Anwendung: Watteverbände, Wechselbäder (s. S. 89). Massage mit Oestromon- oder Cyrensalbe, Trafuril oder Rubriment.

Bleibt die Behandlung erfolglos, wird man den Kranken einem Chirurgen überweisen, der die paravertebrale Anästhesie oder die Grenzstrangresektion oder die perivaskuläre Sympathektomie beherrscht; aber auch die Erfolge der operativen Behandlung sind nicht immer dauernd.

Blutungen, die aus der Tiefe in die Haut treten, sieht der Hautarzt gelegentlich als Nebenbefund; sie bleiben etwa 8—12 Tage bestehen und verfärben sich nach und nach blau, grün, gelb. Wenn sie einer Nachblutung nach einer Venenpunktion entstammen, ist ihre Herkunft leicht erklärlich. Aber manche Personen, besonders Frauen, bekommen sie auch ohne auffällige Verletzungen, z.B. am Oberschenkel; dann rühren sie oft von der Gewohnheit her, Schubladen mit dem Oberschenkel zuzuschieben, oder von Stößen an vorstehenden Schrankschlüsseln (Schlüsselflecke). Bisweilen ist die Verletzbarkeit der Venen, besonders vor den Menses, so groß, daß schon intensivere Liebkosungen blaue Flecken hinterlassen.

Von **Purpura** spricht man bei Blutungen aus den Hautcapillaren; plötzlich entstehen dann in der Haut punktförmige oder größere hellrote Flecken, die zunächst wie die entzündlichen Flecke einer Dermatitis aussehen. Erst wenn man durch einen Glasspatel die Flecken vergeblich wegzupressen versucht, erkennt man, daß es sich um Blut außerhalb der Gefäße handelt. In den nächsten Tagen werden die Flecken dunkelblaurot, schließlich gelbbraun und blassen ab. Bisweilen kommt es zwischendurch zu neuen Schüben.

Für gewöhnlich ist die Pupura auf die Beine beschränkt, seltener sind die Arme oder der Bauch mitbeteiligt. Die Flecken sind punktförmig, freilich oft so dicht, daß die Punkte sich zu größeren Herden vereinigen; dennoch bleiben die einzelnen Punkte unterscheidbar. Schleimhautblutungen kommen dabei nicht vor. Schnürt man den Arm mit einer Stauungsbinde einige Zeit ab, so treten nach Lösen einige wenige Blutpunkte auf (Zeichen von RUMPEL-LEEDE).

Diese *Purpura simplex* ist meist eine allergische Erscheinung, sehr häufig auf Alkohol; bereits 10—20 min nach einem Glas Bier oder Schnaps sind die Flecke vorhanden. Gelegentlich sind Medikamente die Ursache: Chinin, Schlafmittel wie Sedormid oder Phanodorm, Salvarsan, Gold, Sulfonamide. Bisweilen sind es Toxine: bei ausgedehnten Bartpyodermien („Bartflechten"), besonders im Anschluß an eine Röntgenbestrahlung.

Manchmal geht die Purpura mit Allgemeinerscheinungen einher, z.B. mit Fieber und Gelenkschmerzen bei der *Peliosis rheumatica* SCHÖNLEIN, wahrscheinlich einer allergischen Erkrankung; hier sind die Blutflecken in der Haut oft urticariell und druckschmerzhaft. Bei der *Purpura abdominalis* HENOCH, einer Erkrankung 8—12jähriger Kinder, kommt es auch zu blutigen Durchfällen und haemorrhagischer Nephritis. Das Zeichen von RUMPEL-LEEDE pflegt vorhanden zu sein, aber auf Stoß oder Kneifen treten keine Blutungen auf.

Behandlung: Vermeidung der auslösenden Ursachen (z.B. Alkohol) über Monate. Tierkohle, mehrmals tägl. zur Adsorption von Darmgiften. Vitamin C (Cebion, Redoxon) oder besonders der Permeabilitätsfaktor Rutin bzw. Citrin als Tabletten oder — bei Magendarmstörungen — als Injektion. Außerdem Kalkinjektionen. Bisweilen erweist sich fettreiche Diät günstig. Nach einigen Monaten pflegt die Überempfindlichkeit bisweilen vergangen zu sein.

Die harmloseren Blutungen bei dem *Skorbut* der Erwachsenen beruhen auf einer C-Avitaminose infolge unzureichender Ernährung, dabei charakteristisch die Zahnfleischblutungen, gelegentlich auch eine Anämie. Das entsprechende Krankheitsbild bei Kindern ist die MÖLLER-BARLOWsche Krankheit. Hier befallen die Hautblutungen auch oft das Gesicht; ebenso kommt es zu schmerzhaften Blutungen unter das Periost. Charakteristisch ist die prompte Heilung auf Vitamin C.

Häufige Blutungen aus der Nase, auch aus der Mundschleimhaut, zusammen mit punktförmigen bis erbsengroßen Telangiektasien (besonders im Gesicht und an den Fingern) sind für die OSLERsche Krankheit kennzeichnend, die meist dominant vererbt wird.

Umschriebene Flecken von Purpura, die sich im Laufe von Monaten ringförmig ausdehnen, vor allem an den Unterschenkeln, sind eine sog. *Purpura* MA-

JOCCHI; hierbei finden sich auch Telangiektasien und zentrale Atrophien. Gelegentlich besteht Polyglobulie oder Hypertonie, die mitbehandelt werden müssen. Symptomatisch ähnliche Bilder finden sich bei Überempfindlichkeit gegen Phanodorm.

Während die bisher genannten Hautblutungen im wesentlichen lediglich auf einer Verminderung der Kapillarresistenz beruhen, lassen sich bei einer anderen Gruppe der haemorrhagischen Diathese zusätzlich oder vorwiegend Störungen bei der Blutstillung nachweisen. Das sind: Verlängerung der Zeit bis zum Beginn der Gerinnung (normal etwa 5 min) oder bis zu ihrem Ende (normal bei 12 min); verlängerte Blutungszeit (normal 2—2½ min); mangelhafte Retraktion des Gerinnsels (im Reagenzglas zieht sich der Blutkuchen nicht im Serum zusammen) und im Blut selbst eine Verminderung der Thrombocyten (normal etwa 2—300 000).

Bei Hautblutungen im Verlauf schwerer Darmstörungen, bei Verschlußikterus, gelegentlich auch bei Neugeborenen kann das Vitamin K, das für die Prothrombinbildung in der Leber erforderlich ist, fehlen oder seine Resorption kann aufgehoben sein, dann ist Vitamin K Zufuhr (s. S. 187) wirksam. Sie bleibt jedoch unwirksam, wenn die schwer erkrankte Leber selbst zur Bildung des Prothrombins unfähig ist. Blutbefund: lediglich Verlängerung der Gerinnungszeit. Rumpel-Leede pflegt negativ zu sein, wenn nicht durch den Ikterus die Kapillarresistenz vermindert ist.

Auch bei der *Hämophilie* ist meist lediglich die Gerinnungszeit verlängert, Rumpel-Leede negativ. Hier treten Hautblutungen auf Stoß und Fall auf, meist an umschriebenen Stellen, charakteristischerweise auch in den Gelenken. In Bluterfamilien wird bekanntlich das Leiden durch die Töchter vererbt, tritt aber nur bei deren männlichen Nachkommen in Erscheinung, deshalb hat man auch Dauerbehandlung der erkrankten Männer mit weiblichem Sexualhormon (Progynon) empfohlen. Bei akuten Blutungen z.B. nach Zahnextraktion Clauden, Coagulen oder Calciumchlorat (Merck) als Injektion.

Bei der essentiellen Thrombopenie (*Morbus maculosus* WERLHOF) sind dagegen die Blutplättchen vermindert, gelegentlich bis unter die kritische Zahl von 30 000; ein charakteristisches Zeichen ist, daß infolgedessen Blut im Reagenzglas zwar noch gerinnt, aber sich nicht mehr kontrahiert. Die Blutungszeit ist verlängert. Hier kommt es, meist aus völligem Wohlbefinden, in rezidivierenden Schüben, — mit Zwischenzeiten von Erholung —, zu ausgedehnten Haut- und Schleimhautblutungen, schon nach geringfügigen Traumen. Da die Kapillarresistenz ebenfalls vermindert ist, ist der Rumpel-Leede häufig positiv. In der Milzexstirpation (die Milz, die entweder für die verminderte Bildung oder den vermehrten Abbau der Thrombocyten verantwortlich gemacht wird, ist auch meist vergrößert) verfügen wir äußerstenfalls über eine sichere Therapie.

Neben der essentiellen sehen wir, und zwar häufiger, die symptomatische Thrombopenie bei Leukämie, perniziöser Anämie, bei Infektionen (z.B. maligner Diphtherie), bei Allergien (z.B. gegen Salvarsan, Spalttabletten, Antipyrin usw.) mit gleichem Verlauf und gleichen Erscheinungen. Auch diese Erscheinungen treten schubweise und recidivierend auf, wenn die schädlichen Medikamente nicht erkannt und deshalb immer wieder gebraucht werden.

Läßt sich eine Verringerung der Plättchenzahl nicht nachweisen, ist aber der klinische Verlauf sonst gleich (einschließlich der mangelnden Retraktion des Blutkuchens), so spricht man von einer *Thrombasthenie*, vermutet also, daß die vorhandenen Blutplättchen ihre Aufgabe bei der Blutgerinnung nicht leisten können. Erblich.

Behandlung: im akuten Anfall Bluttransfusionen, Kalkinjektionen. Zur Blutstillung Coagulen, Clauden (Präparate aus tierischen Thrombocyten) als Injektion oder Tabletten. Haemostaticum-Nordmark (1,5% Kongorotlösung) oder 1% Kongorot „Bavaria" intravenös. Sango-Stop, pflanzliche Pektinstoffe, intramuskulär. Vitamin C.

13. Krätze und andere Hauterkrankungen durch tierische Parasiten.

Die **Krätze**, im Frieden selten, wächst in Kriegszeiten, wo Unterkünfte in raschem Wechsel belegt werden, von einzelnen Ansteckungsherden zu Epidemien aus, die zunächst oft verkannt werden. Dabei ist bei jeder allgemein juckenden Hauterkrankung, deren Jucken sich besonders in der Bettwärme — bei der die Milben munter werden — verstärkt, stets an Krätze zu denken, auch wenn die charakteristischen blauroten striemenartigen Papeln an den Achselfalten oder an den Ellbogen oder die schmutzigen, mit einem Bläschen beginnenden Gänge an den Fingerrändern (am anderen Ende des Ganges kann man bei einiger Übung die Krätzemilbe mit einer Nadel herausgraben) einmal fehlen. Beim Mann genügen schon einige blaurote verkrustete Papeln am Penisschaft, an der Glans oder am Scrotum, bei der Frau ebensolche in der Gegend der Brustwarze zur Diagnose; auf diese Stellen achte man immer zunächst. Da die Krätze schließlich überall beginnen kann, am Nabel, an Narbenwülsten, an den Gesäßbacken, an den Handbeugen u. dgl., und auch eine Zeitlang dann auf diese Stellen beschränkt ist, muß man sich niemals nur an ein vorgestelltes klassisches Bild der Krankheit halten. Bei sehr reinlichkeitsliebenden Personen können übrigens die Hauterscheinungen minimal und ganz uncharakteristisch sein. Weiter ist die Krätze *die* juckende Hauterkrankung, die ansteckend ist, also bereits anzunehmen, wenn nach und nach mehrere Familienmitglieder befallen werden. Schließlich behandele man auch schon bei bloßem Verdacht auf Scabies; es lohnt sich häufig, manches unklare Jucken verschwindet, Schaden wird bei richtiger Technik nicht angerichtet.

Differentialdiagnostisch: Prurigo, juckende Papeln, meist auf die Schulterblätter und die Streckseiten der Unterarme und Unterschenkel beschränkt (s. S. 267). Universelle Schweißekzeme bei Männern, die in feuchtwarmer Umgebung arbeiten; keine besonderen Prädilektionsstellen, auch Rücken und Schultern befallen, die bei Krätze so gut wie immer frei sind. Lues bei Beteiligung des Genitale, aber die Lues juckt nicht.

Zum Erfolg der *Behandlung* müssen jedoch einige Gesichtspunkte beachtet und auch dem Patienten eingehend erläutert werden. Die Krätze ist außerordentlich ansteckend, sie überträgt sich hauptsächlich im Bett, selten durch Kleider oder auf dem Abort. Infolgedessen sind Bettgenossen, Eheleute, Personen, die das Bett machen, gefährdet, und wie man meist annehmen darf, bereits infiziert, auch wenn sie keine subjektiven oder objektiven Erscheinungen haben, entweder weil die Inkubationszeit von 8—14 Tagen noch nicht vorüber ist oder der Infizierte wenig reagiert (Ichthyotiker) oder für Jucken unempfindlich ist. Nichtsdestoweniger sollten stets *alle* Familienangehörigen gleichzeitig (an denselben Tagen) behandelt werden, weil bei einer sukzessiven Behandlung der einzelnen Personen, erst wenn Beschwerden auftreten, Rückansteckungen die Regel sind und man nie fertig wird. Ebenso muß natürlich auch bei nur lokalisierten Erscheinungen stets der ganze Körper behandelt werden, einschließlich des Rückens, der Schamgegend, der Hände und Füße, lediglich mit Ausnahme von Gesicht und Kopf. Irgendwelche Verbände sind dabei abzunehmen, Bruchbänder oder Prothesen sind besonders zu reinigen (mit 1% Sagrotan) oder mit DDT oder Jacutin-Puder (s. S. 309) zu bestäuben.

Die antiscabiösen Mittel, die uns zur Verfügung stehen, müssen sorgfältig eingerieben werden, meist abends und morgens im Verlauf von 2—4 Tagen; vorher und nachher ist zu baden; zum Abschluß Leib- und Bettwäsche zu wechseln. Die

Kleider werden einige Tage ausgehängt. Hüftgürtel, Strumpfhalter, Strümpfe sind mit Seifenwasser oder Sagrotan zu waschen, soweit möglich aber alles auszukochen. Damit ist die Behandlung, wenn auch die Krätze geheilt ist, in der Regel aber nicht zu Ende. Das Jucken hat sich zwar mit der ersten Einreibung rasch gebessert (ein Zeichen, daß man sich in der Diagnose nicht getäuscht hat), aber es ist immer noch da, hat sich schließlich sogar wieder etwas verschlimmert (charakteristisch nach energischem Schlußbad) und die Hauterscheinungen sind noch nicht vergangen. Das hat seine Gründe darin, daß die antiscabiösen Mittel manchmal ihrerseits die Haut reizen (daher das erneute Jucken) und daß die Pyodermien, die im Gefolge der Scabies aufgetreten waren, ebenso wie die durch das Jucken verursachten Scheuerekzeme noch nicht abzuheilen Zeit hatten. Jedenfalls setzt man jetzt die antiscabiöse Behandlung unter keinen Umständen fort — in der Voraussetzung, daß die Kur einwandfrei durchgeführt ist und Familienreinfektionen ausgeschlossen sind —, sondern man behandelt nunmehr die „postscabiöse Dermatitis" oder den „postscabiösen Pruritus" oder noch vorhandene Pyodermien. Erst wenn in etwa 2—3 Wochen erneut das Jucken mit dem Schlafengehen wieder stärker wird, auch neue verdächtige längliche Papeln oder Bläschen an den charakteristischen Stellen auftreten, wiederholt man die Kur. (Bisweilen aber erkennt man auch, daß eine andere Krankheit vorliegt, z.B. eine Nesselsucht, s. S. 261, eine Prurigo, s. S. 267, eine Dermatitis herpetiformis, s. S. 339.)

Ob man die Diagnose „Krätze" dem Kranken immer mitteilen soll, ist fraglich; einige Patienten fühlen sich dadurch beleidigt, andere — was schlimmer ist — verstört, so daß sie auch nach der Behandlung von dem Jucken nicht loskommen.

Für die Praxis haben sich Mittel bewährt, die möglichst wenig schmieren, riechen und reizen. Im Allgemeinen reizen sog. Schnellkuren mehr. Zu beachten ist, daß gegen alle diese Mittel, die meist Schwefel oder Perubalsam oder deren Bestandteile enthalten, Idiosynkrasien vorkommen können.

Mitigal, etwas muffig riechendes Schwefelöl. Morgens und abends einreiben, an 3 sich folgenden Tagen (Erwachsene O.P. zu 150).

Scabron (O.P. zu 200), nicht schmierend, 3mal in 3 Tagen.

Ecrasol, geruchlos, nach heißem Bad oder Waschung anzuwenden, mit Wasser 1+1 verdünnt in die feuchte Haut einreiben, an 3 Abenden (O.P. zu 100).

Perugenspiritus (Perugen 40, Spiritus dilut ad 150), 5—6mal in 3 Tagen.

Benzylbenzoat, der wirksame Bestandteil des Perubalsams in Benzyl-Benzoat Emulsion Hoechst 25% oder mit Schmierseife (Benzylii benzoici / Sapon. kalin./ Spirit. dilut. ana ad 100), nach Seifenbad 2mal nacheinander mit weichem Lappen einreiben; anderentags Reinigungsbad (Schnellkur). Ebenso in Favorin, 2mal in 24 Stunden.

Werden Salben gewünscht, verordnet man Cataminsalbe (2—3 Tage lang, 1—2mal tägl. einreiben). Oder 15% Schwefelsalben, z. B.:

Sulf. praecipitat. 15 / Kal. carbon. 6 / Vaselin. flav. ad 100.

Wenn eine Schmierseifeneinreibung von ½ Stunde Dauer in lauwarmem Bad vorangeht, genügt diese Salbe, wenn man sie ½ Stunde lang gründlich einmassiert und der Patient dann noch 2 Stunden in Wolldecken ruht bei einmaliger Anwendung (Schnellkur); sofort danach Reinigungsbad und Einfetten der Haut mit Zinkpaste zur Verhütung einer Reizung.

Reizloser ist eine schleichende Behandlung mit

Acid. salicyl. 2 / Sulf. praecipitat. 20 / Lanettewachs 10 / Cetiol 15 / Aq. ad 100. M. D. S.: Abends einreiben, 3—4 Tage lang; erst 7 Tage nach Beginn der Kur abbaden.

Besonders sauber und nicht schmierend ist die Behandlung mit Natriumthiosulfat und Salzsäure. Man verordnet:

Natriumthiosulfat 40% 150. M. D. S.: Äußerlich. *Lösung 1.* 2mal tägl. 3 Tage lang gründlich einreiben und eintrocknen lassen.
Acid. hydrochlor. 5% 150. M. D. S.: Äußerlich. *Lösung 2.* Nach Lösung 1 ebenso einreiben.

Ein Krätzemittel, das das Insektizid Hexachlorcyclohexan enthält, ist die Jakutin-Emulsion; 1mal einreiben, erst nach 3—4 Tagen abbaden. Nicht ganz reizlos.

Bei kleinen Kindern und Säuglingen — bei denen häufig die Hohlhände befallen sind, die beim Erwachsenen frei bleiben — verwendet man keine schwefelhaltigen Präparate (Gefahr der Schwefelwasserstoffvergiftung), sondern Perubalsam 20—30%; z.B.:

Balsam. peruvian. 20—30 / Bism. subgall. 10 / Eucerin anhydr. ad 100.

Bestehen neben der Krätze stark eiternde Pyodermien oder Furunkel, bei denen man die Verschmierung des Eiters durch die Einreibung befürchtet, so behandelt man zunächst diese: allgemein mit Sulfonamiden, lokal mit Rivanolsalbe oder mit Schwefeltrockenpasten (s. S. 121) bzw. mit Schwefelsalben (5—10%); ist eine Besserung erreicht, schließt man eine regelrechte Krätzekur an.

Bestehen nach der Scabies noch Pyodermien, werden allgemeine Schwefelbäder gegeben oder lokal Zephirolbäder. Als Salben Dermatolzinksalbe oder Rivanolsalben in Form von Verbänden, bei größeren Stellen Schwefelpuder (Teersulfoderm) oder Zinnoberschwefeltrockenpaste (siehe S. 121).

Ist jedoch eine „postscabiöse Dermatitis" vorherrschend (manchmal erst durch die Schwefelbehandlung hervorgerufen: trockene rauhe, mäßig gerötete, aber stark juckende Hautstellen), so sind milde Pasten am Platze, z.B. Fissanpasten oder

(Menthol 0,5—1) / Eucerin c. aq. / Past. Zinci ana ad 100.

Menthol zur Juckstillung.

Bisweilen ist die Anwendung von Trockenpasten (Tumenolzinktrockenpaste, Mentholzinktrockenpaste) wirksamer, evtl. mit Fettpasten alle 2 Tage abwechselnd. Ist das postscabiöse Jucken hartnäckiger, so sind intravenöse Kalkinjektionen am besten, zu denen man sich nicht zu spät entschließen sollte. Auch Höhensonnen-Allgemeinbestrahlungen sind jetzt manchmal nützlich.

Bei einer derartigen Kombination von Dermatitis, nervösem Pruritus und Krätze steht man oft vor den schwierigsten therapeutischen Aufgaben: einerseits verschlimmert jede Scabieskur die Dermatitis, andererseits weiß man nie, ob die Scabies wirklich geheilt ist und nicht ihrerseits noch das Jucken bedingt. Kommt der Fall unbehandelt zum Arzt, so wird man sich zunächst zu einer milden, wenn auch unvollständigen Scabieskur entschließen müssen (z. B. mit Mitigal/Eucerin anhydr./Past. Zinci ana ad 100), dann wieder Behandlung der Dermatitis; schließlich bei ihrer Besserung vollständige Scabieskur. Ist der Kranke bereits behandelt (z. B. durch einen anderen Arzt), dann zunächst Behandlung der Dermatitis und erst nach 1—2 Wochen vorsichtige, evtl. zunächst unvollständige probeweise Scabiesbehandlung.

Auch Milbenerkrankungen von Tieren (sog. *Räuden*) können den Menschen befallen, z. B. vom Pferd; die Pferderäude beim Menschen beginnt an den Armen, geht dann auf Brust und Bauch über und besteht in heftig juckenden Knötchen; Abheilung mit bräunlichen Pigmentierungen. Behandlung mit den üblichen Scabiesmitteln. Prophylaktisch Abwaschen des Körpers mit Karbolineum-Seifenlösung nach Beschäftigung mit kranken Pferden (Carbolinei 5 / Sap kalin. 6 / Aq. ad 100).

Übertragungen von Hunde- und Katzenräude kommen ebenfalls vor; sie beginnen am Hals und den oberen Brustpartien, wo sich die Tiere bei Liebkosungen hindrücken, mit juckenden Knötchen und Bläschen. Abheilung von selbst; juckstillende Mittel wie Mentholschüttelmixtur. Andere Milben gehen von Hühnern, Tauben, Kanarienvögeln gelegentlich an den Menschen.

Viel zu wenig beachtet sind Hautinfektionen mit den Larven der Erntemilben (Trombidien), stecknadelkopfgroßen gelbroten Tieren, die in Gärten, Schrebergärten, aber auch auf Wiesen, z.B. Badeplätzen, manchmal in Scharen vorhanden sind, an Blumen und Sträuchern, besonders an Stachelbeeren lebend. Diese sog. „*Trombidiosis*" ist dadurch gekennzeichnet, daß einige Stunden nach der Arbeit im Garten heftig juckende strophulusartige Knötchen auftreten, mehr oder weniger erhaben je nach der individuellen Reaktion der Haut, und zwar vor allem an den Stellen, wo Kleidungsstücke fest anliegen: also unter Strumpfbändern, unter Druckstellen von Schlupfhosen und Unterhosen u. dgl. Gelegentlich kann man die Milbe noch saugend an der Haut hängen sehen; meist, spätestens binnen 2 Tagen ist sie aber abgefallen. Therapie: Mentholtrockenpaste. Prophylaktisch: festschließende Ärmel, Stiefel; Abreiben mit 3% Sagrotanlösung, 5% Xylolvaseline oder DDT Puder (s. S. 309) nach Beendigung der Gartenarbeit.

Milben in Mehl, in getrockneten Früchten (z.B. Pflaumen) können gelegentlich bei Personen, die in Kolonialwarenhandlungen tätig sind, auf die Arme übergehen („*Krämerkrätze*"); Milben in Getreide, Gerste, Bohnen, Mais u. dgl., besonders in verdorbenem Zustand, können beim Transport, z.B. bei Sackträgern, heftige Erscheinungen verursachen (meist an Hals, Brust und Rücken). Da — außer der Krätze — alle diese Milben aber nicht in der menschlichen Haut zu nisten vermögen, bilden sich nur mehr oder minder starke, einige Tage dauernde urtikarielle Knötchen, die rasch wieder abheilen, wenn Neuinfektionen nicht immer wieder einen Nachschub der Hauterscheinungen unterhalten. Therapie: Mentholtrockenpaste, Stärkebäder s. S. 89.

Zecken (Holzböcke) befallen die Haut anläßlich eines Waldspazierganges. Der Stich selbst ist schmerzlos. Der Parasit, der sich tagelang an der Haut dick saugt und bis bohnengroß wird, wird meist zufällig entdeckt. Man hüte sich, ihn gewaltsam auszureißen, weil sonst seine Mundwerkzeuge in der Haut zurückbleiben und Entzündungen verursachen. Man betupft ihn also vorsichtig mit einem noch heißen — nicht brennenden — Streichholz am Hinterleib, damit er rasch losläßt, oder verschließt ihm seine Luftröhren mit einem dicken Vaselinsalbenverband (Hansaplast) oder mit Öl, worauf er nach einiger Zeit, oft erst nach Stunden, sich loslöst. Ist der Kopf dennoch zurückgeblieben, so wird die Stelle durch Galvanokaustik oder Elektrokoagulation zerstört.

Nicht immer sieht man die Zecke selbst mehr, sondern als Reaktion auf eine Infektion durch kranke Zecken ein Erysipeloid, eine über Wochen und Monate langsam wachsende Hautrötung (*Erythema chronicum migrans*), in der Mitte bereits blaugrau abgeblaßt, mit stärker roten Rändern. Auch mehrere Herde können sich bilden, die bogig aneinander stoßen. Behandlung: Am einfachsten Prontosil, einige Behandlungsstöße mit 1 Woche Pause; lokal kräftige Ultraviolettlichtbestrahlungen mit der Kromayerlampe; äußerstenfalls Injektionen von Rotlaufserum (Gefahr des Serumexanthems).

Die wichtigste Hauterkrankung durch Insekten ist für den Menschen die **Verlausung**: die länglichen *Kopfläuse* befallen die Kopfhaare, und zwar meistens die des Nackens; äußerstenfalls die Augenbrauen und Wimpern. Die ähnliche Kleiderlaus (gefährlich als Überträger von Fleckfieber) nistet in den Nähten der

Kleider und der Unterwäsche. Die runde Filzlaus klammert sich in die Haut der Pubes ein, aber auch der Achselhöhlen, der Oberschenkel, des Gesäßes, des Bauches, wenn diese Stellen behaart sind; außerdem kommt sie an den Augenwimpern vor.

An Läuse muß man bei jedem Jucken der Kopfhaut denken. Hebt man seitlich am Nacken die Haare hoch, so findet man die charakteristischen Nissen, die man von seborrhoischen Schüppchen dadurch unterscheiden kann, daß sie an den Haaren festsitzen; nötigenfalls kann man sie mikroskopisch bestätigen. Die Anwesenheit von Nissen genügt zur Diagnose; Läuse selbst findet man nur bei starker Verlausung. Nässende und krustöse Pyodermien auf dem Kopf, wodurch die Haare zusammengebacken werden, Schwellung der Occipitaldrüsen, superinfizierte Scheuerekzeme oder Furunkel auf dem Nacken und sogar auf den Schultern laufen häufig neben einer Kopfverlausung her.

Zur Beseitigung der Kopfläuse dient das Kupferöl Cuprex, 25—50 ccm in das Haar einreiben und 2 Stunden bis eine Nacht einwirken lassen. Dann Kopfwäsche mit Seife und Boraxlösung (1 Eßlöffel auf 2—3 l warmes Wasser). Bei stark nässenden Hautstellen läßt man zunächst jeden Abend mit Zephirol (1 Teelöffel auf 1 l warmes Wasser) den Kopf waschen und eine Präcipitatsalbe auf die Kopfhaut einreiben:

Hydrarg. praecip. alb. 5 / Adip. Lanae 60 / Ol. Oliv. ad 100.

Die Cuprexkur wird nach 8 Tagen vorsichtigerweise wiederholt, um in der Zwischenzeit aus Nissen ausgeschlüpfte Läuse auch zu vernichten.

Ein hervorragendes Mittel ist DDT Pulver, das das Nervensystem aller Insekten (nicht die Eier) vergiftet. In Paral, Lauseto, Scherings Läusemittel, Multocid. Ähnliche Kontaktinsektizide: Jacutin-Puder, Pultox (tötet auch die Nissen). Mehrmals alle 8 Tage einreiben.

Reizerscheinungen im Nacken und auf den Schultern heilen unter 5—10% Dermatol- oder 5% Schwefeltrockenpaste. Die Occipitaldrüsenschwellungen heilen von selbst.

Nissen werden mit einem feinen Kamm, dessen Zähne mit Watte beschickt sind, ausgekämmt; sie lösen sich in heißem Essig oder in

Acid. acetic. 25 / Äther 20 / Spiritus ad 100,

mit welcher Flüssigkeit man den Kamm befeuchtet.

Kleiderläuse bedingen Jucken am Körper, man findet meist zerkratzte Knötchen und charakteristische Kratzstriemen mit folgenden Pigmentierungen. Gegenüber Krätze ist auch der Rücken befallen, aber nicht die Hände. Die Diagnose wird bei Verdacht durch Absuchen der Wäsche- und Kleidernähte, auch der sog. Brustbeutel gestellt.

Behandlung: Reinigungsbäder; 1% Mentholtrockenpaste oder Mentholsalbe (Menthol 1 / Eucerin c. aq. / Past. Zinci ana ad 100). Sterilisation der Kleider. Zur Prophylaxe wird empfohlen: Tragen von Seidenwäsche, heißes Ausbügeln der Kleidernähte, DDT Puder (s. oben).

Filzläuse können durch Geschlechtsverkehr, aber auch auf dem Abort erworben werden. Bei jedem Jucken am Genitale muß nach ihnen gefahndet werden, man findet entweder die in die Haut eingekrallten schwärzlichen Phthiri oder einzelne Nissen an den Haaren.

Behandlung: Einreiben mit Cuprex abends, morgens Seifenwaschung; Wiederholen nach einer Woche. Ebenso: Morpional, eine Pyrethrinlösung (aus Insektenpulver) oder DDT Puder.

Graue oder eine sonstige Quecksilbersalbe ist wegen Gefahr einer Dermatitis zu unterlassen; bei Filzläusen und gleichzeitigen erheblichen Hautveränderungen,

z. B. intertriginöser Dermatitis, wird 30% Kalomelpuder mit Talk empfohlen; 4 Tage lang ohne abzuwaschen einpudern. Filzläuse an den Augenwimpern werden bei geschlossenen Augen mit einem mit Cuprex angefeuchteten Wattebausch 1 min lang betupft; die Läuse befinden sich dann auf dem Wattebausch; eine geringe Reizung heilt von selbst ab. Oder man bestreicht die Wimpern mit 10% Quecksilberpräcipitatsalbe.

Stiche von Insekten, die nur zur Nahrungsaufnahme den Menschen aufsuchen, sind gelegentlich die Veranlassung zu Hauterscheinungen. Die Stärke dieser Erscheinungen aber ist immer individuell; die Erscheinungen und die Beschwerden treten manchmal erst nach Stunden auf.

Wanzenstiche sind zu vermuten, wenn morgens der Patient mit juckenden Quaddeln befallen aufwacht, und zwar an den Füßen, Fußgelenken, Handgelenken, am Hals und an der Stirn, also an den freigetragenen Hautstellen. Die Quaddeln, manchmal sogar die Hautschwellungen, dauern einige Tage an.

Behandlung: Einreiben mit Panthesinbalsam oder Nupercainal c. Menthol. Der Nachweis der Wanzen, die gelegentlich auf weiten Wegen aus entfernten Wohnungen kommen, ist nicht immer leicht; das Interesse des Patienten, sie zuzugeben oder aufzufinden, ist verschieden stark. Er muß sich dazu ins Bett und im Dunkeln auf die Lauer legen (bei Licht bleiben die Wanzen aus), bei den ersten Stichen wird dann das Licht angedreht und das Bett schnell entfaltet; die Wanze ist sonst rasch in einer Bettritze verschwunden.

Stiche von Mücken sitzen meist an den Beinen und an den Unterarmen, besonders bei Frauen und Kindern. Die Stiche erfolgen oft bereits abends im Freien, werden aber erst morgens als juckende Erscheinungen gemerkt. Die Hauterscheinungen bestehen in braunroten juckenden Papeln, an den Beinen gelegentlich auch in Blasen bis zu Kirschgröße, die nachträglich vereitern können. Behandlung mit Schwefelmentholtrockenpaste:

Sulf. praecip. 5 / Zinc. oxydat. / Talc. ana ad 50 / Menthol 1 / Glycerin / Spiritus dilut. ana ad 100.

Stiche von *Bienen, Wespen* können gelegentlich außerordentlich starke quaddelartige Reaktionen hervorrufen. Der Bienenstachel, der in der Stichwunde verbleibt und durch Kontraktionen noch minutenlang seine Giftblase entleert, wird möglichst bald entfernt. Dauer der Entzündung bis zu mehreren Tagen. Behandlung: Einreibungen mit Panthesinbalsam, Nupercainal c. Menthol, außerdem kühlende feuchte Umschläge. Bei starken urtikariellen Schwellungen, die im Mundgebiet gelegentlich lebensbedrohlich sind: intravenöse Kalkinjektionen.

14. Dermatomykosen (Pilzflechten).

Auf der Haut befinden sich zahllose Schimmel-, Faden- und Sproßpilze, einige unter ihnen sind pathogen. Von den Fadenpilzen bezeichnet man als Trichophytonpilze diejenigen, die imstande sind, die Haare zu befallen, nebenbei allerdings auch die Epidermis; es gibt mehrere Trichophytonarten, die sich durch ihr verschiedenes Wachstum in Kulturen (auf pepton- und zuckerhaltigen Nährböden) unterscheiden; sie erzeugen die Trichophytie. Mikrosporien nennt man Haarinfektionen, bei denen man nicht wie bei den Trichophytien mikroskopisch auch Mycelfäden findet, sondern nur Haufen von kleinen Sporen. Die Epidermophytien werden durch Pilze hervorgerufen, die nur die Epidermis, nicht die Haare befallen können. Von Favus spricht man, wenn die Pilze (Achorionpilze) imstande sind, sichtbare Riesenkolonien auf der Haut zu bilden (sog. Scutula).

Sproßpilze vermehren sich durch Knospung, lediglich durch Knospung (Blastomyceten, Hefepilze) oder sie bilden auch Mycelfäden (Soor); die durch sie entstehenden Hauterkrankungen sind die Blastomykosen und die Soormykosen. Die Pityriasis versicolor wird durch das Microsporon furfur verursacht, das den Soorpilzen nahesteht.

Blastomyceten befallen aber auch gelegentlich nicht nur die Haut, sondern auch tiefere Gewebe und innere Organe und bedingen lokale oder metastatische Geschwüre oder Geschwülste; ähnliche schwere Erkrankungen entstehen durch Sporotrichonpilze (ebenfalls mehrere Arten, kulturell unterscheidbar; die Erkrankung heißt Sporotrichose), und durch die Actinomycespilze, die Erreger der Aktinomykose.

Diesen Actinomycespilzen steht der Erreger des Erythrasma, das Microsporon minutissimum, nahe.

Auch die Schimmelpilze und viele andere Pilze können gelegentlich einmal pathogen werden, sowohl in unserem Klima wie besonders in den Tropen.

Antimykotica. Pilztötende Mittel sind einmal aus der praktischen Erfahrung gefunden, dann von einer rührigen Industrie erfunden und dem Arzt zum Versuch angeboten worden und neuerdings erst durch systematische Untersuchungen, meist an Pilzkulturen, experimentell begründet; aber auch hier kommt es nicht nur darauf an, ob sie bereits in minimalen Spuren auf Kulturen wirken, sondern ob die Mittel für die Haut reizlos sind und in die Epidermis gut einzudringen vermögen. Bei der Unzahl der vorhandenen Mittel können nur die wichtigsten und bereits erprobten angeführt werden:

Jod in der offizinellen 10% Jodtinktur oder auch ausreichend in einer 3% verdünnten Jodtinktur ist ein altbekanntes und bewährtes Mittel; man wendet es 3—4 Tage lang täglich an, dann fängt man eine evtl. Reizung durch Zinksalbe ab, bevor man das Jod wiederholt.

Schwefel als Salben und Puder, wirkt auch juckstillend (bei Epidermophytie); gelegentlich Reizungen.

Teer zu Salben (mit Schwefel) oder 5% in Spiritus-Äther; geringe fungicide Wirkung, ausgezeichnete Juckstillung.

Chrysarobin hat auf die Pilze selbst nur eine geringe Wirkung, ist aber bewährt bei den Pilzaffektionen der Haut: in Salbe 1—3%. Ähnlich Anthrarobin.

Benzoesäure (s. S. 108) in Benzoetinktur: Vorhanden in Arningscher Tinktur (neben Anthrarobin), in Tct. balsamica, in Besamattinktur; in Whitfieldscher Salbe. Ebenso der Oxybenzoesäureester Nipasol.

Hexylresorcin in Hexyllin; Salbe s. S. 118.

Undecylensäure gehört zu den Fettsäuren, die im Kopfhaarfett der Erwachsenen vorhanden sind und auf die man die Immunität der Erwachsenen gegen pilzbedingte Haarinfektionen zurückführt im Gegensatz zu Kindern. Enthalten in Mycotin (Frankfurter Arzneimittel GmbH.), gleichzeitig mit der hornlösenden Thioglykolsäure (s. S. 219); Salbe und Lösung (diese enthält noch Hexylresorcin).

Quartäre Ammoniumbasen (wie Zephirol, Quartamon, Zid) haben sich als gut fungicid erwiesen; in Myxal (Thomae, Biberach), Lösungen, Puder und Salbe.

Novex, ein Diphenylsulfidderivat, Salbe, Puder und Lösung, gleichzeitig gegen Streptokokken.

V 741, ein dem Tuberkulosemittel Conteben (DOMAGK) nahestehendes Präparat (Bayer); Lösungen von 0,1—5%. Nicht gleichzeitig mit Seife.

Dibromsalicil in DBS-Salbe, Lösung oder Puder (Braun, Melsungen); gleichzeitig gegen Kokken.

Antiphytin (Leuna-Werke) in Salbe, einfach und „forte", in Lösung; enthält Phenol, Salicylsäure, Teer und Thioformol, ein organisches Polysulfid.

Weitere empfohlene Präparate sind Phebrocon-Serol (Phenolderivate, Benzoesäure), Mykopan (Kupfercarbonat), Purr (früher Fungid; mit Phenol und Benzoesäure) u. a.

Trichophytie und Mikrosporie. Trichophytonpilze vermögen die Haare und die Haarbälge zu befallen, ebenso die freie Epidermis.

Der *behaarte Kopf* wird bei Kindern ergriffen, so gut wie nie bei Erwachsenen. Es bilden sich kahle, wenig entzündete Flecken, die mit Schuppen belegt sind; in den Schuppen stecken abgebrochene Haare. In den Haaren findet man mikroskopisch Pilze (auf einem Objektträger wird ein Tropfen 20% Kalilauge mit mehreren Haaren beschickt, ein Deckglas aufgelegt und das Präparat vorsichtig erwärmt, ohne daß größere Blasen aufsteigen. Schließlich zerdrückt man durch einen Druck auf das Deckglas die Haare, stellt mit schwacher Vergrößerung ein und erkennt bei stärkerer Vergrößerung scharf konturierte lichtbrechende Sporenketten und Fäden; Vorsicht vor Irrtümern durch Leukocytenhaufen).

Bei der Mikrosporie — die auch nur Kinderköpfe befällt (meist mit Ausnahme der Rothaarigen, die dickeres und festeres Haar zu haben pflegen) — bilden sich ebenfalls kahle schuppende Flecken, die Haare sind gleichmäßig bereits im Hautniveau abgebrochen („Stoppelfelder"). Mikroskopisch sieht man in und an den Haarstümpfen Haufen kleiner Sporen.

Differentialdiagnostisch: Alopecia areata zeigt keine Schuppen, die Haare sind alle oder fast alle ausgefallen; mikroskopisch keine Pilze. Andere Prozesse (Erythematodes, Alopecia atrophicans) sind chronisch, entwickeln sich langsamer und führen zu Narben.

Neben den oberflächlichen Herden bilden sich — häufiger bei der Trichophytie als bei Mikrosporie — gelegentlich *tiefe Herde*, die Form des sog. Kerion Celsi. Das sind schwappende Anschwellungen, die sich wie ein Luftpolster anfühlen; incidiert man sie — also nach Chirurgenart mit Kreuzschnitt —, so tritt kein Absceß zutage, aber aus den Haarbälgen kommt tropfenweise der Eiter hervor. Die Haare fallen von selbst oder auf Zug leicht aus. Sind die Herde kahl, heilen sie mit der Zeit, in einigen Wochen, von selbst. Später wachsen die Haare wieder nach.

Die *Behandlung der oberflächlichen Formen* besteht zunächst in einer Epilation, d.h. in der Entfernung der erkrankten Haare; denn die in den Haaren oder Haarbälgen befindlichen Pilze sind für unsere pilztötenden Mittel meist unerreichbar.

Die Epilation kann manuell erfolgen mit der Epilationspinzette; das ist bei ausgebreiteten Stellen mühsam — wird es geschickt und schnell gemacht, ist es nicht einmal so schmerzhaft. Aber wir müssen *zuverlässig* alle kranken Haare entfernen, und mit dem bloßen Auge lassen sich die bereits befallenen Haare von den gesunden nicht unterscheiden. Das gelingt jedoch im dunklen Ultraviolettlicht; in diesem fluorescieren die erkrankten Haare resedagrün oder grünweißlich auf, sie sitzen dann nicht nur im Herd, sondern auch in vereinzelten Exemplaren um den Herd verstreut. Ist die Erkrankung noch nicht ausgebreitet, kann man bei diesem Licht mit der Hand in einigen Sitzungen alle kranken Haare sicher entfernen. (Zu diesem Fluorescenzlichtverfahren braucht man eine Ultraviolettlichtquelle, am besten eine Kromayerlampe, und ein Filter — WOOD-Filter —, das lediglich langwelliges Ultraviolettlicht passieren läßt; ein solches Nickeloxydglasfilter [Dunkel-UV-Glas UG 4 von Schott, Jena] wird vor dem Lampenfenster befestigt; Filter sind erhältlich als Diagnoseansatz für die künstliche Höhensonne oder auch für die Kromayer-Quarzlampe bei der Quarzlampenfabrik Hanau. Auch Osram und Philips stellen derartige Fluorescenzlampen her; sie gleichen gewöhnlichen Glühbirnen und bestehen aus violettem Spezialglas; nach Vorschalten einer Drosselspule funktionieren sie bei 220 Volt Wechselstrom.

Die Untersuchung muß wegen der schwachen Fluorescenzerscheinungen unter Ausschluß des Tageslichtes vor sich gehen.)

Hat man keine Möglichkeit, die erkrankten Haare gesondert zu erkennen, so muß man grundsätzlich die gesamte Kopfbehaarung entfernen.

Das gelingt durch eine einzige Röntgenbestrahlung, wenn sie sachgemäß ausgeführt wird (s. S. 139), deren einzelne Felder jedoch, um unschädlicher zu sein, auf mehrere Tage verteilt werden können. Die Haare beginnen in 14 Tagen auszufallen oder sie lockern sich wenigstens derart, daß sie leicht mit den Fingern ausgezogen werden können. Gerade die erkrankten Haare haben oft die Neigung, am wenigsten spontan auszufallen; sie müssen jedoch unter allen Umständen restlos, nötigenfalls mit der Pinzette entfernt werden.

Da etwa in 1½—2 Monaten die Haare wieder zu wachsen beginnen, darf unter keinen Umständen die Zwischenzeit verpaßt werden, um alle Haare zu beseitigen; bleiben kranke Haare bis zum Nachwuchs zurück, so können sich die neuen Haare wieder infizieren.

Eine andere Möglichkeit der Epilation, die aber nur in Ausnahmefällen (Massenepidemien; Fehlen von Röntgenapparaten; schwachsinnige Kinder, die nicht während der Bestrahlung zur Ruhe zu bringen sind) angewandt werden soll, ist durch die Verabreichung von Thalliumacetat gegeben. Man verabfolgt Thallium aceticum oxydulatum purissimum, und zwar genau 8 mg je kg Körpergewicht, nüchtern einmalig in Zuckerwasser (im Handel Tabletten von Kahlbaum-Schering zu 0,1; 0,01; 0,001); nicht über 300 mg. Nebenerscheinungen: Gelenkschmerzen, Magendarmstörungen, Hautausschläge; vereinzelt Todesfälle, aber meist bei Erwachsenen. Deshalb nur bei Kindern unter 12 Jahren anzuwenden, die das Mittel anscheinend besser vertragen. Beginn des Haarausfalls in 12—14 Tagen, Neuwuchs in durchschnittlich 1½ Monaten. Keine Wiederholung vor 3 Monaten.

Außer der Epilation ist weiter eine desinfizierende Behandlung üblich. Diese braucht allerdings erst einzusetzen, wenn die Epilation vollzogen ist; an die infizierten Haare reichen unsere Mittel meistens doch nicht. Daraus geht auch hervor, daß keine dieser Maßnahmen das Versäumnis ausgleichen kann, das durch das Nichtentfernen kranker gelockerter Haare entsteht. In den ersten 14 Tagen nach einem Epilationsverfahren beschränkt man sich also nur auf einen festen Verband, der die Verstreuung infizierter Haare verhütet. Der Verband besteht am besten aus Gipsbinden, die naß in Form einer Mitra Hippocratis angelegt werden; nach Trocknen ergibt sich eine abnehmbare feste Kopfkappe, mit deren Abnahme zu gegebener Zeit (etwa 18 Tage nach der Bestrahlung) die meisten Haare schon entfernt werden. Ist das geschehen, so wird in den nächsten 2 bis 3 Wochen energisch und bis zum letzten Haar epiliert. Der Arzt muß in dieser Zeit den Patienten häufig selbst kontrollieren (womöglich im Dunkelultraviolettlicht).

Sind die Haare hinreichend gelichtet, wird der kahle Kopf behandelt: zur Entfernung der Schuppen mit Salicylsalbe (Salicylöl s. S. 119 oder Acid. salicyl. 1—2 / Ungt. lenient. ad 100). Außerdem Waschungen mit warmem Wasser und Seife. Zur Desinfektion reicht 3% Jodtinktur aus, tägl. 1mal, 4 Tage lang; dann 4 Tage Pause. Außerdem tägl. eine 5% Schwefelsalbe oder Novexsalbe. Bei Reizungen 5% Dermatolzinksalbe. Die Kopfkappen sind nach Entfernung der Haare zu wechseln. Versagt die Behandlung, so kann die Röntgenepilation 3—4 Monate nach der ersten Epilation in gleicher Weise wiederholt werden.

Natürlich ist die Epilation, sei es mit Röntgenstrahlen, sei es mit Thallium noch keine ideale Lösung der Behandlung der Trichophytie bzw. Mikrosporie der Kinderköpfe; beide Epilationsverfahren setzen große technische Übung und

Sorgfalt voraus, um Schädigungen auf ein Mindestmaß herabzudrücken. Es wäre deshalb zu begrüßen, wenn es sich bewahrheiten sollte, daß einige neuere Antimykotica Mikrosporie auch ohne Epilation zu heilen imstande sind; ermutigende Erfolge sind von Myxal (1% Lösung) gesehen und von V 741 (2—3mal tgl. 5% Lösung); übrigens auch von Tyrothricin ($1^0/_{00}$ Lösung in Aceton-Alkohol).

Die *Behandlung der tiefen Formen* (*Kerion Celsi*) ist einfacher. Auch hier ist eine Epilation zweckmäßig, aber sie gelingt leicht, da die Haare für gewöhnlich schon locker sind; sie werden also alle von Hand mit der Pinzette entfernt. Ist das zu schmerzhaft, so wird sie nach und nach vorgenommen oder im Anschluß an eine Wärmebestrahlung, z. B. mit Solluxlampe.

Daneben sind feuchtwarme Umschläge das Mittel der Wahl. Mehrfach am Tage sollen feuchte Umschläge mit essigsaurer Tonerde-Alkohol (Liq. Alumin. acetici 25 / Spiritus ad 100. D. S. mit gleichen Teilen Wasser verdünnen) oder mit 1% Resorcinlösung vorgenommen werden; über die feuchten Umschläge Heizkissen, Wärmflaschen, Kamillen- oder Leinsamensäckchen. Abwechselnd mit den feuchten Umschlägen desinfizierende Salben, z. B. Dibromsalicilsalbe, 5% Präcipitatzinksalbe, 0,5% Rivanolzinksalbe. Innerlich Sulfonamidstöße, nicht gegen die Pilze, aber gegen die meist vorhandene Begleitinfektion.

Von physikalischen Verfahren sind Wärmebestrahlungen, z. B. mit der Solluxlampe, tägl. etwa 20 min, von ausgezeichneter Wirkung.

Röntgenbestrahlungen sind zu Epilationszwecken unnötig, da, wie erwähnt, die erkrankten Haare bereits gelockert sind und sofort — ohne erst 14 Tage zu warten — entfernt werden können. Eine Epilation aller Haare ist ebenfalls unnötig, da die erkrankten Haare deutlich erkennbar sind, weil sie in den vortretenden Knoten stehen. Aber die Röntgenbestrahlung ist dennoch vorteilhaft, nämlich zur schnellen Einschmelzung der Infiltrate. Die Dosen sind die der Entzündungsbestrahlung, also 100—150 r, 1—2 mm Al HWS, 2—4mal in Abständen von 8—10 Tagen. Bei stärkeren Einzeldosen — etwa 300—400 r — kann es zu heftigen Reaktionen kommen und zu einer dauernden Kahlheit der knotig befallenen Herde.

Bei der tiefen Trichophytie ist auch eine spezifische und unspezifische Reizkörpertherapie angebracht. Entweder man verabfolgt (am Unterarm) Trichophytin intracutan 2—3 Quaddeln zu 0,1 ccm zuerst in einer Verdünnung von 1:20 (frisch mit Wasser bereiten), steigend bis 1:3, alle 5—8 Tage. Oder man verabfolgt das unspezifische 10% Olobintin, intramuskulär 0,5—2,0 ccm steigend, alle 5—8 Tage; ebenso 4—6 ccm frische abgekochte Milch.

Die Prognose der tiefen ist besser als die der oberflächlichen Trichophytie, die unter Umständen monate- und jahrelang bestehen kann; eine tiefe Trichophytie heilt in etwa 6 Monaten auch bereits von allein aus. Die starke Abwehrfähigkeit bei der tiefen Trichophytie erklärt sich dadurch, daß sie meist durch Trichophytonpilze bedingt wird, die eigentlich Pilzflechten bei Tieren hervorrufen, von denen der Mensch sie fängt. Die reaktionslosen oberflächlichen Haartrichophytien werden dagegen durch dem Menschen angepaßte Pilze veranlaßt.

Die Barttrichophytie ist hauptsächlich eine Erkrankung der Männer, die mit Vieh zu tun haben. Sie häuft sich in den ersten Frühlingsmonaten. Wenn sie auch als oberflächliche Form beginnt (Kreise aus Schuppen, die sich rasch vergrößern), so geht sie doch bald in die Tiefe; dann entstehen schmerzhafte Knoten, oberflächlich nässend, mit Eiterungen aus den Haarbälgen. Befallen ist der Bart am Hals, am Kinn, an der Wange, aber so gut wie nie der Schnurrbart. Auch der Nacken kann erkrankt sein mit Herden, die dann in die Kopfhaare reichen; sonst bleibt der Kopf verschont.

Die Behandlung entspricht völlig der oberflächlichen bzw. der tiefen Kopftrichophytie. Oberflächliche Formen: verdünnte Jodtinktur oder sonst ein Antimykoticum. Tiefe Formen: manuelle Epilation, heiße Umschläge, Wärmebestrahlung, Röntgenbestrahlungen in kleinen Dosen, Reizkörpertherapie. Gegen die Begleitinfektion Sulfonamide.

Differentialdiagnostisch: Haarbalgentzündungen durch Staphylokokken sind ausgedehnter, nicht umschrieben knotig. Syphilitischer Primäraffekt des Kinns: harte auffallend schmerzlose Schwellung, meist Einzelherd; einseitige starke Schwellung einer Submaxillarlymphdrüse; Dunkelfelduntersuchung ergibt Spirochäten.

Die Trichophytie der unbehaarten Haut spielt sich meist oberflächlich ab. Verdächtig auf eine solche Trichophytie sind Herde, die sich rasch ausdehnen und „Streuungen“ machen, d. h. in der Nachbarschaft neue Herde setzen, entsprechend den herabfallenden Schuppen, also bodenwärts. Die Herde selbst bestehen entweder nur aus Schuppen oder aus Rötungen mit einem Bläschenkranz oder aus leicht verdickten Hautflecken, in denen einzelne Eiterpusteln zu erkennen sind, die aber nicht das Niveau der Haut überragen (bei Einölen mit Paraffinöl gut erkennbar). Der Verdacht kann durch mikroskopische Untersuchung bestätigt werden; in den Schuppen, in den Bläschendecken finden sich fast stets Pilze; in den Eiterpusteln befinden sie sich auch, aber sind nur durch die Kultur nachzuweisen. (Bei der Pilzuntersuchung helle man die Schuppen in erwärmter 20% Kalilauge auf und warte, bis die Epidermis gelatinös wird. Die Pilzfäden werden dann immer deutlicher; sie sind doppelt konturiert, die Zellgrenzen sind dagegen einfache Linien. Oft findet man erst unter mehreren Schuppen eine, die verpilzt ist.)

Die Herde sitzen meist am Hals, an der Brust oder am Rücken, wo infiziertes Material — meist beim Striegeln der kranken Rinder — in das Hemd hineingefallen ist. (Bei Rechtshändern also an der rechten, bei Linkshändern an der linken Halsseite.) Auch Katzen, die sich an den Hals schmiegen, verbreiten oft Trichophytie. Sonst Übertragung durch gemeinschaftlich benutzte Wolldecken.

Behandlung: 3% Jodtinktur tägl. 1mal, 4 Tage lang. Gleichzeitig nach der Bepinselung eine Trockenpaste (Esiderm) oder eine Zinkpaste. Nach 4 Tagen ist bisweilen eine Reizung eingetreten, die oft als Verschlimmerung der Trichophytie angesehen wird. Es ist dann falsch, intensiver weiterzubehandeln; grundsätzlich muß hingegen einige Tage nur mit Trockenpaste oder Zinksalbe behandelt werden, bis jede Reizung verschwindet. Nach weiteren 4—5 Tagen beginnt die Jodpinselung dann von neuem; die Behandlung wiederholt sich in gleicher Weise. Statt Jodtinktur verwendet man auch im Gesicht:

Acid. salicyl. 3 / Hydrarg. bichlorat. 0,5 / Spiritus dilut. ad 100.

Besteht Überempfindlichkeit gegen Jod oder Quecksilber, eines der S. 311 angeführten Antimykotica.

Bei ausgedehnter Erkrankung des Körpers ist Salbenbehandlung gelegentlich praktischer, z. B. mit 5% Schwefelzinksalbe, Novexsalbe, Phebrocon-Serol u. a.

Die Trichophytie der Hände bietet besondere Bilder: Auf dem Daumenballen bestehen Anschwellungen mit eingelagerten Pusteln; in der Hohlhand kommt es zu kreisförmig fortschreitenden Prozessen, bei denen am Rand entweder trockene Schuppen sitzen — oft auf blaurotem Grund — oder Bläschen auftreten (erst der mikroskopische Nachweis der Pilze klärt die Diagnose dieser Herde auf, die klinisch von Ekzemen oder Pyodermien oft nicht zu unterscheiden sind).

Behandlung: Pinselung mit 5—10% Jodtinktur oder mit ARNINGscher Tinktur (s. S. 101); darauf 5—10% Schwefeltrockenpaste oder Schwefelzinksalbe. Ebenso Hexyllinsalbe (s. S. 118), Mykotin, Myxal u. a.

Hartnäckige Herde werden mit Chrysarobinsalbe verbunden (1—2%); äußerstenfalls wird durch eine 5—10% Chrysarobinzinksalbe, einige Tage verwandt, bewußt eine Reizung gesetzt, mit deren Abheilung unter indifferenten Pasten dann auch die Trichophytie abheilt.

Die **Trichophytie der Fingernägel** beginnt mit der Einlagerung grauer oder gelber Flecken im Nagel, der sich dann verdickt, aufsplittert und abbröckelt. Häufig sind nur einzelne Nägel befallen; der mikroskopische Pilznachweis in abgekratzten Nagelspänen ist leicht. Die Dauer der Erkrankung beträgt Jahre, und auch die Therapie muß monate-, wenn nicht jahrelang durchgeführt werden, bis ein Erfolg erreicht wird, der aber von vornherein nicht immer zu garantieren ist.

Am schnellsten wirksam ist die chirurgische Entfernung des ganzen Nagels in Lokalanästhesie (wobei aber nicht durch Auskratzen des Nagelbettes eine Mißbildung des neu wachsenden Nagels riskiert werden darf). Wenn auch gelegentlich die Abtragung des Nagels zur Beseitigung der Trichophytie genügt, ist dennoch nie eine desinfizierende Behandlung während des Neuwachsens zu versäumen, da sonst Rückfälle vorkommen können. Diese Behandlung besteht in lokalen Bädern in heißer Oxycyanatlösung (0,1%), 1—2mal tägl. 10 min; über Nacht werden dann kleine Wattebäuschchen, die mit fungiciden Mitteln getränkt sind, aufgelegt, z. B. mit Novex oder mit V 741 1% oder Dibromsalicil oder mit verdünnter Lugolscher Lösung:

Tct. Jodi 3 / Kal. jodat. 1 / Aq. ad 100.

Diese Wattelagen werden mit Stückchen wasserdichten Stoffs und Leukoplast an den erkrankten Fingerenden befestigt.

Entschließt man sich nicht zur Entfernung des Nagels oder sind danach Rückfälle vorgekommen, so muß man sich auf eine lange Behandlung gefaßt machen. Auch hier muß stets durch Abfeilen der oberen Nagelfläche (oder Abraspeln mit einer Fräse, wie sie die Hühneraugenoperateure benutzen) der Nagel möglichst dünn gehalten werden. Auch erweicht man zweckmäßig mit 10% Kalilauge Nagelhäutchen und Nagelrand einige Minuten und spült mit Wasser vor der Behandlung ab. Verband über Nacht mit den obengenannten Mitteln.

Der Aktivität der Therapie wird oft durch eine Reizung der Nagelwälle ein Ende bereitet. Besteht eine Nagelwallentzündung, so sind Röntgenbestrahlungen angezeigt (2—3mal 250—300 r, alle 8—10 Tage); die Trichophytie wird aber durch diese Bestrahlungen nicht beeinflußt.

Differentialdiagnostisch: Psoriasis der Nägel, die jedoch auf Röntgenbehandlung gut anspricht.

Der Favus (Erbgrind) ist nur in einzelnen Gegenden Deutschlands häufig. Er ist dadurch gekennzeichnet, daß seine Erreger, die Achorionpilze, auch auf der Haut makroskopisch sichtbare Kulturen (sog. Scutula = Schildchen) bilden können. Diese Riesenkulturen sitzen dann auf dem Kopf als schuppige oder borkige Massen; betupft man sie mit Alkohol, so erscheinen sie in schwefelgelber Farbe. Der Favuskopf riecht muffig nach Mäusen.

Von der Krankheit werden meist Kinder ergriffen, Familieninfektionen sind häufig. Es bilden sich auf dem Kopf kahle Stellen, die aber von Schuppenkrusten bedeckt sind. Löst man die Schuppen ab (mit Salicylöl, mit Seifenwaschungen), so findet man in der Haut Dellen, in denen die Pilzrasen eingebettet waren; die Ausheilung erfolgt mit Narben, die haarlos bleiben. Ohne Behandlung dauert der Favus meist jahrzehntelang, heilt allerdings beim Erwachsenen von allein aus, und zwar mit Narben, die von einzelnen langen Haaren umrandet sind; ein normaler Haarkranz am Rand des Kopfes bleibt ebenfalls meist übrig. Favus am Körper kann desgleichen mit Scutula einhergehen (z. B. am Scrotum) oder als Trichophytie auftreten: als verdickte bläschentragende Herde. Die Nägel werden ebenfalls befallen.

Die Behandlung des Favus auf dem behaarten Kopf ist die gleiche wie bei oberflächlicher Trichophytie: sorgfältige Röntgenepilation. Die Schuppenkrusten werden vorher durch Salicylölkappen (5 % in Ol. Ricini / Ol. Oliv. ana) und Seifenwaschungen beseitigt. Nach Ausfallen aller Haare — was kontrolliert und dem nötigenfalls nachgeholfen werden muß — 3% Jodtinktur tägl., 4 Tage lang, dann 4 Tage Pause; daneben eine 5% Schwefelzinksalbe, Novexsalbe u. a.

Beim Körperfavus werden alle Scutula nach Erweichung durch Salicylvaseline mit dem stumpfen Löffel ausgehoben; dann Jod oder ein anderes bewährtes Antimykoticum.

Der Nagelfavus bedarf derselben Therapie wie die Nageltrichophytie.

Epidermophytie. Die Epidermophytien sitzen vorwiegend an feuchten, sog. intertriginösen Hautstellen (Leistengegend, Fuß, Zehen); von dort ausgehend können sie allerdings auch die benachbarte Haut befallen.

Die Epidermophytie der Füße ist nach und nach zu einer der häufigsten Hauterkrankungen geworden, die dem Arzt zu Gesicht kommt. Sie sitzt vor allem zwischen dem 4. und 5. Zeh als eine einfache Schrunde oder als eine Schrunde im Winkel einer gequollenen weißlichen oder einer harten verhornten Haut. Außerdem befällt sie die Fußsohle als kleine Bläschen, die gruppenweise auftauchen und bald zu braungelben Flecken eintrocknen. Schließlich können sich diese Herde auch seitlich an den Fußkanten hinauf bis zu den Knöcheln ziehen. Subjektiv besteht mehr oder weniger starkes Jucken, das sich nachts krisenhaft verstärkt. Oft kommt es zu Komplikationen dieser Epidermophytien; Sekundärinfektionen mit Eiterkokken bedingen Pustelbildungen, starke Rötungen und Schmerzen. Lymphdrüsenschwellungen in der Leistengegend treten hinzu. Besonders schmerzhaft ist eine wahrscheinlich durch Streptokokken veranlaßte Sekundärinfektion. Hier kommt es zur Bildung seichter Blasen, vor allem an den Zehenspitzen; nach Abtragen der Blasendecken ist der Wundgrund geschwollen und oft grau belegt. Es besteht Gehunfähigkeit.

Eine zweite Komplikation ist das Auftreten dyshidrotischer Mitreaktionen der Hände und Füße. Hierbei erscheinen während des Bestehens einer Epidermophytie, oft nach unzweckmäßiger Behandlung, Bläschen an den Händen: interdigital an den Fingerkanten, aber auch in den Hohlhänden und auf den Handrücken; ebensolche Bläschen und Blasen treten am gesunden und auch am kranken Fuß auf, und zwar besonders an den Seitenkanten. In allen diesen Hautblüten sind keine Pilze zu finden, wohl aber im ursprünglichen Herd. Über die Entstehung dieser dyshidrotischen Ekzeme s. S. 68; für die Therapie sind sie insofern von Bedeutung, als sie bestimmte reizende Verfahren zur Bekämpfung der Epidermophytie verbieten (z. B. heiße Fußbäder).

Die Prognose der Epidermophytie ist gut, was die Beseitigung des vorhandenen Krankheitsprozesses betrifft, und schlecht, was die Freiheit von Rückfällen angeht. Die Epidermophytie befällt nämlich Personen mit feuchten Füßen, sei es, daß sie leicht schwitzen (auch berufsbedingt: Vulkaniseure), sei es, daß sie durch häufiges Baden naß werden (z. B. Schwimmer, Sportler, Bergleute u. dgl.). Auch nimmt man an, daß diese Leute sich in den Badeanstalten und Sportwiesen immer wieder infizieren; auch Reinfektionen durch Schuhwerk, Badeschuhe und Strümpfe, die ja nicht ausgekocht werden, sind wahrscheinlich (nachweisbar halten sich hier Pilze bis zu einem Jahr). Infolgedessen ist dem Kranken, der einmal an Epidermophytie erkrankt ist, vorauszusagen, daß er mit Rückfällen rechnen muß, und zwar infolge der genannten Bedingungen, die zu Neuansteckungen führen können, nicht aber infolge der unzureichenden Wirkung unserer Mittel. Durch prophylaktische Maßnahmen, die jedesmal bei Vorliegen einer Infektionsmöglichkeit — also bereits nach jedem Schwimmbad — durchgeführt werden müssen, kann sich der Gefährdete aber für die Zukunft einigermaßen schützen.

Die Behandlung der Epidermophytien ist verschieden, je nachdem lediglich trockene juckende Stellen — meist chronisch — vorliegen, höchstens mit kleinen Bläschen, oder ob sich bereits — meist akut — größere Blasen oder gar nässende Flächen entwickelt haben; Komplikationen wie Eiterblasen müssen zunächst beseitigt werden, übermäßige Verhornungen werden nebenher berücksichtigt.

Bei der *unkomplizierten mehr chronischen* Form der Epidermophytie beginnt man mit Pinselungen, z. B. mit ARNINGscher Tinktur (s. S. 101), die aber die Bettwäsche verfärbt und die man deshalb nur morgens anwenden läßt; manchmal stört auch die violette Verfärbung der Haut. Oder man verwendet Tct. Jodi 3%, die farblose Besamattinktur (sie enthält Salicylsäure, Paraoxybenzoesäure, Arnicatinktur) oder Lösungen von Dibromsalicil, Myxal, Novex u. a. Die Pinselungen erfolgen tägl. nur 1mal, nach 4—5 Tagen Einschränkung der Pinselungen auf jeden 2.—3. Tag.

Gleichzeitig werden geeignete Puder (z. B. Teer-Sulfoderm-Puder, Borsäure 5% in Talk, Novexfußpuder) oder Trockenpasten verwandt, z. B. Zinnoberschwefeltrockenpaste (s. S. 121). Diese Puder oder Pasten werden 2mal tägl. eingerieben und aufgestrichen; dabei wird zwischen die Zehen eine dünne Schicht Watte gelegt; Rhagaden unter verkrümmten Zehen werden durch kleine Watteröllchen gehoben, die von Zwischenraum zu Zwischenraum gezogen sind. Das Baden ist einzuschränken. Der Fuß ist nötigenfalls kurz mit lauwarmem Wasser abzureiben und gründlich zu trocknen. Bei starkem Jucken ist besonders Tct. balsamica oder Carboneolspiritusäther (Carboneol 5 / Spiritus / Äther ana ad 100) wirksam, nötigenfalls Röntgenbestrahlungen (100—150 r, alle 8 Tage).

Wird dadurch die Haut zu trocken, so verordnet man vorübergehend eine Salbe z. B. Mykotin-, Novex- oder Whitfieldsalbe (s. S. 108).

Ist dagegen die Epidermophytie *akut,* sei es durch Schwitzen oder falsche Behandlung, so empfehlen sich zunächst Bäder in Chinosollösung und die auch fungicide Chinosolsalbe:

Zinc. oxydat. 10—20 / Sol. Chinosol. 1% / Eucerin anhydr. ana ad 100.

Oder:

Vioformii 5 / (Tumenol-Ammon. 5) / Eucerin anhydr. / Past. Zinci ana ad 100.

Diese Pasten müssen auf Leinenstreifen aufgestrichen sein und um jeden einzelnen erkrankten Zeh herumgelegt werden. Pinselungen mit Tinkturen — meist auch zu schmerzhaft — sind jetzt nicht am Platze.

Sind *eitrige Komplikationen* vorhanden, so gehen diese in der Behandlung vor: sie heilen auf lauwarme Zephirolbäder (1 Teelöffel auf 1 l Wasser) und auf Rivanolsalben bald ab. Innerlich Sulfonamide. Bettruhe ist meist erforderlich.

Treten *dyshidrotische Begleiterscheinungen* auf, so sind vor allem heiße Bäder gefährlich; Blasen an den Fußrändern werden eingeschnitten, ihre Flüssigkeit entleert und die Herde mit Dermatol- oder Xeroformzinksalbe verbunden. Vorsicht vor intramuskulären Injektionen, da sie provozieren können. Kein Nicotin, kein Alkohol, keine heißen Getränke; Bellergal zur Beruhigung des vegetativen Nervensystems. Mitbeteiligte Hände werden nicht mit Wasser und Seife gewaschen, höchstens mit Spiritus abgerieben, dazu Fissanöl oder Mollositin und Einpudern (mit Wundpuder!). Sind bereits stärkere Blasenbildungen vorhanden, Umschläge mit Targesinlösungen 0,2%, nötigenfalls intravenöse Injektionen von Calcium. Äußerstenfalls reine Milchdiät, s. S. 181.

Prophylaktisch gegen Rückfälle: nach jedem Baden Füße gut abtrocknen, besonders zwischen den Zehen. Pudern mit Vasenolfußpuder, pulverisierter Borsäure, Teersulfoderm. Desinfizierende Einlegesohlen wie Molinea-Fußhilfe s. S. 129. Pinselungen mit Dibromsalicil, V 741, Purr, Ovis oder Phebroconlösung. Nach Erkrankungen Strümpfe 1 min in 1% Thymol-Brennspiritus tauchen oder über Nacht in 5% Zidlösung legen. Schuhe abends mit Formalin aussprühen oder Wattebausch mit Formalin einlegen, Schuhe dann in Zeitungen einpacken.

Am Körper kommt die Epidermophytie vor allem in der Leistengegend vor. Hier ist sie zu vermuten, wenn gerötete, schuppende, rasch wachsende Stellen erscheinen, die als mehrere Einzelherde auftreten (im Gegensatz zum Erythrasma) und sich nicht über die Leistenbeuge nach aufwärts erstrecken (im Gegensatz zu anderen intertriginösen Erkrankungen wie intertriginöse Dermatitis, Soor, seborrhoisches Ekzem, Psoriasis). Finden sich mikroskopisch Pilze, ist der Verdacht bestätigt. Therapie: 1—3% Jodtinktur, Besamattinktur; Schwefeltrockenpasten.

Durch herabfallende Schuppen können auch Herde an den Oberschenkeln entstehen. Nicht selten ist die Anwesenheit von Epidermophytonpilzen in der Analfalte, wo sie uncharakteristische Entzündungen unterhalten.

Erythrasma. Das Erythrasma befällt für gewöhnlich nur die Innenseite der Oberschenkel, und zwar bei Männern, soweit die Haut des Hodensackes anliegt; bei Frauen ist es außerordentlich selten. Ebenso selten wird es an anderen Stellen (Nabelgegend, unter Hängebrüsten, in den Achselfalten) beobachtet. An den typischen Lokalisationen sitzt das Erythrasma als braungrauer zusammenhängender Fleck, der manchmal etwas stärker gereizt und dann gerötet ist.

Differentialdiagnose zur Epidermophytie siehe oben. Pilze (Erreger: Microsporon minutissimum) findet man bei Erythrasma nur mit besonderen Färbemethoden, z. B. bepinselt man die befallene Haut mit Boraxmethylenblau (5% wässerige Boraxlösung 25 / gesättigte Methylenblaulösung 35 / Aq. dest. ad 100); wischt überflüssige Farbe ab; untersucht abgekratzte Schüppchen in 25% Glycerinwasser; das Microsporon sind dünne zugespitzte gewundene Stäbchen. Findet man dagegen im Kalilaugenpräparat grobe, vereinzelte Pilzfäden, so handelt es sich nicht um Erythrasma, sondern um Epidermophytie.

Behandlung: Pinselungen mit 1% Jodtinktur, ARNINGsche Tinktur (s. S. 101). Einreibungen mit 10% Natriumthiosulfatlösung oder mit einigen Tropfen Resorcinpercutol.

Pityriasis versicolor. Die Pityriasis versicolor sitzt als gelblichbräunliche Flecken am Rumpf, zumeist am Oberleib. Die Flecken können sehr klein sein, aber auch so ausgedehnt, daß die weißen Flecken der gesunden Haut ihrerseits als abnorm erscheinen (die kranke Haut ist jedoch, weil sie in die gesunde einwandert, immer konvex begrenzt). Von den erkrankten Stellen lassen sich Schüppchen abkratzen, manchmal sogar größere zusammenhängende Stücke; in ihnen findet sich — nach Aufhellung in erwärmter Kalilauge der Erreger, das Microsporon furfur (kurze dicke gebogene Fäden, daneben Haufen von Sporen). Häufig bei leicht schwitzenden Personen, z. B. Phthisikern.

Behandlung: Am einfachsten Abreibungen mit konzentrierter Boraxlösung (6%), tägl. 1mal, 6—8 Tage lang. Ebenso 3% Salicylspiritus oder 1% Jodtinktur; ebenso 10—20% Natriumthiosulfatlösung, allein oder mit Nachreiben von 3% Salzsäurelösung. In ausgedehnten Fällen Schwefelbäder (Sulfmutat, Sulfnascen). Bestrahlungen mit Höhensonne oder Sonnenbäder wirken ebenfalls schälend und günstig (nach Sonnenbelichtungen nehmen oft die Herde der Pityriasis versicolor nicht an der Pigmentierung teil und fallen dann als weiße

Flecken auf); in ihnen, solange die Krankheit nicht durch die Bestrahlung geheilt ist, sind Pilze noch nachweisbar (Pityriasis decolorata); nach Heilung bleiben die weißen Flecken allein zurück (Leukoderm).

Prognose: Die Abheilung der Pityriasis versicolor gelingt leicht, aber Rückfälle sind häufig, weil die Patienten gewöhnlich mit der Behandlung bereits aufhören, wenn keine Flecken mehr sichtbar sind; die Pilze sind dann freilich noch nicht immer restlos beseitigt. Deshalb zweckmäßig noch Fortsetzen einer möglichst universellen Behandlung, z.B. durch Schwefelbäder.

Soormykose. Der Soor, der an der Mundschleimhaut kleiner Kinder die weißen Beläge des „Schwämmchens" bildet, findet sich auch häufig auf der normalen Haut; an feuchten intertriginösen Hautstellen kann er Erscheinungen hervorrufen, die manchmal ein charakteristisches Bild bieten. Dabei entstehen zunächst gelbweiße Bläschen mit einer schlaffen Decke, schließlich nach Abreiben der Decke oberflächliche rote, leicht geschwollene Erosionen, die am Rand noch Blasenfetzen aufweisen. Größere Herde kommen hauptsächlich an intertriginösen feuchten Stellen vor; z.B. der Inguinalgegend (besonders stark bei Diabetikern), unter den Brüsten, am Gesäß (besonders bei Säuglingen, die oft naß liegen), zwischen den Zehen (wo sie wie Epidermophytien aussehen), aber auch an den Mundwinkeln (Faulecken, die gelegentlich auch durch Streptokokken bedingt sind) und in ganz auffallender Weise zwischen dem 3. und 4. Finger, seltener auch zwischen dem 4. und 5. oder 2. und 3. Finger, als heftig juckende hochrote, nässende Stellen mit matschigen Rändern, meist bei Waschfrauen, Köchinnen (*„Erosio interdigitalis"*). Bei Schankkellnern, bei Schokoladen- und Pralinenarbeitern kommt es zu chronischen Nagelwallentzündungen, die ebenfalls durch Sproßpilze bedingt sind (hier bewirken Feuchtigkeit und Zucker eine besonders günstige Ansiedlungsmöglichkeit).

Zur Behandlung genügt häufig 1—3% Jodtinktur, ARNINGsche Tinktur (s.S. 101), Schwefelpuder. Bei Säuglingen verordne man einen Zinnoberschwefelschüttel (s. S. 121).

Die Behandlung der inguinalen Soormykose bei Diabetikern ist dagegen schwieriger. Der Diabetes muß mit Insulin bekämpft werden. Lokal Schwefelbäder (Sulfnascen, Li-iL-Schwefelbäder) und Chrysarobinteerpaste (s. S. 273).

Die Behandlung der Erosio interdigitalis ist ebenfalls nicht leicht, besonders wenn die Kranken ihre Beschäftigung in Wasser nicht aufgeben können. Außer Pinselungen mit Jodtinktur, ARNINGscher Tinktur sind Schwefelteersalben (s. S. 275) oder 1% Cignolinpasten nötig in Verbänden über Nacht. Röntgenbestrahlungen wirken juckstillend und heilend.

Bei den Paronychien, die durch schmerzhafte Anschwellungen der Nagelwälle, durch gelegentliche Eiterungen aus dem Nagelfalz gekennzeichnet sind, ist es schwierig, die Desinfizienzien an den Ort der Infektion zu bringen: tägl. 1mal warme 0,1% Oxycyanatbäder der Finger; Einfließenlassen von Tinctura balsamica, 3% Jodtinktur oder von 1% Brillantgrün (s. S. 111) unter den Nagelfalz. Daneben einstreichen von Lanettewachssalbe (s. S. 95). Lokale Röntgenbestrahlungen.

Blastomykose, Sporotrichose und Aktinomykose. Während die Aktinomykose durch ihre eigentümlichen harten blauroten Geschwülste in der Haut (an den Wangen, am Unterkiefer) und durch den mikroskopischen Nachweis der strahligen Actinomycesdrusen oder von Knötchen aus Mycelgeflecht kenntlich ist, gibt es seltene Hauterkrankungen durch Pilze mit Bildung von Knoten und Abscessen, aus denen Geschwüre von chronischem Verlauf entstehen können. Bisweilen sind die Gegenden über Lymphdrüsen bevorzugt (z. B. am Hals), bisweilen setzen sich die Knoten strangartig im Verlauf eines Lymphgebietes (z. B. am Arm, ausgehend von einem Fingerherd) fort. Meist wird an eine colliquative Tuberkulose oder an eine gummöse Syphilis, die allerdings nicht in Beziehung zu Lymphgebieten zu stehen pflegt, gedacht. Kulturell kann man unschwer den Erregerpilz erfassen, der meist zu den Sporotrichen, — gelegentlich aber auch zu nur einmalig vorkommenden Krankheitserregern, — oder zu den Blastomyceten gehört, immer aber ist — auch ohne Erregernachweis bei bloßem Verdacht — therapeutisch ein Versuch mit Jodkali zu machen, tägl. 1—3 g, z. B. Sol. Jodkali 20 : 300, tägl. 1 bis 3mal 1 Eßlöffel. Handelt es sich um eine dieser tiefreichenden Pilzaffektionen, so heilen diese — nach mehrwöchentlicher Behandlung — in der Regel dabei aus (bei Blastomykosen kommt es allerdings gelegentlich zu weiteren Metastasen und auch zu letalen Ausgängen). Will man eine tertiäre Lues ausschalten, so verabfolgt man zunächst Spirocid oder Bismogenol; tritt hierauf in 2 Wochen keine deutliche Besserung auf, wohl aber auf eine anschließende Jodkalibehandlung, so ist eine Mykose wahrscheinlich; aber auch ohne diese Unterscheidung ist dem Patienten jedenfalls geholfen.

Bei der Aktinomykose treten zu der Behandlung mit Jodkali noch weitere Behandlungsverfahren, z. B. Röntgenbestrahlungen, 300—400 r, 2—3 mm Al HWS, mehrmals in Abständen von 4 Wochen. Neuerdings haben sich auch die Sulfonamide wirksam gezeigt, besonders die Pyrimidine (Elkosin, Debenal) und die Additionspräparate z. B. Supronal. Auf Penicillin sprechen nur einige Fälle von Aktinomykose an; Dosen von 200000 I. E. tägl. sind für längere Zeit erforderlich. Am zweckmäßigsten jedoch ist Kombination von Penicillin und den genannten Sulfonamiden.

15. Die Hauttuberkulose.

Entsprechend der Art des Infektionserregers, entsprechend dem Immunitätszustand des Erkrankten, entsprechend dem Weg der Ausbreitung gibt es mehrere Tuberkuloseformen der Haut, die ein verschiedenes Aussehen haben und verschieden zu behandeln sind; ansteckungsgefährlich ist nur die ulceröse Schleimhauttuberkulose.

Der **Lupus** der Haut ist gekennzeichnet durch das charakteristische lupöse Infiltrat, eine braungelbliche Verfärbung wie Apfelgelee oder Kandiszucker; hierbei handelt es sich um eine fettige Durchtränkung der erkrankten Haut, die sich tatsächlich wie ein Fettfleck in einer Mattglasscheibe verhält, bei Aufsicht dunkel, bei Durchsicht aufgehellt. Nur wo dieser eigentümliche dunkelglasige Fleck nachweisbar ist, soll man von einem Lupus sprechen. Da er meist von einer entzündlichen Haut überlagert und umgeben ist, kommt er erst zu Gesicht, wenn man das Blut wegdrückt, am besten mit einem gebogenen Glasmundspatel, der so dick ist, daß er nicht bei einem kräftigen Druck zerbricht; man fettet ihn mit einem Tropfen Paraffinöl ein, um die Oberfläche der Haut einzuebnen.

Der Lupus beginnt — zumeist bei jugendlichen Personen — als kleiner Fleck an der Nase, der Wangenmitte, der Stirn, in einer Drüsennarbe am Hals; selten tritt er schlagartig auf an verschiedenen Körperstellen oder über eine größere Hautfläche; dann ähnelt er zunächst einem Erysipel, das aber einen auffällig langen Bestand hat. Aber für gewöhnlich entwickelt er sich — was für die Therapie von Belang ist — langsam und erreicht eine Markstückgröße erst in Jahren. Er kann geschlossen bleiben oder ulcerieren, flach sein oder hypertroph wuchern, in völlig reaktionsloser oder entzündlich veränderter Haut liegen.

An der Mund- oder Nasenschleimhaut dagegen äußert sich ein Lupus als rote, leicht blutende Wucherungen, die geschwürig zerfallen können; im Mund sitzen sie meistens am Zahnfleisch und am harten Gaumen. (Die tertiäre Lues dagegen befällt den weichen Gaumen, besteht aus braunbläulichen Infiltraten, die rasch zerfallen und Zerstörungen in einigen Wochen vollbringen, zu denen der Lupus Jahre braucht; ein probates, immer anzuwendendes Mittel zur Unterscheidung ist die antisyphilitische Probebehandlung — mit Spirocid, Jodkali, Wismutinjektionen —, bei der die tertiäre Lues rasch abheilt, der Lupus jedoch sich höchstens etwas bessert.)

Differentialdiagnostisch zum Hautlupus kommt ebenfalls die tertiäre oder kongenitale Lues in Betracht; dann entscheidet auch hier die Probebehandlung (nicht die Wassermannsche Reaktion, die bei alter Lues häufig negativ ist). Oft ist die Unterscheidung von einer isolierten Acne oder Rosaceapapel schwierig, bei der erweiterte Talgdrüsengruppen ähnlich durchscheinend apfelgeleeartig auf Glasspateldruck aussehen können. Ein weiteres Zeichen eines Lupusflecks ist, daß er gegen eine einbohrende Knopfsonde wenig widerstandsfähig ist.

An die *Behandlung* eines Lupus sollte man sich nur wagen, wenn man sich über die auszuübende Therapie im klaren ist, Energie besitzt und auch einige Erfahrung hat. Besonders umschriebene initiale Fälle müssen radikal beseitigt werden, solange sie sich noch leicht entfernen lassen, hier ist keine Zeit mit unsicheren halben Maßnahmen zu verlieren. Der Lupus ist wie ein bösartiger Tumor anzusehen, ja insofern noch gefährlicher, weil man seine Ausdehnung schwerer zu erkennen vermag. Der lupöse Fleck, die Verfettung, die wir sehen, umfaßt nämlich keineswegs immer das ganze erkrankte Gebiet, und auch in der gesunden Nachbarschaft können schon Tuberkelbacillen verstreut sein. Das Ziel aber muß sein, nicht nur das lupöse Gewebe zu beseitigen, sondern den ganzen tuberkulösen Herd. Hat man als Praktiker keine Zeit oder kein genügendes Instrumentarium, so überweise man den Kranken lieber einem Krankenhaus oder einer Heilstätte; jedenfalls darf nicht etwa durch einige Höhensonnen-Allgemeinbestrahlungen, bei denen kein Lupus heilt, wichtige Zeit vertrödelt werden.

An die richtige Behandlung eines Lupus schließt sich die sorgfältige lang dauernde Überwachung an, denn ein anderes Kriterium für die restlose Beseitigung hat man nicht als das Ausbleiben eines Rückfalls. Rückfälle können von Rückbleibseln des ursprünglichen Herdes herrühren, aber auch von neuen Einstreuungen seitens eines primären, bisher noch unentdeckt gebliebenen Herdes (z. B. in der Nasenschleimhaut bei Befallensein der Nase oder der Wangenmitte; in Drüsenresten bei Herden in Drüsennarben). Der Lupus ist wie jede Hauttuberkulose schon bei Verdacht meldepflichtig; in den Lungenfürsorgestellen wird dann die Beteiligung der inneren Organe kontrolliert, vom Beauftragten für die Lupusbekämpfung wird die Überwachung durchgeführt, von der Landesversicherungsanstalt werden die Mittel bewilligt.

Die Bekämpfung des Lupus in den Anfangsstadien ist deshalb so wichtig, weil mit der Ausdehnung die Erkrankung therapeutisch immer schwieriger wird. Sie ist freilich in monatelanger Behandlung (vor allem in einer Heilstätte) noch wesentlich zu bessern, vielleicht sogar zu heilen; ist Geld und Energie vorhanden, so ist manchmal anscheinend noch das Unmögliche zu erreichen; in vielen Fällen schleppt sich aber die Krankheit dauernd hin, Verschlimmerungen führen wieder zum Arzt, werden bis zu einem erträglichen Grad „geheilt“, kleine Rückstände wachsen sich wieder aus und schließlich verfällt der Kranke der Resignation und lebt mit einem verwüsteten Gesicht ein Leben, dessen Bitterkeit und Verzicht nur durch die einschläfernde Gewohnheit übertäubt wird.

Durch einen besonders gutartigen Verlauf ist lediglich eine eigentümliche Abart des Lupus gekennzeichnet, der *Lupus miliaris disseminatus,* der meist das Gesicht, selten andere Stellen befällt. Hier bleibt es bei einzelnen höchstens linsengroßen Lupusknötchen, die schubweise auftreten, nicht geschwürig zerfallen, nicht vereitern, nicht zu Herden auswachsen und die bisweilen von allein verschwinden; sie sind auch therapeutisch leicht beeinflußbar. Differentialdiagnose: Acne oder Rosacea; für Lupus spricht das apfelgeleeartige Infiltrat.

Lokalbehandlung. Die Ausmerzung des lupösen Gewebes kann zunächst chirurgisch erfolgen, in Lokalanästhesie entweder mit dem Skalpell oder mit der Diathermieschlinge, die Blutungen vermeidet. Wichtig ist, den erkrankten Herd in seiner ganzen Tiefe und Breite (bis ins subcutane Fettgewebe) zu entfernen. Die Breitenausdehnung kann man durch Injektion von Kochschem Alttuberkulin, ½—1 mg, sichtbar machen; es tritt eine Herdreaktion auf, deren Rötung den ursprünglichen Krankheitsherd überschreitet. Allerdings ist damit auch noch keine Gewähr gegeben, daß das ganze befallene Gebiet erfaßt wird. Grundsätzlich soll etwa 1 cm weit über den ursprünglichen Herd die normale Haut mit als verdächtig entfernt werden.

Während diese beiden Verfahren den kranken Herd im Gesunden exstirpieren — was infolge regionärer Besonderheiten manchmal mehr oder weniger schwierig ist —, sollen andere Verfahren lediglich dem kranken Gewebe nachspüren und es elektiv ausrotten. Geht man nicht mit der elektrisch schneidenden Diathermieschlinge, sondern mit der verkochenden Elektrokoagulationssonde vor, so kann man, mit der geringsten eben wirksamen Stromstärke arbeitend, allen lupösen Infiltraten bis in die tiefsten Buchten folgen; sie sind an ihrem leichten matschigen Zerfall unter der Sonde zu erkennen; das zerkochte Gewebe räumt man mit einer feinen Curette aus, die an dem gesunden Gewebe, das eigentümlich hart ist, einen Widerstand findet. (Auskratzungen mit dem scharfen Löffel ohne Verkochung sind wegen der Gefahr der Eröffnung der Blutgefäße und Verbreitung der Infektion verlassen.) Bei sorgfältiger Arbeit kann man — in Lokalanästhesie — mit Elektrokoagulation selbst große Herde behandeln, unabhängig von den regionären Verhältnissen, die oft eine Excision einschränken. Leider ist die entstehende Narbe manchmal ein Keloid (was sich etwas durch gleichzeitige kochsalzarme Diät vermeiden und durch lokale Röntgenbestrahlungen nachträglich korrigieren läßt).

Auch bestimmte Ätzverfahren gelten als elektiv. Das älteste mit Pyrogallol (Pyogallolsalbe und Technik s. S. 115) ist langdauernd und ziemlich schmerzhaft; weniger schmerzhaft und bisweilen ausreichend ist eine Lenigallolätzsalbe (s. S. 115.) Die Behandlung läßt sich abkürzen durch Abtragen des sichtbaren Herdes durch Diathermieschlinge oder Elektrokoagulation; die Ätzkur dient dann nur als zusätzliche Behandlung zur Beseitigung übersehener Reste.

Gute Ätzwirkung zeigt auch Lupocid, eine Salicyl, Resorcin, Chlorcarvacrol u. a. enthaltende Salbe, von der man Stärke III oder IV verwendet.

Bei dem Verbandwechsel, der nicht so schmerzhaft ist wie bei Pyrogallol, Säuberung der Wunde und Abtragung der zersetzten Epidermisfetzen. Die Abheilung der Ätzwunden erfolgt am besten unter:

Rivanol 0,2—0,3 / Zinc. oxydat. 20 / Unguentolan ad 100.

Alle diese „elektiven" Verfahren beseitigen aber nur das erkrankte Gewebe nicht das vermutlich schon infizierte. Daraus erklären sich die häufigen Rückfälle.

Die *lokale Lichttherapie* des Lupus, von Finsen begründet, ist das Idealverfahren zur Heilung eines Lupus; auch sie ist nicht imstande alle Fälle zur Heilung zu bringen, aber diejenigen, die geheilt sind, sind kosmetisch oft derart vollendet, daß man kaum den ursprünglichen Sitz des Leidens mehr erkennt; demgegenüber sind die Narben, mit denen alle anderen lokalen Behandlungsverfahren die Heilung erzielen, kläglich. Aber zum Finsenverfahren braucht man eine große Apparatur (auch die kleinere *Finsen-Lomholt*-Lampe ist für den Praktiker noch zu teuer), die Einzelsitzungen dauern lange (etwa 30 min) und verbrauchen viel Strom, sie müssen in einer Kur durchschnittlich 6—8mal wiederholt werden (über 2—3 Monate); solange muß der Kranke Zeit und Geld haben, sich seiner Genesung zu widmen und die Kosten für die Bestrahlung werden durch die Kassentarife bei weitem nicht gedeckt. Infolgedessen bleibt diese vorzügliche Therapie unmöglich und ungenützt.

Die Lokalbestrahlungen mit der Kromayerlampe sind kurz dauernder und deshalb billiger, reichen aber in ihrer Wirkung nicht an die Finsenbehandlung heran. Das langwellige Ultraviolettlicht der Finsenlampe (310—400 m μ) ist gegenüber dem kurzwelligen Licht der Kromayerlampe (250—310 m μ) zweifellos wirksamer, dabei sind die entzündlichen Lichtreaktionen wesentlich geringer. Immerhin kann man auch mit der Kromayerlampe lupöse Infiltrate zum Schwinden bringen. Dazu sind aber möglichst intensive Bestrahlungen nötig, 1—3 min; als Reaktion tritt eine starke Blasenbildung auf, Abheilung unter feuchten Umschlägen und Rivanolpaste in 10—14 Tagen. Wichtig ist häufige Wiederholung. (Neuerdings wird auch versucht, aus dem Quecksilberdampfquarzbrenner durch Steigerung des Binnendrucks langwelliges Ultraviolettlicht zu gewinnen, worauf das kurzwellige weggefiltert werden kann; derartige Lampen müßten dann imstande sein, die teueren Finsenapparaturen zu ersetzen und vielleicht auch die einzelnen Bestrahlungszeiten zu verkürzen; mit einer Verkürzung der Kur ist aber weniger zu rechnen, weil die Bestrahlungen immer noch häufig zu wiederholen sind.)

Die lokale *Röntgenbestrahlung* des Lupus wirkt am besten auf hypertroph gewucherte Formen, auf das unspezifische entzündliche Infiltrat, am wenigsten auf das rein lupöse Infiltrat (in den seltenen Fällen, wo diese lupösen Infiltrate in normaler Haut liegen, ist überhaupt keine Wirkung zu sehen). Da aber meistens entzündliche Begleiterscheinungen den Lupus komplizieren, so ist eine Röntgenbestrahlung (300—500 r, 1—2 mm Al HWS) manchmal von gutem klinischem Erfolg. Leider führt dies Verhalten gelegentlich dazu, die Röntgenbestrahlung immer wieder zu wiederholen, wodurch dann jeweils wieder eine Besserung erfolgt, eine Heilung aber selten erreicht wird. Dafür kommt es mit der Zeit zu Spätschädigungen: oberflächlichen Gefäßerweiterungen, Pigmentveränderungen und vor allem zu Verhärtungen im Bindegewebe, wodurch die Weiterbehandlung noch vorhandener Lupusreste auch für andere Verfahren unmöglich gemacht wird. Die Röntgenbehandlung eignet sich also nicht zur Radikalbehandlung kleinerer Herde (weil es hier zuverlässigere Verfahren gibt), wohl aber bei ausgedehnten entzündlichen und infiltrierten Herden, bei denen man mit einer zeitweiligen Besserung zufrieden ist. Für manche Lokalisationen, z. B. eine dick infiltrierte Oberlippe oder ein Ohrläppchen, ist sie sogar das gegebene Verfahren. Für gewöhnlich aber sei man mit der Röntgenbestrahlung zurückhaltend. Die häßliche charakteristische Röntgenvernarbung der Haut darf nicht das Endziel eines Lupus, selbst nicht eines geheilten, sein, jedenfalls nicht im Gesicht.

Grenzstrahlen sind grundsätzlich auch Röntgenstrahlen, nur solche oberflächlicherer Wirkung. Reicht das lupöse Infiltrat nicht zu tief, so kann man mit Grenzstrahlen das kranke Gewebe viel stärker belasten bei Schonung der gesunden Tiefe, aus der dann die Regeneration erfolgt; reicht aber das lupöse Infiltrat — was man im Einzelfall vorher nie wissen kann — in die Tiefe, so sind Rückfälle häufig. Einzeldosen 1300—1400r, mehrmals bis insgesamt 10000 r; Pigmentverschiebungen und oberflächliche Telangiektasien beeinträchtigen gelegentlich das kosmetische Endresultat.

Auch Radiumbestrahlungen können kleine Knötchen beseitigen; aber hier stören die stets eintretenden häßlichen, scharf begrenzten und auffälligen, wenn auch nur oberflächlichen Narben. Überdies können Herde von so geringem Umfang, daß sie für Radiumpräparate zugänglich sind, leichter und rascher durch Elektrokoagulation beseitigt werden. Anwendung höchstens bei messerscheuen Patienten für kleine Herde an nicht sichtbaren Stellen.

Von physikalischen Verfahren kommen sonst noch Vereisungen mit Kohlensäureschnee (15—20 sec) in Betracht, die wie Ultraviolettlichtbestrahlungen oft, 8—10mal alle 14 Tage, zu wiederholen sind. Das Verfahren erfordert also ebenfalls Geduld, aber es schont auch das gesunde Gewebe und die Narbenbildung ist vorzüglich; meist allerdings nur für kleine Stellen geeignet, z. B. für einzelne Rezidivknötchen im Herd oder am Rand.

Gelegentlich zeigt der Lupus sekundäre Veränderungen, die einer besonderen Behandlung bedürfen. Beim ulcerierten Lupus ist oft eine Sekundärinfektion vorhanden, mit deren Beseitigung das klinische Bild (wenigstens die entzündlichen Randreaktionen) sich bessert. Jetzt sind stoßweise Gaben von Sulfonamiden am Platze; lokal eignen sich Rivanolsalben.

Ausgezeichnet ist zur Überhäutung ulceröser Stellen graue Quecksilbersalbe:

Ungt. ciner. / Eucerin c. aq. / Past. Zinci ana ad 100.

Ist der Lupus teilweise vernarbt, wobei oft festhaftende Schuppen auftreten, so ist dauernde Einfettung mit einer Lebertransalbe (s. S. 98) am Platze.

Allgemeinbehandlung. Selbst die beste Lokalbehandlung vermag nur das erkrankte Gewebe zu beseitigen, damit ist aber die tuberkulöse Infektion der Haut nur selten erledigt. In der Allgemeinbehandlung haben jedoch die letzten Jahre große Fortschritte gebracht, die z. T. wie bei der Chemotherapie erst begonnen haben und große Hoffnungen erwecken. Vorläufig allerdings helfen auch diese Methoden, — die auf eine Hebung der Widerstandskraft des Organismus ausgehen, oder auf eine Verbesserung des Immunitätszustandes, oder auf eine Abkapselung und Vernarbung des tuberkulösen Gewebes, oder auf eine Vernichtung des Erregers — noch nicht mit zuverlässiger Regelmäßigkeit und noch nicht für sich allein; auch kommen Rückfälle vor; außerdem sind diese Kuren langwierig und nicht immer gefahrenfrei. Auf den Organismus wirken Diät und allgemeine Lichtbehandlung.

Die Diäten nach GERSON und nach SAUERBRUCH-HERRMANNSDORFER (s. S. 183) sind im wesentlichen kochsalzarm, reich an Vitaminen und Rohkost. Die Erfolge einer derartigen Diät sind manchmal hervorragend; in 1—1½ Jahren kann sie sogar für sich allein zu Heilungen führen, zu Besserungen kommt es bereits in einigen Monaten, aber sie ist teuer, nicht leicht herzustellen und verlangt vom Patienten unendliche Geduld und Selbstbeherrschung.

Die *allgemeine Lichttherapie* mit ihren manchmal großartigen Erfolgen ist ebenfalls nicht leicht durchzuführen. Die Sonnentherapie im Hochgebirge ist die beste, aber auch die im Tiefland ist ausreichend; nur erfordert sie Zeit. Künstliche Lichtquellen sind ein Ersatz, da die übrigen klimatischen Faktoren fehlen. Zudem enthält das Sonnenlicht nur langwelliges Ultraviolettlicht, während unsere gebräuchlichsten künstlichen Lichtquellen hauptsächlich kurzwelliges Ultraviolettlicht (von 300—250 mμ) aussenden. Dieses kurzwellige Ultraviolettlicht bedingt aber viel stärkere Hautentzündungen als das langwellige Licht und bestimmt deshalb die Dosis. Filtert man das kurzwellige Ultraviolettlicht weg, so ist der Gehalt der künstlichen Lichtquellen an langwelligem Licht meist zu gering, um überhaupt Wirkungen zu erzeugen. Allerdings ist man neuerdings bestrebt, Lampen zu konstruieren, die wirklich sonnenähnlich wirken (am leichtesten erkennbar an der tagelang anhaltenden Rötung bei geringer Schälwirkung und an der satten Pigmentierung gegenüber den kurz dauernden Rötungen, der starken

Schälwirkung und gelblichen Verfärbung der Oberhaut nach einer Bestrahlung mit kurzwelligem Licht).

Sonnenähnliche Lichtquellen waren ursprünglich nur die Kohlenbogenlampen bei hoher Strombelastung und entsprechenden Stromkosten; sie sind selbst den meisten Instituten zu teuer. Setzt man dagegen den Kohlenstiften geeignete Metalle zu, die verdampfen, kann man die Ausbeute an langwelligem Ultraviolettlicht erhöhen und damit die Stromkosten vermindern. Derartige Lampen sind die Kandembogenlichtsonne (Hersteller Körting & Mathiesen A. G., Leipzig) mit Siemens Eisenlichtkohlen und die kleinere praktische Albertussonne, die an jeder Wechselstromleitung brennt (Hersteller Albertuswerke, Hannover) mit Kohle „mild". Demgegenüber ist die weitverbreitete „künstliche Höhensonne" als Quecksilberdampfquarzlampe eine Strahlenquelle für kurzwelliges Ultraviolettlicht, das in der Sonnenstrahlung, wie sie auf die Erde gelangt, gar nicht vorhanden ist. Infolge der starken Reizwirkung auf die Haut durch das kurzwellige Ultraviolettlicht können diese Bestrahlungen allerdings nur von kurzer Dauer (einige Minuten) sein, während die Bestrahlungszeiten mit den milderen langwelligen Ultraviolettlichtquellen immer länger dauern müssen, also Zeit kosten, was oft seltener ist als Geld. Immerhin geht die Tendenz dahin, mehr und mehr Lichtquellen mit langwelligem Ultraviolettlicht zu benutzen, weil man von ihnen eine bessere Allgemeinwirkung auf die Tuberkulose erwartet, die von der natürlichen Sonnenbestrahlung her bereits erwiesen ist.

In der Zwischenzeit wird man von den vorhandenen Lichtquellen wie den „künstlichen Höhensonnen" — die ihre Hauptindikationen ja bei bestimmten Hautkrankheiten haben, wo ihre Schälwirkung erwünscht ist — auch bei der Hauttuberkulose Nutzen ziehen. Erfolge sind zweifellos feststellbar; sie liegen in einer günstigen Beeinflussung des Allgemeinbefindens; heilen allein durch Bestrahlungen mit der „künstlichen Höhensonne" wird ein Hautlupus jedoch nie. Was die Bestrahlungstechnik betrifft, so stehen sich hier zwei Methoden gegenüber: die eine versucht das einschleichende Verfahren nachzuahmen, das von der Sonnenbestrahlung als geeignet bekannt ist (langsam steigende Dosen, ohne deutliche Einzelreaktionen), die andere trägt der Eigentümlichkeit der kurzwelligen Lichttherapie, die eine Reiztherapie ist, Rechnung und gibt Einzelbestrahlungen von einer Intensität, daß jedesmal eine sichtbare Hautreaktion erfolgt. Im allgemeinen neigt die Mehrzahl der Kliniker heute mehr dem zweiten Verfahren zu. Wenn man also schon Höhensonnen-Allgemeinbehandlungen der Hauttuberkulose betreiben will, so sollte man sie derart vornehmen, daß auch ein Erfolg zu erwarten ist: Bestrahlungszeiten von genügender Dauer, so daß stets sichtbare — natürlich nie beschwerliche — Erytheme auftreten; Wechseln der Einstrahlungsfelder (Bauch, Rücken, beide Seiten) und nicht zu häufige Bestrahlungen (1 bis 2mal wöchentlich), damit nicht durch die auftretende Lichtgewöhnung die Bestrahlungszeiten unnötig verlängert werden, sondern die Lichtempfindlichkeit möglichst hochgehalten wird. Aus denselben Gründen nicht Einölen, sondern Baden vor der Bestrahlung; nach der Bestrahlung kann eingeölt werden, wenn die Hautspannung subjektiv gemildert werden soll. Der Patient muß aufgeklärt werden, daß er nicht „verbrannt" ist, wenn eine Reaktion erfolgt, sondern daß sie der Heilung dient. Wie bei jeder Reizbehandlung ist Anpassung an die vorhandene Leistungsfähigkeit des Organismus vonnöten, keine Anwendung bei Fieber, bei Lungentuberkulose (sonst Aktivierungen, Lungenblutungen). Da man nicht mit veralteten Brennern lediglich „symbolische" Handlungen vollziehen will, verschaffe man sich von Zeit zu Zeit Klarheit, ob die Lampe, die man benutzt, auch noch genügende Intensitäten Ultraviolettlicht verabfolgt (s. S. 132).

Die neuere Chemotherapie des Lupus steht noch in — freilich verheißungs-
vollen — Anfängen. Seit langem ist es bekannt, daß wenn man zu differential-
diagnostischen Zwecken eine antiluische Kur durchführt, sich auch mancher
ulceröse oder entzündliche Lupus unter Salvarsan oder Wismut bedeutend bessert, ohne allerdings — im Gegensatz zur tertiären Lues — völlig auszuheilen;
solcher Erfolgsmöglichkeiten durch Salvarsan oder Wismut sollte man sich gelegentlich wieder erinnern.

Auch bei wiederholten Cibazolstößen, die man wegen einer Superinfektion mit
Kokken vornimmt, sieht man oft eine bedeutende klinische Besserung des Lupus.
Das ist heute umso erklärlicher, als — wie man fand — die Sulfathiazole (Eleudron,
Cibazol) das Wachstum der Tuberkelbazillen in Kulturen hemmen können.
Noch wirksamer in dieser Beziehung ist ein Thiosemicarbazon (DOMAGK), das
als Conteben (Tabl. zu 0,05) bei Hauttuberkulose klinisch angewandt wird.
Bei einer Tagesdosis von 0,2—0,3 g oral bringt es in mehrwöchiger Anwendung
tuberkulöses Gewebe zur Rückbildung. Nach einer manchmal auftretenden,
vorübergehenden Verschlechterung, bei der sich kleine Lupusknötchen unter
geschwürigem Zerfall geradezu abstoßen können, geht die entzündliche Rötung
zurück, ebenso trocknen kleine matschige Stellen und die eigentlichen lupösen
Infiltrate ein, um gelegentlich von allein zu verschwinden. Besser tun sie das auf
gleichzeitige lokale Ultraviolettlichtbestrahlung. Zum Erfolg sind Gesamtdosen
von 20—50 g Conteben, also eine Behandlung von 2—6 Monaten, nötig. Nebenerscheinungen: Appetitlosigkeit, Erbrechen (dabei im Beginn der Kur Dosis reduzie-
ren, in späteren Stadien der Kur aber abbrechen), Exantheme. Kontrolle des Blutbildes ist nötig: Vorsicht bei Stechapfelformen der Erythrocyten, bei Leukopenie.
Bei Schläfrigkeit (drohendes Hirnödem) absetzen; dagegen Traubenzuckerinjektionen. Genuß von Fisch (Heringen, Bücklingen), auch von Käse ist während
der Kur wegen möglicher allergischer Erscheinungen zu widerraten. Vorsicht bei
Leberschäden (Urobilin- und Urobilinogenkontrolle). Bei Kindern soll das Präparat nicht verwandt werden.

Die heute wirksamste Allgemeinbehandlung des Lupus ist eine Therapie mit
excessiven Vitamin D_2 Dosen. Man gibt hierbei tägl. etwa 150 000 IE Vitamin D_2
(Calciferol), z. B. Vigantol forte, das in 1 ccm 400 000 IE (= 10 mg Vitamin) enthält. Man verschreibt zweckmäßig Röhrchen zu 1,5 ccm (mit 600 000 IE), die
für 4 Tage reichen; die nötige Tagesdosis ist auf einmal nach dem Mittagessen einzunehmen, z. B. auf Stampfzucker. (Diese Dosis entspricht etwa der Vitamin-
menge von 500—1000 g Lebertran). Dauer der Behandlung 3—6—9 Monate;
nach dem 1—2. Monat wird die Dosis auf 100 000 IE tägl. beschränkt. Kinder
erhalten $^2/_3$ der Dosis. Die Besserungen beginnen etwa nach der 4.—5. Woche,
die endgültigen Ergebnisse können ausgezeichnet sein. Leider stören gelegentlich
Nebenerscheinungen: Appetitlosigkeit, Erbrechen, Verstopfung (dann werden
manchmal i. m. Injektionen von 1 ccm Vigantol forte alle 4—6 Tage besser
vertragen) oder Mattigkeit, Pollakisurie, Schmerzen in den Wadenmuskeln. Das
Vigantol bedingt eine Kalkverlagerung im Organismus; wenn nicht genügend
Kalk in der Nahrung angeboten wird ($^3/_4$ l Milch tägl. oder 2—3 g Kalk oral),
wird der Kalk den Knochen entzogen und evtl. in den Nieren, den Blutgefäßen
abgelagert; eine Beschleunigung der Senkungsgeschwindigkeit, starke Gewichts-
abnahme, Steigerung des Blutdruckes deuten an, daß der Vergiftungszustand erreicht ist. Kontraindikationen: Arteriosklerose; Nierenschädigungen; aktive Lungentuberkulose, die gelegentlich sich durch stürmische Einschmelzungen verschlimmern kann. Um diesen Gefahren vorzubeugen, läßt man den Pat. zweckmäßig
vor Beginn der Kur klinisch untersuchen: bezüglich der Nieren Wasser-Konzen-

trationsversuch nach VOLHARD und Rest-Stickstoff; bezüglich der Lebern Takata-Ara; weiterhin Blutdruck; Röntgenaufnahme der Lunge. Eine Wiederholung dieser Untersuchungen empfiehlt sich nach etwa 2½ bis 3 Monaten Behandlung.

Außer dem Vigantol forte steht Vitamin D_2 noch als Tabletten zur Verfügung, die auch bei Patienten mit gestörter Fettresorption anwendbar sind: Detalup (Merck-Bayer), Tabl. zu 2 mg = 80000 I.E; die Dosierung ist hier zunächst etwa 2 Tabl. tägl., später fallend auf 1½—1 Tabl. Sie kann jedoch nach Heilwirkung oder Nebenerscheinungen individualisiert werden. Die gute Verträglichkeit, das Ausbleiben von Magenbeschwerden macht diese Detaluptabletten heute zum Mittel der Wahl. Ähnlich D-Tracetten forte, Vitamin D in Milcheiweißbindung; Tabl. zu 1 mg, tägl. 3—4 Tabl.

Bleibt Vitamin D_2 unwirksam, so sieht man gelegentlich noch von Vitamin D_3 in gleicher Dosis Erfolge: Trivitan (Bayer), ölige Lösung mit 20000 I.E / 1 ccm.

Bei hartnäckigen Formen von Lupus wird neuerdings auch Streptomycin verwandt. Tägl. 1 g i.m., evtl. in verteilten Dosen, für 2—3 Monate. Nebenschädigungen s. S. 176.

Die Enderfolge mit Conteben wie noch mehr mit Vitamin D sind gelegentlich glänzend (besonders in Kombination mit lokalen Ultraviolettlichtbestrahlungen); da aber auch nach klinischer Heilung noch Tuberkelbazillen in der Haut nachgewiesen werden können, sind Rückfälle nicht ausgeschlossen und eine Nachkontrolle ist deshalb nie zu versäumen.

Durchführung der Behandlung. Alle die genannten Behandlungsverfahren haben ihre bestimmten Indikationen: Ausdehnung und Sitz der Krankheit, die zur Verfügung stehende Zeit, die Möglichkeit einer genauen Überwachung, die Fähigkeit des Kranken sich selbst zu behandeln, die erlaubten Kosten, vorhandene Apparaturen, alles muß erwogen werden, um für den einzelnen Lupuspatienten die jeweils geeignete Kur zusammenzustellen.

Solange der *Lupusfleck klein* ist (etwa bohnengroß), ist die radikale Beseitigung ernsthaft zu erwägen. Die Diathermieschlinge und die Elektrokoagulation sind unblutige Operationen, also ohne Assistenz leichter durchzuführen. Die Diathermieschlinge setzt umfangreichere Narben als die Elektrokoagulation; hier muß man jedoch oft Keloidbildungen in Kauf nehmen, denen man durch rechtzeitige Röntgenbestrahlungen (sobald die Narbe sich zu verdicken beginnt 400—500 r) vorbeugen kann. Diese Verfahren wirken rasch; die Finsenbehandlung, die ohne Narben heilt, ist zeitraubend und verlangt besondere Apparate; sonst ist sie durchaus geeignet, einen kleinen Einzelherd zu beseitigen. Freilich ist dabei nicht zu übersehen, daß der Hautherd auf einer Streuung aus der Tiefe beruhen kann, wichtig ist deshalb die Untersuchung der Nasenhöhle, ob dort eine primäre Schleimhauttuberkulose besteht. Nach Beseitigung des Hautherdes dauernde Überwachung über Jahre.

Ist der *Lupusherd größer*, etwa markstückgroß, oder sitzt er an schwierigen Stellen (an der Nase, der Lippe), wo der Praktiker Excisionen scheut, so wählt man die Elektrokoagulation oder eine Ätzmethode oder beide zusammen, indem man der Koagulation die Ätzung folgen läßt; hierbei wird jedoch nur das kranke Gewebe beseitigt. Je weniger sicher man ist, alles infizierte und verdächtige Gewebe beseitigt zu haben, umso mehr tritt die Allgemeinbehandlung in ihre Rechte: hauptsächlich also in Form von Detalup Vitamin D — dessen Einführung die Behandlung des Lupus grundlegend gewandelt hat — und vielleicht Lokal- und Allgemeinbestrahlungen. Conteben ist wegen seiner Nebenerscheinungen für die Praxis noch nicht reif.

Kommt der Kranke erst in einem *ausgedehnten Zustand seines Lupus* zum Arzt, so ist es zweifellos besser, ihn zunächst in einer Anstalt vorbehandeln zu lassen;

hier können mehrere Verfahren miteinander kombiniert werden: Diathermie-schlinge, Ätzung, lokal Ultraviolettlicht oder Grenzstrahlen; gleichzeitig als All-gemeinbehandlung Vitamin D oder Conteben.

Ist eine Anstaltsbehandlung jedoch nicht möglich, oder werden eingreifende lokale Verfahren abgelehnt — denn eines Tages wendet sich der Kranke resigniert von seinem Lupus wieder dem Leben zu und will arbeiten — so steht dem Prak-tiker hauptsächlich Detalup zur Verfügung und lokal eine geeignete Salben-behandlung.

Hypertrophische Herde werden eingeebnet durch die Diathermieschlinge. In-filtrate (besonders an den Ohrläppchen und an den Lippen) berechtigen zur vor-sichtigen Röntgentherapie.

Geschwürige oder stark entzündliche Herde sprechen auf Salvarsan- und Wis-mutinjektionen an, auch wenn es sich nicht um Lues handelt. Eine Sekundär-infektion beseitige man mit Rivanol- oder Quecksilbersalben und Sulfonamid-stößen; damit allein bessert sich oft das klinische Bild bedeutend.

Schuppende Herde entspannen sich am besten auf Lebertransalben.

Rückfälle, Einzelknötchen, behandeln wir mit Kohlensäureschnee, intensiven Ultraviolettlicht-Lokalbestrahlungen oder Elektrokoagulation; allgemein Vita-min D.

Im übrigen bevorzugt jeder Arzt mit Recht unter den Mitteln die Methoden, die er beherrscht und deren Möglichkeiten er dann auch am besten zum Wohle des Patienten erschöpfen kann; da aber alle Verfahren noch mehr oder weniger unzu-länglich sind, ist ihre Kombination aussichtsreicher als eine einseitige Beschrän-kung.

Unter den Lupusfolgen ist die Carcinomentwicklung die gefährlichste, sie be-droht rd. 1—4% der Lupösen, naturgemäß besonders bei einem jahrzehntelangen Bestand der Erkrankung. Bei Lupusfällen mit Röntgenschäden können natürlich auch Röntgencarcinome auftreten. Therapie: bei rechtzeitiger Erkennung der durch ihre Härte auffälligen blauroten Knotenbildungen, die überhäutet sind oder erodiert und dann leicht bluten: Elektrokoagulation, auch Röntgennah-bestrahlung S. 141.

Die kosmetischen Schäden können durch Plastiken verdeckt werden. Chirur-gische Transplantationen füllen zwar die fehlenden Lücken aus, aber die Herkunft der Hautlappen (z. B. aus der Bauchhaut) macht sich durch verschiedene Färbung und verschiedene Neigung zum Fettansatz oft störend bemerkbar. Auch sind Transplantationen unmöglich, solange der Prozeß nicht geheilt ist.

Prothesen sind deshalb manchmal angebrachter und auch kosmetisch be-friedigender. Dabei wird zunächst ein Abdruck der noch vorhandenen verstüm-melten Gesichtspartien (der Lupus zerfrißt meist die Nasenspitze) aus Gips oder bei sog. untersichgehenden Stellen (d. s. Einbuchtungen unter oder hinter Vor-sprüngen) mit dem etwas elastischen Imprex gemacht; die fehlenden Teile werden dann durch einen gleichen Abdruck eines Verwandten mit der gewünschten Nasen-form gewonnen; allerdings kommt dem Kranken, der sich langsam an die Ab-flachung der Nase gewöhnt hat, jede Prothese zunächst als zu groß vor. Aus beiden Formen stellt man eine Dauerform her, aus Gips oder Kupfer. Die Prothese selbst ist je nach der Herstellungsmethode starr und dauerhaft, aber unelastisch; Befestigung meist durch ein Brillengestell (Herstellungsmasse: Paladon; Be-zugsquelle Kieferklinik oder Zahnarzt). Oder sie ist elastisch und beteiligt sich in etwa am Mienenspiel, muß dann aber vom Patienten meist jeden 3.—4. Tag neu gegossen werden (Herstellungsmasse: 50 g angefeuchtete Gelatine wird geschmol-zen, dazu im Winter 100 g, im Sommer 75 g Glycerin zugefügt, bei großer Hitze noch 15 g Tischlerleim, der 12 Stunden kalt gequollen ist. Zur Färbung Zusatz von Zinkweiß, Krapprot, Zinnober in Glycerin gelöst oder von fertigen kosmetischen Pudern nach Bedarf). Die Prothese wird mit Mastisol angeklebt; bei starker Schleimhautsekretion oder Hautreizung durch Mastisol ist das Verfahren ungeeignet.

Schleimhautlupus. Der Schleimhautlupus befällt für gewöhnlich das Zahnfleisch oder den vorderen harten Gaumen; er besteht aus dunkelroten, leicht blutenden Wucherungen, die auch geschwürig zerfallen können; nicht besonders schmerzhaft.

Lokalbehandlung. Excision mit dem Messer oder der Diathermieschlinge oder Elektrokoagulation oder tiefe Stichelungen mit dem Galvanokauter in Lokalanästhesie.

Röntgenbestrahlungen (500—800r), Radiumkontaktbestrahlungen. Gefrieren mit Kohlensäureschnee (s. S. 151), alle 8—14 Tage, 1—2 min unter starkem Druck. Betupfungen mit Milchsäure 50—80% tägl. oder Chlorzinklösung (Zinc. chlorat. 25 / Spiritus ad 100).

Allgemeinbehandlung. Conteben, Vitamin D, Lichtbehandlung.

Ulceröse Schleimhauttuberkulose. Die ulceröse Schleimhauttuberkulose besteht in äußerst schmerzhaften Geschwüren, die an den Körperöffnungen durch die Einimpfung von Tuberkelbacillen entstehen, wenn diese von inneren erkrankten Organen in großer Menge ausgeschieden werden und der Organismus bereits stark geschwächt ist. Hauptsächlich im Mund (an der Zunge, oft als tiefreichende Rhagaden, an der Unterlippe, dem weichen Gaumen) bei offener Lungentuberkulose, am After bei Darmtuberkulose, am Genitale bei Urogenitaltuberkulose, aber gelegentlich auch durch Infektion von außen. Bacillen sind im Gegensatz zu anderen Hauttuberkuloseformen meistens leicht nachzuweisen.

Behandlung: ausgiebige Elektrokoagulation des kranken Gewebes; Streptomycin, tägl. 1 g i. m.

Warzige und fungöse Hauttuberkulose (Tuberculosis verrucosa und fungosa). Meist an dem Handrücken (Impftuberkulose bei Melkern, Schweizern, Fleischern, Tierärzten, aber auch bei Pathologen — „Leichentuberkel“) als langsam progrediente schmerzlose harte warzige Wucherungen mit blaurotem Rand, zentral vernarbend. An einzelnen Stellen lassen sich aus der Tiefe gelegentlich einige Tropfen Eiter herauspressen.

Ähnlich der warzigen Tuberkulose ist die fungöse Tuberkulose, bei der die blauroten Wucherungen nicht verhornen und hart werden, sondern weich bleiben. Sie sitzen ebenfalls auf dem Handrücken, am Naseneingang, auch auf den Gesäßbacken, sie wandern langsam weiter, neigen zu teilweise geschwürigem Zerfall und heilen zentral mit Narben ab.

Sind apfelgeleeartige Infiltrate auf Glasspateldruck sichtbar, so spricht man von einem Lupus verrucosus.

Differentialdiagnostisch: Für die hartwarzige Tuberkulose große vulgäre Warzen, die aber keinen blauroten Rand zeigen. Für die weichwarzige Tuberkulose: vegetierende Pyodermien, das sind blaurote rascher fortschreitende weiche Wucherungen, die auf feuchte Umschläge mit Borwasser oder essigsaurer Tonerde, auf Rivanolsalbe und Sulfonamidstöße leicht abheilen; bei serpiginösen chronischen Prozessen muß man auch immer an tertiäre Lues denken, die ihrerseits auf spezifische Probebehandlung heilt.

Lokalbehandlung: Kleine Herde Excision mit dem Messer oder der Diathermieschlinge, Elektrokoagulation. Energische Kohlensäureschneegefrierungen. Größere Herde werden mit Röntgenbestrahlungen behandelt (600—800 r, mehrmals in Abständen), die bei diesen Tuberkuloseformen besonders wirksam sind. Zur Beseitigung der hornigen Massen:

Acid. salicyl. 5 / Ol. Ricini 30 / Ungt. diachylon ad 100.

Allgemein Conteben, Vitamin D.

Colliquative Tuberkulose (sog. Scrophuloderm). Bei der colliquativen Tuberkulose entstehen in der Unterhaut bläuliche Knoten, die nach und nach mit der Haut verwachsen, zur Erweichung neigen und perforieren (kalte Abscesse). Entstehen meist sekundär aus Tuberkulosen der Lymphdrüsen, Knochen, Gelenke. Nach der Abscedierung oft Geschwürsbildungen, Fisteln. Gelegentlich tritt nach Jahren in einer vernarbten, anscheinend ausgeheilten colliquativen Tuberkulose noch ein Lupus auf. Häufig bei Kindern, gelegentlich auch bei alten Leuten.

Differentialdiagnostisch: Lues III oder kongenitale Lues, die hingegen auf Probebehandlung heilt. Bei abscedierenden Knoten, die sich im Verlauf eines Lymphstranges entwickeln, muß man an die seltene Sporotrichose denken, eine Pilzerkrankung, deren Erreger man aus dem Eiter durch geeignete Kulturverfahren leicht feststellen kann, und die erst auf Jodkali zu heilen pflegt (s. S. 321).

Lokalbehandlung. Röntgenbestrahlungen, 2—3 mm Al HWS, 300—600 r mehrmals, in Abständen.

Bei Erweichung Punktion oder sehr klein zu haltende Incisionen, unter Umständen mit Injektion von 10% Jodoformglycerin; bei Bedarf wiederholen. Äußerlich Rivanolsalben.

Allgemeinbehandlung. Bei der colliquativen Tuberkulose empfehlen sich (vielleicht wegen der Mischinfektion) immer mehrere Eleudronstöße; außerdem Allgemeinlichtbäder, Vitamin D, Ektebineinreibungen (s. S. 161). Gelegentlich ist auch eine Neosalvarsankur wirksam.

Rubriphen (Sanabo), ein vom Guajacol abgeleitetes Medikament, tägl. 3 bis 4mal 2 Tabl. während des Essens (Kinder bis zu 3 Jahren 2 Tabl.; bis 10 Jahren 4 Tabl.; bis 12 Jahren 6 Tabl. tägl.). Wenig Nebenerscheinungen, gelegentlich Erbrechen. Bei anaciden Patienten manchmal Durchfälle, dagegen Salzsäurepepsingaben. Färbt Urin rot. Kurdauer einige Monate, Gesamtdosis 600—1000 Tabl. Gute Beeinflussung der Anämie, der Appetitlosigkeit.

Exanthematische Tuberkulose. Während der Lupus, die verruköse und die colliquative Tuberkulose in chronisch bestehenden Einzelherden verlaufen, treten die exanthematischen Tuberkulosen in Form vorübergehender, auch rezidivierender Hauterscheinungen auf, die in größerer Ausbreitung an bestimmten Körpergegenden sitzen. Sie entstehen meist durch Einstreuung von Tuberkelbacillen in die Haut auf dem Blutweg. Früher wurden sie auch als „Tuberkulide“ bezeichnet, da man sie lediglich durch Toxine entstanden glaubte; untersucht man die Hauterscheinungen jedoch frühzeitig genug, finden sich Bacillen, die allerdings — wegen der guten Immunitätslage des Organismus — rasch zugrunde gehen. Prognose dementsprechend günstig.

Indurative Tuberkulose (Erythema induratum BAZIN). Knotige oder spindelförmige Infiltrate an den Unterschenkeln, häufig den Waden, meist bei Frauen, zu bestimmten Jahreszeiten (im Winter und Frühjahr) oft rückfällig. Die Knoten können mit der Haut verwachsen, die dann gelbbraun und grobporig aussieht (wie Apfelsinenschale); sie können von allein schwinden, weiterwachsen, so daß ringförmige Infiltrate entstehen, seltener abscedieren sie und zerfallen zu Geschwüren.

Differentialdiagnostisch: Derartige Knoten treten auch bei anderen infektiösen Hautkrankheiten auf, z. B. bei sekundärer Lues, bei Ulcus vulvae acutum; auch gelegentlich bei

Perniosis. Bei Erythema nodosum entwickeln sich die Knoten rascher, sind hellrot und berührungsempfindlich. Ähnliche akute Knoten werden gelegentlich nach Cibazol beobachtet. Differentialdiagnostisch bei geschwürigem Zerfall: Tertiäre gummöse Lues, sitzt meist im oberen Drittel des Unterschenkels, tiefe ausgestanzte Löcher; bei Verdacht Probebehandlung. Ecthyma: Rasch entstehende Ulcera, beginnend mit oberflächlichen blauroten Infiltraten und zentraler Pustel; schmierige blutgetränkte Krusten. Variköse Unterschenkelgeschwüre: dabei Krampfadern und Thrombophlebitiden; Sitz an den Knöcheln oder den Schienbeinen; schmerzhaft.

Lokalbehandlung. Am besten Röntgenbestrahlungen, 1—3 mm Al HWS, 500—600 r in Abständen mehrmals. Zwischendurch Dachziegelverbände mit Leukoplast, also ohne jede Zwischenlage von Mull; diese bequemen Verbände, die nur jede Woche zu erneuern sind, befördern die Resorption.

Bei Ulcerationen: Rivanolzinkunguentolan (s. S. 323) oder

Bals. peruv. 10 / Bism. subgall. 5 / Eucerin anhydr. / Past. Zinci ana ad 100.

Neuerdings wird auch die auf Tuberkelbazillen bakteriostatisch wirkende Para-Aminosalicylsäure (PAS), deren Allgemeinanwendung bei Hauttuberkulose bisher nur vereinzelt versucht worden ist, in lokaler Applikation bei Ulzerationen empfohlen, als 10% wäßerige Lösung des Natriumsalzes (kalt zubereiten) oder als 10—20% Salbe:

Zinc. oxydat 10 / Sol. PAS 20—40% / Eucerin anhydr. ad 100.

PAS als Pantosal (Beiersdorf), Aminox (Hoechst), Pasalon (Bayer) u. a. Nur kleine Mengen Salbe verschreiben, da die Salbe an der Luft oxydiert.

Allgemeinbehandlung. Besonders wirksam ist hier eine Tuberkulinbehandlung (s. S. 161). Wöchentlich einmal oberflächlich subcutane Injektion (an der Vorderseite des Oberschenkels) von Kochschem Alttuberkulin, beginnend mit 0,01 mg. Bei ausbleibender Reaktion (d. h. wenn sich am Ort der Injektion keine infiltrierte Rötung zeigt) Steigerung auf 0,1 mg. Tritt eine Reaktion auf, langsame Steigerung stets auf etwa die doppelte Dosis, oder gelegentlich auch Wiederholung der gleichen Dosis, bis etwa eine Einzeldosis von 10 mg erreicht ist. Bei dieser Dosis beginnen oft die Allgemeinerscheinungen (Fieber, Unbehagen). Da Verdünnungen nicht haltbar sind, stelle man sich die Lösungen — mit physiologischer Kochsalzlösung oder Aq. dest. — jedesmal frisch mit einer Tuberkulinspritze in einem Porzellanschälchen her. Z. B. 0,1 ccm der Stammlösung in Spritze mit Verdünnungsflüssigkeit auf 1 ccm aufziehen, in Schale ausspritzen, mischen, d. h. mehrmals aufziehen, ausspritzen; davon 0,1 ccm wiederum mit Verdünnungsflüssigkeit in Spritze auf 1 ccm aufziehen, in gereinigte Schale ausspritzen usf., insgesamt 4mal,; es ergibt sich eine Verdünnung 1:10000; davon 0,1 ccm = 0,01 mg. Außerdem werden Conteben oder Vigantol empfohlen.

Papulonekrotische Tuberkulose. Es treten hauptsächlich an den Streckseiten der Extremitäten (Ellbogen, Hände, Knie), auch am Gesäß, aber auch anderswo, blaurote Knötchen auf, die zentral eine Pustel, meist aber eine Nekrose zeigen. Heilung mit kleinen eingesunkenen Närbchen. Da wiederholte Streuungen auftreten, gemischtes Bild aller Stadien.

Differentialdiagnostisch: Acne, die aber bei Kindern unter 12 Jahren kaum vorkommt, ebenso nicht die Extremitäten befällt.

Lokaltherapie: Röntgenbehandlung oder lokale Ultraviolettlichtbestrahlungen (Kromayerlampe) beschleunigen die Rückbildung, verhüten aber nicht Rückfälle. Deshalb ist eine *Allgemeinbehandlung* vorwiegend angezeigt. Tuberkulinkuren, Injektionen oder Ektebineinreibungen. Allgemeinbestrahlungen. Arsenkuren (s. S. 168).

Lichenoide Tuberkulose (Lichen scrophulosorum). Kleine bis stecknadelkopfgroße Knötchen, am Rumpf, hautfarben oder leicht gerötet, einzeln oder gruppiert, manchmal leicht schuppend. Meist bei Kindern.

Lokalbehandlung: Einreiben mit Lebertransalbe.

Allgemeinbehandlung ist vorwiegend: Allgemeinbestrahlungen mit Ultraviolettlicht. Ektebineinreibungen (s. S. 161). Innerlich: Phosphorlebertran.

16. Chronische Infektionskrankheiten unsicherer Herkunft.

(Erythematodes, Granuloma anulare, BOECKsche Krankheit, maligne Lymphogranulomatose, Mycosis fungoides.)

Eine Reihe seltener Hautkrankheiten wurde bisher zu den Hauttuberkulosen in Beziehung gebracht, aber ohne schlüssige Beweise. Wahrscheinlich handelt es sich jedoch teilweise um Infektionskrankheiten, bei denen außer den Tuberkelbacillen gelegentlich noch andere Erreger in Frage kommen können und lediglich ein bestimmter allergischer Zustand die gemeinsame Grundlage bildet. Für andere dieser Erkrankungen steht der Nachweis eines besonderen Erregers noch aus.

Bei dem **Erythematodes,** früher auch mit dem ominösen Namen Lupus erythematosus bezeichnet, ist die tuberkulöse Ätiologie jedoch nicht belegt und wird mehr und mehr bezweifelt (dennoch vorläufig noch meldepflichtig als Hauttuberkulose, auch bei Verdacht).

Charakteristisch sind verdickte Herde, im Gesicht in Schmetterlingsanordnung (Nase, angrenzende Wangen). Für gewöhnlich mit festhaftenden Schuppen bedeckt, die bei Ablösen auf der Unterseite Haftzähnchen aufweisen. Subjektive Beschwerden gering, bis auf Schmerzempfindung bei Druck. Keine lupösen Infiltrate. Neigung zur zentralen Abheilung mit Narbenbildung. Sehr chronisch.

Variable Bilder, insofern die Stärke des Infiltrates verschieden ist, ebenso die Stärke der Schuppung; Abheilung gelegentlich ohne Narben. Sitz auch an den Handrücken, dem behaarten Kopf (Abheilung mit bleibender Kahlheit), an den Lippen und der Wangenschleimhaut (graue, schließlich narbige Herde); an den Ohrläppchen narbig abgefressene Ränder.

Verschlimmerungen und plötzliche Ausbreitungen kommen nach Sonnenbelichtungen (auch nach Belichtungen mit Ultraviolettlichtquellen) vor und treten dann z.B. bei Frauen im Kleiderausschnitt auf; andere Formen (an den Ohrläppchen) verschlimmern sich im Winter (durch Kälte).

Gegenüber diesem chronischen herdförmigen Erythematodes, unter Umständen mit plötzlichen Verschlimmerungen, kennen wir noch den eigentlichen akuten Erythematodes, der sich sofort akut (also nicht aus einem chronischen Zustand heraus) entwickelt; die Flecken treten in gleicher Verteilung wie beim chronischen Erythematodes auf (Gesicht, Handrücken) und bestehen in Rötungen, Anschwellungen, meist ohne Verhornung oder narbiger Abheilung. Gleichzeitig schwere Allgemeinstörungen, Fieber, Gelenkschmerzen, Anämie, Pleura- und Pericardergüsse, Nephritis und — bei längerem Bestand — verrucöse Endokarditis. Meist nur bei Frauen im geschlechtsreifen Alter. Gewöhnlich letaler Ausgang. (Fraglich, ob überhaupt mit dem chronischen Erythematodes aetiologisch oder pathogenetisch verwandt.)

Differentialdiagnostisch: Lupus, hierbei lupöse Infiltrate. Psoriasis im Gesicht, hierbei weniger festhaftende Schuppen, meist noch Herde an den Prädilektionsstellen (Ellbogen, Knie); ebenso psoriasiforme seborrhoische Ekzeme. Senile Keratosen: braungraue feinwarzige Schuppenbildungen auf reizloser Haut.

Die Narben auf dem Kopf nach Erythematodes — meist Einzelherde — zeigen am Rande oft noch progrediente Infiltrate, Wälle, in denen mitesserartige Hornzapfen stecken. Alopecia areata hat keine Atrophie, Haare sind am Rand des Herdes oft leicht entfernbar. Alopecia atrophicans: Zahlreiche kleine atrophische Flecken, durch einzelne stehengebliebene lange Haare voneinander getrennt. Ähnlich die Alopecie nach abgeheiltem Favus (s. S. 316).

Behandlung. Es gibt mehrere allgemeine und lokale Verfahren, einen Erythematodes zu bessern und auch völlig zu heilen; im Einzelfall kann man jedoch nie voraussagen, welches dieser Verfahren wirksam sein wird (erklärlich, wenn man annimmt, daß das Bild des Erythematodes als allergische Reaktion durch verschiedene Erreger hervorgerufen sein kann). Demnach wird man der Reihe nach alle aussichtsreichen Methoden anwenden und am besten mit den bequemsten und ungefährlichsten beginnen.

Allgemeinbehandlung. Oral: Sulfonamide (Albucid, Cibazol, auch Prontosil) 4—6 Tabl.tägl. bis zu 20 Stück; mit Pausen von 8—14 Tagen 4—5mal wiederholen.

Plasmochin und Spirocid abwechselnd: 3 Tage lang Spirocid 0,25, 1 Tabl. tägl.; 3 Tage lang Plasmochin simplex 0,02, 1 Tabl. tägl. usw., steigend bis auf 3 Tabl. Spirocid tägl. oder 2 Tabl. Plasmochin.

Nicotinsäureamid 3mal tägl. 1—2 Tabl. (besonders bei Erythematodes, der sich unter Lichteinwirkung — z. B. im Frühjahr — verschlimmert).

Bepanthen-Roche, Tabl. zu 0,025; 3—6 Tabl. tägl.

Injektionen: Wismut intramuskulär (Bismogenol, Casbis, Spirobismol), 2mal wöchentlich 1—1,5 ccm, 15—20 Injektionen.

Solganal B oleosum intramuskulär, Neo-Solganal intravenös. Lopion. Aurodetoxin (s. S. 178).

Neosilbersalvarsan intravenös 0,1—0,3; 2mal wöchentlich, 10—12 Injektionen.

Bei reizbaren Formen: Calciuminjektionen, Vitamin D (Detalup), Aderlässe.

Lokalbehandlung: Je akuter, um so mildere Behandlung; zu starke Behandlung kann provozieren, auch neue Herde veranlassen. Narbenbildende Behandlungen sind nur erlaubt, wenn das klinische Bild zeigt, daß der Prozeß auch spontan mit Narben abheilt, was nicht immer der Fall ist. Die Allgemeinbehandlung hat die Lokalbehandlung (wegen der dabei auftretenden arbeitsbehindernden Reaktionen) stark zurückgedrängt, aber nicht völlig ausgeschaltet.

Milde Salben: 1% Resorcinzinklenienssalbe, Ichthyolzinklenienssalbe, Ichthyolpuder.

Kohlensäureschneekompressionen (15—60 sec); über 30 sec Gefahr der Narbenbildung (s. S. 151).

Pinselungen mit Jodtinktur; darauf 10% weiße Präcipitatsalbe über Nacht; meist blasige Reaktion durch reizendes Jodquecksilber.

Methode nach HOLLÄNDER: Nachdem man durch eine Vorgabe von 0,05 Chinin festgestellt hat, daß keine Idiosynkrasie besteht, 2mal tägl. Chinin. hydrochlor. 0,5 (MBK Compretten), 10 min später jeweils energische Pinselung der Herde mit Jodtinktur, 5 Tage lang; dann 5—7 Tage Pause, bis sich die lamellöse Kruste abgehoben hat und die blasse Epidermis erscheint. Evtl. mehrmals wiederholen. In besonders hartnäckigen Fällen, z. B. bei Herden auf dem behaarten Kopf, kann die Behandlung auch längere Zeit fortgesetzt werden, wobei das Chinin alle 3 Tage um 0,5 bis auf 3,0 tägl. gesteigert wird; bei Ohrensausen und Schwerhörigkeit herabgehen mit der Dosis; Gesamtdosis bis 100 g Chinin in einigen Wochen.

Thorium X-Salbe: 1000 e.E. in 1 g Salbe; 12—24 Stunden Auflage unter luftdichtem Verband (s. S. 147).

Oberflächliche Befunkung mit Arsonvalisationshochfrequenzströmen (s. S. 150) oder mit der Elektrokoagulationsnadel.

Bei *akutem Erythematodes* (der immer ins Krankenhaus gehört): intravenöse Injektionen von Elektrocollargol, Fulmargin; Chinin oral 0,25 3mal tägl. Bluttransfusionen. Versuch mit Sulfonamiden, Penicillin, Nicotinsäureamid. Vorübergehende Remissionen erreicht man durch ACTH (s. S. 190).

Granuloma anulare. Knorpelharte elfenbeinfarbene flache Knoten, die unter zentraler Rückbildung zu vollständigen oder unterbrochenen Ringen auswachsen, meist am Handrücken, bei Kindern und jugendlichen Personen. Ohne subjektive Beschwerden, sehr chronisch. Neuerdings häufiger bei mit Vigantol forte behandeltem Lupus gesehen (allergische Reaktion auf Streuungen von Tuberkelbazillen ?).

Behandlung. Lokal: am zuverlässigsten Kohlensäureschnee 15—30 sec. Weiterhin Röntgenbestrahlungen 400—600 r, 1 mm Al HWS (Vorsicht bei Kindern vor Schädigungen der darunterliegenden Knochenknorpelfugen; Gefahr einer Wachstumsschädigung). Auch nach Teilexcisionen (z. B. zur mikroskopischen Untersuchung) erfolgt gelegentlich Rückbildung aller Herde.

Allgemein: Wismutinjektionen, Arsenkuren.

Die **Boecksche Krankheit,** selten, kommt unter verschiedenen klinischen Bildern vor; vermutlich sind es die Hautmanifestationen einer Allgemeinerkrankung: der benignen Lymphogranulomatose (Schaumann), die auch die Lymphdrüsen, Tonsillen, die Lungen (Streifen im Röntgenbild), das Knochenmark (Auftreibungen einzelner Knochen, besonders an den Händen), die Augen usw. befällt und auch — sogar in der Mehrzahl — ohne Hauterscheinungen auftreten kann.

An eine Boecksche Krankheit ist zu denken, wenn braunrote, mit Gefäßreisern überzogene, derbe Knoten erscheinen, die die normale Haut teilweise überragen. Keine subjektiven Beschwerden, sehr chronisch, Sitz meist im Gesicht, an der Brust, an den oberen Extremitäten. Größe: entweder kleinknotig disseminiert (stecknadelkopf-erbsengroß) oder großknotig, dann oft mit zentraler Rückbildung und in Form von Ringen, oder diffus infiltriert und unscharf begrenzt. Färbung: zunächst meist hellrot, dann livideblau, schließlich — durch Pigmenteinlagerungen — charakteristisch braunrot; auf Glasspateldruck zeigen sich eingelagert feinste gelbe Stippchen.

Auch der sog. *Lupus pernio* gehört zur Boeckschen Krankheit: frostbeulenartige derbe Schwellungen der Wangen, der Nase; auf Glasspateldruck die erwähnten Stippchen. (Die Diagnose kann durch Probeexcision erhärtet werden; charakteristisch sind reine Epitheloidzellenhaufen.) Knochenauftreibungen (siehe oben) nicht selten.

Lokalbehandlung: Röntgenbestrahlungen, 1—3 mm Al HWS, 400—600 r, mehrmals. Bestrahlungen mit der Kromayerlampe.

Allgemeinbehandlung: Arsenkuren, Spirocid, Neosalvarsan. Vitamin D (wie bei Lupus s. S. 327). Antileprol (s. S. 337).

Die **maligne Lymphogranulomatose** (Hodgkinsche Krankheit), die sich durch Drüsenschwellungen, die am Hals, in einer Achsel oder in den Leisten beginnen, dann aber allgemein werden, bemerkbar macht, außerdem durch Blutveränderungen (Leukocytose, Eosinophilie, Monocytose, dabei Lymphopenie), geht häufig mit uncharakteristischem Jucken einher, hauptsächlich an den Streckseiten. Schließlich entwickeln sich ausgedehnte, düsterrote Hautentzündungen, die zu den qualvollsten Juckanfällen führen, die es überhaupt gibt; die Haut (meist an den Oberschenkeln, Gesäß und Bauch, schließlich aber — als Erythrodermie — fast am ganzen Körper) ist teigig verdickt, brennend heiß, trocken oder nässend, zerkratzt.

Die Drüsenpakete, auch unabhängig von den zerkratzten Hautstellen — denn die regionären Lymphdrüsen jeder irgendwie zerkratzten Hautstelle sind immer sekundär mitgeschwollen —, der Blutbefund, die Fieberanfälle, weisen auf die Diagnose hin, die durch eine Probeexcision bestätigt werden kann; in den Drüsen,

seltener auch in der befallenen Haut, lassen sich die charakteristischen STERN-
BERGschen Riesenzellen nachweisen. Prognose meist letal in einigen Jahren.

Ähnliche Erythrodermien kommen auch bei lymphatischer Leukämie vor
(häufig charakteristischer Blutbefund: bedeutende absolute Vermehrung der
Lymphocyten).

Allgemeinbehandlung: Arsen, in großen Dosen. Aethyl-Urethan (s. unten).
Symptomatisch: Kalkinjektionen; Lubrokal, Antipyrin gegen das Jucken.
Starke Schlafmittel: Scophedal i. m. Diät, besonders bei teigiger Anschwellung
der Haut: saure Kost (s. S. 183).

Lokalbehandlung: Röntgenbestrahlungen, örtlich gegen das Infiltrat;
Sympathicusbestrahlung (s. S. 141) zur regionären Juckdämpfung. Salben mit
Phenol, Calmitol (evtl. Überempfindlichkeit beachten). Xeroformzinköl.

Die **Mycosis fungoides** tritt in der Regel zunächst als Hauterkrankung auf,
befällt aber im Endstadium manchmal innere Organe (Herz, Mediastinum, Magendarmkanal, Gehirn), während die Lymphdrüsen weniger beteiligt sind; Blutbefund uncharakteristisch, nur Eosinophilie. Prognose: letzten Endes infaust.
Dauer mehrere Jahre.

Unter den Hauterscheinungen unterscheidet man verschiedene Stadien: das
leicht erkennbare mykotische Endstadium, bei dem sich, oft in überraschend
kurzer Zeit, die typischen prallen braunroten — tomatenartigen — Geschwülste
bilden, die zu schmierigen grauschwarzen Massen zerfallen können; daneben bestehen noch die bisherigen Hauterscheinungen.

Das sog. prämykotische Stadium, das jahrelang vorausgehen kann, bietet verschiedene Bilder: mehr oder minder oberflächliche braunrote Infiltrate, meist
trocken, häufig mit Schuppen bedeckt; charakteristisch ist die bogen- und
nierenförmige Anordnung, der rasche Wandel, — auch ohne Therapie —, das gelegentlich heftige Jucken. Oft werden diese Erscheinungen verkannt und für eine
Psoriasis, ein seborrhoisches Ekzem, einen Lichen planus angesehen. Verdächtig
sind immer chronische verdickte juckende Hautprozesse, in bogiger, ringförmiger
Ausbreitung, besonders wenn sie verhältnismäßig scharfrandig normale Hautinseln umwachsen. (Die Diagnose kann durch Probeexcision erhärtet werden: ein
vielgestaltiges Zellinfiltrat in einem Netzwerk, daneben großkernige „Mycosis-
zellen".)

Die *Behandlung* kann die einzelnen Herde oft leicht beseitigen und das Leben
verlängern, schließlich treten jedoch die Neubildungen so stürmisch und rasch
auf, daß keine Therapie nachkommt.

Die günstigste *Lokalbehandlung* ist die Röntgenbestrahlung: 200—300 r,
1 mm Al WHS einmalig, genügt meist zur Beseitigung flacher oder geschwulstiger
Herde; man kann natürlich auch mehrmals geringere Dosen geben. Bestrahlt
man zu viele Stellen auf einmal, so hat man den Eindruck, daß andere Stellen
provoziert werden und neu herauskommen (Resorptionswirkung des bestrahlten
zerfallenen Gewebes ?).

Allgemeinbehandlung. Arsenkuren, in großen Einzeldosen und von genügender
Dauer, z. B. Injektionen von Solarson, 1—2 ccm tägl. 3—4 Wochen lang; nachher
Arsenetten oral, 3mal 1—5 Tabl. tägl.; Gesamtdosis 400—500 Tabl. Wirksam ist
auch Neosalvarsan, 0,45—0,6, 2mal wöchentlich (besonders bei Temperatursteigerungen im Endstadium).

Weiter sind zu versuchen:

Aethyl-Urethan (puriss. Bayer), Pulver, tägl. 3—6 g, einschleichend, vermag als
cytostatisches Mittel Infiltrate zur Rückbildung zu bringen. Gesamtdosis 100 bis
150 g. Kontrolle des Blutbildes, wegen Gefahr der Lymphopenie oder einer Agra-

nulocytose. Bei sekundären Infektionen absetzen; dann Penicillin, aber keine Sulfonamide. Wenn die Rückbildung der Infiltrate zum Stillstand gekommen ist, muß gelegentlich noch das Urethan zu 1,5—2 g weitergegeben werden, um den erreichten Zustand zu erhalten und rasche Recidive zu verhüten. Erfolg meist nicht dauernd.

Antileprol (Äthylester des Chaulmoograöls, antilepröses Mittel), tägl. 1,5 intramuskulär.

Gold, als Solganal B oleos. (s. S. 178).

Pyriferfieberkuren, auch Malariaimpfungen, da man nach fieberhaften Erkrankungen Besserungen beobachtet hat.

Lokal auf die zerfallenen Tumoren Salben, wie

Rivanol 0,5 / Lenigallol 3 / Eucerin c. aq. / Past. Zinci ana ad 100.

Feuchte Umschläge mit Zephirollösung (0,5%).

(Den Namen der Erkrankung verschweigt man dem Patienten am besten, da er sich sonst in einem Lexikon von der schlechten Prognose Kenntnis verschaffen kann; ebenso Vorsicht mit der Bezeichnung auf Krankenscheinen, Attesten.)

Differentialdiagnostisch: *knotig-circumscripte Hautlymphome* (mit oder häufiger ohne die gleichzeitigen Blutveränderungen einer lymphatischen Leukämie): blaurote, weiche, oft symmetrische Tumoren im Gesicht (Augenbrauen, Ohrläppchen, Nase). Probeexcision zeigt reine Lymphocytenmassen. Prognose günstig. Behandlung: Arsenkuren. Lokal Röntgenbestrahlung.

17. Lichen ruber.

Einen *Lichen ruber planus* erkennt man am Auftreten gelblichrötlicher glänzender vieleckiger Knötchen, die häufig gruppiert sind und heftig jucken. Manchmal können nur vereinzelte Knötchen am Rand eines Herdes das charakteristische Aussehen aufweisen. Bisweilen liegt auf den Knötchen ein weißliches Netzwerk (WICKHAMsche Streifen); drückt man nach Einölen mit einem Glasspatel die Rötung weg, so bleibt es deutlich in der normalen Haut erkennbar.

Verdächtig ist das Auftreten eines solchen Ausschlages besonders an den Handbeugen, wo man auch immer bei Verdacht nachsehen sollte. Manchmal kann der Bauch, das Kreuz zunächst am stärksten befallen sein.

Zur Sicherung der Diagnose besichtigt man stets die Mundhöhle. Hier sind — wenn auch nicht immer — WICKHAMsche Streifen als weißes glänzendes Netzwerk zu finden (eine Leukoplakie ist meist ein zusammenhängender Fleck, weißbläulich). Diese Erscheinungen im Mund treten rasch auf ohne Beschwerden. Über die Ätiologie wissen wir nichts Bestimmtes.

Dem Verlauf nach ist der Lichen planus sehr verschieden, danach richtet sich auch seine *Behandlung*. Meistens erscheint er akut über kleinere oder größere Körperstrecken oder den ganzen Körper verbreitet. Je größer die Ausdehnung, je akuter der Ausbruch, um so vorsichtiger muß die Behandlung sein; insbesondere wenn dabei — was zwar selten ist — Blasen auftreten, die am ehesten noch an den Beinen erscheinen, ausnahmsweise auch wie ein Pemphigus den ganzen Körper befallen können. In diesen blasigen Fällen bewährt sich wie bei Pemphigus Germanin in Form von Injektionen (s. S. 341).

Befindet sich ein akuter Lichen planus noch im Ausbruch, erscheinen immer neue Knötchen, so sind am besten entzündungshemmende Mittel: kochsalzarme Kost (Diätsalze s. S. 182), Milch-Gemüsediät, Aderlässe geeignet und ungefährlich; wenn vertragen, können auch Calciuminjektionen gegeben werden. Lokal Zinköl evtl. mit Calmitol, z. B.

Zinc. oxydat. 50 / Calmitol liquid. 10 / Glycerin 5 / Ol. Oliv. ad 100.

Juckstillend wirken auch Bellergaltabletten, tägl. 4—6 Tabl. entsprechend der Beobachtung, daß der Lichen planus meist nervöse Patienten befällt.

Ist der Lichen planus weniger ausgedehnt, so kann er bisweilen durch eine Sympathicusbestrahlung (s. S. 141) schlagartig beseitigt werden, oft allerdings nach einer vorübergehenden Reizung. Wegen dieser Provokation wird man also sehr akute und progrediente Lichen planus-Fälle von der Sympathicusbestrahlung zunächst ausschließen. Bei der Sympathicusbestrahlung wird ein Cervicalfeld (über dem 7. Nackenwirbel) und ein Lumbalfeld (über dem 4. Lendenwirbel) mit Röntgenstrahlen bestrahlt (300 r; 1,2 mm Al HWS; Feldgröße 30×30 cm). Der Sinn dieser Bestrahlung ist eine Röntgenreizung des Sympathicus, den man beim Lichen planus gestört glaubt.

Tritt ein akuter Lichen planus der Wangenschleimhaut auf, so ist lokal wenig zu machen. Eigentümlicherweise schwinden diese Erscheinungen bisweilen auf Hefedarreichungen: Levurinetten, 3mal tägl. 4—5 Stück nach dem Essen.

Nach einer bestimmten Zeit bleibt der akute Lichen planus stationär, er dehnt sich nicht weiter aus, aber er juckt noch, wenigstens zeitweise. In diesem Zustand sind Milch- (3—6 ccm) oder Olobintininjektionen angezeigt oder Arsenkuren (s. S. 168), z. B. mit FOWLERscher Lösung oder mit Arsenetten oder mit Injektionen von Solarson. Die Behandlung muß etwa 8—10 Wochen, und zwar bis zu hohen Dosen durchgeführt werden.

Lokal Höhensonnenbelichtungen (besonders juckstillend) oder Röntgenbestrahlungen (150 r mehrmals). Juckstillende Salben: Calmitolsalbe, Nupercainalsalbe c. Menthol.

Manche Fälle von Lichen planus dagegen verlaufen von vornherein in Einzelherden und in immer wiederholten Schüben. Dazu gehört der isolierte Lichen planus an der Mundschleimhaut oder am Genitale (Glans und Penisschaft, Vulva). Hierbei entwickeln sich, vor allem auf dem Penisschaft, bläulichweiße zierliche Ringe, deren Mitte noch von einem weißen Netzwerk durchzogen ist; diese Herde, die meist jucken, werden langsam größer. Manchmal finden sich auch Herde am After, am Oberschenkel, am Bauch, auf der Brust, an den Unterarmen; meist handelt es sich um zerkratzte rot-violette Knötchen.

Die aussichtsreichste Behandlung dieser Stellen ist die Röntgenbehandlung (150—200 r, 2—3mal).

An den Unterschenkeln entwickeln sich gelegentlich Herde von *Lichen ruber verrucosus*, warzige stark juckende Stellen auf einer blauvioletten Basis. (Differentialdiagnose: Neurodermie, diese entsteht in normaler Haut. Ekzem, näßt gelegentlich.)

Behandlung: Röntgenbestrahlungen 200—300 r, vorher Lösen der Hornschicht durch Salicylpflaster (3—4 Tage aufliegen lassen). Kohlensäureschneegefrierungen (15—30 sec).

18. Blasenbildende Hauterkrankungen (Dermatitis herpetiformis, Pemphigus und Epidermolysis).

Während man unter einer Epidermolysis eine — oft angeborene — Erkrankung der Haut versteht, bei der sich auf alltägliche Traumen hin Blasen bilden, entstehen die Dermatitis herpetiformis und der Pemphigus im Laufe des Lebens, und ihre Blasen entwickeln sich spontan. Die Unterscheidung beider Krankheiten ist in typischen Fällen leicht: die Dermatitis herpetiformis hat kleine gruppiert angeordnete Bläschen (wie beim Herpes simplex, daher der Name), der Pemphigus hat durchweg große Blasen über Kirschgröße; die Dermatitis herpetiformis zeigt außer den Bläschen Flecke wie bei Urticaria oder Erythema exsudativum, also angeschwollene rote Flecke, die sich ausdehnen und bogenförmig begrenzt sind (gegenüber der Urticaria bestehen sie länger als einige Stunden, gegenüber dem Erythema exsudativum sitzen sie allenthalben, nicht nur an bestimmten Prädilektionsstellen, wie Hände, Streckseiten der Extremitäten); der Pemphigus zeigt nur Blasen, außer den geschlossenen allerdings auch geplatzte, also Blasenfetzen; die Dermatitis herpetiformis verläuft mit Jucken, Brennen, Schmerzen, der Pemphigus dagegen ohne subjektive Erscheinungen; der Pemphigus befällt die Mundschleimhaut, die Dermatitis herpetiformis läßt sie frei; die Dermatitis herpetiformis verläuft zwar ein ganzes Leben in wechselnder Stärke oder in Anfällen, ist aber gutartig, der Pemphigus ist demgegenüber ein kurzdauerndes Leiden mit ungünstigem Ausgang. Immerhin gibt es Fälle von Dermatitis herpetiformis, die sich plötzlich in einen Pemphigus umwandeln; entweder handelt es sich also bei beiden Krankheiten um verschiedene Grade derselben Erkrankung oder — wahrscheinlicher — die Krankheiten sind zwar verschieden, aber man kann in einzelnen Fällen niemals von vornherein (wohl aber retroperspektiv) eine definitive Diagnose stellen.

Die **Dermatitis herpetiformis** ist keineswegs selten, aber sie wird häufig übersehen. Meist kommt man auf den Verdacht einer Dermatitis herpetiformis, wenn man im Laufe einer ausgedehnten juckenden Hauterkrankung Gruppen von wasserklaren Bläschen von Grieß- bis Reiskorngröße auftreten sieht. (Der Bläschenausstrich zeigt ein Vorwiegen von eosinophilen Zellen; auch im Blut besteht Eosinophilie). Ist man sich unklar, ob eine Dermatitis herpetiformis vorliegt, so kann man sie provozieren durch 0,5—1 g Jodkali oral (Vorsicht bei schweren Ausbrüchen!) oder gefahrloser durch Auflegen eines Salbenlappens mit 30% Jodkalivaseline über 24 Stunden; es treten dann allgemein oder lokal Bläschen auf.

Bei der Dermatitis herpetiformis gibt es akute heftige Ausbrüche (oft zu Beginn der Krankheit), es gibt anfallsweise Verschlimmerungen, es gibt chronische Zustände, manchmal mit geringem uncharakteristischem Befund, und Zeiten völligen Freiseins, das aber wieder Rückfälle unterbrechen können.

Während der akuten Anfälle ist bisweilen der ganze Leib befallen, besonders der Beckengürtel (Gesäß, Leistengegend, Pubes), an den Extremitäten die Streckseiten, bisweilen das Gesicht; es besteht starkes Jucken und Brennen; das Allgemeinbefinden ist schlecht, es kommt zu Fieber.

Die *Behandlung* muß während der Anfälle sehr behutsam sein, sogar Injektionen von Kalk, Natriumthiosulfat u. dgl. Mittel, deren wir uns bei Nachlassen der akuten Erscheinungen mit Vorteil bedienen, können neue Ausbrüche bedingen. Am besten verordnet man eine völlig salzlose Diät und versucht lediglich Chinin hydrochlor. (MBK Compretten) 3mal 0,1—0,25 steigend.

Lokal eine Behandlung, die subjektiv dem Patienten angenehm ist: feuchte Umschläge mit Borwasser oder Targesinlösung (0,2%) an nässenden Stellen, sonst lieber Puder oder Verbände mit Pasten (z. B. 5% Dermatolzinksalbe). Bettruhe.

Kommt der Anfall zum Stillstand, d. h. bleibt das klinische Bild konstant und treten nicht dauernd neue Herde auf, so sind umstimmende Maßnahmen zu versuchen, z. B. Injektionen von Eigenblut, Injektionen von Serum (Homoseran); schließlich auch Arsenkuren, oral oder als Injektion. Günstig wirkt gelegentlich auch Germanin (s. S. 341).

Nach Ablauf des Anfalles bleiben aber meist chronische Zustände zurück, mit Verschlimmerungen, z. B. häufig während der Menses, während einer Gravidität. (Eine Abart der Dermatitis herpetiformis, die *nur während einer Gravidität* erscheint, wird auch als *Herpes gestationis* bezeichnet; Therapie: Injektionen von Antihistaminen: Antistin, Luvistin u. a. oder dem histaminasereichen Homoseran.) Die Erscheinungen können dabei mehr oder minder ausgedehnt sein, außer Jucken ist aber das Allgemeinbefinden ungestört. Der Ausschlag besteht entweder dauernd aus kleinen Bläschen, z. B. im Gesicht oder vor allem in der Gürtelgegend, oder es finden sich nur uncharakteristische juckende und zerkratzte Papeln an einzelnen Stellen oder am ganzen Körper (differentialdiagnostisch: Krätze; aber die Dermatitis herpetiformis hat nicht deren Prädilektionsstellen, auch der Rücken ist befallen, das Jucken tritt nicht bei Bettwärme vermehrt auf. Prurigo: die zerkratzten juckenden Knötchen liegen bei Dermatitis herpetiformis oberflächlicher, entstehen nicht wie bei der Prurigo aus der Tiefe; Differentialdiagnose oft schwierig). In diesem Zustand sind bisweilen weitere Mittel imstande, das Leiden vorübergehend zu beheben oder weitgehend zu bessern. Leider ist nur niemals im voraus zu sagen, welche dieser verschiedenen Behandlungen anschlägt; es bleibt nichts übrig, als sie der Reihe nach zu versuchen.

Zunächst ist möglichst dauernd kochsalzarme Diät zu empfehlen (Diätsalze s. S. 182); meistens befinden sich die Patienten dabei am besten; Verschlimmerungen bei Kochsalzgenuß sind auffällig. Daneben erweisen sich von Zeit zu Zeit wiederholte Arsenkuren erfolgreich, häufig allerdings nur während der Zeit ihrer Anwendung.

Da Jodkali provoziert, lag es nahe, aus homöopathischen Vorstellungen heraus Jod in kleinen Mengen zu geben; tatsächlich hilft Jodum Oligoplex, das Jod D 4 enthält, 3mal tägl. 1 Tropfen, gelegentlich ausgezeichnet.

Injektionen von Natriumthiosulfat; 0,6—1,0 g auf 10 ccm Wasser (s. S. 170) intravenös alle 2—3 Tage, 10—12 Injektionen.

Lokale vorsichtige Bestrahlungen mit ultraviolettem Licht (die Dermatitis herpetiformis pflegt im Sommer besser zu sein) setzen die Erscheinungen an den bestrahlten Stellen herab.

Röntgenbestrahlungen; und zwar Lokalbestrahlungen bei hartnäckigen Herden (100—150 r, 1 mm Al HWS) oder sog. Sympathicusbestrahlungen (s. S. 141), des Nackens bei Befallensein der Arme, der Kreuzgegend bei Befallensein des Beckengürtels und der unteren Extremitäten.

Die Hautveränderungen selbst werden am besten mit einer Schwefeltrockenpaste behandelt, der juckstillende Mittel zugesetzt sind, z. B.:

Sulf. praecipitat. 5—10 / Zinc. oxydat. / Talc. ana ad 50 / Menthol 1 / (oder Calmitol liquid. 5—10) / Glycerin / Spiritus dilut. ana ad 100.

Bei einem **Pemphigus** treten mit schweren Allgemeinerscheinungen auf zunächst normaler Haut Blasen auf, die platzen können und sich auch durch Unterwühlen der Epidermis zu großen nässenden oder krustigen Herden ausdehnen. Die Blasen haben einen klaren Inhalt, können aber später vereitern. Auch die nicht erkrankte Haut läßt sich auf mehr oder minder energischen Fingerdruck von der Unterlage abschieben (Zeichen von NIKOLSKY). Beginn der Erscheinungen häufig an den Schleimhäuten: die Lippen sind mit Krusten bedeckt, die Mundschleimhaut ist wund oder mit Epithelfetzen belegt. An den Conjunctiven kommt es auch zu Veränderungen, die gelegentlich mit Narben abheilen. In besonders schweren Fällen überhäuten sich die befallenen Stellen nur mehr mit einer matschen blätterteigartigen abschiebbaren Epidermis (*P. foliaceus*) oder die wunden Stellen fangen an zu wuchern, besonders an den Lippen, den Achseln, der Anal- und Genitalgegend (*P. vegetans*).

Pemphiguskranke gehören zumeist ins Krankenhaus. An Mitteln haben sich bewährt—aber alle nicht mit Regelmäßigkeit, so daß bei Versagen einer Behandlung eine neue versucht werden muß: Eleudron, Neo-Uliron oder Eubasin in den üblichen „Stößen" (s. S. 171), Spirocid, tägl. 1—3 Tabl. mit Pausen (s. S. 169), Neo- oder Solusalvarsan (s. S. 404).

Bluttransfusionen, Eigenblutinjektionen (s. S. 163).

Am zuverlässigsten ist noch Germanin, ein Trypanrotderivat, als Heilmittel der afrikanischen Schlafkrankheit bekannt. Intravenöse Injektionen zunächst von 0,25 g, dann in 2tägigen Abständen 0,5—1 g. Gesamtdosis 5—7 g. Nebenwirkungen: häufig Nierenreizungen, gelegentlich Nephritis, Amaurose; für gewöhnlich bilden sich diese Nebenschäden aber von selbst wieder zurück.

Antileprol (s. S. 337). Vitamin D als Detalup, tägl. 2—3 Tabl. Aureomycin.

Die **Epidermolysis bullosa** ist erblich bedingt, kommt also in bestimmten Familien gehäuft vor. Bald nach der Geburt oder auch erst im späteren Leben stellt sich heraus, daß meist an den Händen, aber auch am Hals, in der Gürtelgegend, im Gesicht, an den Füßen, an der Mundschleimhaut auf Druck Blasen entstehen. Zur Auslösung genügen bereits Alltagsschäden, z. B. bei der Arbeit. Abheilung ohne oder mit Narben; im letzten Fall kommt es auch zu Nagelstörungen.

Die Behandlung kann sich nur auf den Rat besonderer Vorsicht gegen Traumen und auf Bekämpfung sekundärer Pyodermien beschränken.

19. Sklerodermie und spontane Hautatrophien.

Die Haut ist durch ihr lockeres Bindegewebe in sich und auf ihrer Unterlage (Knochen, Muskeln, Fascien) leicht verschieblich. Verdichtet und verhärtet sich dieses Bindegewebe, so daß die Haut mehr oder minder tiefreichend wie erstarrt ist und ihre Faltbarkeit verliert, so spricht man von Sklerodermien. (Nicht zu den Sklerodermien gehören ähnliche Hautveränderungen, die sekundär bei anderen Hauterkrankungen vorkommen, z. B. Knoten, die aus der Tiefe kommen und mit der Oberhaut verwachsen, sind keine Sklerodermien; ebensowenig narbige Schrumpfungsvorgänge nach chronischen geschwürigen oder entzündlichen Prozessen, wie z. B. am unteren Drittel der Unterschenkel nach Krampfadergeschwüren.)

Klinisch und prognostisch lassen sich drei verschiedene Erkrankungen bei der **Sklerodermie** unterscheiden: die herdförmige Sklerodermie, bei der einzelne Hautstellen, allerdings gelegentlich bis zu beträchtlicher Ausdehnung, elfenbeinartig verhärtet sind; die diffuse Sklerodermie, bei der ohne scharfe Begrenzung symmetrisch die Extremitätenenden sich verhärten und versteifen und gleichzeitig die Gesichtshaut schrumpft (Maskengesicht); schließlich die Weißfleckenkrankheit, bei der sich etwa linsengroße Hautstellen, oft gruppiert, oberflächlich wie in Pergament verwandeln.

Bei der *herdförmigen Sklerodermie* ist die Haut plattenartig verdickt, man kann förmlich an der scharfbegrenzten Kante unter sie herunterfassen. Die Herde sind verschiedenartig (rund, streifenförmig, säbelhiebartig, z. B. seitlich von der Stirnmitte und am behaarten Kopf) und verschieden groß (von Markstückgröße bis zu ganzen Körperteilen); meist zeigen sie eine fahle Elfenbeinfarbe, oft von einem lilabläulichen Ring umgeben. Prognose günstig, in Abhängigkeit von der Ausdehnung; mit der Zeit (oft erst in Jahren) werden die Herde wieder weicher, eine oberflächliche Atrophie kann zurückbleiben. Ätiologie unklar, vielleicht hormonale Störungen.

Behandlung: lokal zur Beschleunigung der Erweichung Ultraschall (eine der wenigen bewährten Hautindikationen dieser Therapie), Massage mit Salicylsalbe (Acid. salicyl. 5 / Ol. Ricini 20 / Ungt. diachylon ad 100), Glühlichtbäder und Schwitzkasten bei ausgedehnten Stellen.

Röntgenbestrahlungen (400—500 r,) Grenzstrahlen. Thorium X-Salbe.

Weiter wird empfohlen Behandlung mit negativem galvanischem Gleichstrom; die negative Elektrode wird mit 1% Jodkalilösung benetzt (Wirkung durch elektrisch eingeleitetes Jod, aber auch durch die erweichende Wirkung des negativen Stromes allein: „Sklerolyse" s. S. 153). Häufige Sitzungen, 2—3mal wöchentlich. Ebenso elektrische Einleitung von Acetylcholin; mit der Lösung wird die positive Elektrode benetzt (s. S. 153).

Allgemein: unspezifische Reizkörpertherapie: Gold (Solganal B oleos.), Olobintin, Pyrifer. Auch Penicillin zusätzlich zu den Reiztherapien ist gelegentlich wirksam.

Die *diffuse Sklerodermie* beginnt häufig an den Extremitäten und wird oft zunächst für eine RAYNAUDsche Krankheit (s. S. 302) gehalten. Es bestehen auch hier vasomotorische Störungen, Kälteempfindlichkeit, aber gleichzeitig eine Verhärtung und Verdickung der Haut, wodurch die Beweglichkeit leidet und die Finger schließlich halb gebeugt versteifen (Sk'erodakty'ie); auch die Nägel werden gekrümmt und eine Lunula ist nicht mehr unterscheidbar. Ebenso erstarrt das Gesicht (Maskengesicht), die Mundöffnung verkleinert sich, die Haut wird zu eng; der Prozeß greift auch auf Hals und Teile des Oberkörpers über. Schließlich schrumpft die Haut und verlötet fest mit der Unterlage. Es bilden sich fleckförmige Pigmentierungen und Gefäßerweiterungen. Prognose meist ungünstig. Langsame über Jahre verlaufende, von Stillständen unterbrochene Progredienz; selten einmal spontane Besserungen. Ätiologie unklar, vielleicht vegetativ-nervöse Gefäßfunktionsstörungen. Bisweilen Syphilisverdacht, dann antisyphilitische Behandlung mit Wismut und Jod.

Behandlung: lokal Massage mit erweichenden Salben (Salicylsalben) oder mit Salben, die die Durchblutung fördern (Cyren-, Oestromonsalben oder Akrothermsalbe).

Bei auftretender Ulceration sind Radonsalben (s. S. 147) empfohlen.

Allgemein: Enzynormbohnen, B-Vitamin Komplex (Roche); dazu gleichzeitig Mittel, die die periphere Durchblutung steigern: Injektionen von Depot-Padutin, Acetylcholin; oral Vitamin E (300 000 E).

Da die Erregbarkeit des vegetativen Nervensystems erhöht ist: Bellergal. Aus denselben Gründen Sympathicusröntgenbestrahlungen (s. S. 141) des Rückenmarks (200 r; 0,5 mm Zinkfilter, rechts und links schräg seitlich auf die Wirbelsäule alle 2 Monate, 2—3mal).

Intravenöse Injektionen von Novocain: man injiziert Melcain-Woelm forte, 2% Novocain in Bienenhoniglösung zur besseren Verträglichkeit. Beginn mit 1 ccm i. v., tägl. steigend um 1 ccm bis 10 ccm, die etwa 10—20mal wiederholt werden. Sehr langsame Injektion, sonst Übelkeit, Schwindel, Schweißausbrüche.

Lokale Erfolge nach chirurgischer periarterieller Sympathektomie, paravertebraler Sympathicusblockade oder Grenzstrangresektion.

Da es häufig im Verlauf der Sklerodermie zu einer Verlagerung des Kalkes aus den Knochen in die Haut (aber auch in Leber, Lunge, Muskulatur u. dgl.) kommt, operative Entfernung einer Nebenschilddrüse — die Epithelkörperchen beeinflussen den Kalkstoffwechsel — bzw. Unterbindung der Art. thyreoid. inferiores, wonach es manchmal zu einer Besserung der Erscheinungen kommt, meist aber nur von vorübergehender Dauer. Versuch mit A. T. 10 (s. S. 190) oder Vitamin D in hohen Dosen.

Implantation einer Kalbshypophyse, evtl. mehrmals.

Die Empfehlungen mannigfacher Behandlungsverfahren können nicht darüber hinwegtäuschen, daß die Heilerfolge unsicher oder zeitlich begrenzt sind.

Bei der *Weißfleckenkrankheit* (Lichen sclerosus atrophicans) treten etwa linsengroße flache Knötchen auf, die bald hart und weiß werden (wie Pergament) und schließlich atrophieren. Oft nur wenige Herde, manchmal geringes Jucken. Behandlung: Röntgenbestrahlungen, dadurch Abkürzung des Verlaufs.

Im Anhang zur Sklerodermie sei noch das seltene *Sklerödem der Erwachsenen* erwähnt, bei dem sich — oft nach einer Grippe — in kurzer Zeit die Haut verhärtet, meist vom Hals aus auf das Gesicht und die Brust übergreifend. Außer dieser wachsartigen Verfestigung ist die Haut unverändert. Beschwerden durch die Bewegungshemmung. Prognose günstig; Rückbildung in einigen Monaten, gelegentlich auch erst in Jahren.

Behandlung: Schilddrüsenpräparate (Thyroxin). Olobintin- oder Pyriferinjektionen, gleichzeitig Penicillin. Heiße Bäder. Massagen mit Salicylsalben.

Das *Sklerödem der Säuglinge,* das bei frühgeborenen oder elenden oder kongenitalluischen Neugeborenen auftreten kann, beginnt an den Beinen. Die Haut ist derb geschwollen, starr und kühl; in leichten Fällen nur teigig, blau oder cyanotisch. Prognose ernst.

Behandlung: Dauernde Wärmezufuhr; heiße Bäder von 38 auf 40° steigernd. Kreislaufmittel: Cardiazol, Hexeton. Genügende Flüssigkeits- und Nahrungszufuhr (Frauenmilch).

Die Sklerodermien enden oft in Atrophien, d. h. in eine papierdünne Haut, die aber meist mit der Unterlage verlötet bleibt. Auch unter physiologischen Bedingungen, z. B. im Greisenalter, kommt es zu einer Atrophie der Haut, die dann gerunzelt, weniger elastisch und leicht schuppend ist und die Venenzeichnung stärker hindurchtreten läßt.

Bei der **Hautatrophie** als selbständiger Krankheit treten blauviolette, auffallend weiche, schlaffe Stellen mit verdünnter und zigarettenpapierartig zerknitterbarer Oberhaut auf, die in charakteristischer Weise meist an den Extremitäten entweder am Ellbogen und dem Handrücken, verbunden durch einen sog. Ulnarstreifen, sitzen, oder an den Knien und den Fußrücken (*Akrodermatitis atrophicans*). Die Erkrankung kommt in verschiedenen Gegenden Deutschlands sehr verschieden zur Beobachtung; in Baden häufig, ist sie im Rheinland fast unbekannt. Gelegentlich können Atrophien auch an jeder anderen Körperstelle auftreten. Verlauf chronisch über Jahre.

Behandlung: Zur Abkürzung des Verlaufes, vielleicht auch zur Beschränkung weiterer Ausdehnung Olobintininjektionen, wöchentlich 1—2mal bis zu 40 Stück. Am aussichtsreichsten ist jedoch Penicillin tägl. 300—400000 I. E., Gesamtdosis 4—6 Mega E; Heilung bei etwa $^2/_3$ der Fälle.

Ist die Atrophie erst einmal vorhanden, so ist sie nicht mehr zu beseitigen.

Die bekanntesten schlaffen Hautatrophien sind die *Striae*, wie sie am Bauch, am Gesäß, an den Oberschenkeln, z. B. nach Gravidität, aber auch bei Fettsucht, Ascites beobachtet werden. Hier mögen diese zuerst rötlichen, später weißlichen Streifen, die auf einem Einreißen des elastischen Gewebes beruhen, durch Überdehnung entstanden sein; aber man findet sie auch als toxische Folgen von Typhus, Ruhr u. dgl. z. B. oberhalb der Kniescheibe; allenthalben und besonders ausgeprägt sieht man sie bei Tumoren des Hypophysenvorderlappens (Morbus CUSHING) und bei Nebennierenaffektionen.

Prophylaktisch: bei Gravidität Leibbinden.

20. Ichthyosis und umschriebene Verhornungen.

Die Ichthyosis (Fischschuppenhaut) ist eine lebenslängliche Verhornungsstörung der ganzen Hautdecke; in den leichtesten Graden ist die Haut rauh und trocken, beim Aufkratzen leicht abschilfernd, die Haarbälge sind durch kleine

Hornkegelchen verstopft. Bei stärkerer Ausbildung kann die Haut braungrau verfärbt sein, mit dünnen eingerissenen Schuppen. Schließlich können einzelne Stellen sogar mit warzigen schwärzlichen Hornschildern besetzt sein.

Bei der üblichen *vulgären Ichthyosis* werden die Gelenke (Ellbeugen, Achselhöhlen, Inguinalgegenden) frei befunden. Auch das Gesicht ist selten befallen und zeigt nur manchmal eine leicht gerötete, etwas gespannt erscheinende Haut. Die Streckseiten der Extremitäten, Bauch und Kreuz dagegen sind am meisten betroffen. Diese vulgäre Ichthyosis tritt erst nach der Geburt auf, in den ersten Lebensjahren; manchmal ist sie familiär (dominante Vererbung). Wichtig ist, daß die Träger einer Ichthyosis oft zu chronischen Ekzemen (spätexsudative Ekzeme) und Asthma neigen. Besteht bei einem Ichthyotiker ein Ekzem, so muß man immer danach fahnden, ob es nicht durch eine Salbe, die zum Einfetten der Haut dient, unterhalten wird (Salbenempfindlichkeit).

Differentialdiagnostisch: bei der sog. suprafollikulären Keratose bilden sich an den Außenseiten der Oberarme, an den Oberschenkeln, am Gesäß Hornkegelchen über den Haarbalgöffnungen; kratzt man diese Knötchen ab, so ringelt sich oft ein verhaltenes Haar auf (deshalb früher Lichen pilaris). Manche dieser Fälle gehören noch zur Ichthyosis, manche aber, besonders bei violetter Verfärbung der Knötchen, zur Perniosis, also den Frostschäden (s. S. 300). Behandlung mit Acid. salicyl. 1 / Sulf. praecipitat. 5 / Vaselin. ad 100; Waschungen mit Marmorseife, Bürsten.

Haarbalghyperkeratosen, die auf die Unterarme und Handrücken beschränkt sind, sind häufig durch Schmieröl bedingt (s. S. 219). Behandlung mit Schwefel- oder Chlorbädern. Schwefeltrockenpasten. Prophylaktisch: fettundurchlässige Gewerbeschutzsalben (s. S. 252).

Selten gelangt eine sog. *kongenitale Ichthyosis*, die bereits intrauterin entsteht, zur Beobachtung, da davon befallene Säuglinge meist in den ersten Tagen sterben. Kommen solche Kranke durch, fristen sie häufig in Schaubuden als „Krokodilmenschen" ihr Dasein. Bei der kongenitalen Ichthyosis ist immer der ganze Körper einschließlich der Gelenke und des Gesichtes befallen und mit hornigen Platten besetzt. Die Augenlider und Lippen sind meistens verzogen. Die Kinder stammen häufig aus Ehen Blutsverwandter (rezessive Vererbung).

Die *Behandlung* jeder Ichthyosis kann nur symptomatisch sein (abgesehen von einem Versuch mit dauernden exzessiven Gaben von Vitamin A: Arovit 3—5 Tabl. tägl. s. S. 185) und besteht in einer Erweichung der trockenen Haut durch Einfettung oder wässerige Durchtränkung und in einer Beseitigung der überschüssigen Hornmassen.

Dazu empfehlen sich zunächst Bäder (2—3mal wöchentlich, von 20—30 min Dauer), z. B. als alkalische Thermalbäder oder — wo diese nicht erreichbar sind — als Vollbäder mit Zusatz von Borax, Soda, Kochsalz. Nach dem Bad einschäumen der Haut mit einer überfetteten Seife, leicht abtrocknen (nicht abspülen), einreiben in die noch feuchte Haut von Glycerin oder Öl (Mandelöl).

Sehr gut sind Einreibungen von Salicylglycerinsalben:

Acid. salicyl. 3 / Glycerin / Eucerin anhydr. ana 25 / Vaselin. flav. ad 100.

oder

Ungt. Glycerin / Eucerin c. aq. ana.

Acid. salicyl. 1 / Glycerin 10 / Sol. Calc. chlorat. 20% / Eucerin anhydr. ana ad 100. Chlorkalzium wirkt hygroskopisch.

Die Durchfeuchtung der Haut kann auch durch vermehrtes Schwitzen hervorgerufen werden, z. B. im Glühlichtkasten oder mit Lichtbogen, der im Bett verwandt wird.

Durch dauernde Sonnenbäder wird eine Ichthyosis völlig erscheinungsfrei, leider nur im bestrahlten Gebiet und nur für die Zeit der Bestrahlungen und einige Monate darüber hinaus. Solange die Haut von der Sonne gerötet und gebräunt ist, ist sie weich, schmiegsam und durchfeuchtet wie eine normale Haut. Die Höhensonne mit ihrem kurzwelligen Ultraviolettlicht hat nicht ganz den gleichen Erfolg — Kohlenbogenlampen mit langwelligem Ultraviolettlicht (s. S. 133) und gleichzeitig mit Wärmestrahlen (die auch den Schweiß anregen) wirken der Sonne ähnlicher. Vermag sich der Kranke also eine derartige Lampe anzuschaffen, so kann er sich sein Leben erleichtern; in der Praxis wird es wegen der Kostenfrage und der Arbeitsüberlastung des Arztes schwierig sein, einem Ichthyotiker dauernd die genügenden Bestrahlungen zukommen zu lassen.

Umschriebene erbliche Schwielenbildungen werden an den Händen und Füßen beobachtet, seitlich meist bis zur Mitte der Finger und bis zur Handkante hinaufreichend; selten reichen sie einmal auf den Handrücken (*hereditäre Palmar- und Plantarkeratosen*); wie die Ichthyosis entwickelt sich dieses Leiden in den ersten Lebensjahren und bleibt dann dauernd. Die schwielig verdickte Haut der Handflächen und Fußsohlen, die manchmal stark schwitzt, ist bisweilen mit kleinen Hornkegelchen besetzt, die beim Ausfallen Grübchen hinterlassen.

Behandlung: symptomatisch mit Salicylpflaster oder Salicylsalben, z. B.:

Acid. salicyl. 5 / Ol. Ricini / Glycerin ana 15 / Ungt. diachylon ad 100.

Regelmäßiges Abhobeln der Hornschwielen mit dem Rasierapparat (nicht der Klinge allein) nach warmem Seifenbad.

Differentialdiagnostisch: Berufsschwielen, die der Beschäftigung entsprechend eigenartig über die Hand verteilt zu sein pflegen, Füße sind dabei frei. Behandlung: Abhobeln nach warmem Bad.

Arsenhyperkeratosen, langsam auftretend, Handflächen und Fußsohlen sind gleichmäßig stark verhornt; es bestehen sonstige Zeichen einer chronischen Arsenvergiftung: stark gerötetes Gesicht, netzförmige Pigmentierungen am Bauch und an den Flanken, Polyneuritis. Hauptsächlich bei Weinbauern, die mit arsenhaltigen Mitteln Trauben gespritzt haben.

Psoriasis, tylotisches Ekzem (s. S. 243), Lichen ruber planus führen in der Hohlhand und an den Fußsohlen zu hornigen Schwielen, meist zunächst an umschriebenen Stellen. Die Diagnose wird durch das Auftreten charakteristischer und typisch lokalisierter Stellen geklärt (Psoriasis: Ellbogen, Knie, Kopf. Lichen planus: Handgelenk, Mundschleimhaut. Ekzem: einzelne Stellen am Handrücken).

Bei diesen Schwielenbildungen im Gefolge von Hauterkrankungen sind Röntgenbestrahlungen wirksam, die gelegentlich auch bei den kongenitalen, nicht aber bei den beruflichen oder toxischen Schwielenbildungen helfen.

21. Alopecia areata und andere Haarkrankheiten.

Die **Alopecia areata** ist wohl die häufigste Haarerkrankung, wegen der der Arzt aufgesucht wird. Beinahe zufällig werden vom Patienten dabei kreisförmige völlig kahle Stellen im Kopfhaar bemerkt, die plötzlich und ohne subjektive Beschwerden aufgetreten sind. Eine Zeitlang vergrößern sich die Flecken noch, sie dehnen sich allseitig oder einseitig aus; während dieser Progredienz kann man durch Zupfen feststellen, wo noch am Rand die Haare leicht ausgehen; diese Haare sind charakteristischerweise am unteren verdünnten Ende mit einer runden punktförmigen Papille versehen und häufig am oberen Ende ausgefranst, gleichen also einem Ausrufungszeichen.

Der Verlauf der Alopecia areata ist individuell ganz verschieden; es gibt Fälle mit einem stationären Fleck; Fälle mit immer neu entstehenden Herden; Fälle, bei denen vom Hinterkopf aus nur die seitlichen unteren Haargrenzen betroffen sind und die auf eine Mönchstonsur hinauslaufen; Fälle, die in Kürze das ganze Kopfhaar verlieren. Es gibt Fälle, die stationär sind; solche, die jedes Frühjahr rückfällig werden und zwischendurch abheilen; solche, die mit einem Schub erledigt sind, und solche, die nach einem Jahr oder nach vielen Jahren rezidivieren.

Die Alopecia befällt meist das Haupthaar, gelegentlich auch den Bart (seitlich rechts und links vom Kinn), seltener die Vorderarme und Unterschenkel. Bisweilen ist bis auf die Wimpern das ganze Haarkleid ausgefallen (Alopecia maligna), meist auch dann von Dauer. Die Nägel können beteiligt sein, häufig sind im Anfang die Lymphdrüsen geschwollen.

Über die Ätiologie wissen wir nichts Bestimmtes. Jedenfalls sind die erkrankten Haare selbst nicht ansteckend, enthalten auch keine Pilze oder Bakterien. Aber man sieht Häufungen von Alopecia areata in bestimmten Familien, bei chronischen Ekzematikern, bei Patienten, die an Migräne leiden, bei Basedow. Auch ein vermehrter Zustrom von Patienten zu bestimmten Jahreszeiten wird beobachtet, wie bei einer Infektion (etwa wie bei der Gürtelrose); vielleicht sind bestimmte Nervenzentren dabei primär befallen.

Therapeutisch haben wir zwei Aufgaben vor uns. Da in der Mehrzahl der Fälle die kahlen Stellen der Alopecia areata sich wieder zu behaaren pflegen, können wir versuchen, diese Wiederherstellung zu beschleunigen; die andere Aufgabe aber wäre die, die Herkunft und die Fortdauer des Haarausfalles zu beseitigen. In dieser zweiten Aufgabe, die eigentlich die vorwiegende sein müßte, tappen wir leider vö'lig im Dunkeln; jene erste allerdings können wir erfüllen, um so besser, wenn zufällig die innere Ursache erloschen ist, um so schlechter, wenn sie noch besteht, dann fallen die erzielten Haare wieder aus, und der Prozeß schreitet unbekümmert um unsere Behandlung fort.

Die Mittel, die zur Haaranregung gebraucht werden, sind zahlreich; aber nur wenige haben bewiesen, daß sie mehr wert sind, als den Patienten zu beschäftigen, bis die Zeit des spontanen Haarneuwuchses gekommen ist. Von Mitteln, die inmitten ausgedehnter Alopecia areata-Stellen tatsächlich nur am umschriebenen Ort ihrer Anwendung wirksam waren, sind zuerst das ultraviolette Licht zu nennen, weiter Chrysarobinsalben, Kohlensäureschneegefrierungen und Einspritzungen von Acetylcholin; ähnliche Wirkungen hat man von lokalen Radiumbestrahlungen gesehen, und auch Röntgenbestrahlungen vermögen nach vorübergehender Epilation oft überraschend eine monatelang bestehende Alopecia zu beenden. Außerdem werden noch Sublimat, Teer, Schwefel, Resorcin u. dgl. als Mittel zur Hautreizung empfohlen.

Die Ultraviolettlichtbestrahlung, mit der Kromayerlampe bis zur kräftigen Rötung durchgeführt, etwa alle 12—14 Tage wiederholt, d. h. erst wenn jede Hautabschälung beendet ist, ist von diesen Mitteln das bequemste; meist nach 4—5 Bestrahlungen zeigen sich die ersten Haare, von der Mitte aus, zart weiß, später aber in der richtigen Farbe nachwachsend. Nur im Gesicht ist die Kromayerlampe schlecht anwendbar, weil ihre Reaktionen zu auffällig sind; dasselbe trifft für den Kopf zu, wenn nicht mehr genügend lange Haare vorhanden sind, die erkrankten Stellen zu verdecken. Ist fast der ganze Kopf befallen, so lassen sich auch Höhensonnenbestrahlungen vornehmen, von 4 Seiten aus (oben, hinten, beide Seiten); die empfindlichen Ohren, das Gesicht und der Nacken sind mit Seidenpapier abzudecken.

Die Behandlung mit Chrysarobin- oder Cignolinsalben oder Lösungen hat ihre Nachteile darin, daß blondes Haar dadurch verfärbt wird, Kopfkissen dadurch Flecken bekommen und Vorsicht vor einer Reizconjunctivitis dabei gewahrt werden muß. Am besten verwendet man Einreibungen mit Cignolinbenzol:

Cignolin 1—2 / Benzol ad 100,

abends mit Wattestäbchen einreiben, 1—2—3 Tage lang, dann Reizung abwarten und abk'ingen lassen; nach Abschälung erneut einreiben bis zur Reizung. Jedesmal nach dem Einreiben und Eintrocknen soll der Überschuß der Flüssigkeit mit Watte abgerieben werden (aus Vorsicht vor Verschmierung auf die Conjunctiven oder die Bettwäsche).

Ebenso Einmassieren von 1% Chrysarobin- oder 1% Cignolinsalbe (mit Ungt. leniens); Überschuß abreiben.

Andere schwächere Hautreizmittel sind

Hydrarg. praecip. alb. 10 / Carboneol 3 / Eucerin anhydr. ad 100

oder Teer allein, z. B. in Form von Fissanteerstift.

Morgens abreiben mit

Acid. acetic. 1—2 / Aceton ad 100.

2mal wöchentlich abwaschen und massieren des ganzen Kopfes mit

Acid. salicyl. 2 / Euresol 1 / Hydrarg. bichlorat. corros. 0,5 / Spiritus dilut. ad 100. M. D.: Äußerlich. Vorsicht!

Die Behandlung mit der obengenannten Präcipitat-Teersalbe und das morgendliche Abwaschen mit Eisessigaceton ist für Bartalopecie am vorteilhaftesten.

Kohlensäureschnee ist naturgemäß nur für kleinere, aber gerade für hartnäckige Reststellen brauchbar; Kompression von 15—30 sec Dauer.

Radiumbestrahlungen sind meist zu umständlich und zu kostspielig. Röntgenbestrahlungen jedoch sind für ausgedehntere Fälle angebracht; man epiliert in der üblichen Weise (s. S. 139), worauf sämtliche Haare zunächst ausfallen, aber einschließlich der erkrankten Stellen in 1½ bis 2 Monaten neu wachsen (nicht immer zuverlässig). Von den sog. Reizbestrahlungen, etwa 50 r alle 8—14 Tage, 3—4mal, ist man abgekommen.

Eine neue Behandlung der Alopecia besteht in lokalen Injektionen von Acetylcholin, das ein Erregungsmittel des Parasympathicus ist und für mehrere Tage eine starke Hyperämie bedingt. Man verwendet Acetylcholin „Roche"; 0,1 g Pulver wird in 2 ccm des beigegebenen Wassers gelöst und je 1 Tropfen mit dünner Kanüle in Abständen von 0,5 cm intracutan injiziert, insgesamt 6—8 Stellen; 1mal wöchentlich. Ebenso Doryl (Ampullen zu 0,25 mg in 1 ccm). Nach 2—4 Einspritzungen erscheinen in der Nähe der Injektionsstellen die ersten Härchen.

Aber alle unsere lokalen Mittel schlagen nur an, wenn die Erkrankung zum Abschluß oder zum Stillstand gelangt ist; daraus folgt, daß man bei Mißerfolgen immer wieder von neuem haaranregende Verfahren vornehmen soll, denn eines Tages ist möglicherweise dieser Zeitpunkt gekommen. Einen gewissen Anhaltspunkt hat man, das zu vermuten, wenn an den Rändern der kahlen Stellen keine weiteren Haare ausziehbar sind.

Diesen Stillstand der Erkrankung zu erreichen, sind wir auf Mittel angewiesen, die freilich nur hypothetisch begründet, manchmal Erfolg gezeigt haben (allerdings bei jeder derartigen Kur, wenn sie sich über Monate erstreckt, kann die Alopecie auch ihr natürliches Ende finden). Zunächst ist hier eine energische und längere Arsenkur zu versuchen. Die Beobachtung, daß die Alopecia areata bei Hyperthyreotoxikose vorkommt, hat den Gebrauch von Antithyreoidin Möbius veranlaßt (40—60 Injektionen) oder von Thyronorman, beides aus Tierblut gewonnene Bremsstoffe des Schilddrüsenhormons. Von Vitaminen haben sich

A-Vitamin und D-Vitamin (D-Tracetten forte, 3 Tabl. tägl.), über längere Zeit gegeben, bewährt. Auf die Hormonabgabe soll Dijodthyrosin hemmend einwirken (3—6 Tabl. täglich, langsam steigend). Am erfolgreichsten ist noch eine Behandlung, die sich gegen die Überreizung des vegetativen Systems richtet: hier steht Bellergal (Kombinationspräparat von Belladonna und Gynergen) an erster Stelle, täglich 3—6 Tabl. Bellergal wirkt ebenfalls auf die migräneartigen Kopfschmerzen bei Alopecia areata günstig ein; hiergegen auch Gelsemium Oligoplex Madaus (3—5mal täglich 10 Tropfen) oder Optalidon. Weiter werden empfohlen: Prominal (3mal täglich eine Tabl., nach einer Woche einige Tage Pause). Tritt der Basedow während des Klimakteriums auf oder erfährt er dabei Verschlimmerungen, einschleichende Progynongaben zur Hemmung des sowohl der Schilddrüse wie dem Ovar übergeordneten Hypophysenvorderlappens. Ein homöopathisches Mittel ist Thallium D 4, tägl. 3mal 5 Tropfen (in größeren Mengen ein bekanntes Epilationsmittel s. S. 313).

Das Vorkommen der Alopecia areata bei kongenitaler Syphilis, das freilich selten ist, hat zu der Behandlung mit Spirocid geführt, die besonders bei Kindern wirksam ist, auch wenn sonst keine Zeichen einer Lues vorkommen. Man läßt Spirocidtabletten nehmen zu 0,25 g, 3 Tage lang, steigend 1—3 Stück tägl., darauf 3 Tage Pause. Manche jahrelang bestehenden Fälle bessern sich daraufhin in auffallender Weise.

Auch Toxinstreuungen aus chronischen Eiterherden (Fokalinfektion) hat man für die Alopecia areata verantwortlich gemacht; aber die Sanierung fauler Zähne führt nur selten eine auffällige Heilung herbei. Denkt man an Infektionsherde, wird man kleine Gaben von Sulfonamiden über längere Zeit und in mehreren Stößen oder Wismutinjektionen versuchen.

Die unspezifische leistungssteigernde Reizbehandlung wirkt sowohl auf chronische Infektionen wie auf hormonale oder vegetative Störungen. In hartnäckigen Fällen von progredienter Alopecia areata empfehlen sich deshalb intramuskuläre Injektionen von Olobintin oder sogar Fieberbehandlung mit Pyrifer. Bei der Ausbreitung der Alopecia areata, ihrer Chronizität und ihrer psychischen Auswirkung auf den Kranken darf sich die Behandlung jedenfalls nicht mit der Verwendung von etwas hautreizenden Haarwässern zufrieden geben.

Differentialdiagnostisch: Mikrosporie oder Trichophytie bei Kindern; haarlose Flecken, die aber noch Haarstümpfe enthalten und die mit Schuppen bedeckt sind; Pilze in den Haaren nachweisbar.

Alopecia parvimaculata: Kleinfleckiger (höchstens bis 3 cm Durchmesser großer) Haarausfall in unregelmäßigen Flecken, meist plötzlich auftretend, epidemieartig hauptsächlich in Knabeninternaten. Keine Pilze. Lose Haare zeigen meist glasig geschwollene Wurzelscheiden (diese sind also verdickt, nicht atrophisch wie bei Alopecia areata). Behandlung: Schwefelseife; Sulf. praecipitat. 10 / Resorcin 2 / Ungt. lenient. ad 100.

Alopecia atrophicans: Im Laufe von Jahrzehnten auftretender kleinfleckiger definitiver narbiger Haarausfall; die einzelnen Stellen fließen schließlich zu größeren Herden zusammen, immer aber sind durch einzelne stehengebliebene Haare noch die Grenzen der kleinen daumennagelgroßen Herde angedeutet. Meist bei Frauen und auf den Scheitel beschränkt. Haare zeigen beim Herausziehen eine schleimig verdickte Wurzelscheide. Behandlung: Wenig aussichtsreich. Schwefel oder Sublimat in Salben oder in Lösungen.

Alopecie nach Favus: Ähnelt der Alopecia atrophicans, hat aber in der Kindheit mit Schuppen- oder Krustenauflagerungen begonnen (Scutula); der Favus ist durch Behandlung oder spontan abgeheilt. Manchmal bestehen jedoch an einzelnen Stellen noch fortschreitende Favusherde (s. S. 316).

Alopecie nach Furunkeln oder Haarbalgentzündungen, sog. *Folliculitis decalvans:* Bei Kindern im Anschluß an Pyodermien des Kopfes; inmitten der kahlen Stelle sieht man noch die Reste des abheilenden Furunkels. Behandlung unnötig, da Haare sich wieder einstellen.

Alopecie durch Erythematodes: Definitive kahle Stellen auf dem behaarten Kopf, sehr langsam wachsend, unregelmäßige Form. Wallartiger Rand, oft mit festhaftenden Schuppen oder mit mitesserähnlichen Hornzäpfchen bedeckt (s. S. 333).

Tritt ein **allgemeiner,** nicht aus einzelnen Flecken bestehender **Haarausfall** ein, so ist dieser bisweilen *plötzlich entstanden*, ohne Veränderung der Kopfhaut; dann ist er meist toxisch bedingt, durch eine Infektionskrankheit (Typhus, Grippe, Pneumonie, Angina) oder durch ein Wochenbett; der Anlaß liegt 2—3 Monate zurück. Die Prognose ist günstig; wenn man will, kann man eine Kräftigung des Allgemeinzustandes versuchen, z. B. mit Phosvitanon oder eine leichte Arsenkur; lokal Ultraviolettlichtbestrahlungen.

Differentialdiagnostisch: Bei sekundärer Syphilis, also 9—10 Wochen nach der Infektion, tritt ebenfalls ein toxischer Haarausfall auf, der sich durch fleckweise Lichtung (Mottenfraß) am Hinterkopf und an den Seitenteilen auszeichnet; bei Verdacht Vornahme der WaR. Man denke auch an eine Thalliumvergiftung (Rattengift)!

Tritt der *allgemeine Haarausfall allmählich* auf, beschränkt er sich hauptsächlich auf den Scheitel, kommt es zur Bildung kleiner silbrig glänzender festhaftender Schüppchen oder zu einer fettigen Durchtränkung der Haare, so besteht ein seborrhoischer Haarausfall. (Ob überhaupt ein krankhafter Haarausfall vorliegt, der den normalen Haarwechsel übersteigt, darüber s. S. 54; denn keinesfalls führt jede Seborrhöe zu vermehrtem Haarausfall.)

Der seborrhoische Haarausfall, eine weitverbreitete Erkrankung, die beim Mann zur Glatze, bei der Frau lediglich zu einem sehr schütteren Haar führt, kann nur verlangsamt, aber nicht geheilt werden. Die Beseitigung der Schuppen bzw. des Fettflusses ist die erste Aufgabe — beide Faktoren sind zwar der unmittelbare Anlaß für den Haarausfall, aber natürlich nicht die primäre Krankheitsursache, die in einem dyshormonalen Zustand der Keimdrüsen, vielleicht sogar in einem dyshormonalen Zustand der Hypophyse bzw. des Mittelhirns gesucht werden muß. Die Anregung des noch vorhandenen Haarwuchses ist die zweite Aufgabe; diese ist natürlich abhängig von der noch vorhandenen Regenerationsfähigkeit der Haarwurzeln.

Die *Seborrhöe*, der vermehrte Fettfluß der Talgdrüsen, wodurch die Haare bereits in wenigen Tagen nach dem Waschen wieder von Fett glänzen, wird am besten durch Schwefeleinwirkung beeinflußt, und zwar durch Einreibungen mit Schwefelpuder (Sulfodermpuder, Sulfocit) oder durch Abreibungen mit alkoholischer Schwefellösung (Sulfupront A). Am besten wechselt man jeden Abend mit diesen beiden Mitteln ab. Morgens wird der Puder ausgebürstet und jedesmal die Kopfhaut nochmals entfettet durch energische Abreibungen mit :

Acid. salicyl. 2 / Euresol 1 / (Menthol 1) / Spiritus dilut. ad 100.

Mentholzusatz bei Jucken. Waschen mit alkalifreien Waschmitteln (z. B. Satina, Schauma, Smyx u. a.) alle 8—14 Tage.

Innerlich kann gegen die Seborrhöe Thyroxin gegeben werden, 1 bis 2mal tägl. 1 Tabl. zu 1 mg; dabei möglichst fettarme Kost.

Meist ist die Seborrhöe derart in 2 Wochen beseitigt. Jetzt darf die Behandlung eingeschränkt werden, auf 2—3mal wöchentlich. Aufgegeben werden darf die Behandlung nie.

In diesem Stadium der Kur beginnt man mit Bestrahlungen der (gewaschenen) Kopfhaut mit der Kromayerlampe; alle 10—14 Tage. Kräftige Dosen, nicht so stark wie bei Alopecia areata.

Injektionen von Keimdrüsenhormonen, z. B. Progynon oder von Oestromon oder Cyren B (s. S. 189), können gelegentlich den Haarwuchs verbessern.

Neben der öligen Seborrhöe bestehen für gewöhnlich auch stets Schuppen, aber diese haften meist auf dem Kopfboden fest oder hängen vereinzelt in den Haaren. Bisweilen aber wiegen auch die Schuppen vor (*Pityriasis*), sind unter Umständen ganz trocken und silbrig; oft liegen sie bereits deutlich sichtbar auf dem Rockkragen des Patienten. Diese Schuppen, die schwieriger zu beeinflussen sind als die ölige Seborrhöe, müssen zu ihrer Entfernung zunächst gelöst werden, also durch Einreiben abends mit

Acid. salicyl. / Euresol ana 3 / Ol. Ricini / Mitigal ana 10 / (Bals. peruv. 2) / Ol. Oliv. ad 100.

Bals. peruvianum zur Geruchsverbesserung. Oder durch Einreiben mit

Acid. salicyl. 1 / Hydrarg. praecipitat. 10 / Lygal oder Ungt. Lanette ad 100.

Morgens läßt man die Salbe energisch abreiben mit

Acid. salicyl. 2 / Euresol 1 / (Menthol 1) / Ol. Ricini 1,5 / Spiritus dilut. ad 100.

Menthol bei Jucken. Ol. Ricini, um die Haut nicht zu stark zu entfetten. Oder abreiben mit

Acid. salicyl. 2 / Euresol 1 / Hydrarg. bichlorat. corros. 0,3 / Ol. Ricini 1,5 / Spiritus dilut. ad 100. M. D. S. Vorsicht!

Bei Frauen bewähren sich auch Einreibungen mit Östromonsalbe.

Alle 1—2 Wochen Waschen des Kopfes zunächst mit Boraxlösung (1 Eßlöffel auf 2—3 l Wasser) und anschließend mit Keraminseife.

Von Zeit zu Zeit empfehlen sich Arsenkuren.

Bei Erfolg wird die Behandlung eingeschränkt (auf 1—2mal die Woche), aber niemals völlig eingestellt.

Nach Entfernung der Schuppen können Höhensonnenbestrahlungen versucht werden. Auf einer Glatze allerdings entsteht höchstens durch Bestrahlung nur noch ein leichter Flaum. Bei Glatzen, die leicht schwitzen, wendet man die obengenannten Haarwässer an mit Zusatz von Formalin (1—2%).

22. Hautkrebs und andere Hautgeschwülste.

Ein **Hautkrebs** ist zunächst meist harmlos und verdient kaum seinen ominösen Namen; aber er ist nur harmlos, weil er so langsam wächst, daß man genügend Gelegenheit hat, ihn festzustellen und zu beseitigen; geschieht das jedoch nicht, so können mit der Zeit örtliche Zerstörungen von einem unglaublichen Ausmaß eintreten, ohne daß bei fehlender Neigung zur Metastasierung das Leben gefährdet ist. Die Bösartigkeit eines Hautkrebses droht also erst in einer fernen Zukunft; abgesehen von sehr alten Patienten, bei denen diese Zukunft wahrscheinlich nicht mehr erlebt wird, ist der Hautkrebs stets radikal zu beseitigen. Dem Patienten muß klargemacht werden, daß stets eine Wucherung vorliegt, die einmal ein Krebs und überraschend bösartig werden kann.

Der Krebs beginnt als „Warze", wie der Patient es bezeichnet: im Gesicht, und zwar auf den Wangen, an der Nase, im inneren Augenwinkel, vor oder unter dem Ohr als hartes schmerzloses Knötchen, das wächsern weiß, etwas gebuckelt ist, manchmal von erweiterten Gefäßen überzogen. Bisweilen kommt es zu kleinen Blutungen, bisweilen befindet sich in der Mitte eine Kruste und darunter ein kleines Geschwür. Der sich fortschiebende Rand bleibt wallartig hart, weißlich; die Mitte kann sich einsenken und vernarben. Das Wachstum kann langsam oder rascher vor sich gehen; meist dauert es aber 3—5 Jahre, ehe der Krebs einen Durchmesser von 2 cm hat.

Die Entfernung des Carcinoms kann mit dem Messer oder unblutig mit der Diathermieschlinge im Gesunden erfolgen. Spezifischer, d. h. nur auf die Beseitigung des erkrankten Gewebes gerichtet, sind 2 Methoden: die Elektrokoagulation und die Strahlenbehandlung. Diese Verfahren, die das gesunde Gewebe intakt lassen, haben deshalb auch eine optimale Narbenbildung.

Die *Spezifität* der *Elektrokoagulation* (s. S. 150) beruht darauf, daß epitheliale Wucherungen sich leichter verkochen lassen und dabei erweichen; Bindegewebe zieht sich bei der Verkochung zusammen und wird hart. Berührt man also ein Hautcarcinom mit einer Elektokoagulationsnadel, und zwar mit einer Stromstärke, bei der eben Funken überspringen, so wird es weich und man kann — unter Entfernung der erweichten Massen mit dem scharfen Löffel — nach allen Seiten und in die Tiefe vordringen, bis man auf Widerstand und damit auf das bindegewebige Carcinombett stößt. Die Ausdehnung des Krebsgewebes wird dabei meist größer befunden, besonders nach der Tiefe zu, als man zunächst geschätzt hat. Auch Nischen zeigen sich und Taschen, auch Risse in den Fascien, in die das Carcinom eingewuchert ist. Alle diese Winkel müssen freigelegt und alles noch erweichende Gewebe muß beseitigt werden. Schon während der Operation kann man die Prognose stellen; die Aussichten bei einem glatten nicht durchbrochenen Wundbett sind günstig. Die Sorgfalt, mit der allen Ausläufern nachgegangen wird, entscheidet den Erfolg. Die Nachbehandlung besteht in lokalen Verbänden (Hansaplast) mit 0,5% Rivanolzinksalbe. Nachbeobachtungen in 1, 3, 6 und 12 Monaten.

Die *Strahlenbehandlung* steht der Elektrokoagulation an Zuverlässigkeit des Erfolges nach, ist auch für gewöhnlich — d. h. bei Frühfällen — umständlicher und teuerer. Doch ist sie bei älteren Personen über 70—75 Jahren angebracht, bei denen Koagulationswunden leicht vereitern und schlecht heilen. Außerdem hat sie ihr Anwendungsgebiet bei größeren Tumoren, etwa über 4—5 cm Durchmesser oder bei zottigen Tumoren oder solchen, die mit der Unterlage verwachsen sind.

Die Röntgenbestrahlung muß, sobald man sich zur Behandlung entschlossen hat, entschieden und energisch, d. h. mit genügender Dosis, durchgeführt werden. Es gelingt, die meisten Carcinome mit Dosen von 900—1200 r (d. i. etwa 150 bis 200% der Normaldosis) in einmaliger Bestrahlung zu heilen; die Dosis kann um so größer sein, je kleiner die zu bestrahlende Stelle ist. Die gesunde Umgebung wird bis auf 1 cm Rand abgedeckt. Die Härte der Strahlen kann wesentlich geringer sein als üblich, es genügen Oberflächenapparate mit einer Al HWS von 1—2 mm (also bei Spannungen von 80—90 Kilovolt, Filter von $\frac{1}{2}$—2 mm Al); Wiederholung, wenn nötig, in 2—3 Monaten.

Die Bestrahlung mit Radium erfolgt zweckmäßig gefiltert, d. h. lediglich mit γ-Strahlen. Von der für das jeweils verwandte Radiumpräparat gefundenen Erythemdosis (s. S. 145) wird etwa die doppelte Menge, verteilt auf mehrere Tage hintereinander oder mit einem Tag Pause, gegeben.

Natürlich können Elektrokoagulation und Strahlenbehandlung auch kombiniert werden, z. B. vor einer Radiumkontaktbehandlung werden Wucherungen mit der Diathermieschlinge abgetragen oder es können ulcerierte oder sehr ausgedehnte Carcinome durch Strahlenbehandlung zunächst verkleinert werden und der Rest wird elektrokoaguliert. Postoperative Nachbestrahlungen sind hauptsächlich dann anzuwenden, wenn während der Elektrokoagulation Ausläufer in die Tiefe festgestellt wurden.

Diese Behandlungen sind bei den üblichen Formen des Hautkrebses, dem sog. *Basalzellenkrebs* (der histologisch nicht verhornt), fast immer ausreichend. Ist allerdings ein solches Carcinom unzureichend behandelt oder vom Patienten vernachlässigt, so kann es Grade annehmen, wo auch ausgedehnte chirurgische Maßnahmen nicht mehr ausreichen.

Die verhornenden *Stachelzellenkrebse* gelten im allgemeinen als bösartiger. Tatsächlich machen sie auch häufiger Metastasen, z. B. in den Lymphdrüsen, aber auch sie bestehen oft jahrelang rein lokal und sind zunächst gut zu beeinflussen. Während Basalzellencarcinome primär aus gesunder Haut entstehen, entwickeln sich Stachelzellenkrebse meist sekundär, z. B. auf dem Boden einer Leukoplakie der Lippen, auf einer Lupusnarbe, auf einer Röntgenschädigung, aus sog. senilen Keratosen, wie sie im Gesicht und auf dem Handrücken alter Leute auftreten, die viel in der Sonne gearbeitet haben („Seemanns“- oder „Landmannshaut“), oder die besonders lichtempfindlich sind (leichtere oder schwerere Grade von Xeroderma pigmentosum s. S. 259).

Alle diese den eigentlichen Carcinomen vorausgehenden Hautveränderungen verlaufen bisweilen jahrelang in einem Zustand, in dem mikroskopisch schon gewisse krebsige Veränderungen konstatierbar sind und der als präcancerös bezeichnet wird.

Die gewöhnlichsten dieser **Präcancerosen** sind die *senilen Keratosen* (nicht zu verwechseln mit den weichen schwarzen papillomatösen Alterswarzen, die meist am Stamm, gelegentlich auch im Gesicht sitzen, s. S. 356). Die Keratosen sind rauhe verhärtete graubraune bis schwarze Stellen, die sich in der sonst oft greisenhaft atrophischen Haut entwickeln. Nach Jahren können sie sich an einer Stelle verdicken, sich weiter verhärten und oberflächlich zerfallen: als ein der Epidermis beraubter nässender, leicht blutender Knoten entsteht dann das ausgeprägte Carcinom, das sich bald zerklüftet und zerfällt. Ebenso ist die Entwicklung aus Leukoplakien der Unterlippe (besonders bei Rauchern); hier entstehen tiefreichende Carcinomknoten, die mit weißlichen Hornzapfen wie gespickt aussehen können, aus den weißbläulichen oberflächlichen Verhärtungen der Leukoplakie. Bei Licht- und Röntgenschäden der Haut bilden sich hornige Warzen, entweder in normaler Haut oder auf einer verhärteten erhabenen Basis. Mitten in einem Lupus entwickelt sich eine wunde, leicht blutende Stelle, die dann hart wird und hervortritt, aber bald in die Tiefe wuchert und zerfällt.

Schon die Präcancerosen, die oft jahrelang bestehen, sollten stets frühzeitig entfernt werden, am besten durch Elektrokoagulation. Rezidive kommen vor, aber nicht, weil die behandelten Stellen leicht rückfällig würden, sondern weil sich meist über ausgedehnte Hautflächen die Bereitschaft findet, carcinomatös zu entarten, was dann früher oder später eintritt. Es sollte also nicht nur jede vorhandene sichtbare Präcancerose beseitigt werden, sondern auch durch eine geeignete Hautpflege die Carcinomentwicklung hintangehalten werden (z. B. durch Vitamin F-haltige Lebertransalben; durch Verhütung chronischer Staphylokokkeninfektionen mit Quecksilberpräcipitat- oder Rivanolsalben).

Ist der Stachelzellenkrebs bereits entwickelt, so richtet sich die Art seiner Behandlung nach seiner Größe, nach seiner Ausdehnung in die Tiefe, nach seinem Sitz. Solange die Elektrokoagulation alles verdächtige Gewebe noch erreichen kann, ist ihre Wirkung aussichtsreich; auf vorbestrahltem Gebiet, besonders nach Radium, heilt eine Elektrokoagulationswunde allerdings gelegentlich schwer zu. Die Röntgenbestrahlung hat geringere Erfolge als bei den Basalzellencarcinomen; sie versucht ihre Erfolge zu verbessern durch die Methode von COUTARD, die durch Verzettelung der Bestrahlung auf verschiedene Tage die carcinomatösen Zellen zuzeiten einer besonders günstigen Strahlenempfindlichkeit zu treffen hofft und wobei außerdem die erträgliche Gesamtdosis gesteigert werden kann (bis zu 3000 r, in Einzeldosen von 200 r tägl. oder jeden zweiten Tag; bei Eintritt stärkerer Reaktionen Abbruch der Bestrahlungen). Eine andere Verbesserung, die allerdings Spezialapparaturen erfordert, ist die CHAOULsche Nahbestrahlung, bei der der Brennfleck der Röntgenröhre auf 1,5—5 cm an die Haut herangebracht werden kann; hierdurch wird erreicht, daß der Abfall der Röntgenstrahlen in die Tiefe rasch erfolgt, die Oberfläche also ohne Gefährdung der Tiefe mit höheren Dosen behandelt werden kann; die COUTARDsche Methode läßt sich mit der CHAOULschen Nahbestrahlung kombinieren. Einzeldosis 500 r, Gesamtdosis 3000 bis 6000 r.

Die Heilaussichten mancher bösartiger Tumoren bessern sich statistisch mit diesen neueren Verfahren. Das gilt besonders für die bösartigen **Melanocarcinome,** die sich aus den schwarzen Muttermälern (Melanome), die in oder über dem Hautniveau liegen, plötzlich entwickeln können, oft nach unzureichender und dann reizender Behandlung. Liegen diese schwarzen Muttermäler unter der Haut, also im Bindegewebe, so scheinen sie wie eine Tätowierung blau durch die Haut hindurch (blauer Naevus); entarten sie, so kommt es zu Melanosarkomen. Therapeutisch: solange noch keine Entartung und kein besonderes Wachstum vorliegt, entweder Entfernung mit der Diathermieschlinge, wodurch keine Lymphbahnen eröffnet werden, oder sorgfältige und ausgiebige Elektrokoagulation vom gesunden Rand zur Mitte zu. Andernfalls kann man auch jede Behandlung unterlassen und beobachten, ob — was keineswegs immer der Fall zu sein braucht — Entartung eintritt. Dann Nahbestrahlung mit CHAOUL, bis zu 10 000 r Gesamtdosis. Zu warnen ist nur vor unzureichender Behandlung, vor Probeexcisionen, vor Anwendung von Warzenzerstörungsmitteln durch den Patienten. Melanome finden sich im Gesicht, auf dem behaarten Kopf, an den Händen und nicht selten an den Füßen, besonders gefährlich (mit Fußsohlenwarzen zu verwechseln) unter den Fußsohlen, wo sie dauernd dem Druck ausgesetzt sind. Hier rettet bei Entartung, wegen der Lymphdrüsenmetastasengefahr, oft nur eine frühzeitige Amputation des Fußes das ganze Bein oder das Leben.

Am Stamm kommt es gelegentlich zu besonderen Carcinomformen. Zu den Präcancerosen gehört die PAGET*sche Krankheit* der Brustwarzen bei Frauen, eine meist für Ekzem gehaltene, aber nichtjuckende Hauterkrankung, bei der bogige, scharf begrenzte nässende und krustige Stellen nach und nach die ganze Brust von der Warze aus überziehen (Diagnosenstellung durch Probeexcision: eigentümliche große blasige Zellen, einzeln oder in Haufen in der Epidermis). Behandlung: In frischen Fällen Röntgenbehandlung oder Elektrokoagulation. Nachbeobachtung. Bei Vorliegen oder Verdacht eines tiefer liegenden Brustdrüsencarcinoms, das sich in vielen Fällen mit der Zeit bildet, Operation.

Der sog. *Panzerkrebs*, eine auf der Brusthaut entstehende, aus Knoten sich zusammensetzende Verhärtung mehr oder minder großer Ausdehnung ist eine Hautmetastase eines Brustkrebses. Ähnliche Metastasen kommen als flache harte hautfarbene oder leicht rötliche Knoten in der Bauchhaut bei Abdominalcarcinomen vor.

Sarkome der Haut sind im allgemeinen seltener als Carcinome; Verdacht besteht bei aus der Tiefe wachsenden Tumoren von blau bis braunroter Farbe, von weicher Konsistenz und geringer Neigung zur Ulceration. Diagnosenstellung durch Probeexcision, die am besten durch Diathermieschlinge erfolgt und wenn möglich einen ganzen selbständigen Knoten umfaßt, da der rückbleibende Tumor sonst leicht aktiviert werden kann. Therapie: Excision, Röntgenbehandlung. Innerlich Arsen in hohen Dosen.

Zu den **gutartigen Bindegewebsgeschwülsten** gehören die häufiger vorkommenden Fibrome, die als harte Einlagerungen in der Haut sitzen. Oberflächlicher sind die Hautknoten (*Noduli cutanei*); harte braunrötliche Knötchen an der Oberfläche der Haut, die wenig Beschwerden machen (häufig an den Beinen). Behandlung: wenn nötig, Abtragung mit der Diathermieschlinge.

Keloide sind Bindegewebswucherungen, die im Anschluß an Verletzungen (Verbrennungen, chirurgische Eingriffe) oder Hautentzündungen (z. B. Zoster) auftreten; die Disposition des Kranken zur Keloidbildung kann dauernd oder zeitlich begrenzt sein.

Keloide entwickeln sich ziemlich rasch in wenigen Wochen nach der Verletzung zunächst als blaurote Schwellungen, die von Strängen bis in die gesunde Umgebung durchzogen sind, bedeckt mit einer glänzenden Haut, oft schmerzhaft, sowohl spontan wie auf Druck. In einigen Monaten dagegen kontrahiert sich die Geschwulst zu harten weißlichen Platten, die von vorspringenden Wülsten durchsetzt sind; hierdurch wird auch die benachbarte Haut zusammengezogen und über Gelenken die Bewegungsfähigkeit beschränkt.

Die Behandlung des Keloids im ersten Stadium, dem seiner Bildung, ist aussichtsreich. Sie besteht allgemein in kochsalzfreier Kost nach Art der Lupusdiät (s. S. 183): im wesentlichen aus Milch, Gemüsen, Obst; zusätzlich A-Vitamin.

Olobintininjektionen. Gleichzeitig lokal: Röntgenbestrahlung (400—600 r, 1mm Al HWS, nötigenfalls Wiederholung in 4 Wochen); heiße Bäder, Massagen mit 1% Salicylvaseline.

Die Erfolge sind günstig; die Diät ist rd. 1—2 Monate lang erforderlich.

Ist das Keloid jedoch bereits weiß und verhärtet (also etwa bei einem Alter über 6 Monate), so muß es zunächst beseitigt werden entweder durch Excision mit dem Messer oder der Diathermieschlinge oder mit Elektrokoagulation. 8—14 Tage nach dem Eingriff erfolgt dann, um das Neuauftreten des Keloids zu verhüten, die Röntgenbehandlung (400 r, alle 3—4 Wochen wiederholt, 2—3mal). Diät ist ratsam.

23. Kosmetische Hautstörungen.

Manche Hauterkrankungen, wie die Acne und besonders die Rosacea, bekümmern die Patienten am meisten wegen des unschönen Aussehens; Warzen an den Händen und Schweißhände können ekelerregend sein; aber abgesehen davon, daß kosmetische Leiden den Träger gehemmt, selbstunsicher und hypochondrisch machen, bedingen sie bisweilen Berufsunfähigkeit (z. B. ein Frauenbart bei einer Verkäuferin, Schweißhände bei Nadlern oder Mechanikern u. dgl.). Auch kosmetische Leiden können deshalb von einem bestimmten Punkt an Kassenkrankheiten werden; für die Behandlung rein kosmetischer Störungen brauchen jedoch die Kassen nicht aufzukommen. Allerdings machen sie bzw. die Abrechnungsstellen oft weniger Schwierigkeiten als Privatkassen, und es ist deshalb auch zweckmäßig, Privatpatienten von vornherein darauf aufmerksam zu machen, daß sie mit dem Ersatz ihrer ärztlichen Auslagen für kosmetische Eingriffe nicht immer rechnen dürfen.

Kosmetische Störungen entstehen durch *Hautauswüchse*, durch *Flecken*, die auf der Haut entstanden sind, durch *Abweichungen* im *Haarwuchs*, durch *abnorme Schweißsekretion*, durch *Veränderungen der Nägel*.

Warzen, und zwar die gewöhnlichen harten Warzen, sind die häufigsten kosmetisch störenden Hautauswüchse. Sie sitzen meist an den Händen oder den Fingern, häufig an ihrer Rückseite; besonders unangenehm am Rande und unterhalb der Fingernägel. Seltener ist die Hohlhand befallen. Gelegentlich sitzen sie auch an den Unterarmen, den Ellbogen, den Knien; häufiger im Gesicht, wo sie sich bei Männern durch das Rasieren dauernd übertragen, und in den Haaren, wo sie beim Kämmen weiterverschleppt werden.

Differentialdiagnostisch: an den Händen die warzige Tuberkulose bei Leuten, die mit krankem Vieh umzugehen haben: Tierärzte, Melker, Schweizer. Blaurote Basis der warzigen Tuberkulose, während die gewöhnlichen Warzen auf normaler Haut stehen.

Der Patient pflegt mit Warzen auch alle Hautgeschwülste zu bezeichnen, wie Hautcarcinome, Muttermäler, Mollusca contagiosa u. dgl. Richtige Warzen aber sind zottig. Sie sind aus fadenförmigen Auswüchsen entstanden, die allerdings meist von einem gewucherten Epithel und einer Hornkappe zusammengehalten werden; aber wenn man eine Warze ausschneidet, sieht man immer noch den zentralen Stiel oder die Stiele, aus denen es blutet.

Auch bei Fußsohlenwarzen, die unter der Hornhaut liegen und diese wie jeder innere oder äußere Fremdkörper zur Schwielenbildung anregen, sieht man nach Abhobeln der Hornschicht die einzelnen roten Stiele durchschimmern, bisweilen sind sie blau von geronnenem Blut. Die Fußsohlenwarzen können durch ihre dauernden Schmerzen das Leben verbittern. (Differentialdiagnostisch: unter der Fußsohle können sich gelegentlich maligne Melanome bilden, warzenähnliche schwarzbläuliche Flecke mit Neigung zum Zerfall; Prognose ernst; Neigung zur Metastasierung [s. S. 353].)

Bei der *Behandlung* aller gewöhnlichen Warzen, die durch die Infektion mit einem submikroskopischen Virus bedingt sind, ist zu beachten, daß fast die Hälfte aller Warzen durch Suggestivmittel zu beseitigen sind. Ob man nun morgens nüchtern an ihnen lecken läßt oder sie mit Schulkreide einreibt oder sie mit dem Saft von Wolfsmilch betupft oder eine Schnecke darüber laufen läßt oder was es sonst noch an Volksmitteln gibt, immer können danach die Warzen in 2—6 Wochen eintrocknen und spurlos verschwinden. Auch viele unserer ärztlichen Mittel sind möglicherweise nur Suggestivmittel oder sie wirken zusätzlich suggestiv, so daß auch andere gar nicht mitbehandelte Warzen verschwinden. Wie schwierig Warzen auszurotten sind, sieht man nämlich erst an Fällen, bei denen Suggestion versagt.

Am einfachsten sind oral zu nehmende (suggestive ?) Mittel, wie z. B. billig und meist ausreichend Magnesia usta, 3mal tägl. 1 Messerspitze nach dem Essen, so daß eben die abführende Wirkung bemerkbar wird. Ebenso:

Hydrarg. jodat. flav. 0,6 / Mass. pilul. quantum sufficit, ut fiant pilulae Nr. XXX. M. D. S.: 3mal tägl. 1 Pille.

In anderen Fällen kann man eine Arsenkur durchführen (s. S. 168) oder Spirocid geben (tägl. 1 Tabl. 3 Tage lang, dann 3 Tage Pause). Ebenso Thuja Urtinktur, 3mal tägl. 5 Tropfen. Dauer der Behandlung 4 Wochen, in der Zwischenzeit zeigt sich der Erfolg.

Lokal kann man die Warzen täglich mit unschädlichen Ätzmitteln vom Patienten betupfen lassen, und zwar am besten nach einem Bad in warmem Seifenwasser von 15 min Dauer, damit die Epidermis weich und durchlässig wird:

Acid. trichloracetic. 9 / Aq. ad 10.
Acetokaustin.
Resorcin 4! / Acid. acetic. ad 10 (mit Ausrufungszeichen, weil sonst der Apotheker die hohe Resorcinkonzentration beanstandet).
Acid. salicyl. 1 / Acid. acetic. ad 10.

Diese Mittel werden in Tröpfchen auf die Warzen gesetzt, am besten mit einem spitzen, vorne durch Einschnitte aufgefaserten Streichholz, und eintrocknen gelassen. Hat sich ein Schorf gebildet, aussetzen, bis er abfällt; die warmen Handbäder werden fortgesetzt.

Helfen diese Ätzmittel nicht, so sind besondere physikalische oder operative Maßnahmen anzuwenden:

Ausheben mit dem scharfen Löffel: die Warze wird isoliert mit Chloräthyl gefroren (durch ein entsprechend großes Loch in einem Blatt Papier hindurch), dann mit dem scharfen Löffel ausgehoben. Ätzung des Wundbodens mit Trichloressigsäure oder Höllensteinstift.

Gefrierung der Warzen mit Kohlensäureschnee: ein Stift aus Kohlensäureschnee wird so lange fest auf die Warze gepreßt, bis sie durch und durch gefroren erscheint (etwa nach 30—45 sec). Die Umgebung der Warze wird mit Leukoplast geschützt. Am nächsten Tag kann die Warze durch einen Bluterguß abgehoben sein; durch einen kleinen Einschnitt wird das Blut entleert.

Elektrolyse: die Warze wird quer an der Basis mit einer Elektrolysenadel durchstoßen; durch sie wird negativer galvanischer Strom langsam ansteigend eingeleitet bis zur Erträglichkeit. Es entweicht Wasserstoffgas, im Gewebe bildet sich Natronlauge. Der positive Pol liegt an einer indifferenten Handelektrode. Dauer $\frac{1}{2}$—1 min. Große Warzen müssen in mehreren Richtungen durchstochen und behandelt werden.

Elektrokoagulation: in oder ohne Anästhesie wird die Koagulationsnadel in die Warze eingestochen und langsam die Stromstärke so weit gesteigert, bis die Warze zu verkochen beginnt, d. h. weiß und weich wird und aufquillt.

Durch Umrühren mit der Nadel beseitigt man die Warze bis zum Rand. Die gequollene Warze wird dann durch einen Scherenschlag von der Haut abgetrennt (läßt man sie sitzen, kann sie gelegentlich vereitern). Nachbehandlung: entweder, was bei kleinen Stellen das beste ist, austrocknen lassen an der Luft, oder, wo an Gelenken die Elektrokoagulationswunde einreißt, dauernd kleiner Hansaplastverband mit 0,5% Rivanolzinksalbe; täglich warme Handbäder. Dauer der Abheilung 3—4 Wochen. Die Elektrokoagulation ist die zuverlässigste Methode der Warzenentfernung; aber ihre Nachteile sind die Anästhesie, die wegen der Schmerzhaftigkeit meist nötig ist, auch um gelassen und sorgfältig bis zum letzten Rest die Warzen entfernen zu können, weiter die langwierige Abheilung und der oft über 3—4 Wochen notwendige Verband.

Die Elektrofulguration, also die Funkenbesprühung mit einem Hochfrequenzapparat (Arsonvalisation) kann für sehr kleine Wärzchen genügen; tritt bei größeren Warzen Erfolg ein, so beruht er meist auf Suggestivwirkung.

Röntgenbestrahlungen wirken zum Teil auch suggestiv, denn man sieht auch Wirkungen, wenn der Röntgenapparat läuft und die Röntgenstrahlen selbst durch Blei völlig abgeschirmt sind. Will man aber ihre tatsächliche Wirkung benützen, so braucht man hohe Dosen (900—1100 r, 1 mm Al HWS), bei denen die gesunde Umgebung abgedeckt werden muß. Auch Radiumbestrahlungen sind wirksam, eine Erythemdosis.

Für Warzen an den Hand- und Fingerrücken eignen sich Suggestivtherapie, Ätzungen mit chemischen Ätzmitteln, Auslöffeln, Kohlensäureschnee, Elektrolyse, Elektrokoagulation. Kleinste Warzen in Umgebung der großen, oft nur an einer gröberen Hautfelderung erkennbar, rechtzeitig durch Elektrokoagulation beseitigen.

In den Hohlhänden: Elektrokoagulation.

Am Nagelrand, unter den Nägeln,: Suggestivtherapie, Elektrokoagulation, Röntgenbestrahlungen.

Im Bart, auf dem behaarten Kopf, an den Mundwinkeln, auf den Lippen: chemische Ätzmittel, Elektrokoagulation.

Bei Fußsohlenwarzen: Suggestivtherapie, Elektrokoagulation, Röntgen- bzw. Radiumbestrahlungen. Sind beide Füße befallen, so wartet man nach der Elektrokoagulation an einem Fuß die völlige Heilung ab; oft ist dann auch die Warze des anderen Fußes mit eingetrocknet. Zu beachten ist, daß die Schwielenbildung der warzigen Stelle noch anhält, auch wenn die Warze entfernt ist; deshalb alle 2 Wochen nach Fußbad Hühneraugenpflaster oder Abhobeln der entstandenen Schwielen mit Rasierapparat.

Flache sog. juvenile Warzen treten nicht nur bei Kindern, sondern auch bei Frauen auf, meist im Gesicht als ein sich rasch ausbreitender, etwas juckender Ausschlag, der aus kleinen flachen glänzenden gelblichen Papeln (die manchmal wie Bläschen aussehen) besteht. Sonst am Handrücken und Unterarm. Differentialdiagnose: Dermatitis. Man sieht jedoch deutlich, wie von einem Herd aus durch Kratzen — manchmal sogar strichförmig — die Warzen verschleppt sind.

Behandlung: meist ist Suggestivtherapie ausreichend mit Magnesia usta oder Quecksilberpillen oder Arsen. Lokal: Zinnoberschwefelschüttel (s. S. 121) oder Betupfungen mit 30% Resorcinspiritus, darüber Ichthyolpuder. In hartnäckigen Fällen Röntgenbestrahlungen (400—600 r). Elektrokoagulation der oft unzähligen Warzen ist sehr mühsam und schmerzhaft.

Alterswarzen treten bei Personen über 50 Jahren am Stamm, aber auch im Gesicht und an den Händen auf, meist in zahlreichen Exemplaren. Da sie jucken, werden sie verkratzt und sitzen dann auch in den Kratzstriemen. Die Warzen sind schwarzgrau, weich (im Gegensatz zu den harten Keratosen, s. S. 352). An intertriginösen Stellen, in der Leistengegend, in den Bauchfalten können sie besonders stark wuchern, zu großen Beeten zusammenwachsen und auch nässen. Behandlung: Suggestivtherapie ist wenig wirksam. Kräftige Höhensonnenbestrahlungen. Einzelne Stellen werden mit 40% Resorcineisessig oder mit Trichloressigsäure verätzt. Gewucherte Warzen: Röntgenbestrahlungen (600 r). Auf nässende Stellen 20% Kalomeltalkpuder.

Mollusca contagiosa, vom Patienten üblich als Warzen bezeichnet, sind auch infektiös (ultramikroskopisches Virus) und sitzen — besonders bei Kindern — an der Hand, am Arm, im Gesicht und am Genitale. Sieht man die scheinbaren Warzen genauer an, so erkennt man, daß die Warze nur zentral aus einem glatten runden Knopf hervorragt. Drückt man mit einer gebogenen Pinzette seitlich an der Basis dieses Knopfes, so kommt — wie ein großer Mitesser — die ganze Warze heraus und es bleibt ein leerer Hautsack zurück. Mit diesem Abkneifen ist auch bereits die Behandlung vollzogen; die Blutung wird durch einen Tupfer gestillt. Meist bestehen allerdings mehrere Mollusca, die kleinsten sehen wie glänzende Bläschen aus, die größeren zeigen in der Mitte einen Punkt oder die warzige Masse, die größten sind vielleicht bereits vereitert oder herausgekratzt. Die Behandlung, die nach und nach alle Stellen beseitigen muß, besteht in dem beschriebenen Abquetschen, wozu allerdings eine gewisse Größe der Effloreszenz erforderlich ist, oder in Einbohren von einem spitzen Hölzchen, das in Jodtinktur oder Trichloressigsäure getaucht ist, oder in Zerstörung mit der Elektrokoagulationsnadel.

Muttermäler sind nicht immer seit Geburt vorhanden, sondern entwickeln sich oft erst im Laufe des Lebens, z. B. um die Pubertät. Sie bestehen aus einem Zuviel, z. B. von Blutgefäßen, von Pigment, Haaren, Bindegewebe oder aus einem Zuwenig, z. B. an Blutgefäßen oder an Pigment; es handelt sich um lokale Mißbildungen der Haut.

Blutgefäßmäler sind entweder flach: als rote Flecken in der Hautebene, meist scharf begrenzt. Behandlung: Kohlensäureschnee, 15—20 sec; vorsichtig beginnen, lieber bei ungenügendem Erfolg wiederholen, denn eine zu starke Aufhellung ist nicht reparabel. Grenzstrahlen s. S. 144.

Andere Blutgefäßmäler sind Spinnenmäler: Gefäße, die sich spinnenartig um einen zentralen Blutpunkt seitlich ausstrecken. Der zentrale Blutpunkt, das aus der Tiefe aufsteigende Gefäß, ist mit einem schwach erhitzten Spitzgalvanokauter durch senkrechten Einstich zu zerstören.

Bestehen die Blutgefäßmäler aus erweiterten Bluträumen *(Kavernome),* sind sie erhaben oder reichen sie in die Tiefe, so sind vorsichtige Radiumbestrahlungen oder Röntgennahbestrahlungen geeignet; dabei ist stets zu beachten, daß Kavernome die Tendenz haben, von selbst zu heilen. Nötigenfalls Wiederholungen alle 2—3 Monate. Kleine Angiome oder Reste nach Bestrahlungen beseitigt man durch Elektrokoagulation: vom Rande her wird nach und nach die Elektrokoagulationsnadel in das Angiom eingestochen und dies punktweise verkocht. Abheilung unter Rivanolzinksalbenverband.

Bei Säuglingen behandele man Angiome erst vom 2. bis 3. Monat an, da vorher eine gelegentlich eintretende Geschwürsbildung und Vereiterung lebensbedrohlich werden kann.

Große Kavernome im Gesicht, die meist von der Mittellinie aus größere Teile einer Gesichtshälfte befallen, kann man durch vorsichtige, d. h. schwach dosierte Radiumbehandlung oder Nahbestrahlung nach Chaoul aufhellen, aber selten heilen. Aber das ist eine langwierige Behandlung, bei der man sich vor kosmetisch häßlichen Grenzstreifen hüten muß und vor allem vor Verbrennungen.

Sog. *anämische Naevi* findet man gelegentlich am Stamm; infolge eines Mangels an Blutgefäßen nehmen sie an einer Hautentzündung, z. B. an einem Sonnenbrand, nicht teil, sondern bleiben in der geröteten Haut weiß. Normalerweise fallen sie wenig auf, durch Reiben läßt sich die normale Haut der Umgebung aber jederzeit röten, wodurch sie hervortreten. Behandlung unnötig.

Erhabene, sog. *hypertrophe* oder tuberöse *Muttermäler* entwickeln sich mit den Jahren, besonders zwischen 20 und 40, meist im Gesicht. Sie sind hautfarben oder pigmentiert oder auch behaart; ihre Konsistenz ist weich oder auch hart. Therapeutisch beseitigt man sie mit Elektrokoagulation, aber nur soweit sie die Haut überragen. Am besten sticht man zentral die Elektrokoagulationsnadel senkrecht ein bis zum Niveau der normalen Haut und koaguliert, schließlich sticht man die Nadel vom Rand mehrmals schräg zur Mitte ein und koaguliert auch denRand. Vorsicht vor unbeabsichtigt großer Wirkung in die Tiefe, da sonst eingesunkene Narben bleiben. Besser ist es, nach 3—4 Wochen einen eventuellen Rest nachträglich zu beseitigen, als von vornherein zuviel zu koagulieren, wasnicht mehr rückgängig zu machen ist. Meist ist in der zweiten Sitzung noch ein wallartiger Rand zu entfernen. Keine Salbe nach dem Eingriff. Eintrocknen lassen an der Luft.

Sind die *Mäler behaart*, werden in der ersten Sitzung die Haare zunächst epiliert: man geht mit einer Elektrolysenadel in jeden Haarbalg bis zur Wurzel ein und zerstört diese dann durch Elektrolyse (s. S. 362) oder durch Elektrokoagulation (s. S. 150). Die Elektrolyse ist das vorsichtigere, die Koagulation das schnellere Verfahren. Sind die Haare beseitigt, elektrokoaguliert man das Mal selbst.

Die *filiformen Naevi*, die sich reihenweise am Hals wie kleine Fädchen besonders bei Frauen mit den Jahren einzustellen pflegen, beseitigt man durch Betupfen des Stiels mit der Elektrokoagulationsnadel oder mit dem Galvanokauter oder auch mit Trichloressigsäure.

Talgdrüsennaevi, die im wesentlichen aus Anhäufungen von Talgdrüsen bestehen, sitzen meist am Kopf als haarlose, gelbliche weiche Wucherungen; sie sind bereits bei der Geburt vorhanden und häufig familiär. Sie treten auch im Gesicht und am Stamm auf, oft systematisiert, d. h. halbseitig in Linien oder Streifen angeordnet. Therapie: Elektrokoagulation. Auffallend ist der eigentümliche Geruch nach verbrannten Fettsäuren beim Ausbrennen. Die einzelnen Stielchen, die den Naevus ernähren, müssen sorgfältig beseitigt werden, da sonst Rückfälle entstehen.

Cystenbildungen in der Haut, Verhaltungen von Horn, von Talg oder Epidermismassen kommen als Milien oder als Atherome kosmetisch in Betracht. *Milien* (Hautgrieß) sind die kleinen elfenbeinweißen harten Körnchen, die sich langsam im Gesicht, über den Jochbögen und an den Augenlidern bilden können, gelegentlich in großer Anzahl. Es handelt sich um verhaltene Hornkugeln, die am besten mit einer dünnen Nadel (Stecknadel Nr. 10) nach einem warmen Gesichtsbad herausgeholt werden. Man sticht dabei zunächst am Rand des Knötchens ein und schlitzt mit der Nadel die Epidermis *oberhalb* des hornigen Inhalts auf; dann läßt sich der Inhalt selbst mit der Nadel leicht herausheben. Beginnt das Milium bei der Operation zu bluten, sollte man lieber aufhören und nach einigen Tagen erneut versuchen. Auch nach Betupfen des Knötchens mit Trichloressigsäure (Vorsicht) oder dem Galvanokauter bzw. der Elektrokoagulationsnadel stoßen sich die Milien ab, aber mit Bildung einer Kruste, die einige Tage dauert.

Atherome sind nur zum geringen Teil Verhaltungscysten von Talg, wenn die Talgdrüsenausführungsgänge (hinter dem Ohr, am Hals) durch dicke Mitesser verstopft sind; meist sind es muttermalartige Verlagerungen von Hautpartien in die Tiefe, so daß sich dort abgeschnürt wachsende Stücke von Oberhaut befinden, die in ihrem Inneren dauernd Hornschuppen, Talg, bisweilen sogar Haare abstoßen. Im Laufe des Lebens werden diese „Grützbeutel", die meist auf dem behaarten Kopf sitzen, immer größer und größer.

Behandlung: Excision in Lokalanästhesie mit dem Messer oder besser, weil unblutig, mit Kaltkaustik; ist die Haut seitlich quer über dem Knoten eröffnet, wird dieser mit der gebogenen Schere teils herausgeschnitten, teils herausgelöffelt. Entleert man vorher den Inhalt und faßt den Sack mit zwei Klemmen, so kann man den Hautschnitt sehr klein halten. Verband mit Sulfonamidpuder.

Muttermalartige Fehlbildungen der Haut in reichlichen Mengen kommen bei der RECKLINGHAUSENschen Krankheit vor: nämlich weiche Knoten, die nach und nach die Haut vorwölben, auch herauswachsen können und als gestielte Lappen herunterhängen; weiter bläuliche Flecken, in die man wie in eine Bruchpforte mit dem Finger eingehen kann, und schließlich ausgedehnte milchkaffeefarbene glattrandige Pigmentflecke. Neben der Haut ist oft auch das Nervensystem befallen: Tumoren der peripheren Nerven, seltener auch Tumoren des Zentralnervensystems. Weitere Entwicklungsstörungen finden sich an den Knochen, an den Drüsen mit innerer Sekretion; Zurückbleiben der geistigen Entwicklung und Imbezillität ist nicht selten. Allerdings finden sich auch Kranke mit RECKLINGHAUSENscher Krankheit, die geistig völlig rege sind. Die Hauterkrankung schreitet langsam fort mit besonderer Verschlimmerung in der Pubertät. Die Behandlung kann sich nur auf die Beseitigung störender Knoten beschränken. In Lokalanästhesie werden die gestielten Mäler abgetragen (mit dem Messer oder der Diathermieschlinge); die Knoten in der Haut werden durch zentralen Einstich elektrokoaguliert. Nach etwa 10—14 Tagen sind dann diese Knoten nekrotisiert und lassen sich mit dem scharfen Löffel leicht herausheben. Da man in einer Sitzung 8—10 Knoten entfernen kann, lassen sich mit 2—3 Sitzungen im Jahre die Hauterscheinungen der Krankheit in erträglichen Grenzen halten.

Bei der PRINGLEschen Krankheit sitzen die Hauterscheinungen symmetrisch in der unteren Gesichtshälfte, also um den Mund, auf den Wangen, auch auf der Nase. Es bestehen bis reiskorngroße harte gelblichrote bis dunkelrote Knötchen, daneben Telangiektasien, die sich von Kindheit an vermehren. (Differentialdiagnose: Rosacea, die aber meist bei Frauen und erst nach dem 30. Lebensjahr auftritt, auch nicht stationär ist, sondern wechselt.) Ähnlich wie bei der RECKLINGHAUSENschen Krankheit ist bei der PRINGLEschen Krankheit auch das Zentralnervensystem beteiligt: hier kann es zu Tumoren kommen (sog. „tuberöse Sklerose"), wodurch Störungen der geistigen Entwicklung, epileptiforme Anfälle und Lähmungen bedingt sein können. Therapie der Hauterscheinungen: Elektrokoagulation.

Sehr häufig, aber harmlos und ohne Beziehungen zu inneren Erkrankungen sind die *Hidradenome der Augenlider*; besonders bei älteren Frauen findet man meist beide unteren Augenlider mit zahlreichen hautfarbenen oder etwas helleren weichen Erhabenheiten übersät (Differentialdiagnose: Xanthelasma, s. S. 361). Es handelt sich hier um Wucherungen von Schweißdrüsen. Behandlung: oberflächliche Berührung mit der Elektrokoagulationsnadel oder Elektrolyse; Anästhesie meist nötig.

Sehr häufig geben *Abweichungen der normalen Hautfarbe* durch Einlagerung von Pigment, von Krankheitsprodukten, von Fremdkörpern Anlaß zu kosmetischen Beschwerden.

Linsenflecke, kleine stecknadelkopfgroße bis reiskorngroße braunschwarze Pigmentflecken sind Muttermäler, auch wenn sie sich erst um die Pubertät zeigen, manchmal erst nach Sonnen- oder Röntgenbestrahlungen. Betroffen sind meistens brünette Personen, befallen sind Unterarme, Hals und Gesicht. Nach oberflächlichem Betupfen mit der Elektrokoagulationsnadel, mit dem Galvanokauter oder nach Besprühen mit einer Hochfrequenznadel stoßen sich diese Flecke leicht ab.

Sommersprossen werden nicht durch Sonne verursacht, sondern beruhen auf erblicher Veranlagung, werden aber durch die Belichtung verstärkt und sichtbar. Bei Personen mit reichlichen Sommersprossen — besonders Rothaarige sind dazu veranlagt — ist nicht nur das Gesicht, sondern sind auch Schultern, Bauch und Genitale befallen.

Bei allen durch das Licht verstärkten Pigmentstörungen muß die Behandlung die vorhandene Verfärbung beheben, das verstärkende Sonnenlicht ausschalten und möglichst die Veranlagung zur Pigmentbildung beseitigen. Meist gelingt nur die eine oder andere Aufgabe.

Die Pigmentierungsbereitschaft der sommersprossigen Stellen zu beseitigen, gelingt nicht. Also muß bereits im Frühjahr damit begonnen werden, durch vorbeugende Maßnahmen das Sonnenlicht, das den Kontrast zwischen gesunder und kranker Haut verstärkt, abzuschirmen. Lichtschutzmittel müssen sowohl die kurzwelligen erythemerzeugenden wie die langwelligen pigmentierenden Sonnenstrahlen abhalten; geeignet sind PeKaPe Totale, DiWag Lichtschutzsalbe, Delial-Creme braun und Ultrazeozoncreme (s. S. 258). Geeignet sind auch Einreibungen mit Stora oder 10% Tanninspiritus, wenn darüber Ichthyolfissanpuder gebraucht wird; alle diese Mittel jedoch mindern nur die Wirkung des Sonnenlichtes, heben sie aber nie auf; jede längere direkte Bestrahlung ist möglichst zu vermeiden.

Zur Beseitigung vorhandener Sommersprossen werden Bleich- und Schälmittel verwandt. Milde sind Einreibungen mit Borax:

Boracis 10—20 / Glycerin ad 100.

Bewährt und auch in den meisten Sommersprossensalben vorhanden ist Quecksilberpräcipitat:

Hydrarg. praecipitat. alb. 10—20 / Bism. subnitr. 10 / Ungt. lenient. ad 100. D. S.: Über Nacht auftragen; bei vorhandener oder eintretender Idiosynkrasie (Dermatitis!) absetzen.

Gleichfalls wirksam sind Betupfungen mit

Perhydrol (Merck) 3—5 / Spiritus dilut. ad 100.

Ebenso Betupfungen mit

Resorcin 40! / Spiritus dilut. ad 100 M. D. S. Vorsicht!

Sobald bei einem dieser Verfahren — die man auch kombinieren kann — eine Hautreizung oder Hautschälung eintritt, absetzen und milde Salben (Fissanöl oder Zinc. oxydat. 10 / Bism. subnitr. 10 / Ungt. lenient. ad 100).

Das **Chloasma,** bei Schwangerschaft, bei Leberleiden, bei Magendarmstörungen, besteht in scharf begrenzten schmutzigen gelbgrauen Verfärbungen größerer Teile der Stirn — am Haarrand bleibt jedoch ein Streifen frei — oder der Wangen. Manchmal umgibt das Chloasma auch lediglich den Mund (bei ovariellen Störungen ?). Therapeutisch werden dieselben Schälmittel gebraucht wie bei Sommersprossen, dazu, wenn die Erscheinungen hartnäckig sind, noch Betupfungen mit Phenol liquefact. für einige Sekunden, bis sich die Haut weiß verfärbt; die verätzte Haut stößt sich in 4—5 Tagen ab. Oft ist aber die Beseitigung nur für 2—3 Wochen gelungen, dann erfolgt das Rezidiv. Schutz vor Belichtungen wirkt vorbeugend.

Bei nachweislichen Genitalstörungen versucht man Follikelhormonpräparate; bei einer Schwangerschaft erhofft man sich Erfolg nach der Entbindung; bei Magendarm- und Leberstörungen verabfolgt man Vitamin C intravenös, alle 2 Tage, bis zu 5—10 Injektionen. Von der oralen Verabfolgung kann man sich weniger versprechen, weil die Magendarmstörung eine genügende Vitaminresorption verhindert.

Bei der **Vitiligo** sind die kranken Stellen depigmentiert; hier bilden sich langsam nach und nach, meist bei sonst völlig gesunden Personen, gelegentlich familiär, weiße Flecken, die an der Bräunung der gesunden Haut durch Sonnenlicht nicht teilnehmen und dadurch erst recht auffällig werden. Die Flecke, die langsam in die gesunde Haut einwachsen — daher ihre konvexen Ränder — sitzen häufig symmetrisch an den Handrücken, im Gesicht, am Hals, aber auch an den Extremitäten und am Stamm. Ist im Laufe von Jahrzehnten die ganze Haut entfärbt, so scheint die Krankheit erloschen, tatsächlich fällt sie natürlich nur nicht mehr durch den Kontrast zur gesunden Haut auf.

Behandlung: Da die Erkrankung nicht heilbar ist, kommt es bei den sichtbaren Flecken lediglich darauf an, den Kontrast zur normalen Haut zu verringern. Die normale Haut muß also z. B. durch Schutz vor Besonnung vor einer Pigmentierung bewahrt werden (Lichtschutzmittel s. Sommersprossen). Oder die kranke Haut wird künstlich eingefärbt (am leichtesten durch eine wässerige Lösung von Kaliumpermanganat, die der Patient sich selbst bereitet, und zwar so konzentriert, daß die braune Färbung nach kurzem Anstrich und Abtrocknen der normalen Haut entspricht). Sind die Vitiligoflecke noch jung, so gelingt es gelegentlich, ihre Pigmentierung nochmals anzuregen, manchmal allerdings nur punktförmig beschränkt auf die Haarbalgumgebungen; dazu werden Bestrahlungen empfohlen mit der Kromayerlampe nach vorhergehender Einreibung mit 10% Bergamottölspiritus.

Krankhafte Einlagerungen von Cholesterin führen zu dem **Xanthelasma,** das aus schmutzigweißen bis strohgelben Flecken besteht, die vom inneren Augenrand aus das Oberlid, gelegentlich auch das Unterlid befallen (Xanthome als Allgemeinerkrankung s. S. 368).

Therapeutisch: Betupfen des Xanthelasma der Augenlider mit Trichloressigsäure oder mit Phenol oder oberflächliche Elektrokoagulation oder Elektrolyse. Erfolge nicht immer dauernd.

Tätowierungen (richtiger Tatauierungen) sind meist blauschwarz und beruhen dann auf eingelagerter Tusche oder Kohle oder sie sind rot durch Zinnober. (Die Zinnoberstellen können nach Jahren isoliert zu wuchern anfangen und warzig werden als Zeichen einer Quecksilberunverträglichkeit.) Die Einbringung des Fremdkörpers geschieht auch unfreiwillig, z. B. durch Sturz auf mit Kohlenstaub bedeckter Straße oder beruflich bei Bergleuten und Kohlenträgern. Die Entfernung ist keineswegs leicht. Zunächst muß die Oberhaut über der Tatauierung zerstört werden, am besten durch Elektrokoagulation, und zwar so tief, bis man die eingelagerten Körnchen erreicht. Dann wird, im Gesicht, fein gepulvertes Kaliumpermanganat in den Brandstrich eingerieben, es bildet sich ein trockener Schorf, der in 8 Tagen abfällt. Am Körper verwendet man den energischer wirkenden Kochsalzbrei, d. h. man läßt 4—6 Tage dauernd einen dicken wässerigen Brei von Kochsalz unter Verband auflegen. Es kommt leicht zu Eiterungen, die auf 0,5% Rivanolzinkpaste abheilen.

Für leichtere Fälle genügt gelegentlich Nachpunktieren mit einer Nadel unter dauernder Benetzung mit konzentrierter wässeriger Tanninlösung; nachher Abspülen und Einreiben der punktierten Stellen mit 10% Höllensteinlösung.

Manchmal kann man auch die Verfärbung durch Übertatauieren mit weißer Deckfarbe abschwächen: man injiziert dann tröpfchenweise eine Mischung von Milch, 96% Alkohol, Zinkoxyd und Kreide zu gleichen Teilen mit einer möglichst feinen Hohlnadel und einer Injektionsspritze oberhalb der zu beseitigenden Tatauierung in die Haut.

Einlagerungen von Tintenstift in der Haut sind wegen der ätzenden Wirkung des Farbstoffes chirurgisch zu entfernen.

Kosmetische Störungen in der Behaarung bestehen meist in einem ungehörigen Haarwuchs, hauptsächlich also in einem *Frauenbart*. Jüngere, häufig aber erst ältere Frauen leiden dann unter der Bildung einzelner großer und dicker Haare, z. B. seitlich am Kinn oder an den Ecken der Oberlippe. Meist kann man hormonale Störungen seitens der Eierstöcke vermuten, bei starkem plötzlichem Haarwuchs (Wangen, Oberlippe) muß man auch an Nebennierenrindentumoren oder Hypophysenvorderlappenveränderungen (CUSHINGsche Krankheit) denken.

Allgemein wird man also Frauen mit Bartwuchs Follikelhormon geben, und zwar regelmäßig und über längere Zeit (am besten Progynon C oral oder Depotoestromoninjektionen s. S. 189).

Lokal ist die einfachste Behandlung das Ausziehen vereinzelter langer Haare mit der Epilationspinzette und das Rasieren eines stärkeren Flaumes der Wollhaare. Es kostet Mühe, dem Patienten zu versichern, daß durch das Rasieren kein vermehrter Haarwuchs auftritt, was jedoch durch sorgfältige experimentelle Beobachtungen erwiesen ist; aber man einige sich mit dem Patienten dahin, daß trockenes Rasieren (ohne Seife) und höchstens alle 14 Tage ganz bestimmt nichts schadet. Nötigenfalls kann ein elektrischer Rasierapparat empfohlen werden. Enthaarungscremes (Eva, Dulmin, Pilca) können natürlich ebenfalls gebraucht werden, reizen aber gelegentlich die Haut.

Der Flaum läßt sich auch verkümmern durch oxydierende Mittel, z. B. durch Einreiben mit

Perhydrol (Merck) 5—15 / Lanolin 60 / Vaselin. flav. ad 100

oder mit Pernatrolseife (Natriumsuperoxydseife s. S. 104), 5 oder 10%, die mit einem nassen Wattebausch jeden Abend einige Minuten lang eingeschäumt wird; nachher abwaschen und mit Fissanpaste einfetten.

Einzelne große und verdickte Haare werden — wie erwähnt — mit der Cilienpinzette entfernt. Genügt das nicht mehr, kann man versuchen, die betreffenden Haarwurzeln dauernd zu zerstören. Bei der Elektrolyse werden mit einem leichten Nadelhalter dünne Nadeln (feine Nähnadeln, besser noch elastische, vorn abgestumpfte oder sogar etwas geknöpfte Stahldrähtchen) dem zu zerstörenden Haar entlang in den Haarbalg eingeführt, bis ein deutlicher Widerstand zu verspüren ist. Jetzt läßt man den negativen Gleichstrom eines Anschlußapparates durch die Nadel einfließen, wobei man den Strom erst einschaltet, wenn die Nadel liegt; steigert man den Strom langsam auf 1—2 mA, beginnt der Schmerz heftig zu werden. Dauer der Behandlung 1 min. Der indifferente positive Pol ist am besten ein mit Kochsalzlösung angefeuchteter geeigneter Handgriff. Ist die Elektrolyse gelungen, so läßt sich das Haar, das von einer glasigen Wurzelscheide umgeben ist, mühelos ausziehen. Mit Rückfällen, d. h. Neuwachsen der Haare, muß man rechnen; zum Teil sind das aber Haare, die sich aus bisherigen Flaumhaaren infolge der weiter bestehenden Veranlagung neu zu Terminalhaaren entwickeln.

Rascher verläuft die Entfernung mit Elektrokoagulation. Hierbei wird am besten auch zunächst eine Epilationsnadel in den Haarbalg eingeführt und deren Metallansatz dann mit der Elektrokoagulationsnadel für 2—4 sec berührt; der

Patient hält in den Händen die indifferente Elektrode des Diathermieapparates. Ist die Stromstärke richtig gewählt, kann das Haar sofort ausgezogen werden. Vorsicht bei Neigung zu Keloiden.

Mit Röntgenstrahlen einen Frauenbart zu entfernen, ist nur vorübergehend möglich (Epilationsdosis 400—450 r; 1,2 mm Al HWS). Die Haare kommen nach einigen Monaten zurück. Wiederholt man dann die Bestrahlungen immer wieder, so kommt ein Zeitpunkt, wo die Haare zwar wegbleiben, aber sich meist auch gleichzeitig oberflächliche Röntgenschäden einstellen können: Pigmentierungen wechseln mit Depigmentierungen, Telangiektasien, Hautschrumpfungen und Verhärtungen; diese Erscheinungen pflegen sich im Laufe der Jahre weiter zu verstärken. Röntgenspätschäden sind kaum mehr zu entfernen. Infolgedessen ist die Röntgenbehandlung des Frauenbartes als zu riskant mit Recht verlassen.

Tierfellnaevi sind seit der Geburt bestehende, mit dichtem Flaum behaarte Muttermäler, im Gesicht oder am Stamm. Meist sind sie auch pigmentiert. Am besten blaßt man sie mit Kohlensäureschneegefrierungen ab (40—60 sec). Die Haare werden kurz gehalten (Rasiermaschine).

Sonstige *kosmetische Haarschäden*, deretwegen der Arzt aufgesucht wird, wie Auffaserungen oder Bildungen von knötchenartigen Auftreibungen, bei denen die Haare aufsplittern und abbrechen (*Trichorrhexis nodosa*), beruhen für gewöhnlich auf zu starker Austrocknung (z. B. durch Dauerwellen; in den Ferien an der See durch Wind und starke Besonnung). Behandlung: Einfetten mit Mandelöl, dem etwas Perubalsam oder Bergamottöl zugefügt werden kann; 2mal wöchentlich einfetten.

Knotenbildungen an den Haaren der Achselhöhlen (*Trichomycosis palmellina*) sind Anlagerungen von Pilzen; Behandlung: Abrasieren. Gegen das begünstigende Schwitzen in den Achselhöhlen Antihydral, Resorcinpercutol u. dgl. (s. S. 364).

Schweiß stört, wenn er vermehrt ist oder wenn er durch seinen Geruch auffällt. Den Hautarzt interessieren im wesentlichen die lokalisierten Hyperhidrosen. An den Händen kommt es besonders bei Anstrengungen, bei Aufregungen oder schon, wenn der Patient einen Schweißausbruch befürchtet, zu reichlicher, manchmal tropfenweiser Schweißabsonderung. Das behindert die Kranken sowohl gesellschaftlich als auch in der Arbeit: Nadeln, Metallgegenstände pflegen dabei rostig zu werden. Die Behandlung muß energisch sowohl lokal wie allgemein einsetzen. Zu einem Dauererfolg führen Röntgenbestrahlungen (alle 4—6 Wochen 400—600 r; 1,2 mm Al HWS; 3—4mal) und innere Behandlungen mit das vegetative Nervensystem dämpfenden Mitteln: z. B. Bellergal-Tabletten 3mal tägl. 1 Tabl.; Lubrokal abends 1 Tabl. 4—6 Wochen lang; Calcibronat 3mal tägl. 1 Teelöffel 4—6 Wochen. Alle diese Mittel brauchen jedoch zu ihrer Wirkung geraume Zeit. Um bereits sofort eine Besserung zu erzielen, verordnet man deshalb Atropin methylobromat. 1 mg (MBK Compretten), das etwa 6 Stunden lang wirkt, also zweckmäßig vor einer Gesellschaft oder morgens und mittags vor der Arbeit zu nehmen ist. Lokal läßt man Formalinpuder einreiben; z. B. Lenicetformalinpuder.

Günstig wirkt auch die Formalineinverleibung durch den galvanischen Strom: die Hände werden auf eine Zellstoffkompresse gelegt, die mit 5—10% Formalinlösung getränkt ist; die Kompresse ist mit dem positiven Pol eines Anschlußapparates verbunden. Dauer der Durchströmung 5—10 min, Stromstärke etwa 5—10 mA. Indifferente Elektrode Unterarm, Zellstoff in Kochsalzlösung getränkt. Die Wirkung der elektrischen Durchströmung hält etwa 14 Tage an.

An den Füßen treten zu einer Hyperhidrosis durch den Mangel an Verdunstung in den Schuhen meist noch stärkere entzündliche Erscheinungen hinzu die sich in einer Maceration der Hornschicht (zwischen den Zehen, unter der Ferse) äußern und in brennenden Anschwellungen und Rötungen. Bisweilen kommt es zu dem bekannten Fußgeruch nach zersetztem Schweiß. Schweißfüße sind für Hefeinfektion und Epidermophytien anfällig.

Behandlung: Formalinpuder (Vasenolfußpuder, Lenicetformalinpuder), Einreibungen von Resorcinpercutol. Leichtes, luftiges, möglichst weites Schuhzeug; soviel wie möglich Sandalen; Wollstrümpfe. Kalte Abwaschungen der Füße. Abwaschungen mit 20% Ammoniumchloridlösung.

Gegen den Schweißgeruch genügen auch Pinselungen mit Tct. balsamica (s. S. 101) und pulverisierte Borsäure. Wirksam sind auch Einreibungen mit offizineller Jodtinktur 1—2mal wöchentlich. Trocknet der Fuß durch Formalin zu stark aus, Einreibungen mit Ungt. diachylon oder Sebum salicylatum (Salicyltalg).

Der *Achselschweiß* stört bei jungen Mädchen, häufiger noch bei klimakterischen Frauen, durch die Benetzung der Unterwäsche und Blusen, aber auch durch die Ekzeme, die er veranlaßt, sei es, daß er selbst reizt, sei es, daß er Farben aus Kleidern zur Lösung bringt oder gewisse schädliche Stoffe aus Schweißblättern. Diese Ekzeme lassen im Gegensatz zu dem seborrhoischen Ekzem die Mitte der Achselhöhle für gewöhnlich frei und beginnen erst dort, wo die Achselfalten und die Innenseite der Oberarme aneinanderliegen.

Behandlung: Formalinsalben, wie Terenol. Salben, die Hexamethylentetramin enthalten, das sich im sauren Schweiß zu Formalin umwandeln soll (aber der Achselschweiß ist häufig alkalisch), sind Hidroderm und das fettfreie Antihydral. Ebenso 20% wässerige Ammoniumchloridlösung, Resorcinpercutol, Odorono (normal und stark). Innerlich ist Kalk oder Follikelhormon (auch Injektionen) zu versuchen. Auf die Dauer sind Röntgenbestrahlungen am wirksamsten: mehrmals 400 r alle 4—5 Wochen.

Gegen den *Schweißgeruch der Achselhöhlen*, der nicht auf Zersetzung, sondern auf der Ausscheidung von sexuellen Duftstoffen beruht, manchmal besonders stark während der Menses, sind Abwaschungen mit Kölnisch Wasser oder mit Acid. salicyl. 2 / Hydrarg. bichlorat. 0,3 / Spiritus dilut. ad 100 oder mit Liq. Alum. acetici 25 / Spiritus dilut. ad 100 wirksam, nachher Vasenol-Körperpuder Antihydral, Odorono. Wasser und Seife beseitigen den Geruch weniger als alkoholische Lösungen.

Bei einigen Personen schwitzt auch die Analgegend so stark, daß bereits kleine Spaziergänge einen „Wolf“, eine Entzündung der sich berührenden Gesäßbacken hervorrufen. Wirksam ist die tägliche Bepinselung mit Tct. balsamica und Einpudern mit Teersulfodermpuder, Watteeinlagen. Röntgenbestrahlungen, 400 r alle 4—6 Wochen, 4—6mal in 1—2 Jahren, vermögen mit der Zeit das hartnäckige Leiden zu beseitigen.

24. Seltene Hautkrankheiten.

Krankheiten von akutem Verlauf.

Scarlatiniformes Exanthem ist zu vermuten, wenn vom Gesicht aus ein masernoder rötelnartiger Ausschlag wie eine Welle über Oberkörper und Arme läuft (dabei ist das Gesicht dann schon abgeblaßt) und schließlich über die Beine verschwindet. Keine Conjunctivitis, keine KOPLIKschen Flecke, keine Himbeerzunge, kein Fieber. Oft leichte Angina. Dauer insgesamt 3—5 Tage. Gelegentlich länger dauernde schmerzhafte Drüsenschwellungen.

Differentialdiagnose: leichter Scharlach, Röteln, universelle Dermatitis z. B. durch Quecksilbersalbe, Primeln.

Behandlung: Targophagintabletten, Mundspülungen mit Wasserstoffsuperoxyd.

Ecthyma gangraenosum ist zu diagnostizieren, wenn bei elenden Säuglingen oder Kindern wie ausgestanzt aussehende Geschwüre an Druckstellen (Hinterkopf, Rücken, Gesäß) auftreten, die durch raschen Zerfall aus graubläulichen Flecken entstanden sind. Pyocyaneusinfektion. Süßlich riechender blaugrüner Eiter.

Behandlung: Xeroform-, Borsäure-, Albucidpuder. Zephirol- oder Kaliumpermanganatbäder. Allgemeine Kräftigung. Bluttransfusionen. Versuch mit Spirocid, Tabl. zu 0,25 tägl. Prognose ernst.

Milzbrand. Zu vermuten, wenn sich inmitten einer akut entzündeten und geschwollenen Hautstelle aus einem Bläschen ein schwarzer trockener Schorf entwickelt; auffallend geringe Schmerzhaftigkeit; besonders bei Infektionsmöglichkeit von krankem Tier oder von tierischem Material, (in Gerbereien, Abdeckereien, bei der Herstellung von Pelzwaren, Pinseln, aber auch beim Gebrauch von Rasierpinseln). Infektionskrankheit, meldepflichtig. Gelegentlich auch nach Zeckenstichen. Manchmal nur lokale Erkrankung, manchmal schwerste fieberhafte Allgemeinerscheinungen, auch mit tödlichem Ausgang.

Behandlung: lokale Ruhigstellung, Salbenverband mit Ungt. cinereum. Allgemein: Bettruhe. Neosalvarsan 0,45—0,6 alle 2 Tage, insgesamt 2—3mal. Sulfonamide, Terramycin, Milzbrandserum.

Melkerknoten sind zu diagnostizieren, wenn bei Personen, die mit vaccinekranken Kühen zu tun haben, sich dunkelbraunrote, brombeerartige Knoten auf geröteter Haut entwickeln meist an den Händen oder Unterarmen. Infektion mit Vaccinevirus. Dauer einige Wochen.

Behandlung: Dermatolzinksalbe. Sulfonamide.

Bangsche Krankheit ist zu vermuten, wenn bei Tierärzten, besonders nach Ausräumung der Nachgeburt erkrankter Kühe, an den Armen Blasen oder Erythema exsudativum-artige Ausschläge von einigen Tagen Dauer auftreten. Wenn gleichzeitig Fieber, das mit Rückfällen längere Zeit anhält, Infektion von Kühen mit seuchenhaftem Verkalben (meldepflichtig); wenn ohne Fieber, nur allergische Hauterscheinungen nach bereits überstandener Erkrankung.

Behandlung: wenn mit Fieber einhergehend Supronal, Chloromycetin, Streptomycin, Aureomycin, Terramycin. Sonst nur örtlich: Dermatoltrockenpaste.

Tularämie ist zu vermuten, wenn bei plötzlich mit Schüttelfrost einsetzender fieberhafter Erkrankung es zu starken Schwellungen der Lymphdrüsen (hauptsächlich in den Achseln und an den Ellbogen) kommt, welche Drüsen einige Zeit nach Abklingen der akuten Erscheinungen, die 5—7 Tage anhalten, erneut sich vergrößern, schmerzhaft werden und evtl. abscedieren. Vor allem bei Vorhandensein eines panaritiumartigen Primäraffektes an den Fingern, der ulcerieren kann. Verdächtig bei Infektionsmöglichkeit durch Hasen (Jäger, Wildhändler, Hausfrauen).

Die Tularämie, eine Erkrankung der Nagetiere, zunächst in Kalifornien beobachtet, befindet sich von Südeuropa aus im Fortschreiten. Die Infektion des Menschen (meldepflichtig) erfolgt meist vom kranken Hasen aus, niemals vom erkrankten Menschen. Es lassen sich mehrere Verlaufsformen unterscheiden, je nach der Eintrittspforte: nämlich die Haut mit oder ohne Bildung eines Primäraffektes, die Conjunctiven oder die Tonsillen; manchmal verläuft die Erkrankung auch ohne Beteiligung der Drüsen. Oft kommt es zu Hautausschlägen, die einem Erythema exsudativum oder einem Erythema nodosum ähnlich sehen.

Nachweis der Erkrankung: Serologisch durch Agglutination. Hautreaktion mit Tularämie-Antigen (Behringwerke).

Behandlung: Streptomycin, Chloromycetin, Aureomycin; Supronal. Tularämie-Serum (Behringwerke). Röntgenbestrahlungen der Drüsenschwellungen im chronischen Stadium. Nicht vor völliger Reife incidieren.

Impetigo herpetiformis ist anzunehmen, wenn während der Schwangerschaft unter Fieber fortschreitende gerötete Herde auftreten, die mit kleinsten Eiterpusteln übersät sind. Selten auch einmal außerhalb der Gravidität, auch bei Männern nach Kropfoperationen, bei der die Nebenschilddrüsen (Epithelkörperchen) mitentfernt wurden.

Behandlung: aussichtsreich durch A.T. 10 (s. S. 190).

Krankheiten von chronischem Verlauf:

Akrodermatitis continua ist anzunehmen, wenn chronisch einzelne oder mehrere Finger, besonders an den Enden, mit geröteter, seidig dünner Haut überzogen sind, in der kleine Eiterbläschen liegen; langsames Fortschreiten.

Differentialdiagnose: Psoriasis, aber dabei stärkere Krustenbildung und noch anderweitige Herde.

Behandlung: Thorium X-Salbe, mehrmals in wöchentlichen Abständen; Röntgenbehandlung.

Urticaria pigmentosa ist zu diagnostizieren, wenn sich bei Kindern überall auf dem Körper nichtjuckende gelbbraune Flecken bilden, die nach Reiben urtikariell anschwellen. Während die Bildung neuer Stellen mit der Zeit aufhört, bleiben vorhandene Flecken bestehen. Selten tritt die Erkrankung erst bei Erwachsenen auf, verläuft dann günstiger.

Behandlung: nur kosmetisch gegen bestehende Flecken, Berührungen mit dem Galvanokauter oder mit der Elektrokoagulationsnadel.

Herdförmige Parapsoriasis (Parapsoriasis en plaques) ist zu vermuten beim Vorhandensein von außerordentlich hartnäckigen gelbbräunlichen, wenig schuppenden und nichtjuckenden, häufig ovalen Herden, deren Längsachse am Stamm parallel zu den Rippen, an den Extremitäten senkrecht zu verlaufen pflegt.

Differentialdiagnostisch: seborrhoische Ekzeme, die jedoch mehr schuppen, auch weniger hartnäckig sind. Mycosis fungoides, die aber juckt, und deren Herde mit der Zeit ihr Aussehen und ihre Form wechseln.

Behandlung: Versuch mit Chrysarobin-, Pyrogallolsalbe, Schwefelbäder. Röntgenbestrahlungen, Ultraviolettlichtbehandlung. Grenzstrahlen 700—800 r, 1—3mal, alle 3—4 Wochen.

Pityriasis lichenoides chronica (auch tropfenförmige Parapsoriasis genannt), ist zu vermuten, wenn am Körper linsengroße gelbrötliche Flecken oder flache Knötchen auftreten, die etwas glänzen und bei denen man durch Kratzen bald eine gelbbraune Schuppe wie eine Oblate abheben kann. Meist keinerlei Jucken. Ablauf in einigen Monaten, gelegentlich aber auch jahrelange Dauer.

Differentialdiagnose: papulöse Lues, aber WaR. in diesem Stadium ausnahmslos positiv. Kleinfleckige Psoriasis, aber meist weißlichere größere Schuppen; Befallensein der Prädilektionsstellen (Knie, Ellbogen). Pityriasis rosea, rascher progredient zu größeren Herden, Ablauf in einigen Wochen.

Behandlung: Schwitzkuren, auch mit Pilocarpininjektionen (MBK Amphiolen 5—10 mg subcutan, 2mal wöchentlich).

Pityriasis rubra pilaris, daran zu denken, wenn bei einer trockenen ausgedehnten Hauterkrankung auf der Rückseite der Fingergrundphalangen Hornstacheln reibeisenartig in den Haarbälgen entstehen, oder wenn größere Teile des Gesichtes mit einer mehlartigen, aber festhaftenden weißen Maske bedeckt sind.

Behandlung: Schwitzkuren im Glühlichtbad.

Dariersche Krankheit, daran zu denken, wenn an den sog. seborrhoischen Stellen (mittlere Schweißrinne vorn auf der Brust und hintere Schweißrinne auf dem Rücken) schmutzige, kaum zu beeinflussende Krusten vorhanden sind, die wie ein Reißnagel in einem Knötchen stecken. Bevorzugte Lokalisationen: hinter den Ohren, Gesicht (besonders an den Nasolabialfalten), vordere und hintere Schweißrinne, Genitale, Gelenkbeugen. An intertriginösen Stellen vegetierend. Am Handrücken wie plane Warzen. Beginn meist in der Jugend, fast unheilbar. Häufig erblich.

Behandlung: Grenzstrahlen. Thorium X in Spiritus (s. S. 147). Salicylsalben. Exzessive Dosen von Vitamin A (s. S. 185).

Elephantiasis ist zu diagnostizieren bei einer langsam oder schubweise progredienten Vergrößerung und Verdickung einer Körpergegend: Extremität, Lippe, Wange, Genitale. Konsistenz: zuerst weich ödematös, mit der Zeit derber, schließlich holzartig. Die Elephantiasis beruht auf einer Lymphstauung bei Verlegung der abführenden Lymphwege. Meist bei chronischen Infektionen (Tuberkulose, Lues, inguinale Lymphogranulomatose) oder bei rezidivierendem Erysipel.

Behandlung des Grundleidens: bei Erysipel mehrmals Penicillin, Sulfonamide, Streptokokkenvaccine oder unspezifische Reizkörperinjektionen, lange fortgesetzt. Außerdem lokale Röntgenbestrahlungen.

Lepra ist in Betracht zu ziehen, wenn bei Infektionsmöglichkeit in den Tropen (evtl. erst nach Jahren) düsterbraune Flecken und Knoten auftreten, vor allem im Gesicht, z. B. an der Stirn, den Augenbrauen, den Ohrläppchen (wulstige Vergröberung der Gesichtszüge: „Facies leonina“). Außer dieser knotigen Form der Lepra Auftreten rötlicher, atrophisch werdender Flecke, die gefühllos sind, und aus denen sich Ulcerationen und Verstümmelungen entwickeln (Nervenlepra).

Der Aussatz ist eine meldepflichtige Infektionskrankheit, die in den Tropen erworben wird, aber auch spontan in Europa vorkommt (Spanien, Norwegen, Rußland, Portugal, Balkan u. a.). In Deutschland für gewöhnlich nicht mehr übertragbar, deshalb wird zur Zeit von einer Kasernierung in sog. Leprosorien abgesehen.

Nachweis: säurefeste Leprabacillen in dem durch Einritzen der Knoten gewonnenen Gewebssaft oder aus Abschabsel der Nasenschleimhaut.

Behandlung: Antileprol. Solganal B oleos. Kohlensäureschneegefrierungen der Knoten. Neuerdings Sulfone (Promin, Diason, Sulfatron), die — Monate bis Jahre lang gegeben — alle Erscheinungen, bis auf die peripheren Nervenschäden, wesentlich bessern oder heilen können, wobei auch meistens, aber nicht immer die Bazillen verschwinden.

Rhinosklerom ist zu diagnostizieren, wenn langsam progredient eine knochenharte Schwellung der Nasenflügel oder des Septums auftritt. Mit der Zeit können auch die Luftwege, die Mundhöhle, die inneren Ohren befallen sein. Infektionskrankheit, die fast nur im Osten von Deutschland beobachtet wird.

Behandlung: Röntgenbestrahlung. Operative Eingriffe zur Erweiterung von Stenosen.

Juxtaartikuläre Knoten sind chronische Bildungen harter beweglicher Knoten der Haut über einem Knochen in der Nähe eines Gelenkes (meist an den Ellbogen). Häufig in der Mehrzahl, sehr langsame Entwicklung, meist schmerzlos. Für gewöhnlich Folge einer Spirochätenerkrankung (Syphilis oder tropische Framboesie), aber auch bei Rheumatismus (Rheumatismus nodosus).

Behandlung: energische antiluische Behandlung ist immer zu versuchen und häufig erfolgreich.

Acanthosis nigricans, daran zu denken, wenn in den Achselhöhlen, Leistengegenden, am Hals und anderswo schwarzbraune, weiche samtartige Herde auftreten. Man unterscheidet einen benignen Typus, der häufig schon in der Jugend auftritt und oft familiär ist, und einen malignen Typus, der auf einen inneren bösartigen Tumor hinweist und sich mit dessen Progredienz rasch verstärkt.

Behandlung: nur aus kosmetischen Gründen, oberflächlich mit dem Galvanokauter oder Elektrokoagulation verschorfen.

Xanthome liegen vor, wenn an den Ellbeugen, den Knien, dem Gesäß, den Schultern, bei starker Ausbildung außerdem noch allenthalben strohgelbe-weißgelbe Einlagerungen oder Knoten aufgetreten sind; die gelbe Farbe tritt bisweilen — bei entzündlicher Rötung — erst auf Glasspateldruck auf. Langsam fortschreitende Entwicklung. Nicht juckend. Fettstoffwechselstörung. Innere Organe (Herz, Arterien, Leber) manchmal mitbeteiligt. Auf Diabetes achten.

Behandlung: cholesterinarme Diät (kein tierisches Fett, Butter, Milch, Eigelb, wohl aber Pflanzenfett oder Öl). Insulin. Kräftige Allgemeinbestrahlungen mit Höhensonne. Erfolg unsicher.

Pseudoxanthoma elasticum ist zu vermuten bei Herden von weißgelblichen flachen Papeln, besonders seitlich am Hals bis herab auf die Schlüsselbeingegend, ebenso an den Gelenkbeugen. Häufig vergesellschaftet mit gefäßähnlichen Pigmentstreifen in der Netzhaut (Sehstörungen).

Nachweis: histologisch eigenartiger Zerfall des verdickten elastischen Gewebes.

Differentialdiagnose: Xanthome, treten meist an den Streckseiten (Ellbogen, Knie) auf.

Behandlung unnötig.

Angiokeratoma (MIBELLI) ist anzunehmen bei Auftreten von blauschwarzen Punkten (Telangiektasien) mit umschrieben verdickter Hornschicht, meist an den Fingern. Sonstige Lokalisation: Füße, Nase, Ohren. Besonders bei Jugendlichen mit Frostschäden (Perniosis). Oft familiär.

Differentialdiagnose: Warzen, verruköse Tuberkulose.

Behandlung: Symptomatische Zerstörung durch Galvanokauter. Allgemein: wie bei Perniosis, s. S. 300.

Porokeratosis MIBELLI ist anzunehmen bei kreisförmigen oder ovalen chronisch progredienten Herden, die lediglich aus einer feinen wallartigen Hornleiste zu bestehen scheinen. Meist an den Extremitäten. Beginn mit kleinen warzenartigen Verhornungen. Keine Beschwerden. Oft erblich.

Behandlung: Zerstörung durch Kauter.

Hämorrhagisches idiopathisches Sarkom (KAPOSI) ist zu vermuten, wenn langsam progredient symmetrisch an Füßen und Händen bläulichrote bis schwärzliche Knötchen und Knoten auftreten in ödematöser oder normaler Haut. Meist nur in Osteuropa beobachtet. Langsames Fortschreiten — auch bei spontaner Abheilung einzelner Knoten unter Pigmentierung — über die ganze Körperhaut. Übergang auch auf innere Organe (Blutungen aus Lunge, Darm, Blase).

Histologisch: Gefäßneubildungen, Spindelzellenwucherungen, Hämorrhagien.

Therapie: Arsen, in Kombination mit Röntgenbestrahlung.

Prognose: ungünstig, aber bei Behandlung verzögerter Verlauf.

Poikilodermia vascularis atrophicans ist zu vermuten, wenn spontan mit langsamer Progredienz am Körper buntscheckige Herde, zusammengesetzt aus Pigmentierungen, Depigmentierungen, Gefäßerweiterungen, Atrophien (wie nach einer Röntgenverbrennung) auftreten.

Behandlung: erfolglos.

Dermatomyositis ist zu vermuten, wenn an der Haut langanhaltende schmerzhafte Ödeme auftreten, die manchmal scharf begrenzt und gerötet sind; meist im Gesicht, besonders an den Augenhöhlen, auch im Nacken, auf dem behaarten Kopf, an den Armen. Allgemeinerscheinungen: oft nur leichte Temperaturen, manchmal hohes Fieber. Schling- und Schluckbeschwerden als Zeichen befallener Halsorgane. Paresen wegen Schmerzhaftigkeit der erkrankten Muskeln. Jahrelange Dauer, gelegentlich Besserungen. Ausgang an der Haut mit Bildung von Atrophien, mit Auftreten von Pigmentierungen an Hals und Handrücken.

Nachweis: histologisch·Veränderungen der Fibrillen der quergestreiften Muskulatur.

Differentialdiagnose: akuter Erythematodes. Polyneuritis. Trichinose. Sklerodermie.

Behandlung: Penicillin. Versuch mit Arsen. Symptomatische Allgemeinbehandlung. ACTH (s. S. 190) wirkt vorübergehend günstig.

V. Die Behandlung der Geschlechtskrankheiten.

A. Gonorrhöe.

1. Der akute Tripper des Mannes.

a) Vorbedingungen der Behandlung.

Für den akuten eitrigen Harnröhrenkatarrh des Mannes gibt es verschiedene Ursachen; am häufigsten ist der durch Gonokokken hervorgerufene Tripper. Er wird durch Geschlechtsverkehr übertragen, gelegentlich durch Abortinfektion, selten einmal durch gemeinschaftliche Benutzung einer Schwimmhose od. dgl. Er tritt ohne oder mit Jucken und Brennen auf, meist 2—4, aber auch bis 14 Tage nach der Ansteckung, mit dünn- oder dickeitrigem Ausfluß, aber auch nur mit serösem Sekret: entscheidend ist lediglich der Nachweis der Erreger, der Gonokokken. (Findet man sie nicht, so liegt entweder ein Reizkatarrh vor, wie er auch nach sexueller Überanspruchung, nach reichlichem Biergenuß, nach Verwendung chemischer Prophylaktica, nach Radfahren auftreten kann, oder sonst eine bakterielle oder abakterielle Urethritis, die oft auch auf venerischer Ansteckung beruht und manchmal viel hartnäckiger ist als eine Gonorrhöe. In Grippezeiten gibt es häufig Harnröhrenkatarrhe, bei denen sich mikroskopisch Stäbchen finden.)

Bei frischem, unbehandeltem Tripper sind die Gonokokken regelmäßig massenhaft und allein vorhanden, intracellulär in den Leukocyten und extracellulär zwischen den Eiterzellen oder auf den Epithelien. Charakteristisch ist — bei kurzer Färbung in 1% Methylenblaulösung — die besonders starke Anfärbung der Gonokokken (etwas dunkler als die Leukocytenkerne), die gleichmäßige Größe, wobei je nach der Feinheit des Ausstrichs die gelatinösen Leukocyten und Gonokokken einmal mehr auseinander gezerrt und größer erscheinen, einmal kleiner und kompakter sind. Mindestens ebenso charakteristisch wie die intracelluläre Lagerung ist die rasenartige Lagerung der extracellulären Gonokokken, die nebeneinander von genau gleicher Größe in streng gleichem Abstand liegen, fast wie die dunkeln Felder eines Schachbretts, wenn nicht die hellen Achsen der Diplokokken bei genauerem Zusehen alle etwas verschiedene Richtung zeigten. Extracelluläre Diplokokken, die übereinander und in dichten Haufen liegen, sind keine Gonokokken.

Gegenüber diesem charakteristischen Befund tritt die *Gram-Färbung* — die Gonokokken sind Gram-negativ — praktisch zurück. Einmal verlangt die Gram-Färbung eine keineswegs leichte, gleichmäßige Ausführung, um einwandfreie Resultate zu erzielen, und auch dann werden vereinzelte Diplokokkenpaare von uncharakteristischer Form oder Lagerung, wenn sie Gram-negativ sind, dadurch noch nicht zu sicheren Gonokokken. Wohl aber findet man gelegentlich in reichlicher Menge den Gonokokken täuschend ähnliche Diplokokken, die durch ihre therapeutische Unbeeinflußbarkeit oder ihre mangelnden klinischen Begleiterscheinungen auffallen und die man dann gelegentlich als Gram-positiv — also als harmlos — entlarven kann.

Das Gram-Verfahren hat seine Bedeutung demnach nicht darin, unverdächtige Diplokokken zu belasten, sondern der Gestalt und Anordnung nach bereits verdächtige zu identifizieren.

Gram-Färbung (immer nur mit den besten und mit saubergehaltenen filtrierten Farblösungen; gleichmäßig dünne Ausstriche):

1. Haltbare Gram-Farbstofflösung (Hollborn) 1 min. Abwischen mit Zellstoff. Oder 3% wässerige Methylviolettlösung 6 B (Hollborn) 1 min. Abspülen mit Leitungswasser.
2. Verdünnte LUGOLsche Lösung (Jod 1, Jodkali 2, Aq. dest. ad 300) 15 sec. Abwischen mit Zellstoff.
3. Entfärben in absol. Alkohol, solange blaue Farbwolken abgehen.
4. Wässern.
5. 1% Pyronin- oder 1% Neutralrotlösung, einige Sekunden.
6. Wässern.
7. Gonokokken rot = Gram-negativ; Staphylo-, Streptokokken blau = Gram-positiv.

Vorbedingung für einen richtigen mikroskopischen Befund ist die *richtige Sekretentnahme*. Bei dem akuten Tripper des Mannes ist das — gegenüber den anderen Tripperformen — leicht. Man entnimmt mit der Platinöse einen Tropfen aus der ausgedrückten Harnröhre, nachdem die äußere Mündung von etwa anhaftendem Eiter (wegen der störenden Mischflora) gereinigt ist. Bei einer Phimose, bei der man nicht an die Harnröhre selbst gelangt, wischt man — evtl. mit Wattestäbchen — den Vorhautsack aus, läßt urinieren und zentrifugiert. Aus mitgebrachtem oder übersandtem Urin lassen sich selten einwandfreie mikroskopische Diagnosen stellen.

Die Feststellung des Trippers durch die *Kultur* ist für akute Fälle unnötig. Bei chronischer Gonorrhöe — hauptsächlich bei Frauen — findet man durch die Kultur Erkrankungen, die mikroskopisch unentdeckt bleiben, aber es gibt auch andere Fälle, die nur mikroskopisch festgestellt werden. Durchschnittlich ergibt die Kultur nicht mehr Resultate als eine sorgfältige mikroskopische Untersuchung, die allerdings genügend oft wiederholt werden muß, ebenso wie übrigens eine einmalige Kultur auch nicht immer ausreicht. Die Verwendung von Kulturverfahren ist für eine Klinik nicht schwierig, wohl aber für den Praktiker, da die Gonokokken sehr empfindlich gegen Austrocknung sind und sofort von dem Patienten auf Nährboden überimpft werden müssen.

b) Behandlung der unkomplizierten akuten Gonorrhöe des Mannes.

Die Gonorrhöetherapie ist durch die Einführung der Sulfonamide und des Penicillins seit einigen Jahren grundlegend verändert; sie ist sauberer und dauert auch viel kürzer als die alte Lokalbehandlung mit antigonorrhoischen Mitteln, auf die wir jedoch bei einem Teil unserer Kranken zurückgreifen müssen. Immerhin läuft hier eine zum Teil kunstvoll ausgebaute Therapie Gefahr, vergessen zu werden, weil sie seltener zur Anwendung kommt. (Bei ihr lernte man jedenfalls die Krankheit Tripper gründlich kennen.)

Als die **Sulfonamide** (DOMAGK) um 1937 eingeführt und weiter entwickelt wurden, schienen sie mit dem Cibazol den Höhepunkt erreicht zu haben und jeden Tripper in wenigen Tagen heilen zu können. Aber durch Bildung resistenter Erregerstämme ist der Erfolg nach und nach abgesunken auf z. Zt. etwa höchstens 20%. Unter den heutigen Umständen verwendet man also zweckmäßig nur die besten Mittel und zwar in den größten Mengen, die noch erträglich sind, als Behandlungsstöße von einigen Tagen Dauer.

Als solche Mittel gelten die Thiazole (Eleudron, Cibazol, Ultraseptyl), die Pyrimidine: Pyrimal, Debenal, Elkosin, Aristamid u. a., schließlich das Globucid.

Hiervon gibt man etwa 10—14 Tabl. zu 0,5, verteilt über Tag und Nacht in regelmäßigen Abständen, 4—5 Tage lang.

Beschwerden seitens des Magens sind nicht selten, desgleichen toxische Ausschläge. Von injektionsfähigen Präparaten, die hauptsächlich bei Magenbeschwerden indiziert sind, liegen Globucid, Cibazol, Eleudron, Aristamid, Elkosin vor, die 1—2mal tägl. gegeben werden müssen. Allgemeine Gegenindikationen: Nephritis, Anämie, Gelbsucht, Entkräftung, schlechtes Allgemeinbefinden. Nebenschäden und ihre Behandlung s. S. 171.

Die Gonokokken schwinden meist schon am 2.—3. Tag; der Ausfluß läßt ebenso rasch nach. Sind am Ende des Stoßes noch Gonokokken vorhanden, so können diese ohne weitere Behandlung vergehen. Rückfälle erscheinen gewöhnlich am 3.—4. Tag nach Absetzen der Behandlung (vermehrter Ausfluß, zahlreiche Gonokokken).

Leider sind die Erfolge, wie gesagt, nicht mehr die Regel. Im einzelnen Fall ist das entweder ein Zeichen, daß besondere Komplikationen vorliegen, die die Sulfonamidtherapie vereiteln. Solche Komplikationen sind häufig kleine infizierte, vielleicht auch abgekapselte Ausbuchtungen der Harnröhre oder der Prostata; hier wirken erfahrungsgemäß die Sulfonamide immer schlecht („Hohlraumeffekt"). Manchmal ist jedoch für die Erfolglosigkeit der Behandlung keine besondere Ursache zu erkennen und man nimmt dann eben eine sulfonamidresistente Gonorrhöe an, deren Gonokokken auch in der Kultur sich als sulfonamidfest zu erweisen pflegen. Die Zunahme dieser sulfonamidresistenten Gonokokken braucht nicht eine Gewöhnung an das Mittel zu bedeuten, sondern lediglich eine Ausmerzung sulfonamidempfindlicher Stämme und ein Persistieren der resistenten Erreger, die es immer schon — aber in der Minderzahl — früher gegeben hat. Es ist damit jedoch schlecht erklärlich, wieso aus diesen wenigen Gonorrhöen mit von vornherein resistenten Erregern — es gab eine Zeit, wo fast 100% aller Gonorrhöen durch Sulfonamide geheilt werden konnten — sich in verhältnismäßig wenig Jahren eine überwiegende Anzahl von sulfonamidfesten Gonorrhöen entwickelt haben soll, zumal die Ausbreitung der Gonorrhöe doch für gewöhnlich nicht von bereits in Behandlung befindlichen Fällen erfolgt. Deshalb ist daran zu denken, daß die Malignität auch der Gonorrhöe (ebenso wie die der Diphtherie, der Influenza u. a. Epidemien) bisweilen Schwankungen unterliegt, so daß sie dann verhältnismäßig schlecht auf Sulfonamide ansprechen. Vielleicht sind maligne Formen durch Einbruch fremder Erregerstämme besonderer Virulenz zu erklären, wie das in den Kriegszeiten bei den Massenzügen der Heere und der Bevölkerung auch bei der Lues (s. S. 393) beobachtet wird.

Mißlingt demnach der erste Sulfonamidstoß, so setze man jetzt die Verabfolgung von Sulfonamiden nicht weiter fort, sondern kombiniert den zweiten Stoß, der nach 5—7 Tagen Pause erfolgen darf, mit einer geeigneten Lokalbehandlung, oder schaltet eine Vaccinebehandlung ein (mit Arthigon oder Vaccigon-Mixtum s. S. 375) oder eine Injektion von 1 ccm 40% Olobintin oder eine Fieberbehandlung (mit Pyrifer oder Febrivaccin). Hierdurch werden die Erfolge bedeutend verbessert. Diese kombinierte Behandlung kann man natürlich auch gleich mit dem ersten Sulfonamidstoß verbinden, um sich Mißerfolge zu ersparen.

Die Behandlung mit **Penicillin** ist heute die Methode der Wahl, vielleicht mit der einzigen Ausnahme, wo gleichzeitig der begründete Verdacht besteht, daß eine Infektion mit Lues außerdem in Frage kommen kann. Hier vergesse man nicht, daß Penicillin — auch in den bei Gonorrhöe üblichen Dosen — imstande ist, Luessymptome zu unterdrücken, oder ihr Auftreten hinauszuschieben. Hier bleibt also die Sulfonamidtherapie vorzuziehen, jedenfalls bis die Diagnose Lues feststeht. (Auch Dihydro-Streptomycin 0,5—1,0 g, 1mal injiziert, genügt zur Heilung des Trippers, ohne Einwirkung auf eine Lues.)

Die Behandlung mit Penicillin (s. S. 175) besteht in Injektionen wäßriger Lösungen von krystallinischem Penicillin G (alle 3 Std. 25—50 000 I. E., insgesamt 4 Stück). Bei 100 000 I. E. beträgt der Heilungserfolg etwa 75—85%, bei 200 000 I. E. etwa 90—95%. Einfacher ist die Verabfolgung von Depotpenicillin, also Procainpenicillin zur wäßrigen Lösung mit Zusatz von 25% Penicillin G zum Initialstoß oder noch bequemer bereits gelöstes Depotpenicillin (Praepacillin, Solucillin); hiervon genügen 300—400 000 I. E. in einer Injektion. Rückfälle werden in gleicher Weise mit einer um 50% höheren Dosis angegangen oder in Kombination mit 40% Olobintin, Pyrifer oder Sulfonamiden. Nur sehr wenige Fälle erweisen sich als dauernd penicillinresistent. Hier bleibt dann nur die Lokalbehandlung.

Bei der **Lokalbehandlung** ist das vorherrschende lokale Mittel das Silber, und zwar in seiner ionisierten Form. Es läßt sich leicht nachweisen, daß die wirksame Konzentration eines Silberpräparates um so niedriger liegt, je mehr es dissoziiert ist; allerdings reizt es dann auch um so mehr die Harnröhrenschleimhaut. Umgekehrt sind die kolloidalen Präparate so reizlos, daß man ihre Konzentration ungestraft erhöhen kann, aber auch erhöhen muß, um auf die Gonokokken einzuwirken. Vom Preisstandpunkt betrachtet, sind sie also unökonomisch.

Zweifellos ist das Arg. nitricum immer noch das Silberpräparat, das auch in hartnäckigen Fällen die besten Erfolge gibt und äußerstenfalls versucht werden sollte. Die Ansicht, daß es oberflächlich ausgefällt wird und deshalb zu keiner Tiefenwirkung fähig ist, hat sich nicht bestätigt. Gleichwohl wählt man für gewöhnlich ein Silbereiweißpräparat, das geringer dissoziiert und reizloser, aber noch ökonomisch ist, z. B. das allen Ansprüchen genügende Albargin. Ähnlich beliebt, wenn auch etwas teurer, ist Protargol; das kolloidale Präparat Targesin verlangt höhere Konzentrationen; es kommt für sehr reizbare Harnröhren — wo alle Einspritzungen mit starken eitrigen Reaktionen beantwortet werden — in Betracht. Die Konzentration wähle man so, daß eben eine leichte, wenn auch nicht störende Reizung der Harnröhrenschleimhaut erhalten bleibt, also die Injektion zunächst etwas brennt und ein leichter Ausfluß bestehen bleibt, von dem wir uns therapeutisch einen Vorteil versprechen. Da die Harnröhre sich meist an diesen Reiz gewöhnt, steigert man die Konzentration im Verlauf der Behandlung; wo allerdings jede Einspritzung eine heftige Reaktion hervorruft, setze man die Konzentration erheblich herunter.

Man verschreibt also (um Apothekerherstellungskosten zu sparen in Flaschen zu 300 ccm, reichend 7 Tage für 4 Injektionen zu 10 ccm)

Sol. Albargin 0,4—0,6—0,8 : 300
Sol. Protargol 0,8—1,5—3 : 300
oder bei sehr reizbarer Harnröhre:
Sol. Targesin 1,5—3—6 : 300
oder für besonders resistente Fälle:
Sol. Arg. nitr. 0,05—0,1 : 300.

Auch Rivanol (0,1 : 300) ist ein ausgezeichnetes Mittel, das die Gonokokken rasch beseitigt, allerdings scheint ihm eine Tiefenwirkung zu mangeln, so daß Spätrückfälle nach 2—3 Wochen für es charakteristisch sind. In Kombination mit Arg. nitric. hat es sich jedoch auch für hartnäckigste Fälle bewährt:

Rivanol / Arg. nitr. ana 0,05—0,1 / Aq. dest. ad 300.

Alle diese Mittel werden (evtl. leicht erwärmt) mit einer NEISSERschen Injektionsspritze 4mal tägl. in die Harnröhre gespritzt, nachdem vorher der Patient uriniert hat. Die Einspritzung erfolge unter Druck, wodurch der Schließmuskel angeregt und ein Einlaufen in die hintere Harnröhre vermieden wird. Die Flüssigkeit wird eine Minute beibehalten (bis 100 zählen lassen); längere Injektionen sind unnötig. Der Patient sucht mindestens alle 8 Tage zur Kontrolle den Arzt auf, dabei darf er keinesfalls die Injektionen unterbrechen.

Bei einer richtig durchgeführten Injektionskur müssen nach 4—8 Tagen die Gonokokken aus dem mikroskopischen Präparat verschwunden sein. Andernfalls läßt man sich die Injektion von dem Patienten vorführen. Endet die Urethra unterhalb der Glans (Hypospadie), so ist die Injektion häufig unmöglich oder die injizierte Flüssigkeit läuft vorzeitig aus; hier sind die Sulfonamide bzw. Penicillin natürlich besonders wertvoll. Ist die Öffnung zu eng, so muß man sie durch einen Einschnitt nach unten (in Lokalanästhesie) erweitern. Immer achte man auch auf paraurethrale Gänge (Öffnungen seitlich auf den Lippen der Urethra, aus denen gonokokkenhaltiger Eiter quillt; in diese Blindgänge gelangt natürlich nichts von der Injektion).

Den Fortschritt der Behandlung kontrolliere man an der bei jeder Beratung durchgeführten *Zweigläserprobe*. Bei dieser wird in zwei Gläser uriniert: in das erste Glas der erste Harnstrahl (etwa 20—50 ccm), der die äußere Harnröhre ausspült; in das zweite Glas der gesamte Urinrest.

Bei einer frischen Gonorrhöe ist bei der Zweigläserprobe das erste Glas gleichmäßig trüb, das zweite klar. Im Verlauf der Behandlung wird auch das erste Glas weniger trüb oder es finden sich in ihm längere Fäden (etwa 0,5—1,5 cm lang), das sind Ausgüsse einer Rinne der im Ruhezustand schlitzförmig zusammengefalteten Harnröhre, oder es finden sich kürzere (2—3 mm lang), kommaartige Fäden, das sind manchmal Ausgüsse von Blindgängen oder entzündeten Drüsen. Solange der erste Urin derartig getrübt ist, läßt sich durch mikroskopische Untersuchung des Ausflusses oder der Fäden feststellen, ob noch Gonokokken vorhanden sind und die Kur fortgesetzt, evtl. verstärkt oder verändert werden muß. Sind dagegen etwa 2 Wochen lang keine Gonokokken mehr nachweisbar (es müssen stets mehrere Fäden untersucht werden, da sie nur an einem haften können) und ist etwa insgesamt $3\frac{1}{2}$—4 Wochen lang regelmäßig injiziert worden, so kann man — trotz vorhandener Trübung oder Fäden — versuchsweise die Behandlung absetzen, um zu sehen, ob die Gonokokken endgültig beseitigt sind und wegbleiben. Manchmal verschwindet damit auch die letzte Trübung im Urin, die dann auf einer Reizung durch die Injektion beruhte.

Einfacher ist der Verlauf, wenn der erste Urin sich im Laufe der Behandlung neben dem zweiten Urin völlig klärt; dann erübrigt sich zunächst eine mikroskopische Kontrolle. Auch hier setzt man ab, wenn der Urin während 2 Wochen völlig klar geblieben ist und die Gesamtbehandlung etwa $3\frac{1}{2}$—4 Wochen erreicht hat.

In vielen Fällen ist der akute Tripper damit geheilt; in einigen Fällen jedoch kommt es, meist in den ersten 14 Tagen, zum Rückfall; später ist der Rückfall seltener, er kann aber noch binnen 14 Tagen auftreten (bei Sulfonamiden oder Penicillin auch noch nach 4—7 Wochen). Jeder Rückfall muß mikroskopisch verifiziert werden, denn es gibt auch plötzliche Ausflüsse aus der Harnröhre, die keine Gonokokken enthalten und wieder verschwinden, z.B. nach Biergenuß; man überlasse es also nicht dem Patienten, daß er bei dem Auftreten von Ausfluß — ohne mikroskopische Kontrolle — wieder zu injizieren beginnt.

Kommt es zu einem Rückfall, so liegt zumeist eine Komplikation vor. Eine solche Komplikation ist natürlich ebenfalls anzunehmen, wenn während der Behandlung besondere Erscheinungen auftreten, wenn z.B. auch die zweite Urinportion bei der Zweigläserprobe sich trübt (natürlich nicht etwa durch Salze — Phosphate —, die sich bei Zusatz von Essigsäure wieder lösen) und dann eine Miterkrankung der hinteren Harnröhre anzeigt, oder wenn Erscheinungen einer Epididymitis (Schmerzen am unteren Pol des Nebenhodens) oder einer Prostatitis (Schmerzen am Damm, beim Stuhlgang) sich zeigen.

c) Behandlung der gonorrhoischen Komplikationen.

Der Begriff einer Komplikation ist meist therapeutisch gesehen. Was im Verlauf einer normalen Behandlung mit abheilt, wird nicht als Komplikation empfunden, sondern nur was sich störend einstellt oder refraktär verhält. Für die Sulfonamid- oder Penicillinbehandlung ist manches keine Komplikation, was für die Lokaltherapie eine ist, z. B. die Gonorrhöe der hinteren Harnröhre; diese Behandlungsweise erreicht nicht alle Stellen der vielverschlungenen Harn- und Geschlechtswege, jener gelingt das durch die Blutbahn ohne weiteres. Andererseits bereiten abgekapselte Herde anscheinend auch der Sulfonamidbehandlung Schwierigkeiten.

Komplikationen der vorderen Harnröhre. Mit Epithel ausgekleidete Blindgänge, sog. *paraurethrale Gänge*, können sich mit Gonokokken infizieren, selten sogar einmal allein ohne Beteiligung der Urethra. Solche Blindgänge münden am häufigsten seitlich in der Mitte der Lippen der Urethralmündung, wo dann auf Druck aus einer geröteten Öffnung Eiter hervorquillt, oder neben dem Ansatz des Bändchens in der Kranzfurche (Frenularnischen), oder gelegentlich einmal an der Unterseite (der Raphe) des Penis, wo sich solche Gänge von der Urethralöffnung verschieden weit, sogar bis aufs Scrotum hinziehen können. Bei einer derartigen *Paraurethritis* sind die entzündeten Blindgänge als schmerzhaft geschwollene Stränge fühlbar. Versagt die Behandlung mit Penicillin oder Sulfonamiden, so müssen größere Gänge exstirpiert oder kleinere von der Öffnung aus mit Elektrokoagulation oder Elektrolyse zerstört werden. Oft gelingt es bereits durch tägliche Injektion einiger Tropfen Silberlösung (Arg. nitr. 5—10% mit der 1 ccm Rekordspritze und abgestumpfter Kanüle), die Heilung zu erreichen; meist ist aber die Zerstörung des gesamten Innenepithels und die völlige Verödung des Blindgangs unumgänglich.

Auch in der Harnröhre sind solche Blindgänge vorhanden, z. B. ein durch die GUERINsche Falte abgegrenzter mehr oder minder tiefreichender Blindsack an der Oberseite der Harnröhre, etwa 15 mm hinter der Mündung in der Gegend der Fossa navicularis; ebenso die MORGAGNIschen Lacunen (bis zu 20 Stück) an der Oberseite der ganzen Harnröhre verteilt. An allen Seiten der Harnröhre können aber die schleimsezernierenden Drüsen der Harnröhre (LITTREsche Drüsen) miterkrankt sein. Klinisch finden sich dann, meist an der Unterseite, durch die Penishaut hindurch fühlbar, mehrere harte empfindliche Knötchen in der Umgebung der Harnröhre, die man natürlich besonders gut nach Einführen einer festen Metallsonde abtasten kann. Geringere Infiltrate kann man am leichtesten bei einiger Übung mit der Knopfsonde feststellen; diese mit einer spitzen Olive am Kopf versehenen elastischen Sonden werden in die Harnröhre eingeführt bis zum Schließmuskel, zurückgezogen und bei Feststellen einer Schwierigkeit in der Passage hin und her bewegt; man fühlt bei einiger Übung an geringen Hemmungen, wo Infiltrate sitzen. Gelegentlich können diese periurethralen Infiltrate auch abscedieren und nach außen durchbrechen. Miterkrankungen einer der beiden COWPERschen Drüsen zeigen sich als schmerzhafte Knoten neben der Mittellinie des Dammes zwischen Hodensackansatz und After. (Abscedierende Infiltrate mit Fluktuation werden mit Stichincision eröffnet.)

Therapeutisch kommen bei diesen *Komplikationen* in Betracht:

1. Die Einführung von Metallsonden (gerade Sonden nach KOLLMANN oder solche mit Krümmung der Spitze nach DITTEL), und zwar so dick wie möglich, was allerdings durch die Weite der äußeren Harnröhrenmündung begrenzt ist, die für gewöhnlich die engste Harnröhrenstelle überhaupt ist (meist nicht weiter als 24 Charrière, gleich einem Kreisumfang von 8 mm Durchmesser. Das für Sonden gebrauchte Maßsystem bezeichnet Dickenzunahmen von $\frac{1}{3}$ mm Durchmesser als 1 Charrière). Therapeutisch werden die mit einer solchen Sonde fühlbaren Infiltrate 2mal wöchentlich, 10—15 min lang, leicht mit der flachen Hand — bei eingeführter Sonde — massiert.

Ebenso wirksam ist die Einführung von KOLLMANNschen Dehnern (Dilatatoren), die unabhängig von der Größe der Harnröhrenmündung verschieden weit in der Harnröhre gedehnt werden können, und zwar so weit bis eben eine lokale Schmerzhaftigkeit in der Gegend des Infiltrats erfolgt; nach 10 min kann der Dehner nochmals um eine Spur weiter gespreizt werden; Blutungen dürfen dabei jedoch nie auftreten (1mal wöchentlich 15 min).

2. Wirksamer noch ist die Einführung von Heizsonden, und zwar von elastischen oder besser aus Metall. Die Heizsonden werden elektrisch geheizt bis zur erträglichen Wärmewirkung (1—2mal wöchentlich 10—20 min).

Alle in der Harnröhre zu verwendenden Instrumente werden in besonderen Glasbehältern oder Schränkchen aufbewahrt, in denen Formalintabletten (SCHERING) zur Desinfektion und Krystalle von Calcium chloratum siccum zur Luftaustrocknung eingelegt sind. Vor Gebrauch sind die Instrumente zur Beseitigung reizender Formalinniederschläge feucht abzuwischen und mit Gleitmitteln schlüpfrig zu machen.

Hg. oxycyanat. 0,2 / Tragacanth. 2 / Glycerin 20 / Aq. dest. ad 100. M. D. S.: Gleitmittel. Nach Gebrauch sind sie mit fließendem Wasser zu reinigen und mit einem in 10% Zephirol getauchten Tupfer abzureiben. Völlige Desinfektion im Formalinbehälter in 24 Stunden.

3. Will man auf Instrumente verzichten, so macht man tägl. 1—2mal große Spülungen nach JANET; mit einem Irrigator, dessen unterer Rand etwa 60 cm über der Harnröhrenmündung hoch hängt, läßt man unter Druck 1—2 l einer warmen Lösung von Hydr. oxycyanat. 1:6000 durch einen Glasansatz in die Harnröhre einlaufen, entweder nur in die vordere Harnröhre (unter dauerndem Absetzen nach Auffüllung) oder auch in die hintere Harnröhre hinein (unter Absetzen nach Auffüllung der Blase; s. S. 377). Statt des Irrigators kann man auch eine große Janetspritze zu 100 ccm und mehr verwenden.

4. Schließlich können im Urethroskop einzelne Drüsen oder Blindgänge in der Harnröhre aufgesucht werden und lokal mit 1% Arg. nitr.-Lösung, mit 1% Rivanollösung oder mit 2% Mercurochrom ausgetupft werden, oder auch mit Elektrolyse oder Elektrokoagulation unter Verwendung von Spezialinstrumenten ausgebrannt werden.

5. Paraurethrale Infiltrate werden gelegentlich durch lokale Röntgenbestrahlung günstig beeinflußt. Einstellung von der Unterseite des nach oben geklappten Penis, 200—300 r; 1—1,5 mm Al HWS.

6. Allgemein kann eine spezifische Vaccine- oder unspezifische Umstimmungstherapie versucht werden.

Vaccinen (leiden im allgemeinen an geringer Haltbarkeit):

Arthigon, Aufschwemmung schonend abgetöteter Gonokokken in 40% Urotropinlösung, dadurch haltbarer; Arthigon extra stark ist 10fach verstärkt. Intramuskulär: Beginnend mit 0,5 ccm Arthigon, steigend um 0,5 ccm bis auf 2 ccm, 2mal wöchentlich; insgesamt 5—6 Injektionen. Bei stärkerer Allgemeinreaktion (Temperatursteigerung um mehr als 1°) nicht steigern, sondern gleiche Dosis wiederholen. Intravenös (wirksamer als intramuskulär): Beginnend mit 0,1, steigend auf 1 ccm.

Vaccigon-Mixtum (Sächs. Serumwerk) enthält außer Gonokokken noch Coli, Staphylo- und Streptokokken. Stärke I—III, i. v. Fieberwirkung.

Compligon, Gonokokkentoxin, eiweißfrei, nicht alternd. Subcutan: Steigend von 0,1 auf 1,0; 2mal wöchentlich, am besten nachmittags, insgesamt 8 Injektionen. Allgemeinreaktionen (Temperatursteigerungen um 2°) und Herdreaktionen in 6—12 Stunden; Lokalreaktionen an der Injektionsstelle in 12—24 Stunden zu erwarten und im allgemeinen erwünscht.

Unspezifische leistungssteigernde Therapie:

a) *Olobintin* 10%, 1—2 ccm intramuskulär 2mal wöchentlich, 6—8 Spritzen. Olobintin stark 40%; 0,5—1 ccm, schmerzhafte Reaktion für 5—7 Tage und abendliche Temperatursteigerungen auf 38—39°. In der Praxis kaum durchführbar, im Krankenhaus gut wirksam, besonders für unvernünftige Kranke geeignet.

b) *Fiebertherapie:* Pyrifer, Bactifebrin, Febrivaccin (s. S. 162).

Komplikationen der Lymphwege: *Lymphangitis dorsalis*, dabei ist der dorsale Lymphstrang an der Oberseite des Penis, der für gewöhnlich überhaupt nicht zu fühlen ist, dick und schmerzhaft geschwollen. Der Penis ist im ganzen ödematös und gerötet; bisweilen sind auch die Lymphdrüsen der Leistengegend beteiligt. Diese Komplikation entsteht durch Einwanderung der Gonokokken in die Lymphwege. Selten.

Behandlung der gonorrhoischen Lymphangitis: feuchte Umschläge, Bettruhe; keine Lokalbehandlung mit Injektionen, wohl aber Penicillin oder Sulfonamide.

Komplikationen der hinteren Harnröhre. Der Schließmuskel, der willkürlich bei der Harnentleerung entspannt wird, scheidet die längere vordere (etwa 14 bis 16 cm) Harnröhre von der kürzeren (etwa 3—4 cm) hinteren Harnröhre. Er setzt einer eingeführten Sonde oft erheblichen, zum Teil krampfhaften Widerstand entgegen, aber für eine Gonokokkeninvasion ist er kein ernsthaftes Hindernis. Die Erkrankung der hinteren Harnröhre erfolgt häufig symptomlos (man bemerkt sie höchstens bei besonderer Aufmerksamkeit als eine Trübung der zweiten Portion des Frühmorgenurins), selten entsteht Pollakisurie (Harndrang und häufiges Wasserlassen) und terminale Dysurie (Schmerzen am Ende der Miktion) oder eine terminale Blutung (am Ende des Urinierens werden durch einen Krampf aus der entzündeten hinteren Harnröhrenschleimhaut einige Tropfen Blut ausgepreßt). Äußerst selten erkrankt die ganze Blase und nicht nur die hintere Harnröhre, die sich übrigens bei starker Blasenfüllung erweitert und in die Blase einbezogen wird.

Bei der *Posterior-* oder *Blasengonorrhöe* sind Penicillin und Sulfonamide besonders wirksam, außerdem Neosalvarsan, Pyridium und Neotropin. Von dem Trinken reichlicher Teemengen, etwa Bärentraubenblättertee, sehe man im akuten Stadium ab, da hierdurch das schmerzhafte Urinieren vermehrt wird; wenig trinken ist vorteilhafter.

Gegen die subjektiven Beschwerden sind die Balsamica, wie Sandelholzöl, Kawa-Kawa u. a., die anästhesierend, krampflösend und sekretionsbeschränkend wirken, zweckmäßig (seltene Nebenerscheinungen: Hautausschläge, Magendarmstörungen, Nierenreizungen). Man verordnet Santyl, 3×20 gtt. nach dem Essen; oder auch Arctuvan, Buccosperin, die noch Folia uvae ursi und Urotropin enthalten (3mal 2 Tabl.).

Gegen die Blasenhalskrämpfe sind Suppositorien, die Analgetica und Spasmolytica enthalten, wirksam (Eupaco, Pavyco, Spasmocibalgin). Bettruhe, Wärme, heiße Sitzbäder sind empfehlenswert.

Eine Lokalbehandlung darf erst einsetzen, wenn die akuten Erscheinungen vergangen sind.

Die gewöhnlichen Harnröhreninjektionen gehen nur bis zum Schließmuskel. Um ihn zu überwinden, bedient man sich verschiedener Verfahren:

1. GUYONsche Instillationen. Man schiebt einen Katheter, der vorne eine spitzkegelige Anschwellung von etwa 14—18 Charrière Umfang hat, die an der

Spitze oder ringsum an der Basis durchgespritzte Flüssigkeit austreten läßt, durch den Schließmuskel, unter Umständen unter Abwarten, bis ein Krampf nachläßt; nach Zurückziehen des Katheters, bis sich der Knopf am Schließmuskel fängt, spritzt man — da die hintere Urethra höhere Konzentrationen verträgt — eine Höllensteinlösung ein, von 0,5—1%, je nach dem Grade der Entzündung ansteigend 1—5 ccm, mit einer gewöhnlichen Tripperspritze, 2mal wöchentlich. In besonders reizbaren Fällen wählt man Targesin 3—5%. In der Blase bleibt zweckmäßig während der Behandlung etwas Urin zur Neutralisierung des einfließenden Höllensteins zurück.

2. JANETsche Spülungen der ganzen Harnröhre erfolgen im Liegen, wenn der Arzt oder Krankenwärter sie ausführt, im Sitzen oder Stehen, wenn der Patient sie selbst vornimmt.

Meist lernt der Patient es dabei leicht, den Schließmuskel erschlaffen zu lassen, besonders wenn er sich vornimmt, so zu tun, als ob er uriniere. Gespült wird mit einem Irrigator von 1—2 l, dessen Unterkante 80—100 cm über der Harnröhrenmündung hängt. Verwendet wird Kal. permang. 1:10000—1:4000 oder Hydrarg. oxycyanat 1:10000—1:6000; Temperatur der Lösung 38—40°. Jedesmal werden ungefähr 150—400 ccm, d. h. bis zum Gefühl der Völle, in die Harnröhre bis zur Blase gelassen und dann gleich ausuriniert; insgesamt 1—2 l, 1mal tägl. Bei Patienten, die den Schließmuskel nicht zur Erschlaffung bringen können, kann der Arzt die Aufmerksamkeit durch besondere Handgriffe ablenken: die Hände werden vor der Brust oder dem Kopf ineinander verhakt und angestrengt auseinandergezogen.

Von der hinteren Harnröhre aus können die *Prostata*, die *Samenblasen* und die *Nebenhoden* mit Gonokokken infiziert werden.

Die *Epididymitis* kennzeichnet sich durch einen plötzlich auftretenden Schmerz in einem Nebenhoden, dessen unterer Pol dann druckempfindlich wird und anschwillt, besonders stark infolge einer begleitenden entzündlichen Hydrocele; gleichzeitig besteht häufig Fieber. Der Ausfluß aus der Harnröhre pflegt dabei vorübergehend zu schwinden. Dauer der akuten Erscheinungen 5—8 Tage, Druckschmerzhaftigkeit bis zu mehreren Wochen, Verhärtungen bis zu mehreren Monaten. (Differentialdiagnose: Nichtgonorrhoische Nebenhodenentzündungen bei sonstigen bakteriellen oder gelegentlich auch abakteriellen Blasenkatarrhen verlaufen gleich, jedoch leichter. Besonders lästig sind rückfällige Nebenhodenentzündungen nach jedem geschlechtlichen Verkehr; versagt jede andere Therapie: Unterbindung des Samenstrangs. Bei tuberkulöser Nebenhodenentzündung ist der geschwollene Nebenhoden nicht glatt, sondern höckerig, oft mit der Umgebung verwachsen, abscediert und perforiert auch; die Entwicklung ist schleichend; Therapie: nach Nachweis der Tuberkelbacillen aus dem Urin Exstirpation.)

Bei doppelseitiger Nebenhodenentzündung tritt oft, zumal, wenn eine Rückbildung nicht bald erfolgt, Sterilität durch narbigen Verschluß der Ausführungsgänge ein. Im Samen fehlen dann die Spermatozoen (Azoospermie).

Penicillin und Sulfonamide vermögen unter Umständen in wenigen Tagen eine Nebenhodenentzündung zu beseitigen; gelegentlich tritt aber auch eine Epididymitis während einer Sulfonamidbehandlung ein. Jede Lokalbehandlung, auch der hinteren Harnröhre, wird am besten während der akuten Epididymitis unterlassen (wegen Gefahr des Auftretens peristaltischer Wellen im Samenstrang und Infektion des zweiten Nebenhodens. Papaverinhaltige Suppositorien, z.B. mit Pavyco sind dagegen prophylaktisch von Vorteil, 2mal tägl.). Bettruhe, Hochlagerung des Hodensacks durch ein Kissen ist zu empfehlen. Gegen die Schmerzen verwende man keinen Eisbeutel, höchstens feucht-kühle Umschläge, wenn nicht Wärme vertragen wird, die für den Heilverlauf günstiger ist. Bei Umhergehen festsitzendes Suspensor (s. S. 106) mit Wattepolsterung.

Weiterhin führen Calciuminjektionen am schnellsten eine objektive und subjektive Besserung der akuten Symptome herbei. Man injiziert täglich intravenös eins der bekannten Kalkpräparate. Außerdem hat sich zur schnellen Rückbildung eine reine Milchdiät (s. S. 181) von etwa 4 Tagen bewährt. Für Stuhlgang muß gesorgt werden (Agarol, Species laxantes).

Mit dieser Kombinationsbehandlung gelingt es oft, in 1—2 Wochen die Erscheinungen fast völlig, d. h. bis auf leicht druckschmerzhafte Verhärtungen, zum Schwinden zu bringen. Bekommt man den Patienten erst in einem späteren Stadium zu Gesicht, d. h. mit vorhandenen Infiltraten des Nebenhodens, so ist Vaccinetherapie (Arthigon) oder unspezifische Behandlung (Olobintin) angezeigt. Nebenbei 2mal täglich ½ Stunde heiße Kompressen (Heizkissen). Das beliebte Aufschmieren von Ichthyol ist entbehrlich.

Die viel häufigere *Prostatitis* verläuft meistens unbemerkt. Die akute Prostatitis (parenchymatosa oder interstitialis) kann freilich mit Schüttelfrost, Fieber, krampfhaften Schmerzen in der Gegend des Dammes, besonders beim Stuhlgang, einhergehen, auch mit Bildung von Abscessen, die in die Urethra oder in den Mastdarm durchbrechen; glücklicherweise ist sie selten. Die Feststellung der Prostatitis geschieht durch vorsichtigste Betastung mit dem Finger vom After aus (keine Massage!). Therapie: Penicillin, Sulfonamide, Unterbrechung jeder Lokalbehandlung; Bettruhe, heiße Sitzbäder, 1—2mal tägl. schmerzstillende und krampflösende Suppositorien z. B. Pavyco usw. Man sorge für weichen Stuhl. Kalkinjektionen wie bei Epididymitis. Abscesse, die in den Mastdarm durchbrechen wollen, müssen chirurgisch incidiert werden (Krankenhaus). Gonorrhoische Prostatitiden sind oft der Ausgangsherd einer gonorrhoischen Arthritis; sie werden oft übersehen, oft auch als Gonorrhöe nicht erkannt, weil auch hier der Ausfluß aus der Harnröhre während der akuten Prostatitis aufzuhören pflegt.

Meist verläuft allerdings die Prostatitis schleichend als Begleiterscheinung der Entzündung der hinteren Harnröhre und es sind lediglich die Ausführungsgänge ergriffen (katarrhalische Prostatitis). Bei der Digitaluntersuchung vom After aus (in Rumpfbeuge oder Knieellenbogenlage) findet man dann die Prostata normal und nicht druckempfindlicher als gewöhnlich (auch die Massage einer normalen Prostata ist nicht angenehm), das herausgedrückte Prostatasekret enthält neben Leukocyten auch Gonokokken. Natürlich muß man vorher ausurinieren lassen und damit das Sekret der Harnröhre fortspülen. Fließt das Prostatasekret nicht nach vorne ab (was durch Herumgehen, Schlenkern des Gliedes, Massage den Damm entlang nach vorn begünstigt wird), sondern in die Blase, so kann die Blase vor der Untersuchung mit Borwasser gefüllt werden und dann das Sekret durch Ausurinieren gewonnen werden. Oder man schiebt vor der Massage einen Guyonschen Katheter bis in die hintere Harnröhre und zieht diesen mit dem Sekret nach der Massage nach vorn.

Als follikuläre Prostatitis bezeichnet man die Bildung eines oder mehrerer harter Infiltrate, die bei der Untersuchung als schmerzhafte erbsengroße Knötchen getastet werden können.

Die Therapie der subchronischen Prostatitis besteht in Spülungen der hinteren Harnröhre nach Janet, in Injektionen unspezifischer Reizkörper, in Fieberbehandlung, kombiniert mit Penicillin. Eine lokale Wärmebehandlung ist durch Diathermie oder Kurzwellen möglich.

Die Prostatamassage ist im akuten Stadium immer gefährlich, im chronischen nur vorsichtig zu verwenden und häufiger entbehrlich, als man glaubt. Übt man sie aus, dann bei gefüllter Blase, vorsichtig mit dem Zeigefinger einige Male von beiden Rändern der Prostata zur Mitte streichend, in der Absicht, die Drüsenausführungsgänge auszudrücken und zu entleeren; im Anschluß an die Massage ist eine JANETsche Spülung oder GUYONsche Instillation zu empfehlen. (Verzichtet man auf die Massage, so hat man im allgemeinen gleich gute Erfolge und weniger Nebenhodenkomplikationen; zur Feststellung einer Prostataerkrankung sollte man die digitale Expression und Untersuchung des Sekretes jedoch nicht unterlassen, besonders nicht bei hartnäckig rezidivierender Gonorrhöe.)

Die verhältnismäßig seltene akute Samenblasenentzündung (*Spermatocystitis*) verläuft mit ähnlichen Symptomen wie eine Prostatitis: quälender Harndrang, Gefühl der Völle in der Darmgegend, Krämpfe im After, dazu ausstrahlende Schmerzen in die Blase, die Hoden, die Bauchgegend, oft zu verwechseln mit einer Appendicitis. Ejaculation blutig verfärbten Samens ist besonders charakteristisch. Vom After aus sind die normalen Samenblasen nicht immer fühlbar, nur wenn sie prall gefüllt sind (mit Samenblasensekret und dort eingewanderten, zum Teil wieder zugrunde gegangenen Spermatozoen; das Hauptdepot der lebensfähigen Spermatozoen sind jedoch die Gänge des Nebenhodenschwanzes am unteren Pol des Hodens). Bei einer Erkrankung können die Samenblasen tastbar werden und schmerzhaft, meist aber ist lediglich das exprimierte Sekret mikroskopisch krankhaft verändert (Leukocyten, Gonokokken).

Durch die sog. *Fünfgläserprobe*, die besonders zur Unterscheidung einer Prostatitis und Spermatocystitis geeignet ist, kann man die Ausscheidungen jedes einzelnen Harnröhrenabschnittes zur mikroskopischen Untersuchung getrennt erhalten:

1. Man spritzt morgens, wenn der Nachturin noch nicht entleert ist, zunächst mit warmem Borwasser und einer Tripperspritze die vordere Harnröhre aus. Dieses 1. Glas enthält das Sekret der vorderen Harnröhre.

2. Der Patient uriniert selbständig in zwei weitere Gläser: die kleinere erste Portion enthält das Sekret der hinteren Harnröhre (2. Glas).

3. Der Resturin enthält das Sekret der Blase (3. Glas).

4. Nach Füllung der Blase mit Borwasser Expression der Prostata; mit dem ausurinierten Blaseninhalt gewinnen wir die Prostataausscheidung (4. Glas).

5. Die Blase wird erneut mit Borwasser gefüllt; durch Expression der oberhalb der Prostata rechts und links gelegenen Samenblasen erhalten wir ihr Sekret. Der Patient hockt hierbei auf einer Fußbank in aufrechter Kniebeuge und sitzt auf dem anal eingeführten Untersuchungsfinger des Arztes, der mit der linken Hand die Beckenorgane sich von der Bauchwand aus entgegendrückt.

Therapie der Samenblasenentzündung: Penicillin, kombiniert mit Pyrifer

d) Behandlung einer nichtgonorrhoischen Harnröhrenentzündung.

Die akute Harnröhrenentzündung ohne Gonokokkenbefund (s. S. 369) ist nicht immer behandlungsbedürftig; es genügt bisweilen das Verbot von Radfahren, Alkoholgenuß, sexueller Betätigung, um sie langsam — denn sie ist oft hartnäckig — zu bessern. Will man aktiver vorgehen — was auch meist nicht schneller zu dauerndem Erfolg führt —, so verordnet man Prontosil, stoßweise, abwechselnd mit Buccosperin, Uromed, Arctuvan u. dgl.

Findet man Trichomonaden (Dunkelfeld oder Verreiben des Ausflusses mit 1% wäßrig Brillantcresylblau; die ungefärbten Trichomonaden bewegen sich als grünliche, geißeltragende Körper zwischen den gefärbten Leukocyten); Injektionen von 0,1% Pyoktanin. Bei bakteriellen Urethritiden sind Injektionen mit Rivanol-Arg. nitricum-Lösungen (s. S. 372) günstig, nur 2mal tägl., 4—5 Tage lang, dann 4 Tage absetzen, evtl. in gleicher Weise wiederholen. Ebenso werden Zinksulfat oder Wismutaufschwemmungen in Höllensteinlösung gebraucht (s. S. 382) oder Quecksilberoxycyanatlösungen 0,01—0,02%. Bei abakteriellen

Urethritiden (durch Virus ?), die sonst auf nichts ansprechen, heilt gelegentlich das freilich noch sehr teure Aureomycin (tägl. 4mal 0,25 g oral für 1—4 Tage). Reizkatarrhe nach Verwendung von chemischen Reizmitteln (umschriebene periurethrale Infiltrate) schwinden manchmal erst nach einigen Heizsonden. Von Komplikationen dieser Urethritiden werden nicht selten Nebenhodenentzündungen beobachtet, die milder als bei einer Gonorrhöe verlaufen (lokal Wärme, Suspensor, Kalk-, später Olobintininjektionen).

e) Feststellung der Heilung einer akuten Gonorrhöe.

Die meisten Rückfälle einer Gonorrhöe erfolgen in den ersten 4 Tagen, wenige bis zu 14 Tagen und seltene bis zu 4—7 Wochen. Beobachtet man also den Patienten 4—7 Wochen nach Absetzen der Behandlung, etwa alle 8 Tage, unter Vornahme der Zweigläserprobe und findet man keinerlei Ausfluß, stets klaren Urin, so kann man der Heilung ziemlich sicher sein; sind freilich Fäden da, sind genaue mikroskopische Untersuchungen unerläßlich.

Gesetzlich (Richtlinien zum Gesetz zur Bekämpfung der Geschlechtskrankheiten und zum Ehegesundheitsgesetz) ist jedoch eine Provokation vorgeschrieben, also eine Maßnahme, die einen etwa latenten Tripper wieder in Erscheinung bringen soll. Es fragt sich nur, wann diese Provokation zweckmäßig anzusetzen ist. Der Praktiker hat hier andere Bedürfnisse als eine Klinik. Die Klinik ist häufig durch die Einweisungsbestimmungen der Krankenkassen in ihrer Behandlungszeit beschränkt und hat ein Interesse daran, nach anscheinender Abheilung sich rasch über die Sicherheit des Erfolges zu vergewissern; nötigenfalls auch bald wieder einen latenten Tripper der weiteren Behandlung zuzuführen. Der Praktiker dagegen hat Zeit, nichts drängt ihn — abgesehen von gewissen Fällen —, den Patienten gesundzusprechen, andererseits fürchtet er, durch eine Provokation eine Gonorrhöe wieder anzufachen, die — in Ruhe gelassen — vielleicht völlig abheilen würde; denn daß eine Gonorrhöe von allein heilen kann, beweist manche Erfahrung. Angeregt kann sie aber Ausmaße annehmen, die der Arzt nicht mehr in der Hand hat. Kein Arzt wird sich Vorwürfe ersparen, wenn durch eine Provokation eine Gonorrhöe derart aufflammt, daß nunmehr eine Epididymitis die Folge ist.

Diese Provokationen sind demnach angebracht, wenn die übliche Zeit der spontanen Rückfälle vorbei ist, also etwa nach 14 Tagen. Von diesen Provokationen beginne man mit der harmlosesten, der Bierprobe. Hat man — wie üblich — dem Patienten während der Gonorrhöe Bier untersagt, so tritt nach reichlichem Biergenuß am nächsten Tag meistens Ausfluß auf, der bisweilen Gonokokken mit sich führt; bei Gewohnheitstrinkern sind dazu allerdings oft erhebliche Mengen Alkohol erforderlich.

Weitere Verfahren, von denen gesetzlich mindestens eins gefordert wird, sind:

1. Injektionen mit verdünnter LUGOLscher Lösung (Kal. jodat 1,5 / Tct. Jodi 5 / Aq. dest. ad 300) für 1 min in die vordere Harnröhre. Am nächsten Tag schleimig eitriger Ausfluß, der einige Tage dauert, und an mehreren Tagen nacheinander mikroskopisch untersucht werden soll.

2. Injektionen von Gonokokkenimpfstoff (Compligon, Arthigon). Mittlere therapeutische Dosis (Arthigon 1 ccm i. m., Compligon 0,5 ccm s. c.); ist bereits eine Vaccinebehandlung vorausgegangen, Wiederholung der dabei verwandten höchsten Dosis.

3. Untersuchung des Prostatasekretes nach Massage,

4. Lokale mechanische Reizungen: Dehnungen mit dem Dilatator, Massagen auf der Metallsonde, Heizsonden.

Meist beschränkt man sich auf Prostatamassage und Vaccineinjektionen; seltener verwendet man Einspritzungen von Lugolscher Lösung.

Nötigenfalls werden einzelne dieser Provokationen nochmals nach weiteren 1—2 Wochen wiederholt. Kommt es zu keinem Rückfall, so ist damit die Heilung hinreichend gesichert. (Bei Attesten bestätige man nur den erhobenen Befund der einzelnen Untersuchungen unter Bezugnahme auf ihren Umfang: z. B. bei negativem Befund „durch Untersuchung des Harnröhrenausflusses, der Fäden, des Prostatasekretes, ohne oder nach Provokation mit ..... konnten keine Anzeichen von Gonorrhöe festgestellt werden".) Atteste über eine Heilung oder Freisein von Gonorrhöe gebe man nie nach *einer* Untersuchung, sondern nur unter Berücksichtigung vorgenannter Richtlinien „mit an Sicherheit grenzender Wahrscheinlichkeit". (Bei Untersuchungen auf Grund behördlicher Anordnung sind wenigstens 3 Untersuchungen an 3 verschiedenen Tagen nach Reizung vorgeschrieben, bei Verdacht sogar mehr, um ein Freisein von Gonorrhöe zu bescheinigen). Man denke auch daran, daß durch Einnehmen von Sulfonamiden Gonokokken für einige Tage zum Verschwinden gebracht werden können ohne tatsächliche Heilung und frage stets den Patienten, ob und wann er zuletzt Tabletten genommen hat.

2. Der chronische Tripper des Mannes.

Jeder Arzt kennt die Kranken, die ihn nach einer jahrelang zurückliegenden Gonorrhöe mit den Klagen eines „chronischen Trippers" aufsuchen: von Zeit zu Zeit angebliche Rückfälle, früh morgens Ausfluß aus der Harnröhre, Wolken im Urin, Schmerzen im Rücken, in der Blase, in der Harnröhre, in der Leistengegend; lange vergebliche Behandlung bei den verschiedensten Ärzten.

In diesen Fällen handelt es sich so gut wie nie um einen chronischen Tripper, sondern meist um einen postgonorrhoischen Katarrh, häufig mit sexualneurasthenischen Begleitsymptomen. Der wirkliche chronische Tripper dagegen kommt nicht nach jahrelangem Verschwundensein wieder zurück, sondern ist nichts anderes als ein fortgesetzter, wenn auch erscheinungsarmer Tripper, bei dem jedoch dauernd — wenn auch nicht jeden Tag und gleich auf Anhieb — Gonokokken festzustellen sind.

Diese Gonokokken sitzen zumeist an einzelnen Fäden, die mit der ersten Urinportion ausgeschieden werden. Um sie zu finden, müssen oft mehrere Fäden abgesucht werden. Diese Gonokokken sind von charakteristischer Form, Färbung und Lage (meist intracellulär) und leicht diagnostizierbar. Schwieriger ist ihre Feststellung in einem vorhandenen Ausfluß, der meist nur aus dem vordersten Teil der Harnröhrenmündung stammt und reichlich Mischflora enthält; als Gonokokken sehe man nur solche Diplokokken an, die nach Gestalt, Lage und Färbung, besonders bei Gramscher Färbung, völlig typisch sind; sind nur einzelne Gramnegative Exemplare vorhanden, sei man besonders zurückhaltend und wiederhole lieber die Untersuchung an späteren Tagen. Schließlich findet man noch Gonokokken im ausgedrückten Sekret der Prostata oder der Samenblase, häufig neben Mischflora.

Sind Gonokokken nicht eindeutig festzustellen, so versuche man sie durch Provokation zu vermehren. Durch Injektion von Lugolscher Lösung (s. S. 380) wird die störende Mischflora vorübergehend unterdrückt. Intramuskuläre oder intravenöse Vaccineinjektionen, Heizsonden und Harnröhrendehnungen können herangezogen werden. Brauchbar ist ferner die Einführung einer Knopfsonde beim liegenden Patienten; beim Zurückziehen dieser Sonde wird dann die Harnröhre mit der flachen Hand bei nach oben geschlagenem Glied zusammengedrückt; dabei preßt der Sondenknopf die einzelnen Buchten und Taschen der Harnröhre aus und bringt ein Sekret mit, das mikroskopisch untersucht werden kann. Im allgemeinen sind meist mehrere Untersuchungen zur definitiven Feststellung nötig.

Ist ein chronischer Tripper nachgewiesen, so ist er wie ein akuter Tripper zu behandeln, meist allerdings wie ein komplizierter, d. h. wenn Penicillin allein nicht genügt, Kombination von Penicillin mit Pyrifer, mit Sulfonamiden oder nach genauer Feststellung der erkrankten Lokalisation die Anwendung örtlicher Maßnahmen (Heizsonden, Ätzungen im Endoskop usw. s. S. 375). Mit Geduld ist aber auch jeder chronische Tripper zu heilen, wenn auch die Dauer der Behandlung nicht immer vorausgesagt werden kann.

Chronische postgonorrhoische Urethritis. Bleibt nach einer Gonorrhöe ein leichter schleimiger Ausfluß zurück, der häufig nur morgens vorhanden ist, sich gelegentlich nach Bier, sexuellen Aufregungen, nach Radfahren u. dgl. verschlimmert und sind wirklich keine Gonokokken mehr nachweisbar, so handelt es sich um einen postgonorrhoischen Katarrh.

Liegen nicht besondere Gründe vor, so wird dieser am besten überhaupt nicht berücksichtigt und vergeht in einigen Wochen von selbst. Ist der Patient beunruhigt, so wird ihm erklärt, daß die Harnröhre eine Schleimhaut ist, daß deren Schleimdrüsen, die den Schleim zum Schutz der Wand vor dem Urin liefern, durch die Erkrankung und evtl. Einspritzungen überreizt sind, und daß weitere Einspritzungen den Reizzustand nur fortsetzen. Auch das dauernde Ausdrücken der Harnröhre durch den Patienten, der nachsehen will, ob noch was kommt, schadet. Braucht der Patient eine Behandlung, so verschreibe man ihm innerlich einige harmlose sekretbeschränkende Mittel, hauptsächlich um Zeit zu gewinnen (Arctuvan, Buccosperin, Uromed oder Santyl). Ist die äußere Harnröhrenmündung dabei leicht bläulich geschwollen (venöse Stase), hilft manchmal das Varicenmittel Venostasin (aus Roßkastanie).

Besteht der Ausfluß nach einigen Wochen derartiger Behandlung mikroskopisch noch aus zahlreichen Leukocyten, so sind Injektionen erlaubt, z. B. mit

Rivanol / Arg. nitric. ana 0,05 / Aq. dest. ad 300. D. S.: Nur morgens und abends injizieren für eine Minute, 4 Tage lang, dann 4 Tage Pause. In gleicher Weise mehrmals wiederholen, solange noch Ausfluß besteht.

Bism. subnitric. 5 / Glycerin 7 / Sol. Arg. nitric. 1: 4000 ad 300. D. S.: Vor Gebrauch schütteln.

Sol. Zinc. sulfuric. 1—3: 300.

Sol. Sulfo-carbolic. 0,6—1,5: 300.

Sol. Hydrarg. oxycyanat. 0,05: 300.

Bisweilen ist aber auch nur eine lokale Entzündung der Fossa navicularis vorhanden, dann genügt Spreizen der äußeren Urethralmündung und Auswischen der vorderen 5—10 mm mit 5% Targesinlösung, alle 1—2 Tage.

Besteht Schmerzhaftigkeit an einzelnen Stellen der Harnröhre, so kann man hier mit der Knopfsonde (s. S. 374) häufig Verengerungen feststellen, den Beginn späterer Strikturen. Hinter diesen Strikturen sitzen oft in Nischen besonders hartnäckige Entzündungsherde. Therapie: Heizsonden, Dehnungen. Injektionen haben vor Beseitigung solcher Infiltrate oder beginnender Strikturen wenig Wert.

Bestehen Schmerzen in der Gegend der Prostata, so können Prostatamassagen (1mal wöchentlich) mit nachfolgenden JANETschen Spülungen oder GUYONschen Instillationen subjektive Erleichterung verschaffen. In vielen Fällen kommt der Patient aber dann nicht mehr vom Arzt los, die Beschwerden treten immer wieder in Erscheinung, der Kranke erlebt sie immer stärker, sie drängen sich ihm immer mehr auf, und er wird schließlich zum hypochondrischen, manchmal impotenten Sexualneurastheniker.

Hat man einen derartigen Kranken vor sich, so lehnt man am besten — nach eingehender Untersuchung und Feststellung des objektiven Befundes, damit keine Prostatahypertrophie oder gar ein Prostatacarcinom übersehen wird — jede lokale Behandlung, also Massage, ab. Dagegen verordnet man ihm zweckmäßig Keimdrüsenhormon (oral Erugon, Anertan- oder Testovirondragées, bei Impotenz Testasa mit Yohimbin, oder zur percutanen Einreibung Anertanöl). Am wirksamsten sind Injektionen von Testifortan oder (teuer) Testoviron, 3mal 25 mg, dann evtl. noch 5mal 10 mg, zwischendurch einige Pregnylinjektionen, d. i. übergeordnetes gonadotropes Hypophysenhormon (s. S. 189). Allgemein tonisierend wirken Gaben von Phosvitanon. Diese Behandlung bewährt sich in zahlreichen Fällen, ähnlich wie bei beginnenden Beschwerden der Prostatahypertrophie; man erwäge auch jedesmal, ob nicht manche prostatische Beschwerden in den Jahren von 45—50 auf einen derartigen Prostatismus zurückzuführen sind, statt auf eine vor 20 Jahren durchgemachte Gonorrhöe.

Bei krampfartigen Schmerzen im After, besonders nach Coitus (Verdacht auf chronische Spermatocystitis) lasse man Pavycosuppositorien verwenden.

3. Die akute Gonorrhöe der Frau.

Der akute Tripper äußert sich bei der Frau in Brennen beim Urinieren und in gelblich-eitrigem Ausfluß. Häufig aber bleibt er unbemerkt, ein vorhandener Fluor verstärkt sich lediglich oder verändert seine Farbe. Während beim Mann ein Tripper kaum zu übersehen ist, ist das bei Frauen keineswegs der Fall; werden sie als Infektionsquelle einer Ansteckung bezichtigt, so können sie gutgläubig sich keiner Schuld bewußt sein.

Die Diagnose ist bei Verdacht nicht schwer. Während ein Abstrich aus der normalen Urethra nur Epithelien zeigt, häufig DÖDERLEINsche Vaginalbacillen, einzeln oder in Ketten, weist eine kranke Urethra Beimengung von Leukocyten oder allein Leukocyten auf; dazu findet man reichlich und fast ausschließlich Gonokokken. Wichtig ist jedoch eine richtige Sekretabnahme. Der Eiter in der Vulva ist zur Untersuchung wertlos, wegen der massenhaften Mischflora, aus der die Gonokokken nur schwierig und unsicher zu isolieren sind. Wischt man ihn weg und nimmt man dagegen aus der Urethra, die Wand mit einem kleinen stumpfen Sekretlöffelchen abschabend, ein Präparat, so sind nur Gonokokken vorhanden. Ebenso ist es mit der Untersuchung des Cervicalsekretes, das nach Einstellung mit einem möglichst weiten Speculum gewonnen wird, ebenfalls nach Wegwischen des unbrauchbaren Vaginaleiters; direkt aus der Cervix entnimmt man das Präparat mit einer leicht gebogenen Kornzange oder einem Wattestäbchen. Bei diesem Verfahren erübrigen sich dann auch komplizierte Färbungen (z. B. nach GRAM); die Gonokokken sind bereits bei Methylenblaufärbung unverkennbar.

a) Behandlung.

Die *Behandlung der akuten* Frauengonorrhöe erfolgt heute sofort nach ihrer Feststellung mit Penicillin, 4mal 25—50 000 I. E. oder Depotpenicillin 300—400 000 I. E., genau wie beim Mann (s. S. 372) und mit gleich hervorragenden Ergebnissen. Sollte Penicillin nicht zur Hand oder wegen Verdacht auf Lues zunächst kontraindiziert sein (dann Dihydro-Streptomycin 0,5—1,0 g i. m.) oder überhaupt versagen, wird man Sulfonamide verabfolgen, auch während der Menses (die wegen der stärkeren Durchblutung der Genitalorgane sogar als besonders günstiger therapeutischer Zeitpunkt angesehen werden) oder während einer Gravidität. Die durchschnittlichen Erfolgszahlen sind zwar etwas besser als beim Mann, aber doch im allgemeinen unzureichend; deshalb kombiniert man sie gern mit Vaccine, 40% Olobintin oder Pyrifer. Nebenerscheinungen sind nicht häufiger, höchstens treten Magenbeschwerden leichter ein. Die Dosierung kann, besonders bei schmächtigen Frauen, etwas geringer sein als bei Männern; z. B. verordne man:

Pyrimal, Elkosin, Aristamid u. a.; Globucid; Cibazol, Eleudron, 4mal tägl. 2 Tabl. 4—6 Tage lang. Nebenerscheinungen: Magenbeschwerden, Kopfschmerzen. Bei besonderer Unverträglichkeit seitens des Magens (Erbrechen) gibt man intravenöse Injektionen von Albucid: tägl. 1—2 Injektionen zu 10 ccm, 5 Tage lang. Ebenso Globucid, von dem 2mal tägl. 20 ccm intravenös, 2 Tage lang, durchschnittlich genügen. Von Cibazol gibt man intramuskuläre Injektionen, 1—2 Stück tägl., 3—5 Tage lang. Dazu, meist aus den erwähnten Gründen, zur Einleitung der Sulfonamidkur 0,75 ccm 40% Olobintin oder während der Kur 2—3 Pyriferinjektionen.

Der Behandlung schließt sich eine sorgfältige mikroskopische Kontrolle an, die man zweckmäßig im Anschluß an die Menses vornimmt; Einzelheiten siehe Heilungskontrolle S. 389. Bei Rückfällen kann auch eine zweite Sulfonamidbehandlung vorgenommen werden, dieses Mal jedenfalls nie ohne Kombination mit Olobintin oder Pyrifer. Einen nach der Gonorrhöe zurückbleibenden Vaginalfluor behandele man nach S. 387.

Versagt die Therapie mit Sulfonamiden oder ist sie nicht durchführbar (Magenbeschwerden, Unverträglichkeit, Scheu vor Injektionen), so tritt die *Lokaltherapie* in ihr Recht; dabei mußte man freilich früher mit Behandlungszeiten von einigen Monaten rechnen, Zeiten, die um so bedeutungsvoller waren, als sie mehrere Menstruationstermine umfaßten, in denen eine Gonorrhöe aufsteigend fortschreiten kann. Zwar kennt jeder Arzt Fälle, bei denen eine Frauengonorrhöe durch einfache Sitzbäder oder Scheidenspülungen in einigen Monaten völlig ausheilt; aber abgesehen von den ersten stürmischen Erscheinungen, bei denen man sich immer auf Sitzbäder und Bettruhe beschränken soll, muß die Lokalbehandlung energisch — wenn auch nicht gewaltsam — und regelmäßig sein; es genügt also nicht, die Behandlung lediglich 1—2mal in der Woche etwa durch den Arzt vornehmen zu lassen. Meist muß die Patientin in der Selbstbehandlung unterwiesen werden.

Bei der gonorrhoischen *Harnröhrenentzündung* ist die Einführung von Urethralstäbchen am bequemsten, einmal abends vor dem Schlafengehen, so daß das Stäbchen über Nacht verbleibt, oder auch noch ein zweites Mal nach dem Mittagessen bei Bettruhe. Die Stäbchen — von einer Länge von 4—5 cm — werden angefeuchtet, nach Entleerung der Blase, bei Rückenlage in die Harnröhre eingeführt, was die Patientin mit Hilfe eines Taschenspiegels leicht erlernt, wenn ihr die topographischen Verhältnisse auf dem Untersuchungsstuhl vom Arzt erklärt werden; eine angelegte Binde verhütet das vorzeitige Herausgleiten. Urethralstäbchen:

Cholevalstäbchen 2,5% (Merck).
Targesinstäbchen 10%.
Partagonquellstäbchen für Frauen (mit Arg. nitric.).

Dauer dieser Behandlung ununterbrochen etwa 3—4 Wochen, möglichst auch während der Menses. Abgesetzt werden die Stäbchen lediglich, wenn Reizerscheinungen seitens der Blase auftreten (Pollakisurie, Schmerzen beim Wasserlassen), dann verordnet man Pyridium, Neotropin, Arctuvan, Buccosperin in Tabletten — aber keinen die Harnmenge und damit die Pollakisurie noch vermehrenden Bärentraubenblättertee — bis die Beschwerden seitens des Blasenausgangs sich gelegt haben, worauf mit den Stäbchen wieder begonnen werden kann. Der Arzt kontrolliert nach 3—4 Wochen mikroskopisch den erreichten

Erfolg; Vorwiegen der Epithelien, Beschränkung der Leukocyten auf einzelne Haufen, Fehlen der Gonokokken — die man in den Leukocytenhaufen zu suchen hat, die zunächst mit schwacher Vergrößerung einzustellen sind —, Auftreten anderer Bakterien, vor allem der DÖDERLEINschen Stäbchen, zeigen bereits eine Besserung an. Sind die Gonokokken während der Behandlung über längere Zeit verschwunden, so wird die Lokalbehandlung ausgesetzt und es werden weitere Kontrollabstriche gemacht.

Bleiben die Gonokokken dagegen vorhanden, auch bei wochenlanger regelrechter Selbstbehandlung mit Stäbchen, deren Konzentration mit der Zeit verstärkt wird oder deren Medikament gewechselt werden kann, so stehen uns als weitere Verfahren zur Verfügung:

1. Auswischen der Harnröhre durch den Arzt: ein Wattestäbchen wird in die desinfizierende Lösung getaucht und damit die Harnröhre der Frau, die auf dem Untersuchungsstuhl liegt, kräftig ausgefegt. Lösungen siehe unter 2.

2. Auswischen im Endoskop: nachdem die Blase restlos entleert ist (unter Umständen durch Katheter), wird ein Endoskoptubus eingeführt und nach und nach die Harnröhre von der Blase bis zur äußeren Urethralmündung mit Wattestäbchen ausgetupft. Dabei liegt — um ein störendes Nachfließen des Urins zu verhüten — die Frau auf dem Untersuchungsstuhl in steiler Beckenhochlage. Zum Auswischen geeignete Flüssigkeiten: Sol. Arg. nitric. 0,5—1% / Albargin 1—2% / Rivanol 0,3—1% / Mercurochrom 2%.

3. Findet man kleine Polypen oder Feigwarzen in der Urethra, so werden diese Schlupfwinkel der Gonokokken im Endoskop durch Elektrokoagulation beseitigt.

4. Bei sehr hartnäckigen Urethralgonorrhöen ist oft die obere Wand der äußeren Harnröhrenmündung eigentümlich glasig oder blutunterlaufen vorgewölbt. Gelingt es nicht, diese Wucherungen mit 5—10% Arg. nitr.-Lösungen oder Trichloressigsäure zu beseitigen, so müssen sie in Lokalanästhesie mit dem Galvanokauter oder mit Elektrokoagulation zerstört werden.

Neben der Urethra ist in der Regel auch die *Cervix* der Gebärmutter erkrankt, was allerdings erst die mikroskopische Untersuchung entscheiden kann. Ist sie zufälligerweise nicht erkrankt, vermeidet man ihre Behandlung (auch Spülungen), um sie nicht noch nachträglich zu infizieren; das kann allerdings auch im Verlauf der Menses von selbst geschehen; man überprüfe demnach den Gesundheitszustand von Zeit zu Zeit.

Die bei der Cervicalgonorrhöe häufig vorhandene Vaginitis — die Ursache eines zutage tretenden eitrigen Ausflusses — ist nicht durch eine Gonorrhöe der Scheidenschleimhaut bedingt, denn die Vaginalschleimhaut der geschlechtsreifen Frau ist gegen eine Gonokokkeninvasion gefeit (im Gegensatz zu der Vagina von Kindern oder mancher unterentwickelten jungen Frau im Alter von 16—18 Jahren). Diese Vaginitis ist vielmehr durch das eitrige Cervicalsekret entstanden und durch die Einwanderung einer abnormen Vaginalflora unterhalten; natürlich kann eine derartige Vaginitis auch ohne jede Gonorrhöe oder noch nach Abheilen der Gonorrhöe vorhanden sein und bedarf ihrer besonderen Behandlung, die teilweise mit der Behandlung der Cervicalgonorrhöe gleichsinnig ist.

Bei der lokalen *Behandlung* der Cervicalgonorrhöe ist grundsätzlich zu beachten, daß ein zu aktives und energisches Vorgehen die Gefahr des Aufsteigens der Gonorrhöe in den Uterus und die Adnexe heraufbeschwört. Deshalb versucht man stets, mit den mildesten Verfahren auszukommen, richtet sich immer nach der jeweiligen Lage und nach eventuellen Reaktionen (Vorsicht bei krampfartigen Schmerzen!); während der Menses verbietet sich die Behandlung von selbst und die Patientin gehört soviel wie möglich ins Bett.

Zur Behandlung stehen uns zur Verfügung: Tamponeinlagen mit flüssigen Medikamenten, Stäbchen, Kugeln mit Medikamenten; schließlich lokale Ätzungen der Portio und des Cervixkanals.

Die 5—8 cm langen Tampons werden zweckmäßig aus festgerolltem Zellstoff, der in eine breite Mullbinde eingeknüpft ist, hergestellt und so dick gewählt, daß sie auch tatsächlich die Scheide völlig entfalten. Zur Einbringung wird der mit Gleitmittel (s. S. 375) bestrichene röhrenförmige Muttermundspiegel möglichst schmerzlos eingeführt (entweder drückt man mit der Spitze des Spiegels die Vulva energisch nach unten zum Damm hin oder legt umgekehrt die Spitze unterhalb der Urethralmündung an, hebt diese nach oben und gleitet mit einer halben Drehung in die Scheide hinein). Die Portio und das Scheidengewölbe wird bei guter Beleuchtung trocken gewischt. Der Tampon ist in das Medikament eingetaucht worden oder — was sauberer ist — das Medikament wird in den Spiegel eingegossen und der Tampon trocken nachgeschoben. Die Tampons bleiben 1 bis höchstens 2 Tage liegen; dann werden sie an den herausstehenden Mullbindenenden herausgezogen. Anwendung täglich oder seltener, aber mindestens 2mal in der Woche.

Als Medikamente haben sich bewährt:

Ichthyolglycerin 10—20%.

Gynichthol mit Silber.

Protargol 3—5 / Gelatine 25 / Glyzerin ad 100.

Werden die Tampons morgens von der Patientin selbst entfernt, so folgt zweckmäßig eine Spülung zur Entfernung des eitrigen Sekretes. Zu diesen Spülungen wird ein 1 l-Irrigator verwandt; der Wasserdruck soll gering sein (Irrigator nicht höher als 50 cm) wegen Gefahr einer Verschleppung der Gonokokken in den Uterus. Die Spülungen haben nur geringen desinfizierenden Wert, sie sollen vielmehr den Eiter entfernen und zudem noch adstringierend wirken. Im weiteren Verlauf der Gonorrhöe, d. h. wenn die Eiterung nachläßt und die Gonokokken verschwunden sind, verzichte man auf desinfizierende Spülungen, durch die auch die normale Scheidenflora und damit die physiologische Scheidenbiologie gestört wird. Zusätze zu Spülungen:

Acet. pyrolignos. rectificat. (Holzessig) 1 Eßlöffel: 1 l / Sol. Kalii hypermangan. 2% 1 Eßlöffel: 1 l / Sol. Zinc. sulfur. 2% 1 Eßlöffel: 1 l / Sol. Acid. lactici 30% 1 Eßlöffel: 1 l / Zephirol 1 Teelöffel: 1 l / Sagrotan 1 Teelöffel: 1 l / Gyneclorina-Heyden ½—1 Tablette: 1 l.

Um die Patientinnen vom Arzt unabhängig zu machen, kann man abends lösliche Kugeln oder Stäbchen von den Kranken möglichst tief in die Scheide einführen lassen. Dazu sind geeignet:

Tampovagan-Vaginalkugeln c. Choleval 1% / c. Arg. proteinicum 10% / c. Protargol (teurer) 10% / c. Arg. nitric. 0,15% oder Edo (Ester-Dermasan-Ovula) mit Silber.

Bei den Spumanstäbchen wird durch Schaumentwicklung das Medikament möglichst in alle Buchten der Scheide getrieben. Spumanvaginalstyli c. Arg. nitric. 0,15% / c. Protargol 2%.

Bleibt der Gonokokkenbefund der Cervix auch nach wochenlanger Behandlung hartnäckig, so kann der Arzt lokale Ätzungen vornehmen, und zwar derart, daß ein mit Watte versehenes Holzstäbchen oder ein biegsames Ätzstäbchen (nach SÄNGER) vorsichtig in die Cervix eingeführt wird, höchstens 2—3 cm tief, bis der Widerstand des inneren Muttermundes gespürt wird.

Als Ätzflüssigkeit benutzt man: Sol. Targesin 10% / Sol. Protargol 5% / Sol. Arg. nitric. 1—3% / Mercurochrom 2% / Sol. Rivanol 0,5% (abwechselnd mit Arg. nitric.).

Es werden stets mehrere Stäbchen nacheinander eingeführt; ein vorhandener Schleimpfropf wird dabei durch Drehen des Stäbchens entfernt, nötigenfalls auch durch ein Wattestäbchen mit 10% Sodalösung oder Mucidantinktur (1:3 verdünnt) zunächst gelöst.

Ist durch den dauernd ausfließenden Eiter eine *Portioerosion* entstanden (dabei ist die Portio infolge des Ersatzes ihres normalen Pflasterepithels durch Cervicalschleimhaut hellrot und leicht blutend), so sind Tuschierungen mit Jodtinktur oder Tamponbehandlungen mit Granugenol-Vaginal-Kapseln angezeigt.

Auch nach einer geglückten Gonorrhöeheilung (auch durch Penicillin oder Sulfonamide) kann der *Vaginalfluor* fortdauern; die weitere Behandlung muß das Ziel haben, eine normale Scheidenflora und damit biologische Stoffwechselverhältnisse wiederherzustellen. Da die gesunde Vagina durch ihren Gehalt an Gärungsmilchsäure, die aus dem Glykogen der Scheidenschleimhaut entsteht, saure Reaktion zeigt, wodurch eingewanderte oder eingeschleppte Keime beseitigt und durch ortsgemäße Keime ersetzt werden, benutzen wir Mittel, die diese biologischen Vorgänge begünstigen:

Z. B. abends Einlegen von Ichthoestren-Vaginalzäpfchen, von Tampovagan c. Acid. lactic. 5% oder Edoovula; Spumanvaginalstyli c. Acido lactic.; Dextrose-Spumanvaginalstyli oder Dextrovagin (beide mit Traubenzucker); Menformonstyli, die außer einem Säureträger, Zucker, noch Follikelhormon zur Verfestigung des Scheidenepithels enthalten. Innerlich Cyrentabletten (s. S. 189). Gegen die oft massenhaft vermehrten Trichomonaden (Nachweis s. S. 379): Devegan, Ichthoestren, Vagramin-Tabletten.

Gelegentlich ist es zweckmäßig, vor der Behandlung mit diesen milderen Präparaten eine energische Ätzkur mit konzentrierter Salicylsäure vorzunehmen:

Spumanvaginalstyli c. Acid. salicyl. 12,5%. D. S.: Jeden oder bei Beschwerden nur jeden zweiten Abend ein Stäbchen einführen, bis 3—5 Stück; nachher die früher genannten milderen Mittel.

Zu Spülungen verwende man

Sol. Acid. lactic. 30% 1 Eßlöffel : 1 l.

Über die Behandlung einer die Gonorrhöe begleitenden oder sie bisweilen überdauernden Vulvitis s. S. 422.

b) Komplikationen der Frauengonorrhöe.

Bartholinitis, die Infektion der BARTHOLINIschen Drüse, ist leicht zu erkennen, wenn während einer Gonorrhöe eine schmerzhafte Anschwellung einer großen Labie im hinteren Drittel eintritt, die Gehunfähigkeit bedingt und schließlich — unter Bettruhe und feuchten Umschlägen — abscediert. (Differentialdiagnostisch: schmerzhafte, auch abscedierende Schwellungen mehr in der Mitte der Labien, auch an mehreren Stellen: Furunkel. Schmerzlose, lange dauernde harte, nicht abscedierende Schwellung einer Labie: induratives Ödem, eine besondere Form des syphilitischen Primäraffektes.)

Bei bevorstehender Abscedierung Stichincision auf der Innenseite der kleinen Labie in Chloräthylanästhesie (Vulva abdecken, nur Incisionsgebiet vereisen, 3mal, dann incidieren. Vorsicht für die Augen vor spritzendem Eiter, der bei Sekundärinfektion durch Darmbakterien meist stinkt). Tampon mit Gaze, die evtl. in Rivanollösung 1 : 200 getaucht ist. Treten nach Abheilung wiederholt Abscesse auf, so ist die Ausschälung der Drüse nötig (Krankenhauseinweisung).

Häufiger als einen Absceß, der die Folge eines durch die gonorrhoische Entzündung geschwollenen und verklebten Ausführungsganges der Drüse ist, bekommt man die isolierte Entzündung dieses Ausführungsganges zu Gesicht. Ist er erkrankt, so zeigt er sich als eine flohstichartige Rötung auf der Innenseite der kleinen Labien, rechts und links von der hinteren Commissur; auf Druck gewinnt man gelegentlich ein Tröpfchen Eiter, der Gonokokken enthalten kann. (Ebensolche entzündete Ausführungsgänge kleinerer Vorhofsdrüsen findet man neben und scheidenwärts von der Harnröhrenmündung; gelegentlich treten auch hier Verhaltungen und kleine Abscesse auf.)

Therapeutisch: Penicillin. Bei Versagen Instillation mit einer abgestumpften Rekordkanüle in den Gang mit

Sol. Arg. nitric. 1—2% / Sol. Targesin 5—10% / Sol. Rivanol 0,5%.

Wirksamer ist jedoch die Verödung des Ganges mit Elektrokoagulation, Galvanokaustik oder Elektrolyse (negativer Pol).

Treten Infiltrationen der BARTHOLINIschen Drüse ein (was man durch Abtasten mit 2 Fingern im Bereich der hinteren seitlichen Vulva — 1 Finger in der Vagina, 1 Finger von außen — feststellen kann; die normale Drüse ist nicht fühlbar), so kommen außerdem Vaccineinjektionen, Bettruhe und feuchte Umschläge oder subcutane Umspritzung der Drüse mit Eigenblut in Betracht. (Von aus der Ellbeugenvene entnommenem Blut werden je 2—3 ccm oberhalb und unterhalb des Ausführungsganges in das Gewebe einspritzt.)

Die Bartholinitis ist manchmal die Ursache einer chronischen Gonorrhöe. Man vergesse nie nach ihr zu tasten. Kann man die geschwollene Drüse fühlen und ausdrücken, so ist das Sekret auf Gonokokken zu untersuchen; vermag man sie nicht auszudrücken, so kann es sich um eine harmlose Cyste lediglich mit Schleiminhalt handeln. Vorsicht bei Puellen, die eine chronische Bartholinitis vor der Untersuchung selbst auszudrücken verstehen.

Ascendierende Gonorrhöe. Die gonorrhoische Infektion der Gebärmutter erfolgt während der Menses oder im Wochenbett, manchmal schleichend, manchmal unter Beschwerden (Krämpfen, Kreuzschmerzen, Temperatursteigerungen). Verfrühungen und Verlängerungen der Regelblutungen sind verdächtig. Bei Bettruhe und krampflindernden Mitteln (Pavyco-, Ditonalsuppositorien) heilt die Endometritis jedoch durch die wiederholte, menstruelle Schleimhautabstoßung meist von selbst; eine lokale Behandlung erübrigt sich; allgemein Penicillin oder Vaccine.

Besonders wichtig aber ist die Endometritis als Durchgangsstadium zur Infektion der Adnexe (Salpingitis, Oophoritis, Pelviperitonitis), die sich durch krampfartige Schmerzen im seitlichen Bauche (Tubenkoliken), Kreuzschmerzen, ausstrahlende Schmerzen im Oberschenkel, Temperatursteigerungen, peritoneale Reizerscheinungen, atypische Blutungen kundtun.

Therapeutisch sind im akuten Stadium sofort Bettruhe, warme feuchte Umschläge auf dem Leib, Anwendung von Spasmolytica (Eupaco-, Pavyco-, Ditonalsuppositorien, angezeigt, daneben Penicillin- und Calciumspritzen (s. S. 153), am besten intravenös oder auch intramuskulär, tägl. oder jeden 2. Tag, insgesamt 6—10 Injektionen. Milchdiät (s. S. 181), Regelung des Stuhlganges (Agarol, salinische Abführmittel, Rhabarber, Istizin; jedoch nicht Aloe oder Klysmen).

Sind die akuten Erscheinungen beseitigt, aber noch Adnextumoren fühlbar, desgleichen Beschwerden vorhanden (Krämpfe, Verwachsungsbeschwerden bei sexueller Betätigung), so ist auch neben Penicillinschlägen (etwa alle 8 Tage) noch Vaccinebehandlung, mit der Mischvaccine Euflamin, angezeigt oder eine Fieberkur (Pyrifer, 6—8 Anfälle; s. S. 162). Lokal heiße Umschläge, Diathermie, Kurzwellentherapie, Badekuren (Moorbäder), Fangobäder. Abgelaufene beiderseitige Salpingitis führt meist zu Sterilität.

c) Mastdarmtripper.

Eine Infektion des Mastdarmes kommt selten beim Mann, häufiger bei der Frau vor (durch überfließenden Eiter auf die Analschleimhaut, z.B. durch Pressen bei Obstipation, durch mechanische Übertragung [Kratzen, Klosettpapier u. dgl.]).

Die Zahlenangaben über die Mitbeteiligung des Rectums bei der Frau schwanken zwischen einigen wenigen und 70 Prozent; zweifellos wird auf den Mastdarmtripper in der Praxis zu wenig geachtet, andererseits ergibt die klinische Untersuchung erkrankter Prostituierter ein einseitig übertriebenes Zahlenmaterial. Außerdem ist die Identifizierung der Gonokokken in Eiterflocken von der Rectalwand schwierig; nur nach Größe, Zusammenlagerung und Gramfärbung einwandfreie Diplokokken können als Gonokokken angesehen werden, und die Kultur zeigt dann oft, daß es sich dennoch nicht um Gonokokken handelt. Tatsache ist, daß in der Praxis eine Rectalgonorrhöe kaum berücksichtigt wird, anscheinend meistens ohne irgendwelche Folgen oder Nachteile; immerhin ist der richtige Standpunkt der, sie festzustellen, wo sie vorhanden ist.

Klinisch macht die Rectalgonorrhöe für gewöhnlich kaum merkbare Erscheinungen. Manchmal ist Brennen in der Analgegend vorhanden, selten starke Schmerzen bei der Defäkation; alle diese Erscheinungen klingen jedoch rasch ab. Eiteraustritt ist selten, gelegentlich kommen hahnenkammartige Wucherungen vor mit Geschwüren in den Falten. Spitze Kondylome (s. S. 423) findet man ebenfalls als Komplikation hier wie auch bei jeder anderen eitrig-macerierenden Schleimhautentzündung.

Die Diagnose wird durch den Gonokokkennachweis gestellt, bei akuten Fällen im austretenden Eiter, bei subakuten am zweckmäßigsten durch Abschaben von Eiter oder Schleimfetzen von den untersten 3—8 cm der Darmwand (im Rektoskop, am besten 2 Stunden nach dem Stuhlgang) oder — ergiebiger — durch Ausspülen des Rectums mit 50—100 ccm lauwarmen Wassers durch einen Glas- oder Gummikatheter; die dabei gewonnenen schleimig-eitrigen Flocken werden mikroskopisch untersucht.

Therapie: Penicillin. Bei Versagen tägl. abends Einführen von Partagonquellstäbchen, Targesinsuppositorien. Injektionen von Protargol- oder Rivanolglycerinschleim:
Protargol 1—2 / (oder Rivanol 0,1) / Glycerin 20 / Tragacanth. 2 / Aq. ad 100.

d) Feststellung der Heilung bei der Frauengonorrhöe.

Die Richtlinien der Deutschen Gesellschaft zur Bekämpfung der Geschlechtskrankheiten empfehlen bei der Frau nach Abschluß der Behandlung 3 Monate lang Absonderungen der Harnröhre, der Cervix, der BARTHOLINIschen Drüsen und des Rectums auf Gonokokken zu untersuchen, und zwar wenigstens 1mal wöchentlich. Da die Menses provozierend wirken, sind Abstriche sofort nach den Menses oder besser während der Menses zu bevorzugen; außerdem aber ist eine Provokation vorzunehmen (am besten durch Vaccineinjektionen). Der behandelnde Arzt kann jedoch auf Grund wissenschaftlicher Erfahrungen eine kürzere Frist festsetzen.

Da für derart häufige Untersuchungen weder von den Krankenkassen (der Arzt erfreut sich einer Scheinbezahlung von wenigen Mark) noch von der Landesversicherungsanstalt (die LVA zahlt für die Behandlung maximal 30 DM) die Kosten übernommen werden, muß sich der Praktiker klarwerden, welches Mindestmaß von Heilungskontrolle tatsächlich erforderlich ist. Da die Menses erfahrungsgemäß am meisten provozieren, wird er grundsätzlich die Untersuchungen sofort nach den Menses vornehmen, und da es oft auch gar nicht zweckmäßig ist, die Patientinnen zu früh gesund zu erklären — gerade nach Sulfonamiden, aber auch nach Penicillin kommen Spätrezidive noch nach Wochen vor —, hat er Zeit, diese Untersuchungen an drei aufeinanderfolgenden Menses zu wiederholen; hat er hierbei keinen verdächtigen Befund erhoben, wird er nach der dritten Regel noch eine Provokation vornehmen (Vaccineinjektionen: Arthigon 1,0 ccm i. m. oder Compligon 0,5 ccm, subcutan) und wieder untersuchen. Somit braucht er mindestens 4 Präparate, 3 nach den Menses und 1 nach einer Provokation, im Verlauf von etwa 3 Monaten.

Die Präparate erstrecken sich hauptsächlich auf Urethra und Cervix. Die BARTHOLINIschen Drüsen werden abgetastet; das Rectum wird besonders bei Verdacht ausgespült und untersucht (s. S. 389).

Es ist klar, daß ein zweifelhafter Befund zu öfteren Untersuchungen verpflichtet; zweifelhaft sind reichlichere Beimengungen von Leukocyten im Urethralabstrich, ebenso ein rein eitriger, nichtschleimiger Cervicalabstrich. Günstig ist die Anwesenheit einer normalen Scheidenflora, insbesondere des DÖDERLEINschen Bacillus, im Cervical- und Urethralpräparat.

4. Die chronische Gonorrhöe der Frau.

Die chronische Gonorrhöe der Frau verläuft zumeist ohne alle Symptome, ja sogar der mikroskopische Nachweis der Gonokokken kann fast unmöglich sein. Dennoch besteht die Erkrankung fort und macht sich nur durch gelegentliche Ansteckungen bemerkbar, z. B. bei bestimmten Prostituierten, die von Zeit zu Zeit als Infektionsquelle gemeldet werden. Dabei ergibt die mikroskopische Untersuchung nichts Sicheres oder erst nach wochenlangen Untersuchungen einmal einen positiven Befund, oft nur während der Menses. Auch die Ansteckungen selbst betreffen nur eine verhältnismäßig kleine Zahl der beteiligten Männer. Zweifellos scheidet die Kranke nur von Zeit zu Zeit Gonokokken aus. (Aus diesen Gründen sollte man zweifelhaften Frauenspersonen auch nach mehrmaliger Untersuchung nur sehr reservierte Atteste ausstellen, s. S. 381.)

Bei einer zuverlässigen Bezichtigung als Infektionsquelle wird man zunächst bemüht sein, Gonokokken zu finden. Verdächtig sind Harnröhrenausstriche, die nicht aus reinen Epithelien bestehen, mit einem normalen Gehalt an DÖDERLEINschen Bacillen, sondern in denen sich Leukocytenhaufen finden und eine sehr gemischte Bakterienflora. Verdächtig sind ebenfalls stark eitrige Cervixausstriche. Da die Untersuchungen am ergiebigsten im Verlauf der Menses sind, wird man auch zu diesen Zeiten Präparate machen (optimal am 2. Tag). Ebenso wird man zu Provokationen greifen (Vaccine s. S. 375). Bisweilen gelingt erst der Nachweis durch Kulturen (s. S. 370).

Manchmal — z. B. bei Prostituierten — wird man sich auch ohne Gonokokkenbefund zu einer Behandlung entschließen müssen, also zu Penicillin oder Sulfonamiden, evtl. in Kombination mit 40% Olobintin oder Pyrifer.

Leider ist man sich nie darüber klar, ob eine solche Behandlung zu einer Heilung geführt hat, denn die Probleme des Nachweises wiederholen sich natürlich beim Abschluß der Behandlung.

Glücklicherweise ist nun diese chronische Gonorrhöe nicht der Ausgang der meisten Frauengonorrhöen; wohl aber häufiger, als man denkt, der Ausgang wiederholter Infektionen, also bei Prostituierten oder ähnlichen Frauen mit häufig wechselndem Geschlechtsverkehr. Der männliche Partner, der die Prostituierte meist durch eine staatliche Kontrolle als einwandfrei gesund befunden glaubt, ist sich über diese Möglichkeit einer gelegentlichen Ansteckung nicht im klaren; während die Kontrolle einer hochinfektiösen akuten Gonorrhöe leicht ist, ist sie bei chronischen Gonorrhöen, die nur teilweise Erscheinungen bieten, aus den erwähnten Gründen manchmal fast unmöglich.

5. Gonorrhöe bei Kindern.

Die gonorrhoische Erkrankung bei einem Knaben — oft durch Schlafen im Bett mit einer Tripperkranken, z. B. einem Dienstmädchen, auch ohne Geschlechtsverkehr erworben — zeigt sich in Ausfluß und hat keine Besonderheiten. Die Behandlung ebensowenig, nachdem wir Penicillin und Sulfonamide haben.

Mädchen stecken sich meist indirekt an durch gemeinsames Baden oder gemeinsamen Gebrauch von Schwämmen oder Handtüchern mit kranken Kindern oder Erwachsenen. Das klinische Bild ist insofern von der Gonorrhöe der Erwachsenen verschieden, als Vulva und Vagina ein noch infizierbares lockeres Übergangsepithel besitzen; andererseits ist bei Fehlen der Menses ein Aufsteigen der Gonorrhöe unwahrscheinlich. Im Vordergrund steht also die heftige schmerzhafte Schwellung der Vulva mit reichlicher Eiterbildung (*Vulvovaginitis infantum*); Gonokokken sind leicht nachweisbar. (Ist der klinische Befund jedoch nicht so stürmisch und man findet trotzdem gonokokkenähnliche Diplokokken in reichlicher Menge, so muß man die Gramfärbung zur Klärung heranziehen; denn gerade hierbei kommen auch Gram-positive Diplokokken nicht selten vor.) Außer der Vulva und Vagina ist meist noch die Urethra und manchmal auch das Rectum befallen.

Solange wir noch lediglich auf die Lokalbehandlung angewiesen waren, bestand sie im akutesten Stadium in Abspülungen, z. B. mit Targesin 1—2%, in Sitzbädern (mit Kaliumpermanganat) und in Auflegen von Salbenlappen (Targesinsalbe; 0,3% Rivanolsalbe). Nach Abklingen der stärksten Beschwerden mehrmals tägl. Spülungen der Scheide, am besten mit Hilfe eines dünnen Nelatonkatheters (Targesin 0,5—1%, Albargin 0,1—0,2%) und später in Einlegen von Targesinstäbchen, die durch Abschmelzen in warmem Wasser den Größenverhältnissen der kindlichen Scheide angepaßt werden.

Auch in die Urethra mußten derartige, besonders verdünnte Stäbchen eingeführt werden, nötigenfalls auch ins Rectum. Auch bei sorgfältigster Behandlung durch die Eltern dauerte eine derartige Behandlung Monate. Die psychische Belastung des Kindes kann man sich vorstellen.

Die Sulfonamidbehandlung allein und besonders in Kombination mit einer vorübergehenden hormonalen Umwandlung des kindlichen Scheidenepithels in das gonokokkenresistente Pflasterepithel der Erwachsenen hatte die Behandlung bereits wesentlich vereinfacht und abgekürzt.

Die Behandlung mit Keimdrüsenhormon wandelt das niedrige wenig abschilfernde Scheidenepithel der Kinder in ein dickeres, dichteres und reichlich desquamierendes Epithel um; gleichzeitig kommt es in der Schleimhaut zur Ablagerung von Glykogen, das fermentativ zu Milchsäure gespalten wird; das Scheidensekret wird sauer; die normale Scheidenflora der Erwachsenen stellt sich ein. Damit wird, ebenso wie bei den Erwachsenen, die Scheide für die Gonokokken resistent, und die Gonorrhöe heilt von selbst aus.

Als Nebenerscheinungen treten gelegentlich allerdings auch andere Umwandlungserscheinungen auf: Wachstum der Brüste und der Pubes, manchmal auch einmalige Blutungen (die natürlich wegen der Möglichkeit einer Aszension der Gonorrhöe unerwünscht sind). Erfahrungsgemäß gehen diese Nebenerscheinungen nach Absetzen der Behandlung wieder spurlos zurück. (Im übrigen zeigt der Neugeborene ja gelegentlich ähnliche vorübergehende Erscheinungen — „Hexenmilch" — infolge der Überflutung mit mütterlichem Follikelhormon in den letzten Monaten der Schwangerschaft.)

Die Dosierung der Hormonbehandlung ist demnach derart zu wählen, daß der therapeutische Zweck der Epithelumwandlung eben erreicht wird, und daß Nebenschäden ausbleiben. Dazu genügt durchschnittlich 1mal wöchentlich eine Injektion von 10000 I.B.E. (Internationale Benzoat-Einheiten) Follikelhormon z.B. Progynon oleosum, meist 2—3 Wochen lang. Rascher wirksam und zudem billiger ist eine Injektion von Cyren forte 2,5 mg, der man, weil die Oestrostilbene auch oral wirken, Tabletten von Cyren B forte 0,5 mg, 3mal tägl. folgen lassen kann. Hiermit ist die Umwandlung meist in 4—5 Tagen erreicht und der gelbe

Ausfluß wird rahmig und weiß, statt der Leukocyten treten mehr und mehr Epithelien auf; die Gonokokken verschwinden und können auch verschwunden bleiben.

Da aber die Hormontherapie nur die Vaginalinfektion beeinflußt, nicht aber eine Urethritis oder eine Rectalgonorrhöe, nimmt man in diesem Stadium eine Behandlung mit Sulfonamiden vor, z. B.: Globucid, Elkosin, Aristamid tägl. 4—8 Tabl. (etwa 0,2 je kg), Cibazol, Eleudron tägl. 3—5 Tabl. (etwa 0,12 je kg), 4—5 Tage lang.

Nötigenfalls, d. h. wenn noch Gonokokken vorhanden sind, werden diese Sulfonamidstöße nochmals nach Pausen von 5—7 Tagen wiederholt. Während der ganzen Zeit hält man durch geringe Hormongaben die Umwandlung der Scheide aufrecht. Nach Absetzen der Hormontherapie dauert es etwa 3—5 Wochen, bis die Schleimhaut wieder kindlich wird.

Die Penicillinbehandlung bedeutet auch für die kindliche Gonorrhöe einen weiteren Fortschritt. Die Erfolge sind freilich nicht so sicher wie bei Erwachsenen, auch bei gleich starker Dosierung (200 000 I. E. tägl.). Deshalb wird Penicillin auch nötigenfalls mit der Hormontherapie kombiniert, sei es daß die Hormonbehandlung zunächst 4—6 Tage allein bis zur Epithelumwandlung durchgeführt wird, sei es daß 1 Std. lediglich nach *einer* Cyreninjektion mit der Penicillinbehandlung begonnen wird; hier ist es dann vermutlich die durch das Hormon vermehrte Genitaldurchblutung, die die Resultate der Penicillintherapie verbessert.

Die Heilungskontrolle hat sich etwa über 4 Monate zu erstrecken mit mehreren Abstrichen; eine Provokation (durch Vaccineinjektion) ist erforderlich.

6. Allgemeinerscheinungen bei Gonorrhöe.

Im allgemeinen ist die Gonorrhöe eine lokale Erkrankung; selten kommt es zu Ausstreuungen der Gonokokken auf dem Blutweg und zu Metastasen. Meist werden die *Gelenke* befallen, entweder einzelne große (z. B. Gonarthritis) oder auch mehrere kleine. Die Differentialdiagnose gegenüber dem akuten Gelenkrheumatismus ist dann nicht immer leicht; bei der Gonorrhöe sind die Allgemeinerscheinungen geringer, das Herz seltener beteiligt, das Fieber kürzer und weniger hoch, auch spricht sie auf Salicylsäure weniger an. Trotzdem bleibt die Diagnose schwierig, weil bei Frauen die Cervicalgonorrhöe selbst der Patientin unbemerkt verlaufen kann und weil bei Männern mit Auftreten der Allgemeinerscheinungen der lokale Ausfluß zu verschwinden pflegt; es besteht aber häufig eine Prostatitis oder Spermatocystitis. Dabei tritt die Arthritis meist schon wenige Tage nach der Infektion ein. Oft finden sich auch gleichzeitig Sehnenscheidenentzündungen.

Die Behandlung besteht heute in Penicillin oder Sulfonamiden. Sollte das nicht ausreichen, greift man auf Injektionen von Vaccine (s. S. 375), von Schwefelöl (s. S. 170) oder von Elektrocollargol zurück.

Die Gelenke selbst sind möglichst bald lokal zu behandeln, wobei das Ziel sein soll, die Schmerzhaftigkeit und die dadurch veranlaßte Unbeweglichkeit rasch zu beseitigen; denn gerade die gonorrhoischen Arthritiden neigen zu Gelenkversteifungen, die aber, wenn die Therapie in den ersten beiden Wochen genügend aktiv ist, vermeidbar sind. Bewährt haben sich Biersche Stauung und lokale Wärmeanwendungen (Kurzwellen, Diathermie, heiße Bäder), dabei tägl. zunächst geringe, dann immer ausgedehntere Bewegungsübungen, auch Massagen.

Gelegentlich entwickeln sich mit den Arthritiden auch *metastatische Augenerkrankungen* (Conjunctivitis, Iritis), die allerdings auch für sich allein vorkommen können. Bei diesen metastatischen Erkrankungen, die meist doppelseitig sind, finden sich im Bindehautsekret keine Gonokokken. Bedrohlicher in ihren Erscheinungen ist die *Conjunctivalgonorrhöe*, die durch Kontaktübertragung zustande kommt, z. B. die Infektion des Säuglinges während der Geburt; durch die obligatorische Prophylaxe nach CREDÉ mit 1 % Höllensteinlösung ist diese folgenschwere Erkrankung (Erblindung) jedoch so gut wie beseitigt. Die Conjunctivalgonorrhöe der Erwachsenen ist viel seltener, obwohl sicher nicht alle unsere Patienten den ärztlichen Rat befolgen, sich gründlich nach Manipulationen an den erkrankten Geschlechtsteilen die Hände zu waschen. Kommt die Erkrankung gelegentlich vor, so ist sie meist einseitig und ist darauf zurückzuführen, daß Eitermengen ins Auge spritzen (z. B. bei der Operation einer Bartholinitis) oder daß ein Gonorrhöekranker sich mit seinen Augen zu schaffen macht (z. B. bei einem Glasauge, bei Einträufelungen wegen einer andersartigen Conjunctivitis). Therapie: Penicillin, Sulfonamide allgemein und lokal (Albucidaugentropfen), intramuskuläre Milchinjektionen, lokale Spülungen.

Bei einigen Patienten mit gonorrhoischen Arthritiden kommt es im Verlauf der Erkrankung zu eigentümlichen *Hauterscheinungen.* Befallen sind vor allem die Extremitäten mit scharfbegrenzten, honig- bis bräunlichgelben Auflagerungen, die zuerst wie Eiterpusteln aussehen, tatsächlich aber solide und abpflückbar sind; sie sind wie gebauchte Nagelköpfe der Haut aufgesetzt. An den Hohlhänden und Fußsohlen erscheinen die Auflagerungen wie dicke, etwas weichliche Hornplatten; oft bestehen Paronychien der Finger und Zehen. Manchmal findet sich eine Balanitis.

Diese sog. „gonorrhoischen Hyperkeratosen" der Haut kommen aber nicht nur bei Gonorrhöe vor, sondern — wie man heute weiß — auch ohne daß eine solche vorliegt oder jemals vorlag. Immer aber bestehen gleichzeitig Gelenkentzündungen chronischer Art. Die Behandlung mit Penicillin oder Sulfonamiden ist keineswegs immer erfolgreich. Es ist also noch die Frage, ob die Gonorrhöe überhaupt eine wesentliche Ursache für diese Hauterkrankung darstellt. Die Prognose ist bisweilen ernst.

Differentialdiagnostisch kommt noch die REITER*sche Krankheit* in Betracht, die durch die Trias: Harnröhrenausfluß (ohne nachweisbaren Erreger), Gelenkentzündungen und Conjunctivitis ausgezeichnet ist. Gelegentlich bestehen septische Temperaturen; die Erkrankung kann wochenlang dauern. Sie wird häufig nach Magen-Darmstörungen, besonders nach ruhrartigen Durchfällen beobachtet. Wiederholte Rückfälle sind nicht selten. Von einer Pyriferfieberbehandlung hat man gelegentlich Gutes gesehen; gegen die Gelenkerscheinungen Schwefelinjektionen. Sulfonamide und Penicillin versagen.

B. Syphilis.

1. Vorbemerkungen über Fehldiagnosen und Fehltherapie.

Da die Syphilis in Friedenszeiten manchmal so gut wie verschwindet — in Kriegszeiten kann sie allerdings dann durch die Zahl der Fälle und die Schwere der Erscheinungen umso eindrucksvoller werden —, läuft sie zeitweise Gefahr, vergessen und verkannt zu werden. Geschwürige Prozesse in der Genitalgegend werden zwar immer verdächtigt, aber nicht immer der richtigen Diagnose zugeführt, meist weil man sich nicht der richtigen Beweismittel bedient (z. B. die Wassermann-Reaktion [WaR.] zu früh anstellt, wenn sie noch nicht positiv geworden ist). Syphilitische Primäraffekte außerhalb der Geschlechtsteile (an den Fingern, den Lippen, dem Kinn, den Tonsillen) werden für Panaritien, Furunkel, Trichophytie, Herpes simplex, Angina gehalten; der wochenlange Bestand und die auffallende schmerzlose Schwellung der regionären Lymphdrüsen sollten den Verdacht auf Syphilis erwecken. Syphilitische Allgemeinerscheinungen der Haut werden seltener übersehen, weil die bei Unklarheit einer Diagnose naheliegende Blutuntersuchung die Entscheidung trifft. Tertiärsyphilitische Hauterscheinungen werden leider sehr häufig verkannt, bestenfalls die WaR. angestellt, aber wenn diese (in rd. 40 %) negativ ist, ist die Diagnose meist verfahren.

Eine viscerale Syphilis (Aortitis) oder Knochenveränderungen werden meistens erkannt durch das Röntgenbild, d. h. wenn sie zum Schaden des Patienten bereits ausgeprägt sind; auch hier beweist eine negative WaR. nichts dagegen.

Die nervöse Spätlues, wie Tabes und Paralyse, wird nur bei Unachtsamkeit (Pupillenstörungen) für neurasthenisch gehalten.

Leider wird bei Totgeburten noch zu wenig auf Lues der Mutter gefahndet.

Will man bei Verdacht eine Lues feststellen, muß man sich mit den *Beweismitteln* und mit dem Umfang ihrer Beweiskraft vertraut machen, denn diese Beweismittel sind je nach den Phasen oder Stadien der Syphilis verschieden (die Bezeichnung „Stadien" ist für den Patienten mit grausigen Vorstellungen einer fortschreitenden Unheilbarkeit verbunden).

In der *ersten Phase* tritt der Primäraffekt auf, 2—4 Wochen nach der Ansteckung; Verdacht besteht bei Auftreten charakteristischer (als harter Schanker) oder uncharakteristischer Erscheinungen (als Herpes) nach einer Infektionsmöglichkeit; Beweismittel ist das Auffinden der Spirochaeta pallida. Die WaR. ist jedoch durchschnittlich erst in der 5. bis 8. Woche positiv. Gelingt der Nachweis der Spirochäten nicht, abwarten bis WaR. auftritt.

In der *zweiten Phase* kann der Primäraffekt noch vorhanden sein, es können Sekundärerscheinungen (9—10 Wochen nach der Infektion) an der Haut oder an den Schleimhäuten auftreten, in ihnen mögen die Spirochäten nachweisbar sein, was natürlich zur Diagnose genügt; das übliche Beweismittel ist aber die ausgesprochen positive WaR., die praktisch immer positiv wird und ohne Behandlung auch einige Jahre positiv bleibt. In vielen Fällen ist sie neben den meist vernachlässigten Lymphdrüsenschwellungen das einzige Symptom einer generalisierten Syphilis, denn Hauterscheinungen können häufig fehlen.

In der *dritten Phase* tritt die Syphilis in Form von Einzelherden auf, die mit Gewebszerstörung und Vernarbung einhergehen; manchmal zeigen sie charakteristische Formen oder eine charakteristische Lokalisation. Beweismittel ist nur der Erfolg der Probebehandlung (Spirocid, Bismogenol, Jodkali), nicht aber der Spirochätennachweis, der nie gelingt, auch nicht die WaR., die in rd. 40% der Fälle negativ ist, und übrigens auch, wenn sie positiv ist, nichts über die Natur der jeweiligen Krankheitserscheinung aussagt; es gibt hier klinisch sehr ähnlich aussehende chronische Infektionen (Mykosen, Tuberkulose usw.), die auch einmal bei einem alten Luiker auftreten können.

Abgesehen von der dritten Phase behandelt man aber nie eine nicht durch Spirochätennachweis oder WaR. erwiesene Syphilis, dafür sind die Konsequenzen einer einmal angenommenen Syphilis für den Patienten viel zu ernst, denn der Syphilitiker ist längere Zeit gesetzlich in seinem sexuellen Leben gebunden (durch das Gesetz zur Bekämpfung der Geschlechtskrankheiten und durch das Ehegesundheitsgesetz) und die einmal begonnene Behandlung, die dazu nicht völlig ungefährlich ist, muß oft beträchtlich lange fortgesetzt werden, ohne daß dann jemals mit absoluter Sicherheit die Gewißheit einer Ausheilung, aber auch nie mehr die Gewißheit einer überhaupt vorhanden gewesenen Ansteckung erreicht wird; diese Unsicherheit kann erfahrungsgemäß bei den Patienten zu Zwangsneurosen, ja zum Suicid führen. Der Gewinn dagegen, der durch eine „*prophylaktische*" *Behandlung*, d. h. vor Sicherung der Diagnose, erzielt wird, ist nicht erheblich; hier handelt es sich höchstens um wenige Wochen ungewissen Wartens, das die therapeutischen Aussichten nicht wesentlich verschlechtert.

Ganz selten mag eine Ausnahme von dieser Regel zulässig sein, z. B. wenn bei einer fortgeschrittenen Schwangerschaft eine frische Ansteckung sehr wahrscheinlich ist; hier hat man, um nicht das Kind zu gefährden, gelegentlich keine Zeit, die sichere Diagnose abzuwarten; aber auch bei diesen Fällen wird man oft die ungewisse Lage bedauern, in die man sich durch eine vorzeitige Behandlung notgedrungen begeben hat.

Bei Verdacht schließlich einer sog. *parasyphilitischen Erkrankung*: einer Tabes oder Paralyse entscheidet der Liquorbefund, wenn der klinische Befund noch nicht ausgeprägt ist und allein ausreicht. Die WaR. im Blut kann bei Tabes negativ sein. In Anbetracht der Tatsache, daß die Heilung dieser parasyphilitischen Erkrankungen um so vollständiger, d. h. ohne zurückbleibende Defekte gelingt, je frühzeitiger sie behandelt werden, sollte man mit einer Liquoruntersuchung nicht zu lange warten.

Auch in der *Therapie* werden bestimmte Fehler häufiger gemacht. Da die Syphilis in der Frühzeit (etwa in den ersten beiden Jahren) mit größter Wahrscheinlichkeit bis auf wenige Prozent heilbar ist, aber nur unter der Voraussetzung, daß sie intensiv behandelt wird, ist hierbei eine ärztliche Nachlässigkeit für den Patienten von den bedeutsamsten Folgen. Andererseits ist eine alte Syphilis oft zwar klinisch zu heilen, aber bezüglich der WaR. nicht mehr negativ zu bekommen; hier muß man deshalb den richtigen Augenblick erfassen, mit der Behandlung Schluß zu machen, um dem Patienten wieder Ruhe in seinem Leben zu gönnen; es ist in diesem Falle auch nicht zweckmäßig, dem Patienten die negative WaR. als unerläßlich für ein normales Leben dargestellt zu haben. Der dritte Fehler der Luesbehandlung besteht schließlich darin, daß man die übliche Behandlung der Frühlues bei Auftreten einer nervösen Lues, wo sie nicht ausreicht, fortsetzt und dadurch die Zeit zu einer hier wirksamen Therapie versäumt.

Im übrigen kann die Syphilisbehandlung als das Muster einer standardisierten Therapie angesehen werden — weil sie ohne sicheres Kriterium für eine individuelle Heilung auf Durchschnittsverfahren angewiesen ist: die zweckmäßigsten Heilmittel sind bekannt, ihre Anordnung zu Kuren, ihre individualisierenden Abwandelungen. Vielleicht können ihre Erfolge noch verbessert werden, praktisch ist es aber von größerer Wichtigkeit, daß die bereits feststehenden Ergebnisse der Allgemeinheit dieser Kranken auch tatsächlich zugute kommen, indem man keiner Saumseligkeit bei Patient und Arzt nachgibt.

2. Klinisch-diagnostische Übersicht.

Die Syphilis beginnt mit dem *Primäraffekt,* durchschnittlich 2—4 Wochen nach der Infektion. Der Primäraffekt kann in charakteristischer Form auftreten: meist in der Einzahl, schmerzlos, als verdickte oder wunde oder ulcerierte Hautstelle, die auf Fingerdruck (Gummifingerlinge wegen der Infektionsgefahr) hart erscheint: „harter Schanker" (für das Gefühl wie der Knorpel im oberen Augenlid). Von besonderer Wichtigkeit ist der Befund des Lymphsystems: am Penis ist der mitten auf der Oberseite verlaufende dorsale Lymphstrang stets geschwollen und dadurch überhaupt tastbar, außerdem sind die Leistendrüsen vergrößert, und zwar ohne besondere Schmerzhaftigkeit, ohne Hautverfärbung, und ohne daß die Drüsen miteinander verbacken: jede liegt vergrößert selbständig für sich, perlschnurartig hintereinander. Aber alle diese Befunde sind nur mehr oder minder starke Verdachtsmomente (gelegentlich, wenn auch selten, kann ein solcher Schanker auch einmal durch andere Erreger, z.B. Eiterkokken, hervorgerufen sein), entscheidend ist der Nachweis des Syphiliserregers, der Spirochaeta pallida.

Ebenso kann der Primäraffekt auch gelegentlich andersartig aussehen, z.B. als schmerzlose braunrote derbe Schwellung einer großen Labie bei der Frau auftreten: „induratives Ödem" (Differentialdiagnose: schmerzhafte Furunkel oder mehr nach hinten gelegen die schmerzhafte gonorrhoische Bartholinitis). Oder er kann als Herpes simplex beginnen, d.h. bereits einige wenige Tage nach dem Verkehr als mehrere kleine offene Stellen, brennend-schmerzhaft; auch hier entscheidet der Spirochätenbefund, der nie zu versäumen ist, welche Erscheinungen auch immer vorliegen.

Extragenitale Primäraffekte kommen am After vor (mit Leistendrüsenschwellungen), an den Lippen, an den Fingern u. dgl., immer ist die regionäre Drüsenschwellung (die sehr ausgeprägt zu sein pflegt, sehr hartnäckig, schmerzlos, nicht abscediert und sich dadurch von anderen Drüsenschwellungen abhebt) einer der Verdachtshinweise; der Spirochätenbefund sichert auch hier die Diagnose, vor deren Feststellung nicht zu behandeln ist (s. S. 394).

Schließlich kann ein Primäraffekt aber auch so versteckt liegen (Cervicalkanal) oder so geringfügig sein, daß er dem Patienten nicht auffällt und nicht zur Beobachtung kommt.

Der *Spirochätennachweis* gelingt am einwandfreisten durch das Dunkelfeld. (Hier werden ungefärbte Körperchen in seitlich auffallendem Licht gegen einen dunklen Hintergrund mikroskopisch betrachtet; die Lichtbeugung vergrößert die Objekte, — derselbe Vorgang, durch den wir in einem Sonnenstrahl, der quer durch ein dunkles Zimmer fällt, sonst unsichtbare Staubteilchen tanzen sehen.)

Die Spirochäten gewinnt man im Reizserum: die verdächtige Hautstelle wird energisch mit einem Mullbausch abgerieben oder mit Ätherwattebausch betupft; nach 2—5 min Warten treten dann reichlich Serumtröpfchen hervor — während eine Blutung in der Zwischenzeit gerinnt —, dies Serum wird mit einem Deckglas abgeschöpft, auf einen Objektträger gebracht und vorschriftsmäßig untersucht.

Im Dunkelfeld erscheinen die Spirochäten als feine, sich biegende und rotierende Spiralen von langsamer Bewegung (im Gegensatz zu der gröberen, lebhaft herumschießenden Spirochaeta refringens, die in spitzen Kondylomen und bei Balanitis erosiva gefunden wird). Im allgemeinen genügen einige wenige Spirochäten zur Diagnose, sofern sie alle gleichmäßig aussehen, während es untunlich ist, sich in einem Gewimmel von verschieden dicken Spirochäten einige herauszusuchen, die als Spirochaeta pallida gelten können. In Zweifelsfällen wiederholt man lieber das Präparat.

Steht kein Dunkelfeld zur Verfügung, das in der Beobachtung der lebenden Spirochäten seinen besonderen Wert hat, so ist man äußerstenfalls auf Färbemethoden angewiesen.

Färbungen nach MÜHLPFORDT: Der Ausstrich des Reizserums wird nicht fixiert, weder mit Alkohol noch durch die Flamme gezogen, sondern lediglich in Luft getrocknet. 3 min färben in 3% Lösung von Viktoriablau 4 R (Grübler). Abspülen mit Leitungswasser. Die Spirochäten sind tiefblau gefärbt.

Ebenfalls zur Orientierung dienen „Aussparungsverfahren": die spirochätenhaltigen Sekrete werden mit Deckfarben auf dem Objektträger verrieben und zu einer dünnen Schicht ausgestrichen; die Spirochäten heben sich dann ungefärbt aus der Farbschicht hervor. Farbstoffe: Pelikantusche oder eine 2% wässerige Kongorotlösung; bei dieser wird der eingetrocknete Ausstrich durch Eintauchen in 1% Salzsäurealkohol blau umgefärbt.

Aber nicht immer werden im verdächtigen Reizserum Spirochäten gefunden. Das ist dann der Fall, wenn der Primäraffekt mit desinfizierenden Umschlägen, Bädern, Salben oder Pudern behandelt worden ist. Entweder wartet man hier einige Tage, wobei das fragliche Ulcus nur mit Verbänden mit physiologischer Kochsalzlösung befeuchtet wird oder man versucht durch Punktion einer regionären Drüse Spirochäten zu gewinnen. Bei der Drüsenpunktion wird mit einer dicken Kanüle (Nr. 2) percutan in eine Lymphdrüse eingestochen, möglichst in die Peripherie und dort mit einer 10 ccm-Spritze mehrmals kräftig aspiriert; der Inhalt der Kanüle wird dann vorsichtig auf einen Objektträger ausgespritzt und untersucht.

Gelingt der Spirochätennachweis überaupt nicht, so wartet man den Umschlag der *Wassermann-Reaktion* ab, der in der 5. bis 8. Woche regelmäßig aufzutreten pflegt. Natürlich kann man die Blutuntersuchung bei Verdacht auch schon von der 4. Woche an anstellen für den Fall, daß sie ausnahmsweise früh auftritt; ist die Reaktion negativ oder fraglich ausgefallen, so wird sie alle 4—8 Tage wiederholt, bis sie eindeutig positiv geworden ist, nötigenfalls bis zur 12.Woche; ist sie auch noch nach 3 Monaten negativ oder ist eine fragliche Reaktion in dieser Zeit wieder negativ geworden, so lag keine Syphilis vor.

Gelegentlich kann nämlich die WaR. auch unspezifisch positiv sein, für die Diagnose besonders peinlich beim Ulcus molle, wo sie bei starker Drüsenbeteiligung, wenn auch selten, einmal positiv ausfällt. Meist sind allerdings diese Reaktionen nicht ausgeprägt, und sie verstärken sich nicht im weiteren Verlauf, sondern gehen wieder zurück. In diesen Zweifelsfällen wird man also auf den Spirochätennachweis besonderen Wert legen, gelingt er nicht, warte man mit der antiluischen Therapie (nicht der für das Ulcus molle, s. S. 419), bis die Wiederholung der Blutuntersuchung Sicherheit verschafft. Der klinische Befund — die geringere Inkubationszeit des Ulcus molle, die Schmerzhaftigkeit, seine Ausstreuung in die Umgebung — sind für die Diagnose nicht allein entscheidend, da es sich auch um eine Mischinfektion mit Syphilis, ein Ulcus mixtum, handeln kann.

Die übrigen Krankheiten, die gelegentlich mit positiver WaR. einhergehen, nämlich tropische Framboesie, Rückfallfieber, Lepra, Scharlach im exanthematischen Stadium, Malaria während der Anfälle, kommen für die Differentialdiagnose in unseren Breiten praktisch nicht in Betracht. Mehr Bedeutung hat, daß auch bei bestimmten grippösen Pneumonien (subfebrile Temperaturen, erhöhte Blutsenkung, röntgenologisch Infiltrate) die Reaktion einmal positiv ausfallen kann; Wiederholung dann einige Wochen nach Abklingen der Erkrankung.

Bei der Wassermann-Reaktion werden neben der originalen Methode der Komplementbindung üblicherweise — seit dem 1. 1. 1935 durch Ministerialerlaß obligatorisch — noch Flockungsreaktionen (Müller-Ballungsreaktion, Citocholreaktion nach SACHS-WITEBSKY, Kahn-Reaktion, Meinicke-Klärungsreaktion) angestellt. Diese verschiedenen Reaktionen sollen sich gegenseitig kontrollieren, d. h. unspezifische Einzelresultate entlarven, aber auch die Zahl der serologisch erfaßbaren Luesfälle vermehren. Sind alle Reaktionen eindeutig positiv oder negativ, so ist dem Praktiker damit eine beruhigende Sicherheit gegeben. Schwierigkeiten entstehen jedoch für ihn, wenn einzelne Reaktionen — auch bei Wiederholung — allein positiv ausfallen; das kommt bei den empfindlicheren, aber auch gelegentlich unspezifischen Flockungsreaktionen vor. Welche Schlüsse darf der Praktiker hieraus ziehen? Dabei richtet er sich am besten nach der vorhandenen klinischen Lage:

1. Handelt es sich um die Frage, ob ein Primäraffekt vorliegt — der sonst nicht zu diagnostizieren ist —, so wartet man, bis die originale WaR. positiv wird; Flockungsreaktionen können etwa 1 Woche früher auftreten, wenn unspezifisch, schwinden sie wieder bei Wiederholung (die kurzfristig vorzunehmen ist, 1—2mal in der Woche).

2. Ist das klinische Bild das einer floriden Lues II, müssen alle Reaktionen positiv sein; andernfalls ist die Diagnose zu überprüfen und die Blutreaktion zu wiederholen.

3. Liegt eine sicher bekannte, unbehandelte oder behandelte Lues vor, so bleiben die Flockungsreaktionen länger positiv und bedeuten noch eine Behandlungsbedürftigkeit, unter denselben Gesichtspunkten und mit denselben Einschränkungen wie eine positive originale WaR. (Wassermann-Resistenz s. S. 410, alte Lues s. S. 411).

4. Wird die Blutuntersuchung bei Gelegenheit eines klinischen Verdachtes oder zufällig vorgenommen, so ist eine isolierte Flockungsreaktion lediglich ein verdächtiges Symptom, das zu einer weiteren Begründung des Verdachtes veranlassen muß. Dazu gehört zunächst eine Wiederholung der Blutreaktion, evtl. auch in einem anderen serologischen Institut. Bei diesen Wiederholungen müssen natürlich die Flockungsreaktionen eindeutig positiv ausfallen; die Meinicke-Klärungsreaktion genießt dabei wegen ihrer Spezifität eine besondere Wertschätzung. Eine fraglich positive Original-WaR., die sich dabei vorfindet, stellt die Diagnose sicher; unter Umständen muß man eine Salvarsanprovokation (s. S. 414) heranziehen. Außerdem aber ist eine genaue Anamnese und eingehende Untersuchung (Aorta, Pupillenreaktion, Reflexe, Lumbalpunktion) erforderlich. Ergeben alle diese Untersuchungen weitere Verdachtsmomente, so ist bereits eine Behandlung gerechtfertigt; andernfalls wiederhole man die Untersuchung in ½—1 Jahr.

(Streng spezifisch für Syphilis scheint der NELSONsche Immobilisierungstest zu sein: aus Hoden von infizierten Kaninchen gewonnene Pallida-Spirochäten, die sich in einer besonderen Nährflüssigkeit etwa 8 Tage halten, werden nur durch das Serum eines Syphilitikers unbeweglich gemacht; aber diese Methode ist noch auf einzelne Laboratorien — hauptsächlich in Amerika — beschränkt.)

Die Blutabnahme zur WaR. erfolgt aus der gestauten Ellbeugenvene. Am besten zieht man das Blut nicht mit einer Injektionsspritze auf (Gefahr der Hämolyse), sondern läßt es von selbst in ein Untersuchungsröhrchen abtropfen. Bequem sind dazu die STRAUSSschen Kanülen, die mit einem Handgriff versehen sind; da aber diese Kanülen mit der Zeit verstopfen, benutzt man lediglich die Zwischenstücke und beschickt sie mit gewöhnlichen Injektionsnadeln (Stärke 2—8). Die Wassermannröhrchen sollen nicht mit Korken, sondern mit Gummipfropfen versehen werden. Fertige sterile Untersuchungsröhrchen, die mit Unterdruck das Blut ansaugen, sind als „Venülen" im Handel; sie sind zwar bequem, aber verteuern das Verfahren. Wird das Blut nicht sofort einem Untersuchungsamt überwiesen, so sollte es im Eisschrank aufbewahrt werden.

Die für Reihenuntersuchungen geeignete Trockenblutreaktion nach CHEDIAK vereinfacht Blutabnahme und Transport. Hier werden nur 2 Tropfen aus dem Ohrläppchen auf einem Objektträger verrührt und eintrocknen gelassen. Ein positives Ergebnis muß allerdings durch eine ordnungsgemäße WaR. nachkontrolliert werden.

Bei Säuglingen, die man zunächst nach Chediak kontrolliert, gewinnt man das Blut zur WaR. durch senkrechte Einschnitte in die Fußferse, es genügen zur Untersuchung 2—3 ccm Blut.

In der 9. bis 10. Woche nach der Infektion kann es zu *syphilitischen Allgemeinerscheinungen* kommen: zu Hautausschlägen, zu Schleimhautveränderungen, zu Haarausfall, zu Abgeschlagenheit, Kopfschmerzen, Knochenschmerzen, sogar zu Fieber. Von inneren Organen erkranken die Leber (Ikterus) und die Nieren (auffallend starke Eiweißausscheidung). In manchen Fällen fehlen aber diese Erscheinungen — wenn es sich nicht um eine in fremden Ländern während des Kriegs erworbene Lues handelt, hier sind die Erscheinungen oft enorm —, oder sind so geringfügig, daß sie übersehen werden. (Wenn also ein Patient mit Späterscheinungen der Lues behauptet, früher keine krankhaften Hauterscheinungen beobachtet zu haben, so kann das glaubhaft sein).

In anderen Fällen sind aber diese Erscheinungen charakteristisch: die Hauterscheinungen bestehen in masernartigen Flecken (Roseolen), in braunroten Papeln oder — seltener — in braunroten Knötchen (maculöse, papulöse, lichenoide Syphilis); diese Erscheinungen sind gelegentlich vermischt. Sie jucken niemals. Bei lichtzugänglichen Stellen (Nacken, Hals, besonders bei Frauen) nehmen diese syphilitischen Flecken nicht an einer Pigmentierung durch Sonnenlicht teil: syphilitisches Leukoderm, ein monatelang anhaltendes diagnostisches Zeichen.

Die Schleimhauterscheinungen bestehen in mattweißlichen Flecken (z. B. auf den geschwollenen Tonsillen), in Erosionen, die aber nie schmerzhaft sind, in Wucherungen (breite Kondylome, auch an feuchten Hautstellen: After, Vulva, Glans, zwischen den Zehen. Die breiten Kondylome enthalten reichlich Spirochäten und sind stark infektiös).

Der Haarausfall ist umschrieben, aber unvollständig, und führt besonders am Hinterkopf zu eigentümlich fleckweisen Haarlichtungen, die wie Mottenfraßstellen in einem Pelz aussehen. Gelegentlich ist derart die äußere Hälfte der Augenbrauen befallen.

Das konstanteste Symptom bei der generalisierten Syphilis ist die allgemeine schmerzlose (indolente) Lymphdrüsenschwellung; davon sind mehr oder minder betroffen die submandibularen Lymphdrüsen am Unterkiefer seitlich, die Occipitaldrüsen auf dem Hinterhaupthöcker, die aurikularen Lymphdrüsen auf dem Warzenfortsatz, abwärts ziehend die Cervicaldrüsen hinter und vor dem Sternocleidomastoideus, die Achseldrüsen, die Leistendrüsen, und besonders charakteristisch die Paramamillardrüsen handbreit außerhalb der Brustwarzen, und die

Cubitaldrüse, die bei gebeugten Armen oberhalb des Epicondylus internus zu tasten ist. Besonders große Drüsen zeigen die Nähe des früheren Primäraffektes an. Die WaR. bestätigt den Verdacht.

Mit diesen Allgemeinerscheinungen, die bereits das Auftreten der WaR. einleitet, hat die zweite Phase der Syphilis begonnen — also etwa mit der 8. bis 9. Woche; der Zeitpunkt läßt sich nicht auf den Tag und nicht auf das Auftreten eines bestimmten Symptoms festlegen. Therapeutisch ist damit die Syphilis etwas schwieriger zu heilen geworden, die notwendige Kurdauer wächst an, was aber keineswegs auf die Generalisierung der Spirochäten allein zurückzuführen ist; schon wenige Stunden nach der Ansteckung — also vor dem Auftreten eines Primäraffektes — ist die Syphilis keine lokale Infektion mehr, sondern die Spirochäten sind schon in das Lymphsystem eingedrungen.

In der zweiten Phase der Syphilis können — auch ohne Behandlung — die Hauterscheinungen vergehen und sich mehrfach wiederholen. Zumeist besteht allerdings nur eine *Lues latens*, also eine bis auf die allgemeine indolente Lymphdrüsenschwellung und die positive WaR. „erscheinungsfreie“ Lues. In diesem Zustand kann die Erkrankung verharren und langsam völlig verschwinden, also auch die WaR. negativ werden. Innerlich können aber auch alle Organe, zumeist die große Körperschlagader, erkranken oder das Zentralnervensystem, womit die Grundlagen einer späteren Aortitis, eines Aneurysmas oder einer Tabes oder Paralyse gelegt werden.

Ein Befallensein des Zentralnervensystems kann bereits jetzt — vor Ausbruch irgendwelcher klinischen Erscheinungen — durch die *Untersuchung des Liquors* festgestellt werden, der durch Lumbalpunktion oder Suboccipitalpunktion gewonnen wird.

Die Lumbalpunktion wird im Sitzen oder Liegen ausgeführt, genau in der Mittellinie zwischen dem 3. und 4. Lendenwirbeldornfortsatz, d. h. oberhalb einer Verbindungslinie der Cristae iliacae, mit möglichst dünner Nadel. Die Lumbalpunktion ist fast schmerzlos und ungefährlich — abgesehen bei Hirndrucksymptomen, insbesonder ebei Hirntumoren, wo sich jede Liquorentnahme verbietet, die ein oft nur mühsam behauptetes Gewebs-Liquor-Blut-Gleichgewicht im Schädelinneren stören kann. Die Hauptbeschwerden der Lumbalpunktion sind jedoch Erscheinungen von Meningismus, wie Kopfschmerzen, Schwindel, Nackensteifigkeit, Erbrechen u. dgl., die nachträglich besonders beim Aufrichten auftreten und wahrscheinlich von Nachsickern des Liquors durch das Punktionsloch in der Dura und dadurch entstandenen Liquorunterdruck herrühren, aber sonst ungefährlich sind. Sie werden am besten durch strikte Bettruhe sofort nach der Punktion für etwa 3 Tage vermieden; können auch, wenn sie trotzdem auftreten, durch orale Gaben von Opilon (2 Tabl.) oder Commotional (mehrmals 2 Tabl.) behoben werden. Immerhin soll die Lumbalpunktion nicht ambulant ausgeführt werden, sie ist aber durchaus im Heim des Kranken möglich.

Die Suboccipitalpunktion dagegen bedingt keinerlei Nachbeschwerden; sie kann deshalb ambulant vorgenommen werden und verlangt vom Patienten keine besondere Schonung. In der Ausführung durch den Geübten ungefährlich, kann sie, weniger durch Verletzung der Medulla oblongata als durch Anstechen eines abnorm verlaufenden Blutgefäßes und anschließende Blutung, gelegentlich einmal — wenn auch selten — einen unvermutet bösen Ausgang nehmen (das macht sie manchem Arzt — trotz ihrer Vorteile — unheimlich). Bei Kindern, die die Lumbalpunktion erfahrungsgemäß sehr gut vertragen, und bei alten Personen mit Arteriosklerose ist die Suboccipitalpunktion jedenfalls unnötig oder abzulehnen.

Der gewonnene Liquor (es genügen 7 ccm, davon die Hälfte für die WaR.), wird auf die Zahl der vorhandenen Lymphocyten (normal 10—20 in 3 cmm, gezählt in einer Kammer von Fuchs-Rosenthal) und auf Eiweißgehalt (Reaktion nach Pandy: Trübung eines Tropfens Liquors in gesättigter wässeriger Phenollösung) sofort vom Arzt untersucht; die WaR. und die Kolloidreaktionen (Mastix, Goldsol) werden in Instituten angestellt. Der aus Suboccipitalpunktion gewonnene Liquor zeigt gelegentlich einmal etwas schwächere Reaktionen als bei Lumbalpunktion; die Zellzahl ist jedenfalls meist geringer.

Mit dem 5. Jahr nach der Infektion wird die Syphilis — auch ohne Behandlung — nicht mehr als ansteckungsfähig angesehen (damit unterliegt sie auch nicht mehr dem Gesetz zur Bekämpfung der Geschlechtskrankheiten). Treten Erscheinungen auf, so haben sie die Eigentümlichkeit der *dritten Phase*; sie sind nicht mehr vorübergehend, sondern progredient und hinterlassen mit ihrer Abheilung, die gelegentlich auch ohne Behandlung erfolgt, Narben.

An der Haut treten die tertiärsyphilitischen Herde als braunrote feste Knoten auf (tuberöse Lues) oder als Erweichungsherde (Gummen). Der Ausbreitung nach verdächtig auf Lues sind einseitig fortkriechende Prozesse mit zentraler Narbenbildung, so daß nieren- oder halbmondförmige Geschwüre oder Knotenwülste entstehen; der Lokalisation nach verdächtig ist der Sitz an der oberen knöchernen Hälfte der Nase, an den Mundwinkeln, an den Handflächen und Fußsohlen, an der oberen Hälfte der Unterschenkel. Jedoch können die Herde auch überall auftreten.

Im Mund sind Ulcerationen des weichen Gaumens verdächtig und derbe Verdickungen der Zunge mit Einziehungen und Rissen.

Spirochäten sind in diesen Erscheinungen nicht nachweisbar, die WaR. läßt häufig im Stich (in rd. 40%). Infolgedessen bleibt als Nachweis der syphilitischen Natur eines Prozesses nur der Erfolg der *Probebehandlung*, die man auch bei dem geringsten Zweifel nie unterlassen sollte. Dabei ist gerade die orale Spirocidbehandlung (tägl. 1—3 Tabl. zu 0,25; nach 3 Tagen 3 Tage Pause usf.) besonders praktisch und diskret; auch der Patient weiß am besten zunächst von dem Verdacht des Arztes nichts. Ebenso kann Jodkali (10:300, tägl. 3 Eßlöffel) gegeben werden, hat aber den Nachteil, daß ein Jodschnupfen auftreten kann, und daß Jodkali auch Mykosen (Blastomykose, Sporotrichose) heilt; ist der Patient nicht injektionsscheu, kann man intramuskuläre Wismutinjektionen versuchen.

Tritt bei dieser Behandlung in 1—3 Wochen eine entschiedene Besserung ein, so ist der Patient zu einer regelrechten antiluischen Kur zu veranlassen, unter Umständen durch Aufklärung über seinen Krankheitszustand. Manchmal wird man aber in Anbetracht dessen, daß eine völlige Ausheilung nicht mehr zu versprechen ist, mit der Diagnose zurückhalten, die nötige Weiterbehandlung und Beobachtung aber zu erreichen versuchen. Die durch die Probebehandlung erwiesene Diagnose ist auch immer nur eine Wahrscheinlichkeitsdiagnose, zwar von einer an Sicherheit grenzenden Wahrscheinlichkeit, aber niemals völlig zweifelsfrei.

Außer in der Haut werden gummöse Prozesse häufiger im Gehirn (an der Hirnbasis) und in der Leber gefunden.

Ebenfalls ins syphilitische Spätstadium fallen die klinischen Erscheinungen der *visceralen Lues* (meist einer Aortitis — beginnend mit Schmerzen hinter dem unteren Brustbein, nicht ausstrahlend, ohne Vernichtungsgefühl, oder eines Aneurysmas — Röntgenbild); sie bedürfen besonders vorsichtiger, aber lang dauernder Behandlung (s. S. 412). Die WaR. ist in etwa 30% negativ.

Die sog. *parasyphilitischen Erkrankungen*, wie Tabes und Paralyse, sind keine Nachkrankheiten, sondern echte bestehende Syphilis, aber durch die übliche antiluische Therapie schlecht beeinflußbar; das hat ihre Erkennung als syphilitische Erkrankungen ja auch so schwierig gemacht. Ihre Eigentümlichkeit besteht in

einer Degeneration des Nervengewebes, sei es durch das Gift bestimmter Spiro-
chätenarten, sei es infolge der Anfälligkeit des jeweiligen Organismus. Bei der Tabes
(erkennbar an den engen Pupillen, der Standataxie bei geschlossenen Augen, dem
Nachlassen und Fehlen der Pupillenreflexe auf Lichteinfall, dem Ausfall der
Beinsehnenreflexe, verdächtig bei auftretenden Blasenstörungen und lanzinierenden Schmerzen) ist die WaR. im Blut nur etwa in der Hälfte positiv. Ist die
klinische Diagnose nicht ganz einwandfrei, muß der Liquorbefund den Verdacht
bestätigen. Eine klinische ,,Pseudotabes'' kann durch perniziöse Anämie vor-
gespiegelt werden. Anisokorie, Lichtstarre der Pupillen und Fehlen der Beinsehnenreflexe können auch einmal ohne Erkrankung — natürlich auch ohne Blut- oder
Liquorbefund — als erblich-familiäre Anomalie vorkommen (ADIEsches Syndrom).

Bei der Paralyse ist dagegen die WaR. im Blut fast immer positiv, ebenso wie
die meisten Liquorreaktionen; ein bestimmter Ausfall der Kolloidreaktionen ist
jeweils für Tabes und Paralyse charakteristisch und unterscheidet sie von den
übrigen Formen der Hirnsyphilis (Hirngummen, Meningitis, Hemiplegien), die
ihrerseits auf antiluische Behandlung gut ansprechen.

Die Tabes und noch mehr die Paralyse dagegen bedürfen einer besonderen
Therapie (Malaria, Fiebertherapie), wodurch erst eine Umstimmung des Organismus und Anregung aller Abwehrkräfte erfolgt. Nachher wird dann auch die
übliche antisyphilitische Behandlung wenigstens bis zu einem gewissen Grade
wieder wirksam.

3. Die antiluischen Mittel.

Als antiluische Mittel stehen uns die Salvarsane, das Wismut, Quecksilber,
Gold, das Jod und neuerdings das Penicillin zur Verfügung.

Salvarsane. Das Neo- und das Natriumsalvarsan sind die Salvarsanpräparate
des Praktikers. In Ampullen vor der Oxydation durch den Luftsauerstoff geschützt, bleiben sie als gelbe lockere Pulver jahrelang haltbar; werden sie dun-
kelbraun und klumpig, so sind sie verdorben; an der Ampulle findet sich dann
irgendwo ein Sprung. Das Salvarsan löst sich leicht in Wasser (Aqua bidestillata-
Ampullen von 5 ccm; kein Leitungswasser, das Katalysatoren enthalten kann,
die die Zersetzung des Salvarsans an der Luft beschleunigen); man benützt
am besten ein Porzellanschälchen (sog. Abdampfschälchen des Chemikers), in dem
das Salvarsan, auf die ausgedehnte Wasseroberfläche aufgestreut, sich am schnellsten löst. Da die Salvarsanlösung durch Stehen an der Luft toxisch wird, muß
sie vor Gebrauch frisch zubereitet werden; gleichzeitige Anfertigung für mehrere
Personen empfiehlt sich nicht.

Die Salvarsanlösung muß streng intravenös injiziert werden, meist wird eine
Ellbeugenvene nach Stauung mit der Gummibinde gewählt. In den meisten Fällen leicht, kann bei Personen mit Fettpolster die Injektion sehr schwerfallen;
man sieht dann keine, man tastet nur eben eine Vene. Nach dem Einstich merkt
man an der Aspiration von Blut in die Spritze, ob man sich in der Vene befindet;
trotz dieses Befundes kann ein Teil der Nadelspitze bereits jenseits der hinteren
Venenwand liegen. Man schiebt also die Nadel vor, man ,,katheterisiert'' die
Vene, immer muß die Blutaspiration belegen, daß man sich völlig im Venenlumen
befindet. (Kanüle Nr. 14, kurz abgeschrägte Spitze; einfache Ausführung der
Nadeln, so daß man ohne große Kosten jede stumpfe Nadel rasch ausscheiden
kann.) Es ist kein Kunstfehler, immer wieder eine neue Venenstelle zu punktieren, bis man seiner Sache sicher ist, aber es ist wohl einer, zu injizieren, bevor
man sich nicht mit absoluter Gewißheit mit der ganzen Nadelspitze und Öffnung
frei beweglich im Venenlumen weiß. Darüber hinaus soll man noch bei jedem
auftretenden Schmerz während der Injektion, erst recht bei jeder lokalen An-

schwellung der Haut oder bei dem Verstreichen der Epidermisfurchen, mit der Injektion aufhören; der ätherartige Geruch, den die Patienten während der Injektion verspüren, ist zwar ein Beweis, daß Salvarsan in die Blutbahn strömt, aber kein Beweis, daß nicht auch etwas daneben geht.

Die Folgen einer *paravenösen Injektion* sind nämlich peinlich. Im Anschluß an eine solche Injektion treten immer stärker werdende Schmerzen und Anschwellungen auf, am nächsten Tag ist ein schmerzhafter Knoten entlang der Vene vorhanden, der wochenlang braucht, um seine Schmerzhaftigkeit zu verlieren, und monatelang, um sich zurückzubilden. Merkt man ein paravenöses Infiltrat noch während der Injektion, so unterbricht man sie sofort und injiziert rasch 10 ccm einer physiologischen Kochsalzlösung (evtl. auch Aqua bidestillata), der man eine 2 ccm - Ampulle Novocain 2% zufügen kann, an die schmerzhafte Stelle; im Anschluß daran feuchte Umschläge mit essigsaurer Tonerde, für die Nacht ein schmerzstillendes Mittel. Nach einer solchen prophylaktischen Behandlung sind die Beschwerden meist in 1—2 Tagen behoben.

Ist das paravenöse Infiltrat aber bereits vorhanden, so sind feuchtwarme Umschläge angebracht, weiter Kurzwellen, Durchströmung mit dem negativen galvanischen Strom (s. S. 153) (Kompresse mit Kochsalzlösung, darüber negative Elektrode, Stromstärke maximal erträglich, 20 min, indifferente positive Elektrode Hand; täglich). Meist besteht Arbeitsunfähigkeit. Eine manchmal auftretende Abscedierung (Incision) kürzt den Verlauf ab. Paravenöse Injektionen können die Haut gegen Salvarsan sensibilisieren, so daß bei späteren Injektionen allergische Hautausschläge auftreten.

Flüchtige Schmerzen von einigen Tagen, auch leichte Anschwellungen im Verlauf der Vene selbst können auch bei regelrechter Injektionstechnik erfolgen (Phlebitis ?).

Das Salvarsan wirkt auf die Spirochäten vernichtend; 24 Stunden nach einer Injektion sind die Spirochäten in den Hauterscheinungen für gewöhnlich nicht mehr nachweisbar; damit ist auch die Ansteckungsgefahr wesentlich herabgesetzt. Durch den Spirochätenzerfall kann es zu lokalen und allgemeinen Reaktionen kommen (sog. HERXHEIMERsche Reaktionen); die Hautausschläge werden lebhafter rot, schwellen an, es tritt Fieber auf. Sind die Allgemeinerscheinungen der sekundären Lues also stark, der Patient schwächlich, so vermeidet man das Salvarsan und gibt an Stelle dessen zunächst ein milderes antisyphilitisches Mittel, z. B. Wismut, um dann nach Abklingen der Erscheinungen mit Salvarsan zu folgen. Aber fieberhafte Allgemeinreaktionen können auch ein Zeichen von individueller Unverträglichkeit gegen Salvarsan sein. Während das Spirochätenzerfallsfieber auf die erste oder noch die zweite Salvarsaninjektion zu folgen pflegt, ist ein Fieber nach der dritten und weiteren Spritze, evtl. unter stetiger Verschlimmerung, verdächtig auf eine Idiosynkrasie. Später stellt sich dann auf dieses prämonitorische Symptom hin häufig eine der anderen Salvarsanschädigungen ein.

Zu den *Salvarsanschädigungen* gehört zunächst der anaphylaktische *angioneurotische Symptomenkomplex*: sofort nach der Injektion wird der Patient blaurot im Gesicht, verspürt Brechreiz und würgt; „Vernichtungsgefühl", im schwersten Falle Glottisödem, Krämpfe, äußerst selten sogar tödlicher Ausgang. Therapeutisch: Suprarenin, intramuskulär 1 ccm der $1^0/_{00}$ Lösung. Prophylaktisch: sehr langsames Injizieren einer verdünnteren Lösung als üblich (also z. B. 10 ccm Aq. bidest. oder zunächst Vollziehen der Injektionsspritze mit Blut), Dauer der Injektion 2—3 min. Lösen des Salvarsans in Calciumlösung (Calcium chlorat. oder gluconicum Merck, Afenil), in 10—20% Traubenzuckerlösung; Wechsel des Salvarsanpräparates, z. B. statt Neosalvarsan Natriumsalvarsan. Injektionen sollen auch nicht nach erschöpfenden Anstrengungen, z. B. längerem hastigem Radfahren, gegeben werden, auch nicht vor den Mahlzeiten, wenn starker Hunger besteht. Sind die angioneurotischen Symptomenkomplexe nicht auszuschalten, so muß man auf das Salvarsan verzichten, was bei primärer und früher sekundärer Lues besonders bedauerlich ist.

Das *Exanthem des 9. Tages,* 9—10 Tage nach der ersten Salvarsaninjektion, gleichgültig, ob nachher noch weitere erfolgt sind oder nicht, ist durch juckende urtikarielle Ausschläge an den Streckseiten der Extremitäten gekennzeichnet, meist mit gleichzeitiger Angina und Temperaturen. Es handelt sich dabei um eine allergische Reaktion, wie sie auch bei anderen Arzneimitteln, z. B. Gold, Sulfonamiden usw., auftritt. Therapeutisch: Abführmittel, für die Angina Targophagintabletten, für die Haut eine Trockenpaste. Antihistamine (s. S. 156), nötigenfalls Kalk oral oder als Injektion. Die Salvarsaninjektionen werden nach Ablauf dieser Erytheme gelegentlich wieder vertragen, ein Versuch, der jedenfalls nur mit äußerster Vorsicht vor weiteren Komplikationen vorzunehmen ist.

Die *Encephalitis haemorrhagica* ist die unheimlichste Salvarsanschädigung; 2—3 Tage nach einer Injektion, meist der zweiten oder dritten, treten Kopfschmerzen, Nackensteifigkeit, Somnolenz auf, schließlich Krämpfe, Bewußtlosigkeit und Tod. Die Pupillen sind oft weit und lichtstarr. Bei der Sektion wird ein Ödem der Hirnsubstanz und flohstichartige Blutungen gefunden. Therapeutisch: Möglichst bald Lumbalpunktion und Liquorentlastung. Antistin (langsam) intravenös. Rutin in hohen Dosen. Prophylaktisch: Vorsicht vor zu hohen und gehäuften Injektionen; Vorsicht vor HERXHEIMERscher Reaktion bei Hirnsyphilis; Vorbehandlung mit Wismut.

Eine seltene Salvarsanschädigung ist die *Polyneuritis,* die schon nach der ersten Spritze auftreten kann. Der Kranke fühlt dann seine Glieder kraftlos und es ist ihm unmöglich, sich längere Zeit auf den Beinen zu halten; die Nervenstämme sind auf Druck schmerzhaft. Therapie: Betaxininjektionen.

Häufiger wird während einer Salvarsanbehandlung ein *Ikterus* beobachtet, selten einmal eine akute gelbe Leberatrophie. Derartige Leberschädigungen sind einmal auf die Lues zurückzuführen, die unter Umständen erst als HERXHEIMERsche Reaktion nach Salvarsan zutage treten; dann stellt sich der Ikterus während der Sekundärerscheinungen oder direkt nach den ersten Spritzen ein. Aber gelegentlich häufen sich die Leberschäden an einem Ort oder in einer Klinik und dann ist auch an einen eingeschleppten infektiösen Ikterus zu denken, an eine Hepatitis epidemica oder an den sog. homologen Serumikterus; der erste hat eine Inkubationszeit von einigen Wochen, der zweite von 2—3 Monaten und soll, da sein Virus sehr hitzebeständig ist, auf eine Übertragung durch ungenügend sterilisierte Spritzen und Injektionsnadeln zurückzuführen sein. Erst Heißluftsterilisation von 170° für 30 min soll die Erreger des homologen Serumikterus (der seinen Namen daher hat, daß er durch arteigenes, also menschliches Blut übertragen wird) sicher abtöten; andere Desinfektionsverfahren: mit Formalin und Soda s. S. 112; die genauen Verhältnisse sind noch unklar. Schließlich wäre es aber voreilig, die frühere Ansicht, daß auch Salvarsan — besonders in hohen Dosen — selber lebertoxisch ist, über die neueren Erwägungen zu verwerfen, und so wird man bei Ikterus lieber anstelle von Salvarsan weiterhin Penicillin oder Wismut gebrauchen. Ist der Ikterus eingetreten: Schonkost, Thiomedon (enthält die Aminosäure Methionin als Leberschutzstoff), Dextropur, Fruchtsäfte. Prophylaktisch versäume man während einer Salvarsankur nicht den Urin regelmäßig auf Urobilinogen zu untersuchen.

Allergische Hautausschläge chronischer Art, die sog. *Salvarsandermatitiden,* treten für gewöhnlich erst nach mehreren Salvarsangaben auf, oft erst einige Wochen nach Beendigung einer Kur. Die Haut, zunächst an den Streckseiten der Oberarme, an den Oberschenkeln, fängt an zu jucken, verdickt sich und schuppt. Nach und nach wird der ganze Körper befallen, auch Gesicht und behaarter Kopf und Hände; einzelne Stellen, wie die Gelenkbeugen, der Hals, nässen. Schlimmstenfalls kann das Nässen universell sein. Fieber ist meist vorhanden. Dauer der Erkrankung einige Wochen bis Monate. Mit der Abheilung pflegt der Hautausschlag die Lokalisation des seborrhoischen Ekzems einzunehmen: Nasolabialfalten, Genitale, Achselhöhlen, behaarter Kopf. Komplikationen mit Pyodermie sind häufig.

Behandlung: Lokal feuchte Umschläge mit 0,2% Targesin an den nässenden Stellen, an den trockenen Stellen Zinköl (evtl. mit 5% Dermatolzusatz); von Zeit zu Zeit Kleiebäder. Allgemein: intravenöse Injektionen von Tecesal zur Mobilisierung und Ausscheidungsbeschleunigung des Arsens. Über das Arsenentgiftungsmittel BAL s. S. 261. Tritt Fieber auf, dann Penicillin, das nicht nur vor Infektionen schützt, sondern auch auf die Hauterscheinungen günstig einwirkt; bei Neigung zu Agranulocytose Nucleotrat oder geringe Pyriferdosen. Weiterhin empfiehlt sich Vitamin A in exzessiven Dosen. Ist das akute Stadium vorbei, milde Salben, Röntgenbestrahlung besonders hartnäckiger Stellen.

Gelegentlich kann es auch nach einer Salvarsanbehandlung zu dem sog. *lichenoiden Salvarsanexanthem* kommen; nach einer rasch anfliegenden universellen Rötung der Haut erscheint ein feines Netzwerk, das sich aus glänzenden braunroten Knötchen zusammensetzt, ähnlich einem Lichen planus, auch mit Erscheinungen an der Mundschleimhaut. Nach Abheilung bleibt eine netzförmige bräunliche, später schiefergraue Pigmentierung längere Zeit zurück. Behandlung: Natriumthiosulfat, Calciumthiosulfat (Tecesal).

Immerhin sind die Nebenerscheinungen des Salvarsans heute nicht mehr häufig, so daß die Mehrzahl aller Kuren bei Aufmerksamkeit ohne Beschwerden durchgeführt werden kann. Da das Salvarsan immer noch zu den wirksamsten und zuverlässigsten antiluischen Mitteln zählt, ist es vor allem zur Behandlung der frischen Lues mit Primär- und Sekundärerscheinungen bestimmt.

Die *Dosis* soll der Aufgabe des Salvarsans entsprechend energisch sein, d.h. bei Männern 0,6 (Dosis IV); bei Frauen 0,45 (Dosis III) betragen; ausnahmsweise als erste Injektion bei Männern Dosis III, bei Frauen Dosis II (0,3). Die Injektionen können 2mal wöchentlich erfolgen, aber nicht häufiger als mit 2 Tagen Pause und nicht seltener als mit 7 Tagen Pause. Eine „Verzettelung" der Behandlung mit größeren Pausen birgt die Gefahr in sich, eine „therapieresistente" Lues (s. S. 413) zu züchten. Im allgemeinen rechnet man Dosis I auf 1 Tag, also Dosis IV für 4 Tage; neue Injektion am 5. Tag. Gesamtdosis bei Männern 6—7 g; bei Frauen 4,5—6 g in 10—12 Injektionen.

Ausnahmsweise, wenn keine injektionsfähigen Venen gefunden werden, wird das Salvarsan auch intramuskulär gegeben: als Myosalvarsan, in gleicher Dosis wie Neosalvarsan. Das Myosalvarsan ist ein Pulver, das in 2—3 ccm Wasser gelöst und intraglutäal injiziert wird. Ebenso Solusalvarsan, 4—6 ccm bei Männern, 3—5 ccm bei Frauen, 2mal wöchentlich, intramuskulär tief im äußeren oberen Quadranten der Gesäßbacke (s. S. 406), insgesamt 10 Injektionen. Eine gewisse Schmerzhaftigkeit ist nicht immer zu vermeiden; die Wirkung ist im allgemeinen milder; Exantheme als Nebenerscheinungen sind häufiger.

Bei Kindern beträgt die Einzeldosis: Neosalvarsan, Natriumsalvarsan, Myosalvarsan 0,15—0,3; Solusalvarsan 1—2—3 ccm.

Bei Säuglingen: Neo-, Natrium- und Myosalvarsan 0,01—0,02 g, Solusalvarsan 0,1—0,2 ccm je Kilogramm Körpergewicht.

Gegenindikationen der Salvarsane: Kachexie, akute infektiöse Prozesse, Angina, Leberleiden, Menses.

Spirocid (wie die Salvarsane eine organische Arsenverbindung, aber keine drei-, sondern eine fünfwertige) ist oral wirksam; Tabl. zu 0,01 und zu 0,25. Erwachsene nehmen durchschnittlich tägl. 3 Tabl. zu 0,25, 3 Tage lang, darauf 3 Tage Pause, Gesamtdosis 15—22,5 g. Kinder unter 10 Jahren ebenso 1 Tabl.; unter 5 Jahren ½—1 Tabl. Gesamtdosis 7,5 g. Säuglinge: s. S. 417.

Das Präparat ist wichtig zur Behandlung der kongenitalen Syphilis bei Säuglingen und Kleinkindern, zur diskreten Probebehandlung einer verdächtigen tertiären Lues, zu einer milden Zwischenkur oder Nachkur bei visceralen und parasyphilitischen Erscheinungen; aber nicht bei einer floriden primären oder sekundären Lues. Nebenerscheinungen: Durchfälle; Exanthem des 9. Tages: Angina, Fieber, Ausschläge.

Das **Penicillin** (s. S. 174) hat sich als bedeutsames Mittel gegen Syphilis herausgestellt, das zudem noch durch den Mangel an unliebsamen Nebenerscheinungen hervorsticht; ob es allein imstande ist die Lues zu heilen, muß sich noch erweisen und zwar hauptsächlich hinsichtlich der Dauererfolge und der dazu nötigen Dosis und Kuren. Infolgedessen wird der Praktiker es seinem erprobten Kurensystem mit Salvarsan und Wismut einbauen oder auch als alleiniges Ausweichmittel verwenden, wenn die anderen Mittel kontraindiziert sind oder versagen. Derart ist schon jetzt als spezielles Anwendungsbereich des Penicillins anerkannt:

Salvarsanunverträglichkeit oder Salvarsanschäden (Exanthem, Ikterus);

Therapieresistenz bei Salvarsan s. S. 413 (abgesehen von WaR.-Resistenz, wo Penicillin auch keine besonderen Erfolge hat);

Nervöse Lues, also bei positivem Liquor, bei Tabes und Paralyse, kombiniert mit Fiebertherapie;

Bei florider und infektiöser Lues in fortgeschrittener Schwangerschaft, wo die Zeit bis zur Niederkunft zu einer genügenden Salvarsantherapie nicht mehr ausreicht; aber auch überhaupt bei einer jeden Gravidität bei vorhandener oder vorangegangener Lues;

Bei kongenitaler Lues.

Immer jedoch wird man Penicillin mit anderen antiluischen Mitteln, wo es möglich ist, kombinieren (in seltenen Fällen ist auch bereits eine Penicillinresistenz beobachtet worden).

Schon jetzt hat sich herausgestellt, daß zu einer Penicillinbehandlung der Lues eine gewisse Dauer von 12—15 Tagen optimal ist, die auch durch eine exzessive Steigerung der Einzeldosis nicht verkürzt werden kann. Als Einzeldosen werden empfohlen 50000 I.E. (in wäßriger Lösung) alle 3 Std. bis zu einer Gesamtdosis von etwa 5—6 Mega E. Von Depotpenicillin gibt man von den öligen Suspensionen (Verweildauer 24 Std.) tägl. 1 Injektion, von den wässerigen Suspensionen (Verweildauer 12 Std.) besser 2 Injektionen zu 300000 I.E. ebenfalls etwa 14 Tage. Kinder erhalten alle 3 Std. Einzeldosen von 20000 I.E. 10—14 Tage lang, Gesamtdosis 1,6 bis 2 ME, oder ebenso lange Depotpenicillin in Öl tägl. 200000 I.E. Säuglinge, die noch keinen saueren Magensaft haben, nehmen das Penicillin oral und zwar 12—15 Tage lang alle 3 Std. 8—10000 I.E je kg Körpergewicht.

Wismut in Form von Aufschwemmungen oder Lösungen in Öl zur intramuskulären Injektion hat durch seine bessere antiluische Wirkung bei geringeren Nebenschädigungen das Quecksilber weitgehend aus der Syphilisbehandlung verdrängt.

Präparate: Bismogenol (6% Bi), Casbis (10% Bi, wird langsamer ausgeschieden), Spirobismol (Jod, Wismut, Chinin enthaltend, besonders bei Visceral- und Neurolues), Olbisol, ölige Lösung.

Alle diese Präparate werden nach bestimmten Regeln intramuskulär verabfolgt; als Ort eignet sich am besten der Glutaeus maximus, und zwar, da man mit der Injektion weder einen Nerven (N. ischiadicus) verletzen darf, noch in eine Blutbahn dringen soll, in seinen äußeren oberen Teilen, etwa 2—3 Querfinger unter der oberen Kante der Darmbeinschaufel. Denkt man sich also eine Gesäßhälfte mit dem Darmbeinkamm als obere Grenze durch ein aufrecht stehendes Kreuz in vier Teile geteilt, so injiziert man in das äußere obere Viertel, und zwar möglichst tief. Die Injektionsspritze, meist 2 ccm, wird mit dem umgeschüttelten Wismutpräparat aufgezogen, dann eine — leere — Kanüle (Nr. 1) aufgesetzt und beim aufrechtstehenden Patienten, der die Muskulatur nicht anspannen soll, energisch eingestoßen; hält man die Spritze derart, daß man gleichzeitig mit der äußeren Handkante auf das Gesäß kräftig aufschlägt, so spürt darüber der Patient überhaupt nichts von dem Einstich. Nach dem Einstich wird die Spritze von der Kanüle abgenommen und einige Zeit beobachtet, ob Blut austritt; deshalb soll die Kanüle beim Aufziehen des Wismut leer bleiben. Kommt Blut, wird die Nadel etwas zurückgezogen und seitlicher vorgeschoben. Auch in Stellen besonderer Schmerzhaftigkeit oder in Knoten, die von früheren Injektionen stammen, soll nicht injiziert werden. Ist die Stelle einwandfrei, wird langsam injiziert. Die Spritze wird kurz herausgezogen und die ganze Stelle mit einem Tupfer komprimiert und massiert. Rasches zielsicheres Arbeiten läßt den Patienten bald jede Furcht vor der Injektion verlieren.

Schädigungen entstehen einmal durch falsche Injektion. Gelangt etwas von der öligen Suspension in eine Vene, so entsteht eine Lungenembolie („Wismutgrippe": Hustenreiz, Brustbeklemmungen einige Stunden nach der Injektion, evtl. Mattigkeit, Temperaturen, Krankheitsgefühl; Abheilung in einigen Tagen; nötigenfalls Codeinpräparate). Gelangt etwas in eine Arterie, so entsteht sofort oder einige Stunden später eine Hautembolie; eine schmerzhafte netzförmige blaurote Verfärbung der Gesäßbacke, Abheilung in einigen Wochen.

Weitere Nebenschäden werden seitens der Nieren beobachtet (Ausscheidung von Epithelien, granulierten Zylindern, von Eiweiß; meist erst nach der 8. bis 10. Injektion). Bei Auftreten von Eiweiß (regelmäßige Urinkontrolle!) setzt man die Wismutbehandlung zweckmäßig ab, ebenso wie man sie bei Nephritikern besser vermeidet.

Auch die Veränderungen im Blutbild (leichte Anämie), die bei Wismut beobachtet werden, bleiben meist harmlos; Gegenmittel: Kombination mit Salvarsan, das blutbildend wirkt. Selten beobachtet man Veränderungen der Mundschleimhaut: entweder eine blauschwärzliche Verfärbung des Zahnfleischrandes oder größere blaugraue Flecken der Mundschleimhaut und der Zunge; prophylaktisch: Mundpflege und Sanierung der Mundhöhle wie bei Quecksilber.

Selten kommt es nach Monaten zu einer sterilen Abscedierung an den Injektionsstellen; therapeutisch möglichst vor Durchbruch Punktion der fluktuierenden Stellen; es entleert sich eine ölige, manchmal noch mit weißen Wismutkrümeln durchsetzte Flüssigkeit (mangelhafte Resorption des Suspensionsöls ?).

Die Wirkung des Wismut erstreckt sich auf alle Stadien der Syphilis. Spirochäten verschwinden aus den Hauterscheinungen, wenn auch nicht so schnell wie bei Salvarsan. Für die Frühsyphilis reicht es nicht an das Salvarsan heran, mit dem es allerdings vorteilhaft kombiniert werden kann; für die generalisierte Syphilis, bei der stärkere HERXHEIMERsche Reaktionen zu befürchten sind, sind 2—3 Wismutspritzen vor Beginn der Salvarsanbehandlung angebracht. Bei latenter und bei visceraler Lues reichen oft reine Wismutkuren aus. In Kombination mit Salvarsan wird die WaR. besser beeinflußt als durch Salvarsan allein.

Gegenindikationen: nichtkompensierte Herzfehler, Lungentuberkulose mit Neigung zu Bluthusten, Nephritis.

Dosierung: meist 1—1,5 ccm der üblichen Präparate, 2mal wöchentlich. 10 bis 15 Injektionen. Bei Kleinkindern 0,1—0,3 ccm. Bei Säuglingen 0,05—0,1 ccm.

Das **Quecksilber** ist das älteste antiluische Mittel; wegen seiner gefährlichen Nebenwirkungen — die aber zu beherrschen sind —, wegen der Schmerzhaftigkeit der stärkeren Präparate bei Injektionen, wegen der Unannehmlichkeiten der Schmierkuren, wird es als Regelbehandlung nur noch selten angewandt, aber bei resistenten Fällen gelegentlich empfohlen.

Zu den häufigsten *Nebenerscheinungen* des Quecksilbers gehört die Stomatitis, die in ihrer leichtesten Form (Schwellung der Zahnfleischpapillen zwischen den einzelnen Zähnen) geradezu als Maßstab einer ausreichenden Quecksilberkur gilt und insofern erlaubt ist. Tritt allerdings ein fauliger Mundgeruch hinzu, eine belegte Zunge, Schmerzhaftigkeit des Zahnfleisches, reichlicher Speichelfluß, so ist die Quecksilberverabfolgung abzubrechen.

Prophylaktisch: Mundsanierung, Beseitigung von Zahnschäden und Zahnstümpfen; Rauchverbot; Mundspülen mit Wasserstoffsuperoxyd. Ein Quecksilbersaum, eine blaugraue Verfärbung des Zahnfleisches bleibt oft nach der Kur zurück.

Therapeutisch: Betupfungen evtl. Ulcerationen mit Phenol. liquefactum oder 5% Höllensteinlösung, darauf mit 5% Chromsäure. Lutschen von schmerzstillenden Targophagin- oder Rivanoltabletten.

Weitere Nebenerscheinungen: blutige Durchfälle als Zeichen einer Quecksilberenteritis. Therapeutisch: Absetzen der Behandlung, Tct. Opii splx.

Albuminurien als Zeichen einer Nephritis; Absetzen der Behandlung.

Scharlachartige Hautentzündungen bei Überempfindlichkeit gegen Quecksilber (Quecksilberdermatitis), hauptsächlich bei Schmierkur. Therapeutisch: Tecesal intravenös. Lokalbehandlung mit Trockenpasten und Zinkölen.

Nervöse Symptome: Polyneuritis, Muskelzittern, Schreckhaftigkeit als Zeichen einer chronischen Quecksilbervergiftung; bei der antiluischen Quecksilberbehandlung selten beobachtet.

Daß das Quecksilber aber der eigentliche Grund einer nach Jahren auftretenden tertiären Syphilis sei, ist ein Unsinn, der einem von Patienten gelegentlich einmal wieder aufgetischt wird; tertiäre Syphilitiker sind zumeist nämlich unbehandelt.

Das Quecksilber wirkt auf die Hauterscheinungen der Syphilis gut ein, in denen jedoch bis zu ihrer Abheilung die Spirochäten nachweisbar bleiben. Die Quecksilberbehandlung erfolgt heute noch als Schmierkur oder als Injektionen leicht oder schwer löslicher Quecksilbersalze.

Bei der *Schmierkur* wird Salbe, die metallisches Quecksilber enthält, in die Haut eingerieben; Präparate: Ungt. cinereum benzoat. 33% (man verschreibt 1—5 g ad chart. cerat. tal. dos. Nr. XXX) oder besonders gut resorbierbar Vasenolum mercuriale $33^1/_3$%. Meist wird die Körperoberfläche in 6 zugängliche Teile eingeteilt, z. B. linker Arm Beugeseite, rechter Arm Beugeseite, linke Körperhälfte, rechte Körperhälfte, linker Oberschenkel innen, rechter Oberschenkel innen, also meist unbehaarte Körpergegenden, da sonst leicht Haarbalgentzündungen auftreten. Eingerieben wird abends 20 min lang bei geschlossenem Fenster; die Resorption des Quecksilbers erfolgt nämlich vorwiegend durch Einatmen. Die Menge der verwandten 33% Salben beträgt jedesmal 3—5 g, bei Kindern 1—2 g. Am 7. Tag wird gebadet und gepaust. Eine Kur soll derart etwa 5—6 Wochen lang fortgeführt werden.

Injektionsbehandlung mit löslichen Präparaten: 2 ccm Novasurol, alle 2 Tage, 15—20 Injektionen. Mit unlöslichen Quecksilberpräparaten: Technik und Nebenerscheinungen wie bei Wismutbehandlung S. 406.

Präparate: Hydrarg. salicyl. 1 / Ol. amygdal. steril. ad 10. MDS. zur Injektion. Intramuskulär 1 ccm, 1—2mal wöchentlich; 10 Injektionen.

40% Kalomelöl (Chemische Fabrik Bavaria, Würzburg) bei schweren und resistenten Syphilisfällen oft noch wirksam. Darf nur mit einer sog. ZIELERschen Spritze injiziert werden; die ZIELERsche Injektionsspritze enthält $^{15}/_{40}$ ccm und erlaubt Abmessungen von $^1/_{40}$ ccm. Gegeben werden 3—5 Teilstriche der ZIE-LERschen Spritze (0,03—0,05 Kalomel), alle 4—6 Tage, 10—15 Injektionen.

Auch das **Gold** ist ein echtes Antisyphiliticum, das die Spirochaeten zum Ver-schwinden bringt und eine Syphilis zu heilen imstande ist. Aber die Neben-erscheinungen (s. S. 177) sind bei Gold häufig und unberechenbar. In letzter Zeit gelang es freilich, immer weniger toxische Goldverbindungen bei höherer thera-peutischer Wirkung darzustellen, so daß für bestimmte Formen von Syphilis die Goldtherapie immer noch eine Berechtigung hat, nämlich bei sog. „Wassermann-resistenter" Lues, wo es dem Salvarsan und Wismut, auch dem Penicillin über-legen zu sein scheint.

Präparat: Neo Solganal, Dosis IV (0,5) bis Dosis VII (1,0) 2mal wöchentlich, bis 24 Injektionen.

Das **Jod** ist ein symptomatisches, kein spirochätozides Mittel, und deshalb für die tertiäre Lues geeignet, nicht aber für die primäre und sekundäre Phase. Auch in der tertiären sollte es nur als Vorbereitungs- oder Zwischenkur zu den anderen Mitteln angewandt werden. Bei Syphilis der Coronararterien und der Meningen werden durch eine solche Vorbehandlung stürmische und deshalb gefährliche Lokalreaktionen vermieden.

Nebenerscheinungen: Jodschnupfen (Sekretion der Nasenschleimhaut, krat-zender Geschmack im Hals), Kopfschmerzen; Gegenmittel: Antipyrin. Jodacne, braunrote Acneknoten im Gesicht. Jododerma tuberosum: Auftreten von weichen braunroten matschigen Geschwülsten; Therapie: lokal „graue" Quecksilbersalbe; 10% Kochsalzlösungen intravenös. Provokationen von Dermatitis herpetiformis durch Jodkali (s. S. 339).

Gegenindikationen: Lungentuberkulose, Schrumpfniere, Basedow, Derma-titis herpetiformis.

Präparate: Sol. Kalii jodati (10—20: 300; 3mal tägl. 1 Eßlöffel). Billiger: MBK Compretten 0,5; 3mal tägl. 1 Tabl. in Wasser oder Milch. Sol. Natrii jodati (10—20:300; 3mal tägl. 1 Eßlöffel), ist bei Herzleiden besser verträglich als das für den Herzmuskel schädliche Kalium.

Organische Jodpräparate belästigen weniger den Magen:

Sajodin, 3mal tägl. 1—2 Tabl. zu 0,5 nach den Mahlzeiten. Jodipin, 3mal tägl. 1—2 Tabl. Dijodyl 1—3mal tägl. 1 Kapsel oder Tablette zu 0,3. Jodtropon, 3mal tägl. 1 Tabl. zu 1 g. Dauer der Behandlung nach Wirkung, gewöhnlich 4—8 Wochen.

Zur intramuskulären oder subcutanen Injektion:

Jodipin 20—40%, jeden 2. Tag 1—2 ccm oder 5—10 ccm als Depot alle 5—7 Tage. Mirion 6%, 1—3 ccm alle 2 Tage. Endojodin, jeden 2. Tag 1 Ampulle zu 2 ccm.

Zu einer Kur rechnet man 10—20 Injektionen. Gleichzeitig dürfen keine Quecksilberpräparate äußerlich verwandt werden, da sich sonst haut- oder augenreizendes Jodquecksilber bildet.

4. Syphilisbehandlung.

Behandelt man eine Syphilis mit äußeren Erscheinungen bis zu deren mehr oder minder raschem Verschwinden, so ist damit selten die Syphilis geheilt, sondern sie wird, wenn die Behandlung aussetzt, in der Regel rückfällig. Auch die WaR., die zudem bei der primären Syphilis noch nicht positiv ist, ist ebenfalls kein Kriterium, daß die Kur erfolgreich beendet ist. Ohne beim einzelnen Kranken ein sichtbares Zeichen für die eingetretene Heilung zu haben, müssen wir uns nach allgemeinen Erfahrungen richten, nach welchem Behandlungsmaß durchschnittlich eine „praktische" Heilung einzutreten pflegt, d. h. Rückfälle in späterer Zeit ausbleiben. Es ist klar, daß einmal eine Syphilis auch bei einer geringeren Behandlung als der „Regelbehandlung" ausheilen kann; ebenso wie es Fälle gibt, bei denen diese nicht genügt, d. h. nur eine Scheinheilung erreicht wird. Dennoch braucht eine „Regelbehandlung" sich nicht nach den wenigen refraktären Fällen zu richten, sonst wäre die Behandlung für den Durchschnittsfall zweifellos zu hoch.

Über eine solche Regelbehandlung ist man sich nun keineswegs völlig einig; in einigen Ländern zieht man eine ununterbrochene Behandlung vor, bei der die verschiedenen Heilmittel, jedesmal für sich, kurenweise nacheinander ohne Pause über längere Zeit gegeben werden. Im Gegensatz dazu stehen Versuche, „blitzartig" die Syphilis zu heilen, durch eine Dauerdurchspülung mit Salvarsan oder fortlaufende Penicillinspritzen im Verlauf weniger Tage.

a) Frische Syphilis. In Deutschland hat sich die möglichst frühzeitige Behandlung in einzelnen, aus mehreren Mitteln kombinierten Kuren bewährt, mit maximalen Einzeldosen, die aber keine toxischen Grade erreichen sollen, und mit nicht zu langen Pausen zwischen den Kuren, in denen sich der Patient, aber nicht die Krankheit erholen soll; das gilt vor allem für die frühe Lues (primäre und sekundäre Lues), die es möglichst bald zu diagnostizieren gilt: „maximale Frühbehandlung" nach E. Hoffmann.

Das Schema einer derartigen Kur ist:

Wöchentlich 2mal Neosalvarsan, Dosis IV bei Männern, Dosis III bei Frauen; insgesamt 10 (bei der ersten Kur 12) Injektionen. Gleichzeitig mit der Salvarsaninjektion eine Wismutinjektion zu 1—1,5 ccm; insgesamt 10—12 Injektionen.

Bei der primären Lues sollte die Kur immer derart energisch durchgeführt werden (Lokalbehandlung des Primäraffektes: Pudern mit Kalomel).

Milderungen bei schwächlichen Patienten: die Doppelinjektion (Salvarsan und gleichzeitig Wismut) nur jeden 5. bis 7. Tag. Nachteile: die Kur zieht sich dann statt 5—6 Wochen über 10—12 Wochen hin, der therapeutische Erfolg wird weniger sicher. Keinesfalls jedoch größere Abstände zwischen den Injektionen als 6 Tage.

Abweichungen unter besonderen Umständen: bei Lues mit ausgedehnten Hauterscheinungen (sekundärer Lues) und entsprechend zu vermutender innerer Organbeteiligung (also 9—10 Wochen nach der Infektion) aus Vorsicht zunächst 1—2 Wismutinjektionen, dann weiterhin Kombination mit Salvarsan.

Diese Kuren werden in Abständen von zunächst 4—6 Wochen, später von 2—3 Monaten so lange wiederholt, bis alle Erscheinungen, einschließlich einer positiven WaR., beseitigt sind (Bedeutung der Flockungsreaktionen s. S. 397).

In diesem symptomlosen Zustand werden möglichst noch zwei Sicherheitskuren gleicher Stärke durchgeführt; allermindestens soll man aber dem Patienten gegenüber auf *einer* Sicherheitskur bestehen.

In vielen Fällen kann also eine primäre und frühsekundäre Lues mit *3 Kuren* geheilt werden in einer Zeit von 6 + 4 + 5 + 4 + 5 Wochen = 6 Monaten;

Voraussetzung dafür ist, daß spätestens *nach* der ersten Kur die WaR. völlig negativ war und blieb.

In anderen Fällen wird das jedoch nicht zu erreichen sein, dann werden die Kuren weiter wiederholt, jetzt in größeren Abständen (6—8 Wochen), so daß ins 1. Jahr etwa 4, ins 2. Jahr etwa 3 Kuren fallen; wird die WaR. langsam schwächer positiv, so sind auch hier die Aussichten nicht ungünstig.

An Stelle einer Neosalvarsan-Wismutkur kann auch eine Penicillinkur treten, das ist sogar — wenn möglich — wünschenswert; Dosis und Durchführung s. S. 405. Von dem Vorteil reiner Penicillinkuren (d.h. ohne Salvarsan und Wismut) hat man sich in Europa noch nicht überzeugen können. Auch ob die Zahl der Kuren durch Einschieben von Penicillinkuren ohne Gefahr verringert werden kann, ist noch nicht erwiesen.

Das hängt hauptsächlich davon ab, ob man sich — wie bisher — als therapeutisches Ziel setzt, eine WaR. des Blutes durch die Behandlung unbedingt negativ zu bekommen. (Das Penicillin beeinflußt aber gerade die WaR. sehr schlecht.) Ist man bereit, die Behandlung *vor* dem Negativwerden der WaR. abzubrechen, so kommt man natürlich mit weniger Kurven aus; man hat dann tatsächlich oft die Genugtuung, daß die WaR. von allein im Laufe von 1—1^1/$_2$ Jahren negativ wird. Wie oft das geschieht, weiß jedoch bisher niemand; und ob es im vorliegenden Fall (und der ist das Objekt des behandelnden Arztes) geschieht, kann niemand wissen. Die Frage ist dann, ob man nicht durch vorzeitigen Abbruch der Behandlung seinen Patienten der Gefahr aussetzt, daß seine Lues in ein therapierefraktäres Stadium gelangt oder irreparable Schäden (am Nervensystem, an den Gefäßen usw.) auftreten.

b) Wassermann-resistente Syphilis. Ist während mehrerer Kuren die WaR. jedoch dauernd wenig beeinflußbar positiv geblieben, so hat man eine sog. „Wassermann-resistente“ Syphilis zu befürchten. Etwa 2 ^{0}/$_{00}$ aller Luesfälle behalten nämlich — trotz üblicher Behandlung — als einziges Symptom eine einwandfrei positive WaR. zurück (natürlich soll man nicht bei jeder etwas hartnäckigen WaR. von Wassermannresistenz sprechen, sondern erst nach genügender Behandlung, d. h. etwa nach 5 regelrechten Kuren).

Da die bleibende WaR. ein unheimliches Symptom ist, mit hoher Wahrscheinlichkeit ein Zeichen noch florider Lues, wird man versuchen, durch besondere Verfahren — da die üblichen Methoden ja zweifellos versagen — diese Wassermannresistenz zu brechen. Als aussichtsreich haben sich erwiesen:

Goldbehandlung, in Kombination mit Wismut (s. S. 408).

Injektionen von Natriumthiosulfatlösungen 0,5—1 g in 10 ccm, alle 2 Tage, insgesamt 10 Injektionen (s. S. 170).

Ultraviolettlichtbestrahlungen des ganzen Körpers bis zur Erythembildung, gleichzeitig Injektionen von 10 ccm Eigenblut. Jeden 5. Tag; 8—10mal. Im Anschluß antiluische Kur.

Oft erreicht man allerdings das Verschwinden der WaR. nur für einige Monate; der Patient wird sich dann mit der positiven Reaktion abfinden müssen, nur bedarf er dann — wenigstens von Zeit zu Zeit — der ärztlichen Beobachtung.

Penicillin beeinflußt jedoch die WaR.-Resistenz nicht.

c) Syphilis mit Liquorbefund. Natürlich kann die positive WaR. auch das Zeichen einer versteckt fortschreitenden Lues sein, und zwar von einer Luesform, die ebenfalls auf die übliche antiluische Therapie schlecht anspricht, d. i. die nervöse Lues als Vorläufer parasyphilitischer Erkrankungen. Aber diese nervöse Lues kann sich auch bei negativer WaR. vorfinden. Infolgedessen ist es immer nötig, etwa 2 bis 3 Jahre nach der Infektion durch Liquoruntersuchung die Beteiligung des Zentralnervensystems — die zunächst ohne klinische Symptome verlaufen kann —festzustellen. Ist die WaR. im Blut dauernd positiv, so wird man die Untersuchung etwas früher (2. Jahr), ist sie negativ, so wird man sie mit $2^1/_2$—3 Jahren vornehmen.

Vor dem 2. Jahr nach der Infektion, insbesondere vor ausreichender Behandlung, hat eine Lumbalpunktion dagegen noch wenig Wert, weil man dann im Liquor häufig Zeichen einer syphilitischen Miterkrankung des Zentralnervensystems findet, auch ohne irgend welche klinischen Erscheinungen; aber diese Liquorveränderungen gehen auch oft — ohne weitere Folgen — durch die antisyphilitische Behandlung zurück. Es kommt uns jedoch darauf an, die durch die gewöhnliche Behandlung *nicht* beeinflußbaren Krankheitsveränderungen zu erfassen, weil wir in ihnen die Anfangsstadien zu „parasyphilitischen" Erkrankungen sehen, die bekanntlich auch nicht auf jede antisyphilitische Behandlung ansprechen. Infolgedessen veranlassen wir den Patienten, 2—3 Jahre nach der Infektion, nach ausreichender Behandlung, gleichgültig, ob die WaR. im Blut negativ oder positiv ist, zu einer Liquoruntersuchung (Lumbal- oder Suboccipitalpunktion s. S. 399); die Wahl des richtigen Zeitpunktes ist wichtig, einmal um ein Optimum an diagnostischem Wert von dieser Untersuchung zu erhalten, dann auch, weil der Patient sich selten zu mehrmaligen Liquoruntersuchungen entschließt.

Ist der Liquor jetzt negativ, so ist die Prognose für ein späteres Freibleiben des Zentralnervensystems „praktisch" gut; allerdings hat man selten einmal später dennoch eine parasyphilitische Erkrankung folgen gesehen, wahrscheinlich wurde das Zentralnervensystem dann erst spät infiziert.

Ist der Liquor jedoch positiv, auch nur in einzelnen Reaktionen (der Zellzahl, den Kolloidreaktionen, geschweige der WaR.), so ist die Prognose ohne geeignete Behandlung bezüglich einer parasyphilitischen Erkrankung ungünstig; jetzt steht die Behandlung dieser lokalen Erkrankung im Vordergrund; natürlich spricht man auch nicht mehr von einer Wassermannresistenz des Blutes, deren Voraussetzung ja die sonstige Symptomenfreiheit ist.

Eine Fortsetzung der antisyphilitischen Behandlung bei positivem Liquorbefund mit den üblichen antisyphilitischen Kuren ist — genügende Behandlung war ja Voraussetzung der Liquoruntersuchung — eine Zeitvergeudung. Man muß sich vielmehr zu einer umstimmenden und die Abwehrkräfte des Organismus aufrufenden Kur entschließen, wie zu einer Fieberbehandlung, am besten mit Malaria (8—10 Anfälle), nur bei schwächlichen Patienten als nicht vollwertiger Ersatz mit Pyrifer (8—12 Anfälle); diese Fieberkur kombiniert man heute mit großem Vorteil mit einer Penicillinbehandlung (etwa 9 Mega E. Gesamtdosis; in 15 Tagen [je 600 000 I. E. tägl.] bis 22 Tagen [je 400 000 I. E. tägl.]). Anschließend 1—2 intensive Salvarsan-Wismut-Kuren. Die Ausheilung des Liquors erfordert 1—2 Jahre; eine erneute Lumbalpunktion zur Heilungskontrolle soll also nicht zu früh angeordnet werden.

d) Die Behandlung einer älteren Lues, die durch zufällige Blutuntersuchung (Bedeutung der Flockungsreaktionen s. S. 397) oder durch Nachgehen einer Familieninfektion oder bei der Wiederholungsuntersuchung einer alten unzureichend behandelten Infektion aufgedeckt wird, vollzieht sich etwas gelassener. Zunächst macht man sich nach der Anamnese eine Vorstellung, wie lange etwa die Infektion zurückliegt, wobei allerdings nicht zu vergessen ist, daß manche Syphilis völlig unbemerkt begonnen haben kann. (Früher wurden diese Fälle damit erklärt, daß jeder Syphilitiker seine Krankheit verhehlt — „omnis syphiliticus mendax"—, aber das trifft meist nur für die frischen Fälle zu, die eine Ansteckungsmöglichkeit unter keinen Umständen zugeben wollen; ältere Patienten sind in dieser Beziehung offener. In manchen Kreisen ist übrigens die Syphilis eine fast unbekannte, mit keinem Odium belastete Krankheit.)

Je kürzer die Infektion zurückliegt und je jünger der Patient ist, um so mehr gleicht die Behandlung der frischen Syphilis. Die Kur selbst soll möglichst gedrängt erfolgen, auch jetzt bei Salvarsan keine Injektionszwischenräume über 6 Tage; zur Vermeidung eines zu stürmischen Abbaues innerer Krankheitsveränderungen zunächst 2—3 Injektionen eines milderen Präparates (z.B. Wismut). Die Kuren können einen Abstand von 2—3 Monaten, schließlich auch 4—5 Monaten haben. Nach Möglichkeit sucht man noch ein Negativwerden der WaR. zu erreichen, unter Umständen durch 5—6 Kuren im Verlauf von 3 Jahren.

Ist die Syphilis vermutlich älter, bestehen etwa tertiärsyphilitische Erscheinungen, so ist die WaR. im Blut nicht immer zu beseitigen; es hat deshalb auch keinen Zweck, sie dem Patienten als bedrohliches Symptom darzustellen, wenn man sicher ist, daß sie nicht das Anzeichen einer nervösen Lues oder einer visceralen Lues ist. Natürlich muß auch dann eine Behandlung erfolgen, zunächst etwa 2 Kuren im Abstand von 2 bis 3 Monaten, um irgendwo vorhandene syphilitische Organerkrankungen zu beseitigen.

Vorher allerdings unterrichten wir uns, ob eine Aortitis, ein Aneurysma, eine Coronarlues besteht (klinische Untersuchung, Röntgenbild). In diesem Fall muß die erste Kur vorsichtig mit Jod beginnen, nach 3 Wochen mit Wismut fortgesetzt werden (etwa 6—8 Injektionen), schließlich mit Salvarsan (kleine Dosen: Dosis I—II) beendet werden. Diese Kuren (Wismut oder Salvarsan) werden dann alle ½—1 Jahr wiederholt; Zwischenkuren mit Jod erwünscht. Nach genügend langer Vorbehandlung (½ Jahr) ist auch eine Penicillinkur erlaubt.

Besteht keine Herz- oder Gefäßlues, so kann die erste Kur etwas intensiver erfolgen, ebenso die zweite, aber dann ist die Aufmerksamkeit auf das Vorliegen einer noch latenten oder bereits klinisch erkennbaren parasyphilitischen Erkrankung zu richten. Klinische Untersuchungen auf Pupillenstörungen (Engigkeit, Anisokorie), Reflexstörungen (Fehlen der Pupillenreaktion auf Lichteinfall bei Erhaltensein der Konvergenzreaktion, Fehlen der Beinsehnenreflexe), auf Standataxie (grobes Schwanken beim Stehen mit geschlossenen Augen, Fußspitzen zusammen- oder Füße voreinandergestellt) sind erforderlich, weiter auf anästhetische Zonen (in der Gegend der Brustwarzen), auf verdächtige subjektive Symptome wie Magenkrisen (Krämpfe), Blasenstörungen. Auch wenn diese Erscheinungen nicht vorliegen, ist der Patient von der Notwendigkeit einer Lumbalpunktion zu überzeugen.

Nur wenn das „kritische" Alter einer parasyphilitischen Erkrankung überschritten ist, (mit etwa 55—60 Jahren), ohne daß klinische Symptome vorliegen, kann von einer Liquoruntersuchung abgesehen werden. Leider bewegt man aber auch vorher nur einen Bruchteil seiner Patienten zu dieser lebenswichtigen Untersuchung.

Ist der Liquor negativ, die inneren Organe gesund, so spielt die positive WaR. im Blut bei älteren behandelten Syphilitikern keine ausschlaggebende Rolle mehr (aus Notbehelf, nicht objektiv). Man hält nur den Patienten unter Aufsicht (etwa Untersuchung alle ½—1 Jahr) oder rät ihm, zumindest bei irgendwelchen Krankheiten dem behandelnden Arzt von der positiven WaR. sofort Kenntnis zu geben.

e) Parasyphilitische Erscheinungen. Kommt eine nichtvorbehandelte parasyphilitische Erkrankung zur Behandlung: eine Paralyse (Sprachstörungen, auffällige Wandlung der Persönlichkeit, apoplektische Anfälle vor dem 50. Lebensjahr) oder eine Tabes (lanzinierende Schmerzen, gastrische Krisen, Ataxien, Pupillenstörungen, Fehlen der Beinsehnenreflexe) oder'eine Mischform: die Tabo- paralyse, so ist zunächst eine milde, später eine intensive antiluische Kur be- rechtigt (schon um den Körper schwächende visceralluische Prozesse zu besei- tigen). Danach aber zögere man nicht — solange es der Kräftezustand noch er- laubt —, eine „Umstimmungstherapie" durchzuführen. Dazu stehen, meist nur im Krankenhaus durchführbar, als bewährte oder aussichtsreiche Methoden zur Verfügung: an erster Stelle die Infektionsbehandlung mit Malaria oder auch mit Rückfallfieber. Vorsicht bei Herzkranken, bei Hinfälligkeit. Bei beabsichtigter Impfmalaria vorher Chininverträglichkeit feststellen. Als nicht ganz vollwertiger Fieberersatz, aber bei manchen schwächeren Patienten angebracht, Pyrifer, Febrivaccin, Schwefelinjektionen (s. S. 170). Möglichst immer in Kombination mit Penicillin (s. S. 405); manchmal genügt dieses auch allein.

Die Erfolge dieser Umstimmungstherapie sind in vielen Fällen beträchtlich; die Heilung besteht jedoch oft nur in einem Stillstand der Erkrankung. Defekte bleiben zurück, entsprechend den bereits vorhandenen Beschwerden; daraus folgt, daß die möglichst frühzeitig ausgeführte Kur die besten Aussichten hat. Auch Wiederholungen sind möglich.

Bei Tabes kommen gelegentlich nach einiger Zeit — obwohl die Krankheit sistiert — die alten Beschwerden zurück, besonders die lanzinierenden Schmerzen, die dann einer besonderen Behandlung, die auch in der Sprechstunde ausführbar ist, bedürfen. Als wirksam in vielen Fällen haben sich gezeigt:

1. Injektionen von Neosalvarsan.
2. Eigenblutinjektionen bei gleichzeitiger Höhensonnenbestrahlung.
3. Injektionen von Schlangengift: z.B. Viprasid, Vipritox-Heyl, Kobratoxin.
4. Langsame Injektionen von 20% Novocain (Aneuxol, Brunnengräber), 4 ccm i. v.

Vorsicht dagegen vor Morphiuminjektionen, die den Patienten leicht zur Sucht verführen, besser Suppositorien mit Dilaudid, Ditonal u. ä.

Einige abweichende Verlaufsformen der Lues verlangen noch eine besondere Be- sprechung der Behandlung.

f) Die **maligne Syphilis,** selten, ist dadurch ausgezeichnet, daß die sekundären Haut- erscheinungen (in der 9.—10. Woche nach der Infektion), die für gewöhnlich oberflächlich bleiben und spurlos verschwinden, jetzt unter Krustenbildung geschwürig zerfallen und zu ausgedehnten Einzelherden auswachsen, was eigentlich dem Charakter einer tertiären Lues entspricht. Manchmal besteht Fieber und schwere Allgemeinerscheinungen. Spirochäten sind, ähnlich wie bei tertiärer Syphilis, nicht nachweisbar; die WaR. ist häufig negativ.

Die Behandlung ist seit Einführung der Salvarsanbehandlung nicht mehr ungünstig; Quecksilber hatte früher oft versagt. Im Gegensatz zu früheren Anweisungen soll man also bei einer malignen Syphilis trotz der bedeutenden Erscheinungen nicht aus Vorsicht vor einer HERXHEIMERschen Reaktion mit einem milden Präparat beginnen (etwa Quecksilber oder Wismut), sondern sofort mit Salvarsan, wenn auch von kleinen Dosen ansteigend. Ebenso Penicillin.

g) Eine zweite seltene Verlaufsform der Lues ist die **„therapieresistente"** Lues; diese wird *während* oder *bald nach* einer Kur beobachtet, und zwar meist wenn diese zu lax, etwa mit Injektionen nur alle 10—14 Tage durchgeführt wird. Hier bilden sich plötzlich ebenfalls „tertiäre" Herde, also Einzelherde von braunroter Farbe, oft psoriasiform, die sich langsam ausdehnen, auch geschwürig zerfallen oder an feuchten Hautstellen wuchern können. In den Hauterscheinungen finden sich gelegentlich massenhaft Spirochäten, aber die WaR. ist meist negativ.

Diese Erscheinungen gehen für gewöhnlich gleich dann zurück, wenn die Kur so inten- siv weitergeführt wird, wie sie eigentlich von vornherein hätte begonnen werden sollen. Denn nur selten treten sie auch einmal bei richtig durchgeführten Kuren auf; dann war unsere durchschnittliche Standardtherapie in diesem Fall zu schwach und sie mußte ver- stärkt werden (evtl. mit Penicillin). Nur in wenigen ganz desolaten Fällen, die immer noch vorkommen, können auch durch die energischsten Kuren diese therapieresistenten Erscheinungen nicht bezwungen werden, sie setzen sich unter Umständen jahrelang fort.

Wahrscheinlich handelt es sich hierbei um allergische Reaktionen der *Haut* gegen die Spirochäten; therapeutisch sind Versuche mit einer Umstimmungstherapie angezeigt: Eigenblut-, Milchinjektionen; Fieberbehandlung; Sarsaparillatee (s. S. 278).

5. Feststellung der Syphilisheilung.

Eine Heilung der Syphilis ist um so wahrscheinlicher, je länger klinische Erscheinungen seitens der Haut, seitens der inneren Organe (Herz), seitens des Nervensystems ausbleiben, einschließlich der WaR. und der Liquorveränderungen (Nachbeobachtungszeit mindestens 2 Jahre); sie ist um so wahrscheinlicher, je frühzeitiger die Behandlung begonnen hat und je energischer sie durchgeführt wurde. Das soll aber nicht heißen, daß man durch eine sinnlose Wiederholung von Kuren ohne Symptome und ohne Gründe die Aussichten viel sicherer gestalten kann; man riskiere es — nach den gegebenen Richtlinien — einmal Schluß zu machen. Denn wenn auch ein absolutes Kriterium der Syphilisheilung fehlt, insofern sich aus einem völlig befundlosen Zustand nach Jahren einmal Späterscheinungen einstellen können, in der Regel kann die Syphilis „praktisch" geheilt werden. Die Späterscheinungen sind nämlich keineswegs auf Behandelte und nicht oder unzureichend Behandelte gleichmäßig verteilt, sondern überwiegen bei den Unbehandelten enorm.

Ebenfalls kein absolutes, aber ein weiteres relatives Zeichen von geheilter Lues ist durch den Versuch einer Provokation der WaR. zu gewinnen; man injiziert Salvarsan Dosis III—IV und untersucht dann, da die Aussichten am 5. bis 24. Tag am größten sind, 1 *und* 3 Wochen nach der Injektion das Blut; die Beurteilung der Heilung ist natürlich günstiger, wenn eine vorher negative WaR. nicht positiv wird. (Eine Provokation kann auch durch intramuskuläre Injektion von Wismut oder 5 ccm abgekochter Milch vorgenommen werden.)

Etwas anderes als die Beurteilung der Heilung ist die Beurteilung der *Ansteckungsfähigkeit*, da das Gesetz zur Bekämpfung der Geschlechtskrankheiten und das Ehegesundheitsgesetz dem ansteckungsfähigen Kranken bestimmte Auflagen macht (Behandlungspflicht, Enthaltsamkeit von außerehelichem Verkehr, Eheverbot).

Als nicht mehr ansteckend gilt eine Syphilis, wenn nach genügender Behandlung 2 Jahre lang klinisch und serologisch, evtl. auch im Liquor, keine Erscheinungen mehr aufgetreten sind. Die Fristen können vom Arzt auf Grund seiner wissenschaftlichen Erfahrungen herabgesetzt werden.

Jedenfalls aber wird die Ansteckungsfähigkeit einer Lues 4 Jahre nach der Infektion als erloschen angesehen, vorausgesetzt, daß Genitale und Mund frei sind. Diese Frist von 4 Jahren ist unabhängig von dem Vorliegen einer WaR. im Blut, von Liquorbefunden, von tertiären Erscheinungen an Haut oder inneren Organen, von sog. parasyphilitischen Erscheinungen. Nach dieser Zeit kann also auch niemand mehr zu einer Behandlung gesetzlich gezwungen werden. Die Behandlung kann dann nur mit dem persönlichen Interesse des Patienten begründet werden, abgesehen von einer Ausnahme: der Gravidität. Kommen luische Frauen zur Schwangerschaft, so sollten sie zur Verhütung einer plazentären Übertragung ihrer Lues bis zu 6—10 Jahren nach der Infektion jedesmal während einer Schwangerschaft behandelt werden (mit Penicillin oder Salvarsan), auch wenn klinische oder serologische Erscheinungen fehlen; die Beschwerden einer Kur während der Schwangerschaft stehen in keinem Verhältnis zu dem Unglück eines kongenitalluischen Kindes in einer Familie; eine Kur der graviden Mutter verhütet mit größter Sicherheit eine Übertragung auf den Foet. Einsichtige Mütter sind für eine solche Behandlung immer zu gewinnen.

6. Angeborene Syphilis.

Diagnostische Vorbemerkungen. Ist eine Schwangere syphilitisch erkrankt,
so kann sie auf dem Wege über die Placenta das Ungeborene anstecken, um so
wahrscheinlicher, je frischer ihre Erkrankung ist. Die Mehrzahl der Kinder kommen als Frühgeburten zur Welt, meist erst nach dem 5. Monat und häufig bereits
abgestorben. Aber ein Teil wird zur normalen Zeit und lebend geboren; manche
von ihnen zeigen einige Tage oder Wochen nach der Geburt Hauterscheinungen,
die in charakteristischer Weise an den Hohlhänden und Fußsohlen und im Gesicht,
aber auch anderswo sitzen, und zwar als schlaffe eitrige Blasen (pemphigoide
Lues) oder als braunrote Hautinfiltrate. In der Blasenflüssigkeit oder in dem nach
Kratzen aus den Infiltraten austretenden Blut sind Spirochäten leicht nachweisbar (s. S. 396); die Erscheinungen sind also hochgradig infektös. (Vorsicht für Arzt,
Säuglingsschwester, Pflegerin. Stillenlassen durch eine nichtsyphilitische Amme
ist nach dem Gesetz zur Bekämpfung der Geschlechtskrankheiten verboten.)

Auch aus den Schleimhauterscheinungen, an der Nasenöffnung (blutige Borken, dadurch bedingtes Schniefen) lassen sich bei genügender Sorgfalt Spirochäten
nachweisen.

Ein Primäraffekt findet sich natürlich infolge des besonderen Infektionsweges
bei der kongenitalen Lues nicht; ist ein solcher vorhanden, so handelt es sich um
eine Kontaktinfektion, z. B. beim Geburtsakt, beim Stillen.

Differentialdiagnostisch: Pemphigoide Pyodermie der Säuglinge, eitrige Blasen über
den ganzen Körper, auch an den Händen, durch Staphylokokken bedingt; Heilungen
durch Zephirolbäder, Dermatolpuder, Sulfonamide. Spirochätennachweis natürlich negativ.

Die WaR. des kranken Säuglings ist, wenn bereits Hauterscheinungen vorliegen, meistens positiv; das Blut, etwa 2—3 ccm, gewinnt man durch senkrechte
Einschnitte in die Fußferse. Liegen keine Erscheinungen vor, kann die WaR. zunächst noch negativ sein, später aber umschlagen. Andererseits kann in der ersten
Woche die WaR. des Säuglings positiv sein, ohne daß er selbst erkrankt ist; die
spezifischen Stoffe stammen dann vom mütterlichen Blut, das positiv ist; in
diesem Fall wird die WaR. beim Säugling etwa ab der 2. Woche wieder negativ.
Häufigere Blutkontrollen werden zunächst zweckmäßig nach Chediak (s. S. 398)
vorgenommen.

Bei der Mutter kann die WaR. trotz Erscheinungen beim Kinde gelegentlich negativ sein, was jedoch nichts gegen das Vorliegen einer alten Lues beweist. Zu Täuschungen gibt aber die Tatsache Veranlassung, daß die WaR. bei
der Mutter in den ersten 2 Wochen nach der Geburt, übrigens auch in den letzten
Schwangerschaftsmonaten einmal unspezifisch positiv sein kann, d. h. ohne daß
eine Syphilis vorliegt. (Die Verwendung des Retroplacentarblutes zur Anstellung
der WaR. ist wegen der häufigen unspezifischen Reaktionen zu verwerfen.)

Zusammenfassend kann man also sagen: bei verdächtigen Erscheinungen des
Kindes (wenn sie ausnahmsweise durch mangelnden Spirochätenbefund nicht
sicherzustellen sind) ist die positive WaR. des Kindes beweisend, abgesehen von
der ersten Lebenswoche. Bei Erscheinungsfreiheit ist die positive WaR. des Kindes, abgesehen von der ersten Woche, beweisend; die negative nur dann,
wenn sie auch bei einer Nachkontrolle bis zum 6. Lebensmonat negativ bleibt.

Die positive WaR. bei der Mutter während oder nach der Geburt macht
das Kind verdächtig, um so mehr, wenn die Positivität nicht innerhalb 2 Wochen
verschwindet, also vermutlich spezifisch ist; aber das Kind braucht nicht krank
zu sein, es bedarf jedoch einer 6monatlichen Kontrolle. Wird die WaR. einer Frau
in den letzten Monaten der Gravidität positiv gefunden, so kann sie unspezifisch
sein; aber man sollte dann doch trotzdem eine prophylaktische Behandlung der

Mutter mit Penicillin oder Neosalvarsan (Dosis III, jeden 5. Tag, 10—12 Injektionen) vornehmen, da man hierdurch die Gewißheit hat, ein gesundes Kind zu bekommen. Auch wenn eine Mutter mit frischen Erscheinungen erst in den letzten Wochen vor der Niederkunft zum Arzt kommen sollte, ist es dank Penicillin immer noch möglich, das Kind meist gesund zu halten.

Nicht immer aber kommt es beim kongenitalluischen Säugling zu Hauterscheinungen; von anderen Organsystemen sind besonders häufig die Knochen befallen (Auftreibung der Epiphysen an den langen Röhrenknochen; durch Schmerzen oder Epiphysenlösung bedingte PARROTsche Scheinlähmung, auftretend in der 1. bis 6. Lebenswoche. Röntgenologisch sind diese Epiphysenveränderungen als dunklere aufgefaserte Kalkschatten für kongenitale Lues charakteristisch, ebenso schalenförmige periostale Anlagerungen, bei Symptomenarmut ein wertvolles diagnostisches Anzeichen). Weiterhin werden Milz- und Lebertumor, seltener Nephritis mit reichlicher Eiweißausscheidung beobachtet; schließlich nervöse Symptome, meningitische Reizerscheinungen und Hydrocephalus.

Gelegentlich aber ist die kongenitale Syphilis des Säuglings ebenso wie die Syphilis der Mutter unbemerkt geblieben, sei es weil kein Verdacht bestand, weil Erscheinungen fehlten oder solche mißdeutet wurden. Dann kommen die ersten Krankheitserscheinungen erst in späteren Jahren hervor als tertiäre Haut- und Schleimhauterkrankungen, z. B. gummöse Hautprozesse, Ulcerationen des weichen Gaumens; gummöse Prozesse an der knöchernen Nase (Sattelnase) oder an inneren Organen, z. B. charakteristisch die schmerzlose Verhärtung der angeschwollenen Hoden.

Für die *Spätform der kongenitalen Lues* sind jedoch meist besondere Symptome charakteristisch, die erst im 7. bis 20. Lebensjahr in Erscheinung treten: die Keratitis parenchymatosa und die Innenohrschwerhörigkeit oder -taubheit; an den Zähnen des bleibenden Gebisses — also erst bei Kindern über 8 Jahren — finden sich dann auch Veränderungen der oberen inneren Schneidezähne (charakteristisch sind halbmondförmige Einbuchtungen der Schneideflächen und die sog. Faßform, bei der sich die Schneidezähne im unteren Teil wieder verschmälern) und weiter eine isolierte Hypoplasie der Kaufläche der 1. Molaren; diese sog. HUTCHINSONschen Zähne sind aber nur die Anzeichen einer in den ersten Lebenswochen, wo diese Zähne zu verkalken beginnen, bestehenden schweren Allgemeinstörung, häufig also, aber nicht immer, infolge einer angeborenen Syphilis. Die WaR. im Blut ist meist positiv.

Pupillenstörungen, Blasenstörungen (Bettnässen), fehlende Beinsehnenreflexe, apoplektiforme Anfälle weisen auf Beteiligung des Zentralnervensystems hin, manchmal auf die Entwicklung einer parasyphilitischen Erkrankung: Tabes und Paralyse. Eine Lumbalpunktion, die möglichst immer durchzusetzen ist, bei Kindern auch meist keine Beschwerden macht, gibt darüber Aufschluß.

Bei Aufdeckung jeder kongenitalen Lues ist stets die Ausbreitung der Lues in der ganzen Familie zu erforschen. Der Vater braucht nicht immer krank zu sein und die Infektion in die Familie eingeschleppt zu haben. Die Mutter ist jedenfalls immer durch die Übertragung auf das Kind als krank erwiesen und auch für gewöhnlich behandlungsbedürftig (die kongenitale Lues wird deshalb auch häufig als konnatal bezeichnet, da sie unmittelbar nicht vom Erzeuger, sondern von der Mutter stammt). Von den Geschwistern können manche gesund, manche krank sein; eine Regelmäßigkeit der Übertragung besteht nicht: Totgeburten, gesunde Kinder, kranke Kinder können miteinander abwechseln. Während die WaR. bei der kongenitalen Lues meist positiv ist, kann die WaR. der Eltern bereits wieder negativ sein. Die klinische Untersuchung (Aortitis, parasyphilitische Symptome) darf deshalb nicht unterlassen werden.

Behandlung. Im allgemeinen wird man bei dem Neugeborenen die Behandlung erst beginnen, wenn die Syphilis feststeht (Erscheinungen, Spirochätennachweis, WaR. bzw. Chediak). Ausnahmsweise, wenn die Mutter keine genügende Behandlung in der Schwangerschaft mehr genießen konnte, kann man das Kind gleich von der Geburt an mitbehandeln, ebenso wie ja auch die Mutter ihre begonnene Kur fortführt. (Keineswegs soll man aber alle Kinder grundsätzlich prophylaktisch behandeln, deren Mütter während der Schwangerschaft behandelt worden sind, etwa selbst lediglich zur Prophylaxe oder nach vorausgegangenen genügenden Kuren.)

Ein überlegenes Mittel für die frühe kongenitale Lues ist das Spirocid; zunächst weil dabei gefährliche HERXHEIMERsche Reaktionen ausbleiben; auch der Umstand, daß man dieses Mittel oral verabfolgt, so daß bei ungünstigem Ausgang der Erkrankung nicht einer Spritze die Schuld gegeben werden kann, macht es für den Praktiker wertvoll. Das Spirocid (s. S. 404) liegt in Tabletten zu 0,25 für Erwachsene und zu 0,01 für Säuglinge vor. Tatsächlich sind für Säuglinge auch die Tabletten zu 0,25 brauchbar.

Dosierung: 3 Tage lang 1mal ¼ Tablette zu 0,25,
            3 „ Pause,
            3 „ lang 2mal ¼ Tablette,
            3 „ Pause,
            3 „ lang 3mal ¼ Tablette.

und so weiter steigend bis auf 4mal ¼ Tabl. (bei Kindern unter 5 kg) und bis auf 4mal ½ Tabl. (bei Kindern von 5—10 kg Gewicht). Gesamtdosis der Kur 7,5—15 g. Dauer der Kur rd. 9 Wochen. Das Spirocid wird in Milch zerdrückt und mit dem Löffel gegeben.

Ist der Säugling sehr schwächlich, beginnt man mit Spirocid 0,01, 3mal tägl. 1 Tabl.; 3 Tage lang; nach 3 Tagen Pause steigend auf 3mal 2—3 Tabl. Später Kur wie oben. Bei Durchfällen, Erbrechen, Ausschlag, Absetzen der Kur für etwa 1 Woche und mit kleinerer Dosis wieder beginnen.

Kann der Säugling nicht schlucken oder erbricht er, so kann man Injektionen geben, und zwar Myosalvarsan, intramuskulär 0,01 steigend bis 0,02 je kg Körpergewicht; 2mal wöchentlich; 10—12 Injektionen. Die Lösung erfolgt zweckmäßig in 0,7 ccm Wasser unter Zusatz von 0,3 ccm 2% Novocain.

Von derartigen Kuren führe man möglichst drei im 1. Lebensjahr mit Pausen von 2 Monaten durch, auch wenn die äußeren Erscheinungen beseitigt sind; die WaR. im Blut ist meist noch positiv. Von der 2. Kur an kann kombiniert behandelt werden: also gleichzeitig mit Wismut, z. B. Bismogenol oder Spirobismol 0,2—0,3 ccm 2mal wöchentlich, 10—12 intramuskuläre Injektionen.

Mit dem Penicillin ist ein besonders wertvolles Hilfsmittel gegen kongenitale Lues gewonnen. Bis zum 6. Monat kann man es dem Säugling, der noch keine oder wenig Magensalzsäure besitzt, oral verabfolgen: alle 3 Stunden 8000 I.E. je kg Sollgewicht in den ersten 6 Wochen, 10000 I.E. je kg Sollgewicht in den folgenden Wochen, etwa 12—15 Tage lang, also etwa 3—5 Mega E Gesamtdosis. Hierzu eignet sich besonders Oricillin (Grünenthal), Tabl. zu 50000 I.E., die gut vertragen werden.

Von wäßrigen Injektionen gibt man alle 3 Stunden 10000 I.E. (ohne Berücksichtigung des Gewichtes) in den ersten 6 Monaten, später 20000 I. E. etwa 12—15 Tage lang, also 1,2—1,6 Mega E. Von Depotpenicillin tägl. 200000 I.E. auf einmal oder morgens und abends je die Hälfte. Bei starken Erscheinungen schickt man vorsichtigerweise für eine Woche Spirocid dem Penicillin voraus, das gelegentlich (selbst in kleinen Dosen) gefährliche HERXHEIMERsche Reaktionen macht. In dieser Form ist heute die Penicillinkur die Methode der Wahl für die erste Behandlung der frühen kongenitalen Lues überhaupt. Aber in Anbetracht, daß man im Penicillin ein dem Salvarsan gleichwertiges antiluisches Mittel hat, strebe man danach, jedem kongenital-luetischen Säugling im 1. Jahr wenigstens *eine* Penicillinkur, besser zwei oder drei neben Salvarsan und Wismut zukommen zu lassen.

Die Behandlung hat möglichst bis zu einer bleibenden negativen WaR. fortgesetzt zu werden, mit nicht zu langen Pausen; darüber hinaus noch zwei Sicherheitskuren. (Um eine Kontrolle der langwierigen Behandlung auch bei Arztwechsel zu erreichen, die zur Vorbeugung von Späterkrankungen notwendig ist, zweckmäßig Meldung jeder kongenitalen Lues an die Beratungsstellen der Landesversicherungsanstalt.)

Kommen Kinder erst mit Späterscheinungen in Behandlung, dann übliche Kuren mit Neo-Salvarsan, Wismut und Penicillin, in einer dem Alter entsprechenden Dosierung.

Während tertiärsyphilitische Hauterscheinungen dabei rasch schwinden, wird eine Keratitis parenchymatosa nur langsam durch die antiluische Behandlung in ihrem Ablauf beeinflußt, heilt aber in der Mehrzahl der Fälle schließlich mit ausreichender Sehschärfe ab; eine Schwerhörigkeit kommt bestenfalls mit Defekt zum Stillstand. Bei Nachweis einer beginnenden jugendlichen Tabes oder Paralyse rechtzeitige Fieberbehandlung (z. B. Pyrifer, auch Malaria, mit Penicillin kombiniert), im Anschluß daran mehrere antiluische Kuren.

C. Weicher Schanker.

Klinische Vorbemerkungen. Der weiche Schanker, das Ulcus molle, tritt entweder in Hafen- oder Großstädten eingeschleppt als Einzelfall auf oder als Epidemie (wie zuletzt in Deutschland 1919—1923). Charakteristisch für das Ulcus molle —das man also außerhalb der genannten Umstände nur sehr vorsichtig diagnostizieren sollte — sind schmerzhafte Geschwüre, die wenige Tage nach einem verdächtigen Geschlechtsverkehr erscheinen, und die sich außerordentlich rasch auf andere Stellen übertragen; der Eiter ist nämlich sehr infektiös. (Zum Nachweis eines Ulcus molle ist die *Autoinoculation* brauchbar: Einbringung eines Tröpfchens Eiter auf eine kleine aufgeritzte Stelle am Unterarm; nach 1—2 Tagen entwickelt sich dort eine Pustel, in der auch der Erreger leichter als in den mischinfizierten Ulcera selbst nachzuweisen ist. Der Erreger, der Streptobacillus, ist im Eiter ein Gram-negativer, sehr vielgestaltiger Bacillus; kratzt man dagegen aus dem Wundboden Gewebsbröckel heraus, so liegen die Bacillen hier in typischen Ketten, die zu Schwärmen vereinigt sind.)

Das Ulcus molle befindet sich also für gewöhnlich in der Mehrzahl; es ist tief, eitrig belegt, mit zackigen Rändern, unter die man mit der Sonde eindringen kann (unterminiert). Der Wundboden zeigt bei Zusammenpressen an den Seiten keine Verhärtung. Sitz: bei Männern in der Kranzfurche, am Bändchen (das dadurch oft zerstört wird), auf der Eichel und durch den herausfließenden Eiter besonders zahlreich an der Umschlagfalte der äußeren Vorhaut, durch deren Anschwellung es zudem noch zu einer die Behandlung erschwerenden Phimose kommt. Bei der Frau sitzen die Ulcera auf den Labien, in der Vulva, besonders an der hinteren Commissur (die Erreger können aber auch, ohne Erscheinungen zu machen, in der Scheide vorhanden sein; wichtig für die Übertragung).

Besondere Formen: Vegetierendes Ulcus molle an feuchten Stellen; unter der Vorhaut kann der Wundboden zu wuchern beginnen, es entstehen knopf- und pilzförmige Wucherungen.

Verhältnismäßig häufig kommt es beim weichen Schanker zu schmerzhaften Schwellungen der regionären Drüsen (Bubonen), also meist der Leistendrüsen, die zu großen Paketen zusammenbacken und unter Verfärbung der Haut abscedieren. Manchmal gehen von diesen Absceßöffnungen neue Ulcera mollia der Bauchhaut aus.

Differentialdiagnostisch: Der syphilitische Primäraffekt (der harte Schanker, das Ulcus durum) tritt erst 2—4 Wochen nach dem Geschlechtsverkehr auf; er ist nicht oder wenig schmerzhaft, knorpelig hart infiltriert; er liegt in Einzahl vor oder hat lediglich auf der gegenüberliegenden Seite, z. B. im Vorhautsack, einen Abklatschschanker produziert; die Lymphdrüsen sind zwar geschwollen, aber nicht schmerzhaft und nicht verbacken, sondern einzeln perlschnurartig aneinandergereiht und vereitern nie.

Jedoch kann ein Ulcus molle mit einem Primäraffekt gleichzeitig erworben sein. Dann wiegen zunächst die Erscheinungen des weichen Schankers vor; lediglich durch eine hinzutretende Verhärtung der Geschwürsbasis tut sich die beginnende Syphilis kund. Wegen Gefahr eines derartigen Ulcus mixtum sollte jedes Ulcus molle auf Spirochaeta pallida abgesucht werden (s. S. 396), natürlich *vor* jeder Lokalbehandlung, die die empfindlichen Spirochäten vertreibt. Die WaR. kann bei Ulcus molle, besonders bei bestehendem Bubo, positiv sein. Man beachte, daß die für die Syphilisinfektion charakteristische positive WaR. nicht früher als 4—5 Wochen nach der Ansteckung aufzutreten pflegt, dann aber auch positiv bleibt, während die unspezifische WaR. des Ulcus molle wieder vergeht; aus einer einmaligen positiven WaR., und besonders einer vorzeitigen, diagnostiziere man also nicht gleich eine Syphilis. Wegen der Gefahr, daß man jedoch auch einmal bei einem Ulcus molle die gleichzeitige Syphilisinfektion übersehen haben könnte, muß man andererseits grundsätzlich bei jedem Ulcus molle 2—3 Monate nach der Infektion nochmals die WaR. kontrollieren.

Differentialdiagnostisch: Herpes simplex am Genitale, auch bereits wenige Tage nach Verkehr auftretend; kleine nicht fortkriechende Erosionen, ebenfalls schmerzhafte Lymphdrüsenschwellung, die aber nicht vereitert. Dauer 8—14 Tage.

Balanitis erosiva circinata (s. S. 421), oberflächliche stark eitrig sezernierende Schleimhautdefekte der Glans und inneren Vorhaut; Ränder weißlichgrau; schnelle bogenförmige Ausdehnung.

Phagedänischer Schanker (s. S. 422): Entwickelt sich fast nur unter einer entzündlichen Phimose, starke Schwellung des blaugrau verfärbten Gliedes, das sich kühl anfühlt; im Vorhautsack ist eine Verhärtung durchzutasten; seröse bräunlichblutige Flüssigkeit läuft aus dem Vorhautsack ab.

Inguinale Lymphogranulomatose (s. S. 420): Kleine häufig übersehene oberflächliche Primäraffekte; chronische Schwellungen der Leistendrüsen, manchmal aus mehreren kleinen Stellen abscedierend. Nach und nach Befallensein sämtlicher Lymphdrüsen des Körpers.

Eitrig infizierte Scabiespapeln auf Glans und am Penis (s. S. 305), weiche längliche bläuliche Papeln, zum Teil geschwürig zerfallen, verkrustet und dann etwas schmerzhaft. Allgemeines Jucken in der Bettwärme. Befallensein der übrigen Prädilektionsstellen.

Bei Frauen *Ulcus vulvae acutum:* Plötzlich — manchmal unter Fieber und Schüttelfrost — auftretende, schmerzhafte Geschwüre auf der Innenseite der Labien. Die Leistendrüsen sind meist wenig beteiligt. Das Leiden ist keineswegs eine durch den Geschlechtsverkehr übertragene Krankheit und kommt auch bei Jungfrauen und Kindern vor, manchmal sogar wiederholt. Charakteristisch das massenhafte Vorhandensein des Bacillus crassus im Geschwür, eines Gram-positiven plumpen Stäbchens (identisch mit dem DÖDERLEINschen Scheidenbacillus; ob es sich hier um den Erreger handelt, ist noch fraglich). Bei begründetem Verdacht auf Syphilis Vornahme der WaR. in 5—8 Wochen. Durch Streuungen auf dem Blutwege Erythema nodosum-artige Knoten an den Beinen. Behandlung: Lokale Ätzungen mit Phenol, Dermatolpuder.

Behandlung. Noch im Beginn der letzten Epidemie bestand die Regelbehandlung des weichen Schankers in Ausätzung mit Phenol. liquefact. („Carbolsäure") und in Einpudern mit Jodoform. Die Ätzungen werden derart vorgenommen, daß mit einem Wattestäbchen zunächst das Geschwür, das durch Baden in warmer Wasserstoffsuperoxydlösung gereinigt ist, kurz mit Phenol betupft wird; der Schmerz ist dabei nur kurz, nach einigen Sekunden tritt durch Nervenlähmung eine Anästhesie ein, unter deren Ausnützung weitergeätzt wird. Schließlich muß das Ulcus gründlich bis in alle Buchten ausgerieben sein und den weißlichen Carbolschorf zeigen. Dann wird ebenso sorgfältig Jodoformpuder in das Geschwür eingestreut und darüber ein Verband mit einer Zinkpaste oder mit Schwarzsalbe (s. S. 124) angebracht. Bei dieser Behandlung, wenn sie täglich sorgfältig ausgeübt wird, gelingt es oft, in 5—10 Tagen das Geschwür zu reinigen. Dann läßt man es unter Jodoform allein abheilen.

Bei weichem Schanker unter der phimotischen Vorhaut spritzt man 10% Jodoformglycerin in den Vorhautsack tägl. 2mal ein (mit der Tripperspritze); äußerstenfalls legt man durch eine Dorsalincision die Geschwüre frei und behandelt sie wie oben. Die Incisionswunden werden allerdings meist schankrös. (Also keinesfalls sofort nähen!)

Lymphdrüsenentzündungen werden mit heißen feuchten Umschlägen behandelt, gleichzeitig mit Olobintin- oder Milchinjektionen (5—8 ccm) der Reifung zugeführt. Erst wenn sie völlig erweicht sind, incidiert man am untersten Punkt der Vorwölbung mit einem kleinen, etwa 8—10 mm langen Einstich. Nach Ausdrücken des Eiters Injektion von 10% Jodoformglycerin in die Absceßhöhle; Einlegen eines kleinen Tampons, damit die Öffnung einige Tage nicht verklebt.

Einen Fortschritt in der Ulcus molle-Behandlung bedeutete die spezifische Vaccination. Dazu stand zunächst lediglich ein französisches Präparat zur Verfügung, die sog. „Dmelcos"-vaccine, die alle 2—3 Tage intravenös injiziert, häufig nach 4—5 Injektionen zur völligen Abheilung führte; allerdings waren starke, aber nicht bedrohliche Fieberreaktionen die Regel. Lokalbehandlung der Ulcera unnötig oder mit Vioformpuder. Bubonen bildeten sich manchmal ohne Vereiterung zurück. An die Stelle der Dmelcosvaccine tritt heute in Deutschland das Ulcatren der Behringwerke. (Interessant ist, daß bei dem Ulcus molle, das man als eine reine Lokalerkrankung ansah, eine Allergie der ganzen Hautdecke auftritt; nach intracutaner Injektion von 0,2 ccm Test-Ulcatren beobachtet man eine heftige spezifische Lokalreaktion, unter Umständen noch 20 Jahre nach der Infektion.)

Auch mit unspezifischen Fieberreaktionen lassen sich bisweilen Erfolge erzielen, (Pyrifer, alle 2—3 Tage).

Schließlich hat sich neuerdings auch die Behandlung mit Sulfonamiden bei Ulcus molle als wirksam erwiesen, wodurch die Therapie weiterhin vereinfacht worden ist. Empfohlen wird heute als Methode der Wahl Eleudron, Elkosin, auch Prontosil oral in den üblichen „Stößen" (s. S. 171), gleichzeitig kombiniert mit lokaler Pulveranwendung derselben Mittel, z. B. als MP Puder.

Endlich ist auch noch Penicillin allgemein und lokal wirksam.

D. Inguinale Lymphogranulomatose.

Die inguinale Lymphogranulomatose, bereits während des ersten Weltkrieges von den Tropen her langsam im Vordringen, ist eine durch ein Virus verursachte Geschlechtskrankheit von schleichendem, manchmal charakteristischem, manchmal verkennbarem Verlauf. Der schmerzlose Primäraffekt, der wenige Wochen nach dem Verkehr auftritt, wird meist übersehen; er erscheint als kleine oberflächliche Ulceration oder auch einmal als ein Ausfluß aus der Harnröhre. Charakteristisch ist eine langsam auftretende, wenig schmerzhafte harte Schwellung der Leistendrüsen, die nach und nach miteinander verbacken; mit der Zeit verfärbt sich die Haut über den Drüsen braun oder blau und es kann zu Fluktuationen und Abscedierungen kommen, charakteristischerweise an mehreren Stellen und nur mit Entleerungen weniger Tropfen Eiter Allgemeinstörungen:

leichtes Fieber, Appetitlosigkeit können die Erkrankung in ihrer Entwicklung begleiten. Nach und nach werden auch alle anderen Lymphdrüsen ergriffen; seltener die Gelenke (Arthritis), die Nieren, die Nebennieren, das Endokard, das Peritoneum, die Conjunctiven. Nach Jahrzehnten kann es durch Verödung der erkrankten Lymphgebiete zu elephantiastischen Schwellungen von Vulva und Anus kommen und zu Strikturen, die durch sekundäre Geschwürs-bildungen kompliziert sind (sog. Ulcus chronicum vulvae et ani oder „Esthiomène", meist bei Prostituierten). Bei Frauen, bei denen nicht die oberflächlichen Leistendrüsen, sondern die tieferen Beckenlymphdrüsen das Genitale versorgen, werden die Früherscheinungen der Erkrankung meist übersehen.

Die Diagnose der inguinalen Lymphogranulomatose wird durch die Reaktion nach FREI gestützt: auf die intracutane Injektion einer sterilisierten Eiterauf-schwemmung eines sicheren Falles von abscedierender Lymphogranulomatose tritt nach 1—2 Tagen eine starke Hautreaktion auf; die Reaktion kann bei frischer Lues, bei Tuberkulose, bei Sepsis trotz Vorliegen einer Lymphogranulomatose negativ sein; für gewöhnlich ist sie aber noch jahrzehntelang nachweisbar. (Frei-Test der Behringwerke; das handelsübliche FREIsche Antigen der Behringwerke ist aus dem Gehirn infizierter Mäuse gewonnen.) Die WaR. ist negativ.

Behandlung. Sulfonamide: z. B. Prontosil, Eleudron, die Pyrimidine (Elkosin, Aristamid u. a.), am besten kombiniert mit Pyrifer. Penicillin ist nicht wirk-sam, wohl aber Aureomycin, Terramycin, Chloromycetin.

Die gegen zahlreiche Tropenkrankheiten verwandten Antimonpräparate: Fuadin (dreiwertiges Antimonpräparat) intramuskulär, etwa 10 Injektionen zu 3,5—5 ccm, alle 1—2 Tage. Ebenso Stibenyl und Neostibosan (fünfwertige Anti-monpräparate) intramuskulär.

Die harten Drüsenschwellungen resorbieren sich am besten nach Röntgen-bestrahlungen (300—500 r, 2—5 mm Al HWS, mehrmals). Operative Maßnahmen: Incisionen, Exstirpation der ganzen Lymphdrüse führen häufig zu häßlichen Narben und haben — entsprechend der Allgemeinausbreitung des Erregers — nur eine lokale Bedeutung.

Die Spätstrikturen können durch lokale Röntgenbestrahlungen und Dehnungen (am besten mit der Heizsonde oder mit Dilatatoren), daneben desinfizierende Bäder (Zephirol, Kaliumpermanganat) und Salben (Dermatol- oder Rivanolpasten) wesentlich gebessert werden.

E. Balanitis und Ulcus phagedaenicum.

Zu Zersetzungen des auf der Glans dauernd abgeschiedenen Smegmas, das aus fettig degenerierten Epithelien besteht, kommt es leicht, und damit zu Jucken und Absonderung eines dünnflüssigen Sekretes und Bildung von Erosionen (Balanitis, Eicheltripper). Ursache: manchmal nur ungenügende Reinlichkeit, bei besonderer Hartnäckigkeit denke man an Diabetes.

Eine eigenartige Form ist die *Balanitis erosiva circinata*, bei der sich, häufig von der Kranzfurche ausgehend, frischrote Erosionen bilden, die von einem weiß-lichen Epithelsaum umgeben sind und sich rasch ausdehnen. Dadurch kommt es zu bogenförmig begrenzten Wundflächen, die etwas schmerzhaft sind und reichlich dünnflüssigen Eiter absondern. Diese Erkrankung rezidiviert häufig, kann auch durch Geschlechtsverkehr übertragen werden. Als Erreger wird eine Mischflora aus fusiformen Bacillen und Spirochäten angesprochen. Therapie: Kalomelpulver, rasch erfolgreich, aber zum Schutz vor Rezidiven noch längere Zeit mindestens 2mal wöchentlich zu wiederholen. Bäder mit Wasserstoffsuper-

oxyd. Wird auf die Dauer die Glans zu trocken, Einlegen von Mulläppchen mit
Calomel. 30 / Tumenol-Ammon. 3 / Eucerin c. aq. ad 100.

Bei Frauen wird eine der Balanitis entsprechende Vulvitis beobachtet mit reichlichem
dünnen serösen Eiter; dabei kann eine Gonorrhöe bestehen und Vaginalfluor, bisweilen ist
die Vagina aber auch unbeteiligt. Therapie: Sitzbäder mit Wasserstoffsuperoxyd- oder
Chinosollösung, Kalomel- oder Xeroformpuder.

Besteht eine angeborene Phimose, so verengert sich diese durch die Balanitis
noch mehr, und es kommt zu Ausfluß aus dem Vorhautsack, meist als eine
Gonorrhöe angesehen. Zur Differentialdiagnose wischt man mit Wattestäbchen
den Vorhautsack trocken und läßt urinieren; ist der Urin klar, so liegt natürlich
keine Gonorrhöe vor, andernfalls zentrifugiert man und mikroskopiert. Auch
hier besteht die Behandlung in Einpudern von Kalomelpulver, der mit Wattestäbchen unter die Vorhaut gebracht werden muß, was zunächst schmerzhaft zu
sein pflegt. Dennoch muß hier die Behandlung energisch vorgenommen werden,
denn es besteht sonst die Gefahr, daß sich unter Luftabschluß die Infektion in die
Tiefe erstreckt und es zu einem sog. *phagedänischen Schanker* (Ulcus phagedaenicum) kommt. Dann ist der phimotische Penis stark geschwollen, kalt, bläulich,
auf Druck oft etwas knisternd; unter der Phimose tastet man eine kirschgroße
Geschwulst und aus dem Vorhautsack entleert sich seröser, auch blutiger Eiter.
Bei ausgeprägtem phagedänischem Schanker ist mit einer Dorsalincision nicht
zu zögern, weil es sonst zu rasch weiterfressenden Ulcerationen kommen kann.
(Der Prozeß entspricht völlig dem einer PLAUT-VINCENTschen Angina in der
Mundhöhle; kann auch gelegentlich durch Mundspeichel übertragen werden.)
Lokal warme Wasserstoffsuperoxydspülungen und Kalomelpuder, allgemein In-
jektionen von Salvarsan.

Differentialdiagnostisch zur Balanitis kommen oberflächliche Primäraffekte oder erodierte syphilitische Papeln in Betracht, aber diese zeigen eine mehr düsterrote schinken-
speckähnliche Farbe, sind auch infiltriert; gleichzeitig Drüsenschwellungen. Ulcera mollia:
Die Geschwüre reichen tiefer.

Von Hauterkrankungen treten auf der Glans oder im Vorhautsack auf: Lichen planus,
weißliche, trockene, juckende Knötchen, die langsam zu eigentümlich bogigen Herden auswachsen mit zentraler leichter Atrophie. Manchmal isoliert, manchmal kombiniert mit
anderen Schleimhautherden (z. B. in der Mundhöhle). Therapie: Röntgenbestrahlung
(s. S. 338).

Psoriasis: isolierte nichtjuckende braunrote schuppenbedeckte Papeln auf der Glans,
manchmal auch kombiniert mit allgemeiner Psoriasis, oder nur bei Verschlimmerungen auftretend, dann auch leicht nässend. Therapie: Pyrogallolsalben; Röntgenbestrahlung.

Arzneiexantheme: nach Antipyrin oder antipyrinhaltigen Mitteln auftretende scharfbegrenzte violettrote brennende Flecken, die auch, wo sich Haut gegenseitig berührt, nässen
können. Charakteristisch das wiederholte schlagartige Erscheinen, immer wieder an denselben Stellen; das Brennen; die violette Verfärbung; die Abheilung mit Pigmentierung.
Behandlung: Abführen, Kalkinjektionen; Absetzen des gefährlichen Mittels.

Krätze: An der Glans sitzende weiche bläuliche streifenförmige Papeln, oft mit einer
zentralen Kruste; sonstige Prädilektionsstellen wie Achselfalten, Fingerkanten sind befallen; immer aber Jucken in der Bettwärme. Behandlung s. S. 305.

Bisweilen sieht man entzündliche Prozesse an der Glans und der Vorhaut, die
bereits jahrelang dauern und von narbigen Veränderungen begleitet sind (*Leukoplakie*). Die befallene Haut ist glänzend oder geschrumpelt, weißlichgrau,
trocken, vor allem aber verdickt und verhärtet; die Urethralmündung ist häufig
verengt, die Schrumpfung kann auch die vordersten Teile der Harnröhre befallen.
Ursache unbekannt, vielleicht dauernde Traumen durch Scheuern der Kleider,
denn manchmal entsteht das Leiden nach einer Phimosenoperation, bei der das
Praeputium zu weit entfernt ist.

Behandlung: Röntgenbestrahlungen (300—400 r; 1 mm Al HWS, mehrmals),
dauernde Salbenbehandlung mit Desitinolan oder Eucerin c. aq. Bei verengter

Harnröhre Spaltung nach unten. Obacht vor auftretender carcinomatöser Umwandlung.

Anhangsweise sei noch die *Induratio penis plastica* behandelt, eine auf dem Rücken
des Penis in der Tiefe zu tastende flache oder spindelige Verhärtung zwischen den Schwell-
körpern. Die Entwicklung geht meist langsam vor sich, das Leiden macht sich oft erst
bemerkbar durch Schmerzen und Abknickungen des Penis während der Erektion und durch
Blutungen während der Ejaculation. Hat der Patient seine Induratio penis plastica erst
einmal entdeckt, treten leicht noch sexual-neurasthenische Beschwerden hinzu.

Bisweilen besteht auch eine DUPUYTRENsche Fingerkontraktur, eine narbige Verhärtung der Aponeurose in der Hohlhand, die zur Verkrümmung des vierten, aber auch der
anderen Finger (mit Ausnahme des Daumens) führt.

Die Induratio penis plastica ist als Leiden der Männer von 40—60 Jahren keineswegs
selten.

Behandlung: Radiumbestrahlungen, besonders Distanzbestrahlungen; intramuskuläre
Injektionen von Olobintin. Kurzwellen. Vitamin E in exzessiven Dosen (150—200 mg).
Heilerfolge nicht immer sicher zu erreichen.

F. Feigwarzen.

Die Feigwarzen, spitze Kondylome (gegenüber den breiten Kondylomen bei
sekundärer Syphilis so genannt), sind keine Geschlechtskrankheit, sondern Warzen, also wie diese durch ein Virus entstanden und übertragbar (auch durch den
Geschlechtsverkehr). Sie entwickeln sich an Stellen, die feucht sind, infolge
Schwitzens oder einer Zersetzung von Hautsekret oder eines Ausflusses (z. B. bei
einer Gonorrhöe). Beim Mann ist hauptsächlich die Kranzfurche, die Vorhaut,
die Glans, die Harnröhrenmündung und die Harnröhre selbst befallen, bei der
Frau die Vulva, bei beiden Geschlechtern der After. Zuerst entstehen die Kondylome als flachkugelige glänzende Papelchen, die dann auswachsen und gekörnt
werden, dann auf einem kleinen Stiel sich zerklüften, bis zu großen blumenkohl-
artigen Gewächsen, die unter Druck, z. B. am After, zu hahnenkammartigen
Wucherungen abgeplattet werden. Meistens riechen die Kondylome fad und zersetzt. Die Behandlung ist nicht leicht, weil die Neigung zu Rückfällen groß ist.
Um diese auszuschließen, muß einmal die betreffende Hautgegend dauernd
trockengehalten werden (am besten durch Behandeln mit Kalomelpulver: Calomel. 10 / Talc. 20), und dann müssen auch die letzten sichtbaren Kondylome als
Ansteckungsherde beseitigt werden; das erfordert oft mehrere Behandlungs-
serien hintereinander, da kleinste, noch nicht wahrnehmbare Papeln sich erst im
Laufe der Zeit zu sichtbaren und damit angreifbaren Kondylomen auswachsen
können.

Die Beseitigung mehrerer mittelgroßer Kondylome gelingt durch Aufstreuen
von

Summitat. Sabinae pulv. / Resorcin subtill. pulv. ana.

Das gelbbraune Pulver wird 1—2—3 Tage jeden Abend in die Kondylome
eingerieben, bis eine Verätzung auftritt, die dann unter Dermatol oder Kalomelpuder in 4—5 Tagen abheilt.

Bei Resorcinempfindlichkeit (Idiosynkrasie):

Summitat. Sabinae pulv. / Alumin. pulv. ana.

Mehr als kirschgroße Kondylome sollten dagegen abgetragen werden. Das
geschieht am besten (und ohne Blutung) mit Elektrokoagulation, in Lokalanästhesie oder bei größerer Ausdehnung im Evipanschlaf. Sehr ausgedehnte
Flächen lassen sich mit dem scharfen Löffel abkratzen; Verschorfung des meist
stark blutenden Wundbodens mit dem Kauter.

Auch Röntgenbestrahlungen größerer Beete oder Tumoren sind empfohlen;
die Dosis ist etwa 800 r, 1—3 mm Al HWS; die gesunde Haut wird abgedeckt.
Nötigenfalls Wiederholung in 4—6 Wochen.

Da aber die Erfolge wechselnd sind, ist es noch eine Frage, ob es sich hierbei nicht zum Teil um eine wirkungsvolle Suggestivtherapie handelt, wie sie auch bei Warzen wirksam ist. Denn auch bei Kondylomen kommen Suggestivheilungen vor: auf Arsen, auf Magnesia usta; zweifellos aber nicht so häufig wie bei Warzen (s. S. 355).

Bei kleinen vereinzelten Stellen ist auch die chemische Ätzung angebracht, z. B. mit

Resorcin 4! / Acid. acetic. ad 10.
Acid. trichloracetic. 9 / Aq. ad 10.
Formalin.
Podophyllin 2 / Spiritus 96% ad 10.

Stets werden nur die Kondylome selbst betupft unter Schonung der umliegenden Haut, am besten durch ein zugespitztes Holzstäbchen, das dünn mit Watte umwickelt ist oder durch ein zugespitztes Streichholz, dessen Spitze durch Einschnitte aufgefasert ist. Bei Kondylomen in der Urethra erfolgt die lokale Ätzung oder Elektrokoagulation durch den Arzt im Endoskop.

Eine begleitende Gonorrhöe, eine Balanitis, ein Fluor, eine Proktitis müssen natürlich ihrerseits behandelt werden.

Wachsen die Kondylome innerhalb einer Phimose an, so sind sie durch Circumcision möglichst bald freizulegen und zu behandeln; anderenfalls können sie sogar die Vorhaut durchwachsen und außen zutage treten.

G. Prophylaxe der Geschlechtskrankheiten.

So gut wie jeder außereheliche Geschlechtsverkehr ist mit der Gefahr einer Ansteckung verbunden — denn es gibt in dem Kreis der sich hier betätigenden Personen niemanden, auf dessen Gesundheit man sich verlassen kann; insbesondere gibt es keine durch eine Kontrolle als gesund garantierte Prostituierte, obwohl sich diese aus beruflichem Interesse gesünder zu halten bemüht sind als die hingebungsbereiten ahnungslosen „kleinen Mädchen".

Auch das Gesetz zur Bekämpfung der Geschlechtskrankheiten, das den Geschlechtsverkehr von Personen, die sich ihrer Erkrankung *bewußt* sind, unter schwere Strafe stellt, ist keine genügende Sicherheit; denn viele Kranke bemerken ihre Krankheit gar nicht, was besonders für gonorrhöekranke Frauen zutrifft, aber auch für die erscheinungsarm verlaufende Syphilis; hier ist eine kleine schmerzlose Hautabschürfung, die jedoch infektiös ist, der einzige leicht zu übersehende Befund. (Bei der Inkubationszeit der Syphilis dauert es mindestens 2 bis 3 Wochen, bis ein diagnostizierbarer Primäraffekt nach einer Infektion zustande kommt; wieviel Infektionen können in dieser Zeit geschehen sein, ehe man auf die Infektionsquelle aufmerksam wird!)

Infolgedessen ist ein persönlicher Schutz vor Ansteckung nötig; er ist sowohl *während* wie auch *nach* dem Verkehr möglich. Der Condom schützt, wenn er unbeschädigt bleibt, sowohl Mann wie Frau; eine Syphilis kann allerdings auch durch Kuß übertragen werden.

Der Schutz nach dem Verkehr, der psychologich auf einen bereitwilligeren Boden fällt, ist im wesentlichen nur für den Mann zuverlässig.

Gegen Gonorrhöe ist Desinfektion mit einer Silberlösung, falls sie innerhalb von 2 Stunden nach dem Verkehr erfolgt, ausreichend. Dazu wird nach vorherigem Urinieren mit einem Wattestäbchen die vorderste Harnröhre mit 1% Albargin- oder 5% Protargollösung ausgewischt oder mit einer Injektionsspritze 1—2 ccm einer 0,5% Albargin- oder einer 2% Protargollösung in die Harnröhre injiziert (1 min binnen lassen) und außerdem stets die Frenularnischen (seitlich neben dem Bändchen) ausgerieben.

Geeignete Apparate befinden sich unter dem Namen „Samariter" im Handel; die Lösung ist allerdings manchmal etwas stark und macht Reizkatarrhe. Wichtig ist nur, daß die Injektionsflüssigkeit immer frisch ist; vorteilhafter ist deshalb die Verwendung haltbarer Stäbchen, z.B. Noffke-Urethral-Stäbchen c. Protargol 2,5% oder 2,5% Cholevalstäbchen „Merck", von denen — nach dem Urinieren — mit Wasser angefeuchtete Stücke von 2—3 cm Länge in die Harnröhre eingeführt und dort über Nacht belassen werden.

Gegen Syphilis hilft eine energische Seifenwaschung und Baden in 0,1% Sublimatlösung; fast ebenso zuverlässig ist einreiben mit Kalomelpulver. Handliche Bestecke zur Prophylaxe gegen beide Erkrankungen sind Dublosan-Salbenschutz (Deutsche Dublosan-Ges.) und Asygon (Byk-Guldenwerke). Aber ebenso wirksam, praktisch und zudem überall erhältlich sind Sublimatpastillen oder pulverisiertes Kalomel gegen Syphilis; Stäbchen mit Choleval oder Protargol gegen Tripper.

Für Frauen ist ein sicherer Schutz der Condom; ein beschränkter Schutz besteht in Seifenwaschungen, Abwaschungen und Scheidenspülungen mit Chinosol (1 Tabl. auf 1 Glas Wasser), Einreiben der Vulva mit Kalomelpulver, Einlegen eines Protargolstäbchens in die Harnröhre.

Der beste Schutz ist eine frühe Heirat und die eheliche Treue.

Zum Schluß.

Wenn auch der Verfasser im Interesse des Lesers hinter dem dahinbrausenden Triumphwagen der Wissenschaft hergeeilt ist, um ihre Gaben zusammen zu raffen, so muß er doch einmal haltmachen und für den Druck das Buch fertigstellen; mit diesem Augenblick veraltet es. Oder vielmehr es altert, es darf vertraut werden und sich bewähren und wir haben doch keine Veranlassung, Verfahren, die noch gestern geheilt haben, undankbar zu vergessen.

Herbst 1951.

Sachverzeichnis.